I0051689

TRAITÉ

142
Te 150

DES

PLANTES MÉDICINALES

INDIGÈNES

PARIS. — IMPRIMERIE A. LACOUR, RUE SOUFFLOT, 16.

TRAITÉ

DES

PLANTES MÉDICINALES

INDIGÈNES

PRÉCÉDÉ D'UN

COURS DE BOTANIQUE

PAR

ANTONIN BOSSU

Docteur en médecine de la Faculté de Paris, médecin de l'hospice Marie-Thérèse,
du Bureau de bienfaisance du 10ᵉ arrondissement, Membre titulaire de la Société de médecine
pratique de Paris, auteur de l'*Anthropologie*, du *Nouveau Compendium médical*, etc.

Ouvrage accompagné d'un Atlas de 60 planches gravées sur acier,
représentant les organes des végétaux, les caractères de chaque famille,
et 270 plantes (en tout près de 1100 figures).

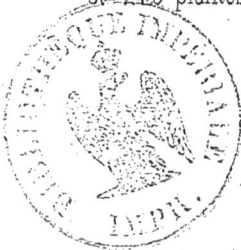

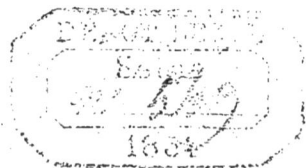

BIBLIOTHÈQUE IMPÉRIALE

1854

PARIS

CHEZ L'AUTEUR, RUE DE SEINE, 31
ET J.-B. BAILLIÈRE, RUE HAUTEFEUILLE, 19.

—

1854

PRÉFACE

Que cherche-t-on dans la préface d'un livre ? Les motifs qui ont déterminé l'auteur à l'entreprendre, le plan qu'il a adopté et le but qu'il s'est proposé. Je vais dire tout cela aussi succinctement que possible ; et, pour mieux éclairer le lecteur, dans l'appréciation qu'il sera tenté de faire de mon ouvrage après avoir lu ces lignes (car trop de gens jugent prématurément), je vais lui demander la permission de lui parler de moi, de mes antécédents. J'ose espérer qu'il ne trouvera pas cela inutile, encore moins déplacé, puisque, m'adressant au public, le public a le droit de me demander qui je suis et d'où je viens.

Quoique j'aie toujours été obligé de demander à la méthode et à l'opiniâtreté du travail une compensation à l'ingratitude de ma mémoire, c'est une imperfection dont je n'ai pas trop à me plaindre cependant, puisque je lui dois, comme auteur, mes faibles succès. Ceci peut paraître étonnant, surtout aux personnes qui font de la mémoire la reine des facultés, et qui auraient complétement raison si le sens droit, la justesse des conceptions, le jugement enfin, en était le satellite obligé ; mais ceci leur semblera tout naturel si je leur dis que, n'allant point assez vite ou ne m'élevant pas assez haut pour découvrir des points de vue nouveaux, je me suis contenté de marcher froidement, à pas lents mais assurés, dans le vaste domaine de la science et d'essayer d'y tracer un sentier plus droit, conséquemment plus court, pour ceux qui n'ont que peu de temps à consacrer à l'étude.

A d'autres donc la tâche difficile et trop souvent décevante d'apporter des matériaux nouveaux à l'édifice scientifique. Pour moi, je l'avoue, trouvant que le plus souvent les hommes supérieurs ne savent pas faire profiter l'intelligence commune de leur profond savoir ; que, propres à découvrir les richesses enfouies, ils ne savent point dégager le métal précieux de l'amalgame, je m'applique à exposer succinctement et d'une manière complète, en ce qui concerne spécialement les choses vraiment utiles, les principes élémentaires, les fondements théoriques et les déductions pratiques des traités *ex professo*, trop étendus pour être lus, trop savants pour être compris, trop chers pour être achetés par le commun des hommes.

A.

C'est ainsi que dès le début de ma carrière médicale, comprenan
tout ce qu'un résumé pratique de pathologie et de thérapeutique aurait d'utile pour le médecin auquel les exigences de la profession ne per-
mettent pas de consacrer beaucoup de temps à des recherches jour-
nalières, je composai le NOUVEAU COMPENDIUM MÉDICAL, dont la
deuxième édition est actuellement sous presse (1).

Quoique assez complet eu égard à son objet, ce livre ne pouvait
répondre à mes vues d'ensemble; aussi, dès son apparition, je con-
çus le projet d'écrire un cours complet de médecine, ayant pour titre:
ANTHROPOLOGIE, ou étude des organes, fonctions et maladies de
l'homme et de la femme, etc. (2). Quatre éditions de ce dernier ouvrage se sont succédé dans l'espace de six ans, et ce beau succès, dont
on me permettra d'être fier, est dû tout simplement au soin que j'ai
pris de me renfermer dans le rôle d'appréciateur, au choix que j'ai
su faire des choses qu'il fallait admettre ou rejeter et au plan général
de l'ouvrage.

Ce que j'ai osé entreprendre pour la science de l'homme, je le fais
aujourd'hui pour celle des plantes, science dans laquelle peut-être je ne
suis pas aussi versé, mais que j'ai cru pouvoir aborder en prenant
pour guides les auteurs si estimables dont nous connaissons tous les
noms. D'ailleurs cet ouvrage n'est point intitulé Cours de Botanique,
mais *Traité des plantes médicinales*, et, à ce titre, il peut être de
ma compétence comme le serait un traité de thérapeutique, la botanique n'y étant qu'accessoire en quelque sorte.

Et cependant c'est la chose principale au fond, du moment qu'on se
livre à l'étude des végétaux, puisque c'est elle qui nous initie aux connaissances anatomiques, physiologiques et taxonomiques sans lesquelles
cette étude est impossible.

Jusqu'ici il n'a paru, que je sache du moins, aucun ouvrage qui
réunisse les deux parties dont se compose celui-ci. On possède d'excellents livres de botanique sans doute, mais ils ne traitent que très
superficiellement des propriétés médicales des plantes, ou même ils
les passent sous silence. Dans d'autres, ces plantes sont étudiées dans
le pêle-mêle de l'ordre alphabétique, sans lien qui les rattache aux familles ni aux genres auxquels elles appartiennent; dans tous, pour
ainsi dire, c'est une absence presque totale de figures et par conséquent de descriptions utiles. Et pourtant, ainsi que le disait un savant
botaniste, si peu que vaillent les figures, elles donnent toujours du végétal une idée plus exacte que les phrases les plus claires et les plus
nettes.

(1) Un vol. grand in-18, format charpentier, de 800 pages.

(2) Deux forts vol. in-8°, avec atlas de 20 planches d'anatomie gravées
sur acier. La première édition a paru en 1845, la quatrième en 1851.

Cela suffit déjà pour faire entrevoir le but que je me suis proposé : C'est tout simplement de mettre entre les mains des médecins, auxquels je me permettrai de dire qu'ils négligent beaucoup trop l'étude des plantes, en France encore plus que dans les pays voisins, c'est d'offrir, dis-je, à tous ceux qui aiment, cultivent ou emploient les végétaux, à quelque titre que ce soit, un ouvrage à la fois élémentaire et complet, à l'aide duquel ils puissent apprendre à les reconnaître et à les classer, à en étudier les propriétés médicales pour les faire servir à la guérison ou au soulagement des malades. Afin de l'atteindre, ce but, voici comment j'ai cru devoir diviser l'ouvrage :

Première partie. — Elle comprend les Éléments de Botanique. C'est un cours complet dans lequel l'anatomie générale et descriptive des plantes, la physiologie végétale, la taxonomie, les caractères des familles naturelles, des genres et des espèces, sont exposés avec tout le soin et la clarté qu'il m'a été possible d'y apporter. J'ai dû, pour l'écrire, puiser à plusieurs sources, mais je me suis attaché particulièrement aux œuvres d'Ach. Richard ; j'ai adopté et suivi sa classification, qui a pour base du reste celle de L. de Jussieu, également indiquée, ainsi que celles de Tournefort et de Linné ; ses descriptions m'ont été d'un grand secours pour établir les caractères des divers groupes : aussi m'est-il d'autant plus agréable de rendre hommage à la science et au remarquable talent d'exposition de ce professeur, trop tôt enlevé aux applaudissements et à l'attachement de ses élèves, que par là je ne peux que disposer ceux-ci à accueillir avec indulgence ce travail imparfait.

Désirant rendre la Botanique populaire, j'ai désigné les Genres par leur nom français, en regard duquel toutefois j'ai placé le nom latin. Mais pour les Espèces, j'ai dû employer les noms latins, par la raison que leurs traductions manquent ou n'ont pour la plupart jamais été admises par les botanistes. Il va sans dire pourtant que les dénominations latines sont suivies de la synonymie française chaque fois qu'il y a lieu.

Les diverses espèces d'un même genre sont différenciées par un ou plusieurs caractères opposés, lesquels, étant précédés de ceux du Genre, comme ces derniers doivent l'être de ceux de la Famille, peuvent servir à les distinguer les unes des autres ; mais, je l'avoue cependant, c'est l'énumération pure et simple de ces espèces plutôt que leur distinction que j'ai eue en vue, attendu que les principales d'entre elles doivent être décrites d'une manière complète dans la seconde partie.

L'histoire descriptive de chaque Famille est suivie d'un examen général très rapide des usages des plantes qui y sont comprises. Ce chapitre fait voir que les végétaux d'un même groupe naturel ne se ressemblent pas seulement par leurs caractères botaniques, mais encore qu'ils ont une grande analogie dans leurs propriétés médicales (sauf exceptions néanmoins). C'est ainsi que toutes les Malvacées sont émollientes, toutes les Crucifères âcres et stimulantes, toutes les Gentianacées amères et toniques, toutes les Labiées aromatiques, toutes les Euphorbiacées âcres, laiteuses et irritantes, etc.; et ceci est important à savoir, car il en ressort, comme conséquence, que le médecin, dès qu'il aura déterminé à quelle famille appartient une plante donnée, il en aura reconnu les propriétés; de plus, il verra d'un seul coup d'œil, en se reportant à l'énumération des genres et des espèces, quels sont les succédanés de cette même plante; il saura enfin qu'il lui sera possible d'employer l'une à la place de l'autre sans inconvénient. — Dans ce même chapitre sont énoncés les usages économiques, industriels ou d'agrément des différentes espèces indigènes et même exotiques; et, pour cette partie de mon travail, je dois le dire, j'ai fait de nombreux emprunts à l'estimable ouvrage de M. Le Maout.

Seconde partie. — C'est la plus étendue de beaucoup. Elle comprend l'histoire particulière des Plantes dites médicinales. Ne voulant pas adopter pour leur étude l'ordre alphabétique général, qui a l'inconvénient de séparer les végétaux dont les propriétés sont analogues ou semblables et de rapprocher, au contraire, ceux qui sont les plus opposés, j'ai dû, malgré la difficulté d'une classification thérapeutique, les diviser suivant ces mêmes propriétés. En conséquence, j'en ai formé sept groupes, correspondant aux sept classes fondamentales de médicaments (1), et, dans chacun d'eux, les plantes sont étudiées une à une, suivant l'ordre alphabétique qui, dans ce cas, est le plus convenable en ce qu'il ne préjuge point leur degré d'importance. Ce n'est pas tout : comme à chaque classe correspond un genre de médication particulier, j'ai fourni sur celle-ci des notions générales destinées à faire comprendre le mode d'action des plantes sur l'économie malade et l'opportunité de leur emploi. J'ai pris le même soin en passant aux subdivisions de chacun de ces groupes primitifs, si bien qu'il résulte de la succession de ces divers chapitres sur les indications et contre-indications, que l'ouvrage est en même temps un traité de Thérapeutique générale. C'est là, ce me semble, un point important, car de quelle utilité pratique peut-il être de dire que telle ou telle plante agit comme émolliente, tonique ou narcotique, etc., si le lecteur ne connaît pas la valeur de ces mots, s'il ne sait distinguer les cas où il faut relâcher, tonifier ou calmer les tissus?

Voici maintenant la marche suivie dans la composition de chaque

---

(1) Le tableau qui indique ces classes à la page 261 n'en mentionne que six, par erreur : cela n'empêche pas qu'on ne les retrouve toutes les sept dans le cours de l'ouvrage par suite de la séparation des évacuants du groupe des stimulants spéciaux.

article. J'indique d'abord en gros caractères le nom principal de la plante; à la suite vient le nom latin de Linné; puis au-dessous, et en plus petit texte, la synonymie vulgaire, que je considère comme très importante, attendu que, sans elle, beaucoup de personnes ne sauraient trouver le sujet qu'elles cherchent.

L'histoire de la plante commence ensuite par l'indication de la contrée et des lieux où on la trouve le plus communément; par la désignation de la famille naturelle et du genre auxquels elle appartient, et par celle enfin de la planche où elle se trouve figurée. Après ces premières données, je passe à la description botanique. Je dis si la plante est annuelle ou vivace, herbacée ou ligneuse; j'en signale la hauteur, le port, les différents caractères physiques. Ensuite j'arrive à la partie la plus importante sous le rapport de la distinction de l'espèce, la *fleur;* j'en indique la couleur, la grandeur, la forme, le mode d'inflorescence, et surtout je décris avec soin les organes de la fructification. Dans cette description se reproduisent les caractères généraux déjà indiqués aux Familles et aux Genres, mais le lecteur ne se plaindra point de ces répétitions qui ne peuvent que rendre plus ressemblant le portrait de chaque individu. Lorsque j'ai eu à décrire plusieurs espèces d'un même genre, j'ai donné plus d'extension à la première, me bornant souvent, pour les autres, à faire ressortir leurs différences avec elle.

Les *propriétés et usages* forment, dans chaque article, la partie la plus étendue et la plus importante sous le rapport de l'utilité. On y trouve d'abord des notions sur la saveur, l'odeur, les vertus alimentaires ou toxiques du végétal ; puis ses propriétés médicales sont passées en revue, discutées, établies ou rejetées, d'après les expériences, les écrits et les leçons des hommes les plus compétents, sans oublier ses usages dans les arts, en économie domestique et en médecine vétérinaire, lorsqu'il y a lieu.

A la *récolte* est consacré un alinéa qui indique non-seulement le moment le plus convenable pour y procéder, mais encore le mode de dessiccation et de conservation, ainsi que les caractères physiques et chimiques nouveaux que la première imprime à la plante.

Enfin, sous le titre de *Préparations et doses* sont notés les divers modes d'administration du médicament et les cas les plus favorables à son emploi. On remarquera que cette partie est imprimée en caractères plus petits, ce qui la distingue de suite à l'œil, et a permis d'augmenter considérablement la matière sans grossir davantage le volume déjà si fort.

L'ouvrage est accompagné d'un Atlas de 60 planches, représentant les organes des végétaux, les caractères de chaque famille naturelle (1),

(1) Il est une ou deux familles où le choix de la plante-type aurait pu être plus heureux. Je citerai les Synanthérées et les Ombellifères. Dans cette der-

et presque toutes les plantes dont est tracée l'histoire, en en exceptant toutefois celles que tout le monde connaît. Mon but étant de faire un ouvrage complet sous le rapport des figures aussi bien que du texte, j'ai dû préférer le nombre de celles-ci à leur dimension, ne pouvant réunir ces deux conditions sans être obligé de quadrupler le prix de cette publication, qui doit se distinguer encore par son bon marché. Mais l'on comprendra facilement que, dans l'impossibilité le plus souvent de représenter autre chose que des rameaux (il n'existe aucun ouvrage où les plantes soient figurées dans leur ensemble parfait), deux ou trois centimètres de plus ajouteraient peu à la ressemblance; l'on appréciera également l'utile profusion des petites figures détachées, qui sont destinées à faire comprendre la disposition et la forme des diverses parties de la fleur et du fruit; enfin l'on remarquera l'exactitude et l'intelligence du crayon et du burin de MM. Maubert, Hocquart et Clergé.

Je devrais, en bonne justice, rappeler les noms de tous les auteurs dont les ouvrages ont été consultés pour la composition de celui-ci, mais je remarque que cette préface est déjà bien longue. Je dois cependant mentionner encore ceux de Gauthier, Chomel, Rocques, Mérat, Delens, Costes et Willemet, ceux de MM. Cazin, Dubois de Tournai, Trousseau, Barbier, etc.

J'ai eu le courage de faire cinq tables : trois pour le volume, deux pour l'Atlas. Des trois premières l'une est au commencement : c'est celle des matières, dans l'ordre de leur distribution; les deux autres sont à la fin, se rapportant, la première au Cours de botanique, la seconde au Traité des plantes : elles sont toutes deux alphabétiques. Les deux tables de l'Atlas, également alphabétiques, renvoient l'une aux planches consacrées aux caractères des Familles, l'autre aux Plantes représentées.

Janvier 1854.

nière surtout, le Chardon-Roland, quoique lui appartenant bien, ressemble plutôt à une Composée, à première vue, et la forme de sa fleur n'est pas très bien choisie, je le répète, pour servir de type et aider l'intelligence de l'élève; mais celui-ci pourra se reporter à quelqu'une des nombreuses plantes du même groupe représentées dans l'Atlas.

INTRODUCTION

L'étude des plantes doit être aussi ancienne que le monde, car sans doute elle est née du besoin où se sont trouvés les hommes de pourvoir à leur subsistance. Ils durent presque en même temps s'appliquer à connaître leurs propriétés médicamenteuses, afin de remédier aux maladies qui les frappaient; plus tard enfin, ils cherchèrent à les mettre à profit dans les arts industriels.

Dans l'origine des temps, on n'employait que les remèdes qu'on trouvait autour de soi. Mais la navigation procura, dans la suite, des substances étrangères qui furent préférées, comme tout ce qui arrive de loin avec le prestige de la rareté.

Cependant on croit assez généralement que chaque climat produit les remèdes appropriés aux maladies qui y naissent. Cette vérité a, ce nous semble, été beaucoup trop exagérée. Nous admettons bien volontiers, avec Fernel, que l'Auteur de la nature ait voulu qu'il en fût ainsi; mais pour que la chose se réalisât complétement selon ses intentions, il faudrait que les hommes, plus sages, ne se fussent pas exposés, par suite de leurs passions et de leurs excès, à une foule de maladies devenues indépendantes du climat, et qui les ont sollicités à demander des remèdes non-seulement au règne végétal tout entier, mais encore au règne minéral. Sans doute, dans nos contrées tempérées, les plantes indigènes peuvent, dans la grande majorité des cas, suppléer les végétaux exotiques; mais il faut reconnaître qu'un certain nombre de substances, telles que l'opium, le camphre, le quinquina, n'ont pas chez nous de succédanés parfaits. D'ailleurs, est-ce que l'habitant des côtes septentrionales, de ces lieux stériles et désolés, pourrait se contenter du petit nombre de produits qu'il y trouve? Et, sans aborder un ordre d'idées qui n'est nullement de notre objet, ne peut-on répondre aux partisans des causes finales qu'il était peut-être dans les vues du Créateur que l'homme ajoutât à ses peines celle de chercher dans la nature tout entière le moyen d'adoucir les conséquences de sa première faute, d'autant mieux qu'il devient ainsi un instrument de propagation de la doctrine chrétienne?

Quoi qu'il en soit, nous devons tirer parti de nos plantes *Compatriotes*, parce qu'elles offrent des ressources beaucoup plus précieuses que ne le croient généralement les médecins; parce qu'elles s'offrent partout à nos regards, que nous pouvons les recueillir nous-mêmes, les préparer de nos propres mains, être sûrs de leur origine et de leur pureté, etc., tandis que la plupart du temps nous achetons très cher des substances étrangères avariées ou sophistiquées. Cela ne veut pas dire qu'il faille, à l'exemple de quelques enthousiastes, proscrire absolument les végétaux exotiques; loin de nous cette pensée, car ce serait nous priver de médicaments héroïques dont l'absence, dans certains cas graves, aurait les conséquences les plus déplorables, comme dans la fièvre pernicieuse, par exemple, dont le quinquina, et mieux encore son alcaloïde, est le seul remède souverain.

Mais pour employer les plantes de nos prés et de nos champs, il faut avant tout les connaître. Quelle confiance, en effet, peut inspirer le conseil d'un médecin qui ne sait nommer celles qu'il a prescrites, et que lui présentent si souvent, dans les campagnes surtout, les malades désireux de s'assurer de leur bon choix? Il est triste de voir que le plus ignorant paysan sache mieux reconnaître les plantes vulgaires que le jeune praticien, duquel cependant on exige certaines connaissances pharmacologiques, pour ce qui concerne particulièrement les substances médicamenteuses étrangères.

Le plus sûr moyen d'arriver à la connaissance des plantes, c'est d'herboriser et de composer un herbier : les descriptions les plus complètes, les dessins les plus parfaits ne sauraient remplacer les végétaux que la mort, toutefois, n'a pas privés des caractères distinctifs de leurs familles. Mais pour former une belle collection de plantes desséchées, il faut savoir herboriser ; or, cette science a ses règles et ses exigences. D'abord elle suppose une connaissance assez précise des parties qui composent une plante; il faut ensuite se munir d'un ouvrage peu volumineux qui donne les caractères des végétaux de la localité (1), d'une loupe pour distinguer les parties de la fleur, d'un petit stylet pour les diviser, de papier pour étiqueter chaque espèce comme on ferait avec une carte fendue dans laquelle on l'y ferait entrer; enfin, d'une boîte de ferblanc pour placer momentanément les plantes et les transporter, etc.

« Le choix ne devra s'arrêter que sur des individus bien venus et en plein développement; comme les parties ne se développent pas toutes en même temps, il faut choisir plusieurs échantillons en différents états.

«La dessiccation et la conservation demandent des précautions importantes. On étale séparément chaque plante dans des feuilles de papier non collé; on empile ensuite les feuilles de papier en les séparant l'une de l'autre par des espèces de matelas de papier également non collé et de même format. Les plantes ainsi disposées sont soumises à une pression modérée d'abord, puis un peu plus forte. On change les matelas tous les jours dans le commencement, puis on éloigne de plus en plus cette opération, qu'on n'abandonne que quand il n'y a plus d'humidité. Alors on place chaque échantillon dans une nouvelle feuille de papier, et on l'étiquette, etc. — Pour parvenir à dessécher les plantes grasses, telles que les joubarbes, on les plonge instantanément à plusieurs reprises dans de l'eau bouillante, avant de les mettre sous presse; le tissu perd alors la propriété de retenir la liqueur aqueuse dont il est gorgé.

« Un herbier doit être mis à l'abri de l'humidité. Plus souvent il sera feuilleté, mieux il se conservera. Quand le possesseur n'en fait plus usage, les insectes s'en emparent et le dévorent. On peut cependant les écarter en baignant les échantillons dans une solution de sublimé.»

_____

(1) Nous désignerons particulièrement le *Tableau synoptique de la Flore parisienne*, par Bautier. 1 vol. in-24 ; 3 fr. 50 c.

Après l'étude des caractères physiques des plantes vient celle de leurs propriétés médicales. Avant l'emploi de la méthode expérimentale, ces propriétés se déduisaient de leur ressemblance de forme, de couleur, etc., avec quelques-unes des parties de notre organisme, ce qui leur a fait donner le nom de *signatures*. « La forme des racines, des feuilles, etc., de plusieurs plantes, les a fait prescrire contre les maladies de nos organes avec lesquels on a cru trouver quelque ressemblance. Les signatures par analogie de couleur sont en bien plus grand nombre ; ainsi les plantes à racines ou sucs rouges sont presque toutes indiquées comme utiles contre les hémorrhagies, telles que la *garance*, les *galium*, le *ratanhia*, etc. Celles de couleur jaune ou verdâtre sont prescrites contre la bile, exemple la *rhubarbe*, l'*aloès*, etc. ; les plantes à sucs blancs, comme le *pissenlit*, la *laitue*, etc., sont réputées utiles pour donner du lait, etc. Nous remarquerons qu'il y a souvent même une double signature. Ainsi un végétal vient dans les pierres, on l'appellera *saxifrage* pour cette raison, puis on le croira bon pour briser la pierre des reins ; un autre a des marbrures sur ses feuilles, comme le poumon sur la plèvre qui l'enveloppe, on le nommera *pulmonaire*, et on l'indiquera comme propre à guérir les maladies de ces organes ; un autre est taché comme la peau d'une vipère, on le désignera par l'épithète de *vipérine*, et on le prescrira contre les morsures de cet animal, etc. Toutes ces propriétés par imitation sont un reste des erreurs des temps d'ignorance, et ne sont plus que ridicules aujourd'hui, après avoir été souvent dangereuses » (*Dictionnaire universel de matière médicale*, art. *Signatures*).

Les propriétés médicales des plantes peuvent jusqu'à un certain point se déduire des formes naturelles, de la saveur, de l'odeur, de la couleur et de la composition chimique :

1° *Formes*. Plus il y a de ressemblance dans les caractères botaniques, plus l'analogie est grande dans les propriétés. Cette proposition a été déjà énoncée (page IV de la préface); mais elle comporte plusieurs exceptions que nous ferons connaître en étudiant les familles.

2° *Saveur*. Les corps sapides sont généralement présumés être doués de plus de vertus que ceux qui sont dans des conditions contraires. Une plante insipide est presque toujours inerte ou à peu près ; la saveur fade y dénote quelques propriétés faibles de nature émolliente ou relâchante, ainsi que celle dite mucilagineuse ou huileuse. L'acidité n'indique pas une manière d'agir uniforme. La saveur acide-douce est rafraîchissante et tempérante ; celle qu'on peut appeler acide-acerbe est en même temps astringente et styptique. L'amertume annonce une action tonique, névrosthénique ; la saveur aromatique est l'attribut de propriétés stimulantes, générales ou spéciales à certains organes. L'âcreté est la qualité des plantes la plus suspecte, du moins la plus active. Cette saveur varie entre âcre-piquante, âcre-nauséeuse et âcre-vireuse. Elle distingue en général les végétaux vénéneux, quoique quelques-uns presque insipides soient de véritables poisons.

3° *Odeur*. La même règle générale est applicable à l'odeur et à la saveur, mais la première a beaucoup moins d'importance : d'abord, parce qu'elle n'est pas en proportion d'intensité avec l'action médicamenteuse ; ensuite, parce que c'est une qualité relative suivant les sens de chaque individu, que partant elle est mal définie et en quelque sorte de convention ; enfin, parce qu'elle varie beaucoup suivant l'état frais ou sec de la plante, la constitution hygrométrique de l'atmosphère, et suivant que cette plante est intacte ou soumise au frottement, etc. Le manque d'odeur joint à l'insipidité dénote des plantes absolument inertes. L'odeur indique toujours quelque vertu, tantôt prononcée comme dans les Labiées, tantôt faible comme dans la violette; mais elle peut manquer dans des végétaux très énergiques, tels que les âcres, les amers purs, les astringents, les acidulés. L'odeur est aromatique, alliacée, piquante, narcotique ou vireuse.

4° *Couleur.* Ce caractère est encore moins important que l'odeur pour faire présumer les qualités d'une plante ; il n'est pas sans valeur cependant, puisqu'en général la couleur blanche semble être l'indice d'une faible activité, et que dans une espèce composée de variétés diversement teintées, les plus dépourvues de propriétés actives sont toujours celles qui ont la couleur la moins foncée. La couleur verte est si répandue, qu'elle n'a pas de valeur à cause de cela : elle indique cependant l'acerbité dans les fruits non mûrs. La couleur rouge accompagne l'acidité ; le rouge foncé dénote l'astringence, comme dans la rose de Provins ; le rouge-brun est l'indice de propriétés astringentes et toniques à la fois, comme dans la racine de bistorte, l'écorce de quinquina. L'amertume est accusée par le jaune, ainsi que nous le voyons dans les fleurs d'aunée, d'arnica, de genêt, de matricaire, dans les racines de gentiane, de rhapontic, dans l'écorce d'orange, etc. La couleur bleue n'a pas la même signification, suivant qu'elle est fixe ou changeante : dans le premier cas, elle annonce des qualités délétères, exemple l'aconit, la mandragore, la pulsatille, etc. ; dans le second cas, elle ne s'accompagne d'aucune action malfaisante, comme le prouvent la bourrache, la chicorée, le bluet, etc. Le vert glauque appartient généralement aux plantes vénéneuses, telles que l'ancolie, la chélidoine, les euphorbes, les hellébores, la laitue vireuse. La couleur foncée ou noire est encore plus à redouter ; les Solanées ont un aspect triste et sombre; presque tous les fruits noirs ont quelque chose de malfaisant.

5° *Composition.* En soumettant les végétaux à ses recherches, la chimie a jeté un grand jour sur leurs propriétés. Elle ne les étudie pas seulement sous le rapport de leurs principes élémentaires (hydrogène, oxygène, carbone, etc.) qui, comme nous le verrons plus tard, varient si peu dans leurs proportions, tout en formant des produits si divers, elle fait connaître surtout ces derniers, indique la composition des principes immédiats auxquels les plantes doivent, d'après nos sens et nos moyens d'investigation, leurs propriétés. C'est ainsi que la gomme, le mucilage, la fécule, le sucre, l'huile, etc., dénotent une action relâchante ou émolliente; que le tannin et l'acide gallique communiquent l'astringence et une action tonique. Les huiles volatiles ou essentielles sont stimulantes. Le camphre est un agent tantôt sédatif, tantôt stimulant du système nerveux ; les résines et les baumes excitent aussi certains systèmes d'organes plutôt que d'autres. Mais ce qui distingue surtout les plantes énergiques, c'est la présence d'une matière cristallisable, d'un *alcaloïde*, tel que la digitaline, la colchicine, la vératrine, la narcotine, la quinine, etc. La matière médicale est certainement redevable de grands progrès à la chimie, mais il n'est pas douteux non plus qu'on n'ait attaché souvent beaucoup trop d'importance aux corps dont elle a dévoilé l'existence dans certains végétaux. La pariétaire et la bourrache contiennent un peu de nitre, sont-ce pour cela des diurétiques puissants ? Non. La racine de patience renferme un peu de soufre, peut-on compter beaucoup sur son action antidartreuse ? Non. D'ailleurs, l'on peut être trompé par un examen trop superficiel, car des substances très riches en matières féculentes et mucilagineuses, comme la racine d'arum, de bryone, etc.; contiennent quelquefois un principe vénéneux d'autant plus redoutable, que la chimie aura plus de peine à signaler sa présence.

L'appréciation des propriétés des plantes doit être subordonnée aussi à la nature du sol et du climat, à leur âge, à leur récolte, leur dessiccation, leur conservation, etc. — Les plantes qui croissent dans les lieux élevés sont soupçonnées, avec raison, posséder plus d'énergie que celles de même espèce habitant des lieux bas et humides. Il y a cependant des exceptions à cette règle, car les Crucifères, les Renonculacées, certaines Ombellifères (les ciguës, par exemple), sont plus actives étant nées dans ces dernières localités. — La température et le climat exercent encore une grande influence sur les propriétés des végétaux, lesquels sont toujours plus énergiques dans les contrées méridionales, les lieux exposés au midi que dans les circonstances opposées. — La même espèce jouit presque toujours de plus de vertus à l'état sauvage qu'étant cultivée. On sait d'ailleurs que la culture imprime des modifications jusque dans les caractères botaniques.

L'activité d'une plante se développe dans l'âge de la plus grande force de végétation : faible au début, elle augmente jusqu'au moment où l'individu atteint l'heure de la décadence, pour diminuer ensuite, souvent même pour changer de nature, car beaucoup de végétaux émollients tendent à la propriété astringente ou tonique en vieillissant. Disons cependant que les plantes vénéneuses conservent généralement beaucoup plus de leur action au dernier terme de leur existence que dans le premier âge.

La *récolte* est un point important. Généralement il ne faut recueillir les plantes que par un temps sec, après le lever du soleil et la disparition de la rosée. — On doit cueillir les fleurs avant leur complet épanouissement; cependant celles de roses, d'œillets se coupent en boutons, parce que plus tard leurs propriétés s'affaiblissent. — Les feuilles doivent se récolter aussi avant leur entier développement, au plus tard au moment de la formation des boutons florifères, à moins qu'il ne s'agisse de plantes dont on emploie indifféremment les feuilles isolées ou les sommités fleuries, comme beaucoup de Labiées.—Les bourgeons se récoltent au printemps, les fruits en automne, et l'on conçoit que les règles doivent varier suivant le mouvement de la sève pour les premiers, et suivant la maturité pour les seconds.—Les racines s'arrachent au printemps et à l'automne : cette dernière saison est préférable pour les racines annuelles ou bisannuelles. — Les écorces présentent cela de particulier, qu'en avançant en âge elles acquièrent plus de propriétés, pourvu cependant qu'elles soient sans altération, sans carie, bien adhérentes; néanmoins, celles dont l'action est âcre, caustique, doivent être enlevées plus tôt que plus tard. On conseille aussi de récolter les écorces d'arbres en hiver, celles d'arbrisseaux à l'automne, les résineuses au printemps.

La *dessiccation* consiste à priver les plantes de leur humidité dans le but de les conserver. Elle a sur leurs propriétés une influence très grande, puisqu'elle rend inertes quelquefois celles qui ont beaucoup d'activité, comme les Crucifères, et qu'elle développe l'arôme dans quelques autres, peu odorantes à l'état frais, comme on peut en juger par le changement que subit le fourrage sous ce rapport. Pour dessécher les plantes, on les expose au soleil ou au séchoir, ou mieux encore à l'étuve, soit étendues en couches minces sur des claies d'o-

sier ou des châssis garnis de toile, en ayant soin de les remuer souvent, soit disposées en petits paquets modérément serrés par un lien
circulaire et attachés à une distance suffisante les uns des autres, de
manière à former des sortes de guirlandes. —Le *séchoir* est une pièce
située dans la partie supérieure d'un bâtiment, exposée au midi et
disposée de telle sorte qu'elle ait beaucoup d'ouvertures munies de
persiennes ou de volets à jours pour favoriser la ventilation.—L'*étuve*
est une chambre chauffée au moyen d'un poêle ou de tuyaux calori-
fères, à la partie supérieure de laquelle on a ménagé une ouverture
pour donner issue à l'air ambiant chargé de l'humidité provenant de
la dessiccation des plantes et dont il est saturé. Dans l'intérieur de ces
pièces sont disposés des supports, des tringles, des crochets, etc.,
pour y suspendre les claies et les guirlandes. Les herboristes, qui généralement manquent de locaux convenables, se contentent de suspendre les guirlandes dans leur boutique ou au dehors, mais le plus
souvent ils n'obtiennent qu'une dessiccation lente, incomplète, dont le
grave inconvénient est de permettre que les plantes s'altèrent, pour-
rissent. Cette opération doit en effet s'effectuer promptement : par
là on conserve beaucoup mieux aux diverses parties végétales leurs
couleurs, odeurs, formes et propriétés.

Il est une précaution importante, avant de porter les plantes à l'é-
tuve ou au séchoir, et qui s'applique à toutes, c'est de les *monder*,
c'est-à-dire de les nettoyer, sans le lavage autant que possible, de les
débarrasser des substances étrangères et des portions détériorées,
mortes ou pourries, etc., qui peuvent les accompagner.

Viennent ensuite quelques règles particulières concernant la dessiccation des fleurs, des feuilles, des tiges, des fruits et des racines, mais
elles dérivent des généralités précédentes, et seront d'ailleurs indiquées
chaque fois qu'il y aura lieu. Disons seulement que les fleurs ne doivent pas être exposées au soleil, parce qu'elles y perdent leur couleur,
qu'il faut au moins les envelopper ou les couvrir de papier gris ; que
les parties volumineuses ou épaisses, comme les tiges, les racines,
certains fruits charnus, etc., doivent être coupés par morceaux et
portés à l'étuve ou exposés à la chaleur du soleil et à celle de cette
pièce alternativement jusqu'à ce que la dessiccation soit opérée.

La *conservation* exige de grandes précautions contre l'humidité, et
en même temps contre la lumière pour les fleurs. Il faut autant que
possible renouveler les plantes chaque année. Nous dirons, avec
M. Cazin, que la négligence des soins qu'exige la récolte des végétaux
a puissamment contribué à les faire tomber dans le discrédit.

Nous aurions encore à parler des *préparations pharmaceutiques* des
plantes, si ce sujet, d'ailleurs trop étendu pour être exposé ici, n'était
du domaine de la Pharmacologie, autre branche des connaissances
médicales dont nous ferons, si Dieu nous prête vie, le sujet d'un travail ultérieur pour compléter notre Bibliothèque médicale populaire.

DISTRIBUTION DES MATIÈRES

PREMIÈRE PARTIE.

SECONDE PARTIE.

TRAITÉ

DES

PLANTES MÉDICINALES

INDIGÈNES.

PREMIÈRE PARTIE.

ÉLÉMENTS DE BOTANIQUE.

1. La Botanique est la partie de l'histoire naturelle qui a pour objet l'étude et la connaissance des végétaux.

« Les Végétaux, selon la définition d'Ach. Richard, sont des êtres organisés et vivants privés de la faculté de se mouvoir, puisant dans les milieux où ils sont placés (air, sol, eau) les matières anorganiques nécessaires à l'entretien et à l'accroissement de leurs organes, et se reproduisant au moyen de germes qui naissent soit à leur surface, soit plus souvent dans leur intérieur. »

On considère les végétaux ou plantes sous deux rapports distincts, selon qu'on étudie leurs caractères généraux ou leurs qualités spéciales ou individuelles : dans le premier cas, la botanique prend le nom de *Phytologie;* dans le second cas, elle s'appelle *Phytographie.*

2. La Phytologie, c'est-à-dire l'étude de l'organisation et de la vie des plantes, envisagées d'une manière générale, se divise en quatre branches, qui sont : 1° l'Anatomie générale ; 2° l'Anatomie descriptive ; 3° la Physiologie ; 4° la Taxonomie ou classification des plantes.

1

ANATOMIE GÉNÉRALE.

L'anatomie générale des végétaux a pour but la connaissance de leurs tissus élémentaires. Ceux-ci se rapportent à deux principaux : 1° le *tissu végétal* ou tissu propre ; 2° l'*épiderme* ou membrane d'enveloppe extérieure.

DU TISSU VÉGÉTAL.

3. Le *tissu végétal* se présente sous trois formes distinctes: l'utriculaire, le fibreux ou ligneux et le vasculaire. Étudiés au microscope, ces trois tissus offrent, comme base commune de leur organisation, la cellulosité. Le tissu cellulaire ou utriculaire se trouve en abondance et prédominant dans toutes les parties de la plante, comme chez les animaux, où il se modifie de plusieurs manières pour constituer la trame essentielle des divers organes.

Tissu utriculaire.

4. Le *tissu utriculaire* est formé de cellules ou vésicules. On entend par ces mots de très petites cavités, de formes très diverses et closes de toutes parts, réunies ou mieux soudées entre elles par une matière particulière, sorte de colle organique, appelée *matière intercellulaire*, qui se dissout lorsqu'on fait bouillir le tissu végétal dans l'eau, ce qui permet aux utricules et aux vaisseaux de se séparer et de montrer la forme qui leur est propre. Les cellules ont une membrane très mince, diaphane ; elles ne communiquent entre elles que par des pores intermoléculaires tout-à-fait invisibles. Elles contiennent de l'air, de la sève, des huiles, de la fécule, de la chlorophylle, etc., selon la nature et les parties de la plante.

Le tissu cellulaire des végétaux est plus ou moins dense, selon que les utricules sont plus ou moins serrées les unes contre les autres ; quand celles-ci ne laissent pas d'intervalle appréciable entre elles, ce tissu est d'une densité très marquée ; il est, au contraire, très lâche, lorsqu'elles laissent des intervalles sensibles, qui portent alors le nom de *lacunes*.

La moelle de sureau fournit un exemple de tissu à larges lacunes.

Tissu fibreux.

5. Le *tissu fibreux* des végétaux tient le milieu entre le tissu utriculaire, dont il n'est qu'une modification, et le vasculaire. Il se compose de cellules allongées, terminées en fuseau ou en pointe à leurs deux extrémités. Ces sortes de tubes fibreux prennent des formes très variées en se pressant les uns contre les autres ; leurs parois, d'abord minces et simples, s'épaississent progressivement avec le temps, se doublent, pour ainsi dire, et leurs cavités, diminuant proportionnellement, finissent par disparaître entièrement.

Les cavités oblongues du tissu fibreux contiennent diverses substances, dont la plus importante est le *ligneux*, principe immédiat qui entre en grande quantité dans la composition du bois.

Tissu vasculaire.

6. Le *tissu vasculaire* est formé de canaux allongés, à parois minces, qui résultent généralement d'utricules transformées en tubes, par suite de la disparition des cloisons qui les séparent les unes des autres. Ces canaux diffèrent encore des cellules et des tubes fibreux en ce qu'ils sont toujours plus ou moins ramifiés. On les distingue en lacticifères trachées, et en fausses trachées.

A. *Vaisseaux lacticifères.* — Ce sont les conduits spéciaux de la sève descendante, c'est-à-dire de la sève élaborée, appelée *latex*. Ils sont clos, à parois minces, sans pores ni fentes, et ils s'anastomosent fréquemment entre eux.

B. *Trachées.* — On appelle ainsi des tubes cylindriques excessivement minces, diaphanes, qui contiennent un corps mince, filiforme, roulé en spirale dans leur intérieur, à la manière des élastiques de laiton dont on se sert pour les bretelles, corps appelé *spiricule*. Les parois du tube qui renferme la spiricule ne sont pas toujours bien évidentes, surtout lorsque les tours de la spirale sont tellement serrés qu'ils sont comme soudés ensemble. Les trachées servent à former l'étui de la moelle au centre de la tige des dicotylédones; mais ils sont épars dans toute la tige des monocotylédones. Nous donnerons plus loin le sens de ces mots.

C. *Fausses trachées.* — Ce sont des vaisseaux qui offrent des ponctuations ou des lignes transversales d'une transparence plus grande que le reste des parois. On les observe facilement dans la tige de la Balsamine des jardins.

DE L'ÉPIDERME.

7. L'*épiderme* est l'enveloppe membraneuse qui recouvre toutes les parties du végétal. Très mince, incolore, cette enveloppe se compose de deux couches superposées.

A. La *cuticule* ou *pellicule épidermique* est la plus externe, d'un tissu serré et d'une composition chimique analogue à celle du caoutchouc; elle présente, à sa surface, des ouvertures dont la disposition varie selon les espèces végétales. Elle existe seule dans les végétaux qui vivent submergés.

B. Le *derme,* placé en dedans de la cuticule qu'il double, est celluleux, composé d'utricules intimement unies entre elles, qui forment deux à quatre couches d'autant plus serrées qu'elles sont plus extérieures.

C. L'épiderme est parsemé d'ouvertures extrêmement petites, appelées *stomates*. Ce nom leur vient de ce que, étant constituées, en général, par deux utricules en forme de croissant et se regardant par leur concavité, elles figurent une sorte de bouche. Les stomates communiquent avec les utricules du tissu sous-jacent. Ils existent sur les feuilles, les tiges herbacées, les bractées, les calices; mais ils manquent dans les plantes aquatiques, qui sont dépourvues d'épiderme, ainsi qu'aux racines et à toutes les parties végétales non exposées au contact de l'atmosphère. C'est par les stomates que l'air pénètre dans l'intérieur des parties vertes.

ANATOMIE DESCRIPTIVE.

L'anatomie descriptive a pour mission de faire connaître le nom, la forme, la position, le nombre, etc., des divers or·

ganes qui constituent les plantes, organes qui sont dus aux
différentes combinaisons des tissus élémentaires que nous venons d'étudier.

La vie du végétal repose sur deux grandes fonctions : la
Nutrition et la Reproduction ; par conséquent, ses organes forment deux classes distinctes : 1° les organes de nutrition ;
2° les organes de reproduction.

ORGANES DE NUTRITION.

8. Toutes les parties du végétal concourent à son entretien ; on peut donc considérer les *organes de nutrition* comme
formant un axe (tige), à l'une des extrémités duquel sont les
parties par lesquelles se fait l'absorption des principes nutritifs (racines), et à l'autre extrémité (rameaux) s'opère l'élaboration du fluide nourricier. Le point de jonction de la tige
avec la souche ou les racines se nomme *collet.* C'est de ce
point que partent, en sens inverse, les fibres descendantes
ou ramifications souterraines, et les fibres montantes ou ramifications aériennes.

Les organes de la nutrition sont les racines, la tige, les
bourgeons, les feuilles. Il y a de plus des organes accessoires
qui feront le sujet d'un cinquième paragraphe.

Souche et racine.

9. Pour certains botanistes, toute la partie du végétal qui
s'enfonce dans le sol se nomme *racine ;* pour d'autres, au contraire, il faut distinguer en elle : la *souche,* c'est-à-dire la continuation souterraine de la tige ; les *racines,* ou les organes
appendiculaires de la souche. Cette distinction, quoique très
importante, ne sera pas observée ici, afin de simplifier autant
que possible notre travail ; il nous suffit seulement de prévenir le lecteur que les caractères que nous donnons plus loin
des racines peuvent s'appliquer, dans la plupart des cas, aux
souches, puisque la Carotte, par exemple, est ou une souche
ou une racine pivotante, selon les conventions.

Quoi qu'il en soit, la racine a pour but de fixer la plante au
sol et d'y puiser les fluides nécessaires à son entretien. Elle

se divise en *corps* ou *souche, et en fibrilles* ou *chevelu*. Le corps de la racine soutient la tige ; les fibrilles servent de suçoirs, parce qu'elles sont munies à leur extrémité de houppes ou *spongioles*, qui sont de véritables bouches absorbantes.

A. La souche s'appelle plus spécialement *rhizôme*, lorsqu'elle rampe ou s'étale horizontalement dans la terre, comme celle de l'Iris (*pl.* ii, 8).

B. La structure des racines est due à des faisceaux de fibres réunis entre eux, comme dans la tige. Mais souvent il se forme, au milieu de leur tissu, des dépôts de fécule qui prennent le nom de *tubercules*.

Les racines ne produisent normalement ni bourgeons ni feuilles ; mais dans beaucoup de plantes, par l'emploi des moyens artificiels, elles émettent de tous les points de leur surface des bourgeons qui multiplient l'individu.

10. Indiquons maintenant les principaux caractères des racines, tirés de leurs formes, composition, structure, consistance, durée.

A. *Arrondie, conique, fusiforme.* Ces mots n'ont pas besoin d'explication.

B. *Noueuse*, quand les fibrilles se renflent de distance en distance (Filipendule, *pl.* i, 3).

C. *Fibreuse*, composée de filets minces, allongés, peu ou point rameux (Paturin, *pl.* i, 2).

D. *Pivotante*, conique et s'enfonçant perpendiculairement dans la terre (Carotte, *pl.* i, 1).

E. *Napiforme*, en forme de toupie (Radis, *pl.* i, 5).

F. *Tubéreuse*, quand le faisceau se compose de fibres très renflées à leur milieu (Dahlia, *pl.* i, 4).

G. *Simple*, qui n'a qu'un seul corps (Carotte, *pl.* i, 1).

H. *Rameuse* ou *composée*, divisée en branches qui elles-mêmes se ramifient (Orme, *pl.* i, 6).

I. *Ligneuse*, dure comme du bois (Chêne).

J. *Charnue*, grosse et tendre (Betterave).

K. *Bulbeuse*, formée d'écailles charnues qui se recouvrent les unes les autres et forment un bulbe (Ognon, *pl.* i, 7).

L. *Tuberculeuse*, renflée en tubercules plus ou moins volumineux, de formes variées (Pomme de terre, Orchis mâle, *pll.* 1, 8).

M. *Annuelle*, qui périt chaque année.

N. *Bisannuelle*, qui dure deux ans.

O. *Vivace*, qui persiste pendant plusieurs années.

Tige.

11. La *tige* est la partie du végétal qui s'élève de terre et qui porte les feuilles et les fleurs. La tige existe dans toutes les plantes; mais dans quelques-unes elle est si peu développée ou si courte, qu'on la distingue à peine de la souche ou racine, avec laquelle elle se confond au collet.

Les tiges varient extrêmement de consistance, de grandeur et de structure; c'est même à cela qu'elles doivent d'avoir servi de base à une classification des plantes, dont il reste les notions suivantes, très importantes à connaître :

A. Les *herbes* sont des plantes dont la tige est tout-à-fait herbacée.

B. Les *sous-arbrisseaux* sont celles dont la tige est rameuse, et les rameaux herbacés.

C. Les *arbustes* ont la tige complétement ligneuse, ramifiée dès sa base et peu élevée.

D. Les *arbrisseaux* ont la tige ligneuse et ramifiée dès la base, s'élevant à une hauteur quelquefois assez considérable et portant des bourgeons écailleux.

E. Les *arbres* ont un tronc ou un stipe non ramifié à la base.

12. Sous le rapport de leur structure, les tiges présentent des différences encore plus marquées :

A. Le *chaume* est une tige herbacée ou ligneuse, simple, creuse, qui offre de distance en distance des nœuds pleins d'où naissent des feuilles engaînantes (Orge, Blé, Avoine, *pl.* 1, 9).

B. On appelle *tronc* la tige formée de plusieurs couches concentriques semblables à des cônes ou cornets emboîtés les uns dans les autres, et plus ou moins soudés ensemble (*pl.* 1, 10). Il offre trois parties distinctes : 1° le *canal médullaire*, espèce d'étui central qui renferme un tissu léger et spongieux, appelé *moelle;* 2° les *couches ligneuses,* formées par les cônes concentriques, dont le nombre varie suivant l'âge du végétal (car il s'en forme un nouveau chaque année), et dont la dureté est d'autant plus grande qu'on les examine plus près du canal médullaire; 3° l'*écorce,* qui ne diffère des parties précédentes que par une consistance moindre.

Il faut distinguer encore dans le tronc : le *bois*, constitué par les couches ligneuses centrales ; l'*aubier,* dû aux couches plus tendres qui avoisinent l'écorce ; le *liber,* couches intérieures de l'écorce. — Le tronc est la tige de tous les arbres dicotylédonés de nos forêts et de nos vergers.

C. On donne le nom de *stipe* à la tige des végétaux monocotylédonés. Le stipe diffère du tronc en ce qu'il est dépourvu de canal médullaire, et que le corps ligneux est composé de faisceaux vasculaires épars dans une masse utriculaire, sans apparence de couches emboîtées les unes dans les autres (*pl.* ii, 11). Chaque faisceau se compose de vaisseaux spiraux, de tubes fibreux, de vaisseaux lactifères et de tissu utriculaire : c'est une masse homogène dans laquelle la moelle est uniformément répandue, et dont l'écorce est peu distincte.

D. La *tige des Fougères* de grande dimension constitue extérieurement un véritable stipe ; mais intérieurement elle en diffère tout-à-fait (*pl.* i, 12). Ces plantes n'appartiennent ni aux Dicotylédones, ni aux Monocotylédones ; mais elles se rapportent à l'embranchement des Acotylédones, et c'est pour cette raison que nous parlons de leur tige. Celle-ci est marquée, à l'extérieur, d'espèces d'empreintes de formes très variées, qui sont les cicatrices des feuilles. Leur coupe transversale offre un grand nombre de lignes noires formant des figures bizarres, qui cependant se reproduisent avec une certaine régularité, lesquelles, par leur rapprochement, constituent une couche circulaire vers la partie extérieure. Ces lignes noires, qui ne sont autre chose que le *bois*, s'étendent perpendiculairement dans toute l'étendue de la tige ; l'intérieur du cercle qu'elles forment est occupé par du tissu utriculaire ; l'extérieur est composé d'un tissu plus dur.

E. Il est plusieurs autres plantes dont la tige s'éloigne des types que nous venons de décrire; mais il n'est pas de notre objet de nous y arrêter. — Terminons en disant que la *hampe* est une sorte de pédoncule ressemblant à une tige, mais qui ne porte pas de feuilles, comme dans la primevère.

13. La tige reçoit différentes qualifications, selon sa forme, sa composition, sa direction, sa consistance, l'état de sa surface, etc.

A. *Aplatie, anguleuse, cylindrique.* Le sens de ces mots est compris.

B. *Simple,* sans ramification.

C. *Rameuse,* qui se divise en rameaux.

D. *Grimpante,* qui s'élève en s'appuyant ou se roulant sur les corps voisins (Lierre).

E. *Volubile,* qui s'entortille en forme de spirale autour d'un support (Houblon, *pl.* i, 13).

F. *Sarmenteuse,* ligneuse, grêle, grimpante, et armée de *vrilles* pour se soutenir (Vigne).

G. *Rampante,* couchée sur le sol et s'y fixant par des racines, en jetant çà et là des radicules (Rosier des champs).

H. *Stolonifère.* Même signification que *rampante.* On appelle *stolons* les tiges qui touchent à terre.

I. *Herbacée,* verte et tendre.

J. *Ligneuse,* dont le tissu est serré et très dense.

K. *Glabre,* non velue. Ce mot s'applique à toutes les surfaces absolument dépourvues de poils (Prêle).

L. *Lisse,* glabre et sans aspérités (Tulipe).

M. *Raboteuse,* dont la surface offre des inégalités (Carotte).

N. *Striée,* offrant des petites lignes saillantes et longitudinales (Oseille).

O. *Noueuse,* dont les nœuds vitaux sont sensiblement proéminents (Œillet).

P. *Pubescente,* couverte de poils courts et légers (Jusquiame).

Q. *Velue,* portant des poils longs, mous et rapprochés (Framboisier).

R. *Cotonneuse,* recouverte d'un duvet composé de poils courts, mous et entrecroisés (Bouillon blanc).

S. *Hérissée,* ayant des poils droits et raides (Bourrache).

T. *Épineuse*, armée d'épines (Prunelier).

U. *Aiguillonnée*, munie d'aiguillons (Rosier).

V. *Fistuleuse*, creuse et cylindrique (les Graminées).

Bourgeons, bulbes et bulbilles.

14. Les *bourgeons* sont des petits corps écailleux qui ren-ferment les rudiments des feuilles, des fleurs et des rameaux. Ces organes, qui se remarquent sur la tige et ses divisions, le plus souvent dans l'angle formé par l'insertion des feuilles (aisselle des feuilles), sont formés de petites écailles molles, imbriquées les unes sur les autres, renfermant et protégeant le *scion*, jeune branche à l'état rudimentaire, chargée de tou-tes les feuilles qu'elle doit porter plus tard (*pl.* i, 14).

A. Les bourgeons ne sont d'abord que de tout petits corps ovoïdes, sans organisation bien distincte, qu'on désigne sous le nom d'*yeux*; ils se développent petit à petit, et, à la fin de l'été, se transforment en *boutons*, lesquels, stationnaires pen-dant l'hiver, reprennent une nouvelle activité au retour du printemps, et s'épanouissent en *bourgeons*. On appelle *nus* les bourgeons dont toutes les parties se développent en feuilles, comme dans les Daphnés et beaucoup de plantes herbacées.

B. On donne le nom de *turion* au bourgeon qui naît d'une racine ou d'une souche souterraine; tel est celui de l'Asperge (*pl.* i, 15).

15. Le *bulbe* ou *ognon* n'est pas seulement une racine; il représente une plante complète dans laquelle le bourgeon forme la partie essentielle la plus volumineuse. Il se compose de plusieurs parties (*pl.* ii, 1); *a*, une tige large et plane, con-stituant ce qu'on appelle le *plateau*; *b*, un bourgeon formé d'écailles; *c*, les feuilles; *d*, la tige aérienne chargée de ses fleurs; *e*, la racine.

Ainsi qu'on le voit, dans le bulbe, le plateau peut être con-sidéré comme une tige charnue très déprimée, dans laquelle les entre-nœuds qui séparent les feuilles sont excessivement rapprochés: entre les fibres radicales et les feuilles sont les écailles, toutes feuilles rudimentaires qui tantôt s'emboîtent les unes dans les autres (Ognon ordinaire), tantôt s'imbriquent seulement (*pl.* ii, 2), tantôt enfin sont peu nombreuses, très minces, situées sur un plateau extrêmement développé (*pl.* ii, 3).

Le bulbe est *annuel,* lorsqu'il meurt la même année, après avoir poussé la jeune tige; *bisannuel,* lorsqu'il ne produit sa tige et ses fleurs que la deuxième année (Ognon); *vivace,* quand il pousse tige et fleurs pendant plusieurs années de suite (Lis, Tulipe).

16. « On nomme *bulbilles* des espèces de bourgeons solides et écailleux naissant sur différentes parties de la plante, et qui peuvent avoir une végétation à part, c'est-à-dire que, détachés de la plante mère, ils se développent et produisent un végétal parfaitement analogue à celui dont ils tirent leur origine; les plantes qui offrent de semblables bourgeons portent le nom de *vivipares.* Tantôt ils existent dans l'aisselle des feuilles, comme ceux du Lis bulbifère (*pl.* ii, 4) : dans ce cas, ils sont axillaires; d'autres fois ils se développent à la place des fleurs, comme dans l'*Allium caritanum,* etc. »

Feuilles.

17. Les *feuilles* sont des expansions fibro-membraneuses qui naissent sur la tige ou sur les rameaux, par suite du développement des bourgeons. Ce sont des organes appendiculaires presque généralement verts, composés de deux parties, le pétiole et le limbe.

A. Le *pétiole* (*queue* de la feuille) est la petite tige allongée qui sert de support au limbe (*pl.* ii, 5). Il est composé de plusieurs faisceaux vasculaires provenant de la tige ou du rameau d'où il naît, et il traverse le limbe sous le nom de *côte.* De chaque côté de cette côte émanent des prolongements, appelés *nervures,* qui, se subdivisant, donnent naissance aux *veines,* lesquelles se ramifient à leur tour pour former un réseau fin dont les mailles sont remplies par le tissu utriculaire de la feuille (*pl.* ii, 6). — Le pétiole est dit *ailé,* lorsqu'il est garni d'une expansion marginale de même nature que le parenchyme de la feuille (Bistorte).

B. Le *limbe* ou *lame* est la partie plane, membraneuse, foliacée de la feuille ; on considère en elle la face supérieure, la face inférieure, la circonférence ou bord, la base et le sommet : toutes ces choses, ainsi que le pétiole et les nervures, présentent des dispositions particulières qui servent à distinguer et à classer les plantes.

C. Les feuilles se composent, en résumé, de faisceaux vasculaires provenant de la tige ; d'un parenchyme et de deux lames épidermiques recouvrant les deux faces, qui sont très riches en stomates. Elles diffèrent essentiellement, sous le rapport de la disposition de leurs nervures, selon qu'elles appartiennent aux végétaux dicotylédonés ou aux monocotylédonés. « Dans les derniers, les nervures secondaires sont en général peu saillantes, presque toujours simples et parallèles entre elles (*pl.* ii, 7) ; celles des dicotylédonés sont au contraire plus prononcées, irrégulièrement anastomosées et formant une sorte de réseau comparable à une toile grossière » (*pl.* ii, 5).

18. Voici les caractères que présentent les feuilles : ils se rapportent au pétiole, à la composition et à la disposition de ces organes sur la tige.

A. Disposition du pétiole et mode d'attache.

a. Pétiolée, pourvue d'un pétiole (*pl.* ii, 14).

b. Sessile, qui manque de pétiole (*pl.* ii, 4).

c. Peltée, dont le pétiole s'insère à la face inférieure du limbe, et qui figure un bouclier (Capucine, *pl.* ii, 9).

d. Articulée, dont le pétiole, au lieu de se continuer avec la tige, s'attache à elle par une partie rétrécie surmontée d'une sorte de bourrelet.

e. Amplexicaule ou *embrassante,* qui embrasse la tige dans toute sa circonférence (*pl.* ii, 10).

f. Engaînante, feuille amplexicaule se prolongeant au-dessous du point où elle s'unit à la tige, en formant une sorte de tube ou de gaîne (*pl.* ii, 10).

g. Décurrente, feuille sessile dont le limbe se prolonge de chaque côté sur la tige, au-dessous de son point d'attache, en formant deux ailes membraneuses (Consoude).

h. Perfoliée, qui embrasse la circonférence de la tige, de

manière que celle-ci semble la traverser dans son milieu
(*pl.* ii, 11).

i. Caulinaire, naissant sur la tige, ou qui appartient à la
tige (*pl.* ii, 4, 10).

j. Radicale, naissant près de la racine ou lui appartenant
(*pl.* ii, 8).

k. Florale, qui accompagne les fleurs. V. *Bractée.*

B. Disposition du limbe, ou forme de la feuille.

a. Arrondie, ovale (Poirier) ; *cordiforme* (Tilleul) ; *réniforme*
(Lierre terrestre); *aiguë* (Laurier-rose); *obtuse* ou arrondie à son
extrémité (Gui) ; *lancéolée* (Troène), etc. Ces mots expliquent
suffisamment les formes qu'ils désignent.

b. Ensiforme, en forme de glaive (Iris).

c. Sagittée, en forme de flèche (Liseron, *pl.* ii, 13).

d. Entière, dont le bord est continu, uni, sans dents ni incisions (Lilas, *pl.* ii, 14).

e. Dentée, dont le bord présente des dentelures aiguës avec
des sinus arrondis (Châtaignier, *pl.* ii, 15).

f. Crénelée, qui a des dentelures arrondies avec des sinus
aigus (pl. ii, 12).

g. Bifide, trifide, etc., quand elle offre des incisions qui la
partagent en deux, trois *lobes*, etc., plus ou moins profonds.

h. Bilobée, trilobée, etc., lorsque les lobes sont larges et
séparés par des sinus obtus.

i. Laciniée, quand les incisions sont latérales, profondes et
inégales (Pissenlit, *pl.* iii, 1).

j. Palmée, dont les lobes partent en divergeant ou en rayon-
nant du sommet du pétiole (Ricin, *pl.* iii, 2).

k. Lyrée, divisée en plusieurs lobes, dont les inférieurs petits et profondément divisés (Laitron).

l. Hastée, ayant la forme d'un fer de lance (*pl.* ii, 13).

C. Composition de la feuille.

a. Simple, dont les faisceaux vasculaires composant le pétiole se répandent dans un seul et même limbe (*pl.* ii, 5).

b. Composée, dont les faisceaux du pétiole vont se terminer
dans plusieurs limbes distincts, qui forment autant de *folioles*
(Marronnier d'Inde, *pl.* iii, 4).

c. Pennée ou *pinnée*, simplement composée, dont les folioles naissent des parties latérales du pétiole commun (Robinier, *pl.* iii, 3).

d. Digitée, dont les folioles naissent, en divergeant, du sommet du pétiole commun (Marronnier d'Inde, *pl.* iii, 4).

e. Décomposée, celle dont le pétiole commun porte des pétioles secondaires, sur lesquels sont situées les folioles (*pl.* iii, 6).

Bipennée, quand les pétioles secondaires sont autant de feuilles *pennées* partant du pétiole commun (*pl.* iii, 5).

Surdécomposée, lorsque les pétioles secondaires se divisent en pétioles tertiaires portant les folioles (Persil, *pl.* iii, 6).

Stipulée, munie de stipules (19, A) (Rosier, *pl.* iii, 7).

D. Disposition des feuilles sur la tige.

a. Alternes, qui naissent seule à seule, de chaque nœud, dans des points différents de la tige (Tilleul, *pl.* iii, 8).

b. Opposées, qui naissent, seule à seule, dans deux points diamétralement opposés et à la même hauteur de la tige (Millepertuis, *pl.* iii, 9).

c. Géminées, disposées deux à deux, ou qui naissent par paires d'un même point (Pin cultivé, *pl.* iii, 10).

d. Verticillées, quand plus de deux feuilles naissent circulairement d'un même nœud et forment une espèce de couronne autour de la tige (Garance, *pl.* iii, 11).

e. Fasciculées, qui émanent, en grand nombre, d'un même point de la tige (Pin du Nord).

f. Eparses, qui paraissent dispersées sans ordre sur la tige. Mais ce défaut d'ordre n'est qu'apparent, car en réalité leur arrangement est soumis à des règles fixes qu'il serait trop long de faire connaître ici.

g. Divariquées, qui forment un angle plus ou moins grand avec la partie qui leur donne naissance.

Organes accessoires de la nutrition.

19. Ces organes se nomment stipules, vrilles, griffes, suçoirs, épines, aiguillons, poils.

A. *Stipules.* — Membranes foliacées, placées à la base des feuilles, qu'on peut considérer comme des feuilles avortées

ou mal développées. Les stipules n'existent que dans les végétaux dicotylédonés : on en trouve dans le Pois, le Haricot,
la Mauve, le Tilleul, la Pensée (*pl. III, 7*).

B. *Vrilles, griffes, suçoirs*. — Ces organes ont cela de commun qu'ils fournissent aux plantes trop faibles par elles-mêmes le moyen de s'attacher à un corps solide. — Les *vrilles*
ne sont que des pétioles, des stipules ou des feuilles, dont le
développement a été arrêté ou dénaturé ; dans la Vigne, ce
sont des grappes de fleurs avortées. — Les *griffes* sont des
espèces de racines que les plantes sarmenteuses et grimpantes enfoncent dans les corps sur lesquels elles s'élèvent, comme
a fait le Lierre terrestre, par exemple. — Les *suçoirs* sont des
filaments très déliés que l'on rencontre sur les griffes, et qui
servent à nourrir la plante et aussi à la soutenir.

C. *Épines*. — Prolongements du tissu ligneux, dus en général à l'avortement ou à la déformation d'autres organes.

D. *Aiguillons*. — Autres armes défensives que le végétal
oppose à ses ennemis, ils diffèrent des épines en ce que,
ne tenant qu'à l'épiderme, ils s'en détachent par le moindre
frottement, sans qu'il en résulte de plaie sur la tige.

E. *Poils*. — Filaments minces et déliés servant à garantir
la plante des injures du temps. Quelquefois il existe à leur
base une glande qui fournit un liquide brûlant, comme dans
l'Ortie.

ORGANES DE REPRODUCTION.

20. Les plantes se reproduisent au moyen de germes fé-
condés, nommés *embryons*, qui se forment et se développent
dans un organe particulier, appelé *ovule*. Les plantes, en effet, possèdent des organes sexuels qui, comme chez les animaux, ne se montrent que quand elles ont acquis leur entier
développement. Mais elles diffèrent de ceux-ci en ce que
chaque individu, en général, porte les deux genres d'organes
réunis, tandis que l'animal, au contraire, n'est pourvu généralement que d'un seul.

A. Les organes sexuels des végétaux sont protégés, dans
la grande généralité des cas, par des feuilles diversement mo-

difiées, qui constituent le *périanthe ;* ils ont pour support, ainsi que le périanthe lui-même, une tige spéciale, qu'on désigne sous le nom d'*axe floral*. L'ensemble de ces parties constitue la *fleur*.

B. On peut donc considérer la fleur comme une tige ou un axe sur lequel sont disposées, les unes au-dessus des autres, des espèces de feuilles verticillées dont les anneaux ou étages sont tellement rapprochés que les entre-nœuds ne sont pas distincts. Ordinairement l'on peut compter *quatre verticilles* superposés (*pl.* IV, 1): l'inférieur, *a*, qui est en même temps le plus extérieur, est le *calice ;* celui qui vient immédiatement après, dans un plan supérieur et interne, *b*, est formé par la *corolle ;* puis vient l'*androcée, c*, dû à l'ensemble des étamines, et enfin le *gynécée* ou *pistil, d*, qui occupe le centre et le sommet de l'axe. Ces derniers organes sont bien plus distincts dans la figure 12 de la planche V.

Nous avons donc à étudier : 1° l'axe floral; 2° le périanthe ou les enveloppes florales; 3° les organes sexuels; 4° la fleur considérée en général : en d'autres termes, le pédoncule, le réceptacle, les bractées, le calice, la corolle, les étamines, le pistil, les nectaires, la préfloraison et l'inflorescence.

De l'axe floral.

21. On donne le nom d'*axe floral* à la partie qui sert de support à la fleur. Cette partie se compose du pédoncule et du réceptacle.

Pédoncule et pédicelles.

22. Le *pédoncule* est le petit rameau qui porte la fleur. Il est simple ou ramifié ; ses ramifications, nommées *pédicelles,* sont dites *primaires, secondaires, ternaires*, etc., selon le nombre de leurs subdivisions. Le pédoncule est encore qualifié de la manière suivante :

A. *Axillaire*, lorsqu'il naît à l'aisselle d'une fleur ou d'une bractée.

B. *Terminal,* quand il termine la tige ou le rameau.

C. *Uniflore, biflore, triflore*, etc., selon le nombre de fleurs

qu'il soutient. Ces fleurs sont *pédicellées* lorsqu'elles ont chacune un pédicelle ; elles sont *sessiles* dans le cas contraire.
(V. Inflorescence, et *pl.* iv, 4.)

Réceptacle et gynophore.

23. On appelle *réceptacle* ou *torus* la partie renflée et saillante qui termine le pédoncule, et sur laquelle s'insèrent les
enveloppes florales et les organes sexuels (*pl.* v, 12).

Le *gynophore* est la partie saillante du réceptacle lorsqu'elle
ne porte que des carpelles (Fraxinelle, *pl.* iv, 2). Le fraise n'est
pas un fruit proprement dit, mais un gynophore énormément
développé.

Bractées, involucre, spathe.

24. Les *bractées* sont des feuilles altérées qui, à mesure
qu'elles se rapprochent de la fleur, deviennent plus petites
(Tilleul, *pl.* iv, 3), changent de forme, souvent de coloration,
quelquefois même ont des couleurs plus vives que les fleurs.

25. L'*involucre* résulte de la réunion circulaire d'un nombre
invariable de bractées autour d'une fleur ou d'un assemblage
de fleurs, comme dans l'Artichaut, le Chardon, les Synanthérées en général. On appelle *involucelle* l'involucre situé à la
base non du pédoncule, mais du pédicelle (*pl.* iv, 4).

L'involucre régulier qui s'applique étroitement sur une
seule fleur prend le nom de *calicule*. Les Mauves ont un calicule composé de trois bractées, les Guimauves, de cinq à huit,
soudées ensemble par leur base.

Quand l'involucre persiste et accompagne le fruit, en le recouvrant plus ou moins, il constitue la *cupule* (*pl* iv, 5), qui
est *écailleuse* dans le Chêne, *foliacée* dans le Noisetier, *péri-
carpoïde* dans le Châtaignier (*pl.* iv, 6).

26. On appelle *spathe* une grande bractée qui recouvre les
fleurs avant leur épanouissement, et qui ordinairement se fend
dans sa longueur pour leur livrer passage (Arum, *pl.* iv, 7).
La spathe est variable dans sa forme, ses dimensions, sa
coloration, sa consistance ; elle contient une ou plusieurs
fleurs, etc.

Du périanthe ou enveloppes florales.

27. Le nom de *périanthe* s'applique aux *enveloppes florales*, c'est-à-dire aux parties qui protégent les organes sexuels de la fleur. Le périanthe est *monophylle* ou simple, lorsqu'il est formé par le calice seul; il est *polyphylle* ou composé, quand le calice et la corolle le constituent.

Calice.

28. Le *calice* est l'enveloppe extérieure du périanthe double (*pl.* IV, 1, *a*), ou le périanthe lui-même, lorsque celui-ci est simple (*pl.* IV, 14). Dans le premier cas, il est généralement vert; dans le second cas, il se montre diversement coloré, comme la corolle qu'il semble constituer alors.

A. On appelle *sépales* les folioles dont se compose le calice; ils offrent à considérer : la partie inférieure, qui est comprise dans leur soudure, lorsque le calice est monosépale ou monophylle; la partie supérieure, qui appartient au limbe.

B. Le *limbe* est l'extrémité libre du calice monosépale; il offre des divisions plus ou moins profondes, comme nous le dirons plus bas. Ces divisions sont quelquefois réduites à une simple soie, qui représente en quelque sorte la nervure médiane du sépale (Scabieuse); dans d'autres cas, le limbe se compose d'une multitude de poils réunis circulairement, formant une *aigrette* dont la composition est très variée, comme dans les Synanthérées.

29. Le calice présente des modifications qu'expriment les adjectifs suivants :

A. *Monosépale* ou *gamosépale*, composé de plusieurs sépales soudés ensemble, de manière qu'il semble n'y avoir qu'un seul sépale tubuleux (*pl.* IV, 8).

B. *Monophylle*, formé d'une seule pièce. Cette expression s'applique aussi à la plante qui ne porte qu'une seule feuille.

C. *Polysépale* ou *dialysépale*, composé de sépales distincts les uns des autres (Giroflée, *pl.* IV, 1).

D. *Régulier*, quand les sépales forment un verticille symétrique (*pl.* IV, 13).

E. *Irrégulier,* lorsque les sépales sont disposés sans symétrie (Lamier, *pl.* IV, 9).

F. *Tubuleux,* allongé en forme de tube (*pl.* IV, 8).

G. *Urcéolé* ou *vésiculeux,* renflé comme une petite outre (Cornillet, *pl.* IV, 10).

H. *Calyculé,* accompagné de bractées simulant un calice accessoire (Œillet, *pl.* IV, 11).

I. *Turbiné,* qui a la forme d'une toupie (Oseille).

J. *Bifide, tri, quadri, quinquéfide,* calice monosépale à 2, 3, 4 ou 5 divisions au limbe (Érythrée, *pl.* IV, 12).

K. *Biparti,* 3-4-5-*parti,* calice monosépale à 2, 3, 4 ou 5 divisions tellement prolongées que la soudure n'occupe qu'une très petite étendue (Mouron, 5-parti, *pl.* IV, 13).

L. *Bidenté,* 3-4-5-*denté,* calice monosépale dont le limbe offre 2, 3, 4 ou 5 divisions peu profondes (*pl.* IV, 10).

M. *Libre,* sans adhérence avec l'ovaire (*pl.* XIV, 13).

N. *Adhérent,* soudé en tout ou en partie avec l'ovaire : dans ce cas, le limbe est tantôt nul (Chrysanthème), tantôt en paillettes (Hélianthe), ou en aigrette (Centranthe), etc.

O. *Infère,* attaché au-dessous de l'ovaire (*pl.* IV, 13).

P. *Supère,* inséré au-dessus de l'ovaire (*pl.* VI, 16).

Q. *Caduc,* qui tombe après la fécondation.

R. *Persistant,* qui reste après la fécondation.

S. *Herbacé,* quand il a conservé la couleur propre aux feuilles.

T. *Pétaloïde,* lorsqu'il offre la coloration variée qu'on observe dans les pétales (Lis, *pl.* IV, 14).

Corolle.

50. La *corolle* est le verticille interne du périanthe double, c'est-à-dire l'enveloppe florale située en dedans du calice. Les feuilles qui la composent se nomment *pétales,* feuilles douées de couleurs vives en général, d'odeur suave et d'une grande délicatesse.

A. Les pétales sont *soudés* ou *libres,* comme les sépales; ils sont le plus souvent plans et membraneux, quelquefois creux, concaves, de formes bizarres qui figurent un *capuchon* dans l'Aconit, un *cornet* dans l'Ellébore, qui se termine en *éperon* dans le Pied-d'Alouette, etc.

B. On distingue dans les pétales : une partie inférieure plus ou moins rétrécie ou allongée, appelée *onglet;* une partie supérieure plane ou dilatée, qui a reçu le nom de *limbe* (*pl.* v, 7).

3**1**. La corolle offre plusieurs modifications relatives au nombre des pétales, à leur direction, à la régularité du limbe, à la forme qu'elle affecte.

A. *Monopétale*, formée de pétales soudés ensemble, de manière qu'elle paraît n'être constituée que par un seul (Liseron, *pl.* IV, 15). — L'expression de *gamopétale* signifie la même chose.

Il faut remarquer que toutes les fois que la corolle est monopétale, les étamines sont insérées sur sa face interne; et, dans ces cas, elle est dite *hypogyne*, *périgyne* ou *épigyne*, selon qu'elle s'attache au-dessous, autour ou au-dessus de l'ovaire. (V. Étamines.)

B. *Polypétale* ou *dialypétale*, formée de pétales distincts les uns des autres (Adonis vernalis,, *pl.* IV, 16)

C *Régulière*, dont le limbe (pour la corolle monopétale) est symétrique (*pl.* v, 4); ou dont les pétales sont égaux ou semblables (*pl.* v, 6).

D. *Irrégulière*, dont le limbe est sans symétrie (Muflier, *pl.* IV, 17); ou dont les pétales sont inégaux, irréguliers (Pois de senteur, *pl.* v, 1).

E. *Tubuleuse*, dont la plus longue partie a la forme d'un *tube*, et le limbe est peu distinct de ce tube (Grande-Consoude, *pl.* v, 2).

F. *Campanulée*, dont le tube s'évase graduellement en cloche (*pl.* v, 3).

G. *Infundibuliforme*, dont le tube s'évase en entonnoir (Belle-de-Nuit, *pl.* v, 3).

H. *Hypocratériforme*, dont le tube, allongé plus ou moins, se dilate subitement en un limbe horizontal régulier (Jasmin jaune, *pl.* v, 4).

I. *Urcéolée*, qui est renflée à sa base et rétrécie au sommet, comme une petite outre (Bruyère ventrue, *pl.* v, 5).

J. *Rotacée*, dont le limbe ou les pétales figurent les rayons d'une roue, et qui n'est nullement tubuleuse (Bouillon blanc, *pl.* v, 8).

K. *Rosacée*, à cinq pétales *unguiculés* (ayant onglet), régulièrement étalés en rosace (Ronce commune, *pl.* v, 6).

L. *Caryophyllée*, à cinq pétales longuement unguiculés contenus dans un calice monosépale tubuleux (Croix de Jérusalem, *pl.* v, 7).

M. *Cruciforme* ou *crucifère*, à quatre pétales disposés en croix (Chou, *pl.* v, 9).

N. *Papilionacée*, caractère propre aux Légumineuses. (V. ce mot.)

O. *Bilabiée*, qui est à deux lèvres (Sauge, Lamium blanc, *pl.* v, 10).

P. *Personnée* (en masque). Corolle monopétale irrégulière et bilabiée, dont les deux lèvres sont closes par le renflement intérieur du tube, de manière à représenter grossièrement le mufle d'un animal (*pl.* iv, 17).

Q. *Anomale*, qui ne ressemble à aucune des formes précédentes (Pensée, *pl.* v, 11).

R. *Staminifère*, qui porte les étamines insérées sur sa face interne. Toute corolle monopétale est staminifère.

Des organes sexuels.

52. Les organes de la fécondation dans les végétaux sont représentés 1° par l'*Androcée*, mot qui désigne l'ensemble des étamines ; 2° par le *Gynécée*, qui comprend toutes les parties composantes du pistil (*pl.* v, 12).

Étamines.

53. Les *étamines* sont les organes sexuels mâles de la plante. Ce sont généralement comme des filaments plus ou moins déliés qui entourent le pistil (*pl.* iv, 14 ; v, 12), dans lesquels on distingue le filet, l'anthère, le pollen, et dont l'insertion offre des caractères botaniques d'une importance capitale.

54. *Filet.* C'est la partie de l'étamine qui supporte l'anthère. Ce support est généralement mince, filamenteux; mais quelquefois il se montre épais, dilaté, ou même il revêt la forme du pétale (filet pétaloïde), ce qui double la fleur, comme dans la Rose, l'Œillet, dont les pétales ne sont normalement qu'au nombre de 4 ou 5, mais qui doivent leur multiplication à la métamorphose de leurs nombreuses étamines, par suite de la culture et d'un surcroît de nutrition.

55. *Anthère.* On nomme ainsi la partie supérieure et renflée de l'étamine qui contient le pollen. C'est une sorte de poche membraneuse, portée par le filet, tantôt simple, tantôt et le plus souvent formée de deux *loges* adossées l'une à l'autre par un de leurs côtés, ou réunies par un corps intermédiaire, appelé *connectif*.

On distingue dans l'anthère la *face,* le *dos,* la *base* et le *sommet;* mais toutes les anthères d'un même androcée peuvent se souder de manière à former une espèce de tube, comme nous le dirons tout à l'heure.

Les loges s'ouvrent de différentes manières pour laisser échapper le pollen. Le plus souvent, c'est par toute la longueur du sillon longidudinal, quelquefois par le sommet ou par le soulèvement de l'un des feuillets, qui se détachent tout d'une pièce.

Les modifications principales de l'anthère s'expriment de la manière suivante :

A. *Uniloculaire,* à une seule loge (Mauve, *pl. v,* 13).
B. *Biloculaire,* à deux loges (Giroflée, *pl. v,* 14).
C. *Quadriloculaire,* à quatre loges (Butome, *pl.* 15).
D. *Introrse,* dont la face regarde le centre de la fleur.
E. *Extrorse,* dont la face est tournée en dehors.

56. *Pollen.* Ce nom s'applique à la matière fécondante des végétaux. C'est une sorte de *poussière* que renferment les loges de l'anthère et qui s'échappe à l'époque de la floraison; quelquefois, mais rarement, le pollen est sous forme de *masse solide,* due à l'agglomération de ses utricules.

Les utricules polliniques se composent, en général, de membranes superposées, renfermant dans leur cavité un liquide épais et comme mucilagineux, nommé *fovilla*, lequel contient un grand nombre de granules, qu'on a cru pouvoir assimiler aux zoospermes des animaux, parce qu'ils sont doués de mouvement. Mais ce mouvement est dû à cette propriété remarquable des particules excessivement fines des corps, désignée sous le nom de *mouvement brownien*, parce que c'est Robert Brown qui l'a découverte.

57. *Insertion des étamines.* Avant de parler de ce sujet important, il faut étudier un corps charnu et glandulaire, connu sous le nom de *disque*, qui se trouve, dans certaines fleurs, tantôt entre le réceptacle et l'ovaire (hypogyne); tantôt étalé au fond du calice (périgyne); tantôt enfin au sommet de l'ovaire (épigyne) (*pl.* v, 16, 17, 18).

A. Le disque n'existe pas toujours, mais sa présence doit compter dans la symétrie de la fleur. En effet, quand on le rencontre, on remarque que les carpelles (V. Pistil) sont opposés aux étamines, au lieu de leur être alternes (V. Préfloraison); mais si l'on considère le disque comme un verticille nouveau interposé entre l'androcée et le gynécée, la loi d'alternance (49) ne souffre aucune atteinte.

B. La position du disque détermine aussi l'insertion des étamines. Cette insertion est nécessairement *hypogynique*, lorsque le disque est hypogyne; elle est également *périgynique* ou *épigynique*, quand on peut appliquer ces mêmes épithètes au corps dont il est question.

C. L'insertion staminale est *absolue*, lorsqu'on la considère indépendamment du pistil, et que les étamines sont fixées au calice, à la corolle ou au réceptacle; elle est *relative*, quand on prend en considération la position respective des organes sexuels, et que les étamines s'insèrent *sous*, *autour*, ou *sur* l'ovaire.

58. Les étamines reçoivent des qualifications qu'il importe de bien comprendre, parce qu'elles rappellent des caractères essentiels dans le classement des végétaux. Elles sont :

A. *Didynames*, au nombre de quatre dont deux constamment plus petites (Muflier, *pl.* vi, 1).

B. *Tétradynames,* six dont quatre plus grandes que les deux autres (Giroflée, *pl.* vi, 2).

C. *Monadelphes;* tous les filets étant soudés ensemble, de manière à ne former qu'un seul faisceau (*androphore*) tubuleux (Mauve, *pl.* vi, 3).

D. *Diadelphes,* les filets étant réunis en deux androphores égaux ou inégaux quant au nombre d'étamines qui les composent (Gesse odorante, *pl.* vi, 4).

E. *Polyadelphes,* les filets étant réunis en trois ou en un plus grand nombre d'androphores (Oranger, *pl.* vi, 5). Le *Melaleuca* a cinq androphores (*pl.* v, 6).

F. *Gynandres,* étamines soudées et confondues avec le pistil, au lieu de former un verticille distinct (Aristoloche siphon, *pl.* vi, 7).

G. *Synanthères,* les anthères étant soudées ensemble de manière à former un tube cylindrique (Chicorée, *pl.* vi, 8).

H. *Hypogynes,* insérées sous l'ovaire, de manière qu'on peut enlever le calice sans les détacher (*pl.* vi, 14).

I. *Périgynes,* insérées autour de l'ovaire. Comme elles adhèrent au calice dans ce cas, on les enlève en détachant celui-ci.

J. *Épigynes,* insérées sur l'ovaire. Elles persistent après l'enlèvement des enveloppes florales.

39. Nous avons déjà dit que toute corolle mono ou gamosépale porte les étamines soudées sur sa face interne. Dans ce cas, ce n'est plus l'insertion staminale qu'il faut considérer, mais celle de la *corolle staminifère,* qui est dite *hypogyne, périgyne* ou *épigyne* (*pl.* vi, 16), selon son attache sous, autour ou sur l'ovaire.

Pistil.

40. Le *pistil* est l'organe sexuel femelle de la plante. Il forme, au centre de la fleur, une petite éminence de forme variable (ovaire), presque toujours surmontée d'une aigrette effilée (style), laquelle se termine par un petit évasement (stigmate).

Le pistil est constitué par une ou plusieurs pièces soudées

les unes aux autres, désignées sous le nom de *carpelles ;* leur ensemble constitue le gynécée (pistil du Lis, *pl.* vi, 9). Chaque carpelle est souvent appelé pistil, ce qui fait que l'on peut dire : *les pistils* d'une plante, comme en parlant de ses étamines.

41. *Ovaire.* Corps creux, ovale, formé par la partie inférieure du pistil, renfermant les germes du fruit, appelés *ovules* (*pl.* iv, 16). Lorsque le pistil n'est formé que d'un seul carpelle, l'ovaire n'a qu'une seule cavité, appelée *loge ;* mais il offre autant de loges qu'il y a de carpelles réunis dans le gynécée.

A. Les loges sont séparées les unes des autres par des *cloisons,* qui sont dues à l'adossement des feuilles carpellaires (*pl.* iv, 13). Les cloisons peuvent avorter, et alors l'ovaire ne présente qu'une seule loge, bien que formée de plusieurs carpelles (*pl.* vi, 12).

B. Un carpelle n'a jamais qu'une seule loge, qu'un style et qu'un stigmate ; il en résulte que, si un ovaire est surmonté de plusieurs styles (*pl.* vi, 19) ou de plusieurs stigmates, même soudés entre eux, cet ovaire appartient à plusieurs carpelles, lors même qu'il est uniloculaire.

42. Nous venons de dire ce qu'on entend par *ovules* (41) : ces organes importants s'insèrent sur un corps distinct, qu'on nomme *trophosperme* ou *corps placentaire.* Le trophosperme est *axile* lorsqu'il est situé dans l'angle formé par la réunion des deux côtés de la feuille carpellaire (*pl.* vi, 11); placé sur la paroi interne de la cavité unique de l'ovaire, il est dit *pariétal* (*pl.* vi, 12) ; enfin on l'appelle *central,* lorsqu'il s'élève comme une colonne au centre de la cavité ovarienne (*pl.* vi, 13).

43. L'organisation des ovules offre à considérer : 1° la *nucelle,* corps central et primitif ; 2° la *primine,* membrane extérieure ; 3° la *secondine,* membrane intérieure immédiatement appliquée sur la nucelle ; 4° l'*exostome,* ouverture qui occupe le sommet de la primine ; 5° l'*endostome,* ouverture de la secondine ; 6° le *chalaze* ou ombilic interne, point d'attache de la nucelle dans l'intérieur de la membrane interne ; 7° le *hile* ou ombilic externe, point par lequel la primine s'insère sur le trophosperme (42).

44. Revenons à l'ovaire, pour indiquer ses différentes positions, le nombre des loges et des ovules. On le dit :

A. *Libre*, lorsqu'il est sans adhérence avec le calice (*pl.* vi, 14).

B. *Adhérent*, lorsqu'au contraire il adhère au tube calicinal (*pl.* vi, 16).

C. *Pariétal*, attaché par sa base seulement à la face interne du calice (*pl.* vi, 17).

D. *Supère* et *infère*. Même signification que *libre* et *adhérent*.

E. *Stipité*, porté par un support plus ou moins long, qu'on appelle *podogyne* (ovaire du Câprier épineux, *pl.* vi, 15).

F. *Uni, bi* ou *pluriloculaire*, qui a 1, 2 ou plusieurs loges (*pl.* vi, 13).

G. *Uni, bi* ou *pluriovulaire*, qui contient 1, 2 ou plusieurs ovules (*pl.* vi, 16).

45. *Style.* Corps filamenteux, espèce d'aigrette qui surmonte l'ovaire ; c'est en réalité un tout petit canal destiné à conduire le pollen dans la cavité ovarienne. Ce canal, dont la longueur est très variable, selon l'espèce, appartient à un seul style dans le pistil simple ; mais il est formé par tous les styles réunis lorsque tous les carpelles se soudent ensemble (Primevère, *pl.* vi, 18).

Les styles restent distincts les uns des autres (Ancolie, *pl.* vi, 19) ; ou bien ils sont soudés ensemble, soit par leur base, soit par la moitié ou les trois quarts de leur hauteur, soit enfin dans toute leur étendue ; de manière qu'ils semblent ne former qu'un style unique (*pl.* vi, 14, 18). Quelquefois le style est hérissé de *poils collecteurs* destinés à recueillir le pollen, comme dans la Campanule, les Synanthérées.

Voici le caractère du style :

A. *Terminal*, placé au sommet du carpelle.

B. *Latéral*, inséré sur le côté du carpelle (Potentille, *pl.* vi, 20).

C. *Basilaire*, naissant de la partie inférieure du carpelle.—
Dans un pistil composé dont les styles sont basilaires, le style

composé semble naître du réceptacle (*pl.* vi, 21), bien qu'il tire son origine de la partie inférieure des carpelles, qui sont dites alors *gynobasiques.*

D. *Caduc,* qui tombe après la fécondation.

E. *Persistant,* qui persiste après la fécondation.

F. *Accrescant,* non-seulement qui persiste, mais encore qui prend du développement, comme dans la Clématite, l'Anémone.

G. *Bi, tri* ou *quadrifide,* lorsque les 2, 3 ou 4 styles composants sont soudés par leur moitié inférieure.

H. *Bi, tri* ou *quadriparti,* lorsque les 2, 3 ou 4 styles sont soudés dans une plus grande étendue, mais sont distincts en haut.

46. *Stigmate.* Ouverture plus ou moins évasée qui se voit au sommet du style ou qui s'applique immédiatement sur l'ovaire lorsque le style manque. Elle présente un aspect inégal, glandulaire (*pl.* vii, 1) et sert à recevoir le pollen. Ses caractères sont les suivants :

A. *Simple,* provenant d'un carpelle unique (*pl.* vii, 1).

B. *Composé,* formé par plusieurs carpelles. Dans ce cas, les stigmates restent ordinairement distincts (*pl.* vii, 2), lors même que les carpelles sont soudés ensemble ; quelquefois ils sont eux-mêmes réunis, mais on peut toujours apercevoir les divisions ou saillies indiquant le nombre des stigmates soudés : de là les qualifications suivantes :

C. *Bi, tri* ou *quadrilobé,* offrant 2, 3 ou 4 lobes.

D. *Bi, tri* ou *quadrifide,* offrant 2, 3 ou 4 divisions profondes.

E. *Capitulé,* renflé en forme de tête.

F. *Sessile,* appliqué sur l'ovaire, le style manquant (*pl.* vii, 4).

Nectaires.

47. Les *nectaires* sont des espèces de glandes qui, dans beaucoup de fleurs, distillent une liqueur mielleuse comparée par les anciens au nectar. Ces glandes sont posées, d'ordinaire, sur le réceptacle ou sur les organes qui en dépendent.

Tantôt il n'y en a qu'une seule, tantôt, au contraire, plusieurs existent. C'est à tort qu'on a confondu ces parties avec les différentes espèces de disques ou appendices d'organes, qui ne sont jamais des parties glandulaires et sécrétantes.

De la fleur considérée en général.

Nous avons à étudier dans ce chapitre : 1° la préfloraison ; 2° l'inflorescence ; 3° les caractères généraux de la fleur.

Préfloraison.

48. On donne le nom de *préfloraison* ou *estivation* à l'arrangement particulier qu'observent les diverses parties de la fleur avant leur épanouissement. C'est surtout dans le calice et la corolle, c'est-à-dire dans les enveloppes florales, qu'il faut l'étudier, en commençant l'observation par le bouton.

Les enveloppes florales et les organes sexuels, avons-nous dit déjà, peuvent être considérés comme quatre verticilles placés les uns au-dessus des autres sur une tige tellement courte qu'on ne distingue pas les entre-nœuds (20, B). Ceci admis, chaque anneau floral forme un *verticille vrai*, lorsque les feuilles ou les parties qui les constituent s'insèrent à la même hauteur. Or, ce verticille présente deux modes de préfloraison :

A. La *préfloraison tordue* ou *contournée*, dans laquelle les feuilles d'un verticille, au lieu de se juxta-poser bords à bords, se superposent de telle sorte que chacun recouvre partiellement l'une des deux feuilles entre lesquelles elle est placée, et est recouverte également par l'autre (*pl.* VII, 5).

B. La *préfloraison valvaire*, dans laquelle les parties composantes se touchent dans toute leur longueur par leurs bords contigus, à la manière des battants d'une porte (*pl.* VII, 6).

C. Lorsque les feuilles d'un anneau floral sont insérées à des hauteurs inégales, le verticille qu'elles forment doit être considéré comme une spirale surbaissée dont la feuille inférieure est la plus externe : on dit alors qu'il y a *préfloraison imbriquée* (*pl.* VII, 7). Celle-ci diffère dans les deux cas que voici : 1° lorsque les pièces de l'anneau floral, au nombre de

cinq ordinairement, décrivant un seul tour de spirale, se recouvrent successivement depuis la première qui est extérieure,
jusqu'à la dernière, qui est tout-à-fait interne et placée contre la première (*pl.* VII, 7); 2° lorsque les cinq pièces du verticille, décrivant deux tours, ont une disposition telle qu'il y en
a deux extérieures, deux intérieures et une intermédiaire,
cette dernière étant recouverte par l'une des premières d'un
côté, et recouvrant, de l'autre, l'une des secondes (*préflor.
quinconciale, pl.* VII, 8).

49. A la préfloraison (48) se rapporte la *symétrie,* et en
particulier la *symétrie de position,* qui consiste en ce que *chaque verticille alterne avec les pièces des verticilles qui le précèdent
ou le suivent.* Nous indiquerons (*pl.* VII, 9) tous les verticilles
d'une fleur, comme s'ils étaient privés de hauteur et abaissés
sur un même plan ; et cette figure ou cette coupe, qu'on
nomme *diagramme,* nous montre toutes les pièces (carpelles,
étamines, pétales et sépales) alternant les unes avec les
autres.

Inflorescence.

50. L'*inflorescence* est le mode d'arrangement des fleurs sur
la plante et des fleurs formant des groupes entre elles. Le
support de la fleur se nomme pédoncule (22); et l'on donne le
nom d'*axe primaire* au pédoncule commun d'où naissent tous
les autres axes, lesquels sont *secondaires, tertiaires,* etc., selon
l'ordre dans lequel ils se montrent (*pl.* VII, 11).

Étudiée sous le rapport de l'inflorescence, la fleur est dite :

A. *Solitaire,* lorsqu'elle n'a qu'un seul pédoncule, qu'elle
est seule pour mieux dire.

B. *Multiple,* lorsque le pédoncule se divise en rameaux appelés *pédicelles,* qui supportent chacun une fleur.

C. *Divariquée,* lorsque le pédoncule forme un angle plus ou
moins grand avec la partie qui lui donne naissance.

51. L'inflorescence se distingue en indéfinie, en terminale
et en mixte. — L'inflorescence est *indéfinie* lorsque « l'axe primaire, au lieu de se terminer par une fleur, s'allonge indéfiniment et ne fleurit que par l'intermédiaire des axes secon-

daires de divers degrés, nés à l'aisselle de ses feuilles ou de ses bractées. » Dans cette inflorescence, qui est encore connue sous le nom d'*axillaire*, les fleurs sont pédonculées ou sessiles, c'est-à-dire pourvues ou privées de pédoncule

Voici la définition des principales inflorescences pédonculées :

A. *Grappe*. Les axes secondaires naissent le long de l'axe primitif et sont à peu près égaux (Épine-Vinette, *pl.* vIII, 1). La grappe est quelquefois composée, comme dans le Marronnier d'Inde.

B. *Corymbe*. Les axes secondaires, plus ou moins inégaux, naissent à différentes hauteurs de l'axe primaire, mais les inférieurs fleurissent à peu près au niveau des supérieurs ; en d'autres termes, les fleurs en corymbe sont portées sur des pédoncules qui atteignent la même hauteur, quoique partant de points différents (Tanaisie, *pl.* vIII, 2).

C. *Ombelle*. Les axes secondaires, à peu près égaux entre eux, sont ramassés sur un même plan et s'élèvent à la même hauteur en divergeant comme les baguettes d'un parasol (Cerisier, *pl.* vIII, 3).

D. *Ombelle composée*. Les axes secondaires, au lieu de se terminer par une fleur, émettent chacun plusieurs axes tertiaires ; ceux-ci sont disposés comme les axes secondaires de l'ombelle simple, et conséquemment donnent lieu à autant d'ombelles, appelées *ombellules*, qu'il y a d'axes secondaires (*pl.* vIII, 4).

E. *Sertule*. Cette inflorescence est la même que l'ombelle simple.

F. *Panicule*. L'axe primaire, qui est plus ou moins long, porte des axes secondaires ramifiés et d'autant plus courts qu'ils sont plus supérieurs. Les fleurs sont éparses sur des pédoncules plus ou moins divisés (Vigne, Marronnier d'Inde, Oseille).

G. *Thyrse*. C'est un panicule dont les rameaux de la partie moyenne sont les plus grands (Lilas).

52. Les inflorescences sessiles sont les suivantes :

A. *Épi*. Fleurs non pédonculées ou à peu près, disposées

en tous sens sur un axe primaire allongé (Bouillon blanc, *pl*. VIII, 5).

B. *Épi composé*. Celui dont les axes secondaires, au lieu de fleurir, émettent chacun un petit épi, appelé *épillet* (Froment, *pl*. VIII, 6).

C. *Chaton*. Assemblage de fleurs unisexuées, sessiles ou à peu près, sur un axe commun, et qui tombent sans se désunir après la floraison ; sorte d'épi dont l'axe, articulé à sa base, tombe tout d'une pièce (fleurs mâles du Noyer).

D. *Spadice*. Assemblage de fleurs entourées d'une spathe et sessiles sur un pédoncule commun ; sorte d'épi dont l'axe, épais et charnu, est recouvert de fleurs unisexuées et ordinairement privées d'enveloppes florales (Gouet, *pl*. IV, 7).

E. *Cone*. Sorte de chaton dans lequel les écailles ou bractées qui accompagnent les fleurs femelles sont plus grandes que ces fleurs, persistantes et souvent ligneuses (Pin, Cyprès, *pl*. VIII, 22).

F. *Capitule* ou *tête*. Assemblage de fleurs nombreuses et sessiles au sommet du rameau ; l'axe primaire est déprimé, élargi à son extrémité, et les fleurs sont disposées en tête globuleuse sur un réceptacle commun (Immortelle, *pl*. VIII, 7).

G. *Sycone*. Inflorescence singulière dans laquelle des fleurs unisexuées sont placées à la surface supérieure d'un réceptacle plane, ou concave et clos, qui devient charnu et prend beaucoup de développement (Dorstenia, *pl*. VIII, 8).

55. L'inflorescence *terminale* ou *définie* est celle dans laquelle l'axe primaire se termine par une fleur, et dont le développement s'arrête là. Elle reçoit le nom générique de *Cyme*. Elle imite les inflorescences indéfinies, mais elle présente pour caractère spécial la terminaison de tous les axes par une fleur. Voici ses principales espèces :

A. *Cyme-dichotome*. Divisée plusieurs fois en deux branches (Petite-Centaurée, *pl*. VII, 10 : *a*. fleur terminale de l'axe primaire ; *b*. fleur terminale de l'axe secondaire : *c*. fleur terminale de l'axe tertiaire).

Cyme-corymbe (Aubépine, *pl*. VII, 11).

Cyme-ombelle (Grande-Chélidoine, *pl* VII, 12).

Cyme scorpiorde (Myosotis. *pl.* vII, 13). Elle représente une
sorte de grappe unilatérale et définie, résultant de l'avortement constant d'un des deux rameaux latéraux; grappe roulée
en crosse à son extrémité, dont les fleurs n'occupent que le
côté convexe et représentent les terminaisons des axes suc-
cessifs.

Caractères généraux de la fleur.

54. Considérées sous le rapport de leur composition, de la
disposition et du nombre de leurs organes sexuels, etc., les
fleurs reçoivent des qualifications nombreuses que nous devons
faire connaître maintenant.

A. *Complète,* possédant calice, corolle, étamines et pistil.

B. *Incomplète,* manquant d'une ou plusieurs de ces parties.

C. *Simple,* qui n'a que le nombre de pétales qu'elle doit
avoir dans l'état naturel.

D. *Composée,* qui résulte de plusieurs petites fleurs appelées *fleurons,* réunies sur un réceptacle commun (V. les Synanthérées).

E. *Hermaphrodite,* réunissant étamines et pistil (stamino-
pistillée) dans les mêmes enveloppes florales.

F. *Unisexuée* ou *unisexuelle,* contenant exclusivement des
étamines ou des pistils; dans le premier cas, elle est *stami-
née;* dans le second cas, *pistillée.*

G. *Neutre* ou *stérile,* sans organes sexuels.

H. *Monoïques.* Fleurs mâles et fleurs femelles dans des enveloppes séparées, mais réunies sur le même individu.

Dioïques. Fleurs mâles et fleurs femelles séparées sur des
individus différents.

J. *Polygames.* Fleurs unisexuées et fleurs hermaphrodites
réunies.

K. *Monandre,* qui n'a qu'une seule étamine.

L *Diandre, triandre,* etc., qui présente deux, trois étamines, etc.

M. *Apétale,* qui n'a qu'un périanthe simple ou une seule
enveloppe florale. Cette enveloppe est appelée calice; lors
même qu'elle est pétaloïde et colorée.

N. *Nue*, qui n'a ni calice ni corolle.

Les autres épithètes qualificatives des fleurs ont été énoncées plus haut (48, 49).

PHYSIOLOGIE VÉGÉTALE.

55. Pourvues d'organes et douées de vie, les plantes exécutent nécessairement des fonctions. Or ce sont ces fonctions, ces actes vitaux que nous devons étudier en ce moment.

Les végétaux diffèrent essentiellement des animaux en ce qu'ils sont privés de la faculté de sentir et de se mouvoir. Est-ce à dire cependant qu'ils soient dépourvus de toute espèce de sensibilité? Non, sans doute, car la Belle-de-Nuit qui ferme sa corolle le matin pour l'ouvrir le soir; car la Sensitive, qui abaisse subitement toutes ses folioles à l'occasion de la moindre influence extérieure, comme un peu de vent, le passage d'un nuage, le toucher le plus délicat, etc., nous prouvent le contraire chaque jour. Il y a mieux: c'est que cette dernière plante, soumise à l'action du chloroforme, devient insensible et n'est plus impressionnée par ces influences, ainsi que M. Bretonneau, de Tours, l'a démontré dans ses expériences. Toutefois, il n'y a au fond rien de comparable entre cette irritabilité organique, obscure des végétaux et la sensibilité percevante, raisonnée, qui préside aux fonctions de relation chez les êtres du règne animal, fonctions qui manquent d'ailleurs complétement chez les premiers. Mais cela n'empêche point d'admettre que la force vitale qui régit les fonctions des plantes a pour principe l'irritabilité, et que les actions purement physiques ou chimiques n'existent pas vraisemblablement.

Dans le règne végétal nous ne trouvons que deux ordres de fonctions : 1° celles de nutrition; 2° celles de reproduction.

DES FONCTIONS DE NUTRITION.

56. La *nutrition*, dans les plantes, est cette fonction au moyen de laquelle l'individu puise dans le milieu où il vit les substances dont il a besoin pour se développer, et élimine

celles qui ne peuvent que lui être nuisibles. Cette opération
est multiple, car elle se compose de plusieurs actes importants
qui sont l'absorption, la circulation, la respiration, la transpiration, l'excrétion et l'assimilation. — Nous en connaissons
les organes, étudions maintenant leur mécanisme.

Absorption.

57. Par l'*absorption* la plante puise dans le sol et l'atmosphère les principes nécessaires à son développement et à son
entretien. Ces principes sont l'oxygène, l'hydrogène, le carbone et l'azote, qui tantôt sont isolés, tantôt font partie de
combinaisons que le végétal a le pouvoir de décomposer. Il
faut ajouter à cela une certaine quantité de sels et quelques
autres corps élémentaires moins abondants.

A. *L'eau* joue un rôle immense dans la nutrition végétale ;
non-seulement elle est le véhicule nécessaire des substances
nutritives, mais encore elle constitue elle-même un aliment
en se décomposant, comme nous le verrons bientôt.

B. Les racines et les feuilles sont les principaux organes
de l'absorption. — Les *racines* pompent les sucs nourriciers
au moyen des spongioles qui terminent les fibrilles ; leur force
de succion est considérable. Elles ne puisent que les matières
dissoutes ; et, de préférence aux autres, celles qui sont le
plus divisées ou le plus fluides. On les croyait douées d'une
action élective qui leur faisait rejeter les substances nuisibles, mais de Saussure a démontré par expérience qu'elles
peuvent absorber des poisons, des métaux même, pourvu
qu'ils soient à l'état de solution suffisante. Cependant c'est
sans doute pour trouver une meilleure nourriture que les racines qui végètent dans un terrain peu convenable parcourent
quelquefois de longs trajets, et franchissent des obstacles difficiles.

C. Les *feuilles* favorisent l'action absorbante des racines
par l'évaporation qui se fait constamment à leur surface et
qui, opérant en quelque sorte le vide dans les vaisseaux utri-
culaires, augmente la force de succion des spongioles. Mais ces
organes sont eux-mêmes absorbants. En effet, les feuilles ab-

sorbent de l'eau en vapeur répandue dans l'atmosphère, de
l'eau en nature lorsqu'elles sont plongées dans ce liquide.
Elles sont la seule voie ouverte aux fluides nourriciers dans
les plantes vivant sur les rochers ou dans les sables arides,
comme les Palmiers, par exemple, qui périssent bientôt
lorsqu'on les prive de cet ornement. Il y a d'autres végétaux,
au contraire, qui semblent ne devoir leur existence qu'à leurs
racines, et qui continuent de vivre après l'enlèvement de leurs
feuilles : tels sont le Chiendent, l'Arrête-Bœuf. — Au sur-
plus, toutes les parties vertes concourent à faire pénétrer
l'eau dans l'intérieur du végétal.

58. L'absorption végétale est-elle un phénomène organique
ou purement physique? Les physiologistes ne sont pas d'accord sur ce point; mais, comme toujours alors, une opinion
mixte a surgi, qui considère la force absorbante en question
comme étant de nature physico-organique. Cette force, que
Dutrochet a désignée sous le nom d'*endosmose,* consiste dans ce
fait, démontré expérimentalement, que, « quand deux liquides
de densité différente sont séparés par une membrane poreuse,
de nature animale ou végétale, il s'établit entre eux un cou-
rant par lequel le liquide moins dense tend à se porter vers le
plus dense pour se mêler à lui. Ainsi, quand on prend une petite vessie de nature organique remplie d'une solution aqueuse
de gomme, de sucre ou de lait, si on la plonge dans de l'eau
pure, on voit celle-ci traverser les parois de la vessie et venir
graduellement s'ajouter à l'eau plus dense que celle-ci contenait. Si, au contraire, la vessie est remplie d'eau pure et qu'on
la plonge dans un liquide plus dense, un mouvement semblable, mais en sens inverse, s'y manifeste. Tous les organes qui
composent la plante forment un tout continu. Les utricules
qui constituent les fibres radicales sont remplies de liquides
d'une densité plus grande; car ils contiennent de la gomme,
du sucre, de l'albumine, etc. Par suite du phénomène de l'endosmose, ces liquides attirent l'eau du sol et la font passer
dans les utricules les plus superficielles, et ensuite, de là, dans
les autres parties du tissu végétal. »

59. Mais l'endosmose elle-même a une cause; quelle est-

elle? C'est la *capillarité;* c'est cette attraction presque insensible, de nature purement physique, peut-être même magnétique, que les molécules des corps exercent les unes sur les autres à de très faibles distances. Nous ne pouvons croire, en effet, qu'il n'y ait dans l'absorption des plantes qu'un acte physique auquel la vie ne prend aucune part (55).

Circulation.

60. La *circulation* est la fonction qui a pour but l'ascension de la sève jusque dans les parties les plus élevées du végétal, et son retour dans les parties inférieures. — La *sève* est le fluide nutritif de la plante; sa composition n'est pas toujours la même, car elle se montre presque semblable à de l'eau quand elle est nouvellement absorbée; au contraire, elle contient davantage de matériaux susceptibles de passer à l'état solide lorsqu'elle a été élaborée par le mouvement de nutrition. Il y a, par conséquent, deux sèves, comme il y a deux sangs chez les animaux : l'une ascendante, encore imparfaite, analogue au sang veineux; l'autre descendante, plus élaborée, plus riche en matériaux nutritifs, correspondant au sang artériel.

61. Nous venons de voir comment l'absorption de la sève ou des fluides qui la composent s'opère par les spongioles des racines (57, B).

A. La *sève ascendante* occupe, dans les Monocotylédones, les couches ligneuses de la tige; c'est par elles principalement, c'est par le centre du végétal qu'elle opère son ascension; mais elle se répand aussi par des chemins détournés dans toutes les parties constituantes de cette tige.

B. La *sève descendante,* au contraire, se rend des sommités de la plante à ses racines par l'écorce. L'expérience suivante donne la preuve de ce fait : si l'on fait une ligature circulaire autour d'un jeune arbre, on voit se former au-dessus d'elle, après le printemps, un bourrelet dû à l'accumulation des fluides au cours desquels on a ainsi mis obstacle. Riche des matériaux que lui a fournis la nutrition (V. Assimilation), cette sève, à son tour, fournit au végétal les matériaux nécessaires à son accroissement et à l'évolution de ses bourgeons, etc.

C. La sève est sans cesse en mouvement, non dans un système unique de vaisseaux, mais dans tous les éléments de la plante. Ce mouvement cependant est subordonné à l'influence des saisons : presque nul en hiver, il devient très rapide au printemps; puis il se ralentit l'été, pour reprendre encore quelque activité à l'automne.

62. Nous avons parlé des vaisseaux lacticifères (6, A): il ne faut pas confondre le suc qui y circule, avec la sève. Le *latex* est un liquide ordinairement coloré en jaune, souvent incolore, produit de la nutrition selon les uns, analogue au sang selon d'autres, qui contribue sans doute à la nutrition, mais dont la quantité est trop faible pour que la vie du végétal y puise tous ses éléments de réparation.

Respiration.

65. La *respiration* a pour but, chez les animaux, de convertir le sang noir en sang rouge, par l'action de l'air sur ce liquide dans les poumons; dans les plantes elle consiste dans la transformation de la sève ascendante, aqueuse, en sève plus riche de matériaux nutritifs. Les feuilles sont les organes spécialement chargés d'effectuer cette fonction, quoique les jeunes rameaux et toutes les parties vertes, herbacées, concourent à sa perfection.

A. La respiration végétale a pour résultat complexe : 1° l'absorption de l'acide carbonique de l'air; 2° l'absorption de l'oxygène de l'air par toutes les parties de la plante, et la combinaison de cet oxygène avec le carbone qu'elle lui fournit pour former de l'acide carbonique; 3° la décomposition, par la lumière solaire, de cet acide carbonique ainsi formé, et de celui que le végétal a absorbé dans l'atmosphère et le sol; 4° enfin la fixation du carbone et l'expiration de l'oxygène.

B. Quand la plante est dans l'obscurité, elle exhale de l'acide carbonique, gaz puisé dans le sol par les racines, et qui traverse le végétal comme à travers un crible sans être décomposé; mais aussitôt qu'un rayon de soleil se montre, les feuilles le décomposent pour retenir le carbone et exhaler l'oxygène.

64. Les cellules aériennes des feuilles sont encore le siége de phénomènes respiratoires, quand, après l'entier épanouissement de ces organes, les vaisseaux spiraux, ne contenant plus de séve, se remplissent d'air, lequel, pénétrant par les stomates (7, C.) et se répandant partout, devient le principe des composés qui se forment ou se modifient dans les diverses parties du végétal, en se dépouillant de son oxygène à mesure qu'il descend dans les cellules et s'éloigne des extrémités des rameaux.

« C'est à la suite de ces réactions diverses que la séve se modifie dans les feuilles et qu'elle y acquiert les propriétés et la composition qui vont la rendre capable de fournir à la plante tous les éléments de sa nutrition. Elle devient alors véritablement le fluide nutritif, car la transpiration lui a enlevé l'excès d'eau qu'elle contenait, alors qu'elle s'élevait des racines vers les feuilles. »

Excrétions.

Les végétaux se débarrassent des matières inutiles ou nuisibles à leur santé, soit par transpiration ou exhalation, soit par excrétion proprement dite.

65. L'*exhalation* ou transpiration est la fonction au moyen de laquelle la plante laisse échapper une certaine proportion d'eau à l'état de vapeur. Celle-ci est dissoute par l'atmosphère, ou bien se condense en gouttelettes épaisses qui apparaissent à la surface des feuilles particulièrement. Des expériences démontrent que ces gouttelettes ne sont pas dues à la rosée : ainsi, par exemple, si on recouvre d'une cloche de verre un pied de pavot, celui-ci présente le même phénomène, bien qu'il soit dans un milieu sans communication avec l'air. La plante n'exhale guère que les deux tiers de l'eau qu'elle absorbe par les spongioles radicales ; néanmoins il est des circonstances où les racines ne puisent pas des matériaux en quantité suffisante, et alors cette plante languit, se fane, et ce dépérissement est d'autant plus prononcé et rapide que l'air atmosphérique est plus sec, plus chaud et plus agité

66. L'*excrétion* est l'acte au moyen duquel beaucoup de vé-

gétaux rejettent, au moment de l'élaboration de la sève, diverses matières, telles que résine, cire, huile volatile, substances mielleuses, sucrées, gommeuses, etc., dont nous expliquerons tout à l'heure la formation.

Assimilation.

67. Dans ce chapitre nous devons nous occuper de la nutrition, étudiée, non dans ses différents actes, comme nous venons de le faire, mais dans son ensemble et dans ses résultats. On trouve dans les végétaux, lorsqu'on les décompose, des corps élémentaires, des principes immédiats et des matières salines, comme dans le règne animal. D'où viennent ces diverses substances? C'est ce qu'il s'agit de rechercher. Après, nous parlerons de l'accroissement des plantes.

Origine des principes élémentaires.

68. Les végétaux se composent de carbone, d'hydrogène, d'oxygène et quelquefois d'azote, combinés dans des proportions diverses pour former les principes immédiats.

A. Le *carbone* provient de l'acide carbonique qui, décomposé par l'action de la lumière, ainsi que nous l'avons dit déjà, abandonne ce corps à la plante et dégage une partie de son oxygène. D'où vient cet acide carbonique? De l'atmosphère et du sol; ce dernier le recevant des corps organisés qui meurent et qui lui restituent les principes qui les constituent.

B. L'*oxygène* a pour origine l'acide carbonique et l'eau que la plante décompose.

C. L'*hydrogène* est fourni par cette même décomposition de l'eau, et aussi par les matières ammoniacales qui existent dans l'atmosphère et surtout dans les détritus organiques que renferme le sol.

D. Quant à l'*azote*, il a aussi deux origines, l'atmosphère et le sol. Celui de l'air paraît être absorbé directement et en nature, celui de la terre est dû aux engrais.

69. Les végétaux qui empruntent en plus grande quantité de l'azote au sol sont naturellement les plus épuisants, telles sont les Graminées; ceux qui l'absorbent surtout dans l'atmo-

sphère, comme les Légumineuses, le Trèfle, les Topinam-
bours, améliorent au contraire la terre. Au reste, l'azote finit
souvent par disparaître par suite des progrès de la végétation.

Origine des principes immédiats.

70. Le carbone, l'oxygène, l'hydrogène et l'azote se combinent diversement pour former les principes immédiats. Ceux-
ci sont très nombreux ; ils peuvent être divisés en trois classes
selon leur composition :

A. Dans la première sont les principes composés de carbone, d'oxygène et d'hydrogène, dans les proportions qui constituent l'eau : tels sont la cellulose, l'amidon, la dextrine, la
gomme, etc.

B. Dans la seconde classe se trouvent les principes formés
de carbone et des éléments de l'eau avec un excès d'oxygène,
tels que les acides oxalique, tartrique, citrique, malique, etc.

C. La troisième classe comprend les composés de carbone
et des éléments de l'eau, soit avec un excès d'hydrogène, et
sans azote, comme les acides benzoïque, cyanhydriques, etc.,
les résines, les huiles essentielles, la cire, la matière ligneuse,
les substances neutres (mannite, saponine, salicine, etc.), la
diastase ; soit avec excès d'hydrogène et *avec azote,* tels que
l'albumine, la caséine, la gélatine, la fibrine, la légumine, les
bases végétales (quinine, cinchonine, strychnique, morphine,
brucine, atropine, émétine, etc.).

71. Il n'est pas de notre sujet d'entrer dans des explications spéciales sur la formation de ces différentes matières, formation d'ailleurs aussi simple qu'étonnante, puisqu'avec quatre éléments seulement dont les proportions varient peu, la
nature compose des substances tellement différentes par leurs
propriétés, que les unes constituent des mets savoureux, les
autres des poisons redoutables. Disons seulement que, avec
72 parties de carbone, les plantes peuvent former, en se
combinant avec diverses proportions d'eau : la *cellulose,* qui
est la trame des tissus cellulaire et ligneux ; l'*amidon,* le *sucre
de raisin* et le *sucre de canne* ou *glucose,* qui sont des transfor-

mations de l'amidon et qui deviennent la source où le végétal puise les éléments de sa nutrition et de son accroissement ; qu'avec du carbone, de l'eau et de l'ammonium, elles donnent naissance à la *fibrine*, à l'*albumine,* à la *caséine*, à la *glutine,* principes immédiats azotés qui, plus tard, vont contribuer à former la base de l'organisation animale en leur servant d'aliment.

Origine des matières salines.

72. On trouve dans les végétaux des principes minéraux salins que l'on élimine par la combustion de la matière organique. Tels sont la *potasse*, la *soude*, le *fer*, la *silice*, etc., matières anorganiques fournies par le sol, et que les plantes n'ont pas le pouvoir de former.

« En résumé, dit Richard, on peut discerner dans l'acte de l'assimilation, c'est-à-dire dans la manière dont se forment, se renouvellent, s'entretiennent toutes les matières qui constituent le végétal, trois actions différentes les unes des autres : 1º c'est par une *action chimique* que les éléments primitifs du végétal, carbone, oxygène, hydrogène et azote, sont isolés et absorbés par la plante ; 2º c'est par une *action organique* et *physiologique* que ces éléments se combinent pour former les principes immédiats ; enfin, c'est une *action physique* qui fait pénétrer dans la plante les matières anorganiques, métaux, alcalis, soufre, silice, etc., que l'on retrouve dans leurs cendres. »

Accroissement des végétaux.

La nutrition ne se borne pas à réparer les pertes occasionnées par le mouvement de la vie, elle a surtout pour but de fournir les matériaux nécessaires à l'accroissement des végétaux. Nous ne ferons qu'indiquer les principaux phénomènes de cet accroissement, considéré : 1º dans les tiges des plantes dicotylédonées ; 2º dans celles des monocotylédonées.

Accroissement des tiges dicotylédonées.

73. Nous l'avons dit déjà, ces tiges sont composées de couches superposées, concentriques, emboîtées les unes dans les

autres autour d'un centre commun, occupé par le canal médullaire (*pl.* i, 10). Il se forme, en effet, chaque année, une nouvelle couche de bois à l'extérieur de celles qui existaient déjà, ainsi qu'un ou plusieurs feuillets d'écorce à l'intérieur des précédents : or, c'est de cette manière que la tige s'accroît en diamètre. Ces nouvelles couches sont dues à la sève descendante, qui, chaque année, forme un nouveau dépôt de matière organique, lequel, d'abord liquide et connu sous le nom de *cambium*, se change petit à petit en tissu utriculaire constituant la *couche génératrice*. Ce tissu se transforme en vaisseaux par l'allongement de ses utricules et par la résorption de ses cloisons et les modifications apportées dans la texture de ses parois sous l'influence de l'afflux des liquides séveux.

74. Quant à l'accroissement en longueur, il est dû aux pousses successives des bourgeons terminaux. Pour l'expliquer, prenons les choses au début. La jeune tige qui sort d'une graine s'allonge par le fait de l'élongation même du bourgeon primitif ou de la gemmule de l'embryon (V. Graine) ; au bout de la première année, la petite pousse porte à son sommet un bourgeon terminal, composé d'un axe et de feuilles rudimentaires ; ce bourgeon, en se développant, donne naissance à un scion au sommet de celui de la première année, et en augmente ainsi la hauteur. En même temps, il se forme une nouvelle couche de liquide séveux dans la tige, et il se développe une couche de bois nouvelle qui recouvre celle qui s'était organisée l'année précédente. Il résulte de ce mode d'accroissement que l'on peut compter le nombre des années du végétal par celui des couches que présente sa tige transversalement coupée (*pl.* i, 10) ; mais cet examen doit être fait à la base du tronc, car les cônes sont emboîtés de telle sorte que le sommet le plus intérieur s'arrête à la base de la seconde pousse, celui du second cône, à la base de la troisième pousse, et ainsi de suite pour les suivants : disposition qui rend compte parfaitement de la forme plus ou moins conique du tronc des arbres dicotylédonés.

Accroissement des tiges monocotylédonées.

75. Le stipe (**12**, C) s'accroît en diamètre et en hauteur sans offrir les zônes ou couches superposées que nous venons d'étudier. Voici le mécanisme de cet accroissement. Le palmier, par exemple, naissant d'une graine qui vient à germer, offre une tige à peine ébauchée, qui, pendant plusieurs années, ne croît presque pas. C'est une sorte de plateau aplati dont toute la surface est couverte de feuilles, lesquelles sont d'autant plus anciennes qu'elles sont plus extérieures. Un bourgeon terminal occupe le sommet dont il est la continuation, et qui tend sans cesse à s'allonger par lui. Les feuilles confondent leur parenchyme avec celui de la tige ; à mesure qu'elles apparaissent et se séparent de la masse celluleuse génératrice, elles repoussent en dehors, par une force centrifuge, celles qui s'étaient montrées avant elles ; et après avoir occupé successivement le sommet du mamelon celluleux, elles finissent par devenir latérales et tendent sans cesse à être rejetées de plus en plus en dehors par les feuilles qui partent du mamelon terminal. Donc un seul bourgeon, celui du sommet (il n'y en a pas à l'aisselle des feuilles), est le point de départ de tous les phénomènes d'accroissement des Monocotylédonés : aussi leur tige ligneuse est-elle toujours simple et d'une croissance lente ; aussi le palmier meurt-il très souvent quand on retranche son bouton terminal.

DES FONCTIONS DE REPRODUCTION.

Les végétaux se renouvellent par fécondation et par germination. Le premier mode de reproduction donne naissance au fruit, qui sert au second mode. De là trois chapitres distincts : 1° la fécondation ; 2° la fructification ; 3° la germination.

Fécondation.

76. « La *fécondation* est la fonction par laquelle le pollen, en se mettant en contact avec l'organe sexuel femelle, détermine dans l'ovule la formation de l'embryon. Par suite de la fécondation, les ovules se changent en graines, et les carpelles deviennent des fruits. » — Les phénomènes de la fécondation se distinguent en précurseurs, en essentiels et en consécutifs.

Phénomènes précurseurs de la fécondation.

77. Pendant la saison froide, le bouton floral est resté engourdi ; mais au retour du printemps, sous l'influence d'une température plus douce et de l'action de la sève, il se réveille, grossit, se développe, et bientôt étale aux regards enchantés les riches couleurs de ses pétales. La déhiscence ou épanouissement de la fleur se fait généralement dans le cours du printemps ou au commencement de l'été ; mais cette règle comporte un très grand nombre d'exceptions. En effet, chaque mois de l'année et même chaque heure du jour, en quelque sorte, voit éclore ses fleurs, ce qui a suggéré à l'ingénieu Linné l'idée de composer le *Calendrier* et l'*Horloge de Flore.*

HORLOGE DE FLORE.

Minuit. — Cactier à grandes fleurs.	*Midi.* — Ficoïde glaciale.
Une heure —Laiteron de Laponie.	*Une heure.* — Œillet prolifère.
Deux heures.— Salsifis jaune.	*Deux heures.* —Epervière piloselle.
Trois heures.— Grande Dieride.	*Trois heures.* — Pissenlit taraxcoïde.
Quatre heures. — Cripide des toits.	*Quatre heures.* — Alysse alystoïde.
Cinq heures. — Emérocalle fauve.	*Cinq heures.* — Belle-de-Nuit.
Six heures. — Epervière frutiqueuse.	*Six heures.*— Géranium triste.
Sept heures. — Souci pluvial.	*Sept heures.* — Pavot à tige nue
Huit heures. — Mouron rouge.	*Huit heures.* — Liseron droit.
Neuf heures. — Souci des champs.	*Neuf heures.* — Liseron linéaire.
Dix heures. — Ficoïde napolitaine.	*Dix heures.* — Hypomée pourpre.
Onze heures. — Ornithogale.	*Onze heures.*—Silené fleur de nuit.

CALENDRIER DE FLORE.

Janvier. — Hellébore noir.	*Juillet.* — Chironie, petite Centaurée.
Février. — Daphné bois-gentil.	*Août.* — Scabieuse.
Mars. —Soldanelle des Alpes	*Septembre.* — Cyclame d'Europe.
Avril. — Tulipe odorante.	*Octobre* — Millepertuis de la Chine.
Mai. — Spirée filipendule.	*Novembre.* — Ximénésie encéloïde.
Juin. — Pavot-coquelicot.	*Décembre.* — Lopésie à grappe.

La fleur étant épanouie, et comme si elle s'était parée de ses plus beaux ornements pour préluder à ses amours, les étamines prennent un développement rapide ; très souvent elles se rapprochent du pistil, qui s'infléchit aussi de manière à se mettre dans une position plus favorable pour le contact fécondant du pollen.

78. Pendant la floraison, la fleur expire de l'acide carbonique, au lieu d'exhaler de l'oxygène, comme font les parties vertes ; elle produit en même temps de la chaleur, et se rapproche ainsi des animaux par ces phénomènes chimiques. D'où vient cet acide carbonique ? Du charbon que le sucre et la dextrine contiennent. Aussi ces principes disparaissent-ils de la plante à l'époque de la floraison ; aussi doit-on récolter les végétaux cultivés pour le sucre qu'ils contiennent, avant qu'ils aient montré leurs fleurs.

Phénomènes essentiels de la fécondation.

79. Lorsque le pistil et les étamines ont acquis leur entier développement dans la floraison, les anthères s'ouvrent et laissent échapper le pollen. Les grains polliniques qui vont se fixer sur le stigmate se gonflent bientôt et laissent sortir de leur intérieur un ou plusieurs tubes remplis de liquide fécondant (36). Ces tubes microscopiques s'insinuent dans la cavité du style et pénètrent jusque dans celle de l'ovaire et des jeunes ovules. Sous l'influence de leur contact, la vésicule embryonaire s'organise petit à petit en une masse celluleuse qui constitue l'embryon.

80. Le mécanisme de la fécondation est très simple, en général, dans les plantes hermaphrodites. Nous disons en général, parce que dans les Synanthérées, par exemple, ce mécanisme offre quelque chose de particulier que nous ferons remarquer. Mais dans les plantes dioïques, c'est-à-dire dans celles où les deux sexes sont portés sur des individus séparés, la fonction est moins facile à comprendre, en ce qu'il faut que le pollen soit transporté soit par l'air, les insectes ou l'eau, etc., selon les cas, sur les fleurs femelles, à quelque distance que celles-ci se trouvent. Notre Chanvre, nos Saules, la Mercuriale, se fécondent de cette manière. Sans doute, en raison de leur multiplicité et du voisinage des deux sexes, on comprend le transport de la poussière fécondante ; mais peut-on en dire autant des Palmiers, dont les fleurs femelles se fécondent à plusieurs lieues de distance des fleurs mâles ? Quoi qu'il en soit, on peut opérer artificiellement la fécondation en suspendant au-dessus des fleurs pistillées des bouquets de fleurs staminées dont le vent disperse le pollen. En Arabie, cela se pratique ainsi pour les Dattiers.

31. Les plantes aquatiques s'élèvent à la surface de l'eau pour opérer la fécondation, parce que le pollen, en sa qualité de matière huileuse, ne peut se mêler à ce fluide ; mais aussitôt après, elles plongent dans leur élément, où murit le fruit.

« Ici nous devons citer à l'appui de cette théorie une plante curieuse nommée *Vallisneria spiralis*, qui démontre à la fois et la loi générale et le stratagème ingénieux que la nature emploie pour triompher des difficultés.

« La plante que nous venons de citer est monoïque, elle habite le fond des eaux, ses organes reproducteurs s'y développent, et l'on peut bientôt remarquer que les pédoncules qui supportent les fleurs femelles affectent la forme d'un tire-bouchon ou d'un élastique de bretelles. Lorsque les organes sont convenablement préparés et disposés à recevoir la fécondation, le pédoncule élastique s'allonge et se distend jusqu'à ce que les fleurs femelles viennent surgir à la surface de l'eau. Là elles se trouvent dans les conditions voulues pour recevoir la fécondation ; mais leurs fleurs mâles, situées au fond du liquide, sont dépourvues d'un pédoncule élastique analogue à celui des fleurs femelles, et qui leur permette de venir faire saillie hors de l'eau. Comment y suppléer ? La nature y a pourvu ! Le pédoncule des fleurs mâles se détache et vient surnager, la poussière des étamines se répand sur les fleurs femelles qui l'avoisinent, et la fécondation est opérée. Alors l'élastique se replie et la maturation a lieu au fond de l'eau. »

Phénomènes consécutifs de la fécondation.

32. La fécondation étant opérée, la fleur se fane, perd son riant coloris ; ses pétales tombent et les étamines éprouvent

la même dégradation. Le pistil reste donc seul ; mais bientôt
il se dépouille lui-même du stigmate et du style, devenus inutiles : en sorte que l'ovaire seul, en définitive, demeure, à
moins que le calice ne soit persistant (28, R).

DE LA FRUCTIFICATION.

On entend par *fructification* l'ensemble des phénomènes qui
accompagnent la formation du fruit, depuis le premier moment
de son apparition jusqu'à sa maturité. Nous avons donc à considérer les fruits sous le double rapport : 1° de leur structure,
2° de leur classification.

Structure du fruit.

83. Le *fruit* résulte de la fécondation des ovules et du développement de l'ovaire : c'est, si l'on aime mieux, le pistil fécondé et renfermant des graines capables de germer et de reproduire la plante. Nous avons à étudier en lui le péricarpe et
la graine.

84. *Péricarpe.* On appelle ainsi la partie du fruit qui renferme la ou les semences. Il est constitué par les parois de
l'ovaire, et c'est celui-ci qui en détermine également la forme
générale. Il se compose de trois parties : une enveloppe ou
membrane extérieure, appelée *épicarpe;* une membrane interne, en contact avec la graine, nommée *mésocarpe ;* une
partie intermédiaire, parenchymateuse, désignée sous le nom
d'*endocarpe.* Un mot d'explication sur ces trois corps.

A. L'*épicarpe* est formé par l'épiderme de l'ovaire, et, quand
le fruit provient d'un ovaire adhérent ou infère, par le calice,
comme dans la Grenade, la Groseille.

B. L'*endocarpe* est ordinairement mince, membraneux, quelquefois même parcheminé, comme dans le Pois ; dans d'autres fruits, il devient ligneux et se transforme en noyau,
comme dans la Pêche, la Prune, etc.

C. Le *mésocarpe* est cette partie plus ou moins épaisse, située entre l'épicarpe et l'endocarpe, qui constitue la *pulpe* du
fruit. Mais ce que l'on appelle *pulpe* n'est pas toujours dû au
mésocarpe. En effet, dans la Mûre, par exemple, la pulpe ap-

partient au calice ; dans le Genévrier, elle est constituée par
des écailles qui deviennent charnues ; dans la Figue, c'est le
réceptacle commun qui la constitue ; dans la Fraise, c'est le
gynophore.

85. Revenons au péricarpe. Comme l'ovaire qui le forme, il
présente une cavité unique ou multiple, ce qui fait que le fruit
est *uniloculaire* ou *multiloculaire*, selon les cas. Chaque loge
est *monosperme, disperme, polysperme*, ou, ce qui est la même
chose, *uniséminée, biséminée, pluriséminée*, etc., suivant qu'elle
contient une, deux ou plusieurs graines, etc.

86. Le fruit simple est celui qui provient d'un carpelle uni-
que(40), et qui offre un péricarpe à une seule loge (uniloculaire).
Le fruit *composé* est dû à plusieurs carpelles réunis, et contient plusieurs loges séparées par des lames verticales ou des
cloisons, qui sont *complètes* ou *incomplètes, vraies* ou *fausses*
(41 , 39).

87. Le péricarpe présente sur sa surface extérieure des lignes longitudinales appelées *sutures*. Celles-ci sont très évidentes, par exemple, dans la gousse de pois, qui est un péricarpe simple : l'une est appelée *dorsale*, l'autre *ventrale*. Mais
quand les carpelles sont soudés ensemble pour former un pistil composé, les sutures ventrales se trouvent toutes réunies
au centre du fruit (*pl.* vi, 13), et l'on ne voit à l'extérieur que
les sutures dorsales. — Nous parlerons de la déhiscence au
chapitre suivant.

88. *Graine.* Bientôt, en traitant de la germination, nous
parlerons de la graine, qui n'est autre chose que l'ovule fécondé. Rappelons seulement qu'elle est attachée dans l'intérieur des loges à un corps particulier, nommé *trophosperme;*
que ce corps, dont il a été question déjà (42), offre une forme
et des positions variées ; qu'il porte une ou plusieurs graines ;
que celles-ci en sont quelquefois recouvertes dans une étendue plus ou moins considérable, de telle sorte que la matière
appelée *macis* en droguerie n'est autre chose que le trophosperme formant comme un réseau sur la surface de l'amande
d la muscade.

Classification des fruits.

89. On divise les fruits en quatre classes : 1° les simples ou apocarpés; 2° les multiples ou polycarpés; 3° les soudés ou syncarpés; 4° les composés ou synanthocarpés. Dans chacune de ces classes les fruits doivent être distingués en secs et en charnus, en déhiscents et en indéhiscents. — D'abord, un mot d'explication sur ces dernières expressions.

90. La *déhiscence* est l'acte par lequel le péricarpe s'ouvre pour laisser échapper les graines. Elle s'opère au moyen de pièces ou panneaux appelés *valves*, dont le nombre est le plus souvent égal aux carpelles.

91. Dans le fruit simple (95), la déhiscence se fait par la suture ventrale, ou par la suture dorsale, ou bien enfin par les deux sutures à la fois (*pl.* viii, 19, 21).

92. Dans le fruit polycarpé (93), elle a lieu de plusieurs manières que nous allons essayer de faire comprendre.

A. La déhiscence est dite *septicide,* lorsque les cloisons se décollent en deux lames dans le sens de leur épaisseur, ou se dédoublent de façon que chaque carpelle correspondant à chacune des loges constitue à lui seul une valve qui conserve la forme d'une coque (Colchique, *pl.* viii, 10).

B. La déhiscence *loculicide* est celle qui s'opère par les sutures dorsales, et dans laquelle chaque valve, emportant une des cloisons sur le milieu de sa face interne, se compose de deux moitiés qui appartiennent chacune à deux carpelles différents (Asphodèle jaune, *pl.* viii, 11).

C. La déhiscence porte le nom de *septifrage* lorsque les valves se séparent par la suture pariétale, et que les cloisons restent intactes et non dédoublées au centre du fruit (Ericinea, *pl.* viii, 12).

D. La déhiscence *denticide* est celle qui a lieu par une ouverture terminale due à l'écartement des dents de l'extrémité des carpelles (Lychnis, *pl.* viii, 13).

E. Dans la déhiscence *poricide* le péricarpe s'ouvre à sa partie supérieure par des *trous* irréguliers (*pl.* viii, 14).

F. Enfin, la déhiscence est dite *transversale* dans les cas où

4

le péricarpe se partage en deux moitiés, comme une boîte à savonnette (Mouron, *pl.* VIII, 15).

93. On appelle *columelle* l'axe central sur lequel est appliqué l'angle interne des carpelles dans certains fruits (Ombellifères, Euphorbiacées).

94. L'*indéhiscence* est propre aux fruits qui ne s'ouvrent pas à la maturité. Parmi ceux-ci, les uns, *charnus* et doués d'un péricarpe parenchymateux et pulpeux plus ou moins épais, comme le Melon, la Pomme, ne laissent les graines libres que lorsqu'ils se détruisent; les autres, *secs,* enveloppent la graine jusqu'à ce qu'elle les ait forcés de lui livrer passage (Blé, Orge).

Fruits simples (apocarpés).

95. On appelle *simples* les fruits provenant d'un carpelle unique. Ils sont charnus, ou secs indéhiscents, ou enfin secs déhiscents.

Fruits secs indéhiscents :

A. *Caryopse.* Fruit sec, monosperme, indéhiscent, dont le péricarpe est confondu avec l'enveloppe propre de la graine (Blé, Seigle).

B. *Akène.* Fruit sec, monosperme, indéhiscent, dont le péricarpe est distinct du tégument propre de la graine (Cerfeuil, Angélique, Soleil, *pl.* VIII, 16).

C. *Samare.* Fruit membraneux, coriace, très comprimé, à une ou deux loges, souvent muni d'ailes membraneuses (Erable, *pl.* VIII, 17).

96. Fruits secs déhiscents.

A. *Follicule.* Fruit sec, membraneux, univalve, allongé, s'ouvrant par une suture longitudinale, sur les bords de laquelle sont attachées les graines (Pervenche, Aconit, *pl.* VIII, 18).

B. *Gousse.* Fruit s'ouvrant par les deux sutures ventrale et dorsale, c'est-à-dire fruit bivalve, dont les graines sont attachées à la suture supérieure et alternativement sur l'une et l'autre valve (Fève, Pois, *pl.* VIII, 19).

C. *Pyxide.* Fruit globuleux, s'ouvrant en deux valves hémisphériques par une scissure horizontale (Mouron, *pl.* VIII, 15).

97. Fruits charnus :

A. *Drupe*. Fruit charnu renfermant un noyau à l'intérieur (Amande, Prune).

B. *Noix*. Espèce de drupe dont le sarcocarpe est plus coriace et moins bon à manger (fruit du Noyer, de l'Amandier).

Fruits multiples (polycarpés).

98. Les fruits *multiples* résultent de la réunion de plusieurs pistils ou carpelles distincts, libres et rassemblés sur la même fleur. Ce sont, en général, des *akènes*, des *drupes* ou des *follicules* réunis en nombre variable sur un même réceptacle.

Fruits soudés (syncarpés).

99. On appelle *syncarpés* les fruits qui résultent de la soudure de plusieurs carpelles formant un péricarpe à plusieurs loges. Ils sont secs ou charnus, déhiscents ou indéhiscents.

A. *Polakène*. Fruit indéhiscent multiple, se séparant en plusieurs parties monospermes qui offrent chacune tous les caractères assignés à l'akène (95, B). De là les expressions de *diakène, tétrakène,* etc.; suivant le nombre de ces parties ou coques (Quassia amara, pentakène, *pl.* viii, 20).

B. *Gland*. Fruit indéhiscent, pluriloculaire et polysperme, provenant d'un ovaire infère, contenu en partie dans un involucre (cupule) qui peut devenir écailleux, foliacé ou péricardoïde (*pl.* iv, 5, 6).

100. Fruits multiples déhiscents :

A. *Silique*. Fruit sec, allongé, déhiscent, à deux valves séparées ordinairement par une cloison longitudinale, et dont les graines sont attachées aux deux sutures (Chélidoine, *pl.* viii, 21).

B. *Silicule*. Silique à peu près aussi large que longue.

C. *Capsule, fruit capsulaire,* noms donnés à tout fruit sec et déhiscent qui ne peut être rapporté à l'une des espèces précédentes. La déhiscence des capsules peut être poricide, denticide ou valvicide : dans ce dernier cas, elle est loculidice, septicide ou septifrage (92).

101. Fruits multiples charnus :

A. *Nuculaire*. Fruit charnu, espèce de drupe composée renfermant plusieurs noyaux appelés *nucules* (fruit du Néflier).

B. *Péponide*. Fruit charnu à une ou plusieurs loges polyspermes; les graines sont attachées à un trophosperme qui remplit la cavité intérieure du péricarpe, ou en tapisse les parois (Courge, Melon).

C. *Mélonide*. Fruit charnu provenant de plusieurs ovaires réunis et soudés avec le calice, qui souvent, épais et charnu, se confond avec eux (Pomme, Poire).

D. *Hespéride*. Fruit charnu, à enveloppe épaisse, divisé intérieurement en plusieurs loges par des cloisons membraneuses que l'on peut dédoubler sans déchirement, chaque loge étant remplie d'un tissu succulent dans lequel se trouvent les graines (Orange, Citron).

E. *Baie*. Fruit charnu dépourvu de noyau, mais ayant des pepins disséminés dans sa substance (Raisin, Tomate, Groseille). Par le mot *fruit bacciforme* on désigne une baie.

Fruits composés (synanthocarpés).

102. Ce sont des assemblages de fruits appartenant primitivement à des fleurs distinctes les unes des autres.

A. *Sorose*. Réunion de plusieurs fruits soudés en un seul corps par l'intermédiaire de leurs enveloppes florales très développées, de manière à ressembler à une baie mamelonnée (Ananas, Mûre).

B. *Cône* ou *strobile*. Fruit composé d'un grand nombre de fruits partiels, monospermes, indéhiscents, cachés à l'aisselle d'écailles resserrées, endurcies et imbriquées (pomme de Pin, fruit du Cyprès, *pl.* viii, 22).

C. *Sycône*. Fruit formé par un involucre charnu, de forme ovoïde, contenant dans son intérieur un grand nombre de petites drupes provenant d'autant de fleurs femelles (Figue, *pl.* viii, 9).

GERMINATION.

103. La *germination* est l'acte par lequel une graine mûre donne naissance à un nouveau végétal. Elle comprend la série des phénomènes qui se passent dans cette graine lorsqu'elle reprend un mouvement vital pour produire un nouvel individu. Il y a à considérer dans cette étude : 1° la graine ; 2° les phénomènes de la germination.

De la graine.

104. La *graine*, formée par l'ovule fécondé, est la partie du fruit incluse dans le péricarpe et renfermant le rudiment d'une nouvelle plante. Nous avons parlé de sa position et de ses attaches au trophosperme (42) ; étudions maintenant ses parties constituantes, c'est-à-dire l'épisperme et l'amande.

105. *Episperme.* On appelle ainsi, ou encore *spermoderme*, l'enveloppe extérieure de la graine ; c'est le tégument propre, qui est simple ou double. Il présente sur un point de sa surface : 1° le *hile* ou *ombilic externe*, cicatrice plus ou moins marquée par laquelle la graine était attachée au trophosperme (*pl.* VIII, 23) ; 2° le *micropyle*, petite ouverture *b* par laquelle l'ovule reçoit l'action fécondante du pollen.

106. *Amande.* Ce nom s'applique à toutes les parties contenues dans l'épisperme, lesquelles se résument dans l'endosperme et l'embryon.

A. L'*endosperme*, partie de l'amande distincte de l'embryon (*pl.* VIII, 24, *a*), est formé d'un tissu utriculaire qui se montre tantôt farineux ou *féculent* (Blé), tantôt *charnu*, imprégné de suc (Noix, Ricin), tantôt enfin *corné* (Café).

B. L'*embryon*, partie organisée de l'amande, est le corps destiné à reproduire la nouvelle plante. Son volume est variable : tantôt il forme à lui seul toute la masse de l'amande, étant recouvert immédiatement par l'épisperme (*embryon épispermique*) ; tantôt, au contraire, plus petit, il est accompagné d'un endosperme (*embryon endospermique*, Ricin, *pl.* VIII, 24).

107. L'embryon est dit *intraire* lorsque l'endosperme le recouvre de toutes parts ; *extraire*, lorsqu'il est situé sur un des points de la surface de ce corps ; *périphérique*, lorsqu'il se recourbe sur la surface de l'endosperme, qu'il embrasse en forme d'anneau.

108. Selon sa direction propre, l'embryon est *droit, courbé,*

annulaire, roulé en spirale, etc. : Ces mots n'ont pas besoin
d'autre explication. Lorsque sa direction est la même que
celle du plus grand diamètre de la graine, il est dit *homotrope*
ou *dressé* (*pl.* VIII, 16); quand, au contraire, sa direction est
opposée, il est *antitrope* ou inverse; enfin on appelle *amphi-*
trope l'embryon qui se recourbe sur lui-même, de manière que
ses deux extrémités se trouvent rapprochées et se dirigent
vers le hile.

109. On distingue plusieurs parties dans l'embryon
(*pl.* VIII, 25) : 1° la *radicule a,* qui est destinée à produire la
racine; 2° la *tigelle* ou *plumule b,* qui est le rudiment de la tige
nouvelle; 3° la *gemmule c,* sorte de petit bourgeon qui termine
la tigelle; 4° le *corps cotylédonaire,* appendices latéraux *d, d,*
appelés *cotylédons*, dont l'absence et le nombre servent à
poser les bases de la classification que nous allons suivre.

110. En effet, disons ici par anticipation que les végétaux
se divisent en trois grands embranchements : 1° les Acotylédones, qui sont dépourvus d'embryon; 2° les Monocotylédones, qui n'ont qu'un seul embryon; 3° les Dicotylédones,
qui possèdent deux cotylédons, ou plusieurs, ce qui est plus
rare.

Phénomènes de la germination.

111. Pour que la germination ait lieu, il faut que la graine
contienne un embryon, cela va sans dire, ensuite qu'elle soit
saine et récente. La dernière de ces conditions est susceptible
de très grandes différences, suivant les espèces végétales.
En effet, si les graines huileuses sont susceptibles de s'alté-
rer promptement, celles du Haricot, par exemple, peuvent
conserver leur faculté germinatrice presque indéfiniment.
M. Th. Desmoulins, de Bordeaux, est parvenu, dit-on, à faire
germer des graines d'Héliotrope trouvées dans des tombeaux
romains.

112. La germination est soumise à l'influence combinée de
l'eau, de l'air, de la chaleur, de l'électricité et de la lumière.
— L'*eau* ramollit l'épisperme, facilite sa rupture, et pénètre
l'amande, dont elle détermine le gonflement; de plus, elle sert

de véhicule aux matières alibiles de l'embryon. — L'*air* est décomposé : son oxygène est absorbé par la graine, qui produit et exhale de l'acide carbonique. Par suite de cette absorption, la fécule de l'endosperme passe à l'état de dextrine, puis de sucre ; elle devient soluble et sert de première nourriture à l'embryon. — Le *calorique* est nécessaire à la germination, surtout celui d'une atmosphère humide ; toutefois, il importe que la température soit dans certaines limites, qui varient d'ailleurs suivant les végétaux. — L'*électricité* et la *lumière* ont une influence très marquée dans le phénomène en question. Cette dernière surtout est presque aussi indispensable que l'air, mais elle ne doit pas s'accompagner de chaleur ou d'ardeurs de soleil, qui dessèchent la semence.

113. Les phénomènes de la germination se résument en ceci : la graine, dès qu'elle est située dans les conditions convenables, se gonfle en absorbant l'humidité ; la *radicule* d'abord, la *tigelle* ensuite, rompent l'épisperme et s'allongent en sens opposé ; la première se dirige vers la terre, la seconde s'élève ; puis les *cotylédons* s'épanouissent et prodiguent à la jeune plante une nourriture appropriée à ses organes (*pl.* xiii, 1). Mais bientôt la *plantule* apparaît à la surface du sol et laisse voir deux petites feuilles, appelées *séminales* ; dès ce moment, l'on peut dire qu'elle commence à respirer et à absorber, c'est-à-dire à vivre de son existence propre.

114. Dans les Monocotylédones, la radicule, dégagée de l'endosperme, se déchire bientôt au-dessus de sa pointe pour laisser sortir une ou deux fibres radicales ; puis elle se détruit : c'est ce qui fait que, dans ces plantes, il n'y a jamais de souche pivotante, puisque l'axe de l'embryon se trouve tronqué à sa base.

115. Huit jours, terme moyen, suffisent à la germination. Cependant il est des plantes, comme le Blé, auxquelles il ne faut que trente-six heures ; d'autres, au contraire, telles que le Rosier, le Pêcher, qui ont besoin de plusieurs mois, jusqu'à deux années même.

TAXONOMIE.

La *taxonomie* est la partie de la botanique qui a pour objet la classification des plantes, qui pose les règles ou les bases de leurs distinctions en groupes déterminés. Nous diviserons ce sujet en deux chapitres spéciaux : 1º classification des plantes ; 2º caractères des familles.

DES CLASSIFICATIONS.

116. Toutes les classifications, en botanique, ont pour but de distribuer ces végétaux, soit dans un ordre systématique, soit d'après une méthode naturelle, de telle sorte qu'on puisse les retrouver en comparant leurs caractères physiques. Parmi les hommes éminents dont les systèmes ont fait époque, nous citerons Tournefort, Linné et A. Laurent de Jussieu.

117. Avant d'exposer les classifications de ces illustres botanistes, dont les travaux ont marqué les progrès de la science, nous devons définir les mots Classes, Familles, Genres et Espèces, parce qu'ils désignent les divisions et subdivisions établies dans les Systèmes.

A. *Espèce.* C'est l'ensemble des êtres isolés qui ont absolument les mêmes caractères, qui peuvent se féconder mutuellement et donner naissance à une suite d'individus semblables à eux-mêmes.

B. *Genre.* C'est la réunion des espèces qui ont entre elles une ressemblance évidente. Le genre prend le nom de l'espèce principale (nom *générique*), et puis chaque espèce de ce genre se distingue par un second nom (nom *spécifique*). Exemple : le Chou-potager, le Chou-navet, le Chou-colza, voilà trois espèces du genre Chou.

C. *Famille.* Ce mot désigne la réunion des genres qui se ressemblent. Elle est désignée le plus souvent par le nom de l'un de ces genres, dont on a modifié la désinence, et que l'on considère comme le type de la famille. Exemple : le Lis, la Tulipe, la Jacynthe, appartiennent à une même famille, celle des *Liliacées*.

D. *Classes*. Elles comprennent toutes les familles qui ont entre elles des analogies.

E. L'ensemble des classes se divise ensuite en groupes qu'on nomme *Embranchements*.

118. En résumé, les végétaux se divisent en trois Embranchements ; chaque embranchement en Classes ; chaque classe en Familles ; chaque famille en Genres ; et enfin chaque genre en Espèces, lesquelles sont des collections d'Individus.

Ajoutons que les Individus eux-mêmes, placés dans certaines conditions de culture, d'exposition, d'influences diverses, peuvent être modifiés de façon à présenter des *Variétés ;* mais que celles-ci, bien que se distinguant par certains perfectionnements, conservent toujours néanmoins le caractère primitif de l'espèce.

Classification de Tournefort.

119. Le premier en France, Tournefort classa méthodiquement les plantes. Il les divisa d'abord en herbes et en arbres ; ensuite il prit pour base de ses subdivisions la présence ou l'absence de la corolle (fleurs pétalées ou apétalées) ; l'isolement ou l'agglomération des fleurs (simples ou composées) ; la séparation ou la cohérence des pétales (monopétales ou polypétales) ; la symétrie ou l'irrégularité de la corolle (régulière ou irrégulière).

Après avoir établi ses 22 classes, comme on peut le voir au tableau ci-contre, ce botaniste les divisa en sections ayant pour base : 1° la forme, la consistance et la structure du fruit, sans oublier même ses usages économiques ; 2° la réunion ou la séparation des organes mâles ou femelles ; 3° la forme des corolles ; 4° la disposition des feuilles.

La Méthode de Tournefort parut en 1694. Elle obtint un succès universel ; mais comme elle ne comprenait que 10,000 végétaux, et que chaque jour on en découvrait de nouveaux qui ne pouvaient entrer dans aucune des divisions établies, ce système dut tomber en désuétude.

TABLEAU DE LA MÉTHODE DE TOURNEFORT.

	CLASSES.	EXEMPLES.
1	CAMPANIFORMES.	Belladone.
2	INFUNDIBULIFORMES.	Liseron.
3	PERSONNÉES.	Muflier.
4	LABIÉES.	Sauge.
5	CRUCIFORMES.	Giroflée.
6	ROSACÉES.	Fraisier.
7	OMBELLIFÈRES.	Carotte.
8	CARYOPHYLLÉES.	OEillet.
9	LILIACÉES.	Tulipe.
10	PAPILIONACÉES.	Pois.
11	ANOMALES.	Violette.
12	FLOSCULEUSES.	Chardon.
13	SEMI-FLOSCULEUSES.	Pissenlit.
14	RADIÉES.	Pâquerette.
15	A ÉTAMINES.	Avoine.
16	SANS FLEURS.	Fougères.
17	SANS FLEURS NI FRUIT.	Champignons.
18	APÉTALES.	Laurier.
19	AMENTACÉES.	Saule.
20	MONOPÉTALES.	Sureau.
21	ROSACÉES.	Cerisier.
22	PAPILIONACÉES.	Robinia.

FLEURS : D'HERBES — pétalées (simples : monopétales [régulières 1-2, irrégulières 3-4] ; polypétales [régulières 5-8, irrégulières 9-10] ; composées 11-14) ; apétales 15-17. D'ARBRES — apétales 18-19 ; pétalées (monopétales 20 ; polypétales [régulières 21, irrégulières 22]).

Classification de Linné.

120. Linné, l'illustre botaniste suédois, fonda son Système quarante ans après celui de Tournefort. Il divisa les végétaux en deux groupes principaux : 1° ceux dont les étamines et les pistils sont visibles à l'œil nu; 2° ceux dont ces organes sont

invisibles. Le premier de ces groupes comprend 23 classes basées : 1° sur le nombre des étamines ; 2° sur leurs proportions relatives ; 3° sur la soudure de leurs filets ; 4° sur la soudure de leurs anthères ; 5° sur leur soudure avec le pistil ; 6° sur la séparation des fleurs mâles d'avec les fleurs femelles. Quant au second groupe, il constitue la 24° classe.

TABLEAU DU SYSTÈME DE LINNÉ.

1re classe. 1 étamine (Hippuris). . . . . MONANDRIE.

2° — 2 étamines (Véronique). . . . . . . DIANDRIE.

3° — 3 étamines (Blé, Orge). . . . . . . TRIANDRIE.

4° — 4 étamines (Scabieuse). . . . . . . TÉTRANDRIE.

5° — 5 étamines (Belladone). . . . . . . PENTANDRIE.

6° — 6 étamines (Tulipe). . . . . HEXANDRIE.

7° — 7 étamines (Marronnier d'Inde). . . . . . HEPTANDRIE.

8° — 8 étamines (Oseille). . . . . OCTANDRIE.

9° — 9 étamines (Rhubarbe). . . . . ENNÉANDRIE.

10° — 10 étamines (Œillet). . . . . DÉCANDRIE.

11° — 12 étamines (Réséda). . . . . . . DODÉCANDRIE.

12° — Plus de vingt étamines insérées sur le calice
(Poirier). . . . . ICOSANDRIE.

13° — Plus de 20 étamines insérées sous l'ovaire (Pavot). POLYANDRIE.

14° — 4 étamines dont 2 plus longues que les deux autres (Digitale). . . . . DIDYNAMIE.

15° — 6 étamines, 4 plus grandes et 2 plus petites (Chou, Giroflée). . . . . TÉTRADYNAMIE.

16° — Nombre variable d'étamines soudées en un seul tube par leurs filets (Mauve). . . . . . MONADELPHIE.

17° — Etamines soudées par leurs filets en 2 corps distincts (Fumeterre). . . . . DIADELPHIE.

18° — Etamines réunies par leurs filets en 3 ou en plusieurs faisceaux (Oranger). . . . . . . POLYADELPHIE.

19° — Anthères soudés en un tube, les filets restant distincts (Chardons). . . . . SYNGÉNÉSIE.

20° — Etamines soudées en un seul corps avec le pistil (Orchidées). . . . . GYNANDRIE.

21° — Fleurs mâles et fleurs femelles distinctes, mais réunies sur le même individu (Ricin). . . . . MONŒCIE.

22° — Fleurs mâles et fleurs femelles existant sur deux individus séparés (Saule). . . . . . DIŒCIE.

23° — Fleurs hermaphrodites, fleurs mâles et fleurs femelles réunies sur un même individu ou sur des pieds différents (Pariétaire). . . . . . POLYGAMIE.

24ᵉ *classe*. Plantes dont les organes reproducteurs s'éloignent du type des plantes à fleurs proprement dites (Champignons, etc.). . . . . CRYPTOGAMIE.

Les *classes* de ce système, établies, comme l'on voit, d'après les étamines, se partagent ensuite en *ordres*, d'après le pistil, pour les treize premières. Ainsi, une plante d'une de ces treize classes est du 1ᵉʳ ordre si elle a un seul style ; du 2ᵉ ordre, si elle en a deux, et ainsi de suite. Or, ces ordres sont appelés :

1ᵉʳ ORDRE. *Monogynie.* . . . . 1 style.
2ᵉ — *Digynie.* . . . . 2 styles.
3ᵉ — *Trigynie.* . . . . 3 styles.
4ᵉ — *Tétragynie.* . . . . 4 styles.
5ᵉ — *Pentagynie.* . . . . 5 styles.

Les ordres des classes suivantes sont basés sur la forme de l'ovaire et du fruit ; sur le nombre des étamines soudées par leurs filets en un seul corps, d'où les expressions de *triandres, tétrandres, pentandres,* etc. ; sur le mélange des fleurs mâles, femelles et neutres, survenu par suite d'avortements staminaux, et qui est constant pour la 19ᵉ classe ; sur le nombre des étamines soudées avec le pistil pour la 20ᵉ, etc.

La classification de Linné excita un véritable enthousiasme ; elle fut la seule suivie pendant près d'un siècle ; aujourd'hui elle est encore très en honneur en Allemagne, quoiqu'on lui reproche de réunir souvent des plantes disparates et de placer dans des groupes différents des espèces très ressemblantes, outre que l'avortement ou la perte de quelques étamines rend souvent le classement de certaines plantes très incertain. Ces considérations engagèrent donc les naturalistes à chercher une méthode qui fût basée sur des fondements encore plus solides, et c'est alors que Laurent de Jussieu établit celle dont nous allons nous occuper maintenant.

Classification de A.-L. de Jussieu.

121. Ce célèbre botaniste publia sa *Méthode naturelle* en 1789. Il l'établit en comparant, non pas un seul ou quelques organes, mais toutes les parties du végétal, surtout en choi-

sissant les caractères de ses divisions fondamentales dans les
organes les plus importants. C'est ainsi que, dans ce système,
la plantule, dernier but de la végétation, et le plus important,
puisqu'il conserve la vie de l'espèce, la plantule, disons-nous,
occupe le premier rang. Le second rang appartient aux organes qui concourent à sa formation (étamines et pistil), considérés dans leur mutuel rapport. Viennent ensuite les organes qui protégent la fécondation et son produit, sans la déterminer ; puis les autres parties tant de la fleur que du fruit
et de la graine ; puis arrivent les modifications secondaires
des organes essentiels eux-mêmes, considérés isolément, et
enfin, mais relégués au dernier rang, parce qu'ils ne concourent qu'à la vie individuelle, les organes de la nutrition.

Dans la méthode de Jussieu, les végétaux forment d'abord
trois embranchements :

1° Les *Acotylédones*, ou ceux qui sont dépourvues d'embryon, de cotylédon ;

2° Les *Monocotylédones,* qui n'ont qu'un seul cotylédon ;

3° Les *Dicotylédones,* qui possèdent deux ou plusieurs cotylédons.

122. Ces divisions fondamentales comprennent *quinze
classes* ainsi réparties : *une* dans les Acotylédones ; *trois* dans
les Monocotylédones, et *onze* dans les Dicotylédones.

1ʳᵉ CLASSE. Elle est formée par le premier embranchement.
Acotylédones.

Les 2ᵉ, 3ᵉ et 4ᵉ classes appartiennent aux monocotylédones
et se distinguent à l'insertion des étamines, comme suit :

2ᵉ CLASSE. Monocotylédones, étamines *hypogynes*.
3ᵉ — Monocotylédones, étamines *périgynes*.
4ᵉ — Monocotylédones, étamines *épigynes*.

Aux dicotylédones appartiennent les onze dernières classes,
basées sur la composition de la corolle, l'insertion des étamines, la liberté ou la réunion des anthères, la séparation des
organes sexuels, ainsi qu'il suit :

5ᵉ CLASSE. Dicotylédones apétales, étamines *épigynes*.

6ᵉ — Dicotylédones apétales, étamines *périgynes*.

7ᵉ — Dicotylédones apétales, étamines *hypogynes*.

La division est la même pour les monopétales; seulement, comme dans ces plantes les étamines sont soudées au tube de la corolle, c'est celle-ci qui est prise en considération.

8ᵉ CLASSE. Dicotylédones monopétales, corolle *hypogyne*.

9ᵉ — Dicotylédones monopétales, corolle *périgyne*.

10ᵉ — Dicotylédones monopétales, corolle *épigyne*, *an-thères soudées*.

Les monopétales épigynes forment deux classes : dans l'une, la 10ᵉ, les anthères sont réunies ; dans l'autre, la 11ᵉ, elles sont distinctes.

11ᵉ CLASSE. Dicotylédones monopétales épigynes, *anthères libres*.

12ᵉ CLASSE. Dicotylédones polypétales, étamines *épigynes*.

13ᵉ — Dicotylédones polypétales, étamines *hypogynes*.

14ᵉ — Dicotylédones polypétales, étamines *périgynes*.

15ᵉ — Dicotylédones polypétales, unisexées ou *diclines*.

TABLEAU DE LA MÉTHODE DE JUSSIEU.

			Classes.
ACOTYLÉDONÉS.			I. ACOTYLÉDONIE.
MONOCOTYLÉDONÉS.	Étamines hypogynes.		II. MONOHYPOGYNIE.
	—— périgynes.		III. MONOPÉRIGYNIE.
	—— épigynes.		IV. MONOÉPIGYNIE.
APÉTALES. APÉTALIE.	Étamines épigynes.		V. ÉPISTAMINIE.
	—— périgynes.		VI. PÉRISTAMINIE.
	—— hypogynes.		VII. HYPOSTAMINIE.
MONOPÉTALES. MONOPÉTALIE.	Corolle hypogyne.		VIII. HYPOCOROLLIE.
	— périgyne.		IX. PÉRICOROLLIE.
	—épigyne │ ÉPICOROLLIE │ Anthères réunies.		X. SYNANTHÉRIE.
	— épigyne │ ÉPICOROLLIE │ Anthères distinctes.		XI. CORYSANTHÉRIE.
POLYPÉTALES, POLYPÉTALIE.	Étamines épigynes.		XII. ÉPIPÉTALIE.
	—— hypogynes.		XIII. HYPOPÉTALIE.
	—— périgynes.		XIV. PÉRIPÉTALIE.
DICLINES IRRÉGULIÈRES.			XV. DICLINIE.

(DICOTYLÉDONÉS.)

Classification de Ach. Richard.

123. Les principes qui servent de base à la méthode des familles naturelles de Jussieu ont été respectés jusqu'ici ; mais des modifications importantes ont dû être introduites dans l'arrangement, dans la classification des familles, et l'ont été par de Candolle, Ad. de Jussieu, A. Richard. Comme nous suivons la marche adoptée par ce dernier botaniste dans l'exposition des caractères des familles, nous devons indiquer ici sa Classification.

« Nous avons adopté, dit Richard, les trois grands embranchements du règne végétal : 1° les Inembryonés ou Acotylédones ; 2° les Monocotylédones ; 3° les Dicotylédones.

« Nous divisons les INEMBRYONÉS en deux grandes classes : 1° les *Amphygènes*, privés, en général, d'axe, et s'accroissant par toute leur périphérie ; 2° les *Acrogènes*, pourvus d'un axe et s'accroissant par leurs deux extrémités.

« Les MONOCOTYLÉDONES nous présenteront d'abord deux grandes séries, celles dont les graines sont privées d'endosperme, et celles qui, au contraire, en sont pourvues. Nous aurons aussi les monocotylédons *endospermés* et les monocotylédons *exendospermés*.

« Chacune de ces deux divisions est ensuite partagée en deux classes, suivant que l'ovaire est *libre*, ou suivant qu'il est *adhérent*.

« Dans le troisième embranchement, celui des DICOTYLÉDONÉS, j'admets aussi les trois grandes divisions établies par Jussieu : 1° les *Apétales ;* 2° les *Gamopétales ;* 3° les *Polypétales*.

« Nous partageons les Apétales en deux divisions principales : 1° les *Apétales diclines ;* 2° les *Apétales hermaphrodites*.

« Les apétales diclines sont ensuite divisées en 1° *Diclines amentifères* ou en *chatons ;* 2° *Diclines sans chatons,* et chacune de ces grandes tribus se partage en deux classes, suivant que l'*ovaire est libre* ou *adhérent*.

« Pour les familles gamopétales, nous avons d'abord formé des groupes principaux : les *Supérovariés* et les *Inférovariés*. Puis les Supérovariées ont été partagées en quatre classes :

1° les *Supérovariées isostémonées, à corolle régulière, à étamines
alternes;* 2° les *Supérovariées anisostémonées, à corolle irrégulière;* 3° les *Supérovariées isostémonées, à corolle régulière, à
étamines opposées;* 4° les *Supérovariées anisostémonées, à corolle
régulière.* Enfin, les Gamopétales *inférovariées* constituent une
cinquième classe.

« Quant à la classification des Polypétales, nous avons
adopté en grande partie l'ordre indiqué par Ad. de Jussieu,
en donnant une grande importance à la position des *trophospermes axiles, pariétaux* ou *centraux.*

« Nous commençons d'abord par former des groupes pri-
mordiaux : le premier comprend toutes les familles polypétales à insertion vraiment *hypogynique;* le second, celles où elle
est *périgynique*, en y réunissant le petit nombre de familles où
l'ovaire étant infère, l'insertion est en réalité *épigynique*.
Maintenant chacun de ces deux groupes primaires a été divisé
en trois classes, d'après la position *axile, pariétale* ou *centrale*
des trophospermes. »

La classification dont nous venons d'exposer les bases comprend vingt classes, au lieu de quinze que renferme celle de
Jussieu. Elle offre de graves inconvénients, que reconnaît tout
le premier son auteur, tels que le peu d'uniformité de ses caractères pris pour base des classes dans les deux grands embranchements embryonés ; mais il a été impossible de les éviter, et l'on arrive de plus en plus à cette conviction, que les
mêmes organes, les mêmes caractères ne peuvent pas être
employés pour toutes les classes, ainsi que le célèbre auteur
du *Genera plantarum* l'avait fait pour l'insertion des étamines.

TABLEAU DES VINGT CLASSES ÉTABLIES PAR RICHARD.

1er EMBRANCHEMENT. — *ACOTYLÉDONÉS.* — Classes.

A. Végétaux s'accroissant par la périphérie. . . . . . I. Amphigènes.
B. Végétaux s'accroissant par le sommet des axes. . . . II. Acrogènes.

2e EMBRANCHEMENT. — *MONOCOTYLÉDONÉS.*

A. Endospermes. { Ovaire libre. . . . . III.
                 { Ovaire infère. . . . . . . IV.

B. Exendospermes. { Ovaire libre. . . . . . . V.
                   { Ovaire infère. . . . . . VI.

3ᵉ EMBRANCHEMENT. — *DICOTYLÉDONES.*

A. APÉTALES.

1. FLEURS DICLINES.

En chatons. . . . . VII.
Non en chatons. . . . . VIII.

2. FLEURS HERMAPHRODITES. . . . . . . IX.

B. GAMOPÉTALES.

1. SUPÉROVARIÉS.

a. Isostémonés à corolle régulière, à étamines alternes. . X.
b. Anisostémonés à corolle irrégulière. . . . . . . XI.
c. Isostémonés à corolle régulière, étamines opposées. . XII.
d. Anisostémonés à corolle régulière. . . . . . . XIII.

2. INFÉROVARIÉS. . . . . XIV.

C. POLYPÉTALES.

1. PÉRIGYNES.

a. Trophospermes axiles. . . . . XV.
b. Trophospermes pariétaux. . . . . XVI.
c. Trophosperme central. . . . . XVII.

2. HYPOGYNES.

a. Trophosperme central. . . . . XVIII.
b. Trophospermes pariétaux. . . . . XIX.
c. Trophospermes axiles. . . . . XX.

CARACTÈRES DES FAMILLES.

PREMIER EMBRANCHEMENT.

ACOTYLÉDONES OU INEMBRYONÉS.

124. Les plantes acotylédonées (cryptogames de Linné) sont les plus simples sous le rapport de l'organisation; elles commencent la série végétale, comme les mollusques, l'échelle animale. Ces végétaux sont dépourvus d'organes floraux, quelquefois même de feuilles; cependant ils se nourrissent et se reproduisent, mais d'une manière tout-à-fait différente des cotylédonés. Une racine cachée, au moyen de laquelle ils adhèrent au corps sur lequel ils végètent, et une tige, voilà ce qui les constitue réellement. Quant aux organes de la reproduction, ils consistent dans des corpuscules particuliers dont nous devons indiquer le nom et les usages.

A. On appelle *spores* de simples utricules remplies de matière organique ; petits corps reproducteurs qui, sans être des graines, en remplissent l'office, et se montrent tantôt épars dans la masse générale de la plante, tantôt ramassés dans quelques points limités de sa surface, tantôt enfin réunis dans des vésicules ou espèces de sacs membraneux appelés *conceptacles, sporanges, urnes* ou *thèques,* suivant la famille où on les examine.

B. Dans quelques-uns de ces végétaux apparaît un second organe reproducteur ; c'est celui qui a pour mission de sécréter la matière fécondante : sa forme est très variable, on le désigne sous le nom d'*anthéridie.*

C. Les sporanges représentent, en quelque sorte, les pistils ; les anthéridies, les étamines. Par conséquent, lorsque ces deux genres d'organes existent, la reproduction s'opère d'une manière analogue à celle des plantes phanérogames ; mais là où manquent les anthéridies, les spores se développent sans leur concours.

Les Acotylédones forment deux classes : les amphigènes et les acrogènes.

Première classe.

Amphigènes.

125. Dans cette classe sont compris les végétaux dont la structure est entièrement celluleuse, et qui, n'ayant ni axe ni organes appendiculaires, se présentent sous forme de filaments irréguliers, de tubes ou de lames, se développant par toute leur circonférence. Souvent la plante consiste en une expansion membraneuse, de forme et de consistance variée, qu'on appelle *fronde* dans les Algues, *thalle* dans les Lichénées.

1re Famille. — ALGUES.

126. Les Algues (*Algæ*) sont des végétaux aquatiques entièrement cellulaires, qui apparaissent comme des filaments sans consistance, mais parfois coriaces, cornés, généralement

d'une couleur verte, dans quelques cas cependant d'une teinte
olive ou pourprée. Leurs frondes surnagent ou vont au fond
de l'eau, selon que les cellules dont elles sont garnies se remplissent ou se vident d'air. Elles se reproduisent par des divisions mécaniques de leurs filaments.

Dans quelques algues les spores présentent les caractères
de l'animalité. Au moment où elles se détachent de la plante-
mère, elles se meuvent et s'agitent en tous sens, de telle sorte
qu'on se demande si on assiste à la naissance d'un animal ou
d'un végétal. Nous commençons donc l'histoire des végétaux
aux limites ou frontières des deux royaumes. Aux Algues est
le point « où le règne végétal se rapproche le plus du règne
animal, qui a aussi pour point de départ un être vésiculaire
simple, ne différant de la vésicule végétale que par la propriété de se mouvoir. Les deux séries animale et végétale
commencent donc de la même manière, mais elles s'éloignent
d'autant plus l'une de l'autre qu'elles se compliquent et se
perfectionnent davantage. » — Les Algues se divisent en
deux sections.

CONFERVES.

127. Les conferves sont des Algues qui vivent dans l'air humide ou dans l'eau douce. Ce sont des tubes capillaires simples
ou ramifiés, continus ou articulés, offrant des spores intérieures ou externes (CONFERVÉES), ou bien des expansions membraneuses ordinairement vertes, sans symétrie, planes ou tubuleuses, contenant des spores éparses (ULVÉES), ou des filaments
contenus dans une masse gélatiniforme étendue en membrane
(NOSTOCHINÉES), ou enfin des corpuscules se séparant par fragments fragiles qui deviennent autant de moyens de reproduction (DIATOMÉES). Ce sont des ulves qui, croissant sur la terre
par les temps humides, forment comme un tapis de verdure
par l'entrelacement de leurs filaments déliés et sans nombre.

THALASSIOPHYTES (VARECS).

(*Pl. IX*, 1. *Coralline blanche: a.* plante entière ; *b.* portion de tige grossie ; *c.* coupe d'un conceptacle renfermant les sporidies.)

128. On donne ce nom générique aux Algues marines. Elles

68 . BOTANIQUE.

prennent toutes sortes de formes, mais le plus souvent elles
sont disposées en frondes extrêmement longues en général,
qui se fixent à la terre ou aux rochers, au moyen de radicules
très déliées appelées *crampons*. On les désigne aussi par les
noms de *Fucacées* et *Floridées,* qui sont deux tribus.

A. Sphérocoque (*Spherococcus*). « Fronde coriace ou membraneuse, diversement découpée, généralement purpurine ;
conceptacles globuleux, distincts, s'ouvrant par un pore terminal et contenant des sporidies arrondies ou anguleuses, groupées ou disposées en séries » (*pl.* IX, 1).

> Spherococcus helminthocorton (*Mousse de Corse*).
> Fucus crispus.

B. Coralline (*Corallina*). Fronde articulée, rameuse (*pl.* IX,
1, *a*), recouverte de sels calcaires, à rameaux comprimés ; conceptacles en massue *b*, terminaux, lisses et percés au sommet,
contenant des sporidies piriformes *c* dans leur fond.

> Corallina officinalis (*Coralline officinale*).

129. *Usages*. — Parmi les Algues, qui forment une immense
classe plutôt qu'une famille, on n'utilise que les *Thalassiophytes*.
L'un des plus précieux médicaments qu'on possède, l'*iode,* se
retire de la cendre des *Varecs*. Ceux-ci sont employés aussi
comme anthelminthiques ; quelques espèces, dont le mucilage
n'est pas altéré par l'iode ou l'huile fétide propres à ces végétaux, servent d'aliments à certains peuples.

2e Famille. — CHAMPIGNONS.

(*Pl.* IX, 2. *Amanite fausse-oronge* : *a*. chapeau ; *b*. collier ; *c*. pédicule; *d*. volva.)

130. Végétaux dépourvus de fronde, formés uniquement de
cellules, naissant d'un corps filamenteux nommé *mycelium,*
dont ils sont, en quelque sorte, comme les réceptacles destinés à contenir les corps reproducteurs, vivant dans les lieux
ombragés, humides, sur le tronc des arbres et les corps organisés morts ou malades, étant remarquables d'ailleurs par la rapidité de leur développement. La plupart sont enveloppés, au moment de leur sortie de terre, d'une espèce de coiffe (*volva*) qui
ne tarde pas à se déchirer, et dont on voit plus tard les débris

(*collier*) autour du stipe. Celui-ci porte les réceptacles de la fructification, dont la consistance est charnue, spongieuse ou gélatineuse, et dont la forme imite celle d'une boule, d'un godet, d'un chapeau, d'une massue. Les spores sont nues ou renfermées dans un sac clos ou *thèque*.

Les Champignons sont au nombre de plus de trois mille espèces connues, divisées en groupes, dont voici les plus remarquables.

GYMNOMYCÈTES.

A. Mycelium se développant sous l'épiderme de plantes en pleine végétation ou privées de vie; sporidies nues, sous forme de poussière, à laquelle sont dus la *carie,* la *rouille,* le *charbon,* et les mille espèces d'altérations des végétaux et de leurs fruits.

B. Sphacèle (*Sphacelia*). Champignon parasite, mou, visqueux, formé de trois ou quatre lobes remplis de spores ovoïdes.

Sphacelia segetum (*Seigle ergoté*) (*pl.* LI, 5).

Uredo, champignon parasite se développant sur les végétaux herbacés auxquels il cause une maladie.

HYPHOMYCÈTES.

C. Mycelium filamenteux; sporidies nues ou renfermées dans le sommet des tubes, lequel se déchire pour les laisser à nu. C'est à ces Champignons qu'il faut rapporter 1º le *byssus,* végétations floconneuses blanchâtres que l'on trouve sur les planches mouillées ou humides, 2º toutes les *moisissures* qui se montrent sur les substances végétales et animales en état de décomposition, et même sur certaines parties vivantes, au cuir chevelu par exemple, où elles donnent lieu à la *teigne scrofuleuse.*

GASTÉROMYCÈTES.

D. Champignons de formes variées; conceptacles charnus, d'abord clos, puis s'ouvrant à l'époque de la maturité, et laissant échapper des sporidies réunies en une masse charnue qui se sépare sous forme de poussière.

E. Lycoperdon. Champignons globuleux, charnus d'abord, devenant secs ensuite; tégument membraneux, adhérant ou

non à la substance interne, et persistant en se détachant en
formes d'écailles ; sporidies s'échappant sous forme de poussière.

LYCOPERDON BOVISTA (espèce de *Vesce-de-loup*), employé autrefois, comme
l'Agaric, pour arrêter l'hémorrhagie.

F. TRUFFE (*Tuber*). Champignons souterrains, charnus, à
surface globuleuse inégale, dont l'intérieur est comme mar-
bré; sporange globuleux 2 à 6, dans des capsules membraneuses dispersées sur les veines ou marbrures de la masse.

TUBER CIBARIUM (*Truffe noire*). Masse de tissu composé de filaments blancs
parsemé de thèques noires remplies de spores.

HYMÉNOMYCÈTES.

151. Cette tribu comprend les véritables Champignons, qui
sont charnus, de formes variées, et dont les sporidies sont
placées à la surface de l'*hymenium*, membrane prolifère
recouvrant une partie déterminée de leur surface.

A. CLAVAIRE (*Clavaria*). Champignons charnus en forme de
massue, ou plus souvent de branches de corail ramifiées; hymenium soudé, lisse, appliqué sur toute la surface.

CLAVARIA CORALLOIDES (*Barbe-de-Chèvre, Gallinèle, Espignesle, Buissons,* etc.).
Touffes serrées, branchues, charnues; couleur rosâtre ou d'un jaune orangé;
chair blanche, cassante, comestible.

B. MORILLE (*Morchella*). Champignons charnus, sans volva;
chapeau globuleux recouvert supérieurement de larges alvéoles formées par l'hymenium, ayant les bords membraneux.

MORCHELLA ESCULENTA (*Morille ordinaire*). Chapeau presque globuleux,
grisâtre, alvéolé; pédicule creux, lisse, blanc; commun dans les places où l'on a
brûlé du charbon; comestible.—Bord des fossés, des bois, des haies humides.

C. POLYPORE (*Polyporus*). Chapeau avec ou sans pédicule,
garni à sa face inférieure de tubes serrés, perpendiculaires,
confondus avec lui.

POLYPORUS DU MÉLÈZE (*Agaric blanc*).
P. IGNIARIUS (*Agaric de chêne*).

D. Bolet (*Boletus*). Tubes distincts du chapeau, se séparant facilement les uns des autres.

Boletus edulis (*Girolle, Cèpe, Porchin, Bolet*). Couleur jaune grisâtre ou brunâtre; chair presque blanche, ne changeant pas de couleur quand on la casse; saveur agréable, rappelant la noisette; comestible.— Bois. pelouses; automne.

E. Agaric (*Agaricus*). Champignons charnus, chapeau garni à sa surface inférieure de lames perpendiculaires ou feuillets rayonnants, simples; pas de volva.

Agaricus campestris (*Agaric des champs, Champignon de couche*). C'est la seule espèce qui se vende à Paris; elle se propage par la culture en projetant du mycelium (blanc de champignon) sur des couches de fumier situées dans des lieux obscurs.

A. procerus (*Agaric élevé, Coulemelle, Couleuvrée, Parasol*, etc.). Tige à collier, haute de 20 à 30 cent., bulbeuse à sa base, creuse, recouverte d'écailles brunâtres; chapeau large de 10 à 12 cent., de couleur bistre, chargé d'écailles imbriquées, et bon à manger. — Pelouses découvertes; automne.

A. annularius (*Agaric annulaire, Tête-de-Méduse*). Il croît par groupes de 40 à 50 individus, à terre ou sur les vieilles souches; couleur fauve roussâtre; stipe charnu de 8 à 10 cent. de hauteur, écailleux supérieurement, collet annulaire; chapeau mamelonné à son centre, écailleux, large de 10 cent., lames inégales; espèce vénéneuse. — Bois; automne.

A. mousseron. Pédicule de 2 à 4 cent. de long, épais, sans collier; chapeau très convexe; couleur d'un blanc sale; odeur agréable; comestible.

A. du houx, A. oreillette, A. faux mousseron. Pourvus de collier; de couleur généralement jaune, etc.; comestibles.

A. olearius (*A. de l'olivier*). Couleur vive d'un roux doré; chair filandreuse; pédicule court, avec collier, attaché sur l'un des côtés du chapeau; lames décurrentes; espèce très vénéneuse.

A. urens (*A. brûlant*). Pédicule long de 12 à 13 cent., glabre, strié; chapeau de 5 à 6 cent. de largeur; lames inégales, de couleur brune; champignon d'un jaune sale, essentiellement vénéneux. — Bois humides; feuilles mortes.

A. deliciosus (*A. délicieux*). Champignon à suc laiteux, de couleur de brique; pédicule de 5 à 8 cent.; chapeau fauve ou rougeâtre; lames inégales; saveur âcre que la cuisson fait disparaître; non vénéneux, mais non délicieux.

A. necator (*A. meurtrier*). Champignon d'un brun roux; bords roulés en dessous; feuillets inégaux; suc blanc ou jaune, âcre, caustique, vénéneux.

A. pyrogalus (*A. caustique*). Couleur d'un rouge vif, pédicule jaunâtre; feuillets inégaux et rougeâtres; suc jaunâtre très caustique; vénéneux. — Bois.

A. stypticus (*A. styptique*). Pédicule latéral long de 1 à 2 cent.; chapeau hémisphérique; couleur jaune cannelle; feuillets inégaux, se détachant facilement; végétant sur les troncs d'arbres; vénéneux. — Sur les vieux troncs d'arbres.

F. Amanite (*Amanita*). Ce genre est enveloppé en partie ou
en totalité d'une bourse ou volva avant son développement, et
son pédicule est bulbeux à sa base : ces caractères le distinguent de l'Agaric.

Amanita aurantiaca (*Amanite orange;* vulg. *Dorate*, *Jaserand*, *Cadran*,
Jaune-d'œuf). Volva ovoïde, blanc, qui recouvre totalement le champignon et
lui donne la forme d'un œuf; après la déchirure de cette enveloppe, l'oronge se
montre d'une couleur rouge orangé éclatant; pédicule jaune avec un collet
pendant; chapeau large de 10 à 12 cent., glabre et lisse; lames jaunes épaisses, inégales; comestible. — Bois ; automne.

A. muscaria (*Amanite fausse oronge, Agaric aux mouches*) (*pl.* ix, 2). Volva
incomplet; chapeau tacheté de plaques jaunâtres appelées *verrues;* pédicule et
lames blanches, et non jaunes, comme dans l'espèce précédente à laquelle elle
ressemble beaucoup. Il importe donc de distinguer ce champignon, qui est dangereux, d'autant mieux qu'il est très répandu dans nos forêts pendant l'automne.

A. venenosa (*Amanite vénéneuse*). À cette espèce se rapportent l'*Oronge ciguë
blanche*, l'*O. ciguë jaunâtre* et l'*O. ciguë verte*, dont les chapeaux sont de la couleur désignée; champignons vénéneux qui ont de la ressemblance avec l'Agaric
de couche, lequel en diffère toutefois en ce qu'il n'a ni bulbe, ni volva à la base
de son pédicule; que ses lames sont toujours rosâtres, jamais blanches, et que
son chapeau ne porte point de verrues. — Bois ombragés.

Usages. — Nous indiquerons les usages des Champignons
employés en médecine lorsque nous en traiterons spécialement.
Quant aux usages domestiques, il est inutile d'y revenir. Nous
dirons seulement que, comme il est difficile de distinguer les
espèces alimentaires des toxiques, la prudence ordonne de
soumettre tous les champignons dont on n'est pas sûr, avant
de les cuire, à une macération de quelques minutes dans de
l'eau aiguisée de vinaigre, attendu que cet acide jouit de la
propriété de dissoudre leur principe vénéneux.

5e Famille. — LICHÉNACÉES.

(*Pl.* ix, 3. *Lichen pulmonaire.*)

152. Les Lichens sont des végétaux cellulaires, vivaces, se
montrant sous forme d'expansions membraneuses, foliacées
ou crustacées, simples ou ramifiées, ou sous celle de tiges simples ou divisées, s'étendant sur les pierres, la terre, l'écorce
des arbres, et présentant des nuances variées, rarement vertes. Ils puisent leur nourriture dans l'air seulement par tous

les points de leur surface. Ils sont munis de spores, contenues dans des sporanges ou thèques en forme de sacs appelés *apothécions, scutelles* et *lyrelles,* selon leur forme globuleuse, discoïde ou allongée ; mais ils se reproduisent aussi par des utricules distinctes des spores, répandues dans tous les points de la fronde. — Les genres sont très nombreux ; on les divise en plusieurs tribus.

A. CÉTRARIE (*Cetraria*). Fronde foliacée, ou membraneuse, dressée, divisée en lobes, nue ; conceptacles orbiculaires, à l'extrémité des lobes ; disque coloré, bordé par une portion mince de la fronde.

CETRARIA ISLANDICA (*Lichen d'Islande*).

B. STICTE (*Sticta*). Fronde foliacée, coriace, lobée, ayant inférieurement des fossettes remplies d'une matière pulvérulente ; scutelles arrondies, bordées ; disque coloré.

STICTA PULMONACEA (*Lichen pulmonaire* ou *de chêne*) (*pl.* IX, 3).

C. PELTIDÉE (*Peltida*). Fronde membraneuse, tomenteuse à sa partie inférieure, ou veinée ; scutelles déprimées, nues, non marginées, recouvertes d'une membrane très mince qui se déchire de bonne heure.

PELTIDA APHTHOSA (*Lichen aphtheux*). Expansions d'un vert grisâtre en dessus, blanchâtres en dessous, qui se trouvent sur la terre ; scutelles arrondies au sommet des lobes.

D. CÉNOMYCE. Fronde crustacée divisée en lobes ou lanières étroites, foliacées, sur lesquelles se montrent des appendices en forme d'entonnoir allongés ; conceptacles arrondis.

CENOMYCE PYXIDATA (*Lichen entonnoir*). Très commun dans les bois et sur les rochers.

E. USNÉE (*Usnea*). Une espèce de ce genre, l'*Usnée humaine,* était une sorte de *mousse* qui croissait sur le crâne des individus attachés depuis longtemps au gibet, et qui passait pour jouir de propriétés tellement merveilleuses, qu'elle se payait jusqu'à mille francs l'once.

F. ORSEILLE (*Rocella*). Genre qui fournit une matière tinctoriale violette.

Usages. — Les Lichens sont des végétaux assez utiles ; les uns sont employés en médecine, d'autres pour la teinture, d'autres enfin servent à l'alimentation de l'homme et des animaux (*Lic. comestible, L. de la Tartarie, L. des Rennes*).

Deuxième classe.

Acrogènes.

133. Les Acotylédones désignés sous ce nom diffèrent des Amphigènes (125), en ce qu'ils sont pourvus d'un axe et d'appendices latéraux, et que leur accroissement s'opère par les extrémités de l'axe. Ils comprennent les Hépatiques , les Mousses, les Lycopodes, les Equisétacées et les Fougères.

4e Famille. — HÉPATHIQUES.

(*Pl.* ix, 4. *Marchantie polymorphe : a.* plante entière ; *b.* réceptacle contenant les organes mâles, grossi ; *c.* réceptacle des organes femelles ; *d.* sporidies.

134. Ce sont de petites plantes qui végètent dans les lieux humides, les cours ombragées. Intermédiaires entre les Lichens et les Mousses, elles offrent des frondes vertes, tantôt étalées et diversement découpées, tantôt pourvues d'un axe chargé de petites feuilles. Les organes générateurs, très variés, consistent dans des anthéridies placées à l'aisselle des feuilles ou dans la substance même de la fronde, et dans des sporanges (124, A) enveloppés dans le premier âge par un sac membraneux, qui contient : 1° des cellules renfermant chacune quatre spores et se détruisant rapidement ; 2° des cellules fusiformes (*élatères*), contournées en spirales et servant à disséminer les spores autour d'elles.

5e Famille. — MOUSSES.

(*Pl.* ix, 5. *Polytric commun : a.* tige ; *b.* urne ; *c.* urne du *Polytric aloïfolium* (1. opercule, 2. urne); *d* coiffe recouvrant l'opercule ; *e.* urne découverte contenant des spores agglomérées autour d'un axe central ; *f.* anthéridie ou fleur mâle ; *g.* fleur femelle (tous organes grossis).

135. Petites plantes formant des touffes épaisses, qui croissent dans les lieux humides et ombragés où elles tapissent la surface de la terre, les rochers, l'écorce des arbres. Considérées en général, elles ne présentent aucune figure bien déter-

minée ; mais, examinées dans les détails, on distingue en elles
des racines fines et touffues, une tige herbacée, des petites
feuilles vertes, subulées, indivises, alternes et sessiles. Quant
aux organes de la reproduction, ce sont des anthéridies et
des spores, tantôt séparées sur deux individus distincts, tantôt réunies sur le même sujet. Les sporanges ou organes femelles consistent en des capsules ou *urnes* portées sur une
longue *soie*, et qui s'ouvrent au sommet par la séparation d'une
coiffe circulaire, ressemblant à un couvercle de marmite, destinée à laisser échapper les séminules reproductrices. L'urne
présente intérieurement un axe central appelé *columel ;* son
contour, appelé *péristôme,* se montre denté, cilié, bouché
par une membrane, ou tout-à-fait nu. — La famille des
Mousses est extrêmement nombreuse. Les principaux genres
sont :

A. Les Sphagnes, qui peuplent les marais.

B. Les Bryes, qui tapissent le sol de nos forêts.

C. Les Mnies, qui croissent sur les rochers.

D. Les Fontinales et les Hypnes, dont les formes élégantes
sont remarquables.

156. *Usages.*—Étant sans saveur et sans odeur, les Mousses
ne se recommandent par aucune propriété médicamenteuse.
Le *Polytric commun* (pl. ix, 5) a été employé comme béchique
cependant, mais est abandonné aujourd'hui. — On emploie
quelques espèces pour calfater des bateaux, pour lier des ar-
giles, etc. — On se sert, dans certains pays du nord, de la
Fontinalis antipyretica contre l'incendie, mais cette mousse
n'agit pas autrement que par l'humidité dont elle est impré-
gnée, et qui l'empêche de s'enflammer.

6e Famille. — LYCOPODIACÉES.

(*Pl.* ix, 6. *Lycopode en massue :* a. plante entière ; b. l'une des écailles de l'épi, grossie,
recouvrant une capsule contenant des anthéridies.)

157. Ce sont des plantes vivaces pourvues d'une tige rameuse, souvent roulée et rampante, d'autres fois dressée ;
feuilles très nombreuses et très petites, serrées ou imbriquées

et toujours vertes, qui, par leur port, tiennent le milieu entre les Mousses et les Fougères. Les organes reproducteurs consistent dans des sporanges solitaires à l'aisselle des feuilles, ou rapprochés en épi, s'ouvrant en deux ou trois valves, remplis de spores cohérentes par quatre. — Un seul genre :

A. Lycopode (*Lycopodium*). Spores arrondies, s'ouvrant à la maturité en plusieurs valves, et répandant une poussière inflammable.

Lycopodium clavatum (*Pied-de-Loup, Herbe aux massues*) (*pl.* ix, 6). Longs épis en massue; feuilles terminées par un poil. — Forêts montagneuses.

L. complanatum. Feuilles disposées sur quatre rangs réguliers.

L. inundatum. Feuilles mutiques non terminées par un poil.

L. selago. Cette espèce croît sur les hautes montagnes du Nord; elle était en grande réputation parmi les nations druidiques.

7e Famille. — ÉQUISETACÉES.

(*Pl.* x, 1. *Prêle-queue-de-cheval* : *a.* fructification formant l'extrémité d'un rameau; *b.* écaille grossie de ce rameau portant inférieurement des capsules; *c.* coupe de cette capsule grossie; *d.* portion de tige feuillue.)

138. Végétaux herbacés, croissant dans les prés humides et marécageux, dont la tige est striée longitudinalement, creuse intérieurement, et offrant de distance en distance des nœuds d'où naissent des feuilles qui forment comme une sorte de gaîne fendue en languettes nombreuses verticillées; quelquefois des rameaux également verticillés partent de ces mêmes nœuds. Les organes reproducteurs sont disposés en épi terminal, composé d'écailles en tête de clou, à la face interne desquelles se trouvent les capsules renfermant les spores. De la base de chaque spore naissent quatre longs filaments articulés, renflés à leur extrémité et roulés autour de ce petit corps globuleux, qu'ils détachent du réceptacle et lancent à une certaine hauteur en se déroulant avec élasticité. Ce phénomène singulier peut être observé à l'œil nu. — Un seul genre compose cette famille :

A. Prêle (*Equisetum*). Mêmes caractères que ceux de la famille (*pl.* x, 1).

Equisetum hiemale. Tige marquée de 12 stries, dépourvue de rameaux; gaînes entières ou à peine crénelées. — Prés humides.

EQU. LIMOSUM. Gaînes divisées en 20 dents aiguës ; épi ovoïde.

E. ARVENSE (*Queue-de-Cheval*). Gaînes peu élargies, à 10-12 dents ; tiges verticillées de 8 à 15 rameaux.

E. SYLVATICUM. Rameaux subdivisés en ramifications secondaires.

E. PALUSTRE. Rameaux simples, gaînes à 8-10 dents.

8e Famille. — FOUGÈRES.

(*Pl.* x, 2. *Doradille polytric* ou *Polytric offic.: a.* feuille pinnée ; *b.* folioles portant des capsules contenant les spores.)

159. Les Fougères forment une vaste famille, composée de plantes vivaces, généralement herbacées dans nos contrées, mais souvent à l'état d'arbres véritables dans les régions intertropicales. Ces végétaux n'ont pas de tiges véritables, dans nos climats du moins, mais des rhizômes ou tiges souterraines ou rampantes. Leurs feuilles ou frondes, roulées en crosse avant leur entier développement, puis éparses sur le rhizôme comme des rameaux, sont alternes, sessiles ou pétiolées, élégamment découpées, et quelquefois divisées à l'infini en segments de formes variées. Les organes reproducteurs consistent dans des spores (organes femelles), contenues dans des réceptacles ou *sores,* placés à la face inférieure des feuilles, en amas de formes variées. Quant aux organes mâles, ou ils manquent, ou ce ne sont que des corps celluleux s'ouvrant au sommet par un pore. — Voici les genres indigènes :

A. POLYPODE (*Polypodium*). Sores arrondis, nus, placés sur les veines des frondes, formés par un grand nombre de thèques ou capsules pédicellées.

POLYPODIUM VULGARE (*Réglisse des bois*). Feuille pinnatifide. —Vieux murs.

P. RHŒTICUM (*Capillaire blanc*). Feuilles n'ayant pas l'apparence ternée ; côtes nues, blanchâtres.

P. CALCAREUM. Pétiole garni, vers la base, de petites écailles roussâtres.

P. DRYOPTERIS. Pétioles sans écailles.

B. POLYSTIC (*Polystichum*) ou NEPHRODE (*Nephrodium*). Sores arrondis épars sous les feuilles, recouverts d'un indusium.

POLYSTICHUM FILIX MAS (*Fougère mâle*) (*pl.* LX, 2). Folioles pinnatifides ; pétioles garnis d'écailles rousses. — Lieux ombragés un peu humides.

Pol. LONCHITIS. Folioles dentées.

P. THELYPTERIS. Lobes des folioles triangulaires, aigus, couverts de sores à la maturité.

P. OREOPTERIS. Lobes des folioles oblongs, obtus ; sores formant des groupes distincts.

P. CALLIPTERIS. Des écailles seulement à la base du pétiole.

P. ACULEATUM. Lobes des folioles presque semi-lunaires, à dents raides et épineuses.

P. DILATATUM. Lobes des folioles oblongs, à dents terminées en pointe molle.

C. ASPIDION (*Aspidium*). Sores arrondis, épars, recouverts d'un indusium qui devient libre dans sa circonférence et adhérent au centre. Thèques attachées à un réceptacle saillant.

ASPIDIUM FILIX FŒMINA (*Fougère femelle, petite Fougère*). Feuilles bipinnées, etc. (*pl.* IX, 1).

A. MONTANUM. Feuilles tripinnées.

A. FRAGILE. Folioles dentées à découpures terminées en petite pointe.

A. REGIUM. Folioles presque entières à découpures dépourvues de pointes.

D. DORADILLE (*Asplenium*). Sores allongés, linéaires, c'est-à-dire réunis en lignes droites, recouverts d'un tégument qui naît d'une nervure latérale et qui s'ouvre de dedans en dehors.

ASPLENIUM TRICHOMANES (*Polytric offic.*) (*pl.* X, 2). Feuilles une seule fois pinnées, pétioles noirâtres. — Fentes des rochers, vieux murs.

A. ADIANTHUM NIGRUM (*Capillaire noir*). Pétiole formant les deux tiers inférieurs de la feuille.

A. LANCEOLATUM. Pétiole presque nul.

A. RUTA MURARIA (*Petite-Rue, Sauve-Vie*). Lobes des feuilles ovales, arrondis.

E. CÉTÉRACH (*Ceterach*). Absence d'involucre sur les sores, qui sont aussi allongés ; fronde fructifère ordinairement couverte d'un duvet épais ou d'écailles brunâtres.

CETERACH OFFICINARUM (*Cétérach offic.*). Feuilles pinnatifides, à lobes obtus, écailleuses en dessous. — Sur les vieux murs.

F. SCOLOPENDRE (*Scolopendrium*). Sores géminés, contigus, parallèles, semblant s'ouvrir en deux valves.

SCOLOP. OFFICINALE (*Langue-de-Cerf*). Feuilles simples. — Bord des fontaines.

G. Adianthe (*Adianthum*). « Sores marginaux formant une ligne interrompue sur le bord des feuilles roulé en dessous, qui leur sert de tégument et s'ouvre de dedans en dehors. »

Adian. capillus veneris (*A. capillaire de Montpellier*). Feuilles radicales, décomposées, dont les divisions sont roulées en dessous. — Puits et fontaines.

H. Ptéride (*Pteris*). Sores marginaux continus, le long du bord de la feuille ; indusium formé par le bord même de la fronde, recouvrant des thèques ou capsules attachées au sommet des veinules.

Pteris aquilina (*P. porte-aigle, grande Fougère femelle*). Racine dont la coupe figure un aigle à deux têtes ; feuilles bi-tri-pinnées. — Terres sablonneuses.

I. Ophioglosse (*Ophioglossum*). Sores ou capsules bivalves, sessiles, disposées sur deux rangs le long d'un épi, simple, non roulé en crosse dans sa jeunesse.

Ophioglossum vulgatum (*Langue-de-Serpent, Herbe sans couture*). Tige portant une seule feuille ovale, amplexicaule.

J. Botriche (*Botrychium*). Capsules bivalves, sessiles, sur deux rangs le long des branches d'un épi rameux et roulé en crosse dans sa jeunesse.

Botrychium lunaria (*Lunaire*). Tige portant une seule feuille pinnée, à divisions arrondies.

K. Osmonde (*Osmunde*). Capsules arrondies, pédicellées, à une seule loge, s'ouvrant en deux valves, disposées en grappe terminale, ou rapprochées sur le dos des feuilles.

Osm. regalis (*Osmonde ou Fougère royale*). Feuilles bipinnées, radicales.

140. Usages. — Plusieurs Fougères contiennent un mucilage qui les rend adoucissantes, béchiques ; d'autres sont légèrement astringentes ; d'autres enfin ont une espèce d'arôme qui les rend sudorifiques. Mais dans la plupart, les racines possèdent une amertume mêlée d'âcreté, qui les rend anthelminthiques. Leurs feuilles servent à faire des couches aux rachitiques. — Quelques-unes contiennent une assez grande quantité de mucilage et de moelle pour les rendre alimentaires (*Asplenium furcatum, Pteris esculenta*).

DEUXIÈME EMBRANCHEMENT.

MONOCOTYLÉDONES.

141. On désigne par cette expression les plantes pourvues de cotylédon (110). Il s'agit de végétaux portant des fleurs et munis d'embryon ; mais s'ils diffèrent essentiellement, sous ce rapport, de ceux du premier embranchement, ils se distinguent du troisième en ce que la plantule n'a qu'un seul cotylédon, tandis que, dans ce dernier, elle en a au moins deux. Si ce ne sont plus de simples corps celluleux, des filaments ou des frondes, ils ne se présentent pas non plus sous l'aspect des beaux arbres dicotylédonés.

A. Dans les Monocotylédones, la tige (11, C) est le plus souvent simple, à faisceaux fibro-vasculaires épars dans la masse du tissu cellulaire ; elle ne s'accroît pas par zônes concentriques distinctes, et les feuilles naissent toutes au sommet, comme nous le représentent les Palmiers. Ces feuilles sont entières, alternes, souvent engaînantes, à nervures parallèles, dirigées transversalement, longitudinalement ou dans un sens oblique. Voici les caractères généraux des fleurs : Périanthe simple à 6 sépales, 3 externes et 3 internes, figurant, en quelque sorte, le calice et la corolle ; étamines 3 ou 6, disposées également sur deux rangées et alternes. Ovaire composé de 3 carpelles, rarement de 6.

B. Les 3e, 4e, 5e et 6e classes sont comprises dans cet embranchement. Elles se distinguent entre elles en ce que dans les unes la graine est pourvue d'endosperme, et que dans d'autres c'est le contraire ; de plus, dans les deux cas, l'ovaire est tantôt libre, tantôt infère.

Troisième classe.

Monocotylédones exendospermés, supérovariés.

Ainsi que ce titre l'exprime, cette classe comprend les Monocotylédones dont les graines manquent d'endosperme, et qui ont l'ovaire supère ou libre.

9e Famille. — ALISMACÉES.

Pl. x, 3. *Plantain d'eau : a,* sommité de la plante et feuille radicale ; *b.* fleur séparée ;
c. capsule monosperme.)

142. Plantes aquatiques, herbacées, annuelles ou vivaces, ayant des feuilles alternes, pétiolées, les radicales engaînantes. Fleurs régulières disposées en épi ou en panicule ; calice à 6 divisions, dont 3 externes foliacées et vertes, 3 internes pétaloïdes ; de 6 à 30 étamines. Ovaire à plusieurs carpelles, libres ou soudés, pluriovulaires. Fruits indéhiscents ; graine sans albumen (exendospermée), dont l'embryon est gros, dressé ou recourbé. — Les principaux genres sont les suivants :

A. FLUTEAU (*Alisma*). Calice étalé, à 6 divisions dont 3 calicinales, 3 pétaloïdes ; 6 étamines ; 6 à 25 carpelles ; capsules monospermes, indéhiscentes. Fleurs hermaphrodites.

ALISMA PLANTAGO (*Plantain d'eau*) (*pl.* x, 3). Tige droite. —Bord des eaux.
A. DAMASONIUM (*Étoile d'eau*). Six capsules divergentes.
A. NATANS. Tige rampante ou flottante.

B. SAGITTAIRE (*Sagittaria*). Fleurs monoïques : 24 étamines aux mâles ; carpelles nombreux aux femelles, placés sur un réceptacle globuleux

SAGIT. SAGITTÆFOLIA (*Fléchière, Flèche d'eau*). Fleurs blanches ; racine féculente, alimentaire. — Lieux aquatiques.

C. BUTOME (*Butomus*). Calice à 6 divisions ; 9 étamines ; 6 carpelles, 6 styles ; capsules polyspermes.

BUTOMUS UMBELLATUS (*Butome en ombelle*). Fleurs rougeâtres ; racine charnue, alimentaire. —Marais.

D. TROCART (*Triglochin*). Calice à 6 divisions, dont 3 internes pétaloïdes ; 6 étamines très courtes ; 3 à 6 carpelles soudés, sans styles ; 3 à 6 capsules monospermes.

TRIGLOCHIN PALUSTRE. Fleurs verdâtres ou rougeâtres. — Marais.

143. *Usages.* — Le Butome ou *Jonc fleuri*, qui croît dans nos étangs, a été regardé comme apéritif. On donne sa racine

et ses semences contre les morsures des serpents (Lémery).
— Le *Trocart* (*Juncago* des anciens) croît au bord des étangs.
Apéritif et plante fourragère. — Le *Sagittaire*, qui croît
dans les prés inondés, porte à ses racines des tubercules farineux remplis de fécule. — Quant au *Plantin d'eau*, il fera
le sujet d'un article à part.

Quatrième classe.

Monocotylédones exendospermés, inférovariée

10e Famille. — HYDROCHARIDÉES.

144. Plantes aquatiques, habitant les eaux tranquilles.
Fleurs ordinairement dioïques, incluses dans une spathe ; périanthe double ; 6 ou un plus grand nombre d'étamines. Ovaire
infère (caractère distinctif d'avec la famille précédente) à 1 ou
6 ou 9 loges.

A. MORÈNE (*Hydrocaris*). Fleurs dioïques, les mâles réunis par trois dans une spathe à 2 feuilles. Calice à 6 divisions
pétaloïdes, dont 3 internes plus grandes ; 9 étamines bisériées, c'est-à-dire formant deux séries ou rangées. Fleurs
femelles dépourvues de spathe. Capsule arrondie, coriace.

HYDROCARIS MORSUS-RANÆ (*Morrène, petit Nénuphar*). Fleurs blanches.

B. VALLISNÉRIE (*Vallisneria*). Fleurs dioïques ; la femelle
portée sur un long pédoncule en spirale (76).

Cinquième classe.

Monocotylédones endospermés, supérovariés.

Ici se présentent les végétaux à un seul cotylédon dont
la graine est pourvue d'endosperme, et qui ont l'ovaire
supère, c'est-à-dire libre.

11e Famille. — ARACÉES.

(*Pl. x, 4. Gouet-pied de-veau : a.* plante entière ; *b.* spadice supportant les organes sexuels
(1. étamines ; 2. carpelles); *c.* groupe de fruits mûrs ; *d.* coupe d'un fruit contenant les
semences.)

145. Ce sont généralement des plantes herbacées et sans

tige, dont la souche porte l'empreinte des pétioles dilatés à la base. Les feuilles sont engaînantes, radicales et alternes quand il existe une tige. Fleurs en spadice, les unes unisexuées et sans périanthe, les autres hermaphrodites et munies d'enveloppes florales, mélangées les unes dans les autres, ou bien les mâles placées au-dessus des femelles autour de l'axe commun. Une spathe entoure le spadice : elle manque quelquefois ; étamines en nombre variable. Ovaire le plus souvent à une seule loge pluriovulée ; stigmate sessile. Petites baies globuleuses à une ou plusieurs graines. — On distingue deux tribus :

AROIDÉES.

Fleurs unisexuées, sans calice propre, munies d'une spathe.

A. Gouet (*Arum*). Spathe roulée en cornet et peu ouverte. Spadice nu supérieurement, couvert inférieurement de fleurs femelles, lesquelles sont constituées par un carpelle nu, et au milieu d'étamines ou d'anthères sessiles. Baie globuleuse monosperme.

Arum vulgare (*Gouet-pied-de-veau*) (*pl.* x, 4). Feuilles radicales sagittées ; fleurs verdâtres. — Bois couverts.

ORONTIACÉES.

Fleurs souvent hermaphrodites, munies d'un calice et dépourvues de spathe.

B. Acore (*Acorus*). Spadice cylindrique couvert de fleurs hermaphrodites très serrées. Calice à 6 divisions ; 6 étamines. Ovaire à 3 loges. Capsule triangulaire à 3 loges.

Acorus calamus (*Acore aromatique ou vrai*) (*pl.* xxxv, 2). Fleurs hermaphrodites très serrées les unes contre les autres. — Lieux humides.

A. draconculus (*Dragonnet*, *Serpentaire*). Feuilles composées ; tige maculée ; fleurs noires, fétides.

Usages. — Les racines de ces plantes, seules parties usitées, sont, pour la plupart, tuberculeuses, charnues et remplies de fécule ; mais elles contiennent aussi un principe âcre, caustique, doué de propriétés purgatives, qui s'enlève facilement, du reste, par la dessiccation, la décoction ou les lavages répétés, ce qui les rend alimentaires.

12ᵉ Famille. — CYPÉRACÉES.

Pl. x, 5. *Souchet long : a.* plante entière ; *b.* épillet ; *c.* écaille renfermant les organes sexuels ; *d.* fruit.)

146. Plantes herbacées, aimant en général les lieux humides, le bord des eaux. Leur tige est un chaume anguleux avec ou sans nœuds ; leurs feuilles sont engaînantes (gaîne non fendue). Les fleurs forment de petits épis écailleux ou des chatons ; chacune d'elles se compose d'une écaille, à l'aisselle de laquelle se trouvent 2 ou 3 étamines hypogynes, un ovaire uniloculaire surmonté d'un style à 3 stigmates. Dans quelques genres elles sont unisexuées, mais monoïques. Petit akène ; endosperme abondant dans la graine ; embryon en forme de toupie. — Deux tribus :

CYPÉRÉES.

Épillets multiformes comprimés ; pas de soies.

A. Souchet (*Cyperus*). Fleurs hermaphrodites, disposées en épillets comprimés ; écailles imbriquées et distiques sur les côtés d'un axe commun. Petits akènes sans poils à la base.

CYPERUS LONGUS (*Souchet long ou odorant*) (*pl.* x, 5). Tige haute de 2 à 4 pieds; racines tubéreuses fortes, grandes, ligneuses. — Bord des ruisseaux.

C. ROTUNDUS. Racines plus grêles.

C. FUSCUS. Tiges nombreuses à peine hautes d'un pied ; épillets noirâtres.

C. FLAVESCENS. Épillets jaunâtres.

B. Chouin (*Schœnus*). Fleurs hermaphrodites ; écailles imbriquées en tous sens ; épis arrondis.

SCHŒNUS MARISCUS. Graines nues à leur base. Il remplace le chaume pour couverture. — Marais.

S. ALBUS. Graines entourées de soie à leur base; panicule blanche ; tige triangulaire.

S. FUSCUS. Panicule brunâtre.

S. NIGRICANS. Épillets réunis en une seule tête terminale ; tige cylindrique.

S. FUSCUS. Épillets réunis en 2 ou 3 têtes.

C. Scirpe (*Scirpus*). Fleurs hermaphrodites; écailles imbriquées en tous sens. Fruit nu ou muni de poils courts. Épis arrondis.

SCIRPUS FLUITANS. Tige rameuse; un seul épi sur la même tige.

S. CŒSPITOSUS. Tiges très simples, munies d'écailles à la base ; épi jaune de 3 à 4 fleurs.

S. OVATUS. Tiges dépourvues d'écailles ; épi jaunâtre de plus de 20 fleurs à 2 étamines.

S. PALUSTRIS (*Jonc des chaisiers*). Racine rampante, alimentaire pour les porcs; tige cylindrique nue.

S. CARICIS. Tige simple, triangulaire, plusieurs feuilles à sa base.

S. SETACEUS. Tiges cylindriques, très fines, ne surmontant pas l'épi d'un pouce.

S. SUPINUS. Tiges moins fines, surmontant l'épi de 2 à 3 pouces.

D. LINAIGRETTE (*Eriophorum*). Fleurs hermaphrodites ; écailles planes, imbriquées en tous sens. Fruit muni, à sa base, de soies plus longues que les écailles.

ERIOPHORUM CAPITATUM. Feuilles canaliculées; épi solitaire, globuleux, muni d'une spathe brune.

E. VAGINATUM. Feuilles triangulaires; épi ovale, dépourvu de spathe.

E. POLYSTACHYUM (*Lin des marais*). Épis nombreux, 7 à 12.

E. ANGUSTIFOLIUM. Épis, 5 à 6 ; tige cylindrique ; aigrette longue ; pédoncules longs, écailles allongées.

CARICINÉES.

Fleurs unisexuées, en chatons. Écailles imbriquées en tous sens.

E. LAICHE (*Carex*). Fleurs généralement monoïques, dans un seul ou plusieurs chatons ou épis; 3 étamines. Ovaire triangulaire, enveloppé dans une urcéole ouverte au sommet. Fruit recouvert par l'urcéole. Chaume très souvent triangulaire. Très nombreuses espèces dont voici quelques-unes.

CAREX ARENARIA (*Laiche des sables, Salsepareille d'Allemagne*) (pl. XLVI, 2). Souche horizontale; tige triangulaire ; fleurs roussâtres en chaton; bractée inférieure à peine double de l'épi.

C. DISTICHA. Épi brun, formé de 30 à 60 épillets ; point de bractées foliacées.

C. HIRTA. Feuilles, glumes et gaines hérissées de poils.

C. DIGITATA. Épillets blanchâtres, disposés comme les doigts de la main.

C. FILIFORMIS. Feuilles filiformes, roulées en dessus sur leurs bords, glabres.

C. PRÆCOX. Épi femelle inférieur, porté sur un long pédicelle radical.

C. STRICTA. Un seul épi mâle; gaine des feuilles inférieures déchirée en forme de réseau.

C. PANICEA. Plusieurs épis mâles, blanchâtres ; tiges lisses.

Ces deux tribus contiennent plusieurs centaines d'espèces, abondantes surtout dans les contrées équinoxiales. Elles sont très voisines des graminées, mais elles en diffèrent par leur gaîne non fendue, par leur seule écaille au lieu de deux, par leurs trois stigmates au lieu de deux, etc.

147. Usages. — Les Cypéracées offrent peu de ressources à la médecine, à l'économie domestique et aux arts. Quelques racines ont été employées cependant, les unes comme légers sudorifiques (*Souchet long, S. rond*); d'autres comme alimentaires, à cause de la grande quantité de fécule amylacée que contiennent leurs tubercules (*S. comestible*). — Le papier sur lequel sont écrits les livres de l'antiquité a été fabriqué avec des tranches minces fortement battues d'une espèce de souchet, le *Cyperus papyrus*, dont se servaient encore les anciens pour faire des câbles, de la toile, etc.

13e Famille. — GRAMINÉES.

Pl. XI, 1. *Froment :* a. épillet séparé; *b.* écaille ou glume, garnie à sa base de deux paléoles, formant la glumelle et contenant les organes sexuels.)

148. Cette importante famille se compose de plantes herbacées, rarement ligneuses, ayant pour tige un chaume cylindrique, fistuleux, marqué de nœuds, desquels naissent des feuilles alternes, engaînantes (gaîne fendue), longues et étroites. Fleurs disposées en épis, ou en panicules rameuses ; elles sont réunies en petits groupes nommés *épillets,* sessiles ou pédonculés, et involucrés par deux espèces de bractées écailleuses appelées *glumes*. Chaque fleur est aussi pourvue de deux bractées ou petites écailles (*paléoles*) qui constituent la *glumelle* (*lépicène*), et n'a pas d'autre périanthe ; étamines hypogynes 3 ou 6 ; ovaire uniovulé à 1, 2, 3 styles, à stigmates plumeux ou barbus. Cariopse (95, A) à endosperme farineux. — Quatre groupes principaux :

Fleurs hermaphrodites en épi; 3 étamines.

A. FROMENT (*Triticum*). Épillets solitaires sur chaque dent de l'axe ; lépicène bivalve contenant de 3 à 6 fleurs ; glume formée de 2 paillettes dont l'inférieure est terminée par une soie. Style biparti.

TRITICUM SATIVUM. (*Froment cultivé*) (*pl.* XI, 1). Glume n'adhérant point à la graine.

T. SPELTA (*Blé épeautre*). Glumes adhérentes autour de la graine lors de la maturité.

T. REPENS (*Chiendent*). Épi allongé, comprimé ; épillets sans arête ; valves aiguës.

T. COMPOSITUM (*Blé de miracle*). Épi rameux.

T. NARDUS (*Faux-Nard*). Fleurs disposées d'un seul côté ; feuilles linéaires.

B. IVRAIE (*Lolium*). Épillets solitaires regardant l'axe par une de leurs faces, et non, comme le Froment, par un de leurs côtés ; lépicène quelquefois à une seule valve.

LOLIUM TEMULENTUM (*Ivraie enivrante*). Épillets de 5 à 12 fleurons, aristés ; lépicène bivalve.

L. MULTIFLORUM. Épillets formés de 18 fleurs au moins.

L. PERENNE (*Ray-grass des Anglais*). Épillets de 5 à 12 fleurs ; tige lisse au toucher. Bon fourrage pour les chevaux.

L. TENUE. Épillets de 3 ou 4 fleurs.

C. SEIGLE. (*Secale*). Épillets solitaires sur les dents de l'axe, biflores ; lépicène à 2 valves lancéolées ; glume à 2 paillettes, dont l'inférieure est terminée par une soie, la supérieure sans pointe ni piquants. Styles extrêmement courts. Cariopse enveloppée dans la glume.

SECALE CEREALE (*Seigle cultivé*). Épi chargé de longues barbes.

D. ORGE (*Hordeum*). Trois épillets uniflores à chaque dent de l'axe ; lépicène bivalve, valves aiguës, lancéolées ; glume bivalve, paillette supérieure entière, l'inférieure terminée par une soie. Cariopse sillonnée et entourée de sa glume persistante.

HORDEUM VULGARE (*Orge cultivée*). Épi anguleux, comprimé et allongé.

H. ELYMUS (*Élyme*). Épi cylindrique.

H. DISTICHUM (*Sucrion*). Épi égal, allongé ; balles s'écartant lors de la maturité ; cultivé.

H. HEXASTICHUM (*Escourgeon*). Épi anguleux, quadrangulaire ou à six rangées égales ; cultivé.

H. ZEOCRITON (*Orge de Russie ou pyramidale*). Épi pyramidal ; balles ne s'ouvrant pas lors de la maturité ; cultivé pour fourrage.

E. Nard (*Nardus*). Glume aiguë uniflore, à 2 valves ; balle nulle ; stigmate simple.

Nardus stricta (*Barbe-de-Vieillard, Cheveux-de-Lapon*). Épi droit unilatéral.

F. Flouve (*Anthoxanthum*). Glume à 2 valves ; lépicène à 2 valves aiguës, munies d'une arête courte sur le dos.

Anthox. odoratum. Épis jaunâtres, solitaires ; cultivé, bon fourrage.

G. Crételle (*Cynosurus*). Glume bivalve à 2-5 fleurs ; balle à 2 valves entières.

Cynosurus cristatus. Épi étroit, unilatéral ; bractée foliacée, découpée, à la base de chaque épillet.

H. Seslérie (*Sesleria*). Glume de 2-3 fleurs, à 2 valves ; lépicène bivalve.

Sesleria cœrulea. Épi long, serré, bleuâtre.

Fleurs hermaphrodites en panicule ; 3 étamines.

I. Avoine (*Avena*). Glume bivalve à 2 ou plusieurs fleurs ; lépicène à 2 valves membraneuses plus longues que les fleurs ; glume à 2 paillettes, dont l'inférieure offre une arête crochue et tordue qui part du milieu de son dos.

Avena sativa (*Avoine cultivée*). Barbes longues et tortillées.
A. fatua (*Folle-Avoine*). Balles garnies à la base de soies rousses ; épillets pendants.
A. nuda. Fleurs munies toutes d'arêtes ; barbes non tortillées ; cultivée comme fourrage.

J. Canche (*Aira*). Glume biflore, bivalve ; lépicène à 2 valves ; fleurs luisantes.

Aira cœspitosa. Tige de 1 à 3 pieds ; feuilles planes, striées ; cultivée pour fourrage.
A. canescens. Tige haute de 10 à 12 pouces.
A. caryophyllea. Tige de 6 à 8 pouces.
A. præcox. Tige de 2 à 3 pouces.

K. Roseau (*Arundo*). Épillets solitaires, multiflores ; lépicène à 2 valves aiguës ; glume à 2 paillettes couvertes à leur base d'une touffe de poils persistants.

ARUNDO DONAX (*Canne de Provence*) (*pl.* XLV, 3). Tige de 2 à 3 mètres ; panicule très grande et rameuse, terminale ; lépicène triflore.

A. PHRAGMITES (*Roseau à balai*). Tige de 3 à 6 pieds ; feuilles glabres.

- A. NIGRICANS. Tige de 2 à 3 pieds ; feuilles velues.

L. PATURIN (*Poa*). Glume multiflore, bivalve ; lépicène à 2 valves dépourvues d'arêtes, ordinairement obtuses. Un grand nombre d'espèces de ce genre font la base de nos prairies, de nos gazons et servent de nourriture aux herbivores.

POA FLUITANS (*Herbe-à-la-Manne*). Plante aquatique ; tige flottante sur l'eau, feuillée jusqu'à la panicule ; épillet d'un vert pâle ; graine alimentaire.

P. COMPRESSA. Tige nue ; épillets rougeâtres au sommet ; panicule comprimée.

P. ANNUA. Panicule lâche, interrompue.

P. PALUSTRIS. Valves des balles marquées de nervures ; membrane oblongue, obtuse, à l'ouverture de la gaîne des feuilles.

P. PRATENSIS. Valves un peu scarieuses au sommet ; membrane de la gaîne tronquée.

P. ERAGROSTIS. Gaîne irrégulièrement velue ; 10 à 11 fleurs dans chaque épillet ; excellent fourrage.

M. BRIZE (*Briza*). Glume multiflore à 2 valves ; lépicène à 2 valves ventrues ; épillets pendants.

BRIZA MEDIA (*Amourette*, *Gramen tremblant*). Panicule très ouverte ; épillets violets ou rougeâtres à la base ; croît dans les prés secs.

B. VIRENS. Panicule verdâtre, resserrée, portant une feuille à la base ; croît dans les bois, les moissons.

N. BROME (*Bromus*). Glume multiflore, bivalve ; lépicène à 2 valves inégales, l'intérieure plus petite, plissée, chargée de 2 rangées de cils.

BROMUS SECALINUS. Feuilles supérieures plus longues que les inférieures ; épillets comprimés.

B. ARVENSIS. Feuilles supérieures plus courtes ; épillets peu comprimés.

O. PANIC (*Panicum*). Glume bivalve, munie d'une troisième valve à sa base externe ; lépicène à 2 valves persistantes.

PANICUM ITALICUM (*Millet des oiseaux*). Axe de l'épi laineux. — Cultivé.

P. MILIACEUM (*Millet*). Gaînes des feuilles velues.

P. PASPALE (*Paspalum*). Glume à 2 valves membraneuses ; lépicène à 2 valves persistantes, crustacées ; épis digités.

PASPALUM DACTYLON (*Chiendent, Pied-de-Poule*). Valve extérieure de la glume étalée comme une bractée. — Sables.

Q. AGROSTIDE (*Agrostis*). Glume bivalve ; lépicène à 2 valves glabres.

AGROSTIS DECUMBENS, STOLONIFERA (*Fiorin*). Tige rampante à la base; fourrage.

A. SPICA-VENTI (*Épi-du-Vent*). Panicule non interrompue; excellent pâturage.

R. CALAMAGROSTIS. Longs poils soyeux aux valves de la lépicène.

CALAMAGROSTIS COLORATA (*Chiendent panaché., Herbe-à-Ruban*). Feuilles molles, à peu près planes; plante aquatique.

S. CANNE (*Saccharum*). Canne à sucre, genre exotique.

Fleurs hermaphrodites; 6 étamines.

T. RIZ (*Oriza*). Genre exotique.

Fleurs monoïques.

U. MAÏS (*Mays*). Épillets mâles biflores. en panicules terminales ; épillets femelles uniflores, en épis axillaires. Stigmate très long, fruits lisses, arrondis, comme incrustés dans l'axe de l'épi.

MAYS ZEA (*Blé de Turquie*). Épis femelles entourés de gaînes; épis mâles nus.

V. ÉGILOPE (*OEgilops*). Fleurs très enfoncées dans les cavités de l'axe

ŒGILOPS OVATA. Épi gros, ovoïde; épillets inférieurs à 3 barbes; semences alimentaires.

149. *Usages.* — Les Graminées doivent être placées au premier rang des plantes utiles, car elles nourrissent les peuples et les troupeaux d'une grande partie du globe ; les Palmiers, qui seuls peuvent leur être comparés, sous ce rapport, ne sont pas moins précieux dans les régions équatoriales.

Les céréales renferment dans leurs graines de l'amidon, du gluten, du sucre et divers sels ; on trouve dans leurs parties herbacées de la silice, de la chaux phosphatée, de l'albumine, du sucre et des principes mucilagineux. Sous le rapport mé-

dical, leur importance est relativement minime ; cependant on
en prépare des boissons et des cataplasmes émollients, etc.
En économie domestique, les tiges séchées servent à confectionner des nattes, des tapis, des chapeaux, des vêtements.

A. Quelques plantes de cette famille possèdent un principe
aromatique ou autre, qui diffère de celui des céréales. L'*Ivraie*
communique au pain des qualités malfaisantes ; — la *Flouve* (*Anthoxanthum odoratum*) donne au foin de nos prairies l'odeur balsamique qu'il répand lorsqu'on le fait sécher ; — l'*Andropogon*
ou foin des chameaux est une herbe de l'Orient très odorante ;
— le *Vétiver,* racine d'une espèce de l'Inde , sert par son
odeur prononcée à éloigner les insectes des vêtements et des
étoffes.

B. Non-seulement nos moissons, mais encore nos prairies
sont peuplées de graminées, plantes modestes qui représentent la *multitude* dans la *nation,* et que Linné a caractérisée
par une phrase latine dont chaque mot renferme une allusion
piquante. En voici la traduction : « La Gramens, plébéiens,
campagnards, pauvres, gens de chaume, communs, simples,
vivaces, constituent la force et la puissance du règne végétal,
et se multiplient d'autant plus qu'on les maltraite davantage
et qu'on les foule aux pieds. »

C. La *Canne à sucre,* originaire des Indes orientales, fut
introduite à Saint-Domingue et dans toute l'Amérique tropicale en 1506 ; sa tige, comme celle d'autres espèces encore,
renferme du sucre en si grande abondance qu'elle est devenue
une source de richesse pour les contrées où on la cultive. —
Nous ne parlons pas ici de la *Canne de Provence,* dont nous
traiterons spécialement ailleurs.

D. Les *Bambous* ont un chaume ligneux qui s'élève à plus de
60 pieds, et dont on fait des cannes qui se vendent en Europe.

14e Famille. — PALMIERS.

(*Pl.* xi, 2. *Dattier commun* : *a.* fleur mâle ; *b.* fleur femelle ; *c* les trois carpelles ; *d.* spathe contenant un panicule ou un régime de fleurs ; *e.* fruit coupé transversalement, et
embryon.)

150. Ce sont des végétaux d'un port majestueux, à tige
(stipe) élancée, couronnée par un faisceau de belles feuilles,

grandes, persistantes, pétiolées ; tantôt en forme d'éventail,
tantôt pennées ou palmées, quelquefois décomposées. Les
fleurs sont unisexuées, dioïques ou polygames, rarement hermaphrodites, disposées en épi rameux appelé *régime*, protégé
par une spathe qui est souvent très dure, comme ligneuse.
Périanthe à 6 divisions, dont 3 extérieures calicinales, 3 intérieures pétaloïdes ; ordinairement 6 étamines ; 3 carpelles
libres, ou soudés en un ovaire à 3 loges uniovulées. Fruits
bacciformes, plus souvent drupacés ; mésocarpe charnu (Dattier) ou fibreux (Cocotier), etc.

Cette famille renferme un très grand nombre d'espèces qui
habitent la zône intertropicale ; mais on n'en connaît guère
qu'une dizaine qui croissent spontanément au-delà des tropiques. Voici les noms des principales :

DATTIER (*Phœnix dactylifera*).   COCOTIER (*Cocos nucifera*).
SAGOUTIER (*Sagus*).   ROTANG (*Calamus*).

131. Usages. — Les Palmiers et les Graminées se partagent le monde pour le combler de leurs dons. Les *Palmiers*
fournissent aux habitants des contrées tropicales des substances alimentaires très variées : fruits, amandes, fécule,
bourgeons, boissons fermentées, huiles grasses. Chacun sait
que le *Dattier* nourrit les peuples des déserts du nord de
l'Afrique et d'une immense partie de l'Asie. Les amandes du
Cocotier rendent par expression une huile douce qui sert
aux usages domestiques des indigènes. — L'*huile de palme* du
commerce provient d'une espèce particulière, l'*Avoïra*. —
La substance amylacée, connue sous le nom de *Sagou*, est extraite du stipe de plusieurs palmiers, notamment du *Sagus
rumphii*. — Les *Rotangs* fournissent des joncs avec lesquels
on fait des cannes, des badines, des meubles treillissés, etc.

Grandes, fibreuses, coriaces, d'une grande résistance, les
feuilles des Palmiers servent à couvrir les cases, à former des
cloisons ; fendues et préparées, elles sont employées à la fabrication de nattes, de toiles, de vêtements, de chapeaux, de
boîtes, etc. ; enfin on écrit sur quelques-unes avec des poin-
çons.

15e Famille. — COLCHICACÉES.

(*Pl.* xi,3. *Ellébore blanc* : *a.* tige fleurie ; *b.* fleur séparée ; *c.* pistil ; *d.* capsule triloculaire ; *e.* capsule coupée transversalement ; *f.* coupe longitudinale d'une loge contenant
les semences ; *g.* semence séparée.)

152. Plantes herbacées, à racine bulbifère ou fibreuse, à
tige simple ou rameuse, portant des feuilles radicales ou alternes, engaînantes. Les fleurs sont terminales, composées
d'un périanthe pétaloïde ou calice coloré à 6 divisions profondes, libres ou cohérentes ; 6 ou 9 étamines insérées à la
gorge ou à la base du périanthe ; 3 carpelles distincts ou soudés en ovaire à 3 loges pluriovulées ; 3 styles, stigmates sur
leur face interne. Capsules à 3 loges ; déhiscence septicide.
— Deux tribus :

COLCHICÉES.

Calice prolongé à sa base en un tube allongé ; styles très
longs.

A. COLCHIQUE (*Colchicum*). Calice pétaloïde, longuement tubuleux, coloré, campanulé à 6 divisions, profondes ; étamines
insérées au tube ; 3 carpelles soudés inférieurement, 3 styles
très longs ; 3 grandes capsules uniloculaires, polyspermes
soudées par leur côté interne.

COLCHICUM AUTUMNALE (*Colchique d'automne*) (*pl.* xlvii, 3). Fleurs d'un
violet rougeâtre ; feuilles lancéolées. — Prés bas.

VÉRATRÉES.

Sépales distincts, sessiles, non soudés en tube à leur base ;
styles courts.

B. VÉRATRE (*Veratrum*). Calice à 6 divisions, étalé ; étamines
attachées à leur base ; 3 pistils distincts ; 3 capsules allongées ; fleurs polygames, en panicule.

VERATRUM ALBUM (*Ellébore blanc*) (*pl.* xi, 3). Feuilles ovales, amplexicaules.
V. SABBADILLA (*Cévadille*). Plante du Mexique.

153. *Usages.* — Les plantes de cette famille ont généralement sur l'économie animale une action délétère, due à un
principe particulier, la *vératrine*, et à un *acide* nommé *cévadi-*

que. On les emploie à petites doses comme purgatives, diurétiques et antigoutteuses.

<h3 style="text-align:center">16e Famille. — LILIACÉES.</h3>

(*Pl.* XI, 4. *Lis blanc ; a.* plante entière ; *b.* organes sexuels ; *c.* ovaire ; *d.* fruit ; *e.* graines.)

154. Cette famille se compose de plantes ordinairement herbacées ou vivaces, à racine bulbifère, feuilles radicales ou caulinaires ; dans le premier cas verticillées, du centre desquelles s'élève une hampe portant des fleurs solitaires et terminales, ou disposées en épis, ou en grappe, ou en ombelle. Périanthe pétaloïde à 6 divisions, libres ou soudées à leur base ; 6 étamines insérées à la base des sépales, si ceux-ci sont distincts, ou bien au haut du tube quand ils sont soudés. Ovaire triloculaire, à 3 côtes saillantes ; style simple, à stigmate trilobé ; quelquefois absence de style. Fruit capsulaire ou bacciforme ; graines membraneuses à endosperme charnu. — Quatre tribus :

<h4 style="text-align:center">TULIPACÉES.</h4>

Souche bulbeuse ; divisions du périanthe distinctes.

A. LIS (*Lilium*). Calice pétaloïde campanulé, régulier, à 6 sépales ; étamines plus courtes que le pistil ; style simple, stigmate trigone.

LILIUM CANDIDUM (*Lis blanc*) (*pl.* XI, 3). — Cultivé.

B. TULIPE (*Tulipa*). Calice pétaloïde campanulé, à 6 divisions profondes ; stigmate sessile ; capsule oblongue à 3 angles.

TULIPA GESNERIANA (*Tulipe* à nombreuses variétés cultivées). Pétales glabres.
T. SYLVESTRIS. Pétales barbus au sommet.

C. FRITILLAIRE (*Fritillaria*). Feuilles verticillées ; fleurs penchées ; chaque sépale creusé à la base d'une glande nectarifère.

FRITILLARIA IMPERIALIS (*Couronne impériale*). Cultivée pour ornement.

SCILLÉES.

Souches bulbeuses; divisions du périanthe distinctes ou soudées; épisperme noir.

D. AIL (*Allium*). Calice campanulé, sépales distincts; stigmate simple. Fleurs en ombelle, entourées d'une spathe à 2 valves avant leur développement. Souvent petits bulbilles au milieu des fleurs.

ALLIUM SATIVUM (*Ail commun*). Feuilles entières, étamines trifurquées; ombelle bulbifère.

A. SCORODOPRASUM (*Échalotie d'Espagne, Rocambole*). Feuilles dentées ou ondulées sur les bords; ombelle bulbifère.

A. PORRUM (*Poireau*). Ombelle ne portant pas de bulbes entre les pédicelles; feuilles planes ou légèrement en gouttière.

A. CEPA (*Ognon cultivé*). Tige nue, ventrue vers la base; fleurs verdâtres ou peu rougeâtres; feuilles radicales.

A. SCHOENOPRASUM (*Civette, Ciboule, Ciboulette*). Tige grêle, nue; feuilles aussi longues que la hampe, radicales, cylindriques; fleurs purpurines.

A. ASCALONICUM (*Échalotte*). Feuilles toutes radicales; étamines non saillantes; bulbe multiple.

E. JACINTHE (*Hyacinthus*). Périanthe campaniforme, recourbé en dedans. Nombreuses variétés cultivées.

F. SCILLE (*Scilla*). Calice pétaloïde de 6 sépales étalés, caducs; filets staminaux simples, glabres; stigmate légèrement trilobé. Fleurs en grappes.

SCILLA MARITIMA (*Scille officinale*) (*pl.* XLVIII, 5). — Sables des bords de la mer.

S. AUTUMNALIS. Feuilles filiformes, arrondies, plus courtes que la tige. — Bois.

S. BIFOLIA Feuilles planes, au moins aussi longues que la tige.

G. ORNITHOGALE (*Ornithogalum*). Calice à 6 divisions persistantes; des 6 étamines, 3 ont souvent leurs filets élargis à leur base.

ORNITHOGALUM OMBELLATUM (*Dame d'onze heures*). Fleurs en grappes blanches simulant une ombelle imparfaite. — Bois.

O. PYRAMYDALIS (*Épi-de-Lait, Épi-de-la-Vierge*). Fleurs blanches en grappe pyramidale.

O. LUTEUM. Épi portant 1 à 6 fleurs jaunes; pédoncules glabres; cultivé.

O. MINIMUM (*Gagea villosa*). Pédoncules velus.

H. Muscari. Calice pétaloïde ovoïde, renflé au milieu, à 6 dents ; capsule à 3 angles saillants.

Muscari comosum (*Vaciet*). Pédoncules supérieurs très longs. — Champs, prés.

M. racemosum (*Ail des chiens*). Fleurs en épi court, serré, odorantes.

M. botryoïdes. Fleurs en épi allongé et lâche, inodores.

I. Phalangère (*Phalangium*). Calice à 6 divisions profondes ; étamines filiformes, glabres. — Variété à *tige simple ;* variété à *tige rameuse.*

ALOINÉES.

Plantes grasses et charnues ; sépales soudés en tube.

J. Aloes (*Aloe*). Plante du cap de Bonne-Espérance.

HÉMÉROCALLIDÉES.

Racine fibreuse ; sépales soudés en tube.

K. Hémérocalle (*Hemerocallis*). Hampe ramifiée ; fleurs jaunes.

Tubéreuse (*Polyantes tuberosa*). Grandes fleurs blanches en épi.

155. *Usages.* — Les Liliacées fournissent des plantes que l'on peut partager en médicinales, en potagères et en plantes d'agrément. Les premières sont employées comme excitantes, expectorantes, diurétiques ou purgatives. Les secondes, qui sont cultivées dans tous les jardins, n'ont pas besoin d'être désignées de nouveau. Quant aux troisièmes, elles méritent que nous mentionnions les principales.

La *Tulipe* est très riche en variétés cultivées ; cette belle fleur a été décrite pour la première fois par Gesner, d'où son nom de *T. gesneriana*. — La *Fritillaire* est cultivée dans les jardins et fleurit au printemps. — Le *Lis* (de *li*, blanc en celtique) est un genre qui renferme une trentaine d'espèces à fleurs magnifiques, blanches, ou couleur nankin ou d'un beau lilas, etc. — Les *Jacinthes* sont aussi très nombreuses et de toutes couleurs, selon la variété ; elles fleurissent au printemps. — Les *Hémérocalles* ne durent qu'un jour. — Parmi les *Ornithogales*, une espèce ouvre son périanthe à 11 heures du matin (*Dame d'onze heures*). — La *Tubéreuse,* originaire de l'Inde, donne en juillet des fleurs d'une odeur délicieuse, mais trop forte, car elle peut déterminer l'asphyxie dans des appartements peu spacieux.

17e Famille. — ASPARAGACÉES.

Pl. xi, 5. *Muguet de mai* : *a.* tige florale et feuille ; *b.* calice ouvert, montrant les organes de la fructification ; *c.* fruit ; *d.* semence.)

156. Plantes vivaces, très voisines des Liliacées, dont elles diffèrent par leurs racines fibreuses et leur fruit bacciforme. Leur tige est herbacée ou sarmenteuse ; leurs feuilles sont petites, alternes, quelquefois engaînantes à leur base. Fleurs hermaphrodites, quelquefois unisexuées. Calice pétaloïde à 6 ou 8 divisions attachées à la base des sépales, ou soudées ensemble et fixées à la partie supérieure du périanthe. Ovaire libre, triloculaire, contenant 1 à 3 ovules ; style simple ou trifide ; stigmate trilobé. Baie globuleuse à une ou plusieurs graines. — Deux groupes :

Fleurs hermaphrodites.

A. ASPERGE (*Asparagus*). Calice pétaloïde tubuleux à 6 divisions ; 6 étamines courtes ; baie à 3 loges dispermes.

ASPAR. OFFICINALIS (*Asperge*). Fleurs d'un vert jaunâtre, petites.—Cultivée.

B. MUGUET (*Convallaria*). Calice urcéolé, globuleux, à 6 dents roulées en dehors ; 6 étamines ; baie à 3 loges monospermes.

CONVALLARIA MAJALIS (*Muguet de mai*) (*pl.* xi, 5). Calice globuleux.—Bois.
C. POLYGONATUM (*Sceau-de-Salomon*) (*pl.* xxxii, 4). Calice cylindrique : pédoncules portant 1-2 fleurs; baie bleue.
C. MULTIFLORA. Pédoncule portant 2-5 fleurs; baie rougeâtre.

C. PARISETTE (*Paris*). Calice à 8 divisions, dont 4 intérieures pétaloïdes ; 8 étamines ; 4 stigmates ; baie à 4 loges, 6-8 graines dans chacune.

PARIS QUADRIFOLIA (*Raisin-de-Renard, Tue-Loup*) (*pl* liv, 2). 4 feuilles au sommet, ovales, en croix, du milieu desquelles sort une seule fleur verdâtre. — Bois.

7

Fleurs unisexuées.

D. Fragon (*Ruscus*). Calice à 6 divisions ; fleurs dioïques : filaments staminaux soudés et stériles dans les femelles, chargés de 6 anthères dans les mâles ; 1 style, 1 stigmate. Baie à 3 loges dispermes.

Ruscus aculeatus (*Petit Houx*) (*pl.* xlviii, 3). Fleurs blanchâtres, dioïques, naissant sur la face supérieure des feuilles. — Bois.

E. Tamier (*Tamus*). Calice campanulé, à 6 divisions ouvertes dans les fleurs mâles, resserrées et adhérentes à l'ovaire dans les fleurs femelles ; 1 style, 3 stigmates. Baie à 3 loges.

Tamus communis (*Sceau-de-la-Vierge*). Fleurs verdâtres en grappes ; feuilles cordiformes, entières. — Haies.

Salsepareille, Squine. Genres exotiques.

157. *Usages.* — Les Asparagacées sont légèrement excitantes, les unes diurétiques, les autres sudorifiques. La *Parisette* est beaucoup plus active, non sans danger même. Il sera question de toutes ces plantes chacune en particulier, à l'exception de la *Salsepareille* et de la *Squine*, qui sont exotiques. — A propos de végétaux étrangers, mentionnons le *Dragonnier*, arbre colossal de l'Inde orientale, qui fournit une des sortes du sang-dragon du commerce.

Sixième classe.

Monocotylédones endospermés, inférovariés.

Ce groupe comprend donc les plantes à un seul cotylédon, à fruit endospermé, à ovaire infère.

18e Famille. — AMARYLLIDACÉES.

Pl. xli, 2. *Narcisse des prés : a.* fleur et portion de feuille ; *b.* fleur ouverte montrant les organes de la fructification ; *c.* capsule triloculaire ; *d.* capsule coupée transversalement.)

158. Végétaux herbacés, à racine bulbifère ; feuilles radicales ; fleurs enveloppées d'une spathe sèche avant leur épanouissement. Périanthe à 6 divisions, représentant calice et

corolle pétaloïdes, dont le tube est soudé avec l'ovaire ; 6 étamines libres, ou soudées en godet. Ovaire infère à 3 loges pluriovulées ; stipe terminé par un stigmate trilobé. Fruit capsulaire. — Cette famille, qui diffère des Liliacées par son ovaire
adhérent, et des Iridées par le nombre de ses étamines à anthères introrses, se divise en deux tribus principales dont
voici les genres :

A. GALANTINE (*Galanthus*). Périanthe à 6 divisions, les 3
internes échancrées et plus courtes que les extérieures ; stigmate simple.

GALANTHUS NIVALIS (*Perce-Neige* . Fleurs blanches verdâtres.

B. AMARYLLIS. Genre exotique.

C. NARCISSE (*Narcissus*). Périanthe infundibuliforme, couronné à sa gorge par un godet pétaloïde accessoire de même
couleur ; étamines cachées dans le godet.

NARCISSUS JONQUILLA (*N. Jonquille*). Feuilles jonciformes, demi-cylindriques
on en alène. — Cultivé.

N. POETICUS (*Narcisse des jardins*). Hampe uniflore ; périanthe d'un beau
blanc ; godet rotacé, jaune orangé sur les bords.

N. PSEUDO-NARCISSUS (*Narcisse des prés*) (*pl.* XII, 2). Périanthe jaunâtre ;
godet de longueur égale aux segments du calice.

N. TAZETTA (*Narcisse de Constantinople*). Feuilles planes, hampes multiflores.

159. *Usages*. — Les bulbes des *Amaryllis* contiennent un
principe qui provoque le vomissement. — Les *Agaves* ont des
feuilles épaisses, raides, dentées, d'un tissu filamenteux, susceptible de fournir par le rouissage une sorte de chanvre (*soie
végétale*) propre à former des tissus.

Cette feuille est riche en espèces pour ornement ; les plus
intéressantes sont l'*Amaryllis charmante*, d'un rouge pourpre
velouté ; l'*A. réticulée*, périanthe à segments étalés recourbés,
de couleur rose tendre, marqués d'un réseau de couleurs
purpurines ; nervure médiane blanche aux feuilles ; le *Narcisse des prés* (V. ce mot) ; le *N. poétique*, limbe d'un blanc de
lait ; le *N. Jonquille*, feuilles menues comme du jonc, fleurs
jaunes et odoriférantes.

19e Famille. — IRIDACÉES.

Pl. xii, 3. *Iris des marais : a.* fleur entière ; *b.* pistil simple terminé par un stigmate à trois divisions pétaliformes et bifides à leur extrémité ; *c.* étamine séparée; *d.* capsule *e.* coupe de la capsule ; *f.* semence.)

160. Ce sont encore des plantes herbacées à racine tubéreuse ou charnue, dont la tige (hampe) nue ou garnie de feuilles alternes, sessiles et engaînantes, porte des fleurs qui, renfermées dans une spathe avant l'épanouissement, ont un calice pétaloïde, coloré, tubuleux à sa base, mais à 6 divisions profondes cependant. Étamines 3, libres ou monadelphes, à anthères extrorses. Ovaire infère, à 3 loges pluriovulées ; 1 style, 3 stigmates dilatés et comme pétaloïdes. Capsule à 3 loges polyspermes. — Deux tribus, suivant que les étamines sont libres ou monadelphes.

A. Iris (*Iris*). Calice pétaloïde tubuleux à la base, 6 divisions profondes, dont 3 intérieures dressées, 3 extérieures réfléchies ; style divisé supérieurement en 3 lanières pétaloïdes stigmatifères, recouvrant les 3 étamines. Capsule triloculaire. Fleurs grandes en général.

Iris pseudo-acorus (*Iris des marais*) ((*pl.* xii, 3), Fleurs jaunes.
I. germanica (*Iris-flambe*) (*pl.* lvii, 1). Tige d'environ 2 pieds ; pétales barbus.
I. fœtidissima (*Iris-gigot*). Fleurs bleues ou purpurines ; pétales nus.—Bois.

B. Safran (*Crocus*). Calice pétaloïde à long tube, grêle, à 6 divisions dressées, les 3 extérieures portant à leur base les étamines ; style simple, partagé en haut en trois lanières pétaloïdes roulées en cornet, bordées à leur bord libre par le stigmate. Capsule triloculaire, petite, globuleuse.

C. sativus (*Safran cultivé*) (*pl.* li, 4).

C. Glaïeul et Ixia. Genres exotiques.

D. Bermudienne (*Sisyrinchium*) ; Tigridie (*Tigridia*) ; Vieusseuxia. Genres exotiques, à étamines monadelphes.

161. *Usages.* — Ils sont à peu près nuls; cependant le *Safran* et l'*Iris de Florence* sont employés en médecine, ce dernier pour faire des *pois à cautères*.

Mais les amateurs de belles fleurs cultivent un grand nombre de ces plantes dans leurs jardins pendant l'été, dans leurs serres tempérées pendant l'hiver : ce sont les *Iris,* dont deux espèces : l'une, à racine fibreuse, qui donne de jolies fleurs bleues, roses, blanches, etc., selon la variété ; l'autre, à racine bulbeuse, qui n'est ni moins belle ni moins odorante. — Viennent ensuite les *Glaïeuls,* fleurs roses, blanches ou rouges, selon la variété, paraissant en mai ; — les *Ixia,* couleur qui varie depuis le rouge de pourpre jusqu'au blanc de neige ; — la *Tigridie,* fleurs violettes, jaunes et rouges, de l'aspect le plus agréable, se montrant en août ; — la *Vieusseuxis,* fleurs blanches, tachetées de bleu et bordées de noir, s'épanouissant en mai ; — la *Sparaxis,* fleurs violettes, grandes et belles, se montrant en avril.

20e Famille. — ORCHIDACÉES.

(*Pl.* xii, 4. *Orchis blanc : a.* sommité de la plante ; *b.* gynostène formé par le pistil et les étamines ; *c.* stigmates et étamines grossis. (1. étamines renfermées dans une fossette ; 2. stigmate.)

162. Cette famille comprend des plantes herbacées terrestres ou parasites, dont le port et l'aspect sont très variés. Racine à 2 tubercules, ou fibreuse ; tige nulle dans les espèces des pays froids et tempérés ; feuilles simples entières, engaînantes, alternes ou distiques.

Les fleurs naissent sur des hampes ; elles sont solitaires, fasciculées, en épi ou en panicule, offrant les formes et les colorations les plus diverses. Périanthe simple, pétaloïde, irrégulier, à limbe divisé en six parties dissemblables, savoir : trois externes, dont une supérieure plus grande et deux latérales plus petites, tantôt dressées ou rapprochées en casque, tantôt étalées ; et trois internes, dont deux supérieures de grandeur égale et une inférieure, nommée *labelle* ou *tablier,* plus souvent pendante, de forme très variée, et quelquefois terminée postérieurement en bourse ou en *éperon.* Étamine 1, dont le filet est soudé avec le style ou le stigmate, de manière à former un tout, une sorte de colonne centrale appelée *gynostène,* au sommet de laquelle est l'anthère ; pollen réuni en masses solides ; ovaire adhérent, uniloculaire ; capsule uniloculaire, trivalve.

Les Orchidées abondent dans les grandes forêts vierges de l'Amérique méridionale et des Indes orientales; leur nombre diminue des tropiques vers les pôles. Voici cependant des genres indigènes.

A. Orchis (*Orchis*). « Calice pétaloïde, double ; les trois divisions externes à peu près égales, conniventes, en forme de voûte ou de casque, ou écartées; labelle éperonné à sa base ; masses polliniques sectiles, caudiculées à leur base, portant chacune une glande orbiculaire ou retinacle distinct et contenues chacune dans une petite bourse » (Richard).

Description d'un autre auteur : « Périgone dont la division supérieure est voûtée, et l'inférieure prolongée en éperon à sa base, ovaire souvent tordu; stigmate convexe, placé au devant du style; une anthère biloculaire, terminale. »

Orchis mascula (*Salep*) (*pl.*xxvii, 3).

O. bifolia. Tablier linéaire ; fleurs odorantes ; alimentaire.—Prés humides.

O. morio. Lobes inférieurs du tablier arrondis et plus longs que les lobes moyens ; alimentaire.

O. hircina. Lobe moyen du tablier long, grêle et linéaire ; odeur repoussante.

O. coriophora. Lobe moyen entier ou denté; odeur de punaise.

Autres variétés à fleurs pourpres, verdâtres, rougeâtres, etc., plus ou moins odorantes.

B. Ophrys. Périanthe à divisions ouvertes; tablier sans éperon; stigmate convexe, placé devant le style 1 anthère biloculaire, terminale.

Ophrys monarchis. Tablier à 3 lobes ; 1 seul tubercule à la racine. —Prés secs.

O. anthropophora. Tablier à 4 lobes ; 2 tubercules à la racine.

O. nidus-avis. Racines fibreuses entrelacées en forme de nid d'oiseau ; tige sans feuilles, portant quelques écailles membraneuses.

Variétés à périanthe verdâtre (O. arachnites), et à couleur purpurine (O. apifera).

C. Epipactis ou serapias. Tablier dépourvu d'éperon ; stigmate oblique, terminal, placé devant l'anthère qui est biloculaire et attachée au bord postérieur du style.

Serapias latifolia (*Helléborine,* parce que ses feuilles ressemblent à celles de l'Hellébore blanc). Tablier sensiblement pointu ; fleur d'un pourpre foncé; légère odeur de vanille — Bois épais.

D. LIMODORE (*Limodorum*). Tablier prolongé en éperon ; stigmate placé à la face antérieure du style ; anthère terminale,
hémisphérique, à 2-4 loges.

LIMODORUM ABORTIVUM (*Orchis abortiva* de Linné). Fleurs violacées. —Lieux
ombragés.

D. VANILLE (*Vanilla*). Genre de l'Amérique méridionale.

165. *Usages.* — L'*Orchis mâle* et quelques autres variétés
fournissent le *Salep*, aliment féculent qu'on retire de leurs bulbes radicaux, et qui est extrêmement nourrissant. —La *Vanille*
est aromatique, légèrement stimulante, cordiale et digestive.
— Cette famille est très intéressante sous un autre rapport.

« Les Orchidées tropicales, dit Le Maout, s'établissent dans
les fentes des arbres, les bifurcations des rameaux, au milieu
de la mousse humide qui les recouvre. Cette végétation aérienne rend facile leur culture dans nos serres chaudes, où on
les suspend dans des corbeilles à claire-voie pleines de mousse
humide ou de détritus de végétaux. Les fleurs présentent les
formes les plus bizarres : il y en a qui imitent une mouche,
une araignée, un singe à longue queue, un homme pendu par
la tête ; quelques-unes brillent des couleurs les plus vives et
les plus variées, et répandent un parfum délicieux ; d'autres
offrent une coloration livide et exhalent une odeur infecte.
Cette diversité de forme, de couleur et d'odeur, qui toutefois
ne s'écarte pas du caractère-type de la famille, les fait rechercher avidement par les adonistes : ces amateurs d'étrangetés
dépensent des sommes énormes pour orner leurs serres
chaudes d'une espèce ou d'une variété nouvelle ; aussi le
nombre des espèces va-t-il croissant de jour en jour ; on en
connaît déjà plus de 1,600. Nous nous contenterons de mentionner la plus curieuse de nos espèces indigènes : c'est le
Sabot-de-Vénus; la tige est un peu sinuée ; les fleurs, dont
l'odeur est suave, ont leurs segments étalés de pourpre foncé ;
le labelle ou segment inférieur et interne est jaune, renflé,
creux, ouvert par en haut, et représente un sabot. »

TROISIÈME EMBRANCHEMENT.

DICOTYLÉDONES.

104. Le caractère essentiel des plantes dicotylédonées repose sur la structure de leur graine, qui est divisée en *deux* parties, rarement en un plus grand nombre, appelées *cotylédons* (109). Mais ces végétaux diffèrent des deux embranchements précédents sous tous les autres rapports. En effet, 1° les racines présentent le plus souvent un corps distinct, garni d'un chevelu abondant; 2° la tige, ordinairement rameuse, est composée de faisceaux vasculaires disposés en couches concentriques autour du canal médullaire (12, B); 3° les feuilles ont pour base une côte centrale à nervures latérales entrecroisées dans tous les sens en forme de réseau; 4° le nombre 5 domine dans les parties constituantes de la fleur, tandis que c'est 3 ou 6 dans les Monocotylédones; 5° la radicule est nue, la gemmule est placée à la base et entre les deux cotylédons qui la recouvrent complétement.

Les Dicotylédones comprennent les cinq sixièmes environ des plantes connues; on en a formé trois grandes divisions : les Apétalées, les Monopétalées et les Polypétalées.

Dicotylédones apétalées.

Dans cette première division des Dicotylédones se trouvent classées les plantes dépourvues de pétales, c'est-à-dire qui ont un périanthe simple, calicinal ou pétaloïde, mais pas de corolle proprement dite. On les subdivise en *unisexuées* et en *hermaphrodites*. Les plantes unisexuées se distinguent, en outre, suivant qu'elles sont ou non en chatons, ainsi qu'il suit.

Septième classe.

Dicotylédones apétales, unisexuées.

Fleurs en chatons.

21e Famille. — CONIFÈRES.

Pl. xii, 5. Pin sauvage : a. cône et portion des branches ; *b.* chaton de fleurs mâles ; *c.* chaton de fleurs femelles ; *d.* fleur mâle ; *e.* écaille du chaton *c* portant 2 fleurs femelles.)

165. Importante famille de végétaux à haute stature ou d'arbustes et d'arbrisseaux habitant pour la plupart les contrées froides ou tempérées, les montagnes, et restant verts pendant la morte saison. En voici les caractères généraux : feuilles linéaires, subulées, solitaires, géminées ou en faisceaux ; fleurs mâles en chatons, sans calice ni corolle, dont les étamines, en nombre variable, sessiles ou portées sur des filets distincts ou soudés, sont placées à la base ou à la face inférieure des écailles qui forment les chatons ; les fleurs femelles, en chatons ovoïdes formés d'écailles imbriquées, sont appliquées et renversées sur la surface inférieure de chaque écaille ; elles consistent en un pistil renfermé dans un calice adhérent, ventru, ouvert à son sommet comme une bouteille ; stigmate sessile ; akène ovoïde ou anguleux. L'assemblage des fruits et des écailles qui les accompagnent constitue un *cône ;* pour observer la fructification, on écarte les écailles, et l'on trouve sous chacune d'elles les fruits munis de leurs calices. —Trois tribus :

ABIÉTINÉES (CONIFÈRES VRAIS).

Fleurs femelles renversées, adhérentes à la face inférieure des écailles qui en portent chacune deux ; fruits en cône écailleux.

A. PIN (*Pinus*). Fleurs monoïques · les mâles en chatons ovoïdes, composés d'écailles portant 2 anthères appliquées sur leur face interne ; les femelles en chatons simples, dont les écailles portent à leur base interne 2 fleurs femelles renversées, c'est-à-dire 2 ovaires et 2 stigmates. Cône formé d'écailles imbriquées, ligneuses, ombiliquées au sommet. Feuilles subulées, sortant plusieurs ensemble d'une même graine.

P. MARITIMA. Cônes obtus, d'un jaune luisant.
PINUS PINEA (*Pin cultivé*). V. ce mot.

P. RUBRA (*Pin d'Écosse*). Cônes pointus au sommet; jeunes pousses rouges.

P. SYLVESTRIS (*Pin sauvage*). Écailles des cônes terminées en massues à 4 angles; jeunes pousses vertes.

P. LARICO. Écailles non anguleuses; feuilles chiffonnées.

B. SAPIN (*Abies*). Fleurs monoïques; chatons mâles axillaires, à écailles planes, minces, non renflées à leur sommet; feuilles solitaires ne sortant pas d'une gaîne commune.

ABIES PECTINATA (*Sapin commun*). Cônes redressés; feuilles déjetées sur deux côtés.

A. EXCELSA (*Sapin epicea, noir*). Cônes pendants; feuilles éparses en tous sens.

C. MÉLÈZE (*Larix*). Réuni d'abord au Pin, puis au Sapin, ce genre en diffère par ses cônes latéraux et non terminaux, par ses feuilles caduques; chatons mâles non réunis en grappes; écailles des cônes femelles minces et non épaisses au sommet. Les écailles des fleurs femelles présentent une longue pointe.

LARIX EUROPŒA (*Mélèze ordinaire*). V. ce mot.

D. CÈDRE (*Cedrus*). Genre exotique.

CUPRESSINÉES.

Fleurs femelles dressées, placées à l'aisselle des écailles et non soudées avec elles. Cône globuleux.

E. GENÉVRIER (*Juniperus*). Fleurs monoïques, plus souvent dioïques; chatons mâles petits, ovoïdes; écailles en forme de clou, portant à leur face inférieure des anthères sessiles; les fleurs femelles sont réunies au nombre de trois dans une espèce d'involucre charnu, globuleux, formé par des écailles soudées ensemble. Le fruit, charnu, formé de l'involucre qui s'est accru, renferme trois petits noyaux osseux.

JUNIPERUS COMMUNIS (*Genévrier commun*) (*pl.* XLVII, 5).

J. SABINA (*Genévrier-sabine*) (*pl.* LI, 3).

F. CYPRÈS (*Cupressus*). Genre exotique.

G. THUIA. Genre exotique.

TAXINÉES.

Fleurs femelles solitaires; fruit simple.

H. If (*Taxus*). Fleurs dioïques; les mâles en chatons très petits, solitaires à l'aisselle des feuilles supérieures, enveloppés inférieurement d'écailles imbriquées, et composés de 6 à 14 fleurs formées d'une écaille discoïde, peltée, portant 3 à 8 anthères attachées au pivot central; fleurs femelles terminales, solitaires, embrassées par des écailles imbriquées; ovaire dépourvu de style et de stigmate.

TAXUS BUCCATA (*If commun*). V. ce mot.

166. *Usages.* — Les Conifères offrent une importance remarquable, tant par les nombreux produits résineux qu'elles fournissent (V. *Pin* et *Sapin*) que par les usages auxquels on soumet leur bois fort et résistant, quoique léger. Les mâts les plus remarquables par leur élévation et leur solidité sont choisis parmi les *Pins* de l'Amérique du Nord. — Les *Sapins* et les *Cèdres* fournissent un excellent bois de charpente et de menuiserie; ils sont encore employés à la fabrication des crayons. — Le *Mélèze* fournit la *manne de Briançon*, matière sucrée, blanche, qui suinte de ses feuilles. — Il y a assez de sucre dans les petits cônes du *Genévrier* pour qu'on en retire par la fermentation et la distillation un liquide alcoolique. — Enfin on emploie les feuilles et l'écorce d'un grand nombre de CONIFÈRES pour le tannage des cuirs. Nous reviendrons sur les usages de ces végétaux quand nous en ferons l'histoire particulière.

22ᵉ Famille. — CUPULIFÈRES.

(*Pl.* XIII, 1. *Châtaignier* : *a.* portion de chaton, fleurs mâles; *b.* fleur mâle grossie; *c.* coupe d'une fleur femelle de l'ovaire, grossie; *d.* embryon développé, avec ses deux cotylédons.)

167. Dans ce groupe sont de grands arbres dont les feuilles sont simples, alternes, stipulées, les fleurs monoïques. Les fleurs mâles, disposées en chatons allongés, ont de 5 à 20 étamines placées sur une écaille de forme variable ou sur un calice polysépale; les femelles sont solitaires ou réunies au nombre de 2 ou 3 dans un involucre qui se transforme en cupule écailleuse. Les involucres sont solitaires, ou groupés, quelquefois disposés en grappe ou en épi; ovaire infère, c'est-à-dire adhérent au périanthe, épais, charnu, à 2-3-6 loges, surmonté d'un style court terminé par 2 ou 3 stigmates ; gland sec, indéhiscent, enveloppé en tout ou en partie par une cupule.

A. Chêne (*Quercus*). Fleurs monoïques ; fleurs mâles en longs chatons grêles, composées de 5-6 sépales étalés, de 6-8 étamines ; fleurs femelles formées d'un ovaire infère, triloculaire et de 3 stigmates spatulés, environnées chacune d'un involucre uniflore composé d'un grand nombre de petites écailles imbriquées. Gland entouré à sa base d'une cupule écailleuse.

Quercus robur (*Chêne commun*) ; Q. suber (*Chêne-Liége*). — Arbres connus.

Q. pubescens (*Chêne pubescent*). Feuilles velues en dessous ; cupule recouvrant la moitié du gland.

Q. pedunculata. Fruits pédonculés.

Q. infectoria (*Chêne à Galles*). Arbrisseau tortueux d'Orient sur lequel se développe la *Noix de Galles*, excroissance charnue, dure, produite par la piqûre d'un insecte.

Q. coccifera Buisson sur lequel vit l'espèce de cochenille connue sous le nom de *Kermès végétal*.

B. Charme (*Carpinus*). Fleurs monoïques ; les mâles en chatons allongés et cylindriques, écailles ciliées à la base, 8-14 étamines un peu barbues au sommet ; les femelles en chatons composés de grandes écailles foliacées, biflores ; ovaire denticulé au sommet ; 2 stigmates.

Carpinus betulus (*Charme*). Fleurs rougeâtres.

C. Chataignier (*Castanea*). Fleurs monoïques et polygames ; fleurs mâles agglomérées çà et là en chatons, formées d'un involucre calicinal campanulé à 6 divisions et de 12-15 étamines ; fleurs hermaphrodites situées à la base des chatons mâles ou à l'aisselle des fleurs supérieures, réunies 2-3 dans un involucre à 4 lobes écailleux qui les cache, 12 étamines rouges et avortées ; ovaire à 6 loges rétréci au sommet, couronné par les 5 petites dents du limbe calicinal, 6 stigmates subulés. Gland renfermé dans un involucre épineux qui le recouvre en totalité.

Castanea vulgaris (*Châtaignier commun*). Fleurs verdâtres.

D. Hêtre (*Fagus*). Fleurs monoïques : les mâles en chatons pendants, globuleux, denses, calice à 6 lobes, 8 étamines ; les femelles au nombre de 2 dans un involucre quadrilobé, épineux ; calice adné à l'ovaire, tomenteux, à 6 lobes ;
ovaire trigone uniloculaire et disperme.

Fagus sylvatica. Fleurs verdâtres.

E. Coudrier (*Corylus*). Fleurs monoïques : les mâles en
chatons allongés, composées chacune d'une écaille trilobée et
de 8 étamines ; les femelles, en petits groupes de 6-8, entourés d'écailles imbriquées, sont formées d'un ovaire globuleux biloculaire, de 2 stigmates filiformes saillants ; cet ovaire
s'entoure plus tard d'une enveloppe coriace, qui persiste à la
base du fruit, lequel a une enveloppe propre osseuse.

Corylus avellana (*Noisetier commun*). Fleurs roussâtres.

F. Platane (*Platanus*). Fleurs monoïques ; chatons globuleux ; étamines nombreuses, entremêlées d'écailles linéaires
dans les fleurs mâles ; dans les fleurs femelles, écailles en
spatule, ovaire filiforme, terminé par un stigmate crochu ;
fruit nu, en massue, garni de poils à la base.

Platanus orientalis. Feuilles à 5-7 lobes.
P. occidentalis. Feuilles à grands lobes.

168. *Usages*. — Ces arbres, très communs dans nos forêts,
ou cultivés dans les parcs et les jardins, fournissent d'excellent bois de construction et de chauffage. Douée d'une astringence et d'une amertume très prononcées, leur *écorce* est
employée dans les arts pour le tannage des cuirs, et en médecine comme tonique, astringente, antiseptique.

25ᵉ Famille. — JUGLANDÉES.

Pl. xiii, 2. *Noyer* : a. chaton de fleurs mâles; b. fleur mâle séparée ; c. groupe de 3 fleurs femelles.)

169. Grands arbres à feuilles alternes, composées, pinnées, sans stipules. Fleurs monoïques, précoces ; les staminées ou mâles en chaton, périanthe simple, étamines nombreuses ; les pistillées solitaires ou agglomérées en petit nom-

bre à l'extrémité des rameaux ; ovaire adhérent au calice, à ovule unique ; 2 stigmates épais. Drupe peu charnue dont le placentaire épais donne naissance à 4 lames qui forment des cloisons incomplètes ; cotylédons bilobés.

A. NOYER (*Juglans*). Mêmes caractères que ceux de la famille.

JUGLANS REGIA (*Noyer ordinaire*). Fleurs jaunâtres.

Usages. — Ils sont importants ; et nous les indiquerons avec détails en faisant l'histoire du Noyer.

24e Famille. — MYRICACÉES.

(*Pl.* XIII, 3. *Cirier : a.* portion de chaton de fleurs mâles ; *b.* chaton de fleurs femelles ; *c.* fleurs femelles séparées ; *d.* fruit ; *e.* coupe du fruit.)

170. Arbrisseaux, rarement arbres, à feuilles alternes, simples, avec ou sans stipules. Fleurs monoïques ou dioïques, en chatons ; les mâles composées d'une ou plusieurs étamines libres ou soudées ensemble, placées à l'aisselle d'une grande bractée ; les femelles dues à un carpelle unique, sessile, situé à la base de chaque écaille du chaton ; ovaire comprimé uniloculaire, uniovulé ; style très court surmonté de 2 stigmates tubulés. Sorte de petite noix sèche, quelquefois légèrement charnue à l'extérieur. — Deux genres :

A. CIRIER (*Myrica*). Caractères de la famille.

MYRICA GALE (*C.-Gale, Myrte bâtard*). Fleurs jaunes, fruits noirs.

B. COMPTONIE (*Comptonia*). Genre exotique.

25e Famille. — BÉTULACÉES.

(*Pl.* XIII, 4. *Bouleau : a.* chaton de fleurs mâles ; *b.* groupe de chatons femelles ; *c.* fleur mâle grossie ; *d.* écaille contenant 2 fleurs femelles ; *e.* coupe du fruit.)

171. Cette petite famille ne diffère des Cupulifères que par l'absence du périanthe dans ses fleurs femelles, et par l'ovaire libre ; elle s'éloigne des Salicacées par son ovaire à 2 loges monospermes, ses fruits indéhiscents et ses graines dépourvues de longs poils. Deux genres :

A. AUNE (*Alnus*). Fleurs monoïques ; les mâles ou chatons

allongés, cylindriques ; écailles pédicellées portant en dessous
3 fleurs sessiles composées d'un calice étalé et de 3-4 étamines. Les fleurs femelles sont en chatons ovoïdes, écailles imbriquées bi ou triflores, ovaire comprimé à 2 loges uniovulées ;
2 stigmates filiformes. Petit cône renfermant entre ses écailles
épaisses et persistantes de petites samares.

ALNUS VULGARIS (*Aune commun*). Feuilles glabres, arrondies, comme tronquées au sommet.

A. INCANA. Feuilles cotonneuses en dessous, terminées en pointe.

B. ALBA (*Bouleau blanc*). Feuilles à pointe allongée, glabres.

B. PUBESCENS. Feuilles presque cordiformes, un peu velues.

B. BOULEAU (*Betula*). Fleurs monoïques : chatons allongés
dans les mâles, écailles groupées par 6 donnant attache aux
étamines ; chatons plus petits dans les femelles, chaque écaille
offrant à sa base deux fleurs composées d'un ovaire membraneux sur ses bords, terminé par 2 stigmates filiformes. Petites samares monospermes entourées d'une membrane.

26ᵉ Famille. — SALICACÉES.

(*Pl.* XIII, 5. *Saule-Marceau : a.* chaton de fleurs mâles ; *b.* fleur mâle isolée ; *c.* fleur femelle ; *d.* fruit ouvert contenant les graines.)

172. Arbres, arbrisseaux, plus rarement petits arbustes
croissant dans les lieux humides et ayant le bois généralement blanc et peu compacte. Feuilles alternes, stipulées, paraissant ordinairement après la floraison. Fleurs dioïques en
chatons, sans périanthe ; les mâles composées de plusieurs
étamines, 1 à 24, implantées sur une écaille menue ; les femelles, qui se trouvent sur un autre individu, ont aussi une
écaille supportant un ovaire uniloculaire à style court, surmonté de 2 stigmates bipartis. Capsule ovoïde à 2 valves.
Graines très petites environnées de poils soyeux. — Deux
genres :

A. SAULE (*Salix*). Fleurs dioïques, en chatons écailleux,
ovoïdes : les mâles, composées de 1 à 5 étamines fixées
à la base d'une écaille, où se montre un corpuscule glanduleux, tronqué ; les fleurs femelles, composées aussi d'une
écaille semblable, d'un ovaire fusiforme, pédicellé, surmonté

d'un style court et de 2 stigmates. Capsule uniloculaire, bivalve, polysperme ; graines munies de longues soies fines et nacrées.

SALIX ALBA (*Saule blanc*). Feuilles toutes pointues, blanches en dessous.

S. CAPRŒA (*Saule-Marceau*). Feuilles obtuses, écailles des chatons oblongues, élargies au sommet.

S. VIMINALIS (*Osier blanc, O. vert, O. noir*). Chatons naissant après les feuilles, qui sont soyeuses en dessous ; style très long.

S. VITELLINA (*O. cultivé, O. jaune*). Feuilles velues, pointues ; rameaux d'un jaune luisant.

S. FRAGILIS. Feuilles vertes glabres des deux côtés, les inférieures obtuses.

B. PEUPLIER (*Populus*). Fleurs dioïques ; chatons écailleux, cylindriques, écailles déchirées au sommet. Fleurs mâles : 8-30 étamines sortant d'un calice tronqué, placé sur une écaille ; fleurs femelles : pistil embrassé à sa base par un calice analogue, surmonté de 4 stigmates. Capsule bivalve, polysperme ; graines recouvertes de longs poils soyeux.

POPULUS NIGRA (*Peuplier noir*). Feuilles glabres ; pétiole de la longueur des feuilles ; bourgeons glutineux.

P. FASTIGIATA (*Peuplier pyramidal, Peuplier d'Italie*). Feuilles glabres, rameaux redressés en pyramide allongée ; 12-18 étamines.

P. TREMULA (*Tremble*). Feuilles glabres, grisâtres en dessus ; pétiole très comprimé ; bourgeons velus, non glutineux ; 8 étamines.

P. VIRGIANA (*Peuplier de Virginie, P. suisse*). Pétioles plus longs que les feuilles, qui se terminent en languette ; bourgeons glutineux ; 12-20 étamines.

P. ALBA (*Ypréau*). Feuilles presque labées ; chatons oblongs à écailles jaunâtres.

Usages. — Nous renvoyons pour ce sujet à l'histoire particulière de ces arbres.

Huitième classe.

Bicotylédones apétales unisexués, non en chatons.

27e Famille. — URTICACÉES.

Pl. XIII, 5. *Chanvre* : *a.* sommité de la plante ; *b.* fleur mâle grossie ; *c.* fleur femelle ; *d.* pistil ; *e.* coupe longitudinale du fruit grossi.)

175. On trouve dans ce groupe des arbres, des arbrisseaux et des plantes herbacées ; feuilles alternes, stipulées ; fleurs monoïques, ou dioïques, ou polygames diversement disposées, solitaires ou en chatons. Périanthe souvent nul, ou calice monosépale profondément divisé. Étamines, 4 ou 5 dans les fleurs mâles ; dans les femelles, ovaire libre, uniloculaire, monosperme ; 2 stigmates. Pour fruit, samare, petite drupe ou akène. — Quatre tribus.

URTICÉES

Fleurs unisexuées, distinctes, non réunies dans un involucre commun devenant charnu ; graines munies d'un endosperme.

A. MURIER (*Morus*). Fleurs unisexuées en épis distincts, ovoïdes. Calice à 4 divisions profondes ; 4 étamines dans les fleurs mâles ; ovaire libre, monosperme dans les femelles ; 2 stigmates filiformes, sessiles. Le calice devient charnu, persistant ; pour fruit, des akènes qui finissent par se souder et former une sorte de baie mamelonnée.

MORUS NIGRA. Fruit noirâtre ; feuilles rudes. — Cultivé.

M. ALBA. Fruit blanchâtre, feuilles lisses. — Cultivé pour nourrir les vers à soie.

B. CHANVRE (*Cannabis*). Fleurs dioïques : dans les mâles qui sont en petites grappes axillaires, calice à 5 divisions, 5 étamines ; dans les femelles, qui sont sessiles, calice renflé à sa base, fendu de côté ; ovaire uniovulé, 2 stigmates filiformes. Akène globuleux luisant (graine de chènevis), recouvert par le calice ; embryon en fer à cheval.

CANNABIS SATIVA (*Chanvre cultivé*). Fleurs verdâtres, etc.

C. HOUBLON (*Humulus*). Les fleurs sont dioïques : les femelles groupées en forme de capitule écailleux ou de cône ; entre chaque écaille, 2 fleurs sessiles, composées chacune d'un ovaire surmonté de 2 longs stigmates et d'une bractée, *a,* qui grandit et forme une espèce de cornet. Les fleurs mâles ont un calice quinquésépale et 5 étamines, *b.* Le fruit est un cône formé d'écailles membraneuses entre lesquelles sont de petits akènes.

HUMULUS LUPULUS (*Houblon ordinaire*) (*pl.* XXXII, 3). Fleurs verdâtres ou jaunâtres.

D. ORTIE. (*Urtica*). Fleurs monoïques, rarement dioïques; les mâles en longues grappes, calice à 4 divisions, 4 étamines; les femelles en grappe ou en tête; 1 ovaire, stigmate velu.

URTICA DIOICA (*grande Ortie*). Feuilles cordiformes; fleurs dioïques en grappe.

U. URENS (*Ortie grièche*). Feuilles ovales; fleurs monoïques, en grappe.

U. PILULIFERA (*Ortie romaine*). Feuilles grossièrement dentées; fleurs en chatons globuleux.

E. PARIÉTAIRE (*Parietaria*). Fleurs polygames, réunies par 4-5, dont 1 femelle et les autres hermaphrodites, dans un involucre à plusieurs divisions. Dans les fleurs hermaphrodites, calice tubuleux à 4 divisions, 4 étamines, 1 ovaire et 1 stigmate; les fleurs femelles sont semblables, sauf qu'elles manquent d'étamines. Petit akène recouvert par le calice.

PARIETARIA OFFICINALIS (*Pariétaire officinale*) (*pl.* XLVIII, 3). Tiges ascendantes; fleurs ni allongées ni saillantes. — Tout l'été.

P. JUDAICA. Tiges couchées; fleurs mâles allongées en tube saillant.

F. LAMPOURDE (*Xanthium*). Fleurs monoïques; les mâles munies d'un involucre polyphylle, multiflore; calice tubuleux à 5 lobes; 5 étamines. Les fleurs femelles ont un involucre monophylle, hérissé en dehors de pointes crochues, en dedans divisé en 2 loges; calice nul; 1 ovaire, 2 styles. Fruit recouvert par l'involucre endurci.

XANTHIUM STRUMARIUM (*petite Bardane*). Tige non épineuse.

X. SPINOSUM. Tige chargée d'épines trifides; feuilles à 3 lobes.

FICÉES.

Fleurs unisexuées, réunies dans un involucre commun, qui devient charnu. Graines endospermées.

G. FIGUIER (*Ficus*). Fleurs monoïques, renfermées en nombre assez grand dans un involucre commun charnu, qui est muni de 2 ou 3 petites écailles à sa base, ombiliqué au sommet. Fleurs mâles : calice trilobé, 3 étamines; fleurs femelles : calice à 5 divisions; 1 ovaire, 1 style à 2 stigmates. Petits akènes adhérents à la paroi interne du réceptacle qui, devenant épais, charnu, passe à tort pour un véritable fruit.

F. CARICA (*Figuier*). Fleurs renfermées dans la cavité d'un réceptacle.

H. DORSTENIA. Genre exotique.

I. CONTRAYERVA. Genre de plantes du Nouveau-Monde.

ARTOCARPÉES.

Fleurs unisexuées; fruits syncarpés; graines dépourvues d'endosperme.

J. JAQUIER (*Artocarpus incisa*); PHONON UPAS (*Upas anthiar*). — Arbres des tropiques à suc laiteux.

ULMACÉES.

Fleurs ordinairement hermaphrodites.

K. ORME (*Ulmus*). Fleurs hermaphrodites. Calice à 4-5 dents, campanulé, et coloré; 3-6 étamines; ovaire comprimé, libre; 2 stigmates. Samare orbiculaire, foliacée sur les bords, renflée au milieu, où se trouve une graine.

ULMUS CAMPESTRIS (*Orme commun*). Fleurs sessiles à 4-5-6 étamines.
U. EFFUSA. Fleurs pédonculées à 8 étamines.

174. Usages. — Les plantes de cette grande famille ne diffèrent pas moins par leurs propriétés que par leur organisation. — Presque toutes les *Urticées* ont leurs fibres corticales souples et résistantes, ce qui les rend propres à la fabrication des tissus de fil. — Les *Ficées* possèdent un suc plus ou moins âcre, souvent une grande quantité de caoutchouc (*Ficus indica*); elles se font remarquer dans le *Figuier* par les réceptacles charnus qui portent les fleurs. — Les *Artocarpées* sont douées d'un suc très vénéneux, surtout dans l'*Anthiar*, avec lequel les Javanais empoisonnent leurs flèches. L'Upas tieuté, qui n'est pas moins dangereux, n'est pas de la même famille que l'*Upas anthiar*. — Quelques-uns de ces végétaux exotiques donnent des fruits charnus, doux et agréables (*Rima* et *Jaca*). — Le suc de l'*Arbre-à-la-Vache* est doux et nourrissant comme le lait de cet animal. — Enfin, les *Ulmacées*, dépourvues de suc laiteux, ont une écorce amère et astringente.

28e Famille. — EUPHORBIACÉES.

(*Pl.* XIV, 1. *Euphorbe épurge : a.* sommet d'une tige ; *b.* involucre caliciforme avec les étamines ; *c.* fleur femelle portée sur un pédoncule ; *d.* coupe du fruit.)

175. Cette famille se compose d'herbes, de sous-arbrisseaux, d'arbres à feuilles alternes, rarement opposées, simples, stipulées, quelquefois épaisses et succulentes. Fleurs dont les sexes sont séparés soit sur le même individu (monoïques), soit sur deux individus différents (dioïques), disposées de diverses manières, en grappes ou réunies dans un involucre ; périanthe simple, plus souvent double, à 4, 5 ou 6 divisions dont les internes sont pétaloïdes, colorées ; étamines en nombre variable dans les fleurs mâles, filets libres ou soudés par leur base ; dans les fleurs femelles, ovaire globuleux, triloculaire, chaque carpelle étant uniloculaire, 1-2-ovulé ; styles séparés ou réunis en un seul corps, ou manquant. Fruit composé d'autant de coques qu'il y a de carpelles, ordinairement 3, bivalves et élastiques ; épicarpe sec ou charnu. — Distinguons les genres, suivant qu'ils sont monoïques ou dioïques.

Fleurs monoïques.

A. EUPHORBE (*Euphorbia*). Fleurs unisexuées, monoïques, en ombelle terminale, quelquefois solitaires, entourées d'un involucre à 8 ou 10 lobes alternativement extérieurs et intérieurs. Fleurs mâles réunies plusieurs dans un même involucre qui cache les calices ; fleurs femelles dépourvues de calice ; ovaire pédicellé, surmonté de 3 styles bifurqués ; capsules à 3 coques et 3 graines.

EUPHORBIA LATYRIS (*Euphorbe épurge*) (*pl.* XIV, 1). Feuilles opposées ; fleurs en ombelle à 2, 3 ou 5 rayons.

E. HELIOSCOPIA (*Euphorbe-Réveil-matin*). Feuilles dentées au sommet ; ombelle à 5 rayons au moins.

E. DULCIS. Capsules velues.

E. CYPARISSIAS (*Euphorbe cyparisse*). Feuilles linéaires ; bractées pointues.

B. RICIN (*Ricinus*). Fleurs monoïques, inflorescence en grappe, les femelles à la partie supérieure, les mâles en bas ; dans celles-ci, calice quinquéparti ; étamines très nombreuses, soudées par la base des filets en faisceaux distincts ; dans celles-là, calice à 3 ou 5 divisions caduques; ovaire à 3 loges monospermes; style très court, 3 stigmates bifides; capsule à 3 coques.

RICINUS COMMUNIS (*Ricin ordinaire*) (*pl.* LVIII, 1).

C. BUIS (*Buxus*). Fleurs monoïques; les mâles avec un calice à 4 divisions et 4 étamines entourées à leur base d'une écaille bilobée; les femelles avec un calice de 6 écailles petites disposées sur 2 rangs; 3 styles, 3 stigmates obtus; capsule globuleuse 3-corne, 3-loculaire, 6-sperme.

BUXUS SEMPERVIRENS (*Buis ordinaire*). Fleurs jaunâtres.

D. CROTON. Genre exotique.

Fleurs dioïques.

E. MERCURIALE (*Mercurialis*). Fleurs dioïques; calice étalé à 3 divisions; 10 à 20 étamines dans les fleurs mâles; ovaire à 2 bosses, à 2 loges, à 2 styles bifurqués; capsule à 2 coques monospermes.

MERCURIALIS ANNUA (*Mercuriale annuelle*) (*pl.* LVII, 3). Tige rameuse, glabre. M. PERENNIS. Tige simple, velue.

176. *Usages.* — Les Euphorbiacées, qui habitent en grande partie l'Amérique équatoriale, contiennent généralement un suc blanc, comme laiteux, très âcre, caustique. — Le genre Euphorbe comprend environ 400 espèces, qui toutes sont vésicantes si on les applique sur la peau; purgatives ou émétiques à petites doses intérieurement. — L'*Euphorbe cyparise* et le *Réveil-matin* sont indigènes : il en sera question ailleurs. — L'*Arbre aveuglant*, des îles Moluques, contient un suc tellement caustique que, s'il en tombe une seule goutte dans les yeux, on risque de perdre la vue. — Le *Mancelinier*, bel arbre de l'Amérique intertropicale, jouit de propriétés vénéneuses telles, que, suivant le dire de quelques voyageurs, l'imprudent qui s'endort sous son ombrage ne se réveille plus ; ce qu'il y a de vrai, c'est que, dans certains pays, on ne le fait abattre que par les criminels, et qu'avant de connaître les armes à feu, les indigènes empoisonnaient leurs flèches avec son suc.

— Le *Siphonia elastica*, de la Guyane, fournit une grande quantité de *caoutchouc*, résine élastique qui se trouve généralement dans le suc des Euphorbes. — Le genre *Manioc* possède des racines féculentes d'où l'on retire le *tapioka*.

29ᵉ Famille. — LAURACÉES.

(*Pl.* xiv, 2. *Laurier d'Apollon* : *a.* portion de rameau ; *b.* fleur grossie ; *c.* coupe du pistil; *d.* étamines; *e.* fruit.)

177. Arbres ou arbrisseaux d'un port élégant, ornés en tout temps de feuilles vertes, lisses, luisantes, alternes ou opposées. Fleurs apétales, quelquefois unisexuées, disposées en ombelles ou en panicules, composées ainsi : périanthe simple à 4 ou 6 divisions; étamines 4-8 ou 12, périgynes, libres; anthères biloculaires, s'ouvrant par des valves; ovaire uniloculaire, uniovulé, libre; style simple, stigmate trilobé. Fruit bacciforme ou drupe, dont la base est environnée par le calice persistant; une seule graine.

A. LAURIER (*Laurus*). Fleurs unisexuées ou hermaphrodites ; calice à 4 ou 6 divisions; 6 à 12 étamines; anthères biloculaires s'ouvrant de la base au sommet; ovaire ovoïde; drupe enveloppée à sa base par le calice persistant.

LAURUS NOBILIS (*Laurier d'Apollon*) (*pl.* xiv, 2). Fleurs mâles, 12 étamines; fleurs femelles, ovaire ovoïde entouré de quatre appendices.

L. CINNAMOMUM (*L. cannellier*). Plante de l'île de Ceylan.

L. SASSAFRAS. Fleurs dioïques, jaunâtres; 9 étamines et pistil avorté dans les mâles; ovaire allongé et étamines avortées dans les femelles. — Arbre de l'Amérique qui peut se cultiver sous notre climat.

L. CAMPHORA (*Laurier à camphre*). Fleurs hermaphrodites ; 15 étamines. Arbre de l'Inde.

178. *Usages.* — Toutes ces plantes contiennent une huile volatile aromatique qui leur communique l'odeur suave, quelquefois forte et pénétrante, la saveur chaude et âcre qu'on leur connaît. — Le *Laurier*, qui a reçu le nom de *Nobilis*, en souvenir de la métamorphose de Daphné en ce bel arbuste, servait dans l'antiquité à couronner le front des poètes et des triomphateurs; on le plantait aux portes et autour des palais des empereurs romains, depuis que César en avait ceint son

front chauve. De nos jours encore, c'est avec le Laurier que
l'on tresse les couronnes destinées à récompenser les jeunes
aspirants, et les mots *bachelier, baccalauréat* dérivent de l'u-
sage de couronner les élèves avec le Laurier garni de ses
baies (*baccæ laureæ*). — Le *L. Cannellier*, originaire de Ceylan, fournit la cannelle, ainsi que l'indique son nom. — Le
L. Camphrier, arbre qui croît dans les contrées les plus orientales de l'Inde, donne en abondance du camphre lorsqu'on le
distille à l'eau chaude. — Le *L. Sassafras* est sudorifique. —
Il est une grande quantité d'autres espèces, toutes exotiques,
dont il est inutile de parler ici. La plupart de ces végétaux
servent de condiments ou épices, et plusieurs sont l'objet
d'un commerce considérable, tels que la *cannelle*, la *muscade*.
Ajoutons enfin que leurs fruits renferment dans leur pulpe
une huile fixe, comme dans le *L. Avocatier*, le *L. Nobilis*, le
L. Litsæa, le *Raventzara*.

Neuvième classe.

Dicotylédones apétales hermaphrodites.

§ I. *Ovaire adhérent.*

50ᵉ Famille — ARISTOLOCHIACÉES.

(*Pl.* xiv, 3. *Aristoloche ronde : a.* sommité de la plante ; *b.* fleur séparée de grandeur naturelle ; *c.* organes sexuels ; *d.* capsule ; *e.* coupe de la capsule ; *f.* graine.)

179. Ce groupe se compose de végétaux herbacés ou fru-
tescents, volubiles, portant des feuilles alternes sans stipules,
et des fleurs axillaires de formes anomales. Le périanthe
simple ou calice est tantôt régulier, à 3 divisions valvaires,
tantôt irrégulier, tubuleux, formant une languette d'une figure
très variée ; de 6 à 12 étamines épigynes, libres et distinctes,
ou soudées avec le style et le stigmate, formant une sorte de
mamelon épigyne, sur les côtés duquel se voient les anthères,
et, au sommet, de petits lobes considérés comme les stigmates.
Ovaire pluriovulaire, multiovulé, adhérent au tube calicinal.
Capsules à 6 loges polyspermes. — Deux genres :

A. ARISTOLOCHE (*Aristolochia*). Calice tubuleux, renflé à sa

base, irrégulier, limbe évasé, ou coupé obliquement et prolongé en languette d'un côté ; 6 étamines soudées avec le style
et le stigmate ; capsule à 6 côtés et à 6 loges polyspermes.

ARISTOLOCHIA CLEMATIS (*A. Clématite*) (*pl.* XXXVI, 2). Tige simple, angu-
leuse ; feuilles pétiolées ; fleurs d'un jaune pâle ; odeur forte.
  A. ROTUNDA (*A. ronde*) (*pl.* XIV, 3). Tige un peu rameuse ; fleurs sessiles.
  A. SERPENTARIA (*Serpentaire de Virginie*). Plante de l'Amérique du Nord.

B. ASARET (*Asarum*). Calice campanulé à 3 divisions et 6 angles ; 10 ou 12 étamines non soudées, incluses ; style court à
6 angles arrondis, stigmate en 6 lobes ; capsule à 6 loges.

  A. EUROPÆUM (*Asaret, Cabaret*) (*pl.* LV, 3). Fleurs d'un rouge noirâtre.

180. *Usages*. — Les propriétés actives de ces *plantes* résident dans la racine, qui possède une saveur amère, un peu
âcre ; qui agit comme stimulante, et, à dose plus forte, comme
émétique, etc.

§ II. *Ovaire libre.*

51e Famille. — DAPHNACÉES.

(*Pl.* XIV, 4. *Daphné Bois-gentil : a.* sommité d'une branche et groupe de fleurs ; *b.* fleur
ouverte montrant les étamines et le pistil ; *c.* coupe du pistil ; *d.* fruit.)

181. Arbustes, ou arbrisseaux, plus rarement plantes herbacées, dont les feuilles sont alternes, entières, souvent persistantes ; les fleurs terminales, ou axillaires, disposées en
sertules ou en épis, d'autres fois solitaires ou réunies plusieurs
ensemble à l'aisselle des feuilles. Calice monosépale, ordinairement pétaloïde et coloré, tubuleux, à 4 ou 5 divisions ; en général, 8 étamines, disposées sur deux rangs, et insérées à la
paroi interne du calice, sans filets ; quelquefois 4 ou même 2.
Ovaire libre, à 1 seule loge uniovulée ; style et stigmate
simples. Akène ou petite drupe monosperme. — Deux
genres.

Cette petite famille est très voisine : 1° des Éléaginées, dans
laquelle se trouve l'*Argousier rhamnoïde*, arbrisseau épineux,
cultivé pour former des haies ; 2° des Santalacées, dont le
genre principal est le *Santal*, bois aromatique employé dans
l'ébénisterie et la parfumerie.

A. Daphné (*Daphne*). Calice pétaloïde coloré, tubuleux, sub-campanulé, à 4 divisions ; 8 étamines presque sessiles et incluses ; style court, stigmate hémisphérique ; drupe globuleuse monosperme.

Daphne mezereum (*Daphné Bois-gentil*) (pl. xiv, 4). Fleurs rouges.
D. gnidum (*D. Garou*) (pl. lix, 2). Fleurs en panicule terminale.
D. laureola. Fleurs d'un jaune verdâtre.

B. Stellère (*Stellera*). Calice tubuleux, à 4 divisions ; 8 étamines ; style court. Fruit : coque dure, luisante, terminée en bec crochu.

Stellera passerina (*Herbe-à-l'Hirondelle*). Fleurs blanchâtres. ε

182. Les Daphnacées sont des plantes âcres et vénéneuses, qui ont d'ailleurs entre elles une grande analogie de forme et d'organisation florale.

52e Famille. — POLYGONACÉES.

(*Pl.* xiv, 5. *Polygonum-Poivre-d'eau : a,* sommité d'une tige ; *b.* fleur ouverte ; *c.* coupe du pistil ; *d.* fruit.)

183. Ce sont des herbes, rarement des végétaux ligneux. Feuilles alternes, engaînantes à leur base, gaîne stipulaire. Fleurs en épis ou en grappes terminales ; calice à 4, 5 ou 6 sépales soudés par leur base, mais quelquefois disposés sur deux rangs ; étamines 4 à 9, ou plus, mais rarement au-delà de 15, libres, disposées sur deux rangs. Ovaire libre, à 1 loge et 1 ovule ; 2 ou 3 styles, ou 2-3 stigmates sessiles. Akène ou cariopse. — Trois genres :

A. Renouée (*Plygonum*). Calice pétaloïde à 4-6 divisions ; de 5 à 8 étamines ; ovaire de 2-3 carpelles, avec autant de styles et de stigmates. Cariopse ou akène, ovoïde ou triangulaire, accompagné du calice persistant.

Polygo fagopyrum (*Blé noir, Sarrasin*). Tige dressée ; graines à bords entiers.
P. tataricum (*Sarrasin de Tartarie*). Graines dentées sur les angles, fleurs verdâtres.
P. aviculare (*Trainasse*). Tiges couchées ; feuilles ovales, lancéolées ; fleurs axillaires.
P. bistorta (*Bistorte*) (pl. xxviii, 5). Racine grosse, deux ou trois fois tordue ; fleurs en un seul épi ; 3 stigmates.

P. ʜʏᴅʀᴏᴘɪᴘᴇʀ (*Poivre d'eau*) (*pl.* xiv, 5). Plante entièrement glabre; feuilles lancéolées; fleurs en plusieurs épis.

P. ᴘᴇʀsɪᴄᴀʀɪᴀ (*Persicaire*). Fleurs en épis denses; feuilles souvent marquées d'une tache brune.

P. ɪɴᴅɪɢᴏ. Feuilles embrassantes; épis courts.

B. Rᴜᴍᴇx (*Rumex*). Calice à 6 divisions, dont 3 intérieures persistantes, 3 intérieures plus petites, étalées; 6 étamines insérées au calice; ovaire surmonté de 3 stigmates. Akène triangulaire enveloppé par les 3 divisions internes du périanthe.

Rᴜᴍᴇx ᴘᴀᴛɪᴇɴᴛɪᴀ (*Patience*) (*pl.* xlvi, 3).

R. sᴀɴɢᴜɪɴᴇᴜs (*Patience rouge, Sang-de-Dragon*). Divisions internes du calice entières, portant des tubercules; tige noirâtre; pétiole et nervures d'un rouge foncé.

R. ᴀǫᴜᴀᴛɪᴄᴜs (*Patience aquatique*). Feuilles radicales longues de 1 à 2 pieds; divisions calicinales lancéolées.

R. ᴀᴄᴇᴛᴏsᴀ (*Oseille*). Feuilles ovales, à oreillettes parallèles; fleurs petites, verdâtres, pendantes; pétales persistants.

R. ᴀᴄᴇᴛᴏsᴇʟʟᴀ. Feuilles linéaires à oreillettes très divergentes; pétales caducs.

R. ᴄʀɪsᴘᴜs. Tige rameuse; feuilles crépues, non échancrées en cœur à la base.

R. ᴀʟᴘɪɴᴜs (*Rhapontic, Rhubarbe des moines*). Larges feuilles ovales-cordées.

C. Rʜᴜʙᴀʀʙᴇ (*Rheum*). Genre exotique, comprenant les *Rubarbes de Chine, de Perse*, la *Rubarbe indigène*, qui n'est autre que celle de la Chine qu'on a essayé de cultiver en France, mais qui alors est plus légère, moins compacte, moins riche en principe colorant et amer.

184. *Usages.* — Les plantes de cette famille offrent des médicaments en général astringents et toniques; mais leurs fruits peuvent servir d'aliment. — Le *Poivre d'eau* fait contraste par sa saveur âcre et poivrée. — Le *Polygone indigo* fournit, par la macération de ses feuilles dans l'eau, une pâte tinctoriale d'un beau bleu, comparée à celle qu'on retire des indigotiers, mais qui ne la remplace pas encore.

Cette plante est, en outre, cultivée dans les jardins pour la beauté de ses fleurs purpurines, qui paraissent vers la fin de l'été. — Nous en dirons autant du *P. orientale*, herbe

annuelle du Levant, de 8 à 10 pieds de hauteur, dont les
fleurs rouges ou blanches forment de longs épis pendants.

55ᵉ Famille. — CHÉNOPODIACÉES.

(*Pl.* XVI, 6. *Arroche* : *a.* sommité de tige ; *b.* fleur mâle ; *c.* fleur femelle composée de
deux folioles appliquées l'une sur l'autre ; *d.* semence.)

185. Plantes herbacées ou ligneuses. Feuilles alternes ou
opposées, sans stipules. Fleurs petites, en grappes rameuses,
ou groupées à l'aisselle des feuilles, ayant un calice monosépale à 3, 4 ou 5 lobes persistants ; 1 à 5 étamines opposées ;
ovaire libre à 1 seule loge monosperme. Le style est à 2, 3
ou 4 divisions ; autant de stigmates. Akène ou petite baie.

Les Chénopodiacées diffèrent des Polygonacées par leurs
feuilles sans gaînes, leurs stigmates filiformes, leur embryon
recourbé ou roulé en spirale, et surtout par leurs principes
doux, mucilagineux et sucrés. — Deux groupes :

Fleurs hermaphrodites.

A. ANSÉRINE (*Chenopodium*). Calice à 5 divisions profondes,
persistant, et ne s'accroissant pas après la floraison ; 5 étamines ; ovaire surmonté de 2 ou 3 stigmates tubulés. Fruit
membraneux environné par le calice.

CHENOPODIUM VULVARIA (*Ans. vulvaire*) (*pl.* XLIV, 5). Tige couchée ; feuilles
petites, glauques, épaisses ; odeur forte et fétide.

C. RUBRUM. Tige droite ; feuilles allongées, échancrées à la base ; fleurs
rougeâtres.

C. BONUS-HENRICUS (*Toute-Bonne*, *Épinards sauvages*). Feuilles sagittées,
presque entières, vertes sur les deux faces. — Alimentaire.

C. HYBRIDUM. Feuilles à 5 ou 7 lobes aigus ; odeur fétide.

C. BOTRYS (*Piment*) (*pl.* XXXV, 3).

C. AMBROSIOIDES (*Ambroisie*).

C. ANTHELMINTICUM (*pl.* XXVIII, 1).

B. CAMPHRÉE (*Camphorosma*). Calice urcéolé, à 4 dents
inégales ; 4 étamines saillantes ; style bifide. Fruit recouvert
par le calice.

CAMPHOROSMA MONSPELIACA (*Camphrée de Montpellier*) (*pl.* XLV, 2).

C. SOUDE (*Salsosa*). Calice à 5 divisions, persistant ; 5 étamines ; style bifide ; akène renfermé dans le calice ; embryon roulé en spirale.

SAL. SODA (*Soude commune*). Tige dressée rougeâtre, glabre ; feuilles alternes, étroites, charnues ; fleurs petites, verdâtres, sessiles, solitaires.

C. BETTE (*Beta*). Calice à 5 divisions ; 5 étamines opposées et insérées à la base des divisions ; ovaire déprimé, 2 ou 3 stigmates sessiles ; akène environné par le calice.

BETA VULGARIS (*Bette, Betterave*), B. CYCLA (*Poirée, carde-poirée*). Plantes généralement connues.

D. BLITE (*Blitum*). Calice à 5 divisions ; 1 étamine ; 2 styles ; fruit bacciforme recouvert par le calice.

BLITUM CAPITATUM (*Épinard-Fraise*). Tige dépourvue de feuilles au sommet ; fleurs ramassées en tête.

B. VIRGATUM. Tige feuillée dans toute sa longueur ; fleurs éparses le long de la tige.

E. PHYTOLOCCA. Calice à 5 divisions ; 8-20 étamines ; 8-10 carpelles striés ; 8-10 stigmates ; baie à 8-10 loges monospermes.

PHYTOLOCCA DECANDRA (*Herbe-à-la-Laque, Raisin d'Amérique*). Fleurs en grappe ; tige rougeâtre, très élevée.

F. PETIVÈRE (*Petiveria*). Genre de plantes de l'Amérique.

Fleurs unisexuées.

G. ARROCHE (*Atriplex*). Fleurs unisexuées, mélangées : calice 5-fide et 5 étamines dans les mâles ; calice bi-parti et ovaire surmonté d'un style bifide dans les femelles. Akène recouvert par le calice persistant.

ATRIPLEX HORTENSIS (*Bonne-Dame*) (*pl.* XVI, 6). Valves des fleurs femelles entières.

A. HASTATA. Valves des fleurs femelles dentées ; feuilles profondément dentées.

A. PATULA. Feuilles inférieures dentées, les supérieures entières.

H. ÉPINARD (*Spinacia*). Fleurs unisexuées, polygames : calice à 4 ou 5 divisions, 4 ou 5 étamines aux fleurs staminées ; calice à 4 ou 5 dents, 3 ou 4 styles aux fleurs pistillées. Fruit présentant quelquefois 4 ou 5 cornes, renfermé dans le calice persistant.

Spinacia oleracea (*Épinard commun*). Fleurs petites, verdâtres, les mâles en épis, les femelles en petits groupes axillaires.

I. AMARANTHE (*Amaranthus*). Fleurs monoïques ; les staminées ont un calice à 3-5 divisions, 3 ou 5 étamines ; les pistillées un calice semblable, 3 styles et 3 stigmates.

AMARANTHUS BLITUM (*Blite*). Fleurs verdâtre. — Alimentaire.

A. CAUDATUS (*A.-Queue-de-Renard*). Fleurs pendantes. — Cultivée.

A. CRISTATUS (*A.-Crête-de-Coq*). Fleurs dressées. — Cultivée.

A. SYLVESTRIS. Tiges dressées : fleurs agglomérées et axillaires.

186. *Usages.*—Les principes doux, mucilagineux, que possèdent en général les plantes de cette famille, ne se trouvent pas dans toutes les espèces : ainsi, par exemple, la *Camphrée*, l'*Ansérine botrys* et l'*Ambroisie* sont un peu aromatiques.— La *Soude* fournit la substance du commerce qui porte le même nom, et qu'on retire de ses cendres.—On extrait du sucre de la *Betterave*. — Parmi les plantes exotiques, nous citerons la *Baselle tubéreuse*, dont la racine passe, chez les Péruviens de Quito, pour donner aux femmes une merveilleuse fécondité ; — le *Quinoa*, herbe du Chili, dont les semences, réduites en bouillie, servent de nourriture aux indigènes. — L'*Ulloco* est un végétal du Pérou dont les racines tuberculeuses pourraient remplacer la pomme de terre, si celle-ci venait à manquer.

54e Famille. — NYCTAGINÉES.

(Pl. xv, 1. *Belle-de-Nuit : a.* sommité fleurie; *b.* fleur ouverte, position des organes sexuels; *c.* coupe de l'ovaire; *d.* fruit.)

187. Tige herbacée ou ligneuse ; feuilles opposées non stipulées ; fleurs axillaires ou terminales nues ou involucrées, l'involucre ressemblant à un calice. Périanthe monosépale coloré, dont la base est quelquefois persistante ; le limbe, caduc, est à 5 lobes et à 5 plis. De 5 à 10 étamines, libres ou adhérentes entre elles inférieurement, insérées sur un disque charnu. Ovaire uniloculaire, 1 ovule dressé ; style simple, stigmate capitulé. Akène renfermé dans un tube calicinal persistant. Embryon recourbé.

A. NYCTAGE (*Nyctago*). Involucre caliciforme, 5-fide ; calice

coloré, infundibuliforme, renflé à sa base ; 5 étamines soudées
par la base de leurs filets, environnant l'ovaire. Akène ovoïde
recouvert par l'involucre et la base du calice qui est persistante.

NYCTAGE HORTENSIS (*N.-Belle-de-Nuit*) (*pl.* xv, 1).

Dicotylédones monopétales.

188. Nous venons de passer en revue les familles dépourvues de pétales proprement dits, bien que le plus souvent
leur calice soit pétaloïde et coloré ; ici nous trouvons les groupes pourvus d'un périanthe double, c'est-à-dire de calice et de
corolle, mais dont la corolle est monopétale. On les divise en
deux classes, suivant que l'ovaire est supère (libre) ou infère
(adhérent).

Dixième classe.

Dicotylédones monopétales supérovariés.

Fleurs à corolle régulière, étamines alternes.

55ᵉ Famille. — PLANTAGINACÉES.

(*Pl.* xv, 2. *Grand-Plantin :* a. plante entière; b. fleur complète un peu grossie, avec sa
bractée ; c. coupe du pistil ; d. fruit ; e. semence.)

189. Ce sont des plantes herbacées, à feuilles souvent radicales, entières ou diversement incisées. Fleurs hermaphrodites, rarement monoïques, en épis simples, allongés ou globuleux; rarement elles sont solitaires. Calice à 4 sépales inégaux, soudés par la base, persistant; corolle tubuleuse ou
semi-globuleuse, quadrilobée, le plus souvent persistante ;
étamines 4, rarement 1. Ovaire libre à 1 ou 2 loges pluriovulées ; stigmate simple et poilu. Le fruit est une petite pyxide
recouverte par la corolle qui persiste, quelquefois un akène
recouvert par le double périanthe persistant, ou une capsule
s'ouvrant en boîte à savonnette. — Deux genres :

A. PLANTAIN (*Plantago*). Fleurs hermaphrodites disposées en épi ou en tête. Calice à 4 divisions profondes ; 4 étamines; ovaire surmonté d'un style et d'un stigmate subulé.
Pyxide à 2 loges, 1-2-sperme.

Plantago arenaria (*Plantain des sables*). Fleurs en épis, 4 bractées à la base de ceux-ci .— Lieux sablonneux.

P. psyllium (*pl.* xxvi, 4). Épi non environné de bractées à la base.

P. major (*grand Plantain*) (*pl.* xv, 2). Feuilles radicales, toutes étalées en rosette sur la terre; épis de 30-40 fleurs.

P. minor. Hampe plus courte; épis de 3-6 fleurs.

P. media. Épi ovoïde ou globuleux; feuilles lancéolées.

P. lanceolata. Épi cylindrique, allongé.

B. Littorelle (*Littorella*). Fleurs monoïques, les mâles pédicellées, 4 divisions calicinales; les femelles sessiles, cachées entre les feuilles et à 3 divisions profondes. Capsule monosperme.

Littorella lacustris. Fleurs verdâtres.

190. *Usages.* — La racine et les feuilles des *Plantains* sont légèrement amères et astringentes. La graine contient une forte proportion de mucilage, abondant surtout dans l'espèce *Psyllium,* qui est, à cause de cela, employée dans l'industrie pour le gommage des mousselines. — La *Littorelle* est sans usages.

56e Famille. — PLOMBAGINACÉES.

(*Pl.* xv, 3. *Statice armeria : a.* plante entière; *b.* fleur complète, un peu grossie; *c.* pistil; *d.* fruit; *e.* graine.)

191. Herbes ou arbustes; feuilles alternes, ou réunies à la base de la tige et engaînantes. Fleurs en épis, ou en grappes rameuses et terminales, ou en tête; calice tubuleux, monosépale, à 5 divisions, persistant; corolle de 5 pétales, libres ou unis par la base; étamines 5, opposées. Ovaire libre, à 1 loge uniovulée; plusieurs stigmates sur un seul ou plusieurs styles. Capsule monosperme, s'ouvrant par 5 valves, ou indéhiscente. — Deux tribus :

A. Dentelaire (*Plumbago*). Calice tubuleux à 5 dents; corolle hypocratériforme à 5 divisions; 5 étamines, insérées sur le réceptacle. Ovaire uniloculaire, uniovulé. Capsule uniloculaire quinquévalve.

Plumbago europæa (*Dentelaire d'Europe*) (*pl.* xvi, 3).

B. Statice (*Statice*). Calice coloré ; 5 pétales libres ; 5 éta-mines insérées sur l'onglet des pétales ; ovaire 5-carpelles, 5 styles. Capsule indéhiscente couverte par le calice per-sistant.

Statice armeria (*Gazon d'Olympe*) (*pl.* xv, 3). Feuilles nombreuses, linéaires, obtuses, sans nervures ; hampe de 6 à 8 pouces.

S. plantaginea. Feuilles lancéolées, aiguës, nervées ; hampe de 1 à 2 pieds.

192. *Usages.* — Nous parlerons avec détails des propriétés de la *Dentelaire,* plante âcre dont les mendiants se servent quelquefois pour se faire des plaies superficielles et exciter la pitié publique. — Les *Statices* sont toniques, astringentes, mais oubliées.

Ces deux genres comprennent des plantes indigènes et exo-tiques recherchées des horticulteurs. La *Dentelaire du Cap* a les fleurs grandes, disposées en épis, d'un bleu céleste ; on les voit se succéder pendant cinq mois dans les serres tem-pérées.

57e Famille. — GLOBULARIACÉES.

(*Pl.* xv, 4. *Globulaire vulgaire :* *a.* plante entière ; *b.* fleur, considérablement grossie ; *c.* pistil ; *d.* fruit.)

193. Arbustes, rarement végétaux herbacés, dont les feuil-les sont alternes, simples, entières, sans stipules, souvent coriaces. Fleurs petites, bleues, en capitules sur un récep-tacle convexe et involucré. Calice monosépale à 4 divisions. Corolle monopétale irrégulière, tubuleuse, à 4 ou 5 lobes iné-gaux. Étamines 4, insérées sur le tube de la corolle. Ovaire libre, uniloculaire ; style et stigmate simples. Capsule indé-hiscente monosperme, enveloppée par le calice persistant.

Cette famille est voisine de plusieurs autres : 1° des Pri-mulacées, dont elle diffère par son ovaire monosperme, ses étamines alternes au lieu d'être opposées ; 2° des Dipsacées, dont elle diffère par son ovaire libre et supère, son calice simple ; 3° des Plumbaginées et des Nyctaginées, dont elle se distingue par son fruit (akène recouvert par le calice) et par sa graine renversée.

A. Globulaire (*Globularia*). Mêmes caractères que ceux de la famille.

Globularia vulgaris (*Globulaire ordinaire*). Fleurs bleues. — Mai.

G. alypum (*Globulaire turbith*) (*pl.* LVI, 4). Sous-arbrisseau : petites fleurs bleues en capitule terminal. — Mars et automne.

Usages.—Ces plantes ont été employées comme purgatives.

58ᵉ Famille . — POLÉMONIACÉES.

194. Plantes herbacées ou ligneuses, à feuilles alternes ou opposées, souvent pinnatifides. Fleurs axillaires ou terminales, disposées en grappes rameuses : calice monosépale à 5 lobes ; corolle monopétale , tubuleuse, en entonnoir, ou en patère, régulière, à 5 divisions. Étamines 5, insérées sur le tube de la corolle, alternes avec ses lobes. Ovaire à 3 ou 5 loges ; style simple, 1 stigmate trifide. Capsule à 3 loges, s'ouvrant en 3 valves. Principaux genres :

A. Polémoine (*Polemonium*). Mêmes caractères que ceux de la famille.

Polemonium cœruleum (*P. Valériane grecque*). Jolie plante du nord de l'Europe, cultivée dans nos jardins sous le nom que nous venons d'indiquer ; feuilles sessiles, penniséquées ; fleurs bleues rotacées.

B. Phlox ; Collomia ; Cobœa. Genres exotiques.

195. *Usages*. — Cette famille n'intéresse guère que l'horticulteur. La *Polémoine bleue* cependant, que l'on cultive en pleine terre dans la plupart de nos jardins, est estimée vulnéraire ; aux environs de Moscou, c'est un préservatif de la rage. Il y en a une variété à fleurs blanches. — Les *Collomia* ont leurs fleurs réunies en tête terminale pourvue d'un involucre et de larges bractées ovales : ce sont des herbes annuelles qui fleurissent tout l'été dans nos parterres et se sèment d'elles-mêmes ; le *C. grandifolia* a les fleurs d'un beau jaune safran ; le *C. coccinea* montre des fleurs écarlates. — Les *Phlox* sont des plantes vivaces de l'Amérique, que l'on cultive dans nos parterres. Le *Phlox printanier*, dont les fleurs sont d'un beau rose violacé, sert pour bordures. — Le *Cobœa grimpant* est un arbrisseau qui, dans bon nombre de nos villes, s'étend

comme un pont suspendu d'un côté de la rue à l'autre en s'allongeant en festons le long des fenêtres.

59ᵉ Famille — CONVOLVULACÉES.

(*Pl.* xv, 5. *Liseron des haies* (*Conv. Sepium*) : *a.* sommité de la plante; *b.* pistil et coupe de l'ovaire; *c.* capsule ; *d.* coupe de la capsule; *e.* graine.)

196. Cette famille comprend des herbes, des arbrisseaux et même quelques arbres. Son nom lui vient de ce que la tige des espèces herbacées se roule sur elle-même et grimpe en formant une hélice autour du corps qu'elle rencontre (tige volubile). Les feuilles sont alternes, sans stipules, entières ou lobées. Les fleurs sont axillaires ou terminales ; calice monosépale, à 5 divisions profondes, et persistant; corolle monopétale régulière, en cloche ou en entonnoir, plissée sur elle-même à la manière d'un filtre de papier avant l'épanouissement, divisée en 3 lobes, ou entière. Étamines 5, insérées à la partie inférieure du tube pétaloïde. Ovaire libre, à 2 ou 4 loges qui contiennent chacune 1 ou 2 ovules dressés; style simple ou divisé en 2 ou 4 stylets. Capsule recouverte par le calice, s'ouvrant le plus souvent par des valves qui laissent les cloisons intactes et adhérentes à l'axe. — Deux genres :

- A. LISERON (*Convolvulus*). Calice à 5 divisions profondes ; corolle campanulée, à limbe entier présentant 5 angles et 5 plis ; ovaire 1-2-4 loges 1-2-ovulées ; 1 style, 1 stigmate bifide. Capsule globuleuse à 1-2-4 loges 1-2-spermes.

CONVOLVULUS SEPIUM (*Liseron des haies*, *grand Liseron*) (*pl.* xv, 5). Calice muni de deux larges bractées à sa base; fleurs blanches.

C. ARVENSIS (*L. des champs*, *petit Liseron*). Calice nu ; fleurs à bandes roses.

C. SOLDANELLA (*Soldanelle*) (*pl.* LVIII, 2). Fleurs d'un rose assez foncé, rayées de blanc.

C. JALAPA (*Liseron-Jalap*). Espèce du Mexique qui fournit le jalap.

C. BATATAS (*L.-Patate*). Espèce de l'Inde.

C. TURBITH (*L.-Turbith*). Croît dans l'Inde.

C. OFFICINALIS (*L. officinal*). Croît au Mexique.

C. SCAMMONIA (*L.-Scammonée*). On le trouve en Grèce, en Syrie.

B. CUSCUTE (*Cuscuta*). Genre de plantes parasites, petites, à tige filiforme, sans feuilles, venant sur les herbes ou les sous-arbrisseaux. Calice à 4-5 divisions, corolle *id.* ; 4-5 étamines insérées à la gorge de la corolle ; 2 styles courts ; capsule biloculaire.

CUSCUTA MINOR. Styles saillants ; croît sur le Serpolet, les Bruyères.

C. MAJOR. Styles inclus ; corolle à 4 divisions ; vit sur l'Ortie, le Genêt, etc.

C. EPILINUM. Corolle le plus souvent à 5 divisions ; sur le lin cultivé.

197. *Usages*. — Les *Liserons* possèdent dans leurs racines, qui, tubéreuses et charnues, contiennent de la gomme et de la fécule, une résine âcre à laquelle ils doivent la propriété d'être purgatifs. Cette propriété existe non-seulement dans les espèces exotiques, mais encore dans les indigène Cependant il faut excepter la *Patate* et quelques autres, dont la racine est alimentaire. — La *Scammonée*, qui est un purgatif drastique employé de temps immémorial, n'est autre chose que le suc résineux, épaissi par évaporation, du *Convolvulus scammonia*. — Le *Bois de Roses*, improprement *de Rhodes*, est fourni par le *C. Scoparius*, et employé dans la parfumerie. — Les *Cuscutes* font souvent périr les plantes sur lesquelles elles croissent.

Plusieurs Convolvulacées sont cultivées comme plantes d'agrément. Ce sont : le *Liseron tricolore* ou *Belle-de-Jour*, jolie fleur qui ne se montre ouverte que le matin ; — le *Liseron satiné*, arbuste d'Espagne toujours vert, dont les fleurs blanches se succèdent pendant tout l'été ; — le *Quamoclit écarlate* ou *Jasmin rouge de l'Inde*, aux fleurs petites, campanulées, d'un écarlate vif ; — le *Volubilis pourpre*, à fleurs pourpres intérieurement, d'un blanc mêlé de violet à l'extérieur ; — les *Ipomœa*, etc.

40° Famille. — BORRAGINÉES.

(*Pl.* XVI. 1. *Consoude officinale* : *a.* sommité de la plante ; *b.* coupe de la corolle ; *c.* carpelles ; *d.* semences.)

198. Plantes herbacées, rarement frutescentes ou ligneuses, hérissées pour la plupart de poils rudes, ayant des feuilles alternes, des fleurs tantôt solitaires à l'aisselle des feuilles, tantôt disposées en panicule, en corymbe, ou en grappe. Calice monosépale à 5 divisions régulières, persistant ; corolle monopétale à 5 lobes ; elle offre dans quelques espèces (Bourrache, Cynoglosse), près de sa gorge, 5 appendices saillants et creux, avec lesquels les étamines alternent. Ces étamines, au nombre de 5 aussi, sont insérées au haut du tube de la corolle. Ovaire porté sur un disque hypogyne, composé de 4 carpelles monospermes distincts ou soudés, déprimé à son centre et surmonté d'un style qui termine un stigmate simple ou bilobé. Akènes 4, distincts ou réunis.

Cette famille diffère des Labiées par sa tige cylindrique, sa corolle régulière, ses 5 étamines, etc., des Scrophulariacées, par la structure de son ovaire et de son fruit. — Deux tribus :

BORRAGINÉES.

Carpelles distincts ; style naissant du réceptacle.

Gorge de la corolle garnie de 5 appendices saillants.

A. Bourrache (*Borrago*). Calice étalé, à 5 divisions profondes ; corolle rotacée à 5 lobes pointus ; appendices obtus, échancrés à sa gorge ; filets staminaux surmontés d'une corne située en dehors de l'anthère ; stigmate simple. Fruit ridé.

Borrago officinalis (*Bourrache officinale*) (*pl.* xxv, 5). Fleurs bleues, etc.

B. Cynoglosse (*Cynoglossum*). Calice à 5 divisions profondes ; corolle infundibuliforme, à 5 lobes courts et obtus ; appendices connivents et obtus ; stigmate échancré. Akènes déprimés.

Cynoglossum officinale (*Cynoglosse officinale*) (*pl.* liii, 1). Feuilles tomenteuses.

C. montanum. Feuilles rudes, presque glabres.

C. omphalodes (*petite Bourrache*). Fruits ombiliqués.

C. Consoude (*Symphitum*). Calice à 5 divisions profondes ; corolle campanulée, à 5 lobes courts, droits, presque fermés ; appendices lancéolés, aigus ; stigmate simple.

Symphitum officinale (*Consoude officinale*, grande Consoude) (*pl.* xvi, 1) Fleurs jaunâtres ou rougeâtres.

D. Buglosse (*Anchusa*). Calice à 5 divisions profondes, dressées ; corolle infundibuliforme, à 5 lobes arrondis ; appendices obtus, souvent velus, stigmate bilobé. Akènes attachés au fond du calice.

ANCHUSA ITALICA (*Buglosse officinale, Langue-de-Bœuf*) (*pl.* XXV, 2). Fleurs violettes ou blanches, en grappes unilatérales.

A. SEMPERVIRENS. Fleurs bleues en tête entourées de 2 feuilles opposées.

A. TINCTORIA. Sa racine est une de celles qui portent le nom d'*Orcanette* et qui servent pour les teintures en rouge.

E. LYCOPSIDE (*Lycopsis*). Corolle infundibuliforme, à tube courbé; appendices ovales, proéminents, connivents; akènes adhérents par leur base qui est comme tronquée.

LYCOPSIS ARVENSIS (*petite Buglosse*). Fleurs bleues.

F. MYOSOTE (*Myosotis*). Corolle hypocratériforme, à 5 divisions échancrées; appendices convexes connivents; stigmate simple; akènes lisses ou dentés sur les angles.

MYOSOTIS PERENNIS (*Ne-m'oubliez-pas*). Tube de la corolle égal aux divisions du calice; fleurs en panicule.

M. VERSICOLOR. Tube de la corolle plus court que les divisions du calice; fleurs les unes bleues, les autres jaunes.

M. LAPPULA. Fleurs en épi foliacé; semences chagrinées.

M. SCORPIOIDES (*Scorpione*). Le *Ne-m'oubliez-pas* est une de ses variétés.

Absence d'appendices à la corolle.

G. PULMONAIRE (*Pulmonaria*). Calice à 5 angles et 5 divisions; corolle hypocratériforme à 5 lobes un peu redressés; gorge nue, stigmate bilobé.

PULMONARIA OFFICINALIS (*Pulmonaire officinale*) (*pl.* L, 2). Fleurs bleues.

H. GRÉMIL (*Lithospermum*). Corolle infundibuliforme, petite, à gorge nue; stigmate bifurqué.

LITHOSPERMUM OFFICINALE (*Herbe-aux-Perles*) (*pl.* XXVI, 1). Feuilles lancéolées, à plusieurs nervures; fleurs blanches ou jaunâtres; graines luisantes, lisses, osseuses.

L. ARVENSE. Feuilles étroites à une seule nervure; graines rugueuses.

L. PURPURO-CŒRULEUM. Tige couchée; fleurs violettes ou purpurines.

I. VIPÉRINE (*Echium*). Corolle tubuleuse, évasée vers le haut, à 5 lobes inégaux et tronqués au sommet; gorge nue; stigmate bifide, très velu.

ECHIUM VULGARE (*Vipérine*) (*pl.* L, 5). Fleurs bleues, roses ou blanches.

E. RUBRUM. Plante originaire d'Orient, dont la racine, connue sous le nom d'*Orcanette,* fournit un principe colorant rouge.

ERÉTHIÉES.

Carpelles soudés ; style terminal.

J. HÉLIOTHROPE (*Heliothropium*). Calice tubuleux, à 5 divisions ; corolle hypocratériforme à 5 lobes entremêlés de 5 petites dents ; gorge nue ; stigmate échancré.

HELIOTHROPIUM EUROPÆUM (*Herbe-aux-Verrues*). Tige herbacée ; fleurs blanches en épi roulé en crosse, inodores.

H. PERUVIANUM. Tige ligneuse ; fleurs très odorantes.

K. ERETHIA, TOURNEFORTIA. Genres exotiques.

199. *Usages.* — Les Borraginées ne jouissent pas de propriétés médicales bien prononcées ; généralement elles sont émollientes, avec une très légère vertu astringente (*Consoude*), ou hypnotique (*Cynoglosse*), ou sudorifique (*Bourrache*), ou amère (*Pulmonaire*), ou enfin diurétique (*Grémil*). — Les racines de quelques espèces de *Lithospermum* et d'*Anchusa,* connues vulgairement sous le nom d'*Orcanette,* renferment, comme nous l'avons dit, un principe colorant rouge. — Les *Sebestes,* sorte de fruits pectoraux exotiques, sont produits par le *Cordia sebestena,* arbre de la famille en question.

On cultive dans les jardins beaucoup de Borraginées, tant exotiques qu'indigènes. Citons l'*Omphalode printanière,* fleurs d'un bleu d'azur, en grappe courte ; — l'*Omphalle à feuilles de lin,* fleurs blanches en panicule ; — la *Vipérine blanchâtre,* fleur d'un beau blanc ; — la *Vipérine formose,* dont la corolle est d'un rose tendre ; — la *Pulmonaire de Virginie,* espèce rustique ; — le *Myosotis* (Myosote), fleurs en grappes élégantes ; le *Ne-m'oubliez-pas,* qui en est une variété.

41e Famille. — GENTIANACÉES.

Pl. XVI, 2. *Menyanthe, Trèfle d'eau : a.* sommité fleurie de la plante et feuille radicale ; *b.* corolle ouverte grossie, et dont les pétales sont en partie retranchés ; *c.* calice et pistil dont l'ovaire globuleux devient une capsule uniloculaire.)

200. Herbes, rarement arbrisseaux, à feuilles opposées,

rarement alternes, entières, rarement composées, glabres. Les fleurs, terminales ou axillaires, solitaires ou en épis simples, munies de bractées, sont composées ainsi : calice monosépale à 5 divisions, persistant; corolle monopétale, infundibuliforme, ou rotacée, ou campanulée, à 5 divisions régulières; 5 étamines, alternes, insérées à la partie moyenne de la corolle; ovaire à 1 ou 2 loges polyspermes ; style simple, 2 stigmates distincts ou soudés; capsule à 1 loge s'ouvrant en 2 valves. — Voici les principaux genres :

A. GENTIANE (*Gentiana*). Calice à 5 divisions régulières, quelquefois à 4, ou membraneux, fendu d'un côté et déjeté ; corolle divisée en autant de lobes, étamines en même nombre que les divisions du périanthe, anthères droites ; ovaire fusiforme uniloculaire, 2 stigmates presque sessiles, roulés extérieurement en crosse.

GENTIANA LUTEA (*Gentiane jaune, grande Gentiane*) (*pl.* XXXIV, 1). Caractères du genre. — Montagnes, Été.

G. CRUCIATA (*grande Croisette*). Tige grosse, courbée ; feuilles lancéolées disposées en croix; corolle à 4 divisions.

G. AMARELLA (*Gentianelle*). — Coteaux des bois. Automne.

G. ACAULIS. Plante petite; fleurs bleues très grandes.

G. CENTAURIUM. V. Érythrée.

B. ERYTHRÉE ou CHIRONIE(*Erythræa, Chironia*). Calice à 5 divisions linéaires, corolle hypocratériforme à 5 divisions ; 5 étamines, dont les anthères sont tordues après la fécondation ; 1 style, 2 stigmates ; capsule allongée, bivalve.

CHIRONIA CENTAURIUM (*petite Centaurée*) (*pl.* XXXIII, 1). Calice moitié plus court que le tube de la corolle ; fleurs presque sessiles. — Bois. Juillet.

C. PULCHELLA. Calice égal à la longueur du tube de la corolle.

C. MÉNYANTHE (*Menyanthes*). Périanthe campaniforme, à 5 divisions barbues dans la corolle; 5 étamines; ovaire globuleux; style terminé par un stigmate bilobé; capsule uniloculaire; graines insérées sur le milieu des valves.

MENYANTHES FOLIATA (*M. Trèfle d'eau*) (*pl.* XVI, 1). Fleurs d'un blanc rougeâtre. — Marais. Mai et juin.

D. VILLARSIE (*Villarsia*). Calice à 5 lobes ; corolle rotacée, à 5 divisions ciliées; 5 étamines; 1 style court, stigmate bilobé ; capsule uniloculaire ; graines insérées au bord rentrant des valves.

VILLARSIA NYMPHOIDES (*faux Nénuphar*). Plante aquatique ; fleurs jaunes, feuilles orbiculaires.

E. EXACUM. Calice et corolle à 4 divisions, tube de la corolle globuleux ; 4 étamines ; 1 style, 1 stigmate ; capsule biloculaire.

EXACUM PUSILLUM. Fleurs jaunes, rapprochées 2 ou 3 ensemble, presque sessiles, limbe fermé.

E. CANDOLLII. Fleurs rougeâtres, solitaires.

F. LISIANTHE. Genre exotique.

201. *Usages.* — Les plantes de cette famille offrent une conformité assez marquée dans leurs propriétés médicales : une amertume franche et intense les caractérise. On les emploie comme toniques, fébrifuges, antiscrofuleuses, etc.

Quelques espèces exotiques des genres *Lisianthe* et *Chironie* ornent les serres européennes.

42ᵉ Famille. — ASCLÉPIADACÉES.

Pl. XVI, 3. *Asclepias syriaca* : *a.* fleur entière ; *b.* coupe de la fleur montrant les carpelles, les étamines qui les recouvrent, et les appendices pétaloïdes de la corolle (objets grossis) ; *c.* coupe transversale des carpelles ; *d.* follicule ; *e.* semence.)

202. Herbes, arbustes ou arbrisseaux sarmenteux, à feuilles opposées, simples, entières, sans stipules. Fleurs axillaires, disposées en corymbes ou en cyme : calice 5-sépales, persistant ; corolle monopétale à 5 divisions régulières, en entonnoir, en cloche ou en roue, offrant à sa gorge 5 appendices pétaloïdes, concaves, qui vont se souder avec les étamines ; étamines 5, insérées sur la corolle, le plus souvent soudées de manière à former une espèce de tube qui recouvre le pistil et le soude souvent, par son sommet, avec le stigmate ; pollen en masses soudées, comme dans les Orchidées ; ovaire double, chaque carpelle à 1 loge pluriovulée. Follicule double, déhiscent, rarement drupe indéhiscente. — Genres assez nombreux, presque tous exotiques.

A. ASCLÉPIADE (*Asclepias*). Calice à 5 divisions profondes ;

corolle rotacée à 5 lobes; appendices pétaloïdes 5-6, arrondis; anthères membraneuses; masses polliniques renflées;
follicules allongés, conoïdes; graines surmontées de poils.

ASCLEPIAS VINCETOXICUM (*Dompte-Venin*) (*pl.* LVI, 2). Fleurs blanches. —
Été.

A. SYRIACA (*Herbe à la ouate*) (*pl.* XVI, 3). Semences laineuses.

B. CYNANQUE (*Cynanchum*). Calice à 5 divisions; corolle à
5 lobes allongés; appendices staminaux 10, soudés à leur
base, bisériés; anthères terminées par une membrane; masses
polliniques arrondies; stigmate déprimé; graines surmontées
d'un bouquet de poils.

CYNANCHUM ACUTUM (*Cynanque aiguë*, *Scammonée de Montpellier*). Fleurs petites, verdâtres.

C. SOLENOSTEMME (*Solenostemma*); TYLOPHORE (*Tylophora*);
ARAUJA. Genres exotiques.

205. *Usages.* — Les plantes de cette famille sont généralement lactescentes, âcres, et douées pour la plupart de propriétés délétères; mais on peut employer leurs racines comme
vomitives, purgatives, anthelminthiques. Le suc épaissi de
plusieurs d'entre elles fournit quelques-uns de ces médicaments résineux connus sous le nom de *Scammonée.* — Disons
aussi que plusieurs *Asclépiades* d'Amérique sont alimentaires.

Quelques espèces du genre *Asclépiade* sont cultivées dans
nos jardins, ainsi que le *Twedia bleu* et l'*Arauja blanchâtre.*
— On cultive en serre chaude les *Tylophores*, espèces volubiles
des régions tropicales; — les *Ceropegia*, plantes grimpantes de
l'Inde; — le *Hoya charnu*, espèce d'Asie, etc.

45e Famille. — APOCYNÉES.

(*Pl.* XVI, 4. *Laurier-rose* : *a.* extrémité d'un rameau fleuri; *b.* étamines; *c.* pistil;
d. fruit; *e.* semence.)

204. Herbes ou arbustes grimpants et volubiles, arbrisseaux, ou enfin arbres élevés, végétaux lactescents; feuilles
simples, opposées, sans stipules; fleurs axillaires ou terminales, disposées en cymes ou en grappes, ainsi composées :
calice monosépale à 5 divisions, persistant; corolle monopétale régulière, à 5 lobes nus ou munis d'appendices naissant

de la gorge de la corolle; 5 étamines alternant avec ces lobes, insérées à la base du tube, tantôt libres, tantôt réunies par les filets et les anthères; pollen pulvérulent (caractère qui distingue les Apocynées des Asclépiadacées); ovaire double surmonté de 1 ou 2 styles; follicule double; graines nues, ou couronnées d'une aigrette soyeuse.

La plupart des nombreux genres de cette famille habitent les régions tropicales des deux continents; l'Europe n'en possède qu'un petit nombre.

A. PERVENCHE (*Vinca*). Calice à 5 divisions; corolle infundibuliforme à 5 divisions obliquement tronquées et contournées, dont la gorge est munie d'un rebord pentagone; anthères rapprochées, cachées dans le tube; stigmate en tête; follicules géminés, allongés, graines nues ou sans aigrette.

VINCA MINOR (*petite Pervenche*) (*pl. xxvIII*, 5). Feuilles lancéolées, très glabres.— Bois. Avril.

V. MAJOR (*grande Pervenche*). Feuilles cordiformes, ciliées. — Midi.

B. NERION (*Nerium*). Calice à 5 divisions profondes; corolle beaucoup plus grande, régulière, à 5 lobes obliques et 5 appendices pétaloïdes et frangés à leur base; étamines incluses: anthères sagittées; style portant un stigmate tronqué; follicules allongés, plurispermés; graines avec aigrette.

NERIUM OLANDER (*N.-Laurier-Rose*).

C. APOCYN; FRANGIPANIER. Genres exotiques.

205. *Usages*. — Les Apocynées contiennent un suc blanc, laiteux, d'une saveur âcre et amère, qui rend leur emploi dangereux. Elles fournissent cependant plusieurs médicaments populaires aux indigènes, et même des aliments; car le *Tabernamontana utilis,* de la Guyane, laisse couler de sa tige une énorme quantité de lait blanc, épais et doux, qui remplace le lait de vache. — Le *Diviladner*, espèce de ce genre, produisait, suivant les prêtres de Ceylan, le fruit défendu, lequel s'est converti en véritable poison après la faute de nos premiers parents. — Les fleurs du *Frangipanier blanc* servent à

assaisonner nos frangipanes. — Le *Vahea gunimifera*, arbre de Madagascar, et l'*Urceola elastica*, arbrisseau grimpant de Sumatra, fournissent une partie du *caoutchouc* qui nous vient de l'Inde.

206. La Pervenche intéresse l'horticulteur plus que le médecin. On la distingue en *grande* et en *petite Pervenche* : la première, à corolle blanche ou d'un bleu tendre, était la fleur de prédilection de J.-J. Rousseau; la seconde est bleue normalement; mais par la culture elle double facilement et revêt des teintes diverses. Il y a encore la *Pervenche herbacée*, espèce de Hongrie, tiges couchées, feuilles lancéolées, fleurs d'un bleu foncé ou rougeâtres; elle double aussi avec facilité. — Le *Lochnera rose* est un sous-arbrisseau droit, originaire de l'Amérique, dont les fleurs roses ou blanches ornent les fenêtres des plus modestes habitations dans nos grandes villes. — Le *Laurier-rose* est cultivé dans nos jardins; ses fleurs roses ou blanches doublent facilement. — Nous reviendrons sur l'histoire médicale de ces plantes.

44ᵉ Famille. — LOGONIACÉES.

207. Petite famille exotique composée d'herbes, d'arbrisseaux, rarement d'arbres, dont voici les caractères spécifiques : corolle monopétale hypogyne, 4-10-fide; étamines en nombre égal à celui des lobes de la corolle; ovaire à 2-4 loges, à 1 ou plusieurs ovules; fruit capsulaire, ou folliculaire, ou charnu; feuilles opposées; suc aqueux. — Le genre principal est la STRYCHNÉE (*Strychnos*).

208. *Usages.* — Ce genre, qui appartenait auparavant aux Apocynées, est très nombreux en espèces dont les principes actifs (*Strychnine* et *Brucine*) sont des poisons redoutables, employés quelquefois à très petites doses pour exciter ou réveiller l'action de la moelle épinière. — Le *S. tieuté* est une liane des forêts vierges de Java qui fournit aux peuples sauvages le suc au moyen duquel ils empoisonnent leurs flèches. Ce poison n'est pas le même que l'Upas anthiar dont nous avons parlé déjà (174).

45ᵉ Famille. — SOLANACÉES.

(Pl. xvi, 5. *Mandragore officinale : a.* plante entière; *b.* coupe de la fleur montrant les organes sexuels; *c.* coupe transversale de l'ovaire: *d.* fruit; *e.* semence.)

209. Herbes annuelles, bisannuelles ou vivaces, ou arbrisseaux, mais rarement arbres; feuilles alternes, simples ou découpées, les florales quelquefois géminées, sans stipules; fleurs grandes en général et extra-axillaires, tantôt solitaires, tantôt en épis ou en cymes; calice monosépale à 5 divisions, persistant; corolle monopétale, 5 divisions au limbe, régulière, rotacée, infundibuliforme ou campaniforme; étamines en même nombre égal aux divisions pétaloïdes et alternes avec elles, insérées sur la corolle; filets libres, rarement monadelphes. Ovaire à 1 ou 3 loges pluriovulées, appliqué sur un disque hypogyne; style simple; stigmate capitulé ou bilobé. Capsule biloculaire, bivalve, polysperme; ou bien baie à 2 loges; graines réniformes à surface chagrinée. — Quatre tribus.

SOLANÉES.

Fruit charnu en forme de baie.

A. BELLADONE (*Atropa*). Calice campanulé, à 5 divisions; corolle régulière, campanulée, beaucoup plus longue que le calice; 5 étamines incluses; baie globuleuse à 2 loges pluriovulées, enveloppée par le calice persistant.

ATROPA BELLADONA (*Belladone*) (*pl.* lii, 2). Fleurs d'un pourpre noirâtre.
A. PHYSALOIDES. Fleurs d'un violet clair. — Cultivée.

B. MORELLE (*Solanum*). Calice à 5 divisions un peu étalées; corolle rotacée dont le tube est très court et le limbe étalé, à 5 divisions aiguës; anthères dressées, conniventes, s'ouvrant au sommet; baie biloculaire, entourée à sa base par le calice persistant.

SOLANUM NIGRUM (*Morelle noire* ou *officinale*) (*pl.* liv, 1). Pédoncules multiflores; baies noires, sphériques.
S. MINIATUM. Baies rouges, ovoïdes.
S. MELONGENA (*Aubergine*). Pédoncules uniflores; plante épineuse.

S. DULCAMARA (*M.-Douce-Amère*) (*pl.* XLV, 4). Tige presque ligneuse, grimpante; feuilles supérieures laciniées, etc.

S. TUBEROSUM (*Pomme de terre*). Feuilles découpées en lobes distincts; fleurs blanches ou violettes. — Alimentaire.

S. PSEUDO-CAPSICUM (*Pomme d'amour*). Feuilles lobées; fleurs jaunes. — Cultivée.

S. MANDRAGORA (*Mandragore*) (*pl.* XVI, 5). Espèce du midi de l'Europe.

C. PHYSALIS (*Coqueret*). Calice urcéolé, à 5 divisions; corolle rotacée, quinquéfide; anthères oblongues, rapprochées; style court, stigmate capitulé; baie globuleuse renfermée dans le calice qui s'accroît et se renfle en vessie.

PHYSALIS ALKEKENGE (*Coqueret, Alkékenge*) (*pl.* XLVII, 1). Fleurs blanches.

D. LYCIET (*Lycium*). Calice court, tubuleux, à 3-5 découpures peu profondes; corolle infundibuliforme; filets staminaux velus à la base: baie arrondie, biloculaire.

LYCIUM BARBARUM (*Jasminoïde*). Calice à divisions profondes; baies noirâtres.
L. EUROPÆUM. Calice à divisions peu profondes; baies rouges.

E. PIMENT (*Capsicum*). Calice 5-6 sépales; corolle 5-6 divisions; 5-6 étamines; anthères rapprochées; baie coriace, à 2-4 loges, accompagnée à sa base par le calice qui n'a pas pris de développement.

CAPSICUM ANNUUM (*Piment annuel*). Plante de l'Inde cultivée dans les jardins.

HYOSCIAMÉES.

Capsule operculée ou s'ouvrant au sommet.

F. JUSQUIAME (*Hyoscyamus*). Calice tubuleux, subcampaniforme, 5-fide; corolle infundibuliforme à 5 divisions inégales, obtuses; 5 étamines inclinées; stigmate simple capitulé; capsule biloculaire, s'ouvrant horizontalement en deux valves vers le sommet, enveloppée par le calice; plantes velues.

HYOSCYAMUS NIGER (*Jusquiame noire*) (*pl.* LIII, 3). Feuilles grandes, ovales, aiguës; fleurs jaunes, purpurines au centre.
H. ALBUS (*Jusquiame blanche*). Feuilles plus arrondies, obtuses; fleurs blanches.

NICOTIANÉES.

Capsule bi ou quadrivalve.

G. Tabac (*Nicotiana*). Calice urcéolé, ventru, 5-fide ; corolle régulière, infundibuliforme ; tube plus long que le calice ; limbe à 5 divisions ; stigmate capitulé ; capsule ovoïde, bivalve, bifide à son sommet.

Nicotiana tabacum (*Tabac*) (*pl.* lv, 1). Feuilles larges.
N. fruticosa (*Tabac de Virginie*). Feuilles étroites.
N. rustica (*petit Tabac*).

H. Stramoine (*Datura*). Calice tubuleux, ventru à sa base qui est persistante ; limbe 5-fide à 5 angles, et caduc ; corolle très grande, infundibuliforme ; tube à 5 angles ; limbe à 5 plis et 5 pointes ; étamines 5, incluses ; stigmate bilobé ; capsule quadriloculaire, les loges communiquant 2 à 2 par le sommet ; graines chagrinées, très nombreuses.

Datura stramonium (S.-*Pomme épineuse*) (*pl.* liv, 5). Fleurs grandes, blanches ou violettes.
D. suaveolens. Belles et très longues fleurs blanches. — Cultivé dans les jardins.
D. fastuosa. Belles et longues fleurs violettes. — Cultivé.

I. Petunia (*Petunia*). Genre de l'Amérique méridionale, voisin du *Nicotiana*, que l'on cultive dans les jardins d'Europe ; tiges et feuilles visqueuses ; corolle infundibuliforme, etc.

Petunia nyctaginiflora (P.-*Nyctage*). Grandes fleurs blanches odorantes.
P. violacea (P. *violet*). Fleurs moins grandes, d'un pourpre violacé.

CESTRINÉES.

Baie biloculaire ; embryon droit, tandis qu'il est recourbé dans les genres précédents.

J. Cestreau (*Cestrum*). Genre exotique.

210. *Usages.* — Les propriétés médicales des Solanacées sont assez uniformes, comme leurs caractères botaniques, du reste ; car toutes ces plantes, pour ainsi dire, ont un aspect triste, et ce sont des poisons narcotico-âcres, en général. Mais pourtant quelques-unes sont alimentaires, comme la *Pomme de terre*, qui, originaire du Chili, a été popularisée en France par les soins et le zèle de Parmentier, et la *Tomate*, qui nous vient des Antilles. — La *Stramoine* était la plante favorite des peuples superstitieux et des sorciers qui mangeaient ses semences pour se rendre propres à lire dans l'avenir, à trouver des trésors, ou qui la faisaient prendre aux individus chez lesquels ils voulaient produire des visions fantastiques. — La *Belladone* a joui d'une grande réputation en Italie où on employait son eau distillée pour entretenir la fraîcheur de la peau. — La *Mandragore* était aussi usitée par les sorciers et les magiciens pour donner des hallucinations aux crédules individus qui venaient les consulter.

211. Les Solanées cultivées comme plantes d'agrément sont les *Pétunia*, dont les deux variétés indiquées ci-dessus produisent, par des croisements multipliés, d'autres variétés hybrides plus riches en couleurs et qui forment dans les jardins des massifs du plus bel effet; — le *P. Pintade*, dont la corolle blanchâtre est marquée de taches violettes. — Les *Lyciets* sont cultivés pour former des haies et couvrir des tonnelles. — Les *Cestreaux* sont des espèces tropicales cultivées en serres chaudes, qui ne répandent leur parfum que le jour (*C. diurnum*), ou le soir (*C. vespertinum*), ou la nuit (*C. nocturnum*) : d'où leurs noms populaires de *Galant du jour, Galant du soir, Galant de nuit*. — L'*Ulloa orange*, arbrisseau du Mexique, a la corolle d'un jaune orangé. — L'*Habrothamnus élégant* est un autre arbrisseau du Mexique dont les fleurs sont de couleur pourpre, etc.

Onzième classe.

Dicotylédones monopétales supérovariés, corolle irrégulière.

46e Famille. — SCROPHULARIACÉES.

(*Pl.* xvii, 1. *Scrophulaire noueuse* : *a.* sommité de la plante ; *b.* fleur complète; *c.* corolle fendue et développée montrant le pistil et les étamines ; *d.* capsule ; *e.* graine.)

212. Plantes herbacées, rarement sous-frutescentes. Feuilles opposées, quelquefois alternes; simples; fleurs en épis; calice monosépale persistant, à 4 ou 5 divisions inégales ; corolle monopétale irrégulière, de forme variée, à 2 lèvres, sou-

vent personnée; étamines 2, ou 4 didynames; ovaire biloculaire, assis sur un disque hypogyne; style simple, stigmate bilobé. Capsule biloculaire, bivalve, polysperme. — Deux tribus dans cette famille, qui est très voisine des Solanées dont elle ne diffère que par l'irrégularité de la corolle due à l'avortement d'une étamine.

SCROPHULARIÉES OU ANTIRRHINÉES.

Corolle irrégulière; 4 étamines; capsule septicide ou poricide.

A. SCROPHULAIRE (*Scrophularia*). Calice court à 5 lobes arrondis; corolle presque globuleuse, à 2 lèvres donnant 5 lobes, dont 2 pour la lèvre supérieure; capsule globuleuse, acuminée, bivalve, environnée par le calice persistant.

SCROPHULARIA NODOSA (*Scrophulaire noueuse*) (*pl.* XVII, 1). Feuilles dentées, pointues ;fleurs d'un pourpre noirâtre.

S. AQUATICA (*Herbe-du-Siége, Bétoine aquatique*) (*pl.* XLIII, 3). Feuilles crénelées, un peu obtuses; fleurs d'un pourpre noirâtre.

S. VERNALIS. Feuilles simples; fleurs jaunâtres.

S. CANINA. Feuilles ailées.

B. MUFLIER (*Antirrhinum*). Calice persistant, à 5 lobes; corolle bossue à la base, à 2 lèvres, dont la supérieure à 2 lobes réfléchis, l'inférieure à 5; capsule oblique à sa base, biloculaire, s'ouvrant au sommet par trois trous; graines nues.

ANTIRRHINUM MAJUS (*Mufle-de-Veau, Gueule-de-Lion*) (*pl.* XLI, 1). Calice à divisions ovales-arrondies, plus courtes que la corolle.

A. ORONTIUM. Calice à divisions linéaires plus longues que la corolle.

C. DIGITALE (*Digitalis*). Calice à 5 divisions profondes et inégales; corolle campanulée, à 4 ou 5 lobes inégaux et obliques; stigmate bifide; capsule ovoïde, acuminée, s'ouvrant en 2 valves.

DIGITALIS PURPUREA (*Digitale pourprée, Gant de Notre-Dame*) (*pl.* LIII, 2). Fleurs d'un pourpre tigré; tige et feuilles pubescentes.

D. LUTEA. Fleurs jaunes sans taches; tige et feuilles glabres.

D. MOLÈNE (*Verbascum*). Calice à 5 divisions profondes, étalées ; corolle rotacée à 5 lobes un peu inégaux ; 5 étamines inégales entre elles, poilues à leur base ; capsule ovoïde à 2 loges polyspermes ; graines très petites, chagrinées.

VERBASCUM THAPSUS (*M.-Bouillon-Blanc*) (*pl.* XXV, 3). Tige simple ; feuilles décurrentes, cotonneuses ; fleurs en grappes, jaunes.

V. BLATTARIA (*Herbe-aux-Mittes*). Feuilles non décurrentes, presque glabres ; fleurs solitaires

V. LYCHNITIS. Feuilles non décurrentes, cotonneuses, les supérieures ovales ; filets staminaux garnis de poils jaunes.

E. LINAIRE (*Linaria*). Calice persistant, à 5 lobes profonds ; corolle éperonnée à la base, labiée, avec un palais proéminent ; lèvre supérieure à 2 lobes réfléchis, l'inférieure à 3 ; capsule biloculaire s'ouvrant au sommet par 2 trous.

LINARIA VULGARIS (*Linaire, Lin sauvage*) (*pl.* XLVIII, 2). Feuilles sessiles étroites ; fleurs jaunes, éperon aigu. — Lieux incultes. Été.

L. MINOR. Fleurs pourpres, éperon obtus.

L. SPURIA (*Velvote*). Plante velue ; feuilles pétiolées, grandes, anguleuses, les supérieures ovales. — Champs. Août.

L. CYMBALARIA. Plante glabre ; feuilles pétiolées et larges.

F. LIMOSELLE (*Limosella*). Calice irrégulier 5-fide ; corolle campanulée à 5 lobes ; 5 étamines didynames ; capsule ovoïde, biloculaire à la base, uniloculaire au sommet.

LIMOSELLA AQUATICA. Fleurs blanchâtres.

G. GRATIOLE (*Gratiola*). Calice 5-sépales, avec 2 bractées à sa base ; corolle tubuleuse à 2 lèvres peu distinctes, la supérieure échancrée, l'inférieure à 2 lobes obtus ; 4 étamines, mais 2 seulement portent anthère et sont fertiles ; style court ; capsule ovoïde à 2 loges polyspermes,

GRATIOLA OFFICINALIS (*Gratiole officinale, Herbe-à-pauvre-homme*) (*pl.* LVI, 5). Feuilles opposées ; fleurs d'un blanc jaunâtre. — Lieux humides. Juin.

RHINANTHÉES.

Quatre étamines didynames, quelquefois deux ; corolle irrégulière ; capsule loculicide.

H. RHINANTHE (*Rhinanthus*). Calice comprimé, large, à 2 divisions bifides, obtuses; corolle à 2 lèvres, la supérieure en casque, l'inférieure à 3 lobes; étamines didynames; capsule comprimée à 2 loges polyspermes.

RHINANTHUS CRISTA-GALLI. Tige branchue du haut, maculée; pistil violet calice glabre.

R. MINOR. Tige simple, sans tache; pistil jaune, inclus dans la corolle.

I. EUPHRAISE (*Euphrasia*). Calice quadrifide; corolle à 2 lèvres, la supérieure émarginée, l'inférieure à 3 lobes; étamines didynames, anthères rapprochées; capsule ovoïde, à 2 loges polyspermes.

EUPHRASIA OFFICINALIS (*pl.* XXIV, 4). Feuilles ovales, sessiles, dentées; étamines incluses; fleurs rougeâtres ou blanches tachetées.

E. ODONTITES. Feuilles linéaires-lancéolées, pubescentes; étamines saillantes.

J. VÉRONIQUE (*Veronica*). Calice à 4 divisions profondes; corolle rotacée à 4 lobes inégaux; 2 étamines saillantes; stigmate simple; capsule biloculaire, comprimée, embrassée par le calice persistant.

VERONICA BECCABUNGA (*pl.* XLIII, 5). Feuilles elliptiques, glabres; fleurs violettes, courtement pédicellées. — Lieux humides. Mai.

V. OFFICINALIS (*pl.* XLIX, 4). Feuilles ovales, pubescentes; fleurs d'un violet clair, longuement pédicellées. — Lieux secs.

V. TEUCRIUM (*Véronique des bois*). Tige droite, un peu couchée à la base, velue, poils épars.

V. CHAMŒDRYS (*Petit-Chêne*). Tige velue, poils formant 2 lignes opposées.

V. SPICATA. Feuilles crénelées; fleurs en épis, d'un bleu azuré. — Bois sablonneux, et cultivée.

215. *Usages.* — La plupart des Scrophulariacées renferment un principe amer plus ou moins âcre. Cependant la *Digitale* est sédative de là circulation; — les *Véroniques* sont aromatiques; — le *Molène Bouillon blanc* est émollient; — le *Muflier à grandes fleurs*, vulgairement appelé *Gueule-de-Loup*, était employé autrefois pour les sortiléges; — les *Pédiculaires* passent pour engendrer des poux chez les troupeaux, qui évitent d'ailleurs de les brouter.

Cette famille fournit à l'amateur de fleurs les *Digitales* exotiques et indigènes, les *Molènes*, les *Véroniques*, le *Muflier*, les *Mimulus*; puis, pour serres chaudes, les *Calcéolaires*, de l'Amérique, dont la corolle rappelle la forme d'un petit sabot; les *Franciscea*, élégants arbrisseaux du Brésil, dédiés à l'empereur d'Autriche, François Ier, etc.

47e Famille. — ACANTHACÉES.

(Pl. xvii, 2. Acanthe molle : a. fleur complète; *b.* coupe de l'ovaire un peu grossi; *c.* graine ; la plante, *pl.* xxv, 1).*

214. C'est une petite famille qui se compose d'arbustes ou de plantes herbacées, à feuilles opposées, à fleurs de forme variable, axillaires, solitaires ou en épis terminaux, avec 2 ou 3 bractées pour chacune d'elles; calice irrégulier, à 4 ou 5 divisions profondes; corolle irrégulière, souvent bilabiée; 2 étamines, ou 4 didynames ; ovaire biloculaire sur un disque hypogyne; 1 style, 1 stigmate bilamellé; capsule biloculaire à 2 ou plusieurs graines, s'ouvrant en 2 valves. Le genre type est l'Acanthe ; les autres genres croissent dans les régions tropicales.

A. ACANTHE (*Acanthus*). Calice à 4 divisions dont la supérieure est très grande et voûtée, l'inférieure dentée, les 2 latérales plus petites; corolle unilabiée, lèvre inférieure trilobée; étamines didynames ; capsule bivalve à 2 loges biovulées.

ACANTHUS MOLLIS (*Acanthe molle*). Feuilles dépourvues d'épines (*pl.* xvii, 2). A. SPINOSUS (*A. épineuse*). Feuilles pourvues d'épines.

48e Famille. — VERBENACÉES.

(Pl. xvii, 3. Verveine officinale : a. sommité de la plante ; *b.* coupe de la corolle grossie; pistil ; *c.* coupe de l'ovaire; *d.* semence.)*

215. Herbes, plus souvent arbrisseaux; feuilles opposées, ou verticillées; fleurs en épis ou en grappes terminales; calice monosépale, tubuleux, persistant; corolle tubuleuse, irrégulière, quelquefois bilabiée; étamines 4, didynames, insérées au tube de la corolle: les deux plus courtes avortent quelquefois; ovaire libre, quadriloculaire; style simple; stigmate capitulé, parfois bilobé. Drupe à 2 ou à 4 loges monospermes.

A. VERVEINE (*Verbena*). Calice tubuleux à 5 dents ; corolle peu régulière, infundibuliforme, courbée, à 5 lobes ; 4 étamines didynames, incluses ; stigmate simple ; fruit recouvert par le calice persistant, composé de 4 coques monospermes.

VERBENA OFFICINALIS (*Verveine officinale*) (*pl.* XXVII, 2). Plante inodore. — Croît partout.

V. TRIPHYLLA (*Citronnelle*). Plante très odorante. — Cultivée.

B. GATTILIER (*Vitex agnus castus*). Feuilles élégantes à 5 folioles digitées et lancéolées ; fleurs en grappes violettes ; baies sèches, monospermes, noirâtres lorsqu'elles sont mûres, ressemblant au poivre en grain et en ayant un peu la saveur.

216. *Usages.* — Ils sont fort peu importants, quoique la *Verveine* soit une des plantes qui aient joué le plus grand rôle dans les pratiques religieuses, superstitieuses, médicales et autres des temps d'ignorance. — Le *Gattilier* passait pour avoir la propriété d'éteindre les feux de l'amour, et fut, dit-on, très usité dans les cloîtres.

Les espèces exotiques sont assez nombreuses dans cette famille. Les *Verveines* sont cultivées dans les jardins ou les serres. Parmi les espèces tropicales, citons la *V. à feuilles de Chamœdrys*, petite plante du Paraguay, dont les fleurs sont d'un rouge vif et velouté ; — la *V. changeante,* arbuste de serre chaude, dont les fleurs, grandes et en épis, sont d'abord d'un rouge vif qui passe ensuite au rose tendre. — L'*Aloysia citronnelle* (*Lippia citriodora*), arbrisseau du Pérou, exhale une odeur de citron et sert à aromatiser les crèmes, etc.

49e Famille. — JASMINACÉES.

(*Pl.* XVII, 4. *Jasmin officinal : a.* sommité d'un rameau ; *b.* corolle ouverte, avec les étamines; *c.* ovaire, style et stigmate ; *d.* baie biloculaire, 1 graine dans chaque loge.)

217. Arbres ou arbrisseaux d'un port élégant, dont les feuilles sont opposées, simples ou pinnées ; les fleurs hermaphrodites ou unisexuées, disposées en grappes ou en corymbes ; le calice est monosépale, libre, à 4 ou 5 dents ; la corolle, monopétale, hypogyne, est régulière, à 4 ou 5 divisions plus ou moins profondes, nulle ainsi que le calice dans le Frêne commun (*F. excelsior*); étamines 2, tantôt saillantes, tantôt renfermées dans l'intérieur du tube de la corolle sur lequel elles s'insèrent; ovaire libre, à 2 loges biovulées; style simple, stigmate bifide ou bilobé; capsule à 2 loges, 1 ou 2 graines dans chacune, ou bien nuculaine renfermant de 1 à 4 noyaux. — Deux tribus.

OLÉINÉES.

Fruit charnu.

A. OLIVIER (*Olea*). Calice évasé à 4 dents; corolle subcampanulée, courte et 4-fide; ovaire à deux loges biovulées; style terminé par un stigmate bilobé; drupe charnue renfermant un noyau unisperme.

OLEA EUROPÆA (*Olivier d'Europe*). Fleurs petites, blanches, en grappes axillaires. — Midi.

B. JASMIN (*Jasminum*). Calice à 5 dents; corolle à 5 divisions obliques; étamines incluses; baie bilobée à 2 loges mono ou dispermes.

JASMINUM OFFICINALE (*Jasmin officinal*) (*pl.* XVII, 4). Fleurs blanches odoriférantes. — Cultivé.

J. FRUTICANS. Fleurs jaunes.

J. GRANDIFOLIUM. — Cultivé pour l'huile essentielle qu'on en retire.

C. TROÈNE (*Ligustrum*). Calice très petit, à 4 dents; corolle à tube court, à limbe étalé et quadridenté; baie à 2 loges mono ou dispermes.

LIGUSTRUM VULGARE. (*Troène commun*). Fleurs blanches. — Haies.

LILACÉES.

Fruit sec.

D. LILAS (*Syringa*). Calice turbiné à 4 dents; corolle tubuleuse, hypocratériforme; limbe à 4 divisions un peu concaves; étamines incluses, stigmate bifide; capsule comprimée, bivalve, à 2 loges dispermes.

SYRINGA VULGARIS (*Lilas ordinaire*). Fleurs violettes ou blanches, très odorantes.

E. Frêne (*Fraxinus*). Fleurs ordinairement polygames, sans calice ni corolle, ou avec calice seulement, ou enfin complètes; dans ce dernier cas 4 pétales distincts; capsule allongée, comprimée, mince, membraneuse sur les bords, uni-ovulaire et monosperme.

Fraxinus excelsior (*Frêne ordinaire*). Fleurs verdâtres.

F. Orne (*Ornus*). Calice à 4 parties; corolle à 4 pétales linéaires; capsule ailée (samare), à 2 loges monospermes, dont une s'oblitère parfois à la maturité.

Ornus europæa (c'est le *Fraxinus Ornus* de L.). Fleurs blanchâtres. Cet arbre produit la manne.

218. *Usages.* — Les Jasminacées, dont les fleurs répandent souvent une odeur suave, contiennent un principe amer, tonique et astringent. — Le genre *Olivier* se distingue par l'huile que fournit son péricarpe charnu. — Les baies de *Troène*, que mangent les oiseaux, fournissent une teinture noirâtre. — Les *Frênes* sont remarquables par leur sève douce et sucrée qui constitue la *manne*; ils sont aussi très utiles par leur bois dur et résistant. — Les *Filaria* servent à former des palissades et à orner les bosquets d'hiver.

On cultive dans les parterres les différentes espèces du genre *Jasmin*, plantes originaires d'Asie : le *J. officinal*, à fleurs blanches; le *J. odoriférant*, dont la couleur et l'odeur de la corolle sont celles de la Jonquille; le *J. grandiflore* ou *J. d'Espagne*, dont les fleurs sont grandes, rouges en dehors, blanches en dedans, d'une odeur suave; le *J. Sambac* ou *J. d'Arabie*, avec lequel on prépare l'essence et l'eau distillée de jasmin. — On cultive aussi dans les jardins le *Fontanesia*, arbrisseau de Syrie; corolle blanche, puis rougeâtre; — le *Chionanthe de Virginie*, etc.

50e Famille. — LABIÉES.

Pl. xvii, 5. *Mélisse sauvage* (*Mel. melissophyllum*): *a.* sommité de la plante *b.* fleur détachée; *c.* coupe du disque et des carpelles, grossis; *d.* pistil.)

219. Famille naturelle très nombreuse, qui se compose de plantes herbacées ou sous-frutescentes, dont voici les caractères généraux : tige quadrilatère ; feuilles simples et opposées ; fleurs groupées aux aisselles des feuilles, formant par leur réunion des épis ou des grappes rameuses ; calice monosépale, tubuleux, à 5 divisions inégales ; corolle monopétale, tubuleuse, irrégulière, partagée en deux lèvres, l'une supérieure à deux dents, l'autre inférieure à 3 ; étamines au nombre de 4, didynames, insérées au tube de la corolle ; quelquefois les 2 plus courtes avortent, et la fleur est diandre. Ovaire quadrilobé, déprimé à son centre, assis sur un disque hypogyne ; style simple, surmonté d'un stigmate bifide, semblant naître du disque au milieu des 4 lobes : coupé en travers, l'ovaire offre 4 loges contenant chacune un ovule dressé. Le fruit se compose de 4 akènes monospermes, renfermés dans l'intérieur du calice qui persiste. C'est à leur ovaire quadrilobé et à leur tétrakène que les Labiées doivent de se distinguer des familles qui les avoisinent. — Deux sections contenant plusieurs genres :

Genres n'ayant que deux étamines.

A. ROMARIN (*Rosmarinus*). Calice à 2 lèvres, la supérieure entière, l'inférieure bifide ; corolle de même longueur environ ; tube renflé supérieurement, 2 divisions à la lèvre supérieure, 3 lobes à l'inférieure ; 2 étamines saillantes, anthères rapprochées.

ROSMARINUS OFFICINALIS (*Romarin officinal*) (*pl.* XLII, 3). Fleurs d'un bleu pâle, axillaires. — Midi ; cultivé.

B. SAUGE (*Salvia*). Calice tubuleux à 4 ou 5 dents, quelquefois bilabiée ; corolle tubuleuse plus longue que le calice, dilatée supérieurement et comprimée ; lèvre inférieure à 3 lobes inégaux ; étamines à filets courts, anthères à 2 loges écartées l'une de l'autre.

SALVIA OFFICINALIS (*Sauge officinale*) (*pl.* XLIII, 2). Feuilles finement crénelées ; corolle beaucoup plus grande que le calice ; fleurs d'un bleu rougeâtre. — Midi ; cultivée. Juin et juillet.

S. VERBENACA. Feuilles grossièrement crénelées ; corolle à peine plus grande que le calice ; fleurs bleues.

S. PRATENSIS (*Sauge des prés*). Feuilles radicales ovales-cordiformes, les caulinaires sessiles; lèvre supérieure de la corolle plus grande et plus longue que le tube. — Prés secs. Mai et juin.

S. SYLVESTRIS. Lèvre supérieure de la corolle plus courte que le tube; pédoncules cotonneux.

S. SCLARA (*Orvale, Toute-Bonne, Sclarée*). Feuilles en cœur, velues, grandes; tiges rameuses. — Lieux rocailleux et chauds.

S. HORMINUM (*Hormin*). Feuilles ovales, glabres, moins grandes; tiges moins rameuses. — Midi.

C. LYCOPE (*Lycopus*). Calice subcampanulé, court, nu, à 4 ou 5 dents; corolle évasée, à 4 lobes presque égaux, à peine plus longue que le calice; 2 étamines saillantes; akènes lisses.

LYCOPUS EUROPÆUS (*Lycope d'Europe*). Fleurs blanches, très petites, par groupes axillaires serrés. — Prairies aquatiques.

D. MONARDE (*Monarda*). Genre exotique.

Genres pourvus de 4 étamines didynames. — 1° Lèvre supérieure très petite et à peine marquée.

E. BUGLE (*Ajuga*). Calice tubuleux, à 5 dents; corolle tubuleuse, renflée en haut, lèvre supérieure presque nulle, l'inférieure à 3 lobes, dont le moyen est plus grand et échancré en cœur; étamines saillantes; akènes réticulés.

AJUGA REPTANS (*Bugle rampante*) (*pl.* XXVIII, 3). Tige poussant de longs rejets rampants à sa base; fleurs bleues. — Bois sablonneux.

A. PYRAMIDALIS. Tige simple, ne poussant point de rejets à sa base; feuilles inférieures beaucoup plus grandes que les supérieures; fleurs bleues.

A. CHAMŒPITYS (*faux Pin*). Fleurs jaunes.

A. GENEVENSIS. Fleurs rougeâtres.

F. GERMANDRÉE (*Teucrium*). Calice à 5 dents; corolle à 2 lèvres, la supérieure profondément fendue, etc. Ce genre diffère du précédent par la fente profonde qui se voit à la place de la lèvre supérieure, et à travers laquelle les étamines sont saillantes.

TEUCRIUM CHAMŒDRYS (*Germandrée-Petit-Chêne*) (*pl.* XXXVIII, 4). Feuilles atténuées en pétiole, dures, crénelées; fleurs verticillées par 4, d'un rose foncé. — Bois secs. Tout l'été.

T. SCORDIUM (*Scordium, Herbe-à-l'Ail, Germandrée aquatique*) (*pl.* XXXVIII, 5).

Plante pubescente; feuilles sessiles, molles, dentées; fleurs ternées, rougeâtres. — Lieux humides. Juillet et août.

T. CHAMÆPITYS (*Ivette*) (*pl.* XXXIX, 1). Feuilles inférieures allongées, presque entières; les supérieures très rapprochées, à 3 lobes linéaires; fleurs jaunes.

T. MARUM (*Germandrée maritime*, *Marum*). Feuilles entières, petites, opposées, blanches en dessous; fleurs purpurines. — Bassin de la Méditerranée.

T SCORODONIA (*Germandrée sauvage*). Feuilles cordiformes. — Bois touffus.

Corolle à deux lèvres bien marquées.

G. HYSOPE (*Hyssopus*). Calice tubuleux, à 5 dents, strié; corolle à peine plus longue, à tube évasé, lèvre supérieure courte, l'inférieure à 3 lobes dont le moyen est crénelé; étamines dressées, divergentes.

HYSSOPUS OFFICINALIS (*Hysope officinale*) (*pl.* XLIX, 2). Fleurs bleues, roses ou blanchâtres, verticillées à l'aisselle des feuilles supérieures. — Midi; cultivé.

H. MENTHE (*Mentha*). Calice à 5 dents; corolle le dépassant peu, à 4 lobes presque égaux; étamines divergentes, plus longues que la corolle; fleurs verticillées.

MENTHA PIPERITA (*Menthe poivrée*) (*pl.* XL, 4). Feuilles pétiolées, pubescentes, ovales; fleurs en verticille terminal très serré. — Cultivée.

M. GENTILIS (*Menthe élégante*). — Feuilles pétiolées, cordiformes, glabres; fleurs en verticilles rapprochés; pédicelles glabres. — Cultivée.

M. SATIVA (*Menthe-Baume*). Feuilles pétiolées, pédicelles hérissés.

M. PULEGIUM (*Menthe-Pouliot*). Tige couchée; feuilles petites, ovales, entières; fleurs en verticilles écartés; lobe supérieur de la corolle entier; calice fermé de poils après la floraison. — Bord des ruisseaux.

M. VIRIDIS (*Menthe verte*). Feuilles sessiles, glabres; verticilles rapprochés.

M. ROTUNDIFOLIA (*Menthe simple*). Feuilles arrondies et crépues; bractées larges et lancéolées. — Lieux aquatiques.

I. LAVANDE (*Lavandula*). Calice tubuleux, denté au sommet, avec une petite bractée arrondie; corolle dont la lèvre supérieure est émarginée, l'inférieure à 3 lobes obtus; étamines incluses.

LAVANDULA VERA (*Lavande officinale*) (*pl.* XXXIX, 4). Feuilles étroites, bractées linéaires; fleurs violacées, petites, verticillées et en épis. — Provence; cultivée.

L. SPICA (*Lavande spic*) (*pl.* XXXIX, 5). Feuilles non spatulées; épi non serré; calice cotonneux; bractées ovales. — Provence.

L. STŒCHAS (*Stœchas arabique*). Fleurs en épi serré, oblong, surmonté d'une touffe de feuilles pétaliformes bleuâtres. — Iles d'Hyères.

J. Mélisse (*Melissa*). Calice tubuleux, à deux lèvres, la supérieure à 3 dents, l'inférieure à 2; corolle à 2 lèvres, la supérieure en voûte, bifide, l'inférieure à 3 lobes inégaux, dont le moyen est cordiforme.

MELISSA OFFICINALIS (*Mélisse officinale*) (pl. XLIV, 2). Fleurs blanches ou rouges, non accompagnées de bractées, verticillées, toutes tournées du même côté. — Lieux incultes secs. Tout l'été.

M. CALAMINTHA (*Calament*). Tige montante, hérissée; pédoncules axillaires plus longs que les feuilles; dents du calice inégales. — Bois élevés.

M. NEPETA. Dents du calice presque égales.

K. Thym (*Thymus*). Calice tubuleux, à 5 dents formant 2 lèvres, gorge garnie d'une rangée de poils; corolle de même longueur, bilabiée, lèvre supérieure un peu échancrée, l'inférieure à 3 lobes, dont le moyen est un peu plus grand.

THYMUS VULGARIS (*Thym*). Tiges dressées; feuilles presque linéaires; lobe moyen de la lèvre inférieure entier. — Montagnes du Midi.

T. SERPYLLUM (*T. Serpolet*). Tiges couchées; feuilles ovales ou oblongues; lobe moyen entier. — Pelouses sèches.

T. ACYNOS (*Acynos*). Division moyenne de la lèvre inférieure échancrée. — Champs cultivés.

L. Agripaume (*Leonurus*). Calice à 5 angles et 5 dents aiguës; corolle tubuleuse, un peu arquée, lèvre supérieure entière, concave, velue, lèvre inférieure à 3 lobes entiers, obtus; anthères parsemées de points brillants.

LEONURUS CARDIACA (*Agripaume cardiaque*) (pl. XXXV, 5). Feuilles divisées en 3 ou 5 lobes; ovaire et étamines velus.

L. MARRABIASTRUM. Feuilles ovales, oblongues; ovaire et étamines glabres.

M. Bétoine (*Betonica*). Calice à 5 dents aiguës, évasé; corolle le dépassant, lèvre supérieure dressée, entière, l'inférieure à 3 lobes dont le moyen est plus grand et légèrement échancré.

BETONICA OFFICINALIS (*Bétoine officinale*) (pl. LV, 4). Feuilles cordiformes lancéolées, pubescentes; calice glabre et lisse. — Bois taillis.

B. STRICTA (*Aiton*). Feuilles cordiformes, arrondies; calice pubescent; lèvre supérieure de la corolle étroite; lobe inférieur moyen ondulé-crénelé. — Bois.

N. LAMIER (*Lamium*). Calice strié à 5 dents inégales très aiguës ; corolle à tube dilaté au sommet ; lèvre supérieure entière et voûtée, l'inférieure trilobée, lobe du milieu plus grand, un peu concave.

LAMIUM ALBUM (*Lamier, Ortie blanche*). Feuilles à dents aiguës ; fleurs blanches, grandes ; anthères noires. — Haies, chemins.

L. PURPUREUM (*Lamier pourpre*). Feuilles à dents obtuses ; fleurs plus petites ; anthères pourpres.

O. MARRUBE (*Marrubium*). Calice tubuleux, à 10 stries et 10 dents ; corolle à tube arqué, dépassant le calice ; lèvre supérieure, étroite, bifide, l'inférieure à 3 lobes, dont le moyen échancré.

MARRUBIUM VULGARE (*Marrube blanc*) (*pl.* XL, 1). Fleurs blanches, petites. — Lieux secs, pierreux.

P. GLÉCOME (*Glecoma*). Calice strié, à 5 dents ; corolle plus longue, évasée ; lèvre supérieure bifide, l'inférieure à 3 lobes ; anthères réunies en forme de croix.

GLECOMA HEDERACEA (*Glécome, Lierre terrestre*) (*pl.* XLIX, 3). Fleurs violacées, parfois roses ou blanches. — Lieux couverts, frais.

Q. BRUNELLE (*Brunella*). Calice à 2 lèvres, la supérieure à 3 dents, l'inférieure bifide ; corolle plus grande que le calice, tube cylindrique, lèvre supérieure entière et voûtée, lèvre inférieure trilobée ; filaments staminaux à 2 bifurcations dont une seule porte l'anthère ; fleurs entremêlées de grandes bractées.

BRUNELLA VULGARIS (*Brunelle, Prunelle*) (*pl.* XXIX, 2). Corolle non renflée, double du calice. — Bois, prés.

B GRANDIFLORA. Corolle renflée, triple du calice. — Bois.

R. SARRIETTE (*Satureia*). Calice tubuleux, strié ; corolle presque régulière, tube recourbé, lèvre supérieure dressée et échancrée, l'inférieure à 3 lobes dont le moyen est plus grand, un peu concave.

SATUREIA MONTANA (*Sarriette des montagnes*). Feuilles abovales, allongées ; tube de la corolle de la longueur du calice ; étamines de la longueur de la lèvre supérieure.

S. HORTENSIS *(Sarriette des jardins)* *(pl.* XLII, 5). Feuilles linéaires, lancéolées ; tube de la corolle de la longueur du calice ; étamines plus courtes que la lèvre supérieure. — Lieux arides du Midi ; cultivée.

S. CATAIRE *(Nepeta)*. Calice à 5 dents ; corolle à tube courbé, lèvre supérieure échancrée, dressée, lèvre inférieure à 3 lobes dont le moyen est plus grand , concave , crénelé, et les latéraux petits et réfléchis.

NEPETA CATARIA *(Cataire officinale; Herbe-aux-Chats)* *(pl.* LI, 1). Fleurs blanches ou purpurines , etc. — Lieux chauds, secs.

T. MÉLITE *(Melitis)*. Calice campanulé, beaucoup plus ample que la fleur, à 2 lèvres dont la supérieure est aiguë, entière, l'inférieure plus courte, bifide ; corolle à 2 lèvres ; anthères en croix, conniventes.

MELITIS MELISSOPHYLLUM *(Mélisse des bois)* *(pl.* XVII, 5). Feuilles ovales crénelées ; fleurs grandes, d'un blanc rosé. — Bois.

U. BASILIC *(Ocymum)*. Calice bilabié, lèvre supérieure plane, l'inférieure à 4 dents ; corolle à 2 lèvres, la supérieure ayant 4 lobes obtus, l'inférieure un seul lobe plus grand ; style et étamines déclinées vers la partie inférieure de la fleur, qui est comme renversée si on la compare à celle de la plupart des Labiées.

OCYMUM BASILICUM *(Basilic commun)*. Fleurs rosâtres. — Cultivé dans les jardins.

V. BALLOTE *(Ballota)*. Calice évasé, à 5 angles, 5 lobes obtus et 10 striés ; corolle tubuleuse, velue, à 2 lèvres, la supérieure voûtée, crénelée, l'inférieure trilobée.

BALLOTA NIGRA *(Ballote* ou *Marrube noir)*. Fleurs rougeâtres — Haies, chemins.

X. ÉPIAIRE *(Stachys)*. Calice anguleux, à 5 dents inégales ; corolle tubuleuse à 2 lèvres, la supérieure concave, l'inférieure à 3 divisions, dont celle du milieu grande , échancrée, et les deux latérales réfléchies.

STACHIS PALUSTRIS *(Ortie morte*, *Ortie rouge)*. Feuilles sessiles ; fleurs blanches ou jaunâtres. — Bord des eaux.

S. SYLVATICA (*Ortie puante*). Feuilles inférieures pétiolées, les supérieures cordiformes; fleurs pourpres; tige haute de 2 à 3 pieds. — Bois touffus.

S. SIDERATIS ou RECTA (*Crapaudine*). Feuilles inférieures velues, presque sessiles; fleur tachetée de noir. — Pelouses sèches.

Y. CLINOPODE (*Clinopodium*). Calice bilabié, lèvre supérieure trifide, l'inférieure bifide; corolle à 2 lèvres, la supérieure dressée, échancrée; l'inférieure à 3 lobes.

CLINOPODIUM VULGARE (*Clinopode, Pied-de-Lit*). Fleurs rouges ou blanches, en verticilles, et entourées d'une sorte de collerette rameuse. — Bois secs.

Z. TOQUE (*Scutellaria*). Calice court, à 2 lèvres entières, la supérieure surmontée d'une écaille concave qui ferme le calice après la floraison; corolle courbée à sa base, comprimée au sommet, à deux lèvres dont la supérieure voûtée, l'inférieure large et échancrée.

SCUTELLARIA GALERICULATA (*Toque, Tertianaire*). Tiges dressées, feuilles crénelées; fleurs bleu tendre, géminées et axillaires. — Le long des fossés aquatiques.

S. COLUMNÆ. Fleurs solitaires dans l'aisselle des bractées.

Z*. GALEOPSIS. Calice à 6 dents épineuses; corolle à tube court, gorge renflée, limbe bilabié : lèvre supérieure en voûte et crénelée, l'inférieure trilobée, lobes latéraux petits, le moyen plus grand, échancré et crénelé.

GALEOPSIS GALEOBDOLON. Lèvre supérieure entière, striée, écartée de l'inférieure; fleurs jaunes.

G. GRANDIFLORA. — Lèvre supérieure crénelée et peu écartée de l'inférieure. — Jachères.

G. LADANUM. Fleurs rouges, tachées souvent de jaune à l'entrée de la gorge.

220. *Usages.* — Toutes les Labiées ont une odeur forte et pénétrante qui leur a fait donner le nom de *Plantes aromatiques,* odeur due à une huile volatile sécrétée par des glandes nombreuses; elles renferment un autre principe gommo-résineux qui leur communique une saveur amère. Or, les propriétés des Labiées diffèrent un peu suivant la prédominance de l'un ou de l'autre de ces principes : dans le premier cas, elles sont stimulantes; dans le second cas, toniques; souvent elles agissent des deux manières à la fois, sans que jamais elles soient dangereuses.

221. Les *plantes aromatiques* ont des usages très importants en médecine. D'abord elles ont une action légèrement stimulante sur les organes respiratoires, et conviennent parfaitement dans les catarrhes chroniques, les sécrétions humorales des bronches; elles tonifient l'économie, sont utiles dans la chlorose, les faiblesses d'estomac, les affections scrofuleuses et rachitiques, etc. On les emploie très souvent sous forme de *bains* locaux et généraux, sous celle de *sachets* appliqués sur la peau, ou encore de *litière* destinée au coucher de certains malades. Ces bains et ces litières, composés avec la *Sauge*, la *Menthe*, la *Lavande*, le *Romarin*, le *Thym*, etc., sont utiles aux enfants lymphatiques, scrofuleux, chez ceux aussi qui restent si souvent plongés dans le dépérissement et les cachexies à la suite des exanthèmes; dans les cas de tumeur blanche, de carie des vertèbres; pour résoudre les engorgements strumeux, etc., en un mot, dans tous les états de l'organisme caractérisés par la faiblesse générale, le relâchement des solides et l'imperfection des fonctions assimilatrices. Les plantes avec lesquelles on prépare les sachets ou les litières doivent être sèches, ce qui n'ôte rien à leurs qualités aromatiques.

On cultive dans les jardins quelques espèces du genre *Monarde* pour la beauté de leurs fleurs.

Douzième classe.

Dicotylédones monopétales supérovariés, corolle régulière, étamines opposées.

51. Famille. — PRIMULACÉES.

(*Pl.* XVII, 6. *Primevère officinale* : *a.* plante entière ; *b.* corolle ouverte avec ses étamines ; *c.* coupe du calice et pistil ; *d.* capsule uniloculaire.)

222. Plantes herbacées, à feuilles opposées ou verticillées; fleurs axillaires ou terminales, disposées de différentes manières; calice libre, 5 sépales (rarement 4) soudés inférieurement; corolle monopétale hypogyne ou périgyne, régulière, de forme

variée; étamines 5, ou 4, opposées aux lobes pétaloïdes. Ovaire libre, à 1 loge pluriovulée; style simple, stigmate indivis. Capsule uniloculaire, polysperme, ou bien pyxide operculé. — Voici les principaux genres de cette famille :

A. Primevère (*Primula*). Calice tubuleux, à 5 dents; corolle tubuleuse, hypocratériforme, à 5 lobes arrondis, gorge nue; étamines incluses; capsule s'ouvrant en 5 ou 10 valves au sommet.

Primula officinalis (*Primevère officinale, Coucou*) (*pl.* xvi, 6). Feuilles ondulées; lobes de la corolle concaves. — Prairies, bois, etc. Mars.

P. auricula (*Oreille-d'Ours*). Feuilles lisses, sinuées et crénelées sur les bords. — Cultivée.

P. grandiflora. Style aussi long que le tube de la corolle. — Bois.

P. brevistyla. Style beaucoup moins long que le tube de la corolle; étamines saillantes. — Bois.

B. Mouron (*Anagallis*). Calice à 5 lobes; corolle rotacée à 5 lobes; 5 étamines; capsule globuleuse s'ouvrant en boîte à savonnette.

Anagallis arvensis (*Mouron*) (*pl.* xxvii, 1). Fleurs rouges (*A. phœnicea*); fleurs bleues (*A. cœrulea*). — Croît partout.

C. Lysimaque (*Lysimachia*). Calice à 5 divisions profondes; corolle rotacée à 5 divisions; 5 étamines; capsule s'ouvrant en plusieurs valves au sommet.

Lysimachia vulgaris (*Corneille*). Tige dressée; feuilles ovales, entières; fleurs jaunes. — Lieux ombragés, humides.

L. nummularia (*Herbe-aux-Écus*) (*pl.* xxvii, 2). Tige rampante; fleurs randes. — Lieux humides.

D. Cyclame (*Cyclamen*). Genre du midi de l'Europe.

Cyclamen europæum (*Pain-de-Pourceau*). Feuilles panachées de blanc en dessus, violettes en dessous; fleurs pourpres. — Cultivé.

E. Androsace. Calice à 5 divisions; corolle hypocratériforme, gorge pourvue de 5 protubérances glanduleuses; limbe à 5 divisions; 5 étamines courtes; capsule à 5 valves.

Androsace maxima. Fleurs blanches. — Bois.

F. SAMOLE (*Samolus*). Calice à 5 lobes courts, un peu adhérent à l'ovaire ; corolle hypocratériforme à 5 divisions, gorge pourvue de 5 écailles ; 5 étamines, capsule s'ouvrant en 5 valves au sommet.

SAMOLUS VALERANDI (*Mouron d'eau*). Fleurs blanches. — Végétal mystérieux qu'on cultive encore, dit-on, avec cérémonie dans quelques cantons de la France le jour de la Saint-Roch.

G. SOLDANELLE (*Soldanella*). Petit genre composé de la *Soldanelle des Alpes*.

H. CORTUSE (*Corthusa*). Genre exotique. — Italie.

225. *Usages.* Nous ne pouvons rien dire de général sur les propriétés médicales des Primulacées, parce qu'elles diffèrent pour ainsi dire suivant les genres.

Ces plantes intéressent beaucoup plus l'horticulteur que le médecin, à cause de la beauté de leurs fleurs. Les *Primevères* sont recherchées ; il y a des variétés de toutes couleurs qui toutes fleurissent en avril. La plus remarquable est la *P. Oreille-d'Ours,* qui elle même offre un très grand nombre de sous-variétés. Toutes ces fleurs doublent avec la plus grande facilité. — La *P. de Chine* se cultive en serre tempérée : limbe rose, gorge jaune, calice enflé. — La *Soldanelle des Alpes* a les fleurs campanulées pendantes, blanches ou purpurines. — Le *Cyclame d'Europe* a la corolle rosée ; tube incliné vers la terre, limbe réfléchi et redressé vers le ciel. — Les fleurs de la *Cortuse de Matthiole,* blanches ou rouges, sont disposées en ombelles ; celles de la *Lysimachie à feuilles de saule* sont en longs épis blancs. — Enfin, le *Mouron à feuilles de lin,* qu'il ne faut pas confondre avec le Mouron des oiseaux ou *Morgeline,* a ses corolles rotacées, passant du bleu au rouge.

Treizième classe.

Dicotylédones monopétales supérovariés, corolle régulière.

52e Famille. — AQUIFOLIACÉES.

(*Pl.* XVIII 1. *Houx épineux: a.* rameau fleuri ; *b.* fleur détachée ; *c.* pistil ; *d.* fruit ; *e.* les 4 nucules qui contiennent le fruit.)

224. Arbres ou arbustes. Feuilles alternes ou opposées,

coriaces, parfois épineuses sur les bords; fleurs axillaires, petites, quelquefois unisexuées ; calice persistant, à 4 ou 6 divisions profondes, imbriquées latéralement; corolle profondément divisée en 4 à 6 lobes ; étamines 4 à 6, alternes, insérées à la base de la corolle ; ovaire libre, à 2 ou 6 loges monospermes ; stigmate sessile, à 2 ou 6 lobes. Fruit charnu, drupacé, contenant 2 à 6 nucules indéhiscentes, fibreuses, monospermes. — Deux genres :

Houx (*Ilex*). Calice à 4 divisions; corolle monopétale à 4 divisions profondes ; 4 étamines alternes ; ovaire à 4 loges, 4 stigmates sessiles ; fruit contenant 4 nucules.

ILEX AQUIFOLIUM (*Houx épineux*) (*pl.* XVIII, 1). Feuilles épineuses sur les bords; fleurs blanchâtres. — Bois, haies

PRINOS. Genre exotique. — États-Unis.

225. *Usages.* — Nous étudierons ceux du *Houx* plus tard. Disons seulement ici que cette plante offre plusieurs espèces exotiques, dont quelques-unes sont cultivées comme plantes d'ornement. — Le *Prinos verticillé*, originaire de l'Amérique septentrionale, se trouve dans nos jardins.

55e Famille. — ÉRICACÉES.

(*Pl.* XVIII, 2. *Rosage ferrugineux* : *a,* sommité fleurie ; *b,* capsule à 5 loges; *c,* coupe de la capsule.)

226. Ce sont des arbres ou des arbustes d'un port élégant, à feuilles simples, alternes, quelquefois opposées ou verticillées, persistantes; les fleurs, disposées en épis ou en grappes, ont un calice monosépale persistant, à 4 ou 5 lobes ; une corolle monopétale, régulière, à 4 ou 5 divisions, souvent persistante ; étamines en nombre double de ces divisions, 8 ou 10 par conséquent, libres, à anthères biloculaires ; ovaire libre et supère, le plus souvent à 5 loges pluriovulées ; style et stigmate simples; capsule à 5 valves, plus rarement baie; embryon central, dressé. — Deux tribus :

Plantes à fruit charnu.

A. ARBOUSIER (*Arbutus*). Calice étalé, à 5 divisions profondes; corolle tubuleuse, souvent renflée; 5 dents réfléchies; 10 étamines incluses, anthères munies d'appendices; baie à 5 loges unies ou pluriovulées.

ARBUTUS UVA-URSI (*Busserole*) (*pl.* XXIX, 1). Baies de la grosseur d'un pois. — Montagnes des Alpes.

A. UNEDO (*Arbousier, Fraise en arbre*). Fruit de la grosseur d'une cerise, mamelonné. — Bassin de la Méditerranée.

Plantes à fruit capsulaire.

B. PYROLE (*Pyrola*). Calice presque plan, à 5 divisions; corolle presque rotacée, concave, à 5 lobes; 10 étamines dressées; anthères pendantes, sans appendices; 1 style, stigmate quinquélobé; capsule à 5 loges polyspermes et à 5 valves.

PYROLA ROTUNDIFOLIA (*Pyrole*) (*pl.* XXXII, 5). Pistil long et recourbé en forme de trompe. — Bois couverts.

P. MINOR. Pistil court, dressé.

C. BRUYÈRE (*Erica*). Calice à 4 divisions; corolle persistante à 4 divisions; 8 étamines; capsule à 4-8 loges; feuilles toujours vertes.

ERICA VULGARIS (*Bruyère*). V. le genre suivant.

E. CILIARIS. Feuilles ciliées; style saillant hors de la corolle. — Bois.

E. VAGANS. Feuilles glabres, étamines saillantes, stigmate filiforme.

E. SCOPARIA (*Bruyère à balais*). Étamines incluses, stigmate élargi en forme de bouclier.

D. CALLUNE (*Callune*). Calice double à 4 divisions; corolle à 4 divisions, persistante; 8 étamines; capsules à cloisons adhérentes au réceptacle et opposées aux sutures des valves.

CALLUNA ERICA (*Bruyère commune*). Feuilles toujours vertes; fleurs purpurines.

E. ROSAGE (*Rododendrum*). Calice à 5 dents; corolle infundibuliforme, évasée, à 5 lobes; étamines déclinées non appendiculées; capsule à 5 loges, quinquévalve.

RODODENDRUM FERRUGINEUM (*Rosage ferrugineux, Laurier-Rose des Alpes*) (*pl.* XVIII, 2). Fleurs rouges disposées en bouquets terminaux.

F. CHIMAPHILE (*Chimaphila*). — Genre exotique. — Forêts du Nord.

227. *Usages.* — Les Ericacées sont généralement astringentes ou âcres ; quelques espèces (*Unedo*) ont un fruit charnu, rouge, qui a de la ressemblance avec la fraise, et est d'une saveur aigrelette agréable.

Toutes les espèces du genre *Rododendrum* sont des arbrisseaux toujours verts, d'un port élégant, à grandes fleurs jaunes ou rouges, formant des bouquets terminaux ; quelques-unes sont cultivées pour leur beauté.

Le genre *Bruyère* renferme 400 espèces environ, mais une douzaine au plus se montrent en Europe. Parmi celles-ci nous citerons l'*E. arborea*, arbrisseau qui, dans le Midi, forme, avec les myrtes et les arbousiers, des buissons élégants, et se fait remarquer par ses nombreux épis de fleurs blanches ; — l'*E. scoparia*, très commun dans les mêmes contrées ; — l'*E. vulgaris*, qui croît en abondance dans toutes les parties de la France où il y a des terres légères, des bois stériles, des landes.

Treizième classe.

Dicotylédones monopétales inférovariées.

54ᵉ Famille. — VACCINIACÉES.

(*Pl.* xviii, 3. *Airelle myrtille* : *a.* branche fleurie ; *b.* coupe de la fleur (grossie) montrant l'insertion des étamines et les ovaires ; *c.* étamine séparée, grossie ; *d.* fruit (baie) ; *e.* coupe de la baie, qui est un peu grossie.)

228. Arbrisseaux à feuilles simples, entières, alternes, coriaces et persistantes, rarement membraneuses et caduques. Fleurs petites, axillaires, ou en grappes terminales ; calice monosépale, adhérent à l'ovaire, 4 ou 5 dents ; corolle monopétale à 4 ou 5 lobes réguliers, tubuleuse et campaniforme ou urcéolée ; étamines 8 ou 10 ; anthères biloculaires ; ovaire infère à 4 ou 5 loges ; style et stigmate simples ; baies à 4 ou 5 loges, ombiliquées par les dents du calice. — Un seul genre, qui ne diffère de ceux de la famille précédente que par son ovaire infère. — Nous parlons de ses propriétés dans l'article spécial qui lui est consacré.

A. AIRELLE (*Vaccinium*). Calice globuleux, à 4 ou 5 dents; corolle à 4 ou 5 lobes, globuleuse ou un peu évasée; baie ombiliquée au sommet, à 4 ou 5 loges polyspermes.

VACCINIUM MYRTILLUS (*Airelle myrtille*) (*pl.* XVIII, 3). Tige à peu près droite; calice entier, corolle à 4 dents. — Montagnes du Nord.

V. VITIS IDŒA. Calice à 4 divisions. — Bois humides, Alpes.

V. OXYCOCCOS (*Canneberge, Coussinet*). Tige couchée, rampante. — Marais du Nord.

55ᵉ Famille. — CAMPANULACÉES.

Pl. XVIII, 4. *Campanule trachélie* : *a.* plante entière; *b.* fleur séparée, grossie; *c.* corolle fendue et développée, montrant l'insertion des étamines; *d.* pistil; *e.* capsule triloculaire.)

229. Dans cette famille il y a des herbes annuelles, bisannuelles et vivaces, quelques arbustes ou arbrisseaux, et un seul arbre. Les feuilles sont alternes, souvent dentées. Les fleurs sont solitaires, ou en capitules, ou en épis, et naissent à l'aisselle des feuilles ou dans la bifurcation des rameaux; complètes, elles présentent : calice monosépale adhérent, à 4, 5, 6 ou 8 divisions persistantes; corolle monopétale épigyne, régulière ou irrégulière, présentant au limbe autant de lobes que le calice, quelquefois comme bilabiée; étamines ordinairement 5, alternes; anthères libres ou rapprochées en forme de tube; ovaire infère et soudé avec le calice, surmonté d'un disque glanduleux, à deux ou plusieurs loges; style simple; stigmate divisé en autant de lobes qu'il y a de loges ovariques. Le fruit est une capsule couronnée par le limbe calicinal, à 2 ou plusieurs loges; embryon central. — Deux tribus.

CAMPANULÉES.

Corolle régulière; étamines distinctes.

A. CAMPANULE (*Campanula*). Calice à 5 dents; corolle monopétale régulière en cloche, à 5 lobes; filets staminaux élargis vers la base; stigmate tri ou quinquéfide; capsule tri ou quinquéloculaire, couronnée par les lobes du calice.

Campanula rapunculus (*C. Raiponce*). Toutes les feuilles lancéolées; 3 stigmates; corolle glabre; dents du calice divergentes. — Cultivée.

C. medium (*Carillon*). 5 stigmates.

C. trachelium (*Trachélie, Gant de Notre-Dame*) (*pl.* xviii, 4). Feuilles radicales cordiformes; tige anguleuse, dressée. — Bois.

C. persicifolia (*Bâton-de-Jacob*). Fleurs en épi lâche; 3 stigmates. — Bois taillis; cultivé.

C. cervicaria. Feuilles lancéolées, crénelées; corolle velue sur les angles. — Coteaux pierreux.

C. prismatocarpus (*Prismatocarpe, Miroir-de-Vénus*). Corolle en roue, étalée et presque aussi longue que le calice (*C. speculum*), ou resserrée et moitié plus courte que le calice (*C. hybridus*). — Moissons.

LOBÉLIÉES.

Corolle irrégulière; étamines soudées.

A. Lobélie (*Lobelia*). Genre exotique. — Amérique.

250. *Usages.* — Les Campanulacées sont presque toutes lactescentes; leur suc est amer, âcre, souvent masqué, surtout dans les jeunes plantes, par la présence d'une assez grande quantité de mucilage qui les rend quelquefois alimentaires (*C. Raiponce*). — Les *Lobélies* sont les plus irritantes, elles sont parfois même corrosives et délétères. On fait peu usage de ces végétaux en médecine.

A. Le genre *Campanule* est très riche en espèces, qui, presque toutes, servent à l'ornement des jardins. Nous citerons la *C. pyramidale*, grandes et belles fleurs bleues ou blanches, disposées en thyrses pyramidaux; — la *C. de Marie* (*C. medium*), à corolle grande et renflée, bleue, blanche ou purpurine : on l'appelle vulgairement *Carillon;* — la *C. à feuilles de pêcher* (*C. persicifolia*), épis de grandes fleurs bleues ou blanches; — la *C. dorée*, plante de serre tempérée dont le calice et la corolle sont jaunes; — la *C. miroir de Vénus*, espèce indigène annuelle, à corolle bleue; tout le fond est tapissé d'un disque jaune; elle croît abondamment parmi les moissons; — la *C. Raiponce* et la *Trachélie* feront le sujet d'un article à part.

B. On cultive encore dans les jardins la *Trachélie* aux fleurs d'un bleu d'azur, petites, nombreuses et disposées en cyme au sommet des rameaux ;—les *Jasiones*, dont les fleurs bleues imitent celles de la scabieuse ; — la *Canarine* (*Canarina campanula*) est une herbe des Canaries, cultivée en serre tempérée par les amateurs, et qui fleurit l'hiver ; — les *Michauxia* et les *Rœlla* sont aussi des plantes exotiques qui ornent les serres des horticulteurs, etc.

56ᵉ Famille. — CUCURBITACÉES.

(*Pl.* xviii, 5. *Momordique* : a. feuilles, fleurs et boutons ; b. pistil ; c. étamines ; d. fruit.)

251. Les Cucurbitacées sont des plantes herbacées, souvent volubiles et grimpantes, couvertes de poils courts et rudes ; leurs feuilles sont alternes, plus ou moins lobées, avec des vrilles simples ou rameuses, naissant à côté des pétales ; les fleurs sont axillaires, presque généralement unisexuées et monoïques, ainsi composées : calice monosépale, offrant, dans les fleurs pistillées (femelles), un tube globuleux qui adhère à l'ovaire, et un limbe à 5 lobes imbriqués soudé avec la corolle dans ses deux tiers inférieurs. Cette corolle est, dans les deux genres de fleurs, monosépale, régulière, à 5 lobes, souvent plissés longitudinalement et réunis entre eux par le calice ; seulement, dans les fleurs femelles, l'ovaire, qui est infère, forme un renflement au-dessous du calice ; étamines au nombre de 5 : 4 soudées 2 à 2, et 1 libre (triadelphes), ou bien monadelphes. Le style, simple ou trifurqué à son sommet, se termine par 3 stigmates épais. Le fruit est une péponide ; graines ordinairement comprimées. — Voici les genres principaux :

A. COURGE (*Cucurbita*). — Fleurs monoïques ; calice à 5 divisions sétacées ; corolle presque plane et comme rotacée, à 5 divisions profondes ; étamines triadelphes dans les fleurs mâles, imparfaites dans les femelles qui ont le style surmonté de 3 stigmates dilatés ; graines nombreuses, renflées sur les bords et nichées dans des cellules non pulpeuses.

CUCURBITA LADENARIA (*C.-Calebasse*). Fruit étranglé vers le sommet, dont l'enveloppe ou écorce sert à faire des sortes de bouteilles ou de vases. — Cultivée.

le cœur aux sentiments amoureux, et même augmentant les facultés viriles : c'étaient des baumes, des essences, des onguents, qui servaient à la toilette, qu'on portait sur soi, et que les médecins prescrivaient même comme alexipharmaques pour chasser les venins, etc ; — le *Nard indien* (car il y en avait plusieurs) n'est autre chose que la racine de la *Valériane celtique* et de la *V. Nard* : c'est le plus célèbre ; on le trouve encore dans le commerce. Le parfum précieux, dit un auteur, que Marie versa sur les pieds de Notre Seigneur et qui embauma toute la maison, était probablement aromatisé avec du nard indien.

Le *Centhranthe rouge* est une espèce vivace que l'on cultive dans tous les jardins à cause de ses fleurs pourpres disposées en panicules. On cultive aussi la *V. corne d'abondance* dont les fleurs, en corymbe arqué, sont rosées.

59e Famille. — SYNANTHÉRÉES ou COMPOSÉES.

Pl. xix, 2. *Chardon-Marie : a.* sommité de la plante ; *b.* fleuron ; *c.* organes sexuels (1 style, 2 étamines synanthères formant tube autour du pistil); *d.* anthères ; *e.* filets staminaux.

257. Voici l'une des familles les plus naturelles et les plus nombreuses ; elle se compose de végétaux herbacés, mais souvent de sous-arbrisseaux et d'arbrisseaux. Les feuilles sont simples, non stipulées, alternes, quelquefois opposées, souvent décomposées. Fleurs petites, réunies en capitule (*tête*), c'est-à-dire portées sur une espèce de plateau charnu (*réceptacle*), dans la substance duquel elles se nichent quelquefois comme dans autant de petites fossettes (*alvéoles*); elles sont hermaphrodites au centre, et unisexuées ou neutres à la circonférence, plus rarement unisexuées au centre et hermaphrodites à la circonférence ; un involucre formé d'un ou plusieurs rangs d'écailles entoure le capitule. — Étudions maintenant la composition des fleurs, qui, prises séparément, reçoivent le nom de *fleuron* ou de *demi-fleuron*, selon la forme de leur corolle.

A. Chaque fleur est accompagnée ordinairement de bractées squammiformes ou sétiformes (en forme de soies). Le ca-

lice, adhérent à l'ovaire, a le limbe composé de poils simples
ou rameux, ou d'écailles variables en nombre et en formes,
ou bien ce limbe est nul, ou il forme un rebord membraneux.
La corolle est monopétale, tantôt régulière, tubuleuse et infundibuliforme, dont le limbe offre 5 divisions ou incisions
auxquelles correspondent les nervures longitudinales du tube
(*fleuron*); tantôt elle est irrégulière, déjetée d'un seul côté
en une languette offrant 5 dents à son sommet tronqué (*demi-
fleuron*); étamines au nombre de 5, distinctes par leurs filets,
mais réunies par leurs anthères (*synanthères*); ovaire adhérent
et infère, à 1 loge et 1 ovule : style grêle qui traverse le
tube formé par les anthères soudées; stigmate ordinairement
bifurqué. Le fruit est un akène de forme très variée, tantôt
nu au sommet, tantôt couronné d'une aigrette soyeuse ou
plumeuse.

B. Le style est indivis dans les fleurs sans étamines; il est
bifurqué, comme nous venons de le dire, dans les fleurs hermaphrodites, et, de plus, ses branches sont munies de *papilles
stigmatiques* et de *poils collecteurs*. Or, comme le style, qui est
beaucoup plus court que les étamines avant l'épanouissement,
croît rapidement et traverse le cylindre formé par ces étamines soudées, il enlève le pollen, dans son passage , en charge
ses poils collecteurs et apparaît au-dessus du tube qu'il vient
de balayer. Mais ce pollen, au lieu de féconder la fleur qui l'a
fourni, tombe sur les fleurs voisines, qui écartent les branches
de leur style pour le recevoir : ainsi s'opère la fécondation
dans les composées.

258. On divise les plantes de cette immense famille en trois
grandes tribus, suivant que les capitules sont composés :
1° de fleurons seuls ; 2° de demi-fleurons, ou 3° de fleurons et
de demi-fleurons.

CARDUACÉES ou FLOSCULEUSES.

259. Capitules formés de fleurons (d'où leur nom de *Flosculeuses*) ; pas de demi-fleurons. Ces fleurons sont hermaphrodites, unisexués ou neutres ; réceptacle garni de soies très

nombreuses ou d'alvéoles ; style muni d'un bouquet circulaire de poils collecteurs situés au-dessous de la bifurcation du stigmate. Les genres de cette tribu ont les fruits sans aigretté, ou avec aigrette poilue ou plumeuse.

A. CARTHAME (*Carthamus*). Involucre renflé à sa base, composé d'écailles très serrées sur la partie renflée, écartées et foliacées en haut. Fruits dépourvus d'aigrette.

CARTHAMUS TINCTORIUS (*Carthame des teinturiers, Safran bâtard*). Fleurs grandes, d'un jaune rougeâtre; tube de la corolle très long et grêle, limbe à 5 divisions égales lancéolées. — Plante de l'Inde cultivée dans le Midi pour la teinture.

B. ECHINOPE (*Echinops*). Fleurs en tête sphérique, munies chacune d'un involucre particulier ; involucre commun court, peu apparent ; réceptacle nu ; graines pubescentes, sans aigrette.

ECHINOPS SPHŒROCEPHALUS. Têtes de fleurs globuleuses, blanchâtres. — Lieux arides, haies.

C. CHARDON (*Carduus*). Involucre globuleux, imbriqué d'écailles épineuses ; réceptacle garni d'un grand nombre de soies ; fleurons tous hermaphrodites et fertiles ; aigrette poilue, caduque.

CARDUUS MARIANUS (*Chardon-Marie*) (*pl.* XIX, 2). Feuilles non décurrentes, larges, marquées de blanc. — Lieux cultivés.
C. NUTANS. Feuilles décurrentes; fleurs solitaires.
C. CRISPUS. Fleurs agglomérées; tige glabre.
C. TENUIFLORUS. Fleurs agglomérées; tige cotonneuse.
C. ARVENSIS (*Chardon hémorrhoïdal*). Espèce qui porte parfois des tubercules ou galles causés par des piqûres d'insectes. — Jachères.

D. ONOPORDE (*Onopordum*). Involucre ventru, écailles oblongues, épineuses ; réceptacle ponctué ; fleurons hermaphrodites ; graines comprimées, tétragones, aigrette caduque.

ONOPORDUM ACANTHIUM (*Pet-d'Ane*). Fleurs purpurines ou blanches; feuilles ressemblant à celles de l'acanthe, épineuses. — Chardon recherché des ânes.

E. BARDANE (*Arctium*). Involucre sphérique, imbriqué d'écailles terminées en pointe crochue ; réceptacle garni de paillettes tubulées ; fleurons hermaphrodites ; aigrette poilue, courte et persistante.

ARCTIUM LAPPA (*Bardane officinale, Glouteron*) (*pl.* XLV, 1). Fleurs disposées en grappes à l'extrémité des rameaux. — Le long des chemins.

A. MAJUS. Fleurs solitaires, terminales.

F. SARRÊTE (*Serratula*). Involucre imbriqué d'écailles non épineuses ; réceptacle garni de paillettes simples ; fleurons hermaphrodites ; aigrette raide, persistante.

SERRATULA TINCTORIA. Fleurs purpurines. — Bois couverts. Racines employées pour teinture en jaune.

G. CENTAURÉE (*Centaurea*). Involucre globuleux, imbriqué d'écailles tantôt minces sur les bords, tantôt ciliées, tantôt épineuses ; réceptacle garni de paillettes laciniées ; fleurons de la circonférence plus grands que ceux du centre, irréguliers, neutres et stériles, fruit aigretté ou sans aigrette.

CENTAUREA CALCITRAPA (*Chausse-trappe*) (*pl.* XXXIV, 2). Écailles de l'involucre terminées par une épine rameuse sur les côtés ; feuilles incisées ou pinnatifides. — Lieux stériles.

C CENTAURIUM (*grande Centaurée*) (*pl.* XXXIII, 4). Capitules globuleux en corymbe irrégulier ; feuilles pinnées à folioles lancéolées et dentées. — Montagnes des Alpes.

C. CYANUS (*Bluet, Casse-Lunettes*, etc). Capitules solitaires ; feuilles pinnatifides à la base, entières et lancéolées supérieurement. — Moissons.

C. BENEDICTA (*Chardon bénit*) (*pl.* XXXIII, 3). Capitules solitaires ; écailles de l'involucre terminées par une épine pinnatifide ; feuilles à grandes dentelures terminées par une épine. — Midi.

C. JACEA (*Jacée*). Graines ayant une aigrette à peine visible. — Prés.

H. CARLINE (*Carlina*). Involucre double, l'extérieur formé d'écailles épineuses, l'intérieur composé de folioles étroites, colorées et étalées en forme de rayons ; fleurons hermaphrodites ; réceptacle garni de paillettes soudées par leur base, fruit aigretté.

CARLINA VULGARIS (*Carline, Caméléon blanc*) (*pl.* XXXIII, 2). Fleurs jaunâtres ; feuilles étalées en rosace. — Montagnes du Midi.

I. CIRSE (*Cirsium*). Involucre imbriqué d'écailles pointues ; réceptacle garni de paillettes. Ce genre est le même que le

Carduus pour beaucoup d'auteurs, seulement ses espèces ont les aigrettes sessiles et plumeuses.

CORYMBIFÈRES.

240. Capitules formés de fleurs tantôt toutes tubuleuses (fleurons), tantôt tubuleuses au centre, et en languette (demi-fleurons) à la circonférence, c'est-à-dire fleurs tantôt flosculeuses, tantôt radiées ; réceptacle nu, ou garni de soies ou de paillettes en nombre égal à celui des fleurs, peu ou point charnu ; style dépourvu de poils collecteurs à son sommet ; graines aigrettées ou sans aigrette.

A. EUPATOIRE (*Eupatorium*). Calice oblong, imbriqué ; fleurons en petit nombre, tubuleux et hermaphrodites ; aigrette de poils simples ou dentés.

EUPATORIUM CANNABIUM (*Eupatoire d'Avicenne*) (*pl.* XLVII, 4). Fleurs rosées. — Lieux humides.

B. GNAPHALIUM (*Gnaphale*). Involucre imbriqué d'écailles inégales, scarieuses et souvent colorées sur les bords ; réceptacle nu, convexe ; fleurons hermaphrodites et unisexués mélangés, ou dans des capitules distincts. Aigrette de poils barbillés sur les bords. — Ce genre renferme de nombreuses et jolies plantes connues sous le nom d'*Immortelles,* à cause de la durée de leurs fleurs.

GNAPHALIUM DIOICUM (*Pied-de-Chat*). Fleurs dioïques ; folioles de l'involucre très obtuses. — Pelouses sèches.

G. GERMANICUM. Folioles de l'involucre sétacées, aiguës.

G. STŒCHAS (*Stœchas citrin*). Tige plus élevée ; fleurs d'un jaune d'or. — Bassin de la Méditerranée.

C. CONYSE (*Conysa*). Involucre arrondi, imbriqué d'écailles ; fleurons du centre tubuleux, hermaphrodites, à 5 dents ; fleurons de la circonférence femelles, stériles, à 3 dents ; aigrette simple.

CONYSA SQUARROSA (*Conyse, Herbe-aux-Mouches*). Fleurs jaunâtres. — Lieux pierreux, stériles ; fin de l'été.

D. CHRYSOCOME (*Chrysocoma*). Involucre imbriqué, ovoïde ;

réceptacle marqué d'alvéoles à bords dentés; fleurons hermaphrodites, tubuleux; aigrettes ciliées.

CHRYSOCOMA LINOSYRIS. Fleurs jaunes. — Terres argileuses.

E. Aster (*Aster*). Involucre imbriqué; écailles extérieures étalées; réceptacle nu; fleurs radiées : à la circonférence demi-fleurons femelles oblongs , fleurons au centre; aigrette simple.

ASTER SINENSIS (*Reine-Marguerite*). Folioles de l'involucre ciliées: fleurs grandes, de couleur très variable, les demi-fleurons femelles d'une couleur différente de celle des fleurons. — Cultivé.

F. Vergerette (*Erigeron*). Involucre oblong , imbriqué ; fleurs radiées ; fleurons hermaphrodites au centre, demi-fleurons femelles à la circonférence ; aigrette simple.

ERIGERON CANADENSE. Involucre glabre; demi-fleurons couleur de chair. — Très commun dans les lieux sablonneux, incultes.

E. ACRE Involucre velu; demi-fleurons bleuâtres ou rougeâtres. — Lieux stériles.

G. Aunée (*Inula*). Involucre imbriqué ; fleurs radiées ; fleurons hermaphrodites jaunes au centre ; demi-fleurons femelles de même couleur à la circonférence ; anthères prolongées en 2 pointes à leur base ; aigrette simple.

INULA HELENIUM (*Aunée officinale*) (*pl.* XXXIII, 5). Tige et feuilles cotonneuses ; écailles extérieures de l'involucre ovales. — Lieux humides; juillet.

I. DYSENTERICA (*Herbe de Saint-Roch*). Feuilles ondulées sur les bords; demi-fleurons très apparents. — Lieux humides.

I. BRITANNICA. Feuilles très embrassantes.

H. Tussilage (*Tussilago*). Involucre cylindrique, un seul rang d'écailles linéaires ; réceptacle plan ; fleurons hermaphrodites ou mâles au centre ; demi-fleurons femelles, fertiles, à la circonférence ; aigrette simple, sessile.

TUSSILAGO FARFARA (*T. Pas-d'Ane*) (*pl.* L; 2). Fleurs radiées jaunes. — Lieux incultes, terres glaises; avril.

T. PETASITES (*Herbe-aux-Teigneux*). Fleurs flosculeuses, purpurines. — Lieux humides.

I. Solidage (*Solidago*). Involucre imbriqué ; fleurs radiées :

fleurons hermaphrodites jaunes ; demi-fleurons femelles, 5-6, de même couleur ; aigrette simple.

SOLIDAGO GRAVEOLENS. Tige rameuse, visqueuse du haut. — Lieux pierreux et humides.

S. VIRGA AUREA (*Verge d'or*) (*pl.* XXXI, 5). Tige simple non visqueuse ; fleurs jaunes en longs épis. — Bois ; septembre.

J. SÈNEÇON (*Senecio*). Involucre à un seul rang de folioles noirâtres au sommet, quelques bractées entourant sa base ; fleurs flosculeuses ou radiées ; aigrette simple, molle et sessile.

SENECIO VULGARIS (*Seneçon*). Tige tendre, fistuleuse, haute d'un pied ; fleurs sans demi-fleurons. — Très commune partout.

S. JACOBEA (*Herbe de Saint-Jacques*). Tige ferme, haute de 2 pieds. — Prairies ; juillet.

S. DORIA (*Herbe dorée*). Plante de nos hautes montagnes.

K. DORONIC (*Doronicum*). Involucre à 1 ou 2 rangs de folioles ; fleurs radiées ; fleurons hermaphrodites, demi-fleurons femelles, fertiles, à 3 dents ; graines nues ; aigrette simple.

DORONICUM PARDALIANCHES. Feuilles radicales cordiformes ; pétiole muni d'un appendice foliacé ; fleurs jaunes. — Alpes.

D. PLANTAGINEUM. Feuilles radicales ovales, oblongues ; pétiole dépourvu d'appendices.

L. CINÉRAIRE (*Cineraria*). Un seul rang de folioles à l'involucre ; fleurs radiées ; aigrette simple, sessile.

CINERARIA PALUSTRIS. Feuilles embrassantes ; fleurs en corymbe terminal. — Marais sablonneux.

C. CAMPESTRIS. Feuilles non embrassantes ; fleurs en ombelle imparfaite. — Bois humides.

C. MARITIMA (*Armoise blanche*). Feuillage blanc ; odeur désagréable lorsqu'on l'écrase. — Bords de la Méditerranée.

Graines sans aigrette, réceptacle nu.

M. SOUCI (*Calendula*). Involucre un peu renflé inférieurement, à un seul rang d'écailles ; fleurs radiées : fleurons mâles et stériles au centre ; demi-fleurons femelles et fertiles à la circonférence ; graines irrégulières, hérissées et recourbées en dehors.

CALENDULA ARVENSIS (*Souci des champs*) (*pl.* XLIII, 4). Fleurs jaunes. — Lieux cultivés.

N. CHRYSANTHÈME (*Chrysanthemum*). Involucre hémisphérique, imbriqué d'écailles scarieuses sur les bords ; fleurs radiées ; fleurons hermaphrodites ; demi-fleurons femelles, fertiles.

CHRYSANTEMUM SEGETUM (*Marguerite dorée*). Demi-fleurons jaunes.

C. LEUCANTHEMUM (*grande Marguerite*). Demi-fleurons blancs. — Prairies.

O. MATRICAIRE (*Matricaria*). Involucre hémisphérique, imbriqué d'écailles foliacées et pointues ; réceptacle conique nu ; fleurs radiées ; fleurons du centre hermaphrodites et fertiles ; demi-fleurons femelles et fertiles. Graines sans aigrette.

MATRICARIA CHAMOMILLA (*Camomille ordinaire*) (*pl.* XL, 3). Involucre presque plan ; feuilles épaisses, charnues. — Lieux cultivés.

M. PARTHENIUM (*Matricaire*) (*pl.* XI, 2). Involucre presque hémisphérique ; feuilles larges, ailées.

P. ARMOISE (*Artemisia*). Involucre ovoïde ou arrondi, écailles imbriquées ; fleurs flosculeuses, fleurons du centre hermaphrodites, à 5 dents ; fleurons de la circonférence femelles à 2 dents ; réceptacle nu, ou garni de poils ; graines sans aigrette.

ARTEMISIA VULGARIS (*Armoise commune*) (*pl.* XXXVI, 3). Feuilles découpées pour la plupart ; capitules ovoïdes, allongés ; réceptacle dépourvu de soies. — Lieux incultes. Juillet.

A. DRACUNCULUS (*Estragon*). Feuilles entières ; capitules petits, globuleux ; réceptacle garni de soies. — Septembre.

A. JUDAICA (*Semen contra*). Genre exotique. — Arabie.

A. ABSYNTHIUM (*Absinthe*) (*pl.* XXXIV, 4). Feuilles plusieurs fois ailées ; réceptacle garni de poils.

Q. TANAISIE (*Tanacetum*). Involucre hémisphérique, imbriqué d'écailles scarieuses sur les bords ; fleurs flosculeuses : fleurons du centre hermaphrodites, à 5 lobes ; fleurons de la circonférence femelles, à 3 lobes. Graines couronnées d'une membrane entière.

TANACETUM VULGARE (*Tanaisie commune*) (*pl.* LV, 5). Fleurs d'un jaune doré, etc. — Bord des chemins.

T. BALSAMITA (*Balsamite*) (*pl.* XXXVII, 1). Tous les fleurons hermaphrodites, et graines couronnées d'une membrane unilatérale.

R. PAQUERETTE (*Bellis*). Involucre hémisphérique à 1 seul rang de folioles égales ; fleurs radiées ; réceptacle conique ; graines nues.

BELLIS PERENNIS (*Pâquerette, petite Marguerite*). Fleurs terminales blanches ou rosées, disque jaune. — Prés. Avril.

Graines sans aigrette; réceptacle garni de paillettes ou de soies.

S. CAMOMILLE (*Anthemis*). Involucre hémisphérique à folioles imbriquées, scarieuses sur les bords. Fleurs radiées ; fleurons hermaphrodites fertiles au centre ; demi-fleurons femelles fertiles ; réceptacle convexe garni de paillettes. Graines couronnées d'une membrane entière ou dentée.

ANTHEMIS NOBILIS (*Camomille romaine*) (*pl.* XXXVII, 3). Tiges presque couchées, velues ; réceptacle conique ; graines lisses. — Lieux secs.

A. COTULA (*Camomille puante*) (*pl.* XXXVII, 4). Tiges dressées, glabres ; réceptacle ovoïde ; graines tuberculeuses. — Bord des rivières.

A. PYRETHRUM (*Pyrèthre*). Tiges simples, un peu couchées à leur base ; fruit comprimé, légèrement ailé. — Midi.

T. MILLEFEUILLE (*Achillœa*). Involucre ovoïde, imbriqué ; fleurs radiées : fleurons hermaphrodites, demi-fleurons femelles, stériles, peu nombreux ; réceptacle plan, pailleté ; graines sans aigrette membraneuse.

ACHILLÆA MILLEFOLIUM (*Millefeuille, Herbe-au-Charpentier*) (*pl.* XL, 5). Feuilles ailées, finement découpées ; demi-fleurons cordiformes, au nombre de 5. — Prés secs.

A. PTARMICA (*Herbe à éternuer*). Feuilles simples, dentées en scie ; demi-fleurons dentés, au nombre de 10. — Prés humides.

U. HÉLIANTHE (*Helianthus*). Involucre imbriqué lâchement ; fleurs radiées : fleurons hermaphrodites, renflés dans leur milieu ; demi-fleurons ovales-oblongs, stériles ; réceptacle plan. Graines couronnées de 2 arêtes molles et caduques.

HELIANTHUS TUBEROSUS (*Topinambour*). Folioles de l'involucre ciliées ; racine tubéreuse. — Cultivé.

H. ANNUUS (*Soleil*). Folioles non ciliées ; racine fibreuse ; une seule fleur très grande, penchée. — Cultivé.

Graines avec aigrette; réceptacle garni de poils.

V. BIDENT (*Bidens*). Involucre à 2 rangs de folioles dont l'extérieur est étalé; fleurs flosculeuses, rarement radiées. Graine couronnée de 2 à 5 arêtes persistantes.

BIDENS TRIPARTITA (*Corniet, Chanvre aquatique*). Feuilles profondément lobées. — Lieux humides.

B. CERNUA. Feuilles dentées en scie. — Fossés. Sert pour teinture en jaune.

X. ARNIQUE (*Arnica*). Involucre un peu évasé, imbriqué d'un seul rang d'écailles; fleurs radiées : fleurons hermaphrodites à 5 dents; demi-fleurons femelles à 3 dents; réceptacle plan; fruits allongés et couronnés d'une aigrette sessile et poilue.

ARNICA MONTANA (*Arnique des montagnes*) (*pl.* XXXVI, 4). Fleurs jaunes.

SEMI-FLOSCULEUSES (CHICORACÉES).

241. Dans cette tribu les capitules sont entièrement formés de demi-fleurons.

Aigrette nulle.

A. LAMPSANE (*Lampsana*). Involucre caliculé; réceptacle nu; graines lisses, caduques.

LAMPSANA COMMUNIS (*Herbe-aux-Mamelles*). Tige feuillée; fleurs nombreuses disposées en panicule. — Lieux cultivés.

L. MINIMA. Tiges nues; feuilles radicales; fleurs terminales.

Aigrette simple.

LAITUE (*Lactuca*). Involucre oblong, un peu renflé en bas, imbriqué de folioles membraneuses sur les bords; réceptacle plan, nu; aigrette molle.

LACTUCA SATIVA (*Laitue cultivée*).
L. ROMANA (*L. romaine*).   } Cultivées.
L. CAPITATA (*L. pommée*).
L. VIROSA (*L. vireuse*) (*pl.* LIII, 4). Fleurs jaunes, etc.

C. LAITRON (*Sonchus*). Involucre oblong, très renflé à sa base, imbriqué d'écailles inégales; réceptacle nu; aigrette sessile.

SONCHUS OLERACEUS (*Laitron commun, Chardon de porc*). Involucres glabres.
S. PALUSTRIS. Feuilles sagittées à la base.
S. ARVENSIS. Feuilles cordiformes à la base.

D. ÉPERVIÈRE (*Hieracium*). Involucre imbriqué ; réceptacle nu, ou garni de soies courtes ; aigrettes sessiles.

HIERACIUM PILOSELLA (*Piloselle, Oreille-de-Souris*). Tige petite, munie de rejets rampants à sa base, portant une seule fleur. — Pelouses sèches ; mai.
H. AURICULA. Tige nue ou presque nue.
A. MURORUM (*Pulmonaire des Français*) (*pl. L, 1*). Tige chargée de 2 ou 3 feuilles maculées.

E. PISSENLIT (*Taraxum*). Involucre à 2 rangs de folioles, l'extérieur ayant des folioles étalées ou rabattues ; réceptacle convexe ; aigrette pédicellée. Hampe uniflore.

TARAXACUM DENS LEONIS (*Dent-de-Lion, Liondent*). Folioles extérieures de l'involucre réfléchies.
T. PALUSTRE. Folioles extérieures de l'involucre dressées.

F. PRENANTHE (*Prenanthes*). Involucre caliculé ; aigrette simple, sessile. Fleurs peu nombreuses.

PRENANTHES PULCHRA. Feuilles ovales, sagittées. — Chemins.
P. CHONDRILLA (*Chondrille*). Feuilles pinnatifides.

Aigrette plumeuse;

G. SCORZONÈRE (*Scorzonera*). Involucre imbriqué de plusieurs rangs d'écailles membraneuses sur les bords ; réceptacle nu ; aigrette légèrement stipitée.

SCORZONERA HISPANICA (*Scorz. d'Espagne, Salsifis noir*). Tige rameuse portant 5 à 6 fleurs. — Cultivée ; alimentaire.
S. GRAMINIFOLIA. Tige simple, 1 ou 2 fleurs au plus ; pédoncule glabre. — Forêt de Fontainebleau.
S. HUMILIS (*Scorz. des marais*). Pédoncule velu ; feuilles larges. — Bois humides.

H. SALSIFIS (*Tragopogon*). Involucre composé d'une seule rangée de folioles, caractère distinctif du genre précédent.

TRAGOPOGON PRATENSE (*Salsifis sauvage*). Fleurs jaunes, pédoncules cylindriques. — Prés.
T. PORRIFOLIUM (*Salsifis blanc*). Fleurs violettes. — Cultivé ; alimentaire.

Aigrette écailleuse.

I. CHICORÉE (*Cichorium*). Involucre double, l'extérieur à 5 folioles ouvertes, l'intérieur à 8 folioles dressées, plus longues; réceptacle garni d'alvéoles, nu ou poilu; fruits comme tronqués, couronnés d'un rebord frangé.

CICHORIUM INTYBUS (*Chicorée sauvage*) (*pl.* XXXIV, 5). Fleurs toutes sessiles: feuilles velues. — Lieux incultes.

C. INDIVA (*Endive, Scarole*). Fleurs les unes sessiles, les autres pédonculées: feuilles glabres. — Cultivée.

242. *Usages.* — Les Synanthérées, bien que leur nombre soit très considérable, puisqu'elles comprennent environ la douzième partie des plantes connues, présentent une grande analogie de caractères botaniques et de propriétés médicales. Ce sont généralement des végétaux stimulants et toniques, qui doivent leurs vertus à l'huile volatile et au principe amer qu'ils contiennent. Cependant il faut distinguer: chez les uns l'action stimulante prédomine, tandis que chez d'autres c'est la tonique, et les uns et les autres appartiennent à des tribus distinctes. En effet, les *Carduacées* se distinguent par une amertume plus prononcée qui les fait employer comme toniques; la culture en rend plusieurs alimentaires. — Les *Corymbifères* sont plus actives, stimulantes, à cause de l'huile essentielle et même du camphre qu'elles contiennent. — Les *Chicoracées* sont des plantes lactescentes pour la plupart. Leur suc laiteux est généralement amer et sans action nuisible sur l'économie; cependant il offre un caractère suspect dans la *Laitue vireuse.*

A. Les Composées fournissent beaucoup de plantes d'agrément aux amateurs de fleurs. Nous ne ferons que les énumérer. Le *grand Soleil* a les capitules d'une énorme dimension.— Le *Souci*, les *Doronies*, le *Carthame*, l'*Aurone*, la *Camomille romaine*, la *Tanaisie*, la *Santoline* sont, pour la plupart, employées pour bordures et doublent par la culture. — Tout le monde connaît le *Bluet*, la *Marguerite*, la *Pâquerette*, la *Reine-Marguerite*, qui doublent facilement. — Viennent les *Séneçons*, les *Achillées*, les *Verges d'or* (*Solidago*); les *Immortelles*, plantes de genres différents ; le *Crépis rouge*, grandes fleurs rouges ou roses cultivées pour bordures ; l'*OEillet d'Inde* et la *Rose d'Inde*, noms vulgaires de deux espèces du genre *Tagetes*, originaires du Mexique et cultivées dans les jardins.

B. Enfin, nommons le fameux *Dahlia*, la plus belle et la plus recherchée de toutes les fleurs de la famille des Composées. Originaire du Mexique, elle s'introduisit d'abord en Espagne, et fut apportée en France par Thibaud, médecin. Elle était primitivement simple, à disque jaune et à rayons d'un rouge écarlate, sombre et velouté ; mais bientôt elle montra d'autres nuances, et l'on obtint par semis et les soins de la culture des variétés à fleurs doubles dont tous les fleurons se montrèrent roulés en cornet tubuleux, formant une rosace imbriquée d'un effet admirable comme symétrie et comme mélange de couleurs. Le nombre des variétés n'a fait qu'augmenter depuis.

60ᵉ Famille. — RUBIACÉES.

(*Pl.* xix, 3. *Aspérule odorante* : *a.* sommité fleurie ; *b.* fleur séparée ; *c.* ovaire couronné par le pistil.)

245. Végétaux à tige herbacée ou ligneuse. Feuilles simples, toujours entières, opposées et stipulées, ou bien verticillées et sans stipules. Fleurs diversement disposées suivant les genres. Calice adhérent par son tube à l'ovaire, persistant sur le fruit, entier, ou à 4-5 dents. Corolle monopétale régulière, épigyne, à limbe divisé en autant de lobes que le calice. Étamines 4 ou 5, alternes, attachées à la gorge de la corolle. Ovaire infère à 2 ou plusieurs loges mono ou biovulées ; disque épigyne jaunâtre ; style profondément bifide, à 2 stigmates en capitule, ou simple et à 2 stigmates allongés. Fruit varié : akène, ou nuculaine, ou capsule, ou fruit charnu.

Cette famille nombreuse et très importante se compose de quelques espèces européennes, mais de plantes tropicales beaucoup plus nombreuses. Nous les diviserons en quatre tribus.

ASPÉRULÉES.

Feuilles verticillées, sans stipules ; fruit indéhiscent, à 2 loges monospermes.

A. Aspérule (*Asperula*). Corolle tubuleuse, évasée, à 4 divisions ; 4 étamines ; 1 style, 2 stigmates ; diakène nu, glabre.

Asperula cynanchica (*Herbe à l'esquinancie*). Verticilles inférieurs de 4 feuilles ; fleurs blanches. — Pelouses sèches. Juillet.

A. tinctoria (*petite Garance*). Verticilles inférieurs de 6 feuilles ; plante plus grande dans toutes ses parties. — Lieux montueux.

A. odorata (*petit Muguet*) (*pl.* xix, 3). Feuilles verticillées par 8. — Bois ombragés. Mai.

B. Garance (*Rubia*). Calice campanulé à 5 dents ; corolle campanulée à 5 lobes ; 5 étamines s'y fixant : diakène charnu.

Rubia tinctorum (*Garance des teinturiers*) (*pl.* xxx, 3). Tige rude ; feuilles verticillées par 5-6 ; lobes de la corolle insensiblement rétrécis au sommet. — Haies.

R. peregrina. Lobes de la corolle brusquement rétrécis en pointe.

R. lucida. Tige lisse ; feuilles en verticille de 4.

C. Galiet ou Gaillet (*Galium*). Corolle monopétale en roue ou en cloche, à 4 divisions ; 4 étamines ; 1 style, 2 stigmates ; diakène globuleux, nu, sec, glabre ou hérissé.

Galium verum (*Galiet jaune*, *Caille-Lait jaune*) (*pl.* xliv, 1). Feuilles verticillées par 6-8 ; fleurs jaunes. — Prés, chemins. Juillet.

G. mollugo (*Caille-Lait blanc*). Feuilles moins linéaires ; corolle blanche à divisions ovales, pointues. — Juin.

G. aparine (*Gratteron*). Tige grimpante, rameuse ; feuilles verticillées par 8, hérissées, crochues ; fleurs d'un jaune verdâtre ou blanches. — Haies.

SPERMACOCÉES.

Feuilles opposées ou verticillées, avec stipules découpées en lanières ; fruit sec.

D. Borrérie (*Borreria*). Genre exotique. — Brésil.

E. Richardsonie (*Richardsonia*). Genre exotique. — Rio-Janeiro.

CAFFEACÉES.

Feuilles opposées, stipules intermédiaires ; fruit charnu.

F. CAFÉIER (*Coffea*). Genre originaire de la Haute-Éthiopie.

G. CEPHŒLIS. Genre qui comprend les *Ipécacuanhas*. — Plantes du Brésil.

H. CHIOCOQUE (*Chiococca*). Le *Cainça* des Antilles appartient à ce genre.

CIRICHONÉES.

Fruit capsulaire, déhiscent, à 2 loges polyspermes.

I. UNCARIE (*Uncaria*). La *Gomme-kino* est fournie par l'Uncarie gambeer, arbrisseau de l'Inde.

J. QUINQUINA (*Cinchona*). Genre exotique. — Pérou.

K. EXOSTEMME (*Exostemma*). Le *Quinquina piton,* qui lui appartient, croît à la Guadeloupe, à Saint-Domingue.

244. *Usages.* — Les Rubiacées présentent un grand intérêt au triple point de vue de la médecine, du commerce et de la floriculture. Les *Quinquinas,* que l'on distingue en *gris, rouge* et *jaune,* contiennent dans leurs écorces un principe amer qui les rend précieuses comme toniques, antiseptiques et fébrifuges : ce principe actif réside dans deux alcalis découverts par Pelletier et Caventou, la *Quinine* et la *Cinchonine.* — L'*Ipécacuanha,* qui nous vient du Pérou et du Brésil, est une racine précieuse comme vomitive. — Le *Caféier,* petit arbre toujours vert ressemblant un peu au laurier par le port, est originaire des plateaux de l'Abyssinie , d'où il a été transporté en Arabie, aux Moluques, aux Antilles, etc. : chacun connaît les usages, les effets et l'arôme exquis de son fruit, torréfié et infusé (*café à l'eau*). — Les racines de la *Garance* sont très importantes comme substances tinctoriales : leur principe colorant rouge se trouve aussi dans l'*Aspérule tinctoriale.*

Nos jardins et nos serres sont redevables à la famille des Rubiacées de différentes plantes d'ornement très recherchées ;

tels sont le *Houstonia écarlate*, arbuste charmant, originaire
du Mexique; — les *Gardenia*, auxquels appartient le jasmin
du Cap; — l'*Ixore écarlate*, remarquable par l'éclat de ses
fleurs disposées en corymbe; — le *Bois-Bouton* ou *Céphalan-
the*, de l'Amérique septentrionale. — Nous pourrions citer
les *Morinda*, les *Loculia*, les *Sipanea*, et d'autres encore qui
rappellent généralement le nom des voyageurs qui les ont
découvertes.

61e Famille. — CAPRIFOLIACÉES.

(Pl. XIX, 4. Chèvrefeuille des jardins : a. rameau portant un capitule de fleurs ; *b.* ovaire;
c. coupe de l'ovaire grossi ; *d.* semence grossie.)

243. Plantes frutescentes, arbrisseaux ou arbres. Feuilles
opposées, simples ou composées, sans stipules. Fleurs axillaires ou en cymes terminales : calice à 4 ou 5 dents, soudé
avec l'ovaire; corolle monopétale, ordinairement tubuleuse,
quelquefois courte et rotacée, à 4 ou 5 divisions comme le
calice; étamines 4 ou 5, alternes à ovaire infère, à 2 ou 5
loges pluriovulées; disque épigyne, du centre duquel naît un
style simple, à stigmate capitulé. Le style manque quelquefois, mais alors il y a 3 à 5 stigmates sessiles. Fruit charnu
à une ou plusieurs loges, contenant une ou plusieurs graines, une ou plusieurs nucules osseuses.

Cette famille, qui se distingue de la précédente par ses
feuilles composées et dentées, par l'absence de stipules, par
ses graines à endosperme charnu et jamais cornées, se
partage en deux tribus.

LONICÉRÉES.

Style capitulé; feuilles simples et entières.

A. CHÈVREFEUILLE (*Lonicera*). Calice à 5 dents courtes;
corolle tubuleuse, limbe un peu évasé, à 5 divisions inégales;
5 étamines; baie globuleuse, à 1, 2, 3 loges polyspermes.

LONICERA CAPRIFOLIUM (*Chèvrefeuille commun*) (*pl.* XIX, 4). Fleurs terminales
nombreuses ; feuilles supérieures soudées à la base. — Cultivé.

L. PERICLYMENUM (*Chèvrefeuille d'Allemagne*). Feuilles toutes distinctes. — Bois, haies.

L. XYLOSTEUM. Fleurs latérales et géminées sur chaque pédoncule; feuilles velues. — Bois, buissons.

B. DIERVILLE et SYMPHORINE. Deux genres du Nouveau-Monde.

SAMBUCINÉES.

Style nul; 3 stigmates sessiles; feuilles composées.

C. SUREAU (*Sambucus*). Calice à 5 dents; corolle rotacée, régulière, à 5 lobes; 5 étamines attachées au haut des lobes; fruit à 3 loges osseuses ou 3 nucules.

SAMBUCUS NIGRA (*Sureau noir*). Tige ligneuse (petit arbre); feuilles de 5 à 7 folioles.

S. EBULUS (*Yèble*). Tige herbacée; feuilles à 7 ou 9 folioles. — Haies.

S. RACEMOSA (*Sureau à grappe*). Fruits à grappes d'un rouge très vif. — Cultivé.

D. VIORNE (*Viburnum*). Calice à 5 dents; corolle à 5 lobes; 5 étamines; fruit monosperme.

VIBURNUM TINUS (*Laurier-Tin*). Feuilles simples, entières, lisses.

V. OPULUS (*Boule-de-Neige*). Feuilles à 3-5 lobes.

V. LANTANA. Feuilles dentées, ridées en dessous.

246. *Usages.* — Dans cette famille les fleurs sont odorantes, légèrement diaphorétiques; les feuilles sont un peu astringentes dans quelques espèces; dans d'autres, elles jouissent de propriétés purgatives. Les fruits sont généralement diurétiques ou laxatifs. — La *Viorne mancienne* (*V. lantana*) est un arbrisseau indigène à fleurs blanches, baies d'abord rouges, puis noires, feuilles cotonneuses : l'écorce de sa racine contient de la glu, et avec ses rameaux les vanniers fabriquent des liens et des corbeilles.

Tout le monde connaît le *Sureau*, ainsi que l'*Yèble* et leurs variétés; — la *Viorne* n'est pas moins connue; — la *V. obier* ou *Sureau aquatique* a des fleurs blanches en ombelle; on en a obtenu la variété nommée *Boule-de-Neige* ou *Rose de Gueldre*, dans laquelle le limbe du calice se développe outre mesure aux dépens de la corolle, des étamines et du pistil.

Les *Chèvrefeuilles* indigènes et exotiques sont cultivés dans les jardins. Citons le *Ch. de Virginie* (*L. semper virens*) : fleurs d'un rouge vif, inodores mais très belles; — le *Ch. du Japon* : fleurs d'abord blanches, ensuite jaunes, odeur de fleur d'oranger; — le *Ch. de Tartarie* ou *Cerisier nain* : fleurs roses en dehors, blanches en dedans; fruits rouges.

La *Dierville du Canada* est un arbrisseau dont les fleurs sont jaunes; — les *Symphorines*, arbustes d'Amérique, présentent vers la fin de l'automne des baies d'un agréable effet. — Le fruit de la *S. à grappes* est blanc, de la grosseur d'une cerise; — celui de la *S. du Mexique* est du volume d'un pois, blanc, piqueté de violet.

Quinzième classe.

Dicotylédonées polypétales épigynes ou périgynes; trophospermes axiles.

§ I. *Graines endospermées.*

62ᵉ Famille. — HÉDÉRACÉES.

(*Pl.* XIX, 5. *Lierre grimpant:* a. rameau portant des corymbes globuleux de fleurs et de fruit; b. fleur détachée; c. pistil; d. fruit; e. coupe du fruit; f. semence.)

247. Petite famille d'arbrisseaux ou d'arbres à feuilles alternes, quelquefois opposées, non stipulées; à fleurs petites, en cyme, en sertule ou en ombelle simple : calice adhérent, à 4 ou 5 dents; corolle épigyne de 4 ou 5 pétales distincts; étamines 4 ou 5, alternes; ovaire infère à 2 ou 5 loges uniovulées; disque épigyne; style et stigmate simples. Fruit charnu, couronné par les dents du calice. — Deux genres indigènes :

A. LIERRE (*Hedera*). Calice à 5 dents; corolle à 5 pétales; 5 étamines, alternes, épigynes; style et stigmate simples. Fruit charnu, contenant 5 nucules.

HEDERA HELIX (*Lierre grimpant*) (*pl.* XIX, 5). Fleurs verdâtres. — Vieux murs, etc.

B. CORNOUILLER (*Cornus*). Calice à 4 dents; 4 pétales; 4 étamines; drupe à 2 loges, à 2 graines.

CORNUS MAS *(Cornouiller)*. Fleurs jaunes naissant avant les feuilles; fruits rouges. — Bois.

C. SANGUINEA *(Savignon)*. Fleurs blanches naissant après les feuilles, qui deviennent rouges à la fin de l'été; fruits noirs. — Bois.

63e Famille. — OMBELLIFÈRES.

Pl. XIX, 6. *Chardon-Roland : a.* capitule de fleurs; *b.* fleur séparée ; *c.* pistil et ovaire ; *d.* fruit.)

248. Les Ombellifères sont des plantes herbacées dont la tige est fistuleuse ou remplie de moelle; les feuilles sont alternes, engaînantes, composées ou décomposées, pinnatifides ou lobées, etc.; le nombre et la forme des folioles variant à l'infini. Les fleurs, petites, blanches, quelquefois jaunâtres ou d'une autre couleur, sont disposées en ombelles qui sont distinguées en complètes et en simples; rarement elles sont en capitule.

La surface des ombelles est bombée comme un parasol ouvert, moins souvent elle est concave; presque toujours la base est munie d'un involucre. Chaque fleur est formée de la manière suivante : calice adhérent, entier ou à 5 dents; corolle à 5 pétales étalés, ou insérés autour d'un disque épigyne; étamines au nombre de 5, alternes avec les pétales et fixées comme eux; filets courts, filiformes; l'ovaire est adhérent, à 2 carpelles et 2 loges uniovulées. Le fruit est un akène de forme variée qui porte ordinairement le disque à son sommet, et les 2 styles persistants, et qui est nu ou couronné par les dents du calice; il présente à sa surface des lignes saillantes au nombre de 5 ou de 10, dues aux sutures des 5 sépales du calice, et aux nervures moyennes existant sur chacun des sépales. Les enfoncements qui séparent ces lignes se nomment *vallécules :* on y voit souvent des lignes longitudinales de couleur brune, étendues du sommet vers la partie moyenne ou inférieure, qu'on appelle *vittæ* ou *bandelettes,* et qui sont des canaux remplis d'une gomme résine. Les *vallécules* et les *vittæ* servent à distinguer les genres. Arrivé à maturité, le fruit se divise en deux parties ou akènes indéhiscents, unis à une columelle centrale, au sommet de laquelle ils sont attachés et pendants.

Les Ombellifères, dit un auteur avec juste raison, forment une famille tellement naturelle, qu'on reconnaît au premier coup d'œil les plantes qui en font partie; mais par suite de cette grande ressemblance de tous les traits caractéristiques, l'étude des genres et des espèces est très difficile. — Nous suivrons la division présentée par Sprengel, adoptée par Ach. Richard, qui consiste à former d'abord deux groupes, d'après le mode d'inflorescence, puis à les partager en tribus, d'après la forme générale des fruits.

Fleurs en ombelles complètes et composées.

PIMPINELLÉES.

249. Fruits ovoïdes ou allongés, offrant des côtes longitudinales.

A. BOUCAGE (*Pimpinella*). Calice à limbe entier; pétales cordiformes, presque égaux; fruits ovoïdes, oblongs, striés; absence d'involucre et d'involucelle.

PIMPINELLA ANISUM (*Anis boucage*) (*pl.* XXXVI, 1).

P. SAXIFRAGA (*petit Boucage*). Tige de 1-2 pieds; divisions des feuilles infé rieures ovales ou arrondies; feuilles supérieures simples. — Pelouses, etc.

P. MAGNA (*grand Boucage*). Tige de 3-4 pieds; divisions des feuilles toutes profondes et étroites; feuilles supérieures ailées.

B. CARVI (*Carum*). Calice à bord entier; pétales égaux, échancrés, infléchis au sommet; involucre de 1 à 4 folioles, ou nul; pas d'involucelle. Fruits ovoïdes, offrant 5 côtes sur chaque moitié.

CARUM CARVI (*Carvi*) (*pl.* XLIII, 1). Involucre nul ou à 1 seule foliole. — Lieux montueux.

C. VERTICILLATUM. Involucre et involucelle de plusieurs folioles.

C. ŒNANTHE (*OEnanthe*). Calice à 5 dents; pétales inégaux, cordiformes; involucre nu ou composé de quelques folioles; involucelle polyphylle. Fruits striés, à 5 côtes, couronnés par les dents du calice et les styles.

ŒNANTHE CROCATA. Involucre de 4-6 folioles; ombelles de 20-30 rayons; feuilles supérieures à lobes cunéiformes incisés; racine pivotante, charnue, vénéneuse. — Marais.

Œ. PHELLANDRIUM (*Phellandre aquatique*) (*pl.* LIV, 4). Involucre nul ou à 1-2 folioles; ombelle de 5 rayons au moins; feuilles tripinnées. — Fossés.

Œ. PIMPINELLOIDES (*Agnotte, Mechon,* etc.). Racine tubéreuse (tubercules ovoïdes, allongés, de la grosseur d'une noisette dont ils ont un peu la saveur et que l'on peut manger); feuilles radicales bipinnées. — Prés humides.

D. ACHE (*Apium*). Pétales entiers ou terminés par une petite pointe recourbée en dessus; involucre et involucelles variables. Fruits ovoïdes, marqués de 5 côtes longitudinales.

APIUM GRAVEOLENS (*Ache des marais; Céleri*). Fleurs d'un jaune pâle, ni involucres ni involucelles. — Cultivé.

A. PETROSELINUM (*Persil*). Involucre et involucelles. — Cultivé.

E. LIVÈCHE (*Ligusticum*). Pétales entiers, roulés en dedans au sommet; involucre et involucelles dont les folioles sont variables en nombre. Fruit oblong, contenant 2 graines nues, striées.

LIGUSTICUM LEVISTICUM (*Livèche, Ache des montagnes*) (*pl.* XXXIX, 3). Fleurs jaunes; aspect général de l'Ache. — Prés du Midi.

F. AMMI. Pétales obovales, échancrés, infléchis au sommet; involucre et involucelle. Fruit comprimé latéralement, oblong, couronné par les 2 styles réfléchis; akène à côtes filiformes.

AMMI MAJUS. Feuilles inférieures bipinnées, à folioles ovales lancéolées. — Blés.

A. GLAUCIFOLIUM. Feuilles inférieures à folioles linéaires comme les supérieures.

G. ANETHUM (*Aneth*). Pétales arrondis, roulés, terminés par une languette; ni involucre, ni involucelles. Fruits un peu comprimés, oblongs, striés, membraneux sur les bords.

ANETHUM FŒNICULUM (*Aneth-Fenouil*) (*pl.* XXXVIII, 3). Tige de 1 m. 30 à 1 m. 50. — Midi.

A. GRAVEOLENS (*Aneth odorant*). Tige de 60 à 90 cent. — Moissons du Midi.

H. CUMIN (*Cuminum*). Genre exotique. — Orient. Cultivé dans nos jardins.

I. BERLE (*Sium*). Pétales obovales, cordiformes, inflexibles au sommet ; involucre et involucelles. Fruit comprimé, couronné par les styles réfléchis ; akènes à côtes filiformes, égales.

SIUM LATIFOLIUM. Ombelles terminales. — Mares

S. ANGUSTIFOLIUM. Ombelles latérales, opposées aux feuilles. — Ruisseaux.

S. NODIFLORUM. Tiges couchées ; ombelles sessiles et axillaires ; ressemblance avec le cresson, mais feuilles dentées.

S. SISARUM (*Girole*). Plante potagère.

J. BUPLÈVRE (*Buplevrum*). Feuilles entières ; fleurs jaunes ; pétales arrondis, entiers, courbés en demi-cercle vers le centre de la fleur ; fruit comprimé.

BUPLEVRUM ROTUNDIFOLIUM. Involucre nul. — Moissons.

B. FALCATUM (*Oreille-de-Lièvre*). Un involucre ; ombelles partielles à plus de 6 fleurs. — Haies.

K. BERCE (*Heracleum*). Calice à 5 dents, pétales échancrés, infléchis au sommet, les extérieurs plus grands et bifurqués ; 1 involucre caduc, 1 involucelle.

HERACLEUM SPONDYLIUM (*Berce, fausse Branc-Ursine*). Fleurs blanches. C'est la plus grande ombellifère de notre pays après l'Angélique.—Prairies fraîches.

CICUTARIÉES.

250. Fruits globuleux ou didymes, offrant des côtes simples ou crénelées.

A. CIGUE (*Conium*). Pétales cordiformes, pas complétement égaux, terminés par une petite languette recourbée en dessus ; involucre de 3-5 folioles ; involucelles de 3 folioles courtes, étalées. Fruits globuleux, didymes, présentant 5 côtes crénelées sur chaque méricarpe.

CONIUM MACULATUM (*Ciguë maculée, grande Ciguë*) (pl. LII, 3). Fleurs blanches. — Haies, ruelles. Juillet.

B. CICUTAIRE (*Cicutaria*). Pétales presque égaux, cordiformes ; involucre de 1-3 folioles, ou nul ; involucelles polyphylles. Fruits globuleux presque didymes, couronnés par les 5 dents du calice et les 2 styles, 5 côtes à chaque moitié.

Cicutaria aquatica (*Ciguë aquatique*) ou Cicuta virosa (*Ciguë vireuse*) (*pl.* lii, 4). Fleurs blanches. Elle diffère de la grande Ciguë par son fruit, dont les côtes sont simples et non crénelées. — Mares.

- C. Éthuse (*Æthusa*). Pétales cordiformes, inégaux ; involucre nul ; involucelles de 4 à 5 folioles linéaires, pendantes d'un seul côté. Fruit offrant 5 côtes simples sur chacune de ses moitiés.

Ethusa cynapium (*petite Ciguë*) (*pl.* lii, 5). Fleurs blanches. Ressemblance avec le Persil et le Cerfeuil. — Lieux cultivés.

Coriandre (*Coriandrum*). Absence d'involucre ; involucelles de plusieurs folioles ; calice à 5 dents ; pétales bifides. Fruits globuleux, couronnés par 5 dents inégales.

Coriandrum sativum (*pl.* xxxviii, 2). Fleurs blanches. — Cultivé.

CAUCALIDÉES.

254. Fruits ovoïdes ou un peu comprimés, armés de piquants libres ou réunis en une sorte d'aile à leur base.

A. Carotte (*Daucus*). Calice à 5 dents ; pétales cordiformes et inégaux ; involucre et involucelles d'un grand nombre de folioles pinnatifides. Fruits ovoïdes, hérissés de pointes sur toute leur surface.

Daucus carota (*Carotte*). Fleurs blanches. — Cultivée.

B. Caucalis. Pétales obovales, échancrés, infléchis au sommet, les extérieurs plus grands, bifides ; fruit comprimé latéralement, à 1 ou 2 rangées d'aiguillons, etc.

Caucalis daucoides. Tige presque glabre, lisse. — Champs incultes.
C. leptophylla. Tige hérissée de poils, rude au toucher. — Lieux stériles.
C. grandiflora. Fleurs blanches. — Moissons.
C. arvensis (*Torilis, Scandix infesta*). Involucre nul ou d'une seule foliole.
C. anthriscus (*Torilis anth.*). Ombelles pédonculées et terminales. — Champs et chemins.
C. nodiflora (*Torilis noueux*). Ombelles à 2-4 rayons presque sessiles aux nœuds des tiges. — Champs arides.

C. Sanicle (*Sanicula*). Calice à 5 dents ; pétales entiers, infléchis ; involucre et involucelles polyphylles ; fruits presque globuleux, couverts d'aiguillons crochus.

SANICULA EUROPÆA (*Sanicle d'Europe*) (*pl.* XXXI, 3). Fleurs blanches. — Bois.

CHÉROPHYLLÉES.

252. Fruits très allongés, fusiformes ou cylindracés, lisses, terminés en pointe.

A. SCANDIX (*Scandix*). Pétales égaux, cordiformes, ligulés ; involucre existant ou nul, involucelles de plusieurs folioles simples. Fruit très allongé, terminé par 2 petites cornes dues aux styles persistants.

SCANDIX CEREFOLIUM (*Cerfeuil commun*). Fleurs blanches, ombelles de 4 à 5 rayons ; involucre de 2-3 folioles unilatérales. — Cultivé.

S. CHŒROPHYLLUM (*Cerfeuil sauvage*). Involucelles de 3-6 folioles. — Prés, haies.

S. PECTEN-VENERIS (*Peigne-de-Vénus*). Longs fruits hispides dont l'ensemble a été comparé à un peigne. — Moissons.

B. CHŒROPHYLLUM. Ce genre ombellifère comprend le *Scandix cerefolium* (Cerfeuil), cité dans l'alinéa précédent ; le *Chœr. sylvestre*, qui passe pour très délétère ; le *Chœr. tumulum*, espèce qui cause l'ivresse, des vertiges, et n'est pas sans danger (1).

SÉLINÉES.

253. Fruits ellipsoïdes, comprimés, membraneux, striés, ou ayant des côtes saillantes.

A. PANAIS (*Pastinaca*). Pétales égaux, un peu roulés ; absence d'involucre et d'involucelles ; fruit ellipsoïde, membraneux sur les bords, strié.

PASTINACA SATIVA (*Panais cultivé*). Feuilles velues, folioles ovales. — Cultivé.

(1) Nous ferons remarquer que les mots *Scandix, Anthriscus, Chœrophyllum,* et même *Caucalis*, désignent des genres dont les espèces portent, suivant les différents auteurs, tantôt l'un, tantôt l'autre de ces noms, preuve de la difficulté de parfaitement caractériser toutes ces Ombellifères.

P. OPOPONAX. Feuilles longuement pétiolées, folioles très larges ; plante beaucoup plus grande dans toutes ses parties que la précédente. — Midi.

B. ANGÉLIQUE (*Angelica*). Pétales un peu recourbés en dessus ; involucre de quelques folioles ou nul ; involucelles polyphylles. Fruit ovoïde à bord membraneux, ailés, surmonté des 2 styles qui sont divergents.

ANGELICA ARCHANGELICA (*Angélique officinale*) (*pl.* XXXV, 5). Calice à 5 dents ; fleurs d'un jaune verdâtre ; feuilles grandes, bipinnées, foliole terminale lobée. — Cultivée.

A. SYLVESTRIS (*Angélique sauvage*). Fleurs blanches. — Lieux humides.

C. IMPÉRATOIRE (*Imperatoria*). Pétales réfléchis en dedans, cordiformes ; pas d'involucre ; involucelles de folioles étroites et peu longues ; 2 semences accolées, entourées d'une aile membraneuse au bord.

IMPERATORIA OSTRUTHIUM (*Impératoire*) (*pl.* XXXIX, 2). Fleurs blanches. — Montagnes.

D. PERCE-PIERRE (*Crithmum*). Pétales roulés et égaux entre eux ; involucre et involucelles polyphylles ; fruits ellipsoïdes, un peu comprimés, striés.

CRITHMUM MARITIMUM (*Perce-Pierre commun*). Fleurs jaunâtres. — Rochers des bords de la mer.

E. DORÈME (*Dorema*). Genre exotique. — Perse.

F. FÉRULE (*Ferula*). Genre qui fournit l'*Assa fœtida*. — Perse.

Fleurs en capitules ou en ombelles simples.

ÉRYNGIÉES.

254. PANICAUT (*Eryngium*). Dans ce genre les fleurs sont disposées en capitules, portées sur un réceptacle convexe, garni d'écailles ; pétales émarginés ; involucre polyphylle. Fruits ovoïdes, striés ou tuberculeux, marqué des 5 dents du calice.

ERYNGIUM CAMPESTRE (*Panicaut des champs, Chardon-Roland*) (*pl.* XIX, 6). Fleurs blanches.

255. *Usages*. — La famille des Ombellifères comprend des

espèces alimentaires, médicinales et toxiques. Leurs propriétés actives résident dans deux principes différents ; l'un résineux, aromatique et très odorant ; l'autre amer, de nature extractive. Les plantes qui contiennent le premier sont chaudes, diffusibles, excitantes, comme l'*Anis*, le *Coriandre*, le *Fenouil*, etc. ; — celles qui possèdent le second sont vénéneuses, comme, par exemple, les *Ciguës*. — Lorsque le principe aromatique est uni à une forte proportion de mucilage et de matière sucrée, le végétal devient propre à l'alimentation : tels sont le *Panais*, le *Céleri*, la *Carotte*, etc.

Les Gommes-Résines, connues sous les noms d'*Assa fœtida*, de *Gomme ammoniaque*, de *Galbanum*, etc., sont fournies par des *Ombellifères exotiques*.

Quelques espèces sont cultivées comme plantes d'ornement : citons, entre autres, le *Distique* bleu, fleurs en ombelle simple d'un bleu clair ; — le *Duplèvre frutescent*, à fleurs jaunes ; — le *Selin trompeur*, fleurs d'un rose lilas en larges ombelles ; — les *Eryngium*, fleurs bleues en capitules, etc.

64ᵉ Famille. — RHAMNACÉES.

(*Pl.* xx, 1. *Bourgène* : *a.* rameau fleuri ; *b.* fleur détachée ; *c.* coupe de la fleur grossie; *d.* étamines embrassées par un pétale concave ; *e.* coupe du fruit contenant 3 nucules.)

256. Plantes ligneuses, à feuilles simples, opposées ou alternes, entières, rarement dentées, ordinairement stipulées ; fleurs petites, solitaires, ou en faisceaux, ou en grappes rameuses, souvent imparfaitement unisexuées. Calice monosépale, étalé ou tubuleux, à 4 ou 5 divisions, adhérent quelquefois en partie à l'ovaire. Corolle à 4 ou 5 pétales unguiculés et souvent concaves. Étamines en même nombre que les pétales, auxquels elles sont opposées. Ovaire libre ou demi-infère à 2, 3 ou 4 loges uniovulées ; style simple, ou divisé à son sommet en autant de lobes qu'il y a de loges à l'ovaire. Disque glanduleux, épigyne ou périgyne, selon que l'ovaire est infère ou libre. Fruit charnu, indéhiscent, contenant 3 nucules ; ou fruit sec et déhiscent, trivalve.

Voici les principaux genres de cette famille, qui se distingue de la précédente par ses feuilles constamment simples et stipulées, etc. :

A. Nerprun (*Rhamnus*). Calice subcampaniforme à 4 ou 5 divisions ; corolle à 4 ou 5 pétales très petits, squammiformes ; 4 ou 5 étamines ; style surmonté de 3 ou 4 stigmates ; fleurs souvent unisexuées. Nuculaine globuleux contenant 3 ou 4 nucules monospermes.

Rhamnus catharticus (*Nerprun*) (*pl.* lvii, 4). Arbrisseau épineux ; feuilles dentées ; baies à 4 loges monospermes. — Haies ; bois. Juin.

R. frangula (*Bourgène*) (*pl.* xx, 1). Arbrisseau non épineux ; feuilles non dentées ; baies à 2 loges. — Bois. Mai.

R. alaternus (*Alaterne*). Arbrisseau à feuilles alternes persistantes. —Midi de l'Europe ; cultivé.

R. infectorius (*Graine d'Avignon*). Baies moins grosses qu'un grain de poivre, ridées, grisâtres, dont on retire une belle couleur jaune (*stil de grain*), usitée en peinture.

B. Jujubier (*Zizyphus*). Arbrisseau originaire de la Syrie. — Cultivé dans le midi de l'Europe.

C. Paliure (*Paliurus*) ; Phylica. Genres exotiques.

257. *Usages*. — Les propriétés de ces végétaux varient suivant la partie employée ou l'espèce. L'écorce et le bois sont généralement amers et astringents ; les fruits, au contraire, sont tantôt purgatifs (*Nerprun*), tantôt mucilagineux, sucrés et nutritifs (*Jujubier*), tantôt enfin employés pour la teinture (*Graine d'Avignon, etc.*). — Le fruit du *Jujubier lotos* passait chez les anciens pour faire oublier leur patrie aux voyageurs qui le mangeaient. Suivant Virgile, il séduisit les compagnons du triste Ulysse :

> . . . . . . *inter quos impia lotos,*
> *Impia quæ socios Ithaci morentis abegit.*

65e Famille. — SAXIFRAGACÉES.

(*Pl.* xx, 2. *Saxifrage granulée : a.* sommité fleurie ; *b.* fleur détachée ; *c.* pistil ; *d.* coupe de l'ovaire grossi.)

258. Plantes herbacées ou arbrisseaux à feuilles alternes ou opposées, simples ou composées, avec ou sans stipules.

Fleurs solitaires ou en épis : calice à 4 ou 5 divisions profondes, libre ou adhérent ; corolle de 4 ou 5 pétales insérés autour d'un disque épigyne, au haut du tube calicinal ; étamines en nombre égal ou double de celui des pétales. Ovaire libre ou adhérent, composé de 2 carpelles, rarement de 5, à une seule loge pluriovulée ; 2 ou 5 styles et stigmates libres. Capsule à 1 ou 2 loges. Famille très voisine de la précédente, qui a pour genre type le suivant :

A. SAXIFRAGE (*Saxifraga*). Calice à 5 divisions, rarement à 4, libre ou adhérent ; corolle à 5 pétales ; 10 étamines ; ovaire libre ou adhérent avec le calice par sa moitié inférieure, 2 loges et 2 styles ; capsule biloculaire, bivalve, terminée par 2 cornes dues au style persistant.

SAXIFRAGA GRANULATA (*Saxifrage, Perce-Pierre*) (*pl. XX, 2*). Racine accompagnée de tubercules granuleux. — Bois sablonneux. Mai.

S. TRIDACTYLITES. Racines non tuberculeuses. — Sur les murs. Avril.

B. DORINE (*Chrysosplenium*). Calice à 4-5 divisions, un peu coloré ; corolle nulle ; ovaire adhérent au calice ; 8-10 étamines ; 2 styles ; capsule uniloculaire.

CHRYSOSPLENIUM ALTERNIFOLIUM (*Saxifrage dorée, Cresson de roche*). Feuilles alternes, d'un vert jaune. — Ombrages humides.

C. OPPOSITIFOLIUM. Feuilles opposées.

C. ADOXE (*Adoxa*). Calice à 4-5 divisions, muni de 2-4 écailles en dehors ; corolle nulle ; 8-10 étamines ; ovaire infère ; 4-5 styles.

ADOXA MOSCHATELLINA. Tige portant 4 feuilles ; fleurs verdâtres à odeur de musc. — Lieux couverts et humides.

259. *Usages.* — Les Saxifragacées sont des plantes qui passent pour diurétiques, mais dont l'emploi est fort négligé des médecins. — Plusieurs Saxifrages, telles que le *S. pyramidalis*, le *S. longifolia*, le *S. crassifolia*, etc., sont cultivés pour ornement.

§ II. *Graines sans endosperme; ovaire adhérent.*

66e Famille. — MYRTACÉES.

Pl. xx, 3. *Grenadier : a.* rameau portant une fleur ; *b.* coupe du calice montrant la position des organes sexuels ; *c.* coupe longitudinale de l'ovaire ; *d.* coupe transversale du même, un peu grossi ; *e.* semence grossie.)

260. Cette famille comprend des arbres et des arbrisseaux toujours verts et d'un port élégant, dont les feuilles sont simples, opposées, sans stipules, souvent parsemées de points glanduleux contenant une huile essentielle. Les fleurs sont axillaires ou disposées en capitules, en cymes ou en grappes, de couleur blanche ou rougeâtre, jamais jaune ni bleue ; calice à 4 ou 5 sépales, adhérent à l'ovaire dans une étendue variable ; corolle rosacée, insérée au bord du calice ou d'un disque épigyne, à 4 ou 5 pétales ; étamines nombreuses, filets libres ou diversement soudés ensemble. Ovaire infère et adhérent, à 1 ou plusieurs loges pluriovulées ; style simple, stigmate indivis. Fruit sec, indéhiscent ou capsulaire, ou fruit charnu, drupacé.

A. MYRTE (*Myrtus*). Calice à 5 dents, globuleux ; corolle à 5 pétales ; étamines nombreuses, libres ; baie ombiliquée, à 3 loges polyspermes.

MYRTUS COMMUNIS (*Myrte commun*). Fleurs blanches. — Midi, îles d'Hières.

B. GRENADIER (*Punica*). Calice infundibuliforme, à 5 divisions ; corolle de 5 pétales chiffonnés ; étamines très nombreuses ; style et stigmate simples. Fruit sec enveloppé par le calice, à plusieurs loges pluriovulées.

PUNICA GRANATUM (*Grenadier commun*) (*pl.* xx, 3). Fleurs d'un beau rouge. — Originaire d'Afrique.

C. GIROFLIER (*Caryophyllus*). Genre exotique auquel on doit le *Clou de girofle.*

261. *Usages.* — Les Myrtacées, dont nous passons sous silence plusieurs autres genres des régions intertropicales, possèdent deux principes différents : l'un astringent, dû au tan-

nin et à l'acide gallique; l'autre âcre et irritant, dû à une huile volatile. Leurs propriétés varient suivant les divers degrés de prédominance de l'un sur l'autre.

Les fruits de plusieurs espèces sont très estimés. — On retire l'*huile de Cajeput* du *Melaleuca leucodendrum*, arbre des Indes ; — le *Clou de girofle* n'est autre chose que la fleur du *Giroflier*, cueillie et séchée avant son épanouissement ; — le *Piment* ou *Poivre de la Jamaïque* est fourni par le fruit du *Myrthus pimenta*, desséché avant sa maturité.

Beaucoup de Myrtacées se recommandent aux amateurs comme plantes d'agrément. Telles sont les *Melaleuca*, les *Eucalyptus*, les *Metrosideros*, les *Tristania*, les *Callistemon*, etc., sans compter les diverses espèces de *Myrtes*.

§ III. *Ovaire libre.*

67e Famille. — CRASSULACÉES.

(*Pl.* xx, 4. *Joubarbe des toits : a.* plante entière ; *b.* fleur séparée ; *c.* coupe de la fleur ; *d.* coupe de l'un des carpelles.)

262. Plantes grasses, herbacées ou frutescentes, dont les feuilles sont épaisses, charnues, alternes ou opposées, simples, entières ou pinnatifides et sans stipules. Fleurs en grappes ou en cymes : calice tubuleux à plusieurs sépales, ordinairement 5, mais parfois 12 (Joubarbe); corolle composée de même nombre de pétales qui sont quelquefois soudés ; autant d'étamines en général. Ovaire supère, composé de plusieurs carpelles distincts, à une seule loge pluriovulée ; style et stigmate simple. Fruit composé d'autant de capsules qu'il y a de pistils dans la fleur.

A. Orpin (*Sedum*). Calice à 5 divisions aiguës, profondes ; corolle à 5 pétales ouverts ; 10 étamines ; 5 ovaires ; 5 capsules.

Sedum telephium (*Orpin reprise*) (*pl.* xxxii, 4). Feuilles planes, dentelées ; fleurs purpurines ou blanches, en corymbe serré. — Vignes. Août.

S. acre (*Vermiculaire, Pain d'oiseau*) (*pl.* lix, 5). Feuilles courtes, ovoïdes, très âcres ; fleurs jaunes. — Vieux murs. Juillet

S. ALBUM (*Trique-Madame*). Feuilles cylindriques, sans âcreté; fleurs blanches. — Bois arides.

B. JOUBARBE (*Sempervivum*). Calice de 6 à 20 sépales, le plus souvent 12 : corolle de même nombre de pétales lancéolés ; étamines en nombre double de ces divisions : les internes sont souvent avortées et sous forme d'écailles. Capsules 6 à 20, polyspermes.

SEMPERVIVUM TECTORUM (*Joubarbe des toits*) (*pl.* XX, 4). Fleurs rougeâtres. — Vieux murs.

C. CRASSULE (*Crassula*). Calice de 5 à 7 divisions : pétales, étamines et ovaires en nombre égal à celui des sépales ; écailles nectarifères à la base des graines.

CRASSULA RUBENS. Plante haute de 3 à 4 pouces; écailles nectarifères ovales. — Vignes.

C. BULLIARDA. Plante haute d'un pouce; écailles nectarifères linéaires. — Bord des mares.

D. TILLÉE (*Tillæa*). 3 sépales ; 3 pétales ; 3 étamines ; 3 ovaires. Capsules dispermes, étranglées par le milieu.

TILLÆA MUSCOSA. Fleurs blanches. — Mares.

263. *Usages.* — Les Crassulacées jouissent d'une réputation populaire comme plantes cicatrisantes. Il faut excepter cependant le *Sedum âcre* qui possède un principe irritant.— Par opposition, le *Sedum blanc* est adoucissant et même alimentaire pour les campagnards de quelques provinces.

Comme appartenant à la floriculture, nous citerons le *Septas du Cap*, fleurs en ombelles, calice rouge en dehors, blanc en dedans ; — la *Crassule écarlate* et la *Crassule blanche ;* — le *Cotylédon orbiculaire*, feuilles bordées de pourpre, fleurs en panicule, etc., toutes plantes exotiques.

68ᵉ Famille. — ROSACÉES.

(*Pl.* XX, 5. *Rose des haies : a.* bout de rameau fleuri ; *b.* fruit ; *c.* coupe du fruit; *d.* semence.)

264. Ce groupe, important par le nombre et l'utilité de ses genres, se compose de végétaux de toute force et de toute

hauteur, qui ont cela de commun que leurs pétales sont en rosace. Leurs feuilles sont alternes, entières ou pinnatifides,
munies de 2 stipules à la base du pétiole. L'inflorescence est
très variée ; les fleurs, généralement blanches, plus rarement
rougeâtres, roses ou jaunes, sont hermaphrodites, quelquefois
unisexuées par avortement. Calice à 5 divisions, tubuleux ou
étalé, le plus souvent persistant, quelquefois accompagné d'un
calicule extérieur, en partie soudé avec lui. Corolle de 5 pétales
égaux, réguliers, insérés au calice, étalés en rose. Étamines
généralement innumérables, insérées à l'entrée du tube calicinal ou à la base de ses divisions. Le pistil est composé d'un
nombre variable de carpelles occupant le fond du calice ou en
garnissant les parois, tantôt distincts, tantôt soudés, ou bien
réunis sur un réceptacle central ou gynophore lorsque le calice est étalé. Chaque carpelle est à une seule loge, uni, bi
ou pluriovulée ; style latéral ou basilaire ; stigmate simple.
Le fruit, qui est très variable, consiste en un drupe, une
mélonide, ou en nombreux petits akènes ou drupes réunis sur
un réceptacle commun.

Cette famille comprend presque tous nos arbres fruitiers,
et se divise en six tribus qui sont considérées par plusieurs
auteurs comme autant de familles distinctes.

FRAGARIACÉES.

265. Végétaux herbacés, feuilles composées. Calice étalé,
persistant, à 5 divisions, avec ou sans calice soudé avec lui ;
corolle de 5 pétales ; étamines très nombreuses ; carpelles
groupés sur un gynophore (réceptacle) central ; akènes ou petites drupes réunies en tête.

A. FRAISIER (*Fragaria*). Calice à 10 lobes dont 5 externes
dus au calicule ; corolle à 5 pétales ; akènes un peu charnus
groupés sur un gynophore globuleux, charnu.

FRAGARIA VESCA (*Fraisier commun*). Calice étalé ou réfléchi lors de la maturité du fruit, glabre et caduc. — Cultivé.

F. COLLINA. Calice dressé lors de la maturité du fruit, pubescent et nares-
cent. — Bois.

B. POTENTILLE (*Potentilla*). Calice muni d'un calicule, à 10 lobes par conséquent; corolle de 5 pétales; akènes groupés sur un réceptacle qui ne devient pas charnu ni gros comme dans le fraisier.

POTENTILLA ANSERINA (*Potentille ansérine, Argentine*) [*pl.* XXX, 2]. Tige rampante, feuilles ailées à 15-17 folioles velues; fleurs jaunes. — Chemins. Tout l'été.

P. ARGENTEA. Tiges dressées, folioles couvertes en dessous d'un duvet très blanc et cotonneux; fleurs jaunes. — Lieux secs et incultes.

P. REPTANS (*Quintefeuille*) (*pl.* XXXI, 4). Tiges rampantes; feuilles digitées, ciliées; fleurs jaunes solitaires. — Bord des chemins.

P. FRAGARIA (*Fraisier stérile*). Folioles largement crénelées sur tout leur contour; fleurs blanches. — Lieux arides. Avril.

P. SPLENDENS. Folioles dentées en scie vers le sommet seulement; fleurs blanches. — Bord des bois.

C. TORMENTILLE (*Tormentilla*). Calice et calicule composés chacun de 4 lobes seulement; 4 pétales.

TORMENTILLA ERECTA (*Tormentille*) (*pl.* XXXII, 2). Fleurs jaunes. — Bois, pelouses.

D. BENOITE (*Geum*). Les fleurs de ce genre offrent les mêmes caractères que celles des Potentilles; mais le fruit diffère en ce que les akènes sont terminés par une longue pointe crochue à leur sommet, ou velue et plumeuse.

GEUM URBANUM (*Benoîte officinale*) (*pl.* XXVIII, 4). Fleurs jaunes. — Lieux incultes, bord des bois.

G. RIVALE (*Benoîte aquatique*). Fleurs d'un jaune rougeâtre. — Lieux humides.

E. RONCE (*Rubus*). Ici pas de double calice; 5 sépales unis à la base; 5 pétales; nombreux carpelles sur un gynophore qui s'accroît et se couvre de petites baies monospermes, lesquelles s'entregreffent les unes avec les autres.

RUBUS IDŒUS (*Framboisier*). Feuilles blanchâtres en dessous, glabres en dessus, les inférieures ailées. — Cultivé.

R. TOMENTOSUS. Folioles velues des deux côtés. — Bois.

R. FRUTICOSUS (*Mûres*). Feuilles vertes en dessous, les inférieures à 5 folioles, folioles latérales pétiolées; fruits rouges. — Haies.

R. cœsius (*Ronce bleue*). Feuilles toutes à 3 folioles, les latérales sessiles; fruits bleus.

SPIRÉACÉES.

266. Calice ouvert à 5 divisions; corolle à 5 pétales; étamines nombreuses; 3 à 12 carpelles; autant de capsules libres, bivalves, à 1 ou plusieurs graines.

A. SPIRÉE (*Spiræa*). Caractères de la tribu.

SPIRŒA ULMARIA (*Sp.-Ulmaire, Reine-des-Prés*) (*pl.* XXXII, 3). Feuilles une fois ailées (pinnées), foliole terminale très grande, à 3 lobes. — Prés humides. Juin, juillet.

S. FILIPENDULA (*Filipendule*) (*pl.* XLVIII, 1). Feuilles ailées, folioles uniformes. — Bois sablonneux. Printemps.

S. HYPERICIFOLIA. Feuilles simples.

S. ARUNCUS (*Barbe-de-Chèvre*). — Cultivé pour ornement

AGRIMONIÉES.

267. Fleurs quelquefois unisexuées : calice tubuleux à 5 lobes; corolle à 5 pétales, manquant quelquefois; étamines nombreuses, insérées au haut du tube calicinal; 1, 2 ou plusieurs carpelles; 1, 2 ou plusieurs akènes renfermés dans le calice endurci.

A. AIGREMOINE (*Agrimonia*). Calice turbiné, hérissé de petites lanières crochues, et resserré en haut; 14-20 étamines; 2 carpelles, 2 akènes enveloppés par le calice.

AGRIMONIA EUPATORIA (*Aigremoine officinale*) (*pl.* XXVIII, 2). Folioles ovales tomenteuses, couvertes d'un duvet épais en dessous principalement; fleurs jaunes inodores. — Bord des chemins, des bois.

A. ODORATA. Folioles oblongues, presque glabres; fleurs odorantes.

B. ALCHIMILLE (*Alchimilla*). Calice à 8 découpures, dont 4 externes plus petites, et 4 internes paraissant remplacer la corolle qui manque; 4 étamines très courtes; 1 ovaire.

ALCHIMILLA ARVENSIS (*Alchimille, Pied-de-Lion*) (*pl.* XXX, 1). Fleurs petites, verdâtres. — Prés secs.

C. SANGUISORBE (*Sanguisorba*). Calice coloré à 4 lobes, muni de 2 écailles à sa base; 4 étamines; 2 carpelles.

SANGUISORBA OFFICINALIS. Fleurs rougeâtres. — Prés secs.

D. Pimprenelle (*Poterium*). Fleurs dioïques : calice coloré à 4 lobes, muni de 3 écailles à sa base; corolle nulle; 20-30 étamines; 2 carpelles, stigmate en forme de pinceau.

POTERIUM SANGUISORBA (*Pimprenelle*) (*pl.* XXX, 5). Fleurs rouges en épis denses. — Cultivé.

E. Kousso. Arbre de l'Abyssinie, dont les fleurs constituent le remède le plus sûr contre le ver solitaire.

AMYGDALINÉES.

268. Cette tribu comprend les divers genres dont le fruit est un drupe charnu, contenant un seul noyau à 2 graines, ou à 1 seule par avortement. Arbres et arbrisseaux.

A. PRUNIER (*Prunus*). Calice à 5 lobes, caduc; corolle de 5 pétales; étamines nombreuses. Drupe charnu, glabre, marqué d'un sillon; noyau oblong, raboteux, sillonné et anguleux sur l'un de ses bords.

PRUNUS DOMESTICA (*Prunier domestique*). Arbre non épineux; feuilles velues en dessous. — Cultivé.

P. SPINOSA (*Prunellier*). Arbrisseau épineux; feuilles glabres, un peu ciliées. — Haies. Avril.

P. SYLVATICA. Arbrisseau; feuilles tout-à-fait glabres. — Haies.

P. INSITITIA. Espèce sauvage qui passe pour le type du Prunier cultivé. — Haies.

B. CERISIER (*Cerasus*). Calice et corolle campanulés, à 5 lobes courts et arrondis. Drupe charnu, globuleux, glabre, non couvert de vernis glauque comme la prune; noyau lisse, arrondi, etc.

CERASUS VULGARIS (*Cerisier commun, Griottier*). Fleurs se développant avant ou avec les feuilles; lobes du calice entiers, fruits ovoïdes, acides.

C. AVIUM (*Merisier*). Fruits ovoïdes sucrés, non acides. — Bois.

C. JULIANA (*Guignier*). Fruits cordiformes, noirâtres, fondants. — Cultivé.

C. DURACINA (*Bigarreautier*). Fruits cordiformes, rouges, cassants. — Cultivé.

C. SEMPERFLORENS (*Cerisier de la Toussaint*). Lobes du calice dentés.

C. MAHALEB (*Bois de Sainte-Lucie*). Fleurs se développant après les feuilles, disposées en corymbe. — Bois, haies.

C. PADUS (*Cerisier à grappes*). Fleurs disposées en grappes. — Bois.

C. LAURO CERASUS (*Laurier-Cerise*). Feuilles persistantes et toujours vertes; fleurs répandant une odeur très forte. — Midi.

C. AMANDIER (*Amygdalus*). Sa fleur offre les mêmes caractères que celle du Prunier; mais ses fruits sont recouverts d'une pellicule tomenteuse, leur chair est peu épaisse, et le noyau parsemé de pores ou de sillons.

AMYGDALUS COMMUNIS (*Amandier cultivé*). Fleurs d'un blanc rougeâtre; fruits à amande tantôt douce, tantôt amère, car le semis de l'une donne parfois l'autre. — Mars.

D. PÊCHER (*Persica*). Fruit à chair épaisse et succulente, noyau à sillons profonds : tels sont les caractères qui distinguent ce genre de l'Amandier.

PERSICA VULGARIS (*Pêcher commun*). Feuilles non glanduleuses; fruits couverts de duvet. — Cultivé.

P. LŒVIS (*Brugnonier*). Feuilles à dents glanduleuses, très allongées; fruits lisses. — Cultivé.

E. ABRICOTIER (*Armeniaca*). Ce genre se distingue des Pruniers par son fruit tomenteux, et du Pêcher par son noyau presque rond, non sillonné, dont l'un des côtés est relevé d'un bord tranchant.

ARMENIACA VULGARIS (*Abricotier commun*). Fleurs blanches. — Cultivé.

ROSÉES.

269. Calice urcéolé, rétréci à son ouverture, persistant. Fruit : petits osselets contenus dans l'intérieur du calice.

A. ROSIER (*Rosa*). Calice à 5 lobes, le tube persistant, le limbe caduc; corolle de 5 pétales; étamines et pistils nombreux, insérés à la paroi calicinale interne; petits akènes osseux renfermés dans le tube du calice, qui devient charnu. Feuilles imparipinnées, stipulées. — Genre très riche en variétés cultivées.

ROSA CANINA (*Rosier sauvage, Gratte-Cul*). Folioles à dents simples, tout-à-fait glabres. — Haies.

R. GALLICA (*Rosier de France, Rose de Provins*) (*pl.* XXXI, 2). Folioles pubescentes en dessous, glabres en dessus; fleurs d'un rouge foncé.

R. EGLANTIÉRA (*Églantier*). Fleurs jaunes. — Haies.

R. ARVENSIS. Fleurs blanches, styles soudés en colonne. — Champs.

POMACÉES.

270. Calice à 5 divisions; corolle à 5 pétales; 20 étamines environ; 2 à 5 pistils soudés entre eux et avec le tube du calice; ovaire uniloculaire, style et stigmate simples à chaque pistil. Fruit charnu (mélonide) couronné par le limbe du calice, offrant 2 à 5 loges cartilagineuses.

Le fruit du Pommier, qui est le type de cette tribu, paraît s'éloigner considérablement de celui du Rosier; il n'en diffère cependant que par ses pistils, réunis et soudés dans le tube du calice, tandis qu'ils restent distincts dans le Rosier. Si on étale le tube du calice des rosiers, on a la structure des Fragariacées.

A. POMMIER (*Malus*). Calice à 5 découpures; corolle de 5 pétales velus; étamines en faisceau; 5 styles soudés par la base; mélonide ombiliquée aux deux extrémités, à 5 loges dispermes.

MALUS COMMUNIS (*Pommier commun*). Feuilles ovales, velues ou pubescentes en dessous. — Cultivé.

M. ACERBA (*Pommier à cidre*). Feuilles ovales-lancéolées, glabres des deux côtés. — Cultivé.

B. POIRIER (*Pyrus*). Pétales glabres; étamines non rapprochées en faisceau; styles libres : tels sont les caractères qui distinguent ce genre du précédent.

PYRUS COMMUNIS (*Poirier commun*). Feuilles glabres. — Cultivé.

P. CYDONIA (*Coignassier*). Feuilles velues ou cotonneuses en dessous, très entières. — Cultivé.

C. COIGNASSIER (*Cydonia, Pyrus cydonia*). Ce genre est compris dans le précédent, dont il ne diffère que par les loges de son fruit, qui sont plurispermes au lieu d'être dispermes.

D. NÉFLIER (*Mespilus*). Fruit presque sphérique; 2-5 graines osseuses; 1-5 styles.

MESPILUS GERMANICA (*Néflier commun*). Feuilles velues ou cotonneuses en dessous. — Cultivé.

M. PYRACANTHA (*Buisson ardent*). Feuilles glabres, légèrement crénelées. — Cultivé.

M. OXYACANTHA (*Aubépine*). Fleurs glabres, lobées, lobes pointus; 1 style. — Haies.

M. OXYACANTHOIDES. Lobes obtus; 2 styles.

D. SORBIER (*Sorbus*). 3 styles; fruit mou, globuleux ou en forme de toupie; 3 graines cartilagineuses.

SORBUS DOMESTICA (*Sorbier commun*). Feuilles pubescentes en dessous; fruits piriformes. — Forêts.

S. AUCUPARIA (*Sorbier des oiseaux*). Feuilles glabres des deux côtés; fruits globuleux.

E. ALISIER (*Cratægus*). 2-5 styles; fruit sphérique; 2-5 graines cartilagineuses.

CRATÆGUS TERMINALIS (*Alisier*). Feuilles à lobes dentés, pointus, non cotonneuses. — Cultivé.

C. LATIFOLIA. Feuilles à lobes arrondis, cotonneuses en dessous.

C. ARIA (*Allouchier*). Feuilles non lobées, deux fois aussi longues que larges. — Cultivé.

C. OXYACANTHA. C'est l'*Aubépine*, que nous avons rencontrée dans le genre *Néflier*.

271. *Usages.* — Les Rosacées présentent, au point de vue de leurs propriétés, des caractères communs et des diférences marquées. Quoique leurs principes varient suivant les genres et les parties employées, le tannin et l'acide gallique communiquent à toutes ces plantes une astringence plus ou moins prononcée, qui prédomine surtout dans les *Fragariacées* et les *Agrimoniées*, dans les pétales et les fruits (*cynorrhodons*) des *Rosiers sauvages*, et même dans les fruits des *Pomacées*, avant leur maturité. — La racine de *Benoite* contient une huile volatile très odorante, ainsi que les pétales des *Rosées*. — On trouve une grande quantité de mucilage dans les pépins du *Coignassier*. — Il exsude de la gomme du tronc du *Prunier*, de l'*Abricotier* et de l'*Amandier*. — Les graines des *Drupacées*, celles de l'*Amandier* surtout, fournissent une huile grasse abondante; dans d'autres, il existe un principe narcotique extrêmement actif, l'*acide prussique*, qui fait contraste dans cette famille généralement innocente.

Les usages des Rosacées sont plus importants sous le rapport de l'économie domestique que sous celui de la thérapeutique. En effet, nous leur devons le plus grand nombre de fruits savoureux et rafraîchissants, dont plusieurs servent à préparer des boissons fermentées d'une grande utilité dans les contrées de la France où l'on ne récolte pas de vin.

Nous n'énumérerons pas les plantes de cette famille que l'on cultive pour l'ornement des jardins et des parterres; elles sont généralement connues.

Chacun sait que la *Rose à cent feuilles* est, par sa beauté, l'éclat de son coloris et la suavité de son parfum, la reine des fleurs; que cependant c'est une espèce hybride, inféconde, qui doit sa stérilité à la transformation de ses étamines en pétales, par suite d'un surcroît de nutrition, dû à la culture, au croisement ou au mélange des variétés; que la rose type est tout simplement la fleur du Rosier sauvage, de même que le Pommier et le Poirier sauvages sont les types de ces variétés croisées auxquelles la culture fait produire des fruits si beaux, si charnus et si sucrés.

Comme plantes décorant nos parterres et nos plantations, nous citerons le *Coignassier du Japon*, fleurs d'un pourpre foncé; — le *Pommier à bouquets*, de la Chine; — le *Pommier de Sibérie;* — l'*Amandier nain* de la Sibérie; — le *Bois de Sainte-Lucie*, dont l'écorce a une odeur fort suave; — une foule de *Pyrus*, de *Cratægus*, etc.

68ᵉ Famille. — LÉGUMINEUSES.

(*Pl.* xxiii, 6. *Astragale glycyphyllos* : *a.* feuille et épi de bouton ; *b.* fleur entière ; *c.* étamines diadelphes et pistil (objets grossis) ; *d.* pistil séparé, grossi ; *e.* gousse ; *f.* coupe transversale de la gousse.)

272. Grande famille naturelle composée de plantes herbacées, d'arbustes, d'arbrisseaux, et même d'arbres, dont nous distinguerons les caractères en généraux, et en particuliers suivant les types, qui sont au nombre de trois.

A. *Caractères généraux.* — Feuilles alternes, stipulées; calice monosépale, libre, à 4 ou 5 découpures; corolle périgyne ou hypogyne, plus ou moins irrégulière, pentapétale; étamines

14

ayant même insertion que la corolle, en nombre double, rarement triple ou quadruple de celui des pétales, souvent soudées par leurs filets 10 ensemble en un tube entier, ou
9 en un tube fendu, la dixième restant libre ; ou bien soudées
5 par 5 en 2 ou 5 faisceaux distincts, ou enfin toutes libres.
Un seul carpelle au pistil. Légume ou gousse déhiscente,
uni, bi ou pluriloculaire.

B. *Caractères spéciaux*. — 1er *type*. Fleurs irrégulières ;
calice tubuleux, denté ; corolle papilionacée, c'est-à-dire à
5 pétales inégaux, irréguliers, appelés : le supérieur *étendard ;*
les deux latéraux, qui sont rapprochés l'un de l'autre par leur
face interne, *ailes ;* les deux inférieurs, se touchant ou même
se soudant par leur bord antérieur, *carène*. Étamines 10, diadelphes, rarement monadelphes ou libres.

C. 2e *type*. Fleurs plus ou moins régulières ; calice à 5 divisions profondes ; corolle polypétale régulière ou à peu près ;
étamines 10, distinctes, plusieurs avortant dans quelques
genres.

D. 3e *type*. Calice tubuleux à 5 divisions ; corolle à 5 pétales inégaux et soudés ensemble, paraissant monopétale ;
étamines en nombre variable, monadelphes ou libres.

Les Légumineuses forment trois tribus qui correspondent
aux trois types ci-dessus.

PAPILIONACÉES.

275. Cette tribu a pour caractères : calice tubuleux, quinquésépale, denté au sommet et à 5 divisions profondes et
inégales ; corolle papilionacée ; 10 étamines diadelphes, monadelphes ou libres.

Étamines monadelphes.

A. GENÊT (*Genista*). Calice figurant 2 lèvres, la supérieure
à deux dents, l'inférieure à 3 ; étendard redressé, carène
abaissée ; organes sexuels non recouverts entièrement. Gousse
bivalve, uniloculaire, plurisperme. Fleurs jaunes.

GENISTA TINCTORIA (*Genêt des teinturiers*). Fleurs en épis droits, terminaux et très garnis. — Lieux arides.

G. SCOPARIA (*Genêt à balais*). Fleurs solitaires et placées latéralement au sommet des rameaux. — Landes, bois.

G. JUNCEA (*Genêt d'Espagne*). Calice déjeté d'un seul côté; fleurs d'une odeur suave. — Cultivé.

G. SAGITTALIS (*Genêt herbacé*). Branches bordées d'ailes foliacées.

G. ANGLICA. Rameaux épineux, tandis que c'est le contraire pour les variétés précédentes.

B. AJONC (*Ulex*). Calice à 2 lèvres et 5 dents, muni de 2 bractées à sa base; carène à deux pétales distincts; gousse renflée, velue, peu de graines. Fleurs jaunes.

ULEX EUROPÆUS (*Ajonc, Jonc marin, Vigneau*). Feuilles pubescentes.
U. NANUS. Feuilles glabres. — Pelouses sèches.

C. LUPIN (*Lupinus*). Calice à 2 lèvres; carène de 2 pétales distincts à leur base; gousse épaisse, coriace, à plusieurs graines. Plantes herbacées.

LUPINUS ALBUS (*Lupin blanc*). Fleurs blanches. — Cultivé.

D. BUGRANE (*Ononis*). Calice campanulé à 5 divisions linéaires; étendard strié; gousse renflée, uni ou disperme. Fleurs jaunes ou rougeâtres, feuilles trifoliées.

ONONIS SPINOSA (*Arrête-Bœuf*) (*pl.* XLVII, 2). Tiges couchées, épineuses; fleurs rosées. — Lieux stériles. Été.
O. ALTISSIMA. Tiges élevées, non épineuses.
O. NATRIX. Fleurs jaunes, odeur forte; gousses velues. — Lieux stériles.

E. ARACHIDE (*Arachis*). Calice à 4 divisions linéaires dont 3 supérieures, prolongé en bas en un tube grêle contenant l'ovaire. Fruit indéhiscent, ovoïde, coriace, uni ou disperme.

ARACHIS HYPOGŒA (*Pistache de terre*). Ovaire placé au fond d'un tube grêle formé par le prolongement du calice. — Midi.

F. CYTISE (*Cytisus*). Calice à 2 lèvres, la supérieure entière ou à deux dents, l'inférieure à 3; carène droite, cachant tout-à-fait les organes sexuels; gousse comprimée, rétrécie à sa base. Fleurs jaunes; feuilles trifoliées.

CYTISUS LABURNUM (*faux Ébénier*). Arbre à fleurs disposées en longues grappes pendantes. — Cultivé.

C. SUPINUS. Arbrisseau à fleurs disposées en tête.

G. ANTHYLLIDE (*Anthyllis*). Calice ovale-oblong renflé dans le milieu, à 5 dents; gousse à 1-2 graines, renfermées dans le calice.

ANTHYLLIS VULNERARIA (*Vulnéraire*). Fleurs jaunes; bractées digitées. — Prés élevés.

Étamines diadelphes.

H. TRIGONELLE (*Trigonella*). Calice à 5 divisions, évasé; étendard et ailes ouverts, plus grands que la carène, qui est très petite; gousse pointue, polysperme.

TRIGONELLA PHŒNUM GRÆCUM (*Fenu-Grec*) (*pl.* XXV, 4). Feuilles trifoliées; fleurs jaunes.

I. MÉLILOT (*Melilotus*). Calice tubuleux à 5 dents; carène courte, d'une seule pièce; gousse plus longue que le calice, 1 ou 2 graines. Fleurs en grappe; feuilles trifoliées.

MELILOTUS OFFICINALIS (*Mélilot officinal*) (*pl.* XXVI, 3). Fleurs jaunes; calice à dents inégales, bossu; fruit pubescent. — Champs, prés.

M. CŒRULEA (*Mélilot bleu, Trèfle musqué*). Fleurs d'un bleu tendre, très odorantes. — Cultivé.

M. LEUCANTHA (*Mélilot blanc*). Fleurs blanches, calice non bossu. — Bois, champs.

J. TRÈFLE (*Trifolium*). Calice tubuleux, persistant, à 5 divisions; carène d'une seule pièce, plus courte que l'étendard et les ailes; gousse très petite, 1-2 graines renfermées dans le calice. Fleurs en tête, en épis, etc.

TRIFOLIUM PRATENSE (*Trèfle des prés*). Dents du calice inégales; fleurs blanches ou rougeâtres. — Cultivé en prairies artificielles.

T. ARVENSE (*Pied-de-Lièvre*). Calice à dents presque égales, folioles velues; fleurs en épi.

T. REPENS (*Triolet, Suçottes*). Stipules engaînantes, déchirées; petites fleurs variées dont le tube contient une matière sucrée qui les fait rechercher des enfants. — Pelouses.

Le genre *Trèfle* renferme encore d'autres variétés; toutes sont alimentaires pour les bestiaux.

K. GALÉGA (*Galega*). Calice campanulé à 5 divisions aiguës à peu près égales; gousse droite, comprimée, bosselée par la saillie des graines.

GALEGA OFFICINALIS (*Rue-de-Chèvre*) (*pl.* XLVI, 1). Fleurs d'un bleu pâle, blanches ou rosées. — Taillis élevés.

L. ASTRAGALE (*Astragalus*). Calice à 5 dents, tubuleux ou renflé; carène obtuse; gousse renflée, à deux loges formées par le repli de la suture inférieure. Fleurs blanchâtres, verdâtres ou rougeâtres; feuilles pinnées.

ASTRAGALUS GLYCYPHYLLOS (*Réglisse bâtarde*) (*pl.* XXIII, 6). Fleurs d'un jaune verdâtre; feuilles composées de 11 folioles glabres. — Bois.

A. CICER. Feuilles à 21-29 folioles velues.

A. ŒSCAPUS. Espèce des montagnes alpines.

M. ROBINIER (*Robinia*). Calice petit, à 4 dents très courtes; style velu antérieurement; gousse oblongue, comprimée, polysperme. Arbres ou arbrisseaux à feuilles ailées.

ROBINIA PSEUDO-ACACIA (*faux Acacia*). Fleurs blanches d'une odeur suave, en grappes pendantes. — Fin de mai.

R. VISCOSA. Fleurs roses inodores; rameaux visqueux. — Cultivé. Juillet.

R. HISPIDA. Rameaux non visqueux, hérissés de poils. — Cultivé.

N. BAGUENAUDIER (*Colutea*). Calice à 5 dents, campanulé; étendard large, redressé; carène obtuse; gousse vésiculeuse, renflée, à 1 loge polysperme.

COLUTEA ARBORESCENS (*Baguenaudier, faux Séné*). Fleurs jaunes, etc. — Cultivé.

O. CORONILLE (*Coronilla*). Calice campanulé, à 5 dents inégales; pétales à onglet souvent plus long que le calice; gousse cylindrique, à articulations monospermes. Fleurs en ombelle.

CORONILLA OMERUS (*faux Baguenaudier, Séné bâtard*). Fleurs jaunes, onglets des pétales beaucoup plus longs que le calice; 2 stipules distinctes, placées des deux côtés de la feuille. Arbrisseau. — Midi; cultivé.

C. MINIMA. Stipules réunies en une seule, opposée à la feuille. Plante herbacée.

C. VARIA. Fleurs mélangées de rose et de blanc. — Moissons, gazons.

P. RÉGLISSE (*Glycyrrhiza*). Calice tubuleux bilabié, à 5 dents, dont 4 supérieures et 1 inférieure linéaire ; carène formée de 2 pétales distincts ; gousse oblongue, comprimée, à 3-6 graines.

GLYCYRRHIZA GLABRA (*Réglisse officinale*). Fleurs violettes en grappes, etc. — Midi.

Q. GESSE (*Lathyrus*). Calice à 5 divisions, dont 2 supérieures plus courtes ; style plan, élargi au sommet et un peu velu ; gousse oblongue, polysperme. Feuilles stipulées ; fleurs blanches, rouges, bleues ou jaunes.

LATHYRUS ODORATUS (*Pois de senteur*). Fleurs grandes, odorantes ; pédicelles hérissés. — Cultivé.

L. HIRSUTUS (*Pois-de-Loup*). Fleurs petites, inodores : pédicelles glabres.

L. SATIVUS (*Pois carré*). Fleur blanche ; pédoncule uniflore, articulé près de la fleur et portant 2 folioles courtes ; gousses ayant un large sillon sur le dos. — Midi.

L. CICERA (*Jarosse*). Pédoncule articulé vers le milieu de sa longueur ; gousse n'ayant pas de sillon sur le dos. — Plante fourragère.

L. PRATENSIS. Pétioles portant 2 folioles. — Fourrage.

R. VESCE (*Vicia*). Calice tubuleux à 5 dents, les deux supérieures plus courtes ; style formant angle droit avec l'ovaire, stigmate velu ; gousse oblongue, uniloculaire, polysperme. Feuilles à folioles nombreuses.

VICIA SATIVA (*Vesce*). Fleurs bleuâtres ou purpurines, solitaires ou géminées ; stipules tachées de noir. — Fourrage.

V. LUTEA. Étendard glabre, stipules tachées de noir ; feuilles de 8-10 folioles. — Bois sablonneux.

V. HYBRIDA. Étendard velu ; stipules non tachées ; 12-14 folioles.

S. ERS (*Ervum*). Calice à 5 dents linéaires, presque égal à la corolle ; stigmate glabre ; gousse oblongue, comprimée, à 2 ou plusieurs graines. Feuilles pinnées, terminées par 1 ou plusieurs vrilles.

ERVUM ERVILIA (*Orobe*). Feuilles terminées par un filet très court : fleurs blanches, rayées de violet. — Moissons.

E. LENS (*Lentille*). Une vrille au moins dans les feuilles supérieures ; gousse contenant 2 ou 3 graines comprimées. — Cultivé ; alimentaire.

E. HIRSUTUM. Feuilles terminées en vrilles rameuses ; gousse velue. — Haies, buissons.

T. ESPARCETTE (*Onobrychis*). Calice à 5 divisions ; carène obtuse, ailes très courtes; gousse comprimée, uniloculaire, à 1 seule graine, souvent hérissée de pointes.

ONOBRYCHIS SATIVA (*Sainfoin*). Fleurs d'un rose vif. — Cultivé; fourrage.

U. FÈVE (*Faba*). Calice tubuleux, à 5 divisions inégales, étroites; étendard beaucoup plus long que les autres pétales; ovaire allongé; style comprimé, stigmate velu; gousse grande, gonflée, à 5 ou 6 graines oblongues, dont l'ombilic est terminal.

FABA VULGARIS (*Fève ordinaire*). Feuilles bijuguées; fleurs blanches, lavées de violet à la partie inférieure. — Cultivée.

V. CHICHE (*Cicer*). Calice subcampanulé, à 5 divisions lancéolées, 4 supérieures appliquées sur l'étendard, 1 inférieure appliquée sous la carène; corolle à peine plus longue que le calice; ovaire ovoïde, velu, style filiforme, stigmate capitulé; gousse renflée, cylindrique, pubescente, à 2 graines.

CICER ARIETINUM (*Pois chiche*). Feuilles imparipinnées; fleurs blanches ou d'un violet pâle. — Cultivé.

X. POIS (*Pisum*). Calice à 5 dents inégales, lancéolées, les 2 supérieures plus courtes; étendard très grand, relevé; style plan, creusé inférieurement en carène, stigmate velu; gousse oblongue, glabre, avec pointe recourbée à son sommet, contenant 7 à 8 graines arrondies.

PISUM SATIVUM (*Pois cultivé*). Feuilles pinnées et stipulées, terminées par une vrille; folioles entières; fleurs blanches, géminées, pédoncules bi ou multiflores. — Cultivé.

P. ARVENSE (*Pisaille*). Folioles souvent dentées; fleurs violacées; pédoncules uniflores. — Cultivé.

Y. HARICOT (*Phaseolus*). Calice subcampanulé, à 2 lèvres, dont la supérieure échancrée, l'inférieure à 3 dents; étendard large et redressé; carène contournée en spirale, ainsi que les étamines; gousse oblongue, comprimée, polysperme.

PHASEOLUS VULGARIS (*Haricot commun*). Tige de 3 pieds, grimpante; grappes plus courtes que les feuilles; fleurs blanches ou jaunâtres. — Cultivé.

P. NANUS. Tige de 6 à 8 pouces, non grimpante.

P. MULTIFLORUS. Grappes au moins aussi longues que les feuilles. — Cultivé
pour ornement.

Z. DOLIQUE (*Dolichos*). Genre exotique qui ne diffère du haricot que parce que sa carène et ses étamines ne sont pas roulées en spirale.

DOLICHOS PRURIENS (*Pois à gratter*). Gousses hérissées de poils rudes, roux,
qui, appliqués sur la peau, déterminent une démangeaison violente. — Espèce
de l'Inde.

APIOS. Genre de l'Amérique du Nord. Une espèce, l'*Apios
tuberosa*, a des tubercules féculents très nutritifs.

PTÉROCARPE (*Pterocarpus*). Le *Pterocarpus dioco* est un grand
arbre de l'Inde qui fournit la résine connue sous le nom de
Sang-dragon.

Étamines libres et distinctes.

COPAHU (*Copaifera*). Genre de l'Amérique méridionale qui
fournit la résine connue sous le nom de *Baume de Copahu.*

MYROXYLON (*Myroxylum*). Genre du Pérou. On lui doit le
Baume du Pérou et de *Tolu.*

CASSIÉES.

274. Cette tribu se distingue par son calice profondément
divisé; sa corolle à 3 ou 5 pétales réguliers et presque égaux;
ses 10 étamines libres ou soudées. Les genres qui la composent sont tous exotiques; tels sont :

La CASSE (*Cassia*); le TAMARINIER (*Tamarindus*); l'HEMATOXY-
LON (*Hæmatoxylum*); le CAROUBIER (*Ceratonia*), etc.

MIMOSÉES.

275. Caractères de cette tribu : calice tubuleux; corolle
monopétale régulière, à 4 ou 5 lobes; étamines très nombreuses, libres ou monadelphes. Fleurs petites, en épis ou en
têtes. Végétaux originaires des contrées chaudes, herbacés
ou ligneux, souvent armés d'épines ou d'aiguillons, à feuilles
décomposées, etc.

A. Acacie (*Acacia*). Fleurs ordinairement polygames; étamines très nombreuses et monadelphes dans les mâles ; pistil qui devient une gousse comprimée, bivalve, dans les fleurs hermaphrodites.

ACACIA VERA; A. VEREK. Ces deux espèces produisent : la première, la gomme arabique, la seconde, la gomme du Sénégal.

A. CATECHU. On prépare avec ses fruits verts et son bois l'extrait connu sous le nom de *cachou*.

276. *Usages.* — Nous savons que généralement il y a analogie de caractères botaniques et de propriétés médicales dans les divers genres d'une même famille végétale; dans les Légumineuses cette loi ne se maintient que très imparfaitement. En effet, nous avons signalé des différences très tranchées dans les propriétés physiques, et, sous le rapport des usages, ces différences sont encore plus marquées, ainsi qu'on peut s'en convaincre en comparant entre eux l'*Acacia*, qui fournit les Sénés du commerce ; — la *Réglisse*, qui a une saveur sucrée; — le *Mélilot*, qui est aromatique; — le *Pois*, le *Haricot*, etc., qui sont farineux, alimentaires. — Les *Gommes arabiques* et du *Sénégal*, le *Baume du Pérou*, le *Copahu*, la *Résine Copal*, le *Cachou*, le *Sang-dragon*, etc., proviennent de Légumineuses exotiques. — On trouve des principes colorants dans le *Bois de Campêche*, le *Bois de Brésil*, le *Santal* et l'*Indigotier*.—Les *Ers*, le *Trèfle*, le *Sainfoin*, etc., sont des plantes fourragères indigènes. — Mais nous ne pouvons passer en revue tous les végétaux utiles appartenant à cette famille, qui comprend encore les bois de *Palissandre*, d'*Ébène*, d'*Amaranthe*, etc. ; — et comme espèces d'ornement, le *Pois de senteur*, la *Sensitive*, etc.

69e Famille. — TÉRÉBINTHACÉES.

(*Pl.* XXI, 1. *Sumac toxicodendron: a.* rameau portant un épi de fleurs; *b.* fleur grossie; *c.* pistil ; *d.* coupe de l'ovaire ; *e.* fruit.)

277. Ce sont des arbrisseaux ou de grands arbres, tous exotiques, dont les feuilles sont alternes, sans stipules, pinnées; les fleurs disposées en grappes, hermaphrodites ou unisexuées. Calice à 3 ou 5 divisions; corolle de 3 ou 5 pétales, quelquefois nulle; étamines en nombre égal ou double de celui des pétales; pistil de 1 à 3 carpelles libres ou soudés. Drupe, quelquefois capsule indéhiscente. — Deux tribus.

ANACARDIÉES.

Un seul carpelle, uniloculaire et monosperme.

A. ANACARDE (*Anacardium*). Arbre des Grandes-Indes, dont le fruit (Anacarde) a été considéré comme développant la mémoire et les facultés intellectuelles.

B. PISTACHIER (*Pistacia*). Genre à fleurs dioïques, comprenant le *Pistachier blanc*; le *P. térébinthe*, commun en Provence; le *P. lentisque*, qui croît dans les régions méditerranéennes de l'Europe et de l'Afrique.

C. MANGUIER (*Mangifera*). Arbre de l'Inde qui fournit un fruit de la grosseur du poing (*Mangue*), dont la chair est fondante, sucrée, délicieuse.

BURSÉRACÉES.

Pistil composé de carpelles plus ou moins soudés intimement, style simple, stigmate lobé.

D. SUMAC (*Rhus*). Fleurs souvent unisexuées; calice 5-fide; corolle 5-pétales; 5 étamines; 3 stigmates; drupe pisiforme et monosperme.

RHUS TOXICODENDRON (*Sumac vénéneux*) (*pl.* XXI, 1). Arbrisseau dioïque; feuilles trifoliées, folioles incisées et pubescentes. — Exotique, mais cultivé.

R. RADICANS, Folioles presque entières et glabres.

R. COTINUS (*Fustet*). Belles feuilles rondes, à odeur de citron lorsqu'on les froisse; les pédoncules stériles des fleurs se couvrent de soies. — Cultivé.

E. BAUMIER (*Balsamodendron*). Genre qui fournit la *Myrrhe*, le *Bdellium*, gomme résine de l'Abyssinie.

273. Usages. — Le caractère le plus saillant de cette famille, c'est de fournir les substances résineuses, telles que la *Térébenthine de Chio* (Pistachier), la *Myrrhe*, le *Bdellium*, le *Mastic*, l'*Oliban* ou *Encens*, la *Résine-élémi*, etc. Mais le *Sumac* fait exception, car c'est une plante douée de propriétés vénéneuses, ainsi que nous le dirons en faisant son histoire particulière.

Seizième classe.

Dicotylédones polypétales périgynes ou épigynes; placentation pariétale.

§ Ier. *Graines sans endosperme.*

70e Famille. — CACTACÉES.

279. Plantes exotiques grasses ou charnues, d'un port particulier. La tige est épaisse, déprimée, globuleuse, avec ou sans tête, ou bien formée de pièces planes, articulées les unes à la suite des autres. Au lieu de feuilles, ce sont de petits faisceaux d'épines courtes. Les fleurs, tantôt petites, tantôt grandes, se composent d'un calice à 5 ou plusieurs sépales, d'une corolle multipétale, de nombreuses étamines et d'un ovaire infère, uniloculaire. Le fruit est une baie pulpeuse.

CACTUS. C'est le genre type de la famille; ses espèces sont nombreuses.

280. C'est sur quelques-unes de celles-ci qu'on élève, au Mexique, l'insecte qui constitue la *cochenille*, principe colorant avec lequel on fabrique les plus belles teintures écarlates.

Sont cultivés dans nos jardins ou nos serres : les *Mamillaria*, ainsi nommés à cause des espèces de mamelons qui couvrent la tige et qui se terminent par une touffe de soies ou d'épines ; — les *Echinocactus*, qui ont des côtes longitudinales, séparées par des sillons droits, et portant sur toute la longueur de leur arête des mamelons cotonneux, blanchâtres, d'où naissent des épines noirâtres ; — les *Melocactus*, dont la tige, cannelée en long, est surmontée d'un pompon terminal laineux; fleurs petites, éphémères, à corolle tubuleuse ; — les *Cierges*, dont la tige est continue et anguleuse ; — les *Epiphylles*, à tiges fortement comprimées, articles tronqués, parcourus par une nervure médiane ; corolle tubuleuse.

§ II. *Graines endospermées.*

71ᵉ Famille. — RIBÉSIACÉES.

(*Pl.* xxi, 2. *Groseillier rouge* : *a.* rameau portant des grappes de fruits; *b.* fleur grossie ; *c.* coupe de l'ovaire grossi ; *d.* étamine grossie.)

281. Petit groupe formé d'arbrisseaux à feuilles alternes, lobées, pétiolées, souvent garnies d'aiguillons. Fleurs soit solitaires, soit en épis ou en grappes axillaires. Calice monosépale à 5 divisions, quelquefois coloré ; corolle de 5 pétales, généralement très petits ; étamines 5, insérées sur un disque épigyne à la base des divisions du calice ; ovaire infère ou semi-infère, à 1 seule loge pluriovulée ; style simple, bifide ou biparti. Baie globuleuse, uniloculaire, polysperme. — Un seul genre.

A. Groseillier (*Ribes*). Caractères de la famille.

Ribes grassularia (*Groseillier épineux*). Ovaire complétement infère ; calice campanulé ; anthères cordiformes, style biparti ; fleurs non en grappes ; tiges garnies d'aiguillons simples ; fruit velu. — Haies, bois ; cultivé.

R. uva crispa (*Gros. à maquereau*). Feuilles pubescentes en dessous ; aiguillons ternés ; fruit glabre.

R. rubrum (*Gros. rouge*). Calice presque plan ; anthères didymes ; style bifide au sommet ; fleurs en grappes ; tiges sans aiguillons. — Cultivé.

R. nigrum (*Cassis*). Ovaire semi-infère ; calice campanulé, style simple ; tiges ordinairement sans aiguillons. — Cultivé.

Dix-septième classe.

Dicotylédones polypétales périgynes à placentation centrale.

72ᵉ Famille. — PORTULACÉES.

(*Pl.* xxi, 3. *Pourpier cultivé* : *a.* extrémité d'une tige avec fleur ; *b.* fleur séparée ; *c.* fruit ou pyxide à une seule loge ; *d.* fruit ouvert.)

282. Cette 17ᵉ classe est formée par cette seule famille, dont le genre type est le Pourpier. Ce sont des herbes et des arbustes à feuilles opposées ou alternes plus ou moins charnues ; calice libre ou demi-adhérent à l'ovaire ; corolle à 4 ou 5 pétales quelquefois soudés à leur base ; étamines en nombre variable ; ovaire libre ou semi-infère, uni ou pluriovulé ; style simple ou divisé. Capsule, d'autres fois pyxide.

A. Pourpier (*Portulaca*). Calice à 2 divisions profondes ; corolle de 5 pétales soudés par leur base ; étamines 10 au plus ; ovaire adhérent quelquefois au calice, 1 style, 4-5 stigmates. Pyxide uniloculaire enveloppée par le calice persistant.

Portulaca oleracea (*Pourpier cultivé*) (*pl.* xxiii, 3). Feuilles charnues ; fleurs jaunes. — Lieux cultivés. Juillet et août. Alimentaire.

B. Montie (*Montia*). Calice 2-3 valves ; corolle 5-divisions ; 3-5 étamines ; 3 styles ; capsule à 3 valves, 3-graines, recouverte par le calice persistant.

Montia fontana. Fleurs blanches, axillaires. — Le long des eaux vives.

283. *Usages.* — Les plantes de cette famille ne sont point usitées en médecine. Le *Pourpier* est un légume rafraîchissant, légèrement antiscorbutique. — La *Tétragone étalée*, de la Nouvelle-Zélande, est cultivée dans nos jardins et servie sous forme d'épinards sur nos tables. On cultive d'autres portulacées exotiques, telles que les *Calandrinia*, qui sont comestibles ; — le *Pourpier à grandes fleurs* (*P. grandiflora*), de l'Amérique, fleurs d'un violet purpurin, à belles variétés jaunes et blanches, etc.

Dix-huitième classe.

Bicotylédones polypétales hypogynes, à placentation centrale.

75e Famille. — DIANTHACÉES (CARYOPHYLLÉES, J.)

(*Pl.* xxi, 4. *Œillet rouge* : *a.* fleur et boutons ; *b.* organes sexuels et coupe de l'ovaire ; *c.* coupe transversale du même, grossi ; *d.* capsule.)

284. Cette famille est la même que les *Caryophyllées* de Jussieu. Ce sont des plantes herbacées dont les feuilles sont opposées, sessiles ; les fleurs solitaires, ou en épis, ou en bouquets terminaux. Le calice est à 4 ou 5 sépales soudés de manière à former un long tube denté à son limbe, ou libres ; la corolle est à 4 ou 5 pétales, en général longuement onguiculés.

Etamines en nombre double, insérées à un disque hypogyne, cylindrique ; quelquefois cinq de ces étamines se soudent à la base de l'onglet des pétales, auxquels elles sont opposées. Ovaire à 2, 3 ou 5 carpelles soudés intimement; 2, 3 ou 5 loges et autant de styles et de stigmates distincts; quelquefois l'ovaire est à 1 seule loge par suite de la destruction des cloisons. Capsule valvaire ou denticide. — Deux tribus.

SILÉNÉES.

Calice tubuleux, 5-denté ou 5-fide; pétales à long onglet.

A. ŒILLET (*Dianthus*). Calice tubuleux 5-denté, muni à sa base de 2-4 écailles imbriquées ; 5 pétales à long onglet; 10 étamines; 2 styles; capsule uniloculaire.

DIANTHUS CARYOPHYLLUS (*OEillet des jardins*) (*pl.* XXI, 4). Fleurs solitaires; 4 écailles calicinales; pétales crénelés; feuilles entières; bractées pointues. — Lieux pierreux du Midi.

D. ARENARIUS. Pétales entiers ou à peine denticulés; feuilles un peu dentées; bractées nulles. — Lieux secs.

D. CARTHUSIANORUM (*OEillet des chartreux*). Fleurs agglomérées; écailles plus courtes que le calice. — Lisière des bois.

D. PROLIFER. Écailles plus longues que le calice; feuilles glabres, pointues. — Coteaux arides.

D. ARMERIA. Feuilles pubescentes, un peu obtuses; bractées aiguës.

B. SILÈNE (*Silene*). Calice tubuleux, à 5 dents; 5 pétales à limbe bifide, munis souvent d'écailles à leur gorge; 10 étamines; 3 styles; capsule triloculaire, 6-valves.

SILENE INFLATA (*Béhen blanc*). Fleurs blanches, calice velu. — Prés.

S. CONOIDEA. Fleurs rougeâtres, calice velu.

C. SAPONAIRE (*Saponaria*). Calice tubuleux à 5 dents, dépourvu d'écailles à sa base; 5 pétales unguiculés, appendiculés; 10 étamines; 2 styles: capsule à 1 seule loge s'ouvrant par le sommet.

SAPONARIA OFFICINALIS (*Saponaire officinale*) (*pl.* XLVI, 4). Calice cylindrique; pédoncules très courts. — Bord des buissons, des routes, etc.

S. VACCARIA. Calice à 5 angles saillants. — Moissons.

D. LYCHNIDE (*Lychnis*). Calice tubuleux à 5 dents ; 5 pétales;

munis ordinairement d'appendices à leur gorge; 10 étamines;
5 styles; capsule à 1 ou 5 loges.

LYCHNIS GITHAGO (*Nielle des blés*). Fleurs rouges ou rougeâtres; calice à
5 lanières dépassant les pétales; gorge de la corolle nue. — Moissons.

L. SYLVESTRIS. Calice à 5 divisions plus courtes que les pétales; gorge de la
corolle munie d'une collerette. — Bord des chemins.

L. FLOSCUCULI (*Fleur du Coucou, Coucou*). Fleurs laciniées, en panicule lâche;
tige cannelée, rougeâtre. — Prés humides.

L. CHALCEDONICA (*Croix de Jérusalem*). Fleurs en corymbe serré, rouges,
tige ni cannelée, ni rougeâtre.

L. DIOICA (*Compagnon blanc*). Fleurs blanches, odorantes le soir. — Très
commun.

L. VISCARIA. Espèce dont les capsules sont à 5 loges, la tige très visqueuse.
— Bois secs.

E. CORNILLET ou CUCUBALE (*Cucubalus*). Calice campanulé,
à 5 dents; 5 pétales à limbe bifide; capsule charnue uniloculaire.

CUCUBALUS BACCIFERUS. Fleurs blanches. — Champs cultivés.

C. BEHEN (*Cornillet*). — Comestible dans les montagnes de l'Auvergne.

F. GYPSOPHILE (*Gypsophila*). Calice campanulé à 5 lobes;
5 pétales à onglet très court; 10 étamines; 2 styles; capsule
uniloculaire, à 5 valves.

GYPSOPHILA SAXIFRAGA. Calice muni de 4 écailles à sa base. — Rocailles.

G. MURALIS. Calice sans écailles à sa base. — Murs, sables.

ALSINÉES.

Calice à sépales libres ou presque libres; pétales courts ou
sans onglet, quelquefois nuls.

G. ALSINE (*Alsine*). Calice à 5 divisions; 5 pétales bifides ou
dentés; 3 à 10 étamines; 3 styles; capsule monosperme.

ALSINE MEDIA (*Morgeline, Mouron des oiseaux*). Pédoncules axillaires. — Lieux
arides.

A. UMBELLATA. Pédoncules simulant une ombelle.

H. SABLINE (*Arenaria*). Calice à 5 divisions; 5 pétales entiers; 10 étamines; 3 styles; capsule à 1 loge 3-6 valves.

ARENARIA SEGETALIS. Tige dressée; feuilles stipulées à leur base; fleurs blanches. — Moissons.

A. MARGINATA. Tige couchée, rameuse; fleurs rouges. — Sables.

A. TRIFOLIATA. Feuilles sans stipules; capsule à 6 dents. — Sables.

I. CÉRAISTE (*Cerastium*). Calice à 5 divisions; 5 pétales bifides; 10 étamines, ou 5 par avortement; 5 styles; capsule monosperme s'ouvrant en 10 dents au sommet.

CERASTIUM AQUATICUM. Pétales plus longs que le calice, offrant une glande à la base de l'onglet. — Fossés.

C. TOMENTOSUM. Pétales dépourvus de glande; pointe recouverte d'un coton blanc.

C. SEMIDECANDRUM. Pétales ne dépassant pas le calice; 5 étamines. —Chemins, murs.

J. SAGINE (*Sagina*). 4-5 sépales; 4-5 pétales; ou corolle nulle; 4-5 étamines; capsule à 1 loge 4-5 valves, polysperme. — Ce genre offre un bon aliment pour les moutons.

K. SPARGOUTE (*Spergula*). Calice à 5 divisions; 5 pétales entiers; 5-10 étamines; 5 styles; capsule à 1 loge, 5 valves.

SPERGULA ARVENSIS. Feuilles verticillées et stipulées; tiges velues, graines nues. — Sables. Fourrage.

S. SUBULATA. Feuilles opposées non stipulées, en alène; pétales de la longueur du calice. — Sables.

S. NODOSA. Pétales plus grands que le calice.

L. STELLAIRE (*Stellaria*). Calice à 5 divisions; 5 pétales bifides; 3-10 étamines; 5 styles; capsule à 1 loge, 6 valves.

STELLARIA NEMORUM. Feuilles ovales, cordiformes; pétales plus longs que le calice. — Bois ombragés.

S. HOLOSTEA. Feuilles lancéolées, rudes sur les bords. — Haies.

S. GRAMINEA. Pétales à peu près égaux au calice; feuilles lancéolées.—Bois.

S. AQUATICA. Pétales de moitié plus courts que le calice; feuilles ovales. — Marécages.

285. *Usages.* — Parmi les Dianthacées, il n'y a guère que la Saponaire et l'Œillet qui offrent de l'intérêt sous le rapport médical. — Les *Lychnides* contiennent, comme la Saponaire, une matière qui mousse avec l'eau, comme le savon. —La *Nielle* a des graines d'une saveur âcre qui peuvent causer des accidents graves lorsqu'elles sont mêlées au froment en grande quantité. — Le *Mouron* nourrit les petits oiseaux de ses graines. — La *Sagine* et la *Spargoute* sont des herbes fourragères. — Les *Stellaires*, les *Sablines* et les *Céraistes* sont sans usages.

Les Dianthacées sont tributaires de la floriculture, qui s'empare de l'*OEillet,* dont les fleurs sont rouges, roses, blanches, quelquefois panachées ou doubles; — l'*OEillet mignardise* (*Dianthus moschatus*) est une plante gazonnante à pétales rouges, blancs ou rosés, ponctués de blanc et de pourpre; — l'*OEillet de poète* (*D. barbatus*) a les fleurs en corymbe serré avec de longues bractées calicinales.

La *Saponaire* a des fleurs roses qui doublent facilement; — celles des *Gypsophiles* sont petites, blanches, portées sur des pédicelles très fins. — La *Rose du ciel* (*Silene cœli rosa*) a une tige rameuse, annuelle, des fleurs nombreuses d'un rose vif. — La *Croix de Jérusalem* est une Lychnide à fleurs en cyme, d'un rouge éclatant, dont les pétales figurent une croix de chevalier.—On cultive quelques *Alsinées* pour bordures : leurs fleurs sont petites et blanches.

Dix-neuvième classe.

Dicotylédones polypétales hypogynes, à placentation pariétale.

§ Ier. *Placentas opposés aux valves.*

74e Famille. — VIOLACÉES.

(*Pl.* XXI, 5. *Pensée sauvage* : *a.* portion de plante et fleur ; *b.* pistil; *c.* étamines dont l'appendice s'enfonce dans l'éperon de la corolle ; *d.* fruit ; *e.* le même ouvert ; *f.* semence grossie.)

286. Plantes herbacées ou sous-frutescentes ; feuilles simples, opposées, doublement stipulées à leur base. Fleurs axillaires: sépales 5, libres ou à peu près ; pétales 5, hypogynes, inégaux, l'inférieur se terminant quelquefois à sa base par un éperon ; étamines 5, insérées à la base de l'ovaire : filets courts, anthères à 2 loges ; les deux filets inférieurs offrent un prolongement qui s'enfonce dans l'éperon. Ovaire uniloculaire, libre ; style droit, ou recourbé en crochet ; stigmate ren-

flé et creusé en une cavité semi-circulaire. Capsule recouverte par le calice, quelquefois par la corolle persistante, s'ouvrant en 3 valves.

A. VIOLETTE (*Viola*). Caractères de la famille.

VIOLA ODORATA. Tige nulle; feuilles radicales, cordiformes; pétioles glabres. — Bois, haies. Officinale.

V. PALUSTRIS. Feuilles radicales réniformes.

V. ARVENSIS. Tige glabre, pétales à peu près égaux au calice. — Terres cultivées.

V. TRICOLOR (*Pensée*). Pétales deux fois plus grands que le calice. — Cultivée.

287. *Usages.* — Les Violacées ont des fleurs adoucissantes, pectorales, et des racines émétiques. — La *Pensée sauvage* passe pour dépurative. — L'*Ionide* est une espèce exotique dont la racine est vomitive à un plus haut degré que celle de nos violettes.

<h3 style="text-align:center">75e Famille. — CISTACÉES.</h3>

288. Petite famille que nous croyons devoir passer sous silence, parce qu'elle est sans usages en médecine. Cependant l'*Hélianthème* (*Elianthemum vulgaris*) a été vanté contre la phthisie. — C'est du *Cistus creticus* (*Ciste de Crète*) qu'on retire le *Ladanum*, substance résineuse, balsamique, agréable, qui entre dans beaucoup de préparations cosmétiques.

Les *Cistes* et les *Hélianthèmes* sont cultivés comme plantes d'ornement.

<h3 style="text-align:center">76e Famille — CAPPARIDACÉES.</h3>

(*Pl.* XXI, 6. *Câprier épineux* : *a.* rameau avec fleurs et fruits; *b.* coupe du fruit; *c.* semence.)

289. Plantes herbacées ou arbrisseaux; feuilles alternes, soit simples et stipulées, soit composées et sans stipules. Calice irrégulier à 4 sépales libres ou soudés par leur base; corolle à 4 pétales unguiculés, souvent irréguliers, très caducs; étamines en grand nombre, rarement 4 ou 6, dont les filets sont grêles, allongés et libres. Ovaire stipité, uniloculaire, multiovulé; style simple ou divisé; stigmate à autant de lobes qu'il y a de divisions au style. Baie charnue, indéhiscente, ou silique bivalve. — Cette famille diffère des Crucifères par ses étamines en grand nombre, ses feuilles stipulées, etc.

A. Caprier (*Capparis*). Caractères de la famille.

Capparis spinosa (*Câprier épineux*) (*pl.* xxi, 6). Arbuste sarmenteux ; feuilles stipulées ; fleurs grandes, solitaires, 60 à 80 étamines, etc. — Provence. Cultivé.

77e Famille — RÉSÉDACÉES.

290. Le genre Réséda, qui avait été placé par Jussieu dans les Capparidacées, est maintenant le type d'une nouvelle famille dont voici les caractères : calice à 4-6 divisions ; corolle de 4-6 pétales hypogynes, irréguliers ; 10-20 étamines ; 3-5 styles, etc. Fleurs petites, disposées en grappes simples.

A. Réséda (*Reseda*). Mêmes caractères que ceux de la famille.

Reseda luteola (*Gaude*). Feuilles inférieures simples, entières ; calice à 4 divisions. — Champs.

R. odorata. Calice à 5-6 divisions, de la longueur des pétales ; fleurs odorantes. — Cultivé.

R. phyteuma. Calice plus grand que les pétales ; fleurs inodores.

R. lutea. Feuilles inférieures pinnatifides. — Sables arides.

291. *Usages.* — La *Gaude* est un peu âcre et a l'odeur du raifort ; on utilise son principe jaune pour la teinture. — Le *Réséda odorant*, originaire d'Égypte, exhale un parfum suave.

78e Famille. — CRUCIFÈRES.

(*Pl.* xxii. 1. *Sisymbre Sophie :* a. sommité ; b. fleur séparée, grossie ; c. pistil ; d. silique.)

292. Cette famille, l'une des plus naturelles du règne végétal, se compose de plantes herbacées dont voici les caractères ; racine fibreuse, charnue ou pivotante ; tige cylindrique ; feuilles alternes, toujours simples, entières ou découpées. Fleurs pédicellées et axillaires, ou se groupant en corymbe à l'extrémité des rameaux : calice à 4 sépales, caducs, attachés sous le nectaire que porte le réceptacle un peu bombé. Ces sépales, disposés en croix, sont très distincts, quelque-

fois 2 se prolongent au-dessous de leur point d'attache. Corolle à 4 pétales en croix, onguiculés, et alternes avec les sépales ; étamines tétradynames, les 2 courtes insérées un peu plus bas que les 4 longues ; anthères oblongues. Ovaire de forme variée, composé de 2 carpelles soudés, à 1 ou 2 loges uni ou pluriovulées ; style simple, stigmate à 2 lobes. Silique ou silicule à 2 loges, rarement à 1, le plus souvent bivalve ; embryon sans endosperme.

M. de Candolle divise cette nombreuse famille en cinq ordres, basés sur la manière dont l'embryon est plié sous les tuniques séminales. Mais nous préférons suivre la division de Linné, qui les partage en deux groupes : Crucifères *siliqueuses*, Crucifères *siliculeuses*, auxquelles se rapportent 8 tribus.

Crucifères siliqueuses.

ARABIDÉES

Silique déhiscente ; graines ovoïdes, comprimées, souvent ailées dans leur contour.

A. ARABIS (*Arabette*). Calice à 4 folioles, 2 plus grandes, gibbeuses à la base ; disque de l'ovaire nu ou chargé de 2-4 glandes ; silique linéaire, droite.

ARABIS PERFOLIATA. Feuilles caulinaires embrassantes ; tige glabre supérieurement. — Lieux sablonneux. Avril.

A. TURRITA. Tige velue, fleurs jaunes, siliques très longues. — Buissons. Avril.

A. SAGITTATA. Fleurs blanchâtres ; siliques serrées contre la tige.

A. THALIANA. Feuilles caulinaires non embrassantes.

B. GIROFLÉE (*Cheiranthus*). Calice à 4 folioles, les 2 extérieures bossues à la base ; corolle de 4 pétales ; 2 stigmates ; silique cylindrique ; graines ailées.

CHEIRANTHUS CHEIRI (*Ravenelle, Violier jaune*). Tige herbacée ; feuilles denticulées ; fleurs grandes d'un jaune rouillé. — Murs situés au nord.

C. FRUTICULUS. Tige ligneuse ; feuilles entières, fleurs petites. — Murs au midi.

C. CARDAMINE (*Cardamine*). Calice à 4 sépales, petit, ouvert ;

4 pétales unguiculés ; silique linéaire s'ouvrant en 2 valves avec élasticité ; graines non ailées.

CARDAMINE PRATENSIS (*Cardamine, Cresson des prés*) (*pl.* XXXVII, 5). Fleurs violettes. — Prés humides.

C. HIRSUTA. Fleurs blanches ; plante velue. — Prés humides.

C. AMARA. Plante glabre, poussant à la base des rejets feuillés et stériles.

C. IMPATIENS. Pas de rejets à la base. — Bois humides.

D. CRESSON (*Nasturtium*). 4 sépales égaux, étalés, non bossus ; silique courte ; graines petites, bisériées, non bordées.

NASTURTIUM OFFICINALE. Fleurs blanches en grappes, etc. — Bord des ruisseaux. — Juin.

E. BARBARÉE (*Barbarea*). Calice non bossu, égal ; silique comprimée, à 3 angles ; valves concaves, obtuses à leur extrémité.

BARBAREA VULGARIS (*Barbarée officinale*) (*pl.* XXXVII, 2). Fleurs jaunes, petites, etc. — Lieux humides.

B. PRÆCOX (*Cressonnette, Cresson des vignes*). — Cultivée. Alimentaire.

SISYMBRIÉES.

Silique biloculaire ; 2 valves convexes ou carénées ; graines ovoïdes ou oblongues non bordées.

F. SISYMBRE (*Sisymbrium*). Calice non bossu à sa base, lâche ou serré ; pétales à onglet court ; silique sessile, cylindrique, 2 valves non élastiques. Fleurs presque toujours jaunes.

SISYMBRIUM OFFICINALE, ERYSIMUM (*Herbe-au-Chantre*) (*pl.* L, 4). Tige et feuilles presque glabres ; siliques velues, plus longues que leurs pédoncules. — Bord des chemins.

S. SOPHIA (*pl.* XXII, 1). Tige et feuilles velues ; siliques à longs pédicules. — Lieux arides.

S. AMPHIBIUM (*Ruifort d'eau*). Tiges faibles, simples ; silicules ovoïdes, gonflées ; pédoncules réfléchis. — Dans l'eau ou sur ses bords.

S. NASTURTIUM. — V. Cresson (*Nasturtium*).

G. ALLIAIRE (*Alliaria*). 4 sépales égaux, étalés ; silique à 4 angles obtus, 2 valves à nervures proéminentes.

ALLIARIA OFFICINALIS ; ERYSIMUM ALLIARIA (*Alliaire*). Fleurs blanches ; feuilles exhalant une odeur d'ail. — Bois ombragés. Mai.

H. DENTAIRE (*Dentaria*). Silique s'ouvrant de la base au sommet avec élasticité, et dont la cloison est plus longue que les valves.

DENTARIA BULBIFERA. Fleurs d'un blanc rougeâtre. — Bois.

D. PINNATA. — Plante alpine.

D. PENTAPHYLLOS (*petite Dentaire*). Racines à écailles blanches et charnues.

BRASSICÉES.

Silique s'ouvrant longitudinalement ; cloison étroite ; graines globuleuses, non bordées.

I. CHOU (*Brassica*). Calice bosselé à la base, connivent ; disque de l'ovaire portant 4 glandes ; silique comprimée, bivalve, terminée par un bec allongé.

BRASSICA OLERACEA (*Chou cultivé*). Feuilles radicales sinuées, glauques, charnues ; silique non terminée par un bec, ou dont le bec ne contient pas de graine.

B. NAPUS (*Chou-Navet*). Feuilles radicales lyrées ; bas de la tige glabre, ainsi que les feuilles radicales et les pédoncules. — Cultivé.

B. RAPA (*Rave*). Bas de la tige hispide, ainsi que les feuilles et les pédoncules.

B. CHEIRANTHUS. Silique terminée par un bec qui contient une graine à sa base.

B. CAMPESTRIS (*Colza*). Feuilles lyrées et hispides à leur face inférieure ; siliques dressées. — Cultivé.

J. Les variétés principales du chou cultivé sont les suivantes :

CHOU CAVALIER. Feuilles étalées, quelquefois découpées et frangées sur les bords, ne formant pas de tête.

CHOU DE BRUXELLES. Chou cavalier à l'aisselle des feuilles caulinaires duquel poussent des bourgeons globuleux.

CHOU FRISÉ ou DE MILAN. Feuilles réunies en tête dans les jeunes pieds, s'étalant ensuite et se montrant bullées.

CHOU POMMÉ ou CABU. Feuilles très serrées formant une tête plus ou moins volumineuse. — Le CHOU ROUGE est une variété du Chou pommé.

CHOU-FLEUR. Celui dans lequel les pédoncules des fleurs s'épaississent, s'entregreffent et se chargent d'une multitude de fleurs qui avortent.

K. MOUTARDE (*Sinapis*). Calice très ouvert ; pétales dressés ; siliques terminées par un bec saillant, valves marquées de nervures.

Sɪɴᴀᴘɪs ᴀʟʙᴀ (*Moutarde blanche*). Siliques velues, feuilles pinnatifides. — Moissons.

S. ɴɪɢʀᴀ (*Moutarde noire*). Siliques non velues, à bec conique, serrées contre la tige. — Moissons.

S. ᴀʀᴠᴇɴsɪs (*Moutarde sauvage, Sénevé, Sauve*). Siliques non velues, à bec anguleux, écartées de la tige. — Très abondante dans nos moissons, qu'elle couvre d'un tapis jaune lorsqu'elle est en fleurs. — Mai.

L. Rᴏǫᴜᴇᴛᴛᴇ (*Eruca*). Caractère du chou, sauf que le style est plan, ensiforme, à peu près de la longueur de la silique qui est bivalve.

Eʀᴜᴄᴀ sᴀᴛɪᴠᴀ (*Roquette cultivée*)(pl. xlii, 4). Fleurs jaunes, en grappes terminales.

M. Jᴜʟɪᴇɴɴᴇ (*Hesperis*). Calice à 4 folioles linéaires, serrées, 2 bossues à la base ; pétales souvent obliques ; 2 glandes sur le disque de l'ovaire ; silique longue.

Hᴇsᴘᴇʀɪs ᴍᴀʀɪᴛɪᴍᴀ (*Giroflée de Mahon*). Siliques pubescentes.

H. ᴀʟʟɪᴀʀɪᴀ (*Alliaire*). Siliques glabres ; fleurs blanches ; calice ouvert ; feuilles cordiformes. — Bois.

H. ᴍᴀᴛʀᴏɴᴀʟɪs (*Julienne des jardins*). Fleurs violettes ou blanches, calice fermé ; feuilles ovales-lancéolées. — Cultivée.

RAPHANÉES.

Silique ou silicule indéhiscente, ou se séparant transversalement en parties articulées les unes sur les autres.

N. Rᴀᴅɪs (*Raphanus*). Calice serré ou connivent ; 4 glandes sur le disque de l'ovaire ; siliques cylindriques, un peu charnues, à plusieurs loges bisériées, ou siliques articulées à loges placées bout à bout.

Rᴀᴘʜᴀɴᴜs sᴀᴛɪᴠᴜs (*Radis cultivé*). Silique bosselée, à 2 loges ; racine rouge à l'extérieur ou blanche. — Cultivé.

R. ɴɪɢᴇʀ (*Radis noir*). Racine grise ou noire à l'extérieur. — Cultivé.

R. ʀᴀᴘʜᴀɴɪsᴛʀᴜᴍ (*Ravenelle*). Silique à 1 loge terminée par une longue pointe ; graines comprimées. — Très commune dans les moissons qu'elle infeste.

Crucifères siliculeuses.

ALYSSINÉES.

Silicule à 2 valves planes ou concaves, s'ouvrant longitudinalement ; cloison large ; graines comprimées.

O. Alysson (*Alyssum*). Calice de 4 sépales serrés ; 4 pétales ; silicule comprimée, velue, à 2 loges dispermes.

ALYSSUM SAXATILE (*Corbeille d'or*). Fleurs d'un beau jaune formant bouquet, silicule elliptique. — Cultivé.

A. CAMPESTRE. Fleurs blanches ou d'un jaune pâle en épi ; silicule orbiculaire.

P. Cochléaria (*Cochlearia*). 4 sépales concaves, étalés ; 4 pétales entiers, ouverts ; silicule presque globuleuse, à 2 valves convexes et 2 loges polyspermes.

COCHLEARIA OFFICINALIS (*Cochléaria officinal*) (*pl.* XXXVIII, 1). Feuilles radicales cordiformes, concaves, en cuiller, les caulinaires allongées. —Bord des mers. Cultivé.

C. ARMORIACIA (*Raifort sauvage, Cranson*) (*pl.* XLII, 2). Silicule non terminée en pointe ; feuilles caulinaires non auriculées. — Chemins.

C. DRABA (*Drave*). Silicule terminée en pointe ; feuilles caulinaires munies d'oreillettes embrassantes. — Sables. Mars.

Q. Cameline (*Camelina*). Calice ouvert ; silicule globuleuse terminée en pointe, 2 valves convexes, 2 loges polyspermes.

CAMELINA SATIVA (*Caméline ordinaire*). Fleurs blanches ; feuilles presque entières. — Moissons. Été.

C. DENTATA. Fleurs jaunes ; feuilles subpinnatifides ; odeur très désagréable.

LÉPIDINÉES.

Silicule à cloison linéaire, à valves très convexes ; graines en petit nombre, ou 1 seule dans chaque loge.

R. Passerage (*Lepidium*). Silicule ovoïde, renflée, à 2 loges monospermes ; fleurs blanches en grappes terminales.

LEPIDIUM LATIFOLIUM (*grande Passerage*) (*pl.* XLI, 5). Silicules arrondies ; feuilles caulinaires ovales, denticulées. — Lieux herbeux et frais. Juillet.

L. IBERIS (*Ibéride, petite Passerage*). Silicules pointues ; feuilles caulinaires linéaires, entières. — Bord des chemins. Automne.

L. SATIVUM (*Cresson alenois*). Silicule lenticulaire à 2 loges 1-spermes ; tige simple de 30 centim. de hauteur. — Cultivé.

L. RUDERALE (*Passerage sauvage*). Silicules à loges monospermes ; fleurs avortant souvent en partie ; tige rameuse. — Décombres.

S. Tabouret (*Thlaspi*). Calice à 4 folioles ; 4 pétales égaux ;

silicule comprimée, échancrée au sommet, 2 valves creusées en carène.

Thlaspi bursa pastoris (*Bourse-à-Pasteur*) (*pl.* XXX, 3). Silicule triangulaire, sans rebord; loges polyspermes. — Bord des chemins, etc. Été.

T. arvense (*Monnoyère*). Silicule ovale entourée d'un rebord très large. — Champs.

T. sativum; T. ruderale. — V. Passerage (*Lepidium sativum* et *Lepidium ruderale*).

T. Ibéride (*Iberis*). — V. Passerage (*Lepidium iberis*).

ISATIDÉES.

Silicule ordinairement indéhiscente, à une seule loge par avortement, 1 seule graine ovoïde-oblongue.

U. Pastel (*Isatis*). Calice peu ouvert; corolle étalée; stigmate sessile; silicule elliptique, comprimée, 1-sperme; 2 valves carénées, adhérentes.

Isatis tinctoria (*Pastel des teinturiers*) (*pl.* XLII, 1). Fleurs jaunes; silicules glabres, obtuses. — Champs cultivés.

V. Bunias (*Bunias*). Calice ouvert; pétales longs, à onglet étroit; silicule arrondie à 2-4 loges monospermes, valves osseuses, adhérentes.

Bunias cochlearioides. Fleurs blanches en grappes éparses. — Lieux cultivés.

B. paniculata. Fleurs jaunâtres en longs épis grêles. — Moissons.

293. *Usages*. — L'action des Crucifères sur l'économie est uniforme; elles sont stimulantes à des degrés divers, propriété qu'elles doivent à la présence d'une huile volatile qui leur communique en même temps une odeur aromatique, et d'un peu de soufre. C'est dans cette famille, principalement, qu'on trouve les *antiscorbutiques*. Quelques-unes de ces plantes acquièrent par la culture des principes aqueux, mucilagineux et même sucrés, qui les rendent alimentaires (*Chou, Navet, Rave, etc.*). — Le *Pastel* fournit une couleur tinctoriale bleue, que les anciens Pictes mirent à profit pour se teindre le corps. — Outre les principes communs à toutes les parties de la

plante, les Crucifères contiennent dans leurs graines une huile grasse qu'on retire en assez grande quantité de la *Navette*, du *Colza*, de la *Cameline*.

Comme plantes d'ornement, citons la *Giroflée*, à fleurs d'un jaune rouillé ; — les *Mathioles*, à fleurs blanches, roses, rouges ou violettes ; — les *Juliennes*, dont l'odeur est plus suave après le coucher du soleil ; — les *Lunaires*, la *Corbeille d'or* et le *Malcolmia maritima*, qui sont employés pour bordures, etc. — La *Rose de Jéricho* (*Anastatica hierochuntica*) est une petite crucifère d'Égypte qui ouvre ou ferme ses silicules, écarte ou rapproche ses rameaux, selon qu'elle s'imprègne d'humidité ou qu'elle se sèche. Il est de croyance parmi le peuple égyptien que la Vierge a étendu les drapeaux de l'Enfant-Jésus sur cette plante ; et les femmes, lorsqu'elles sont sur le point d'accoucher, la mettent tremper dans l'eau, persuadées que leur délivrance sera heureuse si elles la voient s'ouvrir peu à peu.

79e Famille. — PAPAVÉRACÉES.

(*Pl. xxii, 2. Pavot-Coquelicot : a.* fleur bouton et feuille ; *b.* anthère grossie ; *c.* pistil ; *d.* coupe de l'ovaire ; *e.* semence grossie.)

294. Cette famille, à laquelle le Pavot a donné son nom, se compose de plantes herbacées, rarement de sous-arbrisseaux, dont les feuilles sont alternes, simples ou lobées, entières ou dentées. Les fleurs sont généralement grandes, solitaires, axillaires ou terminales ; calice à 2 sépales concaves, très caducs ; corolle également caduque, à 4 pétales plissés et comme chiffonnés avant leur épanouissement, rarement 8 à 12 pétales. Étamines nombreuses quelquefois au nombre de 24, de 20, de 16, de 12 ; elles sont libres, hypogynes, plurisériées (disposées en plusieurs séries ou rangs). Ovaire libre, ovoïde ou oblong, pluriovulé ; style très court, ou nul ; stigmate rayonné ou lobé. Capsule ovoïde polysperme, couronnée par le stigmate, s'ouvrant au sommet par des trous placés sous celui-ci ; ou capsule allongée, valvaire.

A. PAVOT. (*Papaver*). Calice à 2 sépales, caduc ; corolle à 4 pétales ; étamines très nombreuses ; stigmate rayonné ; capsule ovoïde, cloisonnée, à graines très nombreuses, indéhiscente ou s'ouvrant par des trous pratiqués sous le stigmate.

PAPAVER SOMNIFERUM (*Pavot somnifère*) (pl. LIV, 3). Tige, feuilles et capsules glabres.
P. ARGEMONE. Capsule en massue, hérissée de poils droits. — Moissons
P. HYBRIDUM. Capsule globuleuse, hérissée de poils crochus. — Moissons.
P. RHŒAS (*Coquelicot*) (pl. XXII, 2). Grandes fleurs d'un beau rouge; stigmate à 10 rayons.
P. DUBIUM. Petites fleurs rouges; stigmate à 6 ou 7 rayons. — Moissons maigres.

B. CHÉLIDOINE (*Chelidonium*). Calice à 2 sépales ; 4 pétales ; étamines nombreuses ; stigmate à 2 lobes ; capsule siliquiforme, uniloculaire, polysperme.

CHELIDONIUM MAJUS (*grande Éclaire*) (pl. LVIII, 5). Capsule lisse, longue d'un pouce au plus. — Haies.
C. GLAUCIUM (*Pavot cornu*). Capsule rude, longue de 3 à 6 pouces. —Lieux pierreux.

C. HYPECOUM (*Hypecoum*). Calice à 2 sépales ; 4 pétales à 3 divisions ; 4 étamines ; capsule siliquiforme, à articulations monospermes.

HYPECOUM PROCUMBENS. Petite plante annuelle; fleurs jaunes. —Moissons.
H. PENDULUM. Variété du précédent.

D. SANGUINAIRE (*Sanguinaria*). Genre exotique.

295. *Usages.* — Les Papavéracées exhalent une odeur vireuse, et fournissent un suc laiteux doué de propriétés actives, qui sont narcotiques dans les *Pavots*, rubéfiantes dans la *Chélidoine*, émétiques dans la racine de *Sanguinaire*. Les graines de ces diverses plantes sont néanmoins huileuses et dépourvues de suc délétère.

On cultive comme plantes d'agrément le *Pavot somnifère*, qui double facilement et dont les pétales varient beaucoup ; —le *Pavot oriental*, espèce du Levant, à pétales très grands, d'un rouge orange taché de noir à l'onglet ; — le *Pavot à bractée*, dont les pétales sont plus grands, d'un rouge vif, avec une grande bractée au-dessous du calice ; — le *Coquelicot*, etc.

— La *Sanguinaire* de l'Amérique boréale a un suc laiteux d'un rouge de sang, des fleurs blanches, et une feuille unique veinée de rouge.

80ᵉ Famille. — FUMARIACÉES.

(*Pl.* XXII, 3. *Fumeterre bulbeuse : a.* sommité fleurie; *b.* étamines diadelphes et pistil; *c.* pistil; *d.* coupe de l'ovaire; *e.* fruit.)

296. Herbes à feuilles composées, alternes. Calice à 2 sépales caducs ; corolle de 4 pétales inégaux, prolongés en éperon à la base ; étamines 6, formant deux faisceaux ; ovaire supère ; capsule indéhiscente, monosperme ou silique polysperme. — Cette famille se distingue des Papavéracées par ses étamines en phalanges, ses pétales irréguliers, et par son suc aqueux au lieu d'être laiteux.

A. FUMETERRE (*Fumaria*). Caractères de la famille : le calice est très petit ; les 2 faisceaux staminaux portent chacun 3 anthères ; le fruit est une capsule 1-sperme.

FUMARIA OFFICINALIS (*Fumeterre officinale*) (pl. XLV, 5). Tiges rameuses ; feuilles à découpures élargies, planes, un peu obtuses. — Lieux cultivés.

F. MEDIA. Tige un peu grimpante. Feuilles à découpures linéaires.

F. BULBOSA (*Corydalis, Fumeterre bulbeuse*) (pl. XXII, 3). Racine tubéreuse ; tige simple ; bractées entières ou à plusieurs loges. — Coteaux boisés.

297. *Usages.* — Les Fumeterres sont estimées toniques et dépuratives. Quelques espèces exotiques sont cultivées dans les jardins : tels sont le *Dicentra spectabilis* de la Chine, dont les fleurs sont en grappes purpurines, allongées ; — l'*Allunia cirrhosa*, du Canada, fleurs blanches, mélangées de rose.

Vingtième classe.

Dicotylédones polypétales hypogynes ou périgynes, à placentation axile.

81ᵉ Famille. — NYMPHÉACÉES.

(*Pl.* XXII, 4. *Nénuphar blanc : a.* fleur ; *b.* étamines fixées sur les parois extérieures de l'ovaire ; *c.* coupe de l'ovaire ; *d.* stigmate.)

298. Les Nymphéacées sont des plantes d'eau douce dont les feuilles sont très grandes, peltées (formant un plateau orbiculaire, munies d'un très long pétiole afin de pouvoir s'étaler à la surface des eaux. Les fleurs, très grandes aussi, sont également pourvues d'un long pédoncule. Le calice est à 4 ou 5 sépales, libres (*Nénuphar*), ou soudés inférieurement et adhérents à l'ovaire (*Euryale*). Corolle multipétaloïde ; étamines très nombreuses, dont les plus extérieures se transforment en pétales. Ovaire pluriloculaire, globuleux, libre, ou adhérent avec le calice ; style nul ; stigmate sessile formant une sorte de disque lobé et en étoile qui couronne l'ovaire. Fruit globuleux, indéhiscent, charnu à son intérieur, à plusieurs loges polyspermes ; endosperme farineux, embryon homotrope.

A. NÉNUPHAR (*Nymphœa*). Mêmes caractères que ceux de la famille ; l'ovaire est libre ou recouvert par les pétales et par les étamines fixées sur sa paroi extérieure ; stigmate sessile.

NYMPHÆA ALBA (*Nénuphar blanc, Lis des étangs*) (*pl.* XXII, 4). Fleurs blanches. — Eaux stagnantes.

N. LUTEA (*Nénuphar jaune*). Fleurs jaunes.

B. EURYALE (*Euriale*). Genre exotique qui a l'ovaire adhérent.

299. *Usages*. — Nous indiquerons ceux des Nymphées en parlant du Nénuphar ; disons seulement que leur rhizôme est féculent, mucilagineux, alimentaire. — Le *Lotos* (*N. lotus*) est un végétal qui croît dans les eaux du Nil et qui fut célèbre dans l'antiquité : ses superbes fleurs servaient à couronner les dieux et les rois. — L'*Euryale féroce*, qui croît dans les lacs du Népaul, et dont les fleurs sont sans éclat, a aussi le rhizôme comestible et des graines rafraîchissantes.

L'espèce *Victoria* est la plus grande et la plus belle plante des Nymphéacées. Ses feuilles ont 5 à 6 mètres de circonférence. Elle fut découverte sur le Rio Mamoré par Kaenke, qui, à sa vue, ne put contenir son admiration pour les œuvres de la création et se précipita à genoux. M. Bridges en apporta des graines et put, en 1849, obtenir des fleurs qui furent offertes à la reine d'Angleterre, dont cette magnifique plante a reçu le nom.

82ᵉ Famille. — RENONCULACÉES.

(*Pl.* xxii, 5. *Renoncule bulbeuse :* a. sommité fleurie; b. étamines; c. ovaire; d. coupe de l'ovaire; e. fruit.)

500. Dans ce groupe sont des herbes, des sous-arbrisseaux, rarement des arbrisseaux, dont les racines sont fibreuses ou tubéreuses; les tiges nulles, ou simples, ou rameuses; les feuilles alternes, quelquefois opposées, simples, entières ou multicisées, dont la base pétiolée est demi-embrassante. Les fleurs sont grandes, radicales ou caulinaires, régulières ou irrégulières, à périanthe simple ou double. Le calice corolliforme (périanthe simple) est polyphylle; la corolle (qui manque quelquefois) à 4-5 ou à un plus grand nombre de pétales, plans ou creux, d'une forme très variée; les étamines, très nombreuses, sont libres, hypogynes, uni ou plurisériées. Carpelles en nombre variable, solitaires ou groupés, ou soudés ensemble, étant chacun uniloculaire, monosperme, surmonté d'un style latéral et d'un stigmate simple. Petits akènes comprimés, disposés en capitules; ou capsules agrégées, distinctes ou soudées, uniloculaires, polyspermes; embryon très petit. — Les plantes de cette famille peuvent être divisées en quatre tribus.

RENONCULÉES.

Fruit uniloculaire et monosperme.

Calice et corolle.

A. RENONCULE (*Ranonculus*). Calice à 5 sépales; corolle de 5 pétales munis d'une petite écaille près de leur base interne; étamines nombreuses; fruit (akènes ou caryopses) comprimés, pointus, réunis en tête.

RANONCULUS BULBOSUS (*Renoncule bulbeuse*) (*pl.* xxii, 5). Racine bulbeuse, feuilles divisées; divisions du calice ovales, réfléchies; fleurs jaunes. — Prés, jardins.

R. ACRIS (*Renoncule âcre, Bouton d'or*) (*pl.* lix. 3). Racines fibreuses; tige fistuleuse, presque glabre; feuilles pubescentes; divisions du calice non réfléchies, poilues; fleurs jaunes. — Lieux humides.

R. SCELERATUS (*Renoncule scélérate*) (*pl.* LIX, 4). Feuilles glabres; fleurs très petites, jaunes; ovaires saillants hors de la corolle. — Marais.

R. FLAMMULA (*Renoncule flammule, petite Doucette*). Tige courbée; feuilles légèrement dentées, les radicales pétiolées; fleurs pédonculées, terminales. — Bord des ruisseaux, des mares.

R. ARVENSIS. Tige ferme, dressée, multiflore; divisions calicinales non réfléchies; graines chargées d'aspérités. — Moissons.

R. REPENS (*Pied-de-Poule, Bassinet*). Tige poussant à sa base des rejets rampants; graines lisses. — Prés.

R. AQUATILIS (*Grenouillette*). Fleurs blanches, pétales à onglet jaune. — Marais.

R. HEDERACEUS. Fleurs blanches, pétales dont l'onglet n'est pas jaune; feuilles inférieures à 3-5 lobes arrondis. — Lieux humides.

B. FICAIRE (*Ficaria*). Calice à 3 folioles caduques; corolle de 7 à 10 pétales munis d'une petite écaille à leur base interne; fruits comprimés, obtus.

FICARIA RANUNCULOIDES (RANUNCULUS FICARIA) (*petite Chélidoine*). Fleurs jaunes; feuilles radicales pétiolées, entières, cordiformes. — Lieux humides.

C. ADONIDE (*Adonis*). Calice à 4 folioles; pétales 5 ou plus; akènes ovoïdes, pointus.

ADONIS ANNUA. Fleurs rouges ou jaunâtres; feuilles finement découpées. — Moissons. Cultivée.

Calice sans corolle.

D. ANÉMONE (*Anemone*). Calice pétaloïde de 5 à 15 folioles; corolle nulle; involucre de 3 feuilles placé au-dessous de la fleur; akènes surmontés d'une pointe ou arête simple ou plumeuse. Feuilles radicales ou découpées.

ANEMONE NEMOROSA (*Anémone des bois, Sylvie*) (*pl.* LVIII. 3). Feuilles radicales à 3 folioles incisées; fleurs blanches. — Bois. Avril.

A. SYLVESTRIS. Feuilles radicales à 5 divisions profondes; fleurs blanches. — Bois. Mai.

A. PULSATILLA (*Pulsatille, Herbe-au-Vent*) (*pl.* LVII, 4). Fleurs violettes, pétales peu ouverts. — Bois sablonneux. Avril.

A. RANUNCULOIDES. Fleurs jaunes. — Prés élevés. Avril.

E. RATONCULE (*Myosurus*). Calice de 5 folioles colorées; corolle de 5 pétales courts; étamines 5-20; akènes nombreux sur un réceptacle très allongé.

MYOSURUS MINIMUS. Fleurs verdâtres. — Moissons.

F. CLÉMATITE (*Clematis*). Calice de 4 sépales, corolle nulle; pas d'involucre ; akènes nombreux. Feuilles opposées.

CLEMATIS VITALBA (*Herbe-aux-Gueux*) (*pl.* LIX, 1). Fleurs blanches, tige sarmenteuse. — Haies, buissons.

G. PIGAMON (*Thalictrum*). Calice à 4-5 folioles caduques ; corolle nulle; feuilles ternées ou ailées.

THALICTRUM FLAVUM (*Pigamon, Rhubarbe des pauvres*) (*pl.* LVII, 5). Tige de 2-3 pieds de hauteur. — Prés humides.

T. MINUS. Tige de 1 pied environ. — Taillis arides.

H. HÉPATIQUE (*Hepatica*). Calice de 6 à 9 folioles pétaloïdes ; involucre de 3 folioles persistantes, caliciformes.

HEPATICA TRILOBA (*Herbe de la Trinité*). Fleurs bleuâtres ou rougeâtres. — Lieux ombragés.

I. ACTÉE (*Actœa*). Calice à 4 folioles caduques ; corolle à 4 pétales; 1 ovaire; stigmate sessile; baie à 1 loge.

ACTÆA SPICATA (*Herbe de Saint-Christophe*) (*pl.* LV, 2). Fleurs blanches. — Bois touffus.

HELLÉBORÉES.

Fruit capsulaire, polysperme.

Pétales creux et irréguliers.

J. HELLÉBORE (*Helleborus*). Calice de 5 sépales régulier plans ; corolle de 5 pétales creux, plus courts que le calice; capsules 3-6, pointues.

HELLEBORUS NIGER (*Hellébore noir*) (*pl.* LVII, 2). Hampe uniflore.

H. VIRIDIS. Tige pluriflore; feuilles caulinaires non pétiolées ou à court pétiole. — Bois épais.

H. FŒTIDUS. Feuilles caulinaires longuement pétiolées. — Lieux incultes.

K. NIGELLE (*Nigella*). Calice de 5 pétales colorés, étalés et caducs ; 5 à 10 pétales bilabiés, lèvre supérieure bifide; étamines nombreuses; 5 à 10 carpelles, autant de styles; 5-10 capsules pointues.

Nigella damascena (*Cheveux-de-Vénus, Toute-Épice*) (*pl.* xli, 2). Fleurs bleues, collerette multifide sous la corolle. — Cultivée.

F. Arvensis. Fleurs bleues; pas de collerette à la corolle. — Moissons.

L. Dauphinelle (*Delphinium*). Calice à 5 pétales inégaux, colorés, le supérieur prolongé en éperon à sa base; corolle de 4 pétales quelquefois soudés entre eux, les 2 supérieurs se prolongeant en bas en un appendice contenu dans l'éperon; capsules 1 à 5. Fleurs bleues en épi.

Delphinium consolida (*Pied-d'Alouette des champs*). Fleurs en bouquet lâche, formant à peine l'épi. — Moissons.

D. ajacis (*Pied-d'Alouette des jardins*) (*pl.* xxix, 3). Tige simple; fleurs en épi long et serré. — Cultivé.

D. staphisagria (*Staphisaigre*). Éperon court, recourbé en dessous; sépales velus et verdâtres en dehors. — Portugal, Provence.

M. Ancolie (*Aquilegia*). Calice à 5 sépales colorés; corolle à 5 pétales en forme de cornets, obliquement tronqués; 5 carpelles entourés de 10 écailles; feuilles 2 ou 3 fois ternées.

Aquilegia vulgaris (*Ancolie*). Fleurs bleues penchées. — Bois. Cultivée.

N. Aconit (*Aconitum*). Calice de 5 sépales pétaloïdes, inégaux, le supérieur plus grand, en forme de casque; corolle de 5 pétales, les 2 supérieurs en forme de capuchon, renfermés dans l'intérieur du sépale supérieur, les 3 inférieurs petits ou avortés; étamines nombreuses; capsules 3 ou 5. Fleurs violettes ou jaunes, en grappes ou en panicules. Feuilles découpées.

Aconitum napellus (*Aconit Napel*) (*pl.* lii, 1). Fleurs bleues-violettes en long épi terminal; racine napiforme. — Jura, Alpes.

A. commarum. Fleurs grandes.

A. lycoctonum (*Tue-Loup*). Fleurs jaunes.

Pétales plans et réguliers.

O. Pivoine (*Paeonia*). Calice 5-sépales concaves; corolle 5 pétales larges et plans; étamines très nombreuses; 2 à 5 carpelles.

Paeonia officinalis (*Pivoine officinale*) (*pl.* xliv, 3). Fleurs très grandes, d'un rouge violacé. — Midi. Cultivée.

501. *Usages.* —La plupart des Renonculacées sont des poisons âcres à l'état frais. Dans plusieurs le principe vénéneux disparaît par l'action de l'eau bouillante ou par la dessiccation, et quelques-unes alors, comme la *Clématite blanche*, la *Ficaire*, peuvent devenir alimentaires. — Généralement les *feuilles des Renonculacées*, appliquées sur la peau, y déterminent la rubéfaction, la vésication, et même l'ulcération, suivant la durée du contact; — les *Aconits* cependant sont des herbes narcotico-âcres.

On cultive comme plantes d'ornement un grand nombre de Renonculacées : la *Clématite à fleurs bleues*, la *Cl. à feuilles étroites*, la *Cl. Viorne*, de la Virginie, à fleurs pourpres en dehors, jaunâtres en dedans; l'*Atragène des Alpes*, grande fleur bleue. — Les *Anémones* offrent plusieurs variétés doubles très recherchées; —les *Renoncules* brillent aussi par leurs variétés doubles; — le *Bouton d'or* n'est autre que la renoncule âcre dont la culture a métamorphosé les étamines en pétales, et les carpelles en lames vertes. — Les *Hellébores* fleurissent en hiver (*Roses de Noël*); — les *Pivoines* éclosent au printemps et doublent facilement; — les *Aconits* au milieu de l'été. — Les *Ancolies* sont des fleurs du plus bel effet. — Le *Pied-d'Alouette* des jardins est la *Dauphinelle d'Ajax*, ainsi nommée parce qu'elle offre à la base interne de son pétale unique des lignes noirâtres qui figurent assez bien les lettres A I A.

83ᵉ Famille. — MAGNOLIACÉES.

(*Pl.* xxii, 6. *Tulipier* : *a.* extrémité d'un rameau, feuilles et fleur; *b.* organes sexuels; *c.* étamine séparée; *d.* cône imbriqué formé par des fruits plans; *e.* coupe d'un de ces fruits.)

502. Arbres ou arbrisseaux exotiques, à feuilles alternes, simples, stipulées; 3 à 6 sépales caducs; 6 pétales au plus, hypogynes à la base d'un réceptacle allongé; très nombreuses étamines; nombreux carpelles, unis par leur base seulement, ayant 1 loge, 1 style et 1 stigmate simple. Fruit varié.

A. Tulipier (*Lyriodendron*). 3 sépales; 6 pétales dressés rappelant la forme de la Tulipe; ovaires nombreux, imbriqués; fruits agrégés en cône imbriqué.

LYRIODENDRON TULIPIFERA (*Tulipier*) (*pl.* XXII, 6). Arbre des forêts d l'Amérique du Nord, cultivé dans nos jardins.

B. MAGNOLIER (*Magnolia*). Arbre de l'Amérique cultivé dans nos jardins.

C. BADIANE (*Illicium*). A ce genre se rapporte l'*Anis étoilé* (*Illicium anisatum*). — Exotique.

D. DRYMIS (*Drymis*). Genre auquel appartient l'*Écorce de Winther* (*Wintera aromatica*). — Exotique.

505. Usages. — Les Magnoliacées sont aromatiques, toniques ou stimulantes. On prépare les anisettes de Bordeaux et de Hollande avec l'*Anis étoilé*. — A la Martinique, on aromatise les liqueurs de table avec les fleurs odorantes du *Magnolier*.

Ces plantes sont de beaux arbres de l'Amérique septentrionale et de l'Asie tropicale, que l'on cultive en Europe pour la beauté de leurs fleurs : on distingue le *M. grandiflora,* feuilles et fleurs très grandes, d'un blanc pur et odorantes ; le *M. glauca,* dont les feuilles sont encore plus grandes ; le *M. yulan,* de la Chine, dont les fleurs innombrables éclosent toutes à la fois, avant les feuilles. — Le *Tulipier* est un arbre de Virginie, très élevé, dont les fleurs sont nuancées de vert et de jaune pâle, etc.

84e Famille. — BERBÉRIDACÉES.

(*Pl.* XXIII, 1. *Épine-Vinette :* a. extrémité d'un rameau portant des grappes de fruits : b. fleur grossie ; c. coupe du pistil ; d. fruit.)

504. Calice polyphylle, 3-6-9 sépales caducs ; pétales en même nombre, opposés ; étamines en même nombre que les pétales auxquels elles sont opposées : anthères s'ouvrant de la base au sommet, au moyen de 2 valves ; ovaire simple ou unique, uniloculaire, stigmate quelquefois sessile. Baie à 1 loge polysperme ; embryon axile ; endosperme charnu. — Un seul genre.

A. VINETTIER (*Berberis*). 6 sépales bisériés (sur 2 rangs) ;

6 pétales munis de 2 glandes à leur base interne; 6 étamines opposées; stigmate sessile. Baie à 2-3 graines.

∴ BERBERIS VULGARIS (*Vinettier commun, Épine-vinette*) (*pl.* XXIII, 1). Fleurs jaunes. — Bois, buissons.

Les *usages* des Berbéridacées seront indiqués dans l'histoire particulière du Vinettier.

85ᵉ Famille. — VITACÉES ou VINIFÈRES.

(*Pl.* XXIII, 2. *Vigne* : *a.* extrémité d'un rameau et grappe de fruit ; *b.* corolle de 5 pétales soudés par leur base et recouvrant comme une coiffe les organes sexuels ; *c.* fleur montrant, par l'enlèvement de la corolle, les étamines, le pistil et le disque ; *d.* coupe de l'ovaire.)

505. Végétaux sarmenteux, volubiles, à feuilles alternes, simples ou digitées, doublement stipulées à leur base; vrilles rameuses, en spirale, opposées aux feuilles. Fleurs petites, verdâtres, en grappes : calice très court, libre, à 4 ou 5 dents; corolle de 4 à 6 pétales sessiles, quelquefois soudés par leur partie supérieure; étamines opposées. Ovaire à 2 loges biovulées, accompagné d'un disque hypogyne; style très court, épais; stigmate peu distinct, légèrement bilobé. Baie globuleuse, 1-4 graines osseuses.

A. VIGNE (*Vitis*). Caractères de la famille.

VITIS VINIFERA (*Vigne cultivée*)(*pl.* XXIII, 2). Fleurs verdâtres. — La vigne a produit des variétés innombrables.

Usages. — Nous en donnerons un aperçu en traitant des productions de la Vigne.

86ᵉ Famille. — MÉNISPERMACÉES.

506. Cette famille ne se compose que de genres exotiques; ce sont des arbrisseaux volubiles dont les fleurs sont unisexuées, ordinairement dioïques; calice et corolle polyphylles; étamines libres ou monadelphes; carpelles distincts ou soudés. Drupe 1 à 3.

A. ANAMIRTE (*Anamirta*). A ce genre se rapporte la *Coque*

du Levant (*Anamirta cocculus*), arbrisseau originaire du Malabar.

B. Coccule (*Cocculus*). Le *Colombo* (*Cocculus palmatus*) appartient à ce groupe de l'Afrique australe.

307. *Usages.* — Les racines de *Colombo*, de *Pareira brava*, sont amères, toniques, assez employées dans les débilités de l'estomac, les vomissements nerveux de la grossesse (Colombo), la gastralgie. — La *Coque du Levant* est placée par Orfila parmi les poisons narcotico-âcres ; on connaît l'action stupéfiante qu'elle exerce sur les poissons, les oiseaux et d'autres animaux, mais elle est sans usage en médecine.

<h3 style="text-align:center">87e Famille. — RUTACÉES.</h3>

(*Pl.* XXIII, 3. *Fraxinelle* : *a.* sommité fleurie ; *b.* stigmate et calice ; *c.* étamine séparée ; *d.* coupe de l'ovaire.)

308. Plantes glandulifères, herbacées, sous-frutescentes, quelquefois ligneuses ; feuilles alternes ou opposées, simples ou pinnées, avec ou sans stipules, offrant des points semi-transparents, glanduleux. Fleurs hermaphrodites ou unisexuées : calice de 4 à 5 sépales ; corolle de 4 ou 5 pétales, libres ou soudés entre eux dans une étendue plus ou moins grande ; 8 ou 10 étamines ; ovaire placé sur un disque hypogyne, composé de 3 à 5 carpelles distincts ou soudés en un pistil à 3 ou 5 loges uni ou pluriovulées ; pores nectarifères à la base du pistil ; style simple, stigmate simple ou à 3-5 lobes. Fruit à 3-5 côtes, ou 3-5 petites capsules qui sont quelquefois légèrement charnues.

Fleurs hermaphrodites.

A. Rue (*Ruta*). Calice à 4 divisions aiguës, planes, étalées ; corolle à 4-5 pétales concaves ; étamines 8-10 ; ovaire à 4 ou 6 côtes rugueuses ; 8-10 pores nectarifères à sa base ; capsule à 4 ou 5 loges polyspermes. Feuilles alternes.

Ruta graveolens (*Rue odorante*) (*pl.* LI, 2). Fleurs jaunes ; lobe terminal des feuilles obtus. — Lieux pierreux, secs du Midi.

R. montana. Fleurs verdâtres ; lobes des feuilles pointus.

B. Dictame (*Dictamus*). Calice divisé en 5 lanières profondes, lancéolées ; corolle de 5 pétales inégaux ; étamines 10 déclinées ; style et stigmate simples ; fruit à 5 loges bi ou trispermes et 5 côtes.

Dictamus albus (*Dictame blanc, Fraxinelle*) (*pl.* xxiii. 3). Fleurs rouges ou blanches en long épi lâche. — Bois du Midi.

C. Gaiac (*Guaiacum*). Genre de plantes de l'Amérique.

D. Quassie (*Quassia*). Genre de plantes de l'Amérique auquel se rapporte le *Quassia amara*.

E. Cusparie (*Cusparia*). Genre de l'Amérique méridionale.

Fleurs unisexuées.

F. Cimarouba (*Simaruba*). Autre genre de plantes exotiques comprenant le *Simarouba de Cayenne*.

509. *Usages.* — Les plantes de cette famille sont âcres, aromatiques et excitantes (Rutacées), ou bien toniques et fébrifuges (Simaroubées). La racine de *Quassa* et l'écorce de *Simarouba* sont très employées comme toniques, stomachiques ; — le *Gaiac* (bois) est sudorifique ; — la *Fraxinelle* exhale une odeur aromatique très forte, due à l'exhalation de son huile volatile, qui peut rendre l'atmosphère où elle se dégage inflammable au contact d'une bougie dans les grandes chaleurs d'été. — La *Cusparie* ou *Angusture vraie* (écorce) est fébrifuge et antidysentérique. — La *Rue* est un excitant emménagogue indigène.

88e Famille. — LINACÉES.

(*Pl.* xxiii, 4. *Lin usuel* : *a.* sommité fleurie ; *b.* calice ouvert montrant les organes sexuels ; *c.* coupe de l'ovaire ; *d.* fruit. Ces objets sont grossis.)

510. Plantes herbacées ; feuilles le plus souvent alternes, entières. Calice de 4-5 sépales ; corolle de 4-5 pétales unguiculés, très caducs, hypogynes, contournés en spirale avant l'épanouissement floral ; 5-8 à 10 étamines hypogynes unies par la base ; ovaire à 4 ou 5 loges divisées par une cloison de manière à en doubler le nombre ; 3, 4 ou 5 styles, autant de

stigmates. Capsule globuleuse à 8-10 loges monospermes, autant de valves dont les bords rentrants forment des cloisons.

A. Lin (*Linum*). 5 sépales ; 5 pétales ; 10 étamines, dont 5 avortent souvent; 5 styles ; capsule à 10 loges.

Linum usitatissimum (*Lin usuel*) (*pl.* xxiii, 4). Fleurs bleuâtres, feuilles alternes ; tige simple, ou rameuse seulement au sommet. — Cultivé.

L. alpinum. Tige rameuse dès la base ; pétales 3 fois aussi longs que les sépales.

L. angustifolium. Pétales doubles à peine des sépales en longueur. — Sables.

L. perenne (*Lin vivace*). Ressemble au lin commun. — Cultivé pour la beauté de ses fleurs.

L. catharticum (*Lin cathartique*). Fleurs blanches; feuilles opposées; tige grêle de 5 à 6 pouces de hauteur. — Bois, pelouses.

L. radiola. Voir le genre suivant.

B. Radiola. 4 sépales; 4 pétales; 8 étamines, dont 4 avortées ; 4 styles ; capsule à 8 loges.

Radiola millegrana (*Linum radiola*). Fleurs blanches, très petites.

511. Nous parlerons des *usages* médicaux du Lin dans un autre endroit. On sait que c'est avec les fibres de sa tige que l'on prépare le fil et la toile de lin. Toutes les variétés sont adoucissantes, — sauf le *Lin cathartique*, qui est légèrement purgatif.

89e Famille. — OXALIDACÉES.

(*Pl.* xxii, 5. *Surelle acide : a.* plante entière ; *b.* calice grossi ; *c.* étamines hypogynes, 5 grandes alternant avec 5 petites; *d.* fruit; *e.* coupe transversale du même ; *f.* semence. Ces objets sont représentés grossis.)

512. Plantes herbacées ou sous-arbrisseaux à feuilles alternes, pétiolées, trifoliées ou pinnées; fleurs axillaires, en sertules, quelquefois solitaires. Calice de 5 sépales égaux, persistants ; 5 pétales, parfois adhérents en bas et simulant une corolle monophylle; 10 étamines d'inégale longueur, réunies par la base ou la moitié de leurs filets (monadelphes). Ovaire libre de 5 carpelles, 5 styles distincts; 6 à 8 ovules dans chaque loge carpellaire. Capsule à 5 loges polyspermes, 5-valves; graines munies d'une arille qui s'ouvre avec élasticité.

Ce petit groupe diffère des Géraniacées auxquelles il appartenait, par ses feuilles non stipulées, ses styles distincts, ses ovules nombreux dans chaque loge, et par l'embryon droit et central de ses graines. — Un seul genre.

A. OXALIDE (*Oxalis*). Caractères de la famille.

OXALIS ACETOSELLA (*Surelle*, *Alleluia*) (*pl.* XXIII, 5). Hampe munie de 2 bractées; feuilles et pédoncules radicaux. — Pelouse des bois. Mars.

O. CORNICULATA. Feuilles velues; pétales échancrés. — Blés.

O. STRICTA. Feuilles glabres; pétales entiers. — Coteaux.

313. *Usages.* — La Surelle est d'une acidité agréable et rafraîchissante, due à l'*oxalate de potasse;* on en extrait ce sel (plus connu sous le nom de *sel d'oseille*), et c'est sous ce rapport surtout qu'elle est utile. C'est du sel d'oseille que les chimistes retirent l'acide oxalique, qui est un réactif précieux.

Les *Oxalis* sont abondantes en Europe, mais surtout au cap de Bonne-Espérance et dans l'Amérique tropicale. Plusieurs espèces ont des tubercules féculents (*Ox. crenata*); quelques-unes des feuilles irritables comme la *Sensitive* (*Ox. sensitiva*). — Enfin on cultive comme plantes d'ornement les *O. Deppei, tetraphylla, tuberosa, lasiandra*, qui sont aussi tuberculeux et alimentaires.

90ᵉ Famille. — GÉRANIACÉES.

(*Pl.* XXIII, 6. *Geranium, Herbe à Robert : a.* feuille et fleurs; *b.* organes sexuels grossis; *c.* coupe de l'un des ovaires; *d.* semence.)

314. Herbes ou sous-arbrisseaux à tiges noueuses, feuilles opposées, simples ou composées, munies de stipules membraneuses. Fleurs grandes, pédonculées, axillaires, disposées en sertules : calice de 5 sépales; corolle de 5 pétales hypogynes, étamines de 5 à 10, à filets tantôt libres, tantôt unis par leur base (monadelphes); un certain nombre sont quelquefois dépourvues d'anthères. Ovaire libre, à 3 ou 5 loges, 3 ou 5 côtes; 1 style simple, long, 3 ou 5 stigmates. Fruit simple à 5 loges, ou formé de 5 coques prolongées en arêtes lorsqu'elles se séparent à la maturité; 1 ou 2 graines

dans chaque loge ; embryon renversé dépourvu d'endosperme.
— Deux tribus.

GÉRANIÉES.

Cinq carpelles terminés en pointe due au style.

A. GÉRANION (*Geranium*). 5 sépales égaux; 5 pétales;
10 étamines soudées à la base ou tout-à-fait libres, dont
quelques-unes sont parfois dépourvues d'anthères; fruit à
5 coques monospermes.

GERANIUM ROBERTIANUM (*Géranium à Robert*) (*pl.* XXIII, 6). Tige velue; calice non strié en travers; pétales entiers. — Lieux incultes, sur les murs.

G. LUCIDUM. Tige glabre; calice strié en travers.

G. COLUMBINUM (*Pied-de-Pigeon*). Pédoncules plus longs que les feuilles; pétales échancrés. — Haies.

G. DISSECTUM. Pédoncules plus courts que les feuilles.

G. PRATENSE (*Géranium des prés*). Pétales entiers, capsules sans rides ni plis. — Prés humides.

G. SANGUINEUM (*Bec-de-Grue sanguin*). Pédoncules uniflores, tandis qu'ils portent 2 fleurs au moins dans les espèces précédentes. — Bois sablonneux.

B. ERODION. 5 sépales égaux ; 5 pétales réguliers ou irréguliers; 10 étamines, dont 5 sans anthères.

ERODIUM MOSCHATUM (*Erodion musqué*). Folioles pétiolées. — Lieux arides.

E. CICUTARIUM (*Bec-de-Grue*). Folioles sessiles. — Sables, le long des chemins, etc.

C. PELARGONIUM. 10 étamines dont 3 sans anthères. —Genre
de plantes exotiques.

TROPÉOLÉES.

Trois carpelles, nus à leur sommet.

D. CAPUCINE (*Tropæolum*). Calice à 5 divisions, éperonné à
sa base; 5 pétales, dont 2 ciliés sur les bords; 8 étamines
libres ; style à 3 stigmates; fruit à 3 coques.

TROPÆOLUM MAJUS (*Capucine ordinaire*). Fleurs d'un rouge de feu éclatant, très grandes, phosphorescentes, jetant des étincelles au crépuscule du soir et du matin, dans le mois de juillet. — Cultivé.

T. MINUS. Fleurs non phosphorescentes. — Cultivé.

315. *Usages.* — Ces végétaux sont peu employés en mé-

decine : les *Géraniées* sont toniques, astringentes ; les *Tropœolées* possèdent un principe aromatique et stimulant.

Cette famille paie son tribut à la floriculture. Parmi les *Geranium* cultivés dans les jardins, citons le *G. zonale,* dont les feuilles sont marquées d'une zône noire sur leur contour ; — le *G. ibericum,* à fleurs grandes, disposées en bouquet, passant du violet au bleu d'azur. — On cultive en Europe des centaines d'espèces de *Pelargonium* : ces plantes du Cap sont d'une odeur très forte due à une huile volatile ; le *P. roseum* et le *P. capitatum* fournissent une huile essentielle avec laquelle on falsifie l'essence de rose.

91ᵉ Famille. — BALSAMINACÉES.

516. Plantes herbacées d'une texture délicate. Feuilles alternes, non stipulées ; calice de 5 sépales inégaux, dont l'un en éperon à sa base ; 5 pétales inégaux, dont un plus grand, concave ; 5 étamines ordinairement soudées par leurs anthères ; ovaire simple de 5 carpelles soudés, à 5 loges pluriovulées. Capsule à 5 loges et 5 valves ; graines sans endosperme.

A. IMPATIENTE (*Impatiens*). 5 stigmates soudés ou libres ; capsules glabres.

IMPATIENS BALSAMINA (*Balsamine*). Fleurs roses, violettes ou blanches ; stigmates distincts, libres. — Cultivée.

I. NOLI TANGERE. Fleurs jaunes, stigmates soudés ; plante vénéneuse. — Bois humides.

92ᵉ Famille. — ACÉRACÉES.

(*Pl.* XXIV, 1. *Érable : a.* fleur mâle ; *b.* fleur femelle ; *c.* coupe de l'ovaire (ces objets sont grossis); *d.* fruit.)

517. Arbres à feuilles opposées, pétiolées, simples ou lobées. Fleurs souvent unisexuées par suite de l'avortement de l'un des organes de la fructification. Calice de 4 ou 5 sépales, caducs ; corolle de 4 ou 5 pétales hypogynes, manquant quelquefois ; étamines 4 ou 5 ou bien 8-10 insérées sur le disque hypogyne, filets libres ; ovaire libre, à 2 loges biovulées ; style simple en bas, bifide supérieurement. Pour fruit samare à

2 ailes et à 2 loges monospermes et indéhiscentes ; embryon sans endosperme. — Un seul genre.

A. ÉRABLE (*Acer*). Sépales 5 ; pétales 5 ; 5 à 10 étamines ; 1 style, 2 stigmates ; fleurs polygames ; feuilles simples.

ACER CAMPESTRE (*Érable commun*). Feuilles à lobes obtus ; fleurs en grappe, fruit pubescent à ailes très divergentes. — Bois.

A. OPULIFOLIUM. Fleurs en corymbe ; fruit glabre à ailes presque parallèles. — Bois.

A. PSEUDO-PLATANUS (*Érable-Sycomore*). Feuilles à 5 lobes aigus, dentés ; fleurs verdâtres en grappes pendantes, pédoncules velus. — Cultivé.

A. PLATANOIDES (*Platane*). Fleurs d'un beau jaune, en corymbes redressés, pédoncules glabres. — Cultivé.

518. *Usages.* — Les *Érables* ne sont pas usités en thérapeutique, quoique leur écorce soit astringente et amère. Ce sont de beaux arbres en général, dont le bois dur est utile pour menuiserie, chauffage, etc.; leur sève contient au printemps une grande quantité de sucre, qui est surtout abondante dans les espèces de l'Amérique du Nord.

93e Famille. — ÆSCULACÉES.

(*Pl.* XXIV, 2. *Marronnier d'Inde* : a. fleur ; b. coupe transversale de l'ovaire ; c. coup p longitudinale du même.)

549. Arbres à feuilles opposées, digitées, sans stipules ; à fleurs disposées en grappes ou en thyrses. Calice tubuleux à 5 lobes inégaux ; 4 pétales unguiculés ; étamines 7, en général, inégales, déclinées, insérées comme les pétales à un disque hypogyne ; ovaire globuleux, à 3 loges biovulées ; style simple, stigmate presque trilobé. Capsule à 1, 2 ou 3 loges trivalves, 1 à 5-spermes. Chaque graine est recouverte d'un tégument brun marqué d'une grande tache blanchâtre (hile) ; embryon à cotylédons très gros. — Un seul genre.

A. MARRONNIER ou HIPPOCASTANE (*Æsculus, Hippocastanum*) . Caractères de la famille.

ÆSCULUS HIPPOCASTANUM (*Marronnier d'Inde*). Fleurs d'un blanc sale, tachetées de rouge. — Cultivé.

Nous ferons connaître les *Usages* de cette petite famille en traitant spécialement du Marronnier.

94e Famille. — POLIGALACÉES.

(*Pl.* xxiv, 3. *Polygala vulgaire* : *a.* sommité fleurie; *b.* fleur entière de grandeur naturell ; *c.* pistil ; *d.* carène renfermant les étamines androphores ; *e.* capsule.)

320. Plantes herbacées ou arbustes d'un port élégant : feuilles alternes, non stipulées : fleurs axillaires et solitaires, plus souvent terminales et en grappes, munies de 2 bractées latérales à leur base; elles ont quelque ressemblance avec celles des Papilionacées. Calice à 3, 4 ou 5 sépales, égaux et réguliers, ou inégaux et irréguliers, 2 plus grands formant 2 ailes et étant souvent colorés; corolle de 3 à 5 pétales libres, ou soudés et constituant comme une corolle monopétale irrégulière à 2 lèvres, dont l'inférieure concave, carénée, contient les organes sexuels. Étamines 8, diadelphes, ou 2 à 5 libres, insérées sur les pétales. Ovaire libre, 1 ou 2-loculaire; style simple, stigmate de forme très variable. Capsule comprimée, à 2 loges monospermes.

A. Polygala (*Polygala*). 5 sépales inégaux ; 5 pétales irréguliers disposés en 2 lèvres ; 8 étamines diadelphes ; capsule à 2 loges déhiscentes ; embryon muni d'un endosperme ; fleurs en grappes terminales.

Polygala amara (*Polygala amer*) (*pl.* xlix, 5). Feuilles inférieures arrondies, spatulées ; fleurs d'un bleu foncé. — Pâturages secs.

P. austriaca (*Crantz*). Fleurs plus petites, blanches ou d'un bleu clair.

P. vulgaris (*Herbe-au-Lait*) (*pl.* xxiv, 3). Feuilles inférieures, ovales, pointues ; grandes divisions du calice oblongues aiguës ; racine presque ligneuse.

P. monspeliaca. Grandes divisions du calice ovales, obtuses ; racine herbacée.

P. senega (*Polygala de Virginie*). Plante exotique. — Amérique.

B. Kramerie (*Krameria*). 4 sépales irréguliers ; 4 pétales inégaux ; 3 ou 4 étamines libres ; fruit uniloculaire ; graines sans endosperme. — Genre exotique.

321. *Usages.* — Les *Polygalas* agissent tous d'une manière analogue, sauf l'intensité d'action. Ce sont des excitants des systèmes pulmonaire et gastrique : ils sont expectorants ou vomitifs selon les doses et les cas. — Les *Krameries* sont astringentes; l'une d'elles, le *K. triandra* du Pérou, fournit le *Ratanhia*.

95ᵉ Famille. — TILIACÉES.

(*Pl.* xxiv, 4. *Tilleul d'Europe* : *a.* extrémité d'un rameau fleuri ; *b.* fleur détachée ; *c.* fruit.)

522. Calice de 4-5 sépales caducs en général, quelquefois colorés; corolle de 4-5 pétales alternes ; étamines nombreuses, libres, distinctes, insérées, ainsi que les pétales, à un disque hypogyne : les plus intérieures sont quelquefois dépourvues d'anthères. Ovaire libre, à 2, 5, jusqu'à 10 loges, 1-2 pluriovulées; style simple, stigmate à 2, 3 ou 5 lobes. Fruit à plusieurs loges polyspermes. — Un seul genre.

A. TILLEUL (*Tilia*). Caractères de la famille.

TILIA EUROPÆA (*Tilleul d'Europe*) (*pl.* xxiv, 4). Feuilles presque glabres, larges de 2 pouces.

T. PLATYPHYLLOS. Feuilles velues en dessous, larges de 3 pouces.

523. Nous ferons connaître plus tard les *usages* médicaux du Tilleul. Disons seulement que les fibres de l'écorce des plantes de cette famille sont tenaces et servent à fabriquer des cordages, de grosses toiles, etc. — En Égypte, le *Corchorus alitorius* est alimentaire.

96ᵉ Famille. — MALVACÉES.

(*Pl.* xxiv, 5. *Rose trémière* : *a.* sommité fleurie ; *b* coupe des organes sexuels; *c.* fruit.)

524. Tige herbacée, ou ligneuse ; feuilles alternes, simples, entières ou divisées, stipulées. Calice ordinairement double, l'extérieur (calicule) polyphylle ou polylobé, l'intérieur monophylle à 3-5 divisions. Corolle à 5 pétales libres ou plus souvent soudés à leur base qui fait corps avec les étamines, lesquelles sont nombreuses, monadelphes, réunies en une espèce de colonne. Ovaire libre, composé de 5 carpelles au moins, soudés ensemble ; stigmates distincts. Fruit composé de capsules réunies en forme d'anneau, ou d'une seule capsule globuleuse à 5 loges le plus ordinairement. — Deux genres.

A. Mauve (*Malva*). Calicule à 3 folioles, calice à 5 divisions; pétales échancrés au sommet; capsules réunies en cercle autour du style.

Malva sylvestris (*Mauve sauvage, grande Mauve*). Tiges dressées; fleurs grandes; plusieurs pédoncules à l'aisselle des feuilles supérieures; folioles du calicule ovales-lancéolées. — Haies.

M. rotundifolia (*Mauve à feuilles rondes, petite Mauve*). Tiges couchées; fleurs petites; folioles du calicule très étroites. — Bord des chemins.

M. moschata. Folioles du calicule linéaires; capsules velues.—Bois humides.

M. alcea. Folioles du calicule ovales; capsules glabres. — Bois.

B. Guimauve (*Althæa*). Calicule à 5-9 lobes aigus, calice à 5 divisions; pétales échancrés ou entiers; capsules monospermes, réunies en cercle.

Althæa officinalis (*Guimauve officinale*) (*pl.* xxvi, 1). Tige dressée; 2-3 pieds de hauteur; feuilles crénelées.

A. hirsuta. Tige étalée, haute d'un pied; feuilles à 3 lobes profonds. — Coteaux.

A. rosea (*Rose trémière*) (*pl.* xxiv, 5). Capsules entourées d'un rebord membraneux et sillonné. — Cultivée.

525. *Usages.* — Les Malvacées occupent le premier rang parmi les plantes mucilagineuses, émollientes; dans certaines contrées de l'Europe, on fait cuire leurs feuilles pour les manger. — Le *Gombo* (*Hibiscus esculentus*) est une plante des Indes dont les jeunes fruits sont alimentaires pour les indigènes. — L'*Ambrette* est une autre espèce d'*Hibiscus* de l'Inde dont les graines, d'une odeur musquée, ont été employées comme antispasmodiques.

Le *Cotonnier* (*Gossypium*) fournit une graine dont le tégument propre est chargé de filaments longs et blancs qui constituent le *coton*, substance de première nécessité dont le commerce est immense.

97e Famille. — HYPÉRICACÉES.

(*Pl.* xxiv, 6. *Millepertuis ordinaire* : *a.* sommité fleurie; *b.* pistil; *c.* coupe de l'ovaire; *d.* capsule.)

526. Herbes, arbustes et même arbres à feuilles opposées, simples, presque toujours parsemées de vésicules transparentes ; fleurs jaunes, en cyme dichotome terminale : calice à 4-5 sépales persistants et unis inférieurement ; corolle de 4-5 pétales hypogynes étalés, glanduleux ; étamines nombreuses, réunies en faisceaux par leurs filets, étalées ; filet grêle, anthères globuleuses vacillantes. Ovaire libre, simple, à 3 ou 5 loges pluriovulées ; styles et stigmates 3 ou 5. Capsule à 3 ou 5 loges tri ou quinquévalves et polyspermes ; graines sans endosperme, à embryon dressé ou courbé en arc. — Deux genres.

A. MILLEPERTUIS (*Hypericum*). 5 sépales ; 5 pétales ; étamines réunies en 3 faisceaux ; 3-5 styles ; capsules à 3 loges.

HYPERICUM PERFORATUM (*Millepertuis officinal*). Tige cylindrique, forte, dressée ; sépales entiers. — Prés, bois.

H. QUADRANGULUM. Tige un peu quadrangulaire.

H. HUMIFUSUM. Tiges filiformes couchées : feuilles marquées de points noirs. — Coteaux boisés.

H. HIRSUTUM. Tige ferme, dressée ; feuilles et tiges velues. — Bois.

H. ELODES. Tige faible, couchée ; feuilles aussi velues.

H. MONTANUM. Tiges et feuilles glabres ; feuilles allongées, bordées de points noirs. — Collines ombragées.

H. PULCHRUM. Feuilles cordiformes, non bordées de points noirs. — Bois secs.

B. ANDROSÈME (*Androsemum*). 5 sépales ; 5 pétales ; étamines réunies en 5 faisceaux ; 3 styles ; baie à 1 loge.

ANDROSŒMUM OFFICINALE (*Hypericum androsæmum*). Fleurs jaunes. — Bois. Mai.

527. *Usages.* — Les Hypéricacées sont aromatiques, résineuses ; les espèces d'Amérique contiennent un suc qui est quelquefois purgatif : ce suc est connu vulgairement sous le nom de *Gomme-gutte d'Amérique*.

98e Famille. — CITRACÉES.

(*Pl.* XXIV, 7. *Oranger* : *a.* extrémité d'un rameau fleuri ; *b.* pistil grossi ; *c.* coupe longitudinale de l'ovaire ; *d.* coupe transversale du même.)

528. Arbres et arbrisseaux élégants, à feuilles toujours vertes, alternes, simples ou composées, parsemées de petites glandes semi-transparentes contenant une huile essentielle,

Fleurs blanches ou purpurines, axillaires, très odorantes : calice monosépale à 4-5 divisions profondes ; corolle de 4-5 pétales élargis à la base ; 10 étamines ou plus insérées avec les pétales autour d'un disque hypogyne, filets libres ou polyadelphes. Ovaire simple, pluriloculaire ; style et stigmate simples. Baie coriace à l'extérieur, charnue intérieurement, multicloisonnée ; plusieurs graines dans chaque loge ; embryon sans endosperme.

A. ORANGER (*Citrus*). Ce genre comprend tous les arbres odoriférants du midi de l'Europe, qu'on connaît sous les noms d'*Orangers, Limoniers* ou *Citronniers, Cédratiers, Limettiers, Pompelmousiers,* etc.

CITRUS AURANTIUM (*Oranger ordinaire*). Fleurs blanches ; tige ramifiée presque dès sa base, etc.

CITRUS MEDICA (*Limonier* ou *Citronnier*). Fleurs lavées de rouge violet en dehors ; tige plus élancée, etc.

529. *Usages.* — Les Citracées possèdent un principe volatil qui, sécrété par de petites glandules disséminées sur les feuilles, les pétales, etc., communique à ces plantes une odeur suave et des propriétés médicales stimulantes, antispasmodiques, stomachiques, ou même rafraîchissantes, suivant les parties employées. —Bien que ces végétaux ne soient pas indigènes, leur culture est si répandue dans le midi de la France et leurs usages sont tellement importants en médecine, que nous devons faire l'histoire particulière des deux principaux, l'*Oranger* et le *Citronnier.*

FIN DE LA PREMIÈRE PARTIE.

SECONDE PARTIE.

PLANTES MÉDICINALES INDIGÈNES.

Les PLANTES dites MÉDICINALES sont celles qui jouissent de propriétés médicamenteuses, et qu'on emploie dans le but de conserver ou de rétablir la santé de l'homme. Ce sont, par conséquent, des médicaments, c'est-à-dire des substances qui, prises à l'intérieur, ne fournissent pas de chyle, ne nourrissent pas, mais produisent sur la vitalité une action générale ou locale qui constitue la *médication*. Les *plantes alimentaires*, au contraire, sont digérées, fournissent des matériaux à la chylification et apaisent la faim. Toutefois, il est impossible d'établir une ligne de démarcation, dans le règne végétal, entre ces deux genres d'action, parce que très souvent les mêmes plantes sont employées, tantôt comme aliments, tantôt comme médicaments, selon les circonstances, les parties mises en usage, le mode de préparation, etc.

Les *plantes vénéneuses* diffèrent des médicamenteuses en ce que leur action est énergique, que le trouble qu'elles causent est profond, progressif, et même qu'elles produisent la mort si la dose est quelque peu élevée. Cependant il est encore difficile d'établir une limite entre ces plantes et les précédentes, attendu que beaucoup de poisons sont employés comme médicaments ; que certaines substances médicamenteuses actives peuvent produire des effets toxiques lorsqu'on les administre à trop forte dose, et que, par opposition, il est telle plante ou telle racine réputée vénéneuse à l'état frais, qui, soumise à l'ébullition dans l'eau, perd ses principes redoutables pour ne conserver que les féculents, et devenir alimentaire.

Tels sont en deux mots les différences et les points de contact existant entre les *aliments*, les *médicaments* et les *poisons*.

— Le *Remède* diffère encore de ces trois choses : en effet, on entend généralement par ce mot tout ce qu'il peut être utile au malade de faire, d'éviter ou de modifier, etc. Les remèdes sont partout; il est toujours possible d'en trouver de plus ou moins efficaces : ainsi un peu de chaleur ou de fraîcheur, telle ou telle position du corps, le silence, l'obscurité, une parole d'espoir ou d'amour, etc., peuvent *remédier* à certains troubles de la santé bien mieux que les médicaments. La vaste classe des maladies nerveuses ne réclame que des remèdes dont la diversité est aussi grande que celle de leurs causes ; toutes les pratiques de l'hygiène sont des *remèdes préservatifs*, qui rendraient le plus souvent l'emploi des médicaments inutile, si elles étaient mieux comprises et observées.

Avant de chercher le médicament qui ne s'adresse qu'aux effets, il faut demander le remède qui s'attaque d'abord à la cause. Que peut faire le médecin et toute la thérapeutique dans le cas où la vie succombe sous le poids des chagrins, du désespoir ; dans ceux où la répétition des mêmes causes morbifiques, soit physiques, soit morales, entretient et accroît sans cesse le mal ? N'est-il pas évident que, pour obtenir quelques effets avantageux, des résultats réellement efficaces de l'emploi des médicaments, il faut d'abord annuler ou détruire la cause ; il faut enlever l'épine, tuer le ver rongeur ? Si c'était ici le lieu, et que nous en eussions le temps, nous ferions comprendre, par quelques exemples particuliers, combien la Médecine, cette science si belle, si universelle, quand on l'envisage sous le rapport théorique, si puissante dans quelques cas même, est limitée dans son action, incertaine et décourageante quand elle ne peut détruire les conditions étiologiques, et que celles-ci persistent. Que d'efforts inutiles alors, que de tisanes, de pilules, de potions qui n'ont d'autre but que d'occuper l'esprit du malade (ce qui est bien quelque chose sans doute), mais aussi quel faible sujet d'orgueil pour nous, et comme l'horizon est borné dans les applications ! Aimons et honorons la médecine, cette science qui découle de

toutes les autres et qui les absorbe toutes ; honorons et glo-
rifions le médecin véritablement digne de ce nom, qui, recon-
naissant des limites à son savoir et à l'art, se méfie de lui-
même, s'attache à se faire des amis de ses malades, à en devenir le confident, et cherche à les convaincre de cette vérité :
que les conseils hygiéniques qu'il leur donne valent souvent
mieux que toutes les prescriptions pharmaceutiques qu'il pourrait leur faire, et qu'ils aiment tant en général. Mais aussi flé-
trissons ces ministres indignes qui font métier et marchan-
dise de leur sacerdoce ; ces médecins avides qui, flairant les
souffrances humaines et spéculant sur les défaillances morales
qui en sont l'effet, font retentir aux oreilles des malheureux
que le désespoir accable ces paroles captieuses, qu'ils se font
payer d'autant plus cher qu'elles outragent davantage la vérité, le bon sens, la science, la civilisation et l'humanité :
« Vous êtes malade, abandonné des médecins, venez à moi,
j'ai un sirop, un rob, un elixir, etc., qui vous guérira. Si vous
êtes éloigné, écrivez-moi, exposez votre état, et je vous trai-
terai par correspondance... Mais, ajoutent-ils, l'usage est de
payer une partie des honoraires d'avance, etc... » Voilà ce
qu'en plein XIXᵉ siècle on lit chaque jour à la quatrième page
des journaux, et, chose plus honteuse, voilà ce qui séduit
encore et ce qui séduira peut-être toujours la foule.

CLASSIFICATION DES PLANTES MÉDICINALES.

Nous avons vu combien il a fallu d'efforts, de travaux, de
temps et de génie pour arriver à une classification satisfaisante des végétaux, considérés sous le rapport de leurs caractères physiques différentiels. Leur classification thérapeutique n'offre guère moins de difficultés, parce que leur action
est généralement complexe, et qu'elle varie suivant la partie
de la plante employée, suivant la dose, les conditions pathogé-
niques que l'on a à combattre, etc. Il ne faut donc pas croire
que les médicaments agissent par une force occulte, une faculté particulière en vertu de laquelle chacun d'eux devient
propre à combattre une affection déterminée, sans qu'il soit

nécessaire d'aider leur action par d'autres moyens ; ni les médicaments composés, ni, à plus forte raison, les *simples* (nom donné par les anciens aux plantes médicinales qu'ils croyaient douées de vertus spéciales contre des affections bien définies) ne peuvent agir autrement qu'en relâchant ou en tonifiant les tissus, en excitant, en modérant ou en régularisant l'action vitale, en ouvrant ou en fermant les voies sécrétoires, etc. Mais seuls, sans le secours des précautions hygiéniques et du régime, sans l'aide surtout et l'intervention de la bonne nature, de ce que le père de la médecine a appelé *natura medicatrix*, ce nouvel ange gardien de l'existence physique, ces moyens sont impuissants à guérir les maladies. Nous portons du secours à l'organisme en travail d'élimination de la cause morbide, nous favorisons les crises, obvions autant que possible aux accidents ; mais ce n'est, encore une fois, ni le médecin ni l'art qui guérit, c'est le principe vital, principe si puissant et si intelligent même, qu'il arrive à son but malgré les traitements les plus mal dirigés et les plus contraires. Car, hélas! que nous serions effrayés des malheurs que cause l'emploi inopportun des médicaments, si la force médicatrice pouvait parler ou du moins se faire comprendre! Elle ne demande souvent que quelques jours de repos, de calme, d'abstinence, l'usage d'une boisson délayante, l'éloignement des circonstances défavorables, et on lui refuse tout cela, parce que c'est un préjugé aussi fatal aux hommes que la guerre, que faire diète et rester dans l'inaction c'est s'affaiblir; parce que, d'un autre côté, l'on ne veut point abandonner ses affaires, et que le culte du veau d'or passe avant celui de la santé !

La classification des plantes médicamenteuses doit avoir pour base le mode d'altération des propriétés vitales dans les maladies, et leur mode d'action sur l'organisme souffrant. Or, si, comme nous avons essayé de le faire dans notre *Anthropologie*, l'on peut rapporter toutes les altérations de la santé à trois modifications principales de l'action vitale, l'*excitation*, la *diminution* ou la *perversion*, il est naturel, logique, de diviser les plantes en trois grandes classes : les *débilitantes* , les *toniques* et les *calmantes*.

Oui, assurément, il est possible de faire entrer tous les médicaments dans cette division première et fondamentale ; mais il faut observer que plusieurs substances ne calment, ne tonifient ou ne débilitent que d'une manière secondaire et plus ou moins éloignée, tandis qu'elles produisent presque immédiatement des effets sensibles, soit en *surexcitant* l'action vitale languissante, soit en *évacuant* les humeurs, soit en *irritant* les tissus, soit en détruisant la cause par une action *pécifique*. Par conséquent, pour établir une classification qui éclaire l'esprit sans l'éblouir, nous n'admettrons que six classes de médicaments : 1° les *débilitants* ; 2° les *toniques* ; 3° les *imulants* ou *excitants* ; 4° les *calmants* ; 5° les *irritants* ; 6° les *pécifiques*.

Ensuite, chacune de ces classes fondamentales formera des sous-divisions, de manière à comprendre par faisceaux à la fois distincts et réunis tous les modes d'action des divers agents thérapeutiques, et à former le tableau synoptique que voici :

1° DÉBILITANTS
- Émollients.
- Tempérants.
- Contro-stimulants.

2° TONIQUES
- Astringents.
- Amers ou névrosthéniques.
- Analeptiques.

3° STIMULANTS
- généraux
- spéciaux
  - Antispasmodiques.
  - Sudorifiques.
  - Diurétiques.
  - Émétiques.
  - Purgatifs.
  - Expectorants et béchiques.
  - Emménagogues.
  - Sternutatoires.
  - Sialagogues.
  - Aphrodisiaques.
  - Fondants ou altérants.

4° CALMANTS OU NARCOTIQUES.

5° IRRITANTS	Rubéfiants.
	Vésicants.
	Caustiques.

6° SPÉCIFIQUES	Fébrifuges.
	Anthelminthiques ou vermifuges.
	Antisyphilitiques.
	Absorbants.

PREMIÈRE CLASSE DE MÉDICAMENTS.

DES DÉBILITANTS.

On donne le nom de *Débilitants* à l'ensemble des moyens propres à combattre l'excitation des propriétés vitales. Pour bien se rendre compte de leur action, il importe d'abord d'être fixé sur le sens des mots *irritation, inflammation, fièvre, maladie aiguë,* parce que ce sont ces états qui en nécessitent généralement l'emploi.

L'organisme animal résulte, en définitive, d'un assemblage d'appareils d'assimilation et de relation soumis à un agent d'innervation vitale, le système nerveux, qui les unit étroitement par les liens mystérieux des sympathies et les rend excitables. Lorsqu'une cause morbifique porte le trouble dans l'action assimilatrice ou dans l'action nerveuse, leurs conditions normales et réciproques d'existence changent aussitôt. Unies solidairement pour résister à l'ennemi commun, elles réagissent, se surexcitent, afin de débarrasser l'organisme du principe délétère; l'économie se met en guerre contre la cause qui trouble ses lois et sa marche ordinaire, guerre accusée par la fièvre, et, dans cet état, elle la soumet au laboratoire de ses actions chimiques; elle la digère, pour ainsi dire, et elle l'élimine complétement par la voie de ses émonctoires, c'est-à-dire par les urines, les sueurs, les selles, ou par des hémorrhagies, des abcès, des éruptions, etc., lorsqu'elle sort victorieuse du combat.

Lorsque cette élimination s'effectue dans l'espace de cinq à quarante jours environ, après lesquels tout rentre dans le calme, on dit que la maladie est *aiguë*; on appelle *chronique*, au contraire, l'affection dont la cause ou les conditions prochaines de développement, se reproduisant incessamment, ne peuvent être jugées dans l'espace de temps assigné aux maladies aiguës. Mais ces dénominations ne comportent pas une définition absolue, un sens très précis, attendu que la durée des troubles de l'économie auxquels on les applique sont beaucoup trop variables.

Tous les dérangements de la santé peuvent être englobés dans ces deux grandes classes : maladies *aiguës*, maladies *chroniques* ; mais il importe de distinguer les espèces et les cas, surtout dans ces dernières. En effet, tantôt les efforts médicateurs de l'organisme n'éliminent le principe morbide que temporairement, comme dans les affections intermittentes ou les maladies chroniques à accès aigus ; tantôt la réaction vitale n'offre qu'un déploiement de forces lent et insuffisant ; tantôt enfin tout symptôme de réaction évident manque, quoique l'économie présente des signes certains, nombreux, d'un état général morbide, comme dans la constitution scrofuleuse, les cachexies.

Ainsi donc, les deux états opposés qu'offre l'organisme souffrant peuvent se traduire par ces mots *synergies* et *cachexies*. Dans les premières, il y a des troubles réactionnels, des symptômes fébriles dus à l'excitation des systèmes nerveux et sanguin réagissant contre la cause morbide; dans les secondes, il y a des signes physiques d'un état maladif, une altération générale des humeurs, mais absence de phénomènes réactionnaires bien manifestes. Les êtres doués d'un système nerveux sont les seuls susceptibles de montrer des synergies ou réactions ; la cachexie, au contraire, peut s'observer dans les végétaux comme chez les animaux, par la raison que l'innervation dont manquent les premiers est, en quelque sorte, étrangère à cet état.

Mais ce n'est pas tout, il arrive souvent qu'il n'existe ni synergie morbide ni cachexie, mais qu'on remarque une grande perturbation de l'innervation, traduite par des douleurs, des spasmes, des convulsions : ces phénomènes appartiennent à une troisième classe de maladies, désignées sous le nom de *névroses*.

On arrive donc, en dernière analyse, à trois états morbides génériques, que nous venons de désigner sous les noms de *synergie, cachexie* et *névrose*. Ces trois mots diffèrent peu, quant à leur signification pathologique, de ceux que nous avons employés dans la classification des affections morbides (voir notre *Anthropologie*), et qui leur correspondent : *augmentation, diminution* et *perversion* de l'action vitale.

Pour en revenir à notre sujet, nous dirons que la médication débilitante absorbe, en quelque sorte, l'immense majorité des indications thérapeutiques, par cette raison que l'excitation organique ou la synergie domine la pathologie. Une maladie aiguë, pour être complète et régulière, doit être accompagnée de réaction, de fièvre locale ou générale ; mais il faut que cette réaction soit dans de justes limites ; et c'est pour l'y maintenir ou l'y ramener (et non pour y couper court, ce qui est impossible) qu'on emploie les débilitants, dont le rôle consiste à faciliter à l'organisme son travail de coction et d'élimination de la cause morbifique.

Dans les maladies chroniques, dans celles surtout qui sont totalement dépourvues de symptômes appartenant aux synergies, on ne peut employer ces agents avec la même persévérance et la même énergie, parce que, nous le répétons, ce serait affaiblir l'action vitale sans profit que d'attaquer ainsi des affections dont la solution ne peut être obtenue dans un laps de temps limité.

Les névroses s'accommodent mieux des débilitants que les cachexies ; cependant ces médicaments y sont moins utiles, sans contredit, que dans les synergies.

Les agents de la médication débilitante sont le repos, le régime diététique, les bains, les émissions sanguines, les contro-stimulants, les émollients et les tempérants. Nous allons les passer tous en revue successivement, à cause de leur importance, quoique les émollients, les tempérants et les contro-stimulants devraient seuls nous occuper comme étant représentés par des plantes indigènes, objet spécial de ce travail.

DU REPOS CONSIDÉRÉ COMME MOYEN DÉBILITANT.

Les organes sont destinés à être mis en action. L'exercice est donc nécessaire pour développer en eux la force et l'excitabilité dont ils ont besoin. Mais si cet exercice est porté trop loin, l'excitation physiologique ne tarde pas à devenir morbide ; bientôt même l'organe qui y est soumis s'enflamme si le repos ne succède pas à la fatigue. Dans l'état de santé, nous sommes guidés par nos connaissances en hygiène et par nos sensations dans l'emploi que nous devons faire non-seulement de l'exercice, mais encore du repos, car l'inaction elle-même n'est pas sans de grands inconvénients quand elle se prolonge trop longtemps, attendu qu'elle plonge les organes dans l'atonie et la débilité, source des affections cachectiques.

Dans les maladies où prédomine l'excitation vitale ou le stimulus, il faut donc, autant que faire se peut, soustraire les parties irritées à l'influence stimulante de l'exercice. La chose est généralement facile pour les appareils de la vie de relation, soumis à la volonté ; mais on comprend qu'il n'en puisse être de même pour les organes de nutrition, dont les fonctions s'exécutent d'une manière continue et sans la participation du *moi*. N'est-ce pas à cette continuité d'action que les affections du cœur, des poumons, du foie, des reins, de l'estomac, etc. doivent d'être quelquefois si longues et si rebelles à la thérapeutique. Que faut-il donc faire dans ces cas ? Il faut tout simplement, puisqu'on ne peut obtenir que ces organes se reposent, diminuer leur travail ou rendre plus facile leur tâche, en affaiblissant les propriétés stimulantes du sang par la saignée et les boissons délayantes, en prescrivant l'abstinence ou tout au moins l'usage d'aliments doux et faciles à digérer.

DU RÉGIME DIÉTÉTIQUE COMME MOYEN DÉBILITANT.

Considéré d'une manière tout-à-fait générale, le régime doit être défini : l'ensemble des règles à suivre relativement à l'usage qu'on doit faire, dans l'état de maladie, des choses dont on usait ou pouvait user en santé. Pour nous, cette définition a un sens trop étendu, car nous venons de parler du repos, qui est le régime appliqué aux organes fonctionnant. Dans cet article, le mot régime signifie diète.

Dans l'état de santé, l'homme ne peut supporter longtemps l'abstinence, mais dès qu'il est malade, surtout qu'il est affecté de maladie aiguë, fébrile, il peut se priver d'aliments pendant plusieurs jours, et même plusieurs semaines. On a cherché des explications à ce fait. On a dit que, dans l'état morbide, le sentiment de la faim est moins prononcé ou nul, parce que le travail d'assimilation et de réparation devient moins actif; mais c'est se payer de mots, car il reste à savoir pourquoi ces phénomènes physiologiques sont troublés si profondément. On a dit, avec plus de raison, que dans les affections aiguës, les forces vitales étant appliquées à un travail pathologique nécessaire, ayant pour but l'élimination du principe morbifique, les forces assimilatrices sommeillent ou plutôt sont opprimées par les premières ; que si, pendant ce laborieux travail, on introduit des aliments dans l'estomac, on exige de celui-ci un surcroît d'action qui ne peut que nuire à l'élaboration pathologique et même l'enrayer tout-à-fait. La diète, dans ces cas, loin d'être une privation pour l'économie, est, au contraire, un soulagement et un secours.

Autre explication. Pourquoi l'alimentation accroît-elle les phlegmasies et la fièvre ? Parce que la digestion est la source d'une foule d'opérations vitales auxquelles chaque tissu participe en vertu de la loi de solidarité, et qu'elle intervient dans l'action intime, moléculaire de chacun d'eux, en fournissant des matériaux de réparation. Comme conséquence, si l'on remplace l'alimentation par l'abstinence, non-seulement on prévient cette action nutritive qui développe de la chaleur et stimule le sang, mais encore on appauvrit ce liquide, on le rend plus aqueux et l'on fait que le corps se débilite par lui-même. De là résulte aussi que la diète est le meilleur moyen d'opérer la résolution d'une foule d'engorgements ou de liquides épanchés.

Toutefois, il y a un terme à l'abstinence. Dans les maladies aiguës, « le travail morbide altérant une fois consommé, la diète nuit; elle engendre la débilité et les maux de nerfs, ce qu'elle ne fait pas tant que les forces de la chimie vivante sont occupées à digérer et à mûrir des produits pathologiques. » En d'autres termes, tant que l'aiguillon de la faim ne se fait pas sentir, on peut attendre; mais ensuite une diète trop sévère aurait des inconvénients, tels que l'irritation de l'estomac, la débilité générale, etc.

Lorsque l'on juge nécessaire de revenir à l'alimentation, on doit commencer par les substances les plus divisées, telles que les bouillons, le lait, les fécules; après cela on passe aux potages, aux crèmes, puis aux œufs frais, aux légumes, aux poissons, aux viandes blanches, etc.

« Le régime diététique est d'une importance extrême en thérapeutique : combien d'incommodités, de maladies, d'infirmités ne seraient-elles pas évitées si l'on savait se soumettre à ses préceptes, et combien le traitement des maladies serait heureusement simplifié si les médecins et les malades connaissaient suffisamment les ressources qu'ils peuvent puiser dans le choix des aliments! Avec le régime, disait Broussais, on pourra souvent se passer de tous les médicaments, tandis que, sans son aide, on obtient fort peu de guérisons, malgré l'emploi des spécifiques les plus vantés. »

BAINS TIÈDES.

Les bains tièdes ou tempérés exercent une action relâchante et calmante sur l'économie : ils imbibent les tissus et en modèrent la tonicité. « Lorsque les parties irritées et enflammées, dit le professeur Rostan, sont en contact avec l'eau du bain, celle-ci agit comme les topiques émollients et diminue la tension, l'injection, la chaleur et la douleur des surfaces qui sont le siége de l'inflammation. Cet effet se produit également dans les organes qui n'éprouvent pas l'influence directe de l'eau. Ces propriétés si favorables et si puissantes des bains tièdes les ont fait employer dans un grand nombre de maladies, pour ne pas dire dans toutes. Ils sont souvent un complément nécessaire de la saignée ou suppléent à ce moyen, sur lequel ils ont quelquefois l'avantage d'une sédation plus générale, plus graduelle, plus durable. »

Ainsi l'emploi du bain est donc extrêmement fréquent, tant pour modérer les inflammations que pour calmer les nerfs. On peut le mettre en usage dans toutes les affections aiguës, celles des organes respiratoires exceptées; dans les cas de phlegmasies abdominales (péritonite, entérite, métrite, néphrite, hépatite, etc.), de phlegmasie encéphalique, surtout chez les enfants; dans les névroses (hypochondrie, hystérie, convulsions, agitations nerveuses, coliques calculeuses, insomnie, etc.); dans les fièvres éruptives, lorsqu'il s'agit de provoquer l'éruption tardive ou de rappeler celle qui disparaît prématurément, cas où le bain doit être plutôt chaud que tiède; dans les affections dartreuses; pendant le travail de l'accouchement, soit pour calmer les douleurs si elles sont prématurées, soit pour leur rendre leur véritable caractère si elles sont irrégulières, anxieuses, soit enfin pour assouplir les tissus et faciliter la dilatation du col.

Il existe un grand nombre d'autres affections aiguës ou chroniques qui réclament l'emploi des bains. Plutôt que d'en dresser la liste interminable, il nous paraît plus expéditif de signaler celles qui contre-indiquent ce moyen. Les sujets atteints de maladies cachectiques, de suppurations abondantes, d'hémorrhagies passives, de lésions organiques graves; les hydropiques, les catarrheux, les phthisiques, les asthmatiques, etc., doivent s'abstenir de prendre des bains, à moins que ce ne soit dans le but de satisfaire à un besoin urgent de propreté ou à une indication toute particulière.

Quelquefois le bain, surtout lorsqu'il dépasse 30° centigr., produit un peu d'excitation dans les premiers moments; mais celle-ci dure peu et fait bientôt place à la sédation. Il faut éviter le refroidissement au moment de se mettre dans l'eau et surtout d'en sortir. Le malade ne doit y être plongé que graduellement, les pieds les premiers. Il faut le préserver de la vapeur en couvrant la baignoire d'un drap; lui éviter l'afflux du sang à la tête en maintenant appliqués sur le front et la face des topiques réfrigérants, des compresses imbibées d'eau froide par exemple; il faut, en un mot, surveiller l'administration, le degré et la durée du bain, pour qu'il produise l'effet qu'on en attend.

ÉMISSIONS SANGUINES.

Les émissions sanguines, étant de tous les agents débilitants ceux dont l'action est la plus prompte et la plus énergique, méritent un article spécial et détaillé dans tout livre de thérapeutique, même lorsqu'il n'est consacré qu'à l'histoire des plantes.

Les saignées conviennent dans les synergies les plus prononcées, dans les inflammations aiguës, les réactions fébriles, la pléthore, toutes les fois, en un mot, qu'il devient nécessaire de diminuer la masse du sang ou d'enlever à ce liquide ses éléments excitants.

Nous n'avons pas à parler ici des moyens à l'aide desquels on pratique les évacuations sanguines, — ce sujet rentrant dans le domaine de la petite chirurgie, — mais de leurs indications. Or, celles-ci se déduisent des considérations générales que nous avons exposées en commençant le chapitre des débilitants. Nous croyons utile néanmoins de passer en revue les principales affections où leur emploi peut devenir nécessaire ou nuisible. Ces affections sont l'inflammation des organes, la fièvre continue, la fièvre intermittente, les fièvres exanthématiques ou éruptives, les névroses, les maladies spécifiques, les diathèses; car du moment qu'il est malade, l'homme présente au moins un de ces états.

Inflammations aiguës. — On désigne par là les réactions morbides causées par des phlegmasies localisées. Plus l'organe entrepris est important à la vie, plus l'inflammation est grave; plus cet organe est riche en vaisseaux sanguins et en nerfs, plus le stimulus est intense; plus il entretient de sympathies avec les grands systèmes, avec l'appareil circulatoire notamment, plus la réaction fébrile est prononcée. Les inflammations aiguës du poumon, de la plèvre, du péritoine, des séreuses articulaires, du cerveau et de ses enveloppes, du foie, des reins, de la matrice, etc., sont celles qu'il faut attaquer le plus vigoureusement par les saignées; mais, néanmoins, il faut avoir égard à la nature de la cause, au tempérament, à la constitution et à l'idiosyncrasie du sujet, enfin à la forme de la maladie.

La *cause*. Plus elle est assimilable, c'est-à-dire de nature à être facilement digérée et éliminée par les efforts médicateurs de l'organisme, plus on peut ôter du sang, et *vice versa*. Exemple : Un individu jeune et robuste dont la constitution n'est altérée par aucune diathèse héréditaire ou acquise s'expose, le corps en sueur, à un refroidissement subit, et contracte une pneumonie; évidemment cette inflammation se présentera dans les conditions les plus favorables à l'emploi de la saignée. Supposez, au contraire, qu'au moment où il contracte la maladie, cet individu ait une constitution détériorée par la misère, le mauvais régime, l'âge avancé, par le nombreux cortége des causes prédisposantes, ou qu'il porte une affection cachectique plus ou moins générale et profonde, on comprend alors qu'il faille ménager son sang et même lui épargner toute émission sanguine si la réaction se montre faible, l'économie prostrée.

Le *tempérament*. Il se présente avec les caractères de l'un des états suivants : pléthore sanguine, pléthore séreuse, ou pléthore nerveuse. La première est évidemment celle qui s'accommode le mieux des évacuations sanguines; la seconde les repousse; mais comme il n'est pas rare que ces trois états soient pris l'un pour l'autre, même par des médecins exercés, il importe de les différencier et d'établir les caractères propres à chacun d'eux.

« Dans la *pléthore sanguine*, il n'y a pas excès dans la quantité du sang, mais bien seulement excès dans la proportion des éléments réparateurs du sang. Elle reconnaît pour cause une alimentation trop succulente, trop sèche, l'usage des toniques analeptiques, tels que le fer; elle n'est jamais produite par une lésion organique.

« Lorsque le sang, trop riche d'éléments réparateurs, sti-

mule excessivement le cerveau, le cœur, les glandes, les tissus élémentaires, il y a indigestion fonctionnelle, qu'on nous
permette cette expression figurée, c'est-à-dire que les tissus
divers ne sont pas montés au degré d'assimilation d'un sang
aussi riche : de là des troubles sans nombre, tous sthéni-
ques ; de là des réactions franchement et violemment inflammatoires. Ici la saignée, les boissons aqueuses et alcalines, sont indiquées : il y a pléthore sanguine.

« Mais dans la *pléthore séreuse* il y a toujours plénitude
vasculaire ; et cette plénitude tient à ce que de la sérosité en
excès vient s'ajouter à la masse cruorique. Cette forme de
pléthore est constante dans les maladies organiques du cœur,
dans la plupart de celles du foie et des reins, dans quelques
affections pulmonaires... Or, dans la pléthore séreuse, en ouvrant la veine, on évacue, il est vrai, une certaine quantité
de la sérosité qui nuit ; mais, en même temps, on enlève le
cruor dont l'économie a si grand besoin, et dont elle a un besoin d'autant plus grand que cette forme de pléthore est ordinairement un des symptômes des cachexies. La sérosité se
reproduit presque instantanément, parce que c'est l'élément
du sang le moins organisé, le plus semblable aux ingestions
inorganiques, à l'eau ; et bientôt les mêmes accidents se reproduisent, qu'on ne pourrait combattre sans un grand danger par les mêmes moyens.

« L'obésité accompagne souvent la pléthore séreuse ; la
maigreur, la pléthore sanguine.

« Si l'on voit un homme dont les yeux soient saillants et
injectés, la face d'un rouge violacé, les veines du cou turges-
centes, l'intelligence paresseuse, la respiration embarrassée,
le pouls dur et serré, ou large et développé, on crie à la pléthore sanguine, et l'on saigne en ouvrant la veine. Il y a soulagement immédiat, et l'on s'applaudit de la médication.
Puis, quand, après quelques jours, la même scène se reproduit, on saigne de nouveau, en s'étonnant de la persistance
des accidents ; et l'on saigne encore, jusqu'à ce qu'enfin le
sang devienne presque séreux et qu'il survienne une anasarque générale ; et quand il ne reste plus dans les veines que

de l'eau teinte, les symptômes de la prétendue pléthore sanguine sont encore présents. C'est qu'on avait affaire à la pléthore séreuse, dont, en effet, nous avons donné la fidèle description dans le tableau que nous avons tracé tout à l'heure. »
(Trousseau et Pidoux, *Traité de thérapeutique*.)

Il y a des tempéraments qui, avant qu'aucune cause déter-
minante ait agi, et avant tout état morbide proprement dit,
sont prédisposés à la pléthore sanguine ou à la pléthore séreuse, de telle sorte qu'il suffit d'une alimentation trop succulente ou trop peu réparatrice pour développer l'une ou l'autre avec tous ses caractères physiologiques et pathologiques.
— Quant à la *pléthore nerveuse,* il en sera question lorsque
nous parlerons de la médication antispasmodique.

La *constitution*. Comme on la confond généralement avec
le tempérament, nous n'avons qu'à renvoyer au précédent
paragraphe. Que si cette expression désigne l'état d'organisation d'où résulte le degré de force physique, de résistance
aux causes morbifères propre à chaque individu, nul doute
que celui-là supportera le mieux les pertes sanguines qui sera
doué de la constitution la plus robuste.

L'*idiosyncrasie*. Quand il s'agit de mettre en usage les évacuations sanguines, comme tout autre agent thérapeutique
d'ailleurs, il ne suffit pas de tenir compte du tempérament et
de la constitution du malade, il faut aussi avoir égard au
mode de sensibilité organique, à la manière dont les organes
sentent, fonctionnent, résistent ou cèdent aux influences hygiéniques et thérapeutiques. C'est par l'effet de la disposition
idiosyncrasique qu'on voit tous les jours un même remède produire des résultats différents suivant les circonstances et les
individus. Combien de fois n'arrive-t-il pas qu'en donnant un
peu d'opium pour procurer du sommeil, on produit de l'agitation et de l'insomnie; qu'en administrant du calomel à dose
purgative ordinaire, on cause la salivation; qu'on superpurge
des individus avec des substances qui ne déterminent aucune
évacuation alvine chez d'autres, à quantités égales? L'idiosyncrasie est la pierre d'achoppement du thérapeutiste; c'est
cette chose impossible à expliquer, à soumettre à des lois

fixes, qui porte tant de gens, même parmi les médecins, à douter de la médecine. Mais, hâtons-nous de le dire, nous ne poursuivrions pas ce sujet, si nous croyions qu'il n'y ait rien de certain dans l'application des remèdes.

La *forme de la maladie*. Une maladie étant donnée, on doit la traiter différemment selon qu'elle est sporadique ou épidémique. L'épidémicité est due à des causes toutes spéciales qui rendent les émissions sanguines généralement peu utiles, souvent même nuisibles, quel que soit d'ailleurs le siége de l'affection. Dans ces cas, ce sont les vomitifs ou les purgatifs, les toniques ou les narcotiques, selon la nature de la maladie, qui constituent la base du traitement. Avant d'employer les saignées, il importe donc d'apprécier le degré de l'inflammation, le temps qu'elle a duré, ses complications, et une foule d'autres modifications de l'état morbide. L'indication fondamentale des évacuations sanguines se résume en ceci : réaction vive, franche; pouls fort, plein, dur; absence de diathèse, de troubles nerveux, d'état typhoïde ou adynamique.

Fièvres continues. — Les fièvres dites éphémères, inflammatoires, bilieuses, muqueuses, adynamiques ou putrides, ataxiques, etc., ont reçu dans ces derniers temps la dénomination commune de *typhoïdes*. Ce sont des pyrexies qui naissent d'emblée sous l'influence d'une sorte d'empoisonnement miasmatique du sang, sans inflammation primitive localisée. Ayant une marche fixe, une succession de symptômes prévue pour ainsi dire, elles n'exigent pas absolument l'emploi des évacuations sanguines. Cependant, dès que l'élimination de la cause morbifique paraît au-dessus des efforts de la nature, non parce que celle-ci faiblit, mais parce qu'elle est opprimée par l'acuité de l'inflammation et l'intensité de la réaction, il faut employer les antiphlogistiques pour ramener cette réaction au degré compatible avec l'élaboration des phénomènes critiques favorables. Il y a toujours à considérer dans les fièvres continues, appelées autrefois essentielles, trois éléments : l'inflammatoire, le nerveux, le septique, qui peuvent se combiner diversement, prédominer chacun isolément et modifier le traitement, sans préjudice des lésions organiques consécutives, qu'il faut bien prendre aussi en considération.

La fièvre typhoïde de *forme inflammatoire* peut être attaquée par la saignée, par les antiphlogistiques; mais celle à *forme grave, adynamique,* ne réclame pas l'usage des moyens débilitants, à moins que ce ne soit dès le début, ou que la douleur abdominale causée par la lésion concomitante appelle une application de sangsues. Le traitement consiste alors dans l'expectation simple, si la nature ne faiblit ni ne se surexcite trop; dans les évacuants, les toniques, les révulsifs, etc., selon les indications.

Fièvre intermittente. — Produite par un élément miasmatique marécageux, cette fièvre suffit au travail de coction et d'élimination de la cause morbide. Chaque accès concourt à ce résultat, sans qu'il soit nécessaire de tirer du sang, à moins d'un état pléthorique prononcé ou de complication inflammatoire. Bien plus fréquemment se présente l'indication des évacuants, qui facilitent aussi l'élimination du principe morbifique sans présenter l'inconvénient d'augmenter la tendance du sang à l'appauvrissement. On sait, du reste, que le remède souverain des fièvres d'accès consiste dans l'administration du quinquina ou de ses succédanés, surtout dans celle du sulfate de quinine, le roi des fébrifuges.

Fièvres éruptives. — Les émissions sanguines sont rarement nécessaires dans ces affections, qui, dues à une cause spécifique, ont une marche et une durée à peu près constantes, quoi qu'on fasse. Elles peuvent être utiles pour diminuer le stimulus morbide et faciliter l'éruption; mais généralement l'expectation suffit. Il s'agit tout simplement, dans ces affections, d'abandonner la réaction médicatrice à elle-même, lorsque les phénomènes en sont réguliers, et d'entourer l'organisme de précautions favorables au déploiement spontané de la force réactionnelle. Celle-ci se montre-t-elle trop prononcée, ce qui enchaîne les phénomènes critiques vers la peau, il faut la modérer; l'organisme fléchit-il, au contraire, il est indiqué de lui venir en aide au moyen des toniques. — La saignée est inutile dans les varioles simples, régulières;

mais c'est le contraire lorsque l'élément inflammatoire prédomine au début. — Elle est mieux indiquée dans la rougeole, parce que le génie de la maladie est plus franchement inflammatoire, et qu'il cause souvent des complications catarrhales et pneumoniques. — On doit saigner plus rarement dans la scarlatine que dans la variole, et à plus forte raison que dans la rougeole, parce qu'il s'agit d'une affection insidieuse, peu régulière dans ses développements, grave dans ses complications, où se développent facilement les éléments septique, ataxique, diphthérique.

Cachexies et névroses. — Les émissions sanguines ne sont indiquées que par exception dans ces états morbides chroniques, seulement lorsqu'il y a à combattre une complication inflammatoire déterminée et comme surajoutée à l'état constitutionnel, qui, lui, se refuse généralement à l'emploi des moyens débilitants.

CONTRO-STIMULANTS.

On donne le nom de *contro-stimulants* à certaines substances qui, bien qu'appartenant à des classes différentes des débilitants proprement dits, étant administrés dans certaines circonstances et à dose élevée qui ne dépasse pas cependant le degré de *tolérance* de l'économie, diminuent la trop grande excitation des forces vitales, font perdre au *stimulus-morbide* une grande partie de son énergie, produisent enfin des effets analogues à ceux des antiphlogistiques. — Les mots soulignés demandent une explication, la définition tout entière des développements.

La doctrine du *Contro-stimulisme* est due à Rasori, médecin italien, qui la fonda en 1811. D'après ce maître et son école, la vie est le résultat de deux forces, le stimulus et le contre-stimulus. Dans l'état de santé il y a équilibre entre la stimulation et la contre-stimulation, d'où résulte l'exercice régulier des fonctions. Dès que l'une l'emporte sur l'autre, la maladie naît. Si cette maladie existe par excès de stimulus, on peut administrer les contro-stimulants, mais à des doses qui doivent être en rapport avec le degré de stimulus morbide, doses qui ne pourraient être supportées dans l'état de santé. Lorsque, au contraire, la contre-stimulation prédomine, il faut recourir aux stimulants, dont le malade peut supporter des doses élevées qui lui causeraient de graves accidents ou le tueraient en parfaite santé. Ce que nous avons appelé *tolérance* est cette facilité avec laquelle l'économie s'accommode à des doses énormes de médicaments actifs. Ainsi, par exemple, 10 centigrammes (2 grains) d'émétique déterminent chez l'homme sain des vomissements et des évacuations alvines abondantes ; si on lui en fait prendre 4 ou 5 grains, on produit des symptômes d'empoisonnement, et même l'on peut causer la mort. Mais que ce même individu devienne malade, soit atteint d'une phlegmasie intense du poumon, alors on pourra lui administrer le double, le triple du médicament, sans que la moindre évacuation ait lieu ; l'on verra, au contraire, le pouls se déprimer, se ralentir, et la phlegmasie rétrograder sous l'influence du remède.

Pour les disciples de Rasori, les symptômes ne sont rien, le fond de la maladie est tout ; l'action locale des médicaments est comptée pour peu de chose, leur action générale, qu'ils nomment *dynamique,* est la seule à considérer. L'action dynamique est *hypersthénisante* (excitante), ou *hyposthénisante* (affaiblissante), selon les cas ; elle ne se manifeste qu'après l'absorption du médicament et l'impression produite sur le système nerveux ganglionaire ; elle modifie les organes dans leurs fonctions intimes ou chimico-vitales et sécrétoires ; selon la nature du médicament, elle se déclare plus particulièrement dans tel ou tel appareil organique par suite d'une attraction spéciale, appelée *action élective,* dont on ignore le mécanisme. L'émétique, qui est le type des contro-stimulants, agit sur le poumon, la digitale porte son influence sur le cœur, etc.

Dans le système thérapeutique généralement suivi en France, on ne cherche pas à savoir si la maladie est par diathèse de stimulus ou de contre-stimulus ; on s'efforce de découvrir l'organe souffrant, d'estimer la nature, l'étendue et la profondeur de la lésion; après cela, que le médicament, donné à haute dose, soit toléré et agisse comme contro-stimulant, on ne s'occupe pas de savoir si c'est sur le tissu malade directement ou sur l'état général qu'il porte primitivement son action. Du reste, dans tous les systèmes on reconnaît une action élective à certains médicaments, tels que la digitale, la strychnine, l'opium, le nitrate de potasse, etc.

ÉMOLLIENTS OU ADOUCISSANTS.

On donne le nom d'*Emollients* aux médicaments qui relâchent les tissus des organes avec lesquels on les met en contact, qui diminuent leur tonicité et émoussent leur sensibilité.

Ce sont des substances qui ont pour base le mucilage, la gomme, la fécule, la gélatine, les huiles fixes, le sucre, et où l'on ne remarque aucun principe actif ou odorant.

Les émollients calment la vivacité des fonctions, imbibent les tissus, procurent du soulagement, de la détente, du repos. Leur usage diminue l'irritation des organes éloignés de ceux avec lesquels ils sont en contact, parce qu'ils délaient le sang et le rendent moins excitant. Il ne faut pas oublier qu'ils fournissent un peu de chyle, et qu'ils sont, par conséquent, nourrissants. Appliqués à l'extérieur, ils font cesser la rigidité, la sécheresse et la tension des parties; ils calment l'inflammation; ou bien, si celle-ci est trop avancée et qu'elle doive se terminer par suppuration, ils hâtent la formation de l'abcès, qui bientôt fait saillie sous la peau molle et amincie, et que l'on peut ouvrir alors.

Les émollients sont indiqués dans toutes les inflammations, les fièvres continues, les fièvres éruptives, toutes les fois qu'il faut réprimer l'exaltation des propriétés vitales, etc. Leur emploi est donc extrêmement fréquent, et l'on peut dire populaire; généralement ils sont nuisibles aux constitutions molles, lymphatiques et cacochymes, hors les cas de phlegmasie.

PLANTES ÉMOLLIENTES OU ADOUCISSANTES.

Acanthe, *feuilles*.	Grémil, *semence*.	Orge, *semence*.
Amandier, *amandes*.	Guimauve, *racine*.	Pied-de-Chat, *capitules*.
Arroche, *feuilles*.	Laitue, *feuilles, suc*.	Plantain.
Avoine, *semence*.	Lentille, *graines*.	Pois, *semence*.
Bette ou betterave, *feuilles*.	Lin, *graines*.	Pomme de terre, *tuber-*
Bon-Henri, *feuilles*.	Linaire, *feuilles*.	*cules*.
Bouillon blanc, *feuilles*.	Lis, *ognon*.	Potiron, *graines, pulpe*.
Bourrache, *fleurs*.	Lupin, *graines*.	Pourpier, *plante sans ra-*
Buglosse, *fleurs*.	Mâche.	*cine*.
Carotte, *racine*.	Maïs, *semence*.	Réglisse, *racine*.
Chanvre, *graines*.	Mauve, *fleurs, feuilles*.	Sagittaire, *bulbes de la*
Chiendent, *racine*.	Mélilot, *sommités fleuries*.	*racine*.
Citrouille, *graines*.	Melon, *semence*.	Scorpione.
Épinard.	Morgeline.	Scorsonère, *racine*.
Fenu-grec, *semence*.	Mouron.	Seigle, *semence*.
Figuier, *fruit*.	Noisetier, *amandes*.	Sèneçon.
Froment, *semence*.	Olivier, *huile, feuilles*	Soude.
Grande Consoude, *racine*.	Orchis, *tubercules*.	Violette, *fleurs*.

Il est d'autres plantes émollientes, qui sont rapportées à d'autres classes parce qu'elles ont des propriétés particulières, spéciales, outre leur action générale adoucissante : tels sont l'*Alkekenge*, la *Bugrane, la Mercuriale*, la *Pariétaire*, la *Saponaire*, le *Tussilage*, etc.

ACANTHE. *Acanthus mollis*, L.

Branc-Ursine, Branche-Ursine, Inerme.

L'Acanthe (*pl.* xxv, 1) croît naturellement dans le midi de la France, sur le bord des chemins, dans les lieux pierreux. On la cultive dans les jardins pour l'agrément.

Plante de la famille des *Acanthacées* (214, A), haute de 50 cent. à 1 mètre; tige droite, simple, assez forte, un peu anguleuse et pubescente. Feuilles radicales, très grandes, pinnatifides, sinuées-anguleuses, sans épines, un peu molles, luisantes en dessus, étalées à la surface du sol. Racine épaisse, noirâtre, munie de fibres minces très vivaces.

Fleurs blanches un peu rougeâtres, paraissant depuis la fin de juin jusqu'en octobre. Elles sont grandes, sessiles, formant un long épi droit. Chaque fleur est munie d'une bractée ovale, épineuse, qui la soutient : calice de 4 divisions dont 2 latérales, petites, linéaires, la supérieure plus grande tenant lieu de lèvre supérieure à la corolle, qui a un tube court et qui s'allonge en une seule lèvre large et trilobée ; 4 étamines didynames à filets gros ; style les dépassant.

Propriétés, usages. Les fleurs ont une odeur forte, désagréable ; les feuilles sont mucilagineuses ainsi que la racine. Elles peuvent être employées comme émollientes, pour cataplasmes, fomentations et lavements ; mais on leur préférera les Malvacées toutes les fois qu'on aura le choix.

Récolte. Il faut cueillir les feuilles avant la floraison pour les conserver ; mais il est préférable de les employer vertes.

PRÉPARATIONS, DOSES.

Décoction (feuilles) : 15 à 30 gr. par 500 gr. d'eau.

AMANDIER. *Amygdalus communis*, L.

Originaire de l'Afrique septentrionale et cultivé en France, l'Amandier est un *arbre* de la famille des *Rosacées* (264-68, C) généralement connu, qu'il est inutile de décrire.

Fleurs blanches ou rosées, très grandes, presque sessiles, éparses le long des rameaux de la pousse précédente, etc. Elles se montrent des premières au commencement du printemps.

Propriétés, usages. On n'emploie en médecine que les amandes, qui sont douces ou amères selon la variété de l'arbre. Les premières fournissent une huile grasse très adoucissante, mais laxative à dose un peu élevée, qui entre dans la composition des loochs et des potions dites huileuses, très usités dans les inflammations de poitrine, et qui sert de véhicule pour les liniments calmants, les embrocations, etc. Mais c'est à l'état d'émulsion et de sirop (sirop d'orgeat) que s'emploient le plus souvent les amandes : ces liquides sont essentiellement émollients ; ils conviennent dans une foule de cas, particulièrement dans les fièvres, les inflammations des organes génito-urinaires, des voies gastro-intestinales, etc.

Récolte. Les amandes douces nous viennent des côtes de la Barbarie, où les indigènes en font une grande consommation pour se nourrir, et du midi de la France. On doit les choisir sèches, pesantes et récentes. L'huile doit être aussi nouvellement préparée, parce qu'elle rancit facilement, et qu'elle irrite alors au lieu d'adoucir.

PRÉPARATIONS, DOSES.

Émulsion ou *lait d'amandes.* Pilez 30 gr. d'amandes douces, dépouillées de leur pellicule, avec une petite quantité d'eau froide dans un mortier de marbre, de manière à les réduire en une pâte très fine ; délayez cette pâte avec 950 gr. d'eau ; ajoutez 30 gr. de sucre ou de sirop, et passez à travers une étamine.

Huile. 15 à 30 gr. dans une solution ou potion gommeuse.

Les *amandes amères* contiennent une très petite quantité d'acide prussique qui leur communique leur saveur et une propriété calmante. Il serait dangereux de les employer à l'intérieur autrement que mélangées en faible proportion avec les amandes douces. A l'extérieur, en lotions, leur émulsion est très efficace pour calmer l'irritation de la peau et le prurit des affections dartreuses.

ARROCHE. *Atriplex hortensis*, L.

Bonne-Dame, Follette.

Plante de l'Inde, naturalisée dans nos jardins, famille des *Chénopodiacées* (185, G); 60 à 80 cent. de hauteur environ : tige dressée ; feuilles alternes, pétiolées, ovales, molles, rougeâtres dans l'espèce *rubra*.

Fleurs petites, unisexuées, dioïques, disposées en grappes terminales et axillaires, décrites au genre.

Propriétés, usages. L'Arroche est cultivée pour l'usage culinaire ; ses feuilles, d'une saveur douce, fade, se mangent cuites, seules ou mêlées à celles d'épinard ; on les substitue à celles de la poirée, soit pour les potages, soit pour les usages de la médecine.

Les fruits (petits akènes recouverts par le calice) sont âcres, purgatifs. Ils entrent dans la poudre de Guttète qu'on a recommandée contre l'épilepsie des enfants ; l'on a prétendu aussi qu'ils sont utiles à ceux qui sont noués.

AVOINE. *Avena sativa*, L.

L'Avoine est une plante annuelle, originaire d'Asie, que l'on cultive dans toute l'Europe pour la nourriture des chevaux et quelquefois de l'homme ; c'est une graminée (148, 1) que tout le monde connaît et qu'il est inutile de décrire.

Propriétés, usages. En médecine, on emploie les semences de l'Avoine sous plusieurs formes. En décoction, sans être privées de leur enveloppe, elles sont diurétiques, très efficaces dans les hydropisies, selon M. F. Dubois. Dépourvues de leur pellicule, elles forment le *gruau d'avoine,* avec lequel on prépare des tisanes adoucissantes et nutritives très employées chez les enfants.

Leur *farine* contient du gluten en très grande proportion, de la fécule, du mucilage, du sucre : on en fait des cataplasmes émollients et légèrement résolutifs. — L'eau aigrie sur la farine d'avoine, dit M. Cazin, forme avec le sucre et une petite dose de vin blanc une limonade antiseptique dont Pringle a constaté les avantages pour arrêter les progrès du scorbut.

Cuite avec du vinaigre, l'Avoine *entière* est souvent appliquée, dans les campagnes, pour enlever les douleurs pleurodyniques (point de côté), celles du lumbago, etc.

La *balle* d'avoine sert à confectionner des coussinets pour les appareils à fractures, ainsi que des oreillers pour remplacer ceux de plumes qui, dans les affections cérébrales, échauffent trop la tête.

BETTE , BETTERAVE. *Beta vulgaris*, L.

Bette blanche, Poirée, Carde-Poirée, Racine de disette.

Plante potagère très connue, dont les deux espèces principales sont la Carde-Poirée et la Betterave, de la famille des *Chénopodiacées* (185, C). Ses feuilles sont émollientes, adoucissantes. Elles servent au pansement des vésicatoires et des plaies superficielles ; mais on peut aussi en faire une tisane rafraîchissante. On préparait autrefois avec la racine de Poirée, dépouillée de son écorce, des suppositoires qu'on introduisait dans le fondement pour lâcher le ventre des enfants; on introduisait aussi dans le nez un morceau du pétiole (Carde) pour détremper, dissoudre la pituite épaissie, selon le langage des anciens.

La racine de Betterave est alimentaire. On la cultive en grand pour la fabrication du sucre indigène, dont la France produit de 40 à 50 millions de kilogr. par an.

BON-HENRI. *Bonus Henricus*, L.

Ansérine Bon-Henri, Ansérine sagittée, Toute-Bonne, Épinard sauvage.

Le Bon-Henri (*pl.* xvi, 4) croît dans les lieux incultes, humides, et dans les terres grasses.

Plante de la famille des *Chénopodiacées* (185, A), de 30 cent. de hauteur; tiges dressées, rameuses, grasses, glabres; feuilles alternes, triangulaires-sagittées, pétiolées, entières, ondulées, d'un vert foncé en dessus, un peu blanchâtre en dessous.

Fleurs petites, verdâtres, en petits épis terminaux, coniques, avec des petites bractées étroites à la base; elles s'épanouissent pendant tout l'été.

Propriétés, usages. La Toute-Bonne a une odeur herbacée assez forte et une saveur visqueuse, propriétés qu'elle perd en séchant. Ressemblant à l'épinard, elle est comme lui émolliente et laxative, mais plutôt alimentaire que médicamenteuse. Elle est maintenant inusitée; cependant, au dire de Chomel, Simon Pauli en recommande fortement le cataplasme appliqué sur le siége de la goutte, parce qu'il guérit comme par miracle, en trois jours, un consul, en lui appliquant le topique suivant:

« Prenez trois poignées de feuilles de Bon-Henri avant qu'il soit en fleur; fleurs sèches de sureau et de camomille, de chacune deux poignées; hachez-les ensemble et faites-les bouillir dans quantité suffisante d'eau de sureau, jusqu'à ce qu'elles soient en pourriture, ajoutez-y demi-once (15 gr.) de gomme cavagne, demi-gros (2 gr.) de camphre, et faites-en un cataplasme. » — L'efficacité de ce cataplasme, si efficacité il y a, n'est certainement pas due à la Toute-Bonne, qui est presque inerte.

BOUILLON BLANC. *Verbascum thapsus.*

Molène, Bonhomme, Herbe de Saint-Fiacre.

Le Bouillon blanc (*pl.* xxv, 3) est très commun dans les champs, sur le bord des chemins, dans les décombres ; il se plaît davantage dans les départements méridionaux, du moins il y prend des dimensions plus grandes.

Plante bisannuelle, de la famille des *Scrophulariacées*, genre Molène (**212,** D), de 60 cent. à 1 m. 20 ; tige droite, simple, épaisse, cotonneuse ; feuilles très grandes, ovales-oblongues, sessiles, blanchâtres, molles et douces au toucher ; racine pivotante, blanchâtre.

Fleurs jaunes, disposées en un grand épi terminal, paraissant en juillet et août : calice à 5 divisions profondes, ovales ; corolle rotacée à 5 divisions arrondies ; 5 étamines inégales, inclinées ; 1 style les dépassant, stigmate en tête. Capsule ovoïde, à 2 loges, bivalve.

Propriétés, usages. On emploie les fleurs et les feuilles. Les premières, qui ont une odeur légèrement aromatique à l'état frais, mais douce et agréable à l'état sec, sont émollientes, béchiques. Elles font partie des espèces pectorales, et on les prescrit en infusion dans les catarrhes pulmonaires peu intenses, le crachement de sang, les irritations des organes digestifs et urinaires.

« Les feuilles bouillies dans du lait et appliquées en cataplasme sur les hémorrhoïdes douloureuses apportent un soulagement, surtout si l'on mêle à ce cataplasme autant de feuilles de jusquiame. » Écrasées et appliquées localement, elles guérissent rapidement les plaies produites par l'action irritante des renoncules ; « ce que n'ignorent pas, dit G. Hoffmann, les gueux qui se font venir des ulcères à la peau pour exciter la pitié publique. »

Récolte. Il faut cueillir les fleurs de molène aussitôt qu'elles sont épanouies ; on doit les faire sécher le plus promptement possible afin d'éviter qu'elles ne brunissent. Les feuilles peuvent se récolter pendant toute la belle saison. La culture de cette plante exige une terre légère, chaude, et un lieu sec sans ombre.

PRÉPARATIONS, DOSES.

Fleurs (infusion) : 1 pincée pour 500 gr. d'eau. On doit passer cette infusion pour la débarrasser des parties lanugineuses qui irritent la gorge mécaniquement et font tousser.

Feuilles (décoction) : quantité voulue pour 1000 gr. d'eau.

BOURRACHE. *Borrago officinalis*, L.

Originaire du Levant, la Bourrache (*pl.* xxv, 5) croît naturellement dans les lieux cultivés, où elle est très commune.

Plante de la famille des *Borraginées* (198, A), de 30 à 80 cent. environ; tige herbacée, dressée, cylindrique, rameuse à sa partie supérieure, couverte de poils; feuilles alternes, ridées, velues, les radicales grandes, ovales, rétrécies en un long pétiole dilaté et canaliculé, les caulinaires sessiles, ovales-lancéolées.

Fleurs bleues, longuement pédonculées, penchées, disposées en panicule terminale, se montrant tout l'été. Calice monosépale étalé, 5-fide; corolle rotacée à limbe 5-parti, divisions lancéolées, tube presque nul; étamines attachées à la gorge de la corolle, formant par leur rapprochement une espèce de cône aigu, alternant avec 5 appendices saillants et creux, situés à la base des divisions du calice.

Propriétés, usages. La Bourrache a une odeur faible, une saveur douce, mucilagineuse; elle contient un suc fade, visqueux, assez abondant. On emploie ses fleurs et ses feuilles.

Gilibert et Fourcroy vantèrent cette plante outre mesure dans les maladies inflammatoires; mais, de nos jours, elle a perdu beaucoup de son importance. Cependant elle reste encore en grand honneur parmi le peuple. On l'emploie très souvent : 1° comme *béchique*, émolliente dans les inflammations de poitrine; 2° comme *diaphorétique* dans les fièvres éruptives, la rougeole, la scarlatine, la variole, et dans les affections de nature rhumatismale; 3° comme *diurétique*, parce qu'elle contient une assez forte proportion de nitrate de potasse (sel de nitre). — Les anciens lui ont attribué une action stimulante, exhalirante et cordiale, qu'on lui refuse complétement aujourd'hui. En résumé, les fleurs de Bourrache n'ont pas d'autres propriétés que celles de mauve et de violette.

Récolte. On cueille les fleurs au milieu de l'été, on les monde et on les porte au séchoir, disposées en guirlandes. La plante entière se récolte pendant toute la belle saison ; il ne faut choisir que celle dont les tiges florifères commencent à monter, parce qu'elle est plus riche en suc que la dessiccation y fixe.

PRÉPARATIONS, DOSES.

Fleurs. (infusion) : 1 pincée pour 500 gr. d'eau.
Plante (décoction) : 4 à 16 gr. pour 1000 gr. d'eau.

BUGLOSSE. *Anchusa officinalis*, L.

Cette plante (*pl.* xxv, 2) est une *Borraginée* (198, D), à feuilles très aiguës ; fleurs bleues en épis imbriqués, penchés ; calice allongé à 5 divisions lancéolées, dressées au lieu d'être étalées comme dans la bourrache, corolle hypocratériforme à 5 divisions très obtuses, au lieu d'être aiguës, etc. Il y a une grande analogie de propriétés physiques et médicamenteuses entre la Bourrache et la Buglosse, qui, néanmoins, est peu employée. On trouve cependant dans Chomel le passage suivant :

« Clusius recommande, pour la palpitation de cœur, deux onces de suc dépuré de Buglosse, avec deux gros de sucre, le soir pendant plusieurs jours. Le sirop fait avec les feuilles et les fleurs soulage fort les mélancoliques. M. Ray dit que l'usage du vin où elles ont infusé guérit l'épilepsie, etc. »

CAROTTE. *Daucus carota*, L.

La Carotte est une *Ombellifère* (248-31, A), plante bisannuelle cultivée dans tous les jardins, et que, par cette raison, nous nous dispenserons de décrire.

Propriétés, usages. On emploie la racine, les semences et

les feuilles. La première (Carotte proprement dite) est mucilagineuse, sucrée et nourrissante : c'est un aliment plutôt
qu'un médicament. On en conseille la décoction comme apéritive dans la jaunisse, où elle n'agit pas autrement que tout
autre émollient-calmant. Sultzer, en 1766, et, après lui,
Bouvart, Bridault, en 1802, ont beaucoup vanté sa pulpe
fraîche et râpée appliquée en cataplasme sur les tumeurs carcinomateuses ouvertes ; elle calme la douleur sans doute, diminue la suppuration, modifie avantageusement l'ulcère, mais
ne guérit point le cancer. Ce topique est utile contre les gerçures du sein, les brûlures, d'après M. Fr. Dubois. Selon Desbois de Rochefort, la carotte prise comme seule nourriture
guérit le carreau chez les enfants. On lui a reconnu jadis des
propriétés anthelminthiques auxquelles on ne croit plus aujourd'hui.

Les semences passent pour carminatives, stomachiques,
diurétiques. — Quant aux feuilles, elles ont parfois été employées comme vulnéraires.

La Carotte sauvage croît dans les prés, sur le bord des
chemins et des champs. Elle a une odeur forte, aromatique,
une saveur un peu âcre, par conséquent, n'est point adoucissante.

CHANVRE. *Cannabis sativa*, L.

Plante de la famille des *Urticacées* (175, B), originaire de la
Perse et cultivée en Europe. Tige droite, simple, fistuleuse ;
feuilles opposées, digitées, composées de 5 à 7 folioles ovales-
allongées et dentées en scie, celles du milieu plus grandes, etc.

Fleurs d'un jaune pâle, en grappes, dioïques, se montrant
en juin et juillet, et dont les caractères spécifiques sont indiqués au genre.

Propriétés, usages. Le Chanvre répand une odeur vireuse
désagréable, qui peut causer des vertiges, une sorte d'ivresse,
lorsqu'on reste exposé quelque temps à son influence, surtout
dans les contrées méridionales. Ses usages domestiques nous
sont connus.

En médecine on emploie ses graines (*Chènevis*) pour préparer des émulsions adoucissantes et calmantes, très utiles dans les phlegmasies des organes génito-urinaires, telles que la blennorrhagie, la cystique et la néphrite. — «Sylvius Deleboé a guéri plusieurs malades de la jaunisse par la seule graine de chènevis cuite dans le lait de chèvre presque jusqu'à la faire crever; il en donnait deux ou trois prises par jour de 5 à 6 onces. »

Les préparations exhilarantes et aphrodisiaques connues sous le nom de *Haschish* et de *Bang,* et dont les voyageurs nous font de si merveilleux récits, sont dues aux feuilles d'une espèce du genre *Cannabis,* ou peut-être même de notre Chanvre rendu plus énergique par l'influence du climat.

PRÉPARATIONS, DOSES.

Chènevis (émulsion): 30 à 60 gr., qu'on écrase et sur lequel on jette 500 gr. d'eau bouillante, en ajoutant ensuite du sucre ou du sirop.

CHIENDENT. *Triticum repens,* L.

Chiendent des boutiques, Froment rampant.

Le Chiendent croît dans les lieux incultes ou cultivés, sur le bord des chemins, où il se multiplie d'une manière incommode.

Plante de la famille des *Graminées* (148, A), de 50 à 90 cent. de longueur, vivace, à tiges droites, 3 à 4 fois articulées, à feuilles allongées, aiguës, un peu velues en dessus, glabres en dessous.

Fleurs verdâtres, disposées en épi allongé et comprimé; épillets sessiles, alternes, sans arêtes, renfermant 4 ou 5 fleurs; celles-ci se montrant tout l'été, etc.

Propriétés, usages. On emploie la racine pour préparer une tisane émolliente et délayante, légèrement diurétique, qui convient dans une foule de cas, tels que les fièvres inflammatoires, bilieuses, ataxiques, les maladies du foie, la jaunisse, les calculs biliaires, les coliques néphrétiques, l'inflammation des reins, de la vessie, de l'urètre, etc., tisane qui n'a pas d'autre but, comme tant d'autres, que de délayer le sang et de calmer la soif.

Récolte. La racine de Chiendent se récolte dans le mois de septembre: elle est grêle, noueuse, rampante, blanchâtre.

On la bat pour en enlever l'épiderme ; puis on en fait de petites bottes que l'on porte au séchoir. Comme elle se mange
facilement aux vers, il faut la renouveler souvent. Il est bien
préférable de l'employer fraîche, et l'on peut se la procurer
toute l'année pour cette destination.

PRÉPARATIONS, DOSES.

Tisane de Chiendent : on verse sur 15 à 30 gr. de cette racine une certaine
quantité d'eau bouillante, qui doit être jetée presque aussitôt ; puis l'on verse
500 gr. d'eau que l'on fait bouillir lentement. On y ajoute de la réglisse, du
sucre ou du sirop.

COURGE. *Cucurbita lagenaria*, L.

Pastèque, Calebasse.

Les semences de cette *Cucurbitacée* (**231**, A) sont rafraîchissantes et tempérantes : on les emploie en décoction ou en
émulsion dans les phlegmasies aiguës des organes génito-
urinaires.

M. Brunet, médecin à Bordeaux, prétend avoir débarrassé
un malade du ver solitaire en lui administrant, à diverses reprises, 45 gr. de semence de Courge pilée avec même quantité
de sucre.

ÉPINARD. *Spinacia oleracea*, L.

Plante annuelle de la famille des *Chénopodiacées* (**185**, H),
qui nous vient d'Espagne, où elle a été introduite par les
Maures. Aliment léger, adoucissant. Elle n'est employée en
médecine que sous forme de cataplasme.

FENU-GREC. *Trigonella phœnum græcum*, L.

Trigonelle, Senegré.

Le Fenu-grec (*pl.* xxv, 4) croît naturellement sur le bord
des champs dans le midi de la France ; il est abondamment
cultivé dans quelques provinces, en Alsace, par exemple.

Plante de la famille des *Légumineuses* (**272-73**, H), herbacée,
annuelle, de 30 cent. environ ; tige simple, dressée, creuse,
un peu pubescente ; feuilles alternes, pétiolées, trifoliées,
munies de stipules subulées ; folioles ovales, obtuses, denticulées au sommet, glabres.

Fleurs jaunes, sessiles, axillaires, géminées ou solitaires, paraissant en juin et juillet ; calice à 5 dents linéaires ; corolle papilionacée, beaucoup plus longue que le calice, comprimée latéralement : étendard obcordiforme, carène très courte et obtuse ; gousse allongée, grêle, terminée en pointe.

Propriétés, usages. Toute la plante a un peu l'odeur du mélilot et la saveur du pois. Elle est cultivée pour fourrage dans quelques départements ; mais en médecine il n'y a d'usitées que les semences, qui fournissent du mucilage en quantité, et qui peuvent remplacer la graine de lin dans les diverses circonstances de son emploi. Elles entraient dans beaucoup de préparations officinales. Leur farine est émolliente et résolutive ; elle était jadis très en vogue pour cataplasmes. En Égypte, l'on vend les jeunes pousses comme alimentaires ; les Arabes les considèrent comme stomachiques et préservatives de plusieurs maladies.

PRÉPARATIONS, DOSES.

Semence (décoction) : 30 gr. par 500 gr. d'eau pour tisane (rarement employée). — 60 à 120 gr. par 1000 gr. d'eau pour lotions, lavements, injections.

Farine. Quantité voulue en cataplasme.

FIGUIER. *Ficus carica*, L.

Cet arbre, de la famille des *Urticacées* (173, G), est originaire d'Orient. Les Phéniciens, dit-on, l'introduisirent en France, où il est abondamment cultivé, dans le Midi principalement. On n'emploie que le fruit, c'est-à-dire la *figue*, qui n'est autre chose que le réceptacle devenu charnu et contenant les ovaires transformés en petits akènes, qui sont les vrais fruits.

Propriétés, usages. Les figues *vertes* ont une odeur faible qui leur est propre ; leur saveur est douce, sucrée, agréable ; c'est un aliment de facile digestion, mais rarement un médicament.

C'est le contraire pour les figues *grasses* ou sèches, qui sont moins digestibles, mais qu'on emploie très souvent en tisane émolliente, béchique, dans les inflammations de poitrine ; en gargarisme dans l'esquinancie, les irritations de la gorge; en cataplasme adoucissant, etc.

Récolte. Les figues se font sécher au soleil sur des claies pour être conservées; les meilleures sont grosses, pesantes, sans odeur, d'une saveur sucrée, recouvertes d'une peau fine et tendre.

PRÉPARATIONS; DOSES.

Décoction : 2 ou 3 figues grasses coupées par tranches pour 500 gr. d'eau ; on ajoute souvent des raisins secs, des jujubes. — On les fait bouillir ordinairement dans du lait pour gargarismes.

FROMENT ou BLÉ. *Triticum sativum*, L.

Sa patrie est inconnue; mais il est extrêmement répandu. Pour toute description, nous renverrons le lecteur à la famille des *Graminées* (148, A), dont il est le type en quelque sorte.

Le Blé sert d'aliment principal à un grand nombre de peuples ; c'est au gluten et aux autres principes azotés qu'il contient que sont dues ses propriétés alimentaires. Quand l'homme est malade, il lui vient encore en aide à l'état de farine, de pain, de son, d'amidon et de dextrine.

La *farine* de froment est émolliente : appliquée sur les surfaces érysipélateuses, elle diminue l'inflammation ; sur les érythèmes suintants, elle absorbe les liquides séreux, âcres, calme la surface irritée et la dessèche. On en fait aussi des cataplasmes adoucissants.

Le *pain* est employé en décoction pour préparer l'*eau panée*, boisson rafraîchissante que l'on obtient encore en mettant tremper dans de l'eau une croûte de pain grillée, et que l'on donne quelquefois aux malades dégoûtés des autres boissons. — La *mie de pain*, bouillie dans de l'eau ou du lait, fait un excellent cataplasme, qui a l'inconvénient cependant de s'aigrir promptement.

Avec le *son*, qui est l'écorce du blé réduite en petites écailles par l'action de la meule, on prépare par décoction des lotions, des lavements, des injections, des bains et des cataplasmes émollients.

L'*amidon*, fécule amylacée extraite des graines céréales et particulièrement du froment, peut être appliqué, délayé dans l'eau chaude et converti en une sorte de gelée, sur les parties enflammées, excoriées, sur les dartres vives, les brûlures, les phlegmons, etc., où il remplace avec avantage les autres cataplasmes émollients.

La *dextrine,* qui est une matière gommeuse résultant de la transformation de la partie interne des globules de l'amidon sous l'influence de la diastase, sert à rendre les bandages résistants et inamovibles; pour cela on mouille la bande avec le mélange suivant : dextrine, 100 ; eau-de-vie ordinaire ou camphrée, 60 ; eau chaude, 50. On exprime avec soin l'excédant du mélange qui mouille inutilement la bande, et on applique celle-ci avec précaution et en passant la main pour glacer ou vernir l'appareil, qui forme une sorte d'écorce inflexible, résistante après la dessiccation. A défaut de dextrine, on peut employer la gelée d'amidon que nous avons proposée pour cataplasmes.

GRANDE CONSOUDE. *Symphytum officinale*, L.

Oreille-d'Ane.

La Consoude officinale (*pl.* xvi, 1) est très commune dans les prairies humides, sur le bord des ruisseaux et des mares.

, *Plante* de la famille des *Borraginées* (198, C), vivace, haute de 40 à 60 cent.; tige dressée, un peu branchue, velue, charnue, anguleuse ; feuilles alternes, grandes, entières, décurrentes, ovales-aiguës, un peu ondulées sur les bords.

Fleurs rouges, jaunâtres ou blanches, peu nombreuses, assez grandes, disposées en épis terminaux recourbés et pendants; elles éclosent en mai et juin. Calice à 5 divisions étroites ; corolle tubuleuse, un peu en cloche, à 5 lobes courts, munie de 5 appendices lancéolés aigus, alternes avec les 5 étamines ; 4 ovaires, 1 style très long ; 4 fruits lisses.

Propriétés, usages. La Consoude n'a que l'odeur et la saveur de la bourrache. On n'emploie guère que sa racine, qui est grosse, charnue, brune à l'extérieur, blanche en dedans, et dont la saveur est mucilagineuse, fade, légèrement astringente. Elle a joui d'une réputation immense comme propre à rappro-

cher, *consolider* les parties (de là même son nom), à guérir les hémorrhoïdes de toute espèce, les hernies, et même les fractures
sans appareil (Paracelse). — De nos jours, cette racine, qui
est très mucilagineuse, est tout simplement émolliente, adoucissante et relâchante ; on en fait un assez fréquent usage,
soit en décoction, soit en sirop, dans les catarrhes pulmonaires, les crachements de sang, les diarrhées.

Suivant M. Cazin, on calme les douleurs causées par les
gerçures du sein, on guérit même la maladie en introduisant
le mamelon dans un morceau de Consoude creusé en forme de
dé à coudre. Chomel dit avoir soulagé considérablement des
goutteux en appliquant sur la partie souffrante un cataplasme
bien chaud fait avec cette racine bouillie.

Récolte. On peut se procurer la racine de grande Consoude
en tout temps pour l'employer fraîche, ce qui est préférable.
Pour la sécher, on la coupe par tranches sur sa longueur ; les
surfaces divisées deviennent jaunes, puis brunes.

PRÉPARATIONS, DOSES.

Décoction (racine) : 15 à 30 gr. par 500 gr. d'eau en tisane. Si on se sert
de la racine sèche, il faut la dépouiller de son écorce. Si la décoction est trop
concentrée ou a duré trop longtemps, elle devient indigeste; il ne faut point la
faire dans des vases en fer à cause de l'acide gallique qu'elle contient, à la vérité en très faible proportion.

Sirop : 30 à 60 gr. en potion ou pour édulcorer les tisanes.

GRÉMIL. *Lithospermum officinale*, L.

Herbe-aux-Perles.

Le *Grémil* (*pl.* XXVII, 1) se trouve au bord des chemins, aux
lieux incultes. Cette *plante,* de la famille des Borraginées(198),
a de 35 à 60 cent.; tiges droites, rameuses, rudes; feuilles alternes, sessiles, lancéolées, rudes au toucher et d'un vert foncé.

Fleurs blanches, solitaires à l'aisselle des feuilles, paraissant tout l'été : calice à 5 divisions profondes, linéaires ; corolle un peu plus longue, à 5 lobes arrondis ; gorge dépourvue
d'appendices ; 5 étamines courtes ; style plus long, stigmate
bifide ; 4 semences petites, osseuses, perlées.

Propriétés. L'herbe aux perles est inodore, mais d'une saveur acerbe, un peu désagréable. Les anciens lui supposaient la propriété de briser la pierre dans la vessie, par suite de la consistance pierreuse de ses graines ; mais aujourd'hui celles-ci sont sans usages, quoiqu'on pourrait en faire une émulsion comme des graines de chanvre. Que penser encore de cette pratique, qui consistait à donner un demi-gros de ces semences dans du lait de femme à celles qui étaient en travail (Mathiole).

GUIMAUVE. *Althœa officinalis*, L.

La *Guimauve* (*pl.* xxvi, 2) est très commune dans les champs, les lieux un peu humides et bas, le long des ruisseaux ; elle est cultivée en grand pour l'usage de la médecine.

Plante de la famille des *Malvacées* (524, B), de 1 m. à 1 m. et demi de hauteur, à tiges droites nombreuses, vertes ou rougeâtres, pubescentes ou cotonneuses ; feuilles alternes, pétiolées, cordiformes, molles et comme veloutées, à 3 ou 5 lobes peu marqués et dentés.

Fleurs blanchâtres ou rosées, disposées en panicules axillaires, éclosant en juin et juillet sur des pédoncules courts et épais : calice double, l'extérieur à 9 divisions étroites, l'interne à 5 plus longues et aiguës ; 5 pétales subcordiformes, cachant entièrement le pistil ; étamines monadelphes, anthères pourpres au milieu desquelles se trouve un pinceau de stigmates sétacés au haut du pistil court. Fruit orbiculaire, très déprimé, relevé de côtes qui sont autant de petites coques monospermes.

Propriétés, usages. La Guimauve est inodore, d'une saveur douce et visqueuse ; la racine surtout est extrêmement riche en mucilage. Cette plante peut être considérée comme le premier médicament émollient : elle fournit à l'ébullition un mucilage abondant qui peut remplacer celui des végétaux exotiques, celui de la gomme notamment, et elle a sur celle-ci l'avantage de se trouver partout.

La Guimauve est d'un emploi général, populaire, dans toutes les inflammations internes et externes, dans les irritations gastro-intestinales, les dyssenteries, les catarrhes des bronches, de la vessie, de l'urètre ; principalement à l'extérieur, dans les raideurs musculaires et articulaires, les phlegmons, les ulcères enflammés, les dartres vives, etc. Mais il y a des bornes à ces usages ; car, continuer trop longtemps la tisane, les injections ou les cataplasmes de guimauve, c'est jeter les tissus dans l'atonie ; c'est relâcher les membranes muqueuses et prolonger indéfiniment les écoulements catarrheux, rendre les fonctions digestives paresseuses, les actions vitales languissantes, etc. — La racine de Guimauve se donne à mâcher aux enfants tourmentés par la dentition.

Récolte. Le mois de septembre est le moment de la faire, lorsque l'on veut conserver les racines. On les sépare de leur épiderme, on les coupe en morceaux et on les fait sécher à l'étuve et au soleil alternativement ; elles sont blanches alors et doivent être conservées dans des vases secs à l'abri de l'humidité. La racine fraîche est plus mucilagineuse et doit être préférée, quoique la sèche soit excellente aussi. — Les feuilles se récoltent au mois de juin, avant la floraison ; elles ne perdent pas de leurs qualités par la dessiccation, mais elles sont moins mucilagineuses que les racines. — Les fleurs sont les parties de la plante les moins riches en mucilage ; elles se cueillent en juillet.

PRÉPARATIONS, DOSES.

Infusion (racine) : 4 à 12 gr. pour 500 gr. d'eau ; — (fleurs) : mêmes doses ; pour tisanes, qui doivent être légères.

Décoction (racine et feuilles) : 30 à 60 gr. par 1000 gr. d'eau, pour bains, lotions, fomentations, injections.

Sirop : 30 à 60 gr. comme édulcorant.

La GUIMAUVE-ROSE TRÉMIÈRE (*Passe-rose*) (*pl.* XXIV, 5), dont les fleurs sont très grandes, roses, blanches ou rouges, et qui orne les jardins et les parterres, peut être employée aux mêmes usages.

LAITUE. *Lactuca sativa*, L.

Plante annuelle, de la famille des *Synanthérées* (237-41, B), connue de tous, parce qu'elle est cultivée dans tous les jardins. A la vérité, comme on ne l'y laisse presque jamais fleurir, parce qu'on veut la faire servir d'aliment, on ne peut y étudier ni son port ni ses organes floraux. Les deux principales espèces sont la *Romaine* et la *Laitue pommée* que l'on mange en salade.

La Laitue est émolliente, rafraîchissante et légèrement calmante. On l'emploie sous forme de tisane, d'eau distillée ou de suc concret dans les maladies aiguës, les affections nerveuses (hystérie, mélancolie, convulsions), les irritations des organes génitaux, etc. Suétone rapporte que l'on éleva une statue à Musa, pour avoir guéri l'empereur Auguste de la mélancolie en lui faisant manger de la laitue. Prise cuite au repas du soir, elle dispose au sommeil.

On obtient par incisions faites à la tige, à l'époque de la floraison, un suc qui, évaporé à l'air, se concrète, prend une couleur brune et répand une odeur analogue à celle de l'opium. C'est la *Thridace,* produit doué de propriétés hypnotiques, qui calme, diminue la rapidité de la circulation et fait dormir sans produire les accidents des opiacés. — Il ne faut pas confondre avec lui le *Lactucarium,* extrait beaucoup moins énergique obtenu des feuilles par expression et évaporation.

PRÉPARATIONS, DOSES.

Décoction (feuilles) : 30 à 60 gr. par kilog. d'eau pour tisane, lotions, injections, etc.

Eau distillée : très employée comme base des potions calmantes.

Extrait : 2 à 8 gr. en pilules, potion.

Thridace : 50 centig. à 2 gr. en pilules, etc.

Sirop de thridace : 15 à 30 et 60 gr. en tisane ou en potion. Très employé.

Si nous avons dû placer la Laitue cultivée parmi les plantes émollientes, quoiqu'elle soit un peu calmante, nous devons mettre au rang des narcotiques la *Laitue vireuse.*

LENTILLE. *Ervum lens,* L.

Nous ne dirons rien de cette *Légumineuse* (272-73, S) que tout le monde connaît, si ce n'est que les graines bouillies et réduites en pulpe peuvent servir à préparer des cataplasmes émollients et légèrement résolutifs, et que leur décoction, prise légère et chaude, passe parmi le peuple pour favoriser l'éruption de la variole et de la rougeole.

LIN. *Linum usitatissimum*, L.

Le Lin croît naturellement dans les champs ; mais on le cultive en grand dans plusieurs provinces de France, particulièrement dans le Nord.

Plante de 40 à 70 cent., à tige simple, droite, grêle, ronde et glabre ; feuilles sessiles, éparses, étroites, entières, dressées, pointues.

Fleurs d'un bleu clair, ou rougeâtres, axillaires en haut de la plante, ou solitaires et terminales, qui se montrent en juin et juillet. Leurs caractères sont ceux de la famille (510, A) dont le lin est le genre-type.

Propriétés, usages. La plante est inodore et presque sans saveur. Les semences, qui sont la seule partie usitée en médecine, ont une saveur douceâtre, mucilagineuse et huileuse. Outre le mucilage, elles fournissent environ le cinquième en poids d'une huile grasse, un peu verdâtre si elle est faite à froid, inodore, épaisse et siccative, très usitée dans les arts pour apprêter ou gommer les étoffes, pour préparer des vernis, et fabriquer les sondes, bougies, canules, prétendues de gomme élastique, etc.

Tout le monde sait que le tissu cortical du lin, préalablement dépouillé de sa gomme par le rouissage, sert à faire du fil, des toiles fines, des cordes, qui, usés, passent à la fabrication du papier, etc. Mais ce n'est pas sous le rapport de ses usages en économie domestique que nous avons à étudier cette plante précieuse.

La *graine de Lin* est d'un emploi général et d'une très grande utilité en thérapeutique ; c'est un émollient non moins efficace que la guimauve ; mis chaque jour en usage à l'intérieur et à l'extérieur pour combattre les inflammations des intestins, principalement celles des reins, de la vessie et de l'urètre, la dysurie, la strangurie, la chaudepisse, les phlegmons, les plaies douloureuses, etc. Tantôt on en fait une tisane ou une décoction pour lotions et injections ; tantôt on la réduit en farine pour en préparer des cataplasmes ; tantôt enfin on emploie son huile, soit comme laxative, soit comme émolliente en potion, ou à l'extérieur en onctions, seule ou mélangée avec le laudanum, le baume tranquille, etc.

La graine de lin se réduit en poudre à l'aide d'un moulin. Cette poudre ou *farine* est souvent sophistiquée avec du son ou des tourteaux de lin dont on a retiré l'huile par expression. Pour être de bonne qualité, elle doit être d'un jaune brunâtre, non blanchâtre ; molle, onctueuse et grasse au toucher, non sèche et pulvérulente ; elle doit graisser promptement le papier qui la contient, avoir une saveur très mucilagineuse et être fraîchement moulue.

PRÉPARATIONS, DOSES.

Infusion (graine) : 6 à 15 gr. par 1000 gr. d'eau. — On peut préparer la tisane de lin par *décoction;* dans ce cas, on enferme la graine dans un nouet de linge, et on la soumet à une ébullition de quelques secondes.

Décoction (graine) : 30 à 60 gr. par 1000 gr. d'eau, pour fomentations, injections et lavements émollients : la décoction est visqueuse, filante, épaisse.

Cataplasme : 15 à 25 gr. de farine délayée dans 500 gr. d'eau ; on fait bouillir ce mélange qui s'épaissit beaucoup au feu. Pour plus de célérité, on verse de l'eau bouillante dans un vase contenant de la farine de lin, et l'on délaie jusqu'à consistance de cataplasme. Au lieu d'eau simple, on se servira avec avantage, si on le peut, de lait ou d'une décoction de racine de guimauve. — La farine doit être récente, car en vieillissant elle devient rance et cause une petite ébullition au lieu où l'on place le cataplasme.

Le LIN CATHARTIQUE, variété du genre, aura son article à part au chapitre des plantes purgatives.

LINAIRE. *Anthirrinum linaria*, L.

Lin sauvage, Muflier linaire.

On trouve la Linaire (*pl.* XLVIII, 2) sur le bord des chemins et des champs, sur les murs, dans les décombres et les lieux incultes.

Plante bisannuelle, de la famille des *Scrophulariées* (212, E), haute de 30 à 50 cent., à tiges dressées, rameuses, lisses ; feuilles éparses, sessiles, dressées, étroites, linéaires, d'un vert glauque, portant une nervure longitudinale.

Fleurs jaunes, en épis terminaux (juillet-septembre) : calice petit à 5 divisions ; corolle irrégulière, ouverte en gueule au limbe, lèvre à 3 divisions et surmontée d'une éminence au palais qui bouche l'ouverture de la corolle, laquelle est tubulée, ventrue, terminée en éperon à sa base ; 4 étamines didynames, anthères bilobées placées dans la lèvre supérieure de la corolle ; 1 style, 1 stigmate obtus. Capsule ; semences noires.

Propriétés, usages. L'odeur de la Linaire est peu prononcée, mais avec tendance à la fétidité ; sa saveur est un peu amère et acerbe, qualités qui s'affaiblissent par la dessiccation. Cette plante a été autrefois très employée dans plusieurs affections, principalement en cataplasmes ou en onguent pour diminuer la douleur et résoudre les tumeurs hémorrhoïdales. On ne la considère plus maintenant que comme un émollient, un peu calmant, qui doit céder le pas à la plupart des végétaux de cette classe. On la trouve encore chez les herboristes ; mais les médecins ne la prescrivent plus, peut-être à tort.

Récolte. Elle peut se faire dans toute la belle saison.

PRÉPARATIONS, DOSES.

Cataplasme : se fait avec les feuilles bouillies dans de l'eau ou du lait.

Décoction (feuilles) : 30 à 60 gr. par 1000 gr. d'eau.

Onguent : on fait bouillir la linaire dans du saindoux jusqu'à ce qu'il soit d'un beau vert, et on y ajoute un jaune d'œuf quand on veut s'en servir. Cette préparation, très vantée pour les hémorrhoïdes, fut longtemps tenue secrète.

LIS. *Lilium candidum*, L.

Le Lis est originaire d'Orient ; on le cultive dans tous les jardins pour la beauté de ses fleurs, dont les caractères sont indiqués à la famille *Liliacées* (154, A), où elle occupe la première place, et sur la *pl.* XI, fig. 4.

Propriétés, usages. La fleur du Lis répand une odeur suave, qui fait une impression assez prononcée sur le système nerveux pour qu'on doive éviter de dormir dans une pièce où se concentrent ses émanations : on a vu même des accidents graves résulter de l'omission de cette précaution. On n'emploie guère en médecine que le bulbe ou ognon, qui est considéré comme mucilagineux, émollient et maturatif ; on le fait cuire et on l'applique sous forme de cataplasme sur les tumeurs inflammatoires, telles que le phlegmon, le panaris, le furoncle, l'anthrax, etc., dont il diminue la douleur, la tension, ou dont il hâte la suppuration si celle-ci est inévitable.

On a fait usage de l'eau distillée des fleurs, en potion ; des anthères, en poudre ou en infusion ; de l'*huile de lis* (macération des fleurs dans une huile douce). Ces préparations sont tombées en désuétude.

Récolte. L'*ognon de Lis* étant vivace, on peut le récolter en tout temps pour s'en servir à l'état frais. On sait que les fleurs éclosent en juin ou au commencement de juillet : c'est le moment de les cueillir.

PRÉPARATIONS , DOSES.

Cataplasme : on fait cuire l'ognon de lis dans de l'eau, du lait, ou sous la cendre chaude, entouré de papier mouillé, et l'on en fait des cataplasmes, soit seul ou en l'ajoutant à ceux de farine de lin.

LUPIN. *Lupinus albus.*

Lupin blanc.

Le Lupin vient spontanément sans doute dans le midi de l'Europe et même de la France ; mais il est habituellement cultivé pour engraisser les bœufs, surtout en Catalogne et en Italie.

Plante de 30 à 50 cent., de la famille des *Légumineuses* (272-73, C), à tige herbacée dressée, rameuse, un peu velue ; à feuilles pétiolées, digitées (5 ou 7 folioles ovales-lancéolées), soyeuses et douces au toucher.

Fleurs blanches, disposées en grappes droites et terminales (juin). Calice velu à 2 lèvres ; carène presque bifide, aussi longue que les ailes ; étendard cordiforme ; 10 étamines monadelphes à la base. Gousse oblongue, coriace, à 5 ou 6 graines grosses comme des pois.

Propriétés, usages. La plante est inodore, un peu amère ; ses graines, connues sous le nom de *lupins* et seules employées en médecine, ont une saveur plus prononcée, amère, désagréable. Autrefois on en nourrissait les esclaves dans les Gaules et l'Italie.

La farine des Lupins est émolliente par sa fécule et son mucilage, et résolutive par son principe amer. On en fait des cataplasmes qui sont légèrement maturatifs lorsque la suppu-

ration doit se faire; résolutifs, au contraire, quand l'inflammation doit se terminer sans abcès; on les applique sur les
tumeurs froides, les phlegmons indécis; et, pour les rendre
plus actifs, on les a préparés quelquefois avec du vinaigre
au lieu d'eau. Mais c'est un médicament complétement abandonné aujourd'hui, quoique sa décoction ait été conseillée,
toujours par les anciens, comme propre « à déboucher le foie,
à lever les obstructions des viscères, à pousser les mois
comme les urines. »

MACHE. *Varianella.*

Blanchette, Doucette, Boursette, Clairette.

C'est une petite plante annuelle de la famille des *Valérianacées* (255, C), de 20 cent. de hauteur, qui croît dans les
champs et les vignes, où elle montre de très petites fleurs
violacées ou blanchâtres, réunies en petits bouquets terminaux.

La Mâche n'a pas d'odeur et sa saveur est presque nulle.
On la mange en salade pendant l'hiver; sa décoction est émolliente.

MAIS. *Zea mais.*

Blé de Turquie.

Le Maïs est une *Graminée* (148, U) à fleurs monoïques, les
mâles en panicule terminale, les femelles en gros épis axillaires; glume et glumelles à 2 écailles; ovaire terminé par
1 stigmate plumeux, filiforme, très long; fruits gros, disposés
par séries longitudinales et comme incrustés dans l'axe de
l'épi.

Le Maïs sert d'aliment dans plusieurs provinces du midi de
l'Europe; on n'en fait pas du pain, parce que, manquant de
gluten, sa farine est peu susceptible de *lever;* mais on en prépare des bouillons et des gâteaux très nourrissants. — En
cataplasmes, cette farine est émolliente. — On a accusé le
Maïs de prédisposer à la pellagre les paysans de la Lombar-
die qui en font un usage trop exclusif.

MAUVE. *Malva sylvestris*, L.

Grande Mauve, Mauve sauvage.

La grande Mauve croît spontanément dans les lieux incultes : on la trouve partout.

Plante de la famille des *Malvacées* (524, A) à tiges nombreuses, dressées, rameuses, pubescentes; à feuilles alternes, pétiolées, réniformes, les inférieures présentant 5 ou 7 lobes obtus, crénelés, avec 2 stipules à leur base.

Fleurs purpurines, axillaires, avec un long et mince pédoncule, éclosant pendant tout l'été : calice double, l'intérieur monosépale à 5 divisions, l'extérieur composé de 3 petites folioles, etc.

Propriétés, usages. Cette plante est à peu près inodore dans toutes ses parties; sa saveur est herbacée, mucilagineuse. Elle est extrêmement employée, et dans les mêmes cas que la guimauve ; seulement elle se donne plutôt à l'intérieur, tandis que celle-ci sert le plus souvent pour fomentations et injections. Ses fleurs surtout sont usitées en infusion dans les catarrhes pulmonaires, les irritations des bronches et du larynx, les inflammations du poumon, etc. Elles font partie des espèces pectorales. Les feuilles et les tiges supérieures se font bouillir pour préparer des cataplasmes émollients, des lotions et fomentations de même nature.—Ce que nous avons dit de l'abus des émollients, à l'article *Guimauve,* est applicable ici.

La MAUVE A FEUILLES RONDES (*M. rotundifolia*), appelée *petite Mauve*, est moins élevée; tiges couchées, faibles; feuilles arrondies, très peu lobées, plissées; fleurs blanches ou un peu rosées, peu grandes, etc. Elle jouit des mêmes propriétés absolument que la grande Mauve.

Récolte. Les fleurs de la Mauve peuvent se récolter pendant presque tout l'été. Elles se trouvent en abondance dans le commerce. On les reconnaît, quand elles sont sèches, à leurs pétales un peu grands, d'un beau bleu clair dans la Mauve sauvage, de couleur blanchâtre dans la petite Mauve ; à leur calice épais et d'un vert blanchâtre, ce qui les distingue de la

violette, dont le calice est plus petit. — Les feuilles doivent
être cueillies au mois de juin ou de juillet pour être conservées. — Quant à la racine, on la néglige, parce qu'elle est
beaucoup moins mucilagineuse que celle de la guimauve, dont
les feuilles, par opposition, sont moins émollientes que celles
des Mauves.

PRÉPARATIONS, DOSES.

Infusion (fleurs) : une pincée ou petite poignée par 500 gr. d'eau.

Décoction (feuilles) : quantité voulue de feuilles que l'on applique cuites en guise
de cataplasme; — ou que l'on fait bouillir pour obtenir une décoction plus ou
moins chargée de principes mucilagineux, pour lotions, fomentations, injections.

MÉLILOT. *Trifolium melilotus*, L.

Trèfle de cheval, Mirlirot.

Le Mélilot (*pl.* xxvi, 3) est très commun dans les prés et
les bois, où il est annuel.

Plante de la famille des *Légumineuses* (272-73, I), de 40 à
60 cent. de hauteur, à tiges droites, herbacées, rameuses,
glabres; à feuilles alternes, pétiolées, trifoliées, dentées, avec
2 stipules à la base du pétiole.

Fleurs jaunes, très petites, disposées en petites grappes
unilatérales, un peu pendantes, se montrant presque tout
l'été. Calice à 5 divisions aiguës; corolle papilionacée, deux
fois plus longue que le calice; étendard réfléchi, carène plus
courte que les ailes; 10 étamines diadelphes.

Propriétés, usages. Le Mélilot répand une odeur agréable,
assez forte, qui se prononce encore davantage par la dessiccation. C'est une de ces plantes dont les anciens se sont plu à
exagérer les vertus : pour eux, en effet, elle était émolliente,
béchique, résolutive, carminative, anodine; ils l'employaient
en tisane dans la colique, les vents, la dyssenterie, la dysurie,
l'inflammation des viscères du bas-ventre; ils l'associent souvent à la camomille, soit pour l'intérieur, soit pour l'extérieur, en fomentations contre la colique venteuse, etc.

Aujourd'hui, on ne fait plus usage du Mélilot, si ce n'est en
lotions ou en collyres légèrement résolutifs.

Récolte. On se sert des sommités fleuries, qu'on recueille au mois de juin ou de juillet. On en fait des paquets, des guirlandes, et on les porte au séchoir; les fleurs conservent facilement et leur couleur et leurs propriétés.

PRÉPARATIONS, DOSES.

Infusion : 15 à 30 gr. par kilog. d'eau pour tisane (rarement employée).

Décoction : on applique le mélilot cuit en cataplasme, ou l'on se sert de sa décoction en fomentations, etc.

Eau distillée : employée pour collyre.

MELON. *Cucumis melo*, L.

Cette plante est trop connue pour que nous la décrivions : il suffit de renvoyer à la famille des *Cucurbitacées,* genre Courge, dont elle fait partie (**231**, A).

On sait combien son fruit est savoureux, doux, sucré. Son usage convient peu aux tempéraments lymphatiques et froids; mais il peut produire des effets avantageux chez les personnes irritables, bilieuses ou affectées de maladies chroniques, de dartres, de néphrite et de cystite. On peut appliquer la pulpe crue sur les brûlures, ou la faire cuire pour en préparer des cataplasmes émollients. Mais elle est généralement recherchée comme aliment. Ce sont surtout les semences que l'on emploie : on les dépouille de leur enveloppe et on les triture, comme on fait des amandes, pour obtenir des émulsions qui sont fort utiles dans les inflammations des organes génito-urinaires.

MORGELINE. *Alsine media*, L.

Mouron des oiseaux.

C'est une *Caryophyllée* genre Alsine (**234**, G) très commune aux pieds des murs, au bord des fossés ombragés, etc., qui, bien que sans saveur, pour ainsi dire, et sans odeur, était très estimée chez les anciens comme rafraîchissante. On lui attribuait une foule de propriétés : celles, par exemple, de calmer les tranchées chez les enfants (Kœnig) ; de diminuer les douleurs et le flux immodéré des hémorrhoïdes, étant appliquée en poudre (Tournefort) ; d'arrêter les crachements de sang, de rétablir les forces des malades épuisés, etc. Suivant Dioscoride, son suc apaise les douleurs d'oreilles. La Morgeline peut être employée en cataplasmes émollients, légèrement résolutifs. — Elle sert de nourriture aux petits oiseaux, aux serins de Canarie.

MOURON ROUGE. *Anagallis arvensis*, L.

Mouron des champs.

Plante annuelle de la famille des *Primulacées* (**222**, B), haute de 30 cent. environ, à tiges faibles, courbées, quadrangulaires, rameuses, tortueuses et glabres; feuilles opposées, sessiles, pointues.

Fleurs rouges, axillaires, longuement pédonculées, se montrant tout l'été : calice à 5 divisions ; corolle rotacée à 5 divisions ovales-rondes, 5 étamines courtes ; style filiforme, stigmate en tête.

Propriétés, usages. Le Mouron rouge, qu'il ne faut pas confondre avec le mouron des oiseaux ou morgeline, est inodore, mais d'une saveur amère, un peu acerbe et nauséeuse. On lui a attribué jadis, on ne sait pourquoi, des propriétés curatives dans une foule de maladies diverses et de nature opposée, telles que les obstructions, l'hydropisie, la goutte, le cancer, l'épilepsie, la mélancolie, la rage, la peste même ! etc. ; mais aucun des faits relatés n'a pu soutenir l'examen d'une observation saine et dégagée des idées hypothétiques des temps reculés.

Le fait est cependant que cette plante n'est pas sans action ; bien au contraire, Orfila a prouvé par ses expériences que son extrait peut, à la dose de 12 gr., donner la mort à un chien, en enflammant l'estomac. Les troupeaux ne la mangent pas, et ses graines tuent les oiseaux. Quant à ses propriétés médicales réelles, on peut dire qu'elles sont encore inconnues, ce qui nous a permis de la rapprocher du mouron des oiseaux pour mieux distinguer les deux végétaux homonymes, mais différents.

Le *Mouron bleu* ne diffère du rouge que par la couleur des fleurs qui varie du bleu au blanc, par des tiges plus droites et plus rameuses.

NOISETIER. *Corylus avellana*, L.

Coudrier, Avelinier.

Nous connaissons cet arbrisseau touffu qui forme des buissons épais dans nos haies et nos forêts ; nous avons indiqué les caractères généraux de ses fleurs et fruits en exposant ceux des *Cupulifères* (167, E). L'amande (graine renfermée dans le péricarpe osseux du fruit) contient une huile fixe abondante, agréable et nourrissante : on peut s'en servir pour préparer des émulsions adoucissantes.

OLIVIER. *Olea europœa*, L.

L'Olivier fait partie du groupe des *Jasminacées* (217, B). Originaire d'Asie, cet arbre de grandeur médiocre, à feuilles opposées, persistantes, oblongues, entières, vertes en dessus et blanchâtres en dessous, est naturalisé dans les contrées méridionales de l'Europe ; les *fleurs* sont blanches, petites, disposées en petites grappes axillaires, présentant les caractères indiqués du genre.

Propriétés, usages. On emploie les fruits, les feuilles et l'écorce de l'Olivier. Le *fruit* (olive) contient une huile grasse abondante, qui provient de son péricarpe charnu, non de ses graines, et qui est très usitée comme assaisonnement dans l'art culinaire, et comme adoucissante, émolliente et laxative en médecine. Elle peut, en effet, remplacer l'huile d'amandes douces pour émulsions, liniments ; elle est utile dans les inflammations de poitrine et des organes génito-urinaires. On l'administre très souvent comme laxative, soit par la bouche, soit en lavement, et dans le premier cas elle est en même temps vermifuge.—Les anciens l'employaient en onctions pour assouplir les muscles, et aussi pour combattre certaines maladies telles que l'ascite et l'anasarque ; mais aujourd'hui ces onctions sont abandonnées, quoiqu'elles guérissent la gale, sans le secours d'autres remèdes. On verse souvent de l'huile d'olive sur les cataplasmes, au moment de les appliquer, pour rendre leur action encore plus émolliente. Enfin cette huile entre comme principal ingrédient dans une foule d'onguents et d'emplâtres.

Les *feuilles* de l'Olivier sont inodores, mais amères, astringentes et toniques. L'emploi le plus sérieux qu'on en ait fait, c'est pour combattre les fièvres intermittentes ; mais, bien qu'elles puissent, sous ce rapport, rendre d'importants services dans la médecine des pauvres, nous conseillons de recourir plutôt, si cela se peut, aux autres succédanés du quinquina, qui sont la gentiane, le saule, le chêne, etc.

L'*écorce* de l'Olivier jouit des mêmes propriétés que les feuilles.

PRÉPARATIONS ; DOSES.

Décoction (feuilles, écorce) : 15 à 60 gr. par kil. d'eau.

Extrait (d'écorce) : 2 à 4 gr.

Huile (d'olive) : 15 à 60 gr. et plus, soit pure, soit mêlée à l'eau par un mucilage.

ORCHIS MALE. *Orchis mascula*, L.

Testicule de chien.

Plante (*pl.* XXVII, 3) de 35 cent. de haut, croissant dans les bois où elle est vivace et fleurit au mois de mai ; tige droite, simple, arrondie, glabre, nue supérieurement, munie dans la moitié inférieure de feuilles alternes, oblongues, engaînantes, d'un vert clair, souvent tachetées de noir. La racine forme 2 tubercules ovales, gros comme des noisettes, surmontés au collet par quelques fibres radicales.

Fleurs purpurines, grandes, disposées en épi terminal, dont les caractères généraux sont ceux des *Orchidacées* (162, A). Corolle à 6 pétales, dont 3 extérieurs réfléchis servant de calice ; 2 intérieurs plus longs, réunis en voûte ; l'inférieur en lèvre pendante, quadrilobée au limbe, éperonnée à l'autre extrémité, etc.

Propriétés, usages. Les tubercules de la racine, seules parties de l'Orchis employées, sont d'une odeur nulle ou légèrement *hircine*, d'une saveur mucilagineuse ; ils contiennent une matière alimentaire, connue sous le nom de *Salep*, qu'on en extrait en les soumettant à une préparation particulière qu'il est inutile de décrire ici. Le meilleur Salep est celui qui provient des Orchis d'Orient, où il est usité comme un puissant analeptique, propre à réparer les forces épuisées par l'abus des plaisirs vénériens, par les maladies, et où on le croit même aphrodisiaque. En France, ce produit est considéré comme une excellente fécule, très nourrissante et légère, que l'on donne en potages aux convalescents et aux personnes affectées d'inflammation gastro-intestinale chronique.

Comme plante médicinale, l'Orchis mâle est sans intérêt. Rappelons seulement que, dès la plus haute antiquité, l'ignorance et la crédulité lui ont attribué la vertu de ranimer les facultés viriles épuisées, par cette seule raison que les tubercules ressemblent à deux testicules.

« La solution aqueuse de Salep communique en peu d'heures au linge qui en est imbibé une raideur analogue à celle produite par la gomme arabique ou mieux la gomme adragante ; ce qui s'accorde parfaitement avec l'opinion de Berzélius et de Lindley, qui considèrent cette substance comme une véritable gomme ; c'est ce qui nous porte à croire que le Salep pourrait être substitué avec avantage à l'amidon et à la dextrine dans la confection du bandage pour les fractures. » (F. Dubois.)

ORGE. *Hordeum vulgare.*

Orge mondé, Orge perlé.

Plante céréale annuelle, genre de la famille des *Graminées* (148, D), connue de tous, parce qu'elle est une des plus cultivées, surtout dans le Nord et les contrées stériles, pauvres, à terrains maigres.

Propriétés, usages. Les semences de l'Orge nourrissent le pauvre et servent à préparer sa boisson principale dans les pays où le blé et la vigne ne peuvent réussir : elles sont donc extrêmement utiles comme alimentaires, outre qu'elles rendent d'éminents services en médecine, étant employées sous les différentes formes que nous allons faire connaître.

Les *graines* de l'Orge peuvent être employées en nature pour préparer par décoction soit des tisanes émollientes et rafraîchissantes, dont l'usage remonte à la plus haute antiquité et qui sont très utiles dans les maladies inflammatoires,

les fièvres, les irritations chroniques, soit des gargarismes, etc. Mais, dans la matière médicale, on ne connaît que
l'*Orge mondé* et l'*Orge perlé* : le premier formé par les grains
dépouillés de leurs écailles florales, le second dû aux grains
privés de leur tégument propre au moyen de procédés de mou-
ture assez compliqués.

La *farine* d'orge fait un pain grossier, lourd, mais rafraîchissant et assez substantiel. En médecine, on en prépare
des cataplasmes adoucissants, beaucoup moins usités que ceux
de farine de lin.

L'*Orge germée* sert à la préparation de la bière, boisson
saine, nourrissante, antiscorbutique quand le houblon entre
dans sa composition, qui n'est jamais employée comme médicament. Cependant on en prescrit souvent l'usage aux personnes affectées de gastralgie, de gastrite légère, pour remplacer le vin aux repas.

Le *malt* est l'Orge fermentée et préparée pour former la
bière ; sa décoction est antiscorbutique.

PRÉPARATIONS, DOSES.

Décoction (orge entière) : une poignée pour 1 kilog. d'eau. Après quelques
bouillons, on jette cette première eau, pour ensuite faire cuire le grain dans
même quantité de nouvelle eau : de cette façon, la boisson est aussi douce que
si on avait employé l'orge mondé.

— (Orge mondé ou orge perlé) : une cuillerée pour 500 gr. d'eau.

Cataplasme (farine) : quantité voulue.

PIED-DE-CHAT. *Gnaphalium dioicum*, L.

Gnaphale dioïque.

Plante vivace de la famille des *Composées* (257-40, B), petite, formant gazon, à tiges simples, dressées ; à feuilles
sessiles, étroites, lancéolées, les radicales étalées en rosette,
spatulées, obtuses au sommet, rétrécies à la base, blanches
ou velues en dessous.

Fleurs dioïques, blanches ou rouges, disposées en capitules
réunis 3-6 au sommet de la tige, s'épanouissant au mois de
mai, où elles figurent le pied d'un chat ; les mâles sont plus

larges que les femelles, qui ont un involucre longuement cylindrique.

Propriétés, usages. Les fleurs de Pied-de-Chat ont une odeur
et une saveur très faibles. Elles sont adoucissantes, béchiques à la manière de la violette, mais beaucoup moins usitées, quoique longtemps on ait vanté leur propriété astringente et *incisive.*

Récolte. On cueille les fleurs de Gnaphale au mois de mai
dans les lieux arides, secs et sablonneux ; on les fait sécher
après les avoir mondées. On les trouve encore chez les herboristes, parce que le peuple les venge de l'oubli des médecins
en les demandant quelquefois : il faut les y choisir munies
de beaucoup de languettes des fleurons et de peu d'aigrettes
velues.

PRÉPARATIONS, DOSES.

Infusion (fleurs) : 3 à 4 pincées pour 500 gr. d'eau Les herboristes mélan-
gent souvent les capitules du Pied-de-Chat avec les autres fleurs pectorales.

PLANTAIN MAJEUR. *Plantago major*, L.

Grand Plantain, Plantain ordinaire.

Le Plantain (*pl.* xv, 2) est très commun dans toute la
France, dans les prés, les champs, le long des chemins.

Plante vivace de la famille des *Plantaginacées* (189, A), sans
tige proprement dite, ayant des feuilles grandes, larges,
ovales, étalées en rosette sur la terre, des pétioles larges,
creusés en gouttière en dessus.

Fleurs d'un blanc sale ou jaunes, petites, portées sur des
hampes rondes, fistuleuses et fermes, disposées en long épi,
et se montrant tout l'été ; calice à 4 divisions courtes, ovales-
obtuses ; corolle à 4 découpures aiguës ; 4 étamines longues ;
style moins long à stigmate simple.

Propriétés, usages. On emploie les feuilles. Elles sont d'une
saveur herbacée, un peu amère, faiblement hypnotique. Cette
plante pourtant contient du mucilage en plus grande proportion que les autres principes, ce qui nous l'a fait ranger au
nombre des émollientes ; mais il est juste de dire que c'est
principalement comme astringente qu'on l'a employée dans

les diarrhées, les écoulements muqueux du vagin et de l'urètre, les hémorrhagies, et à l'extérieur en collyre, en lotions sur les ulcérations, etc. Les anciens lui ont attribué des propriétés aussi nombreuses qu'imaginaires, et cela n'a rien d'étonnant de leur part : mais faut-il prendre au sérieux l'assertion de Perret, qui croit à son efficacité dans la fièvre intermittente et la démontre par des faits ; celle de Desbois de Rochefort, prônant ses feuilles en application extérieure pour combattre les ulcères chroniques et scrofuleux, etc. ? On peut, dans tous les cas, répéter ces expériences, mais il ne faut jamais oublier que la nature est là qui veille et fait le plus ordinairement tous les frais de la guérison.

Récolte. Elle peut se faire pendant toute la belle saison ; pendant toute l'année pour les racines, qui sont vivaces.

PRÉPARATIONS, DOSES.

Décoction (plante entière verte ou sèche) : 30 ou 60 gr. par kilog. d'eau pour lotions, collyres, gargarismes. — En *infusion* pour tisane.

Eau distillée : quantité voulue pour collyre.

On peut remplacer le grand Plantain par le PLANTAIN MOYEN et le PLANTAIN LAVÉ, qui ne sont ni moins communs ni moins actifs, si toutefois il y a quelque action bien marquée dans ces plantes : la première a des feuilles ovales ; la seconde les a lancéolées, outre la différence de l'épi, ainsi que nous l'avons indiqué dans la *Botanique.*

Le PLANTAIN DES SABLES (*Plantago arenaria*) se distingue par ses feuilles opposées, sessiles, très étroites, allongées, pubescentes ; par ses 4 bractées opposées en croix à la base de chaque épi, son calice de 4 sépales épais, renflés à leur partie supérieure, etc.

Le PLANTAGO PSYLLIUM (*pl.* XXVI, 5) ne diffère du précédent que par ses épis non environnés de bractées à la base, par ses feuilles un peu denticulées, et toutes ses parties moins pubescentes.

On emploie à peu près indistinctement les graines de ces deux dernières espèces, qui sont extrêmement riches en mucilage, soit dans l'industrie pour apprêter certaines étoffes, soit en médecine pour préparer par décoction des collyres émollients.

POIS. *Pisum sativum.*

Les graines de cette *Légumineuse* (272-73, X) constituent, avant leur maturité, un aliment agréable et recherché; sèches, elles peuvent servir à préparer des cataplasmes adoucissants.

POMME DE TERRE. *Solanum tuberosum*, L.
Morelle tubéreuse, Parmentière.

Cette plante précieuse est originaire du Pérou, mais on la cultive en Europe depuis la fin du XVIe siècle. On sait combien d'efforts persévérants a dû faire Parmentier pour la répandre et la populariser chez nous.

La pomme de terre appartient à la famille des *Solanacées,* genre Morelle (209, B), où nous renvoyons le lecteur pour ses caractères généraux, car elle est tellement connue qu'il est superflu d'en donner une description spéciale.

Communément on entend par *pomme de terre* non les tiges ou les feuilles, ni le fruit, mais les tubercules qui se développent aux racines. Ils sont charnus, riches en fécule très pure et abondante, et ils constituent un aliment aussi nourrissant que salubre.

Sous le rapport médical, la pomme de terre est émolliente, analeptique et antiscorbutique. Cette dernière propriété est démontrée par la rareté du scorbut parmi les personnes qui en font usage dans les voyages de long cours : elle résulte non d'une vertu particulière, du tubercule, mais de sa salubrité elle-même et de ses principes essentiellement nutritifs, bien que Roussel de Vauzèmes avance que « le procédé le plus actif pour se traiter du scorbut, à quelque période qu'il soit arrivé, consiste à manger des pommes de terre crues. » M. Nauche assure que la décoction légère de l'espèce rouge avec la réglisse est avantageuse dans les catarrhes pulmonaires, intestinaux, et surtout utérins, ainsi que dans la gravelle.

Les usages extérieurs sont plus importants. La pomme de terre râpée constitue un topique réfrigérant excellent pour les brûlures du premier et du second degré. Ce topique a guéri, suivant Roussel, des ulcères scorbutiques très graves aux jambes. On fait avec sa fécule des cataplasmes adoucissants qui doivent toujours remplacer ceux de farine de lin dans les maladies de la peau, les éruptions douloureuses, les dartres vives, les excoriations, les gerçures, les rougeurs, etc., parce que ces derniers sont rarement faits avec une farine bien fraîche et de parfaite qualité. (V. Lin.) Cette fécule est encore très usitée, à l'état sec ou de farine, pour saupoudrer les excoriations de la peau chez les enfants et les personnes grasses.

Les feuilles et les tiges de la Morelle tubéreuse possèdent les propriétés de la Morelle noire, de la jusquiame et de la belladone, mais à un degré beaucoup moins prononcé. On peut donc, à défaut de ces dernières plantes, s'en servir pour préparer par décoction des injections, des fomentations, des lavements et des cataplasmes.

PRÉPARATIONS, DOSES.

Cataplasme (fécule) : 60 gr. pour 500 gr. d'eau. — Mettez l'eau sur le feu, et quand elle entrera en ébullition, versez-y brusquement la fécule que vous aurez délayée préalablement dans 60 à 100 gr. d'eau froide; faites jeter un ou deux bouillons, et retirez du feu.

POTIRON. *Cucurbita pepo*, L.

Citrouille, Pepon à gros fruit.

Originaire de l'Inde, cette plante, de la famille des *Cucurbitacées*, genre Courge (251, A), est cultivée dans les jardins potagers d'Europe pour les usages économiques.

La chair du Potiron est rafraîchissante, un peu laxative; elle n'est pas employée en médecine, quoiqu'on pourrait en faire des cataplasmes. Les graines peuvent servir aux mêmes usages que celles du melon et de la courge.

POURPIER. *Portulaca oleracea*, L.

Pourpier commun, Pourcellane, Pourcellaine.

Plante annuelle charnue (*pl.* XXIII, 3), de la famille des *Por-*

tulacées (**282**, A), à tige couchée, rameuse, glabre ; feuilles opposées ou les supérieures éparses, ovales-oblongues, sessiles, épaisses, charnues, glabres.

Fleurs jaunes, sessiles, réunies plusieurs ensemble dans les aisselles des feuilles supérieures, s'ouvrant entre onze heures et midi en juillet et août. Calice comprimé, à 2 divisions inégales, rapprochées en capuchon au-dessus de la capsule qu'elles enveloppent; 5 pétales obovales, soudés inférieurement, etc.

Propriétés, usages. Le Pourpier est inodore, d'une saveur mucilagineuse, fade ou très peu acide. Il est rafraîchissant, calmant, beaucoup plus employé d'ailleurs comme aliment que comme médicament.

Récolte. Toute la plante est usitée, sauf la racine. On doit s'en servir avant la floraison et l'aller chercher dans les lieux gras et humides, mais surtout dans les jardins où on la cultive. On ne la sèche jamais.

PRÉPARATIONS, DOSES.

Le Pourpier entre dans les *bouillons*, de même que la laitue. — On en fait des *décoctions*. — On en donne le *suc exprimé* à la dose de 12 à 16 gr. — L'*eau distillée* sert quelquefois encore de véhicule aux potions tempérantes.

RÉGLISSE. *Glycyrrhiza glabra* , L.

Bois doux.

Arbrisseau qui croît naturellement en Italie, en Calabre, en Espagne, et même dans les contrées méridionales de la France.

Plante appartenant aux *Légumineuses* (**272-73**, P), de la racine de laquelle naissent des tiges dressées, glabres, hautes de 1 m. à 1 m. 60 cent., portant des feuilles alternes, pétiolées, imparipinnées à 13 folioles ovales, opposées, entières, visqueuses.

Fleurs violettes, purpurines, en grappes axillaires, fleurissant en juillet et août. Calice tubuleux à 2 lèvres et 5 dents inégales; corolle papilionacée à étendard droit, lancéolé; carène formée de 2 pétales distincts ; 9 étamines réunies, et une isolée. Gousse aplatie contenant de 3 à 6 graines.

Propriétés, usages. La Réglisse a une odeur fade, une saveur douce, mucilagineuse et sucrée, qui devient amère si on prolonge la mastication. On emploie la racine : ses propriétés sont rafraîchissantes, béchiques, adoucissantes et diurétiques ; elle apaise la soif et convient dans toutes les pyrexies. On en fait un grand usage dans les hôpitaux et dans la médecine des pauvres pour édulcorer les tisanes adoucissantes ou délayantes. On en retire un extrait appelé *jus de réglisse, sucre noir*, qui, purifié, est utile dans les rhumes. — Séchée et réduite en poudre, elle est employée par les pharmaciens pour rouler des pilules et leur donner une consistance convenable.

Récolte. La racine de Réglisse se récolte au printemps et à l'automne, mais pas avant sa troisième année ; on la fait sécher au soleil ou au grenier. Elle est brunâtre à l'extérieur, jaune au dedans, fébrilleuse, longue et rampante ; car elle s'étend avec rapidité à une grande distance. La plus estimée est celle qu'on retire d'Espagne ou d'Italie.

PRÉPARATIONS, DOSES.

Infusion à froid (racine) : 8 à 16 gr. par 500 gr. d'eau. Il faut la gratter, lui enlever son écorce qui donnerait de l'amertume, et la fendre en quatre ou en six selon sa grosseur. Il faut au moins six heures de macération dans l'eau froide.

Infusion à chaud : mêmes quantités. La tisane a une saveur plus forte, qui devient même âcre si l'ébullition est prolongée.

Décoction. Elle est encore moins agréable que l'infusion, parce qu'elle contient le principe oléo-résineux âcre et amer de la racine.—Quand on remplace le miel ou le sucre par la réglisse dans les tisanes, il ne faut ajouter celle-ci qu'au moment où la décoction est terminée et presque froide.

Extrait. On le mâche et on le fait fondre dans les tisanes. — Les paysans préparent un looch domestique avec une infusion de graine de lin, 15 gr. d'extrait de réglisse, 1 cuillerée de miel ; ils y ajoutent quelquefois la pulpe d'un ognon cuit sous la cendre et triturée avec le mélange.

SAGITTAIRE. *Sagittaria sagittifolia*, L.

Fléchière, Flèche d'eau.

« Cette plante (*pl.* XXVII, 4), de la famille des *Alismacées*

(142, B), croît au bord des eaux, dans les prés inondés, en Europe et jusqu'en Sibérie. Elle a des racines qui portent des tubercules farineux dont on peut tirer une sorte de fécule que Martius compare à celle d'arrow-root; les Kalmouks du Volga ne prennent jamais de provisions quand ils vont à la chasse dans les bas-fonds, parce qu'ils se nourrissent de ces racines crues ou cuites. On mange aussi au Japon les tubercules de cette plante, si remarquable par la forme sagittée de ses feuilles, d'après Thunberg. » (*Dict. univ. de matière médicale.*) — On ne connaît jusqu'ici aucun usage médical de la Fléchière.

SALSIFIS SAUVAGE. *Tragopogon pratense*, L.

Salsifis, Cercifis, Herbe-de-Bouc.

Genre de plantes des *Synanthérées* (257-41, H), qui croît dans les prés, présentant une racine pivotante, simple, charnue; une tige dressée, rameuse, un peu noueuse; des feuilles semi-amplexicaules, lancéolées, allongées, glabres en dessous, cotonneuses en dessus. — *Fleurs* jaunes, grandes, solitaires, semi-flosculeuses; involucre simple, composé d'une seule rangée de folioles.

La racine est employée comme aliment; si elle a des propriétés médicales, elles sont analogues à celles de la scorsonère.

SCORSONÈRE D'ESPAGNE. *Scorsonera hispanica.*

Salsifis noir ou d'Espagne.

Cette *plante*, de la famille des *Synanthérées* (257), croît naturellement dans les prés du midi de la France, où elle est bisannuelle. Tige dressée, rameuse à sa partie inférieure, glabre; feuilles alternes, sessiles, lancéolées, entières. — *Fleurs* grandes, jaunes, composées de demi-fleurons hermaphrodites; involucre formé de deux rangées d'écailles, ce qui distingue surtout cette espèce de la précédente.

La racine de Scorsonère est pivotante, allongée, noirâtre en dehors, blanche en dedans; sa saveur est douce et sucrée: c'est un aliment agréable. Quant à ses propriétés médicales,

elles sont insignifiantes, ou plutôt nulles, quoiqu'on l'ait vantée autrefois pour combattre une foule de maladies.

SCORPIONE. *Myosotis scorpioides*.

Cette *Borraginée* (198, F), figurée sur la *pl.* xxvii, 5, est,
dit-on, antiophthalmique en cataplasme sur les yeux. Suivant
Gmelin, elle est employée en Sibérie contre les affections
syphilitiques.

« Lémery assure que le Myosotis, sans dire lequel, est détersif, rafraîchissant, astringent, et que sa racine est bonne
contre la fistule lacrymale. »

SEIGLE. *Secale cereale*, L.

Genre des *Graminées* dont nous avons donné les caractères
(148, C), et qui est d'ailleurs cultivé en Europe et très connu,
quoiqu'il soit originaire de l'Asie-Mineure. Le Seigle fournit
un pain gras, un peu dense, nourrissant et rafraîchissant.
Ceux qui s'en nourrissent, prétend Cadet de Vaux, sont rarement atteints d'apoplexie.

La farine de cette céréale sert à faire des cataplasmes
émollients et légèrement résolutifs. — M. Cazin emploie,
dit-il, avec succès le seigle concassé en décoction pour combattre les constipations habituelles et rebelles.

Wauters, dans un travail sur les plantes indigènes qui a
remporté le prix de la Société de médecine de Bordeaux,
rapporte plusieurs observations de fièvres intermittentes
guéries par le pain de seigle torréfié. Il ne faut pas oublier
que cette maladie cesse souvent d'elle-même, mais on doit
aussi prendre en considération ce fait, cité par le même auteur, d'une fièvre quarte durant depuis plus de deux ans, et
rebelle jusque-là au quinquina, qui céda à la décoction de
60 gr. de ce pain torréfié dans 500 gr. d'eau. « J'ai guéri par
le remède de Wauters, dit M. Dubois, de Tournai, un vieux
brigadier des douanes d'une fièvre tierce qui durait depuis
plus de trois mois, et qui avait été infructueusement combattue
par le sulfate de quinine et une foule d'autres fébrifuges. »

SÈNEÇON. *Senecio vulgaris* , L.

Plante petite, annuelle, de la famille des *Synanthérées*
(257-40, J), très commune dans tous les lieux cultivés, haute
de 30 cent. environ, à tiges rameuses, striées, fistuleuses; à
feuilles alternes embrassantes, molles, épaisses, ailées, légèrement pubescentes en dessous.

Fleurs flosculeuses, jaunâtres, solitaires; disposées en corymbe, se montrant tout l'été ; fleurons courts, nombreux,
hermaphrodites, à 5 divisions; 5 étamines, 1 style; semences
ovales, longues, brunes, aigrettées.

Propriétés, usages. Le Sèneçon est à peu près inodore, et
d'une saveur faible, herbacée, qui a quelque chose d'acide et
d'âcre, si on le mâche longtemps. On l'estime émollient, résolutif, vermifuge ; mais les médecins le négligent complète-
ment. C'est à l'extérieur surtout qu'on en a fait usage, soit en
cataplasme sur les tumeurs inflammatoires, soit en décoction
pour lotions et injections, soit cuit dans du lait ou frit dans
du beurre frais pour être appliqué sur les hémorrhoïdes douloureuses, sur les mamelles engorgées, sur les articulations
goutteuses, etc. On administre le suc exprimé à l'intérieur
(30 à 60 gr.) pour tuer les vers. Mais, sous quelque point de
vue qu'on la considère, cette plante doit céder le pas aux autres émollients, résolutifs et anthelmintbiques.

La JACOBÉE (*Senecio jacobœa*), vulgairement *Herbe de Saint-
Jacques,* est une espèce de Sèneçon de plus grande dimension : *plante* de 60 à 90 cent., à tige simple en bas, rameuse
en haut, ronde, striée, pubescente ou rougeâtre; à feuilles alternes, pétiolées, pinnatifides, lobes inégaux, dentés. — *Fleurs*
jaunes, plus grandes que celles du Sèneçon commun, et disposées en corymbe, se montrant en juin et juillet dans les
pâturages et les bois. Cette plante a une odeur faiblement
aromatique, une saveur amère un peu acerbe ; par conséquent, elle est peu émolliente. On l'a employée en décoction
pour faire des gargarismes et des cataplasmes.

VIOLETTE ODORANTE. *Viola odorata*, L.

Violette, Violette de mars.

La Violette constitue le genre type des *Violacées* (286. A). C'est une petite *plante* vivace, à racine fibreuse, rampante; à tige nulle; feuilles radicales, longuement pétiolées, cordiformes, dentées, formant de grosses touffes. — *Fleurs* violettes, portées par des pédoncules grêles et longs, qui naissent du collet de la racine au milieu des feuilles; 5 pétales irréguliers, dont l'un se termine en éperon au-delà des divisions du calice; 5 étamines, 1 style.

Propriétés, usages. Les fleurs de Violette, dont l'odeur suave est connue de tout le monde, sont d'un usage vulgaire dans les inflammations de poitrine. On les prescrit journellement comme émollientes, béchiques et légèrement diaphorétiques, soit seules, soit mélangées avec les autres fleurs dites *pectorales*, dont elles font partie, du reste. Leur usage s'étend au traitement de toutes les autres inflammations et notamment des fièvres éruptives.

Les feuilles de Violette sont estimées émollientes, mais on les emploie rarement.

Les racines sont émétiques. Nous en parlerons ailleurs.

Récolte. On cueille les fleurs de Violette dans le mois de mars, époque où elles apparaissent et se trahissent par le parfum qu'elles répandent. Il faut choisir pour cette récolte un temps sec, et préférer la Violette des haies et des bois à celle des jardins. On les fait sécher avec leur calice, et, pour conserver leur couleur, on les soumet à la prompte dessiccation de l'étuve, ou on les expose au soleil couvertes de papier. Elles doivent être conservées dans des boîtes de bois ou dans des bocaux abrités de l'action de la lumière et de l'humidité. — Dans le commerce, on vend très souvent les fleurs de la *Pensée sauvage* pour celles de la violette odorante. La fraude est facile à reconnaître : les premières sont de couleurs jaune, bleue e blanche mélangées; les secondes, au contraire (Violette), sont, à l'état sec, d'un bleu foncé uniforme.

PRÉPARATIONS, DOSES.

Infusion (fleurs) : une forte pincée pour 500 gr. d'eau.

Décoction (feuilles). Pour fomentations, lavements.

Sirop (fleurs) : 15 à 60 gr. pour édulcorer les potions et les tisanes.

La Violette de chien (*Viola canina*) peut suppléer la Violette odorante. Sa tige est couchée, ramifiée, longue de 30 cent.; mais elle se redresse pendant la floraison, qui a lieu non en mars, mais en avril. Ses fleurs sont bleues ou blanches, petites et inodores.

La V.-Pensée sauvage (*Viola tricolor*) sera étudiée ailleurs.

DES TEMPÉRANTS.

Les tempérants sont, à proprement parler, tous les remèdes propres à remédier à l'excès d'action d'une partie ou d'une fonction; mais habituellement on entend par cette expression les médicaments qui ont pour effet de modérer l'activité des propriétés organiques générales par leur action rafraîchissante. Les substances qui passent pour tempérantes ne sont autres que les acides faibles et agréables fournis, pour la plupart, par les fruits. Ces acides ne s'emploient qu'à l'intérieur, sous forme de tisanes, appelées *limonades,* qui ont pour effet le plus marqué d'étancher la soif, d'augmenter la sécrétion urinaire, et de produire sur les tissus une sorte de resserrement analogue à celui des astringents.

Les tempérants sont, en conséquence, très souvent employés dans les fièvres ardentes, continues, bilieuses, typhoïdes; dans les hémorrhagies, le scorbut, le purpura ; en un mot, toutes les fois qu'il est nécessaire soit de tempérer l'activité de la circulation, l'exagération du calorique, l'état d'excitation ou de prédominance de l'appareil biliaire, soit de produire une sorte d'astriction sur les vaisseaux capillaires.

Ces agents ne conviennent point dans les inflammations de poitrine, les gastralgies, les lésions organiques graves, et nous devons ajouter que, dans toute circonstance, leur usage trop prolongé irrite les voies digestives, et tend à produire l'amaigrissement et la pâleur des tissus.

PLANTES TEMPÉRANTES.

Airelle, *fruit*.	Épine-vinette, *fruit*.	Oranger, *suc du fruit*.
Alleluia, *plante*.	Fraisier, *fruit*.	Oseille, *feuilles*.
Cassis, *fruit*.	Grenadier, *suc du fruit*.	Pommier, *fruit*.
Cerisier, *fruit*.	Groseillier, *fruit*.	Vigne, *fruit*.
Citronnier, *fruit*.	Mûrier, *fruit*.	

Les plantes de la classe précédente sont toutes tempérantes par leurs propriétés émollientes et rafraîchissantes ; mais parmi elles, il en est qui fournissent des préparations plus particulièrement rafraîchissantes ou propres à tempérer l'activité des fonctions organiques : telles sont l'*Amandier,* la *Citrouille,* le *Melon,* la *Courge,* la *Laitue,* le *Pourpier ;* tel est le *Nénuphar* parmi les sédatifs, etc.; toutefois, ce ne sont plus des tempérants dans l'acception rigoureuse du mot.

AIRELLE. *Vaccinium myrtillus*, L.

Myrtille, Raisin des bois, Moret, Mouretier, Lucet, Brinballier, Brinbelle, Gueule de lion noir, Cousinier.

L'airelle (*pl.* xviii, 3) croît naturellement dans les bois, les lieux ombragés, sur les hautes montagnes ; on la cultive quelquefois dans les jardins.

Sous-arbrisseau de la famille des *Vacciniacées* (228, A), haut de 30 à 60 cent. Tige courte à nombreux rameaux anguleux, grêles, flexibles ; feuilles alternes, ovales, aiguës, glabres, finement dentées.

Fleurs blanches ou rosées, solitaires et pendantes, à l'aisselle des feuilles, paraissant en avril ; calice globuleux, petit, à 4 dents ; corolle en grelot, renfermant les étamines au nombre de 8, mais que dépasse un peu le style simple ; baies d'un rouge foncé ou noires, de la grosseur d'un pois. On en connaît une variété de couleur blanche.

Propriétés, usages. On n'emploie que les fruits : mûrs, ils ont une acidité agréable qui les fait rechercher des enfants. Dans quelques cantons on en fait des confitures ; dans d'autres on s'en sert pour colorer le vin ; dans le Nord on en obtient par fermentation une liqueur vineuse faible, etc.

Considérées sous le rapport médical, les baies d'Airelle sont rafraîchissantes et astringentes, propres à combattre les affections scorbutiques, les maladies bilieuses, et surtout les dévoiements opiniâtres. M. Bergasse a rapporté l'observation d'une diarrhée extrêmement grave guérie par l'administration de 30 gr. de ces baies. Avant lui, M. Reiss avait publié plusieurs faits qui prouvent l'efficacité de l'extrait d'Airelle dans la diarrhée chronique la plus rebelle (*Journ. de médecine*, avril 1843).

PRÉPARATIONS, DOSES.

Infusion (baies) : 30 à 60 gr. par kil. d'eau.
Extrait : 1 à 2 gr. en pilules.
Suc. On en fait une limonade, un sirop.

L'AIRELLE PONCTUÉE (*Vaccinium vitis idœa*), qui a les fleurs en grappes penchées, terminales, produit des baies d'un beau rouge que l'on a conseillées en cataplasme avec le sel commun pour résoudre les engorgements des seins.

La CANNEBERGE (*Vaccinium oxycoccos*), qui croît dans les marais et dont les fleurs sont rouges, ponctuées de pourpre, solitaires, fournit des baies rouges aussi et ponctuées, qui jouissent des mêmes propriétés que celles de l'Airelle.

ALLELUIA. *Oxalis acetosella*, L.

Oxalide, Surelle, Pain de Coucou.

La Surelle (*pl.* XXIII, 5) se trouve le long des haies, dans les lieux couverts, principalement dans le nord de la France.

Plante vivace de la famille des *Oxalidacées* (512, A), ayant une tige souterraine rampante, avec renflements d'où partent des fibres qui sont les véritables racines. Ses feuilles, nées de l'extrémité de la souche par 5 ou 6, longuement pétiolées et formant gazon, sont trifoliées, pubescentes surtout en dessous, où leur couleur est blanchâtre.

Fleurs blanches, solitaires sur des hampes dressées et un peu moins longues que les pétioles, s'épanouissant en mars et avril : calise campanulé, court, 5-fide; corolle campaniforme beaucoup plus longue, à 5 pétales obovales présentant

21

3 appendices à leur base; 10 étamines, dont 5 longues et 5 courtes, hypogynes et réunies par la base de leurs filets; ovaire surmonté de 5 styles divergents; capsule à 5 loges et 5 angles.

Propriétés, usages. L'Alleluia n'a pas d'odeur, mais sa saveur est acide, agréable, due à l'*oxalate de potasse* (*sel d'oseille*) qu'il contient. On emploie toute la plante, soit à l'intérieur en décoction, comme rafraîchissante, tempérante, antiscorbutique et antiputride; soit à l'extérieur, en cataplasme, pour hâter la suppuration des abcès froids. — Les calculeux, observe Chamberet, feront bien de s'abstenir de l'emploi de l'Alleluia, puisque très souvent leurs calculs sont composés d'oxalate de chaux. — En Suisse, en Allemagne, on en extrait en grand le sel d'oseille. Cent livres de Surelle donnent vingt-cinq livres de suc, qui produit environ cinq onces de ce sel. Celui-ci est employé pour la confection des limonades rafraîchissantes, pour enlever les taches d'encre, parce qu'il dissout le fer, et pour d'autres usages dans les arts.

Récolte. Le moment de la faire est celui de la floraison, vers le temps de Pâques. Séchée, la plante perd une partie de sa saveur acide; mais on peut se la procurer pendant toute la belle saison, si l'on veut l'employer à l'état frais, ce qui, du reste, est bien préférable.

PRÉPARATIONS, DOSES.

Décoction : 30 gr. par 500 gr. d'eau ou de petit-lait.
Suc exprimé : 30 à 80 gr.
Plante fraîche. On peut en manger les feuilles en salade contre le scorbut; on les fait entrer dans les bouillons comme l'oseille.

L'OXALIDE CORNICULÉE (*Oxalis corniculata*) remplace ordinairement la Surelle dans les boutiques. Elle en diffère sous plusieurs rapports que voici : elle est plus abondante dans le Midi que dans le Nord; elle fleurit l'été, et elle est annuelle; ses tiges nombreuses ont environ 30 cent. de longueur; feuilles trifoliées avec un pétiole filiforme; fleurs petites, jaunes, 3-5 sur un pédoncule axillaire muni de quelques petites bractées disposées en collerette. Quant à ses propriétés, elles sont moins actives que celles de l'Alleluia.

CASSIS. *Ribes nigrum*, L.
Groseillier noir.

Arbrisseau de la famille des *Ribésiacées* (281, A), originaire du nord de l'Europe, et cultivé dans tous les jardins, où chacun peut l'étudier sur nature. Il est doué d'un arôme très prononcé, *sui generis* ; les feuilles ont une saveur un peu acerbe ; les fruits ou baies sont peu acides ; elles renferment une huile volatile amère que l'on considère comme tonique et stomachique, et qui réside principalement dans l'enveloppe, car le suc de Cassis obtenu sans pression se rapproche beaucoup de celui de la groseille (V. *Groseillier*), tandis que s'il subit avec l'enveloppe une préparation quelconque, il se charge de l'arôme et devient légèrement tonique et stomachique.

Des feuilles de Cassis ont été employées en infusion chaude et sucrée, comme astringentes et toniques dans la diarrhée chronique ; comme diurétiques dans l'hydropisie ; comme sudorifiques dans le rhumatisme, etc. La diversité de ses propriétés prouve la légèreté avec laquelle on les a admises.

CERISIER. *Cerasus vulgaris*, L.

Cet arbre appartient aux *Rosacées*, tribu des *Amygdalinées* (264-68, B), auxquelles nous nous bornons à renvoyer le lecteur pour l'indication de ses caractères spécifiques.

Genre qui comprend plusieurs variétés, le Cerisier a été introduit en Europe par Lucullus, qui l'apporta à Rome du royaume de Pont. Les fruits ou *cerises* sont rafraîchissants, tempérants, un peu laxatifs, leurs pédoncules ou *queues* sont réputés apéritifs ou diurétiques, en infusion à la dose de 15 gr. pour 500 gr. d'eau. L'*écorce* de l'arbre est amère, non fébrifuge, quoi qu'on en ait dit ; et c'est une coupable sophistication que de la mêler à celle de quinquina. La *gomme* qui en découle pourrait remplacer la gomme arabique, si celle-ci manquait, quoiqu'elle soit visqueuse, difficile à dissoudre dans l'eau. — On prépare une liqueur de table (*kirschenwaser*) avec les fruits fermentés et distillés de l'espèce Merisier.

CITRONNIER. *Citrus medica*, L.

Arbre du groupe des *Citracées* (528), originaire de la Médie, commun dans le midi de l'Europe, en Provence même, et qu'on cultive dans les jardins, moins toutefois que l'oranger, quoiqu'il soit plus élevé, plus robuste, mais parce que ses fleurs sans doute sont moins belles et moins suaves. On emploie son fruit (*citron* ou *limon*) en économie domestique, dans les arts et en médecine.

« Le suc de citron est employé comme vermifuge, antiseptique, rafraîchissant, astringent, etc. On en fait des limonades, boisson très agréable, qu'on donne dans une multitude de maladies. On le prescrit contre le vomissement, le scorbut, la putridité, etc. On l'ajoute parfois à des médicaments désagréables pour leur ôter cette saveur, comme dans les potions purgatives, etc. Mêlé au muriate de soude, Wright l'a vanté comme un moyen d'une grande efficacité dans la dyssenterie, les fièvres rémittentes, les angines gangréneuses, et presque comme un spécifique dans le diabète et la lienterie. En chirurgie, on a parfois arrosé certains ulcères sanieux, putrides, vermineux, avec le suc du citron. » (Mérat et Delens, *Dict. univ. de mat. médic.*)

L'huile essentielle ou essence de citron, qu'on extrait de l'écorce et qui est très suave, sert dans la parfumerie, au dégraissage des étoffes, etc.

PRÉPARATIONS, DOSES.

Limonade : se prépare en exprimant dans 500 gr. d'eau un citron coupé en deux; on édulcore avec sucre ou sirop de groseilles.

Limonade cuite : on fait infuser pendant une heure un ou deux citrons coupés par tranches menues, dans 500 gr. d'eau bouillante, et on sucre. Elle est moins acide, mais aussi moins agréable que l'autre.

ÉPINE-VINETTE. *Berberis vulgaris* , L.

Berberis, Vinettier.

Cette plante (*pl.* xxiii, 1) croît dans les haies, dans et sur le bord des bois, aux lieux incultes.

Arbrisseau de 1 à 2 mètres , famille des *Berbéridacées* (504, A); tiges dressées, jaunâtres, à rameaux diffus, de couleur cendrée; feuilles alternes, ovales-obtuses, pétiolées, à bords munis de dents très aiguës, formant d'abord des espèces de petites rosettes accompagnées d'aiguillons.

Fleurs jaunes, un peu fétides, en grappes pendantes d'un même côté, pédicellées et accompagnées d'une petite bractée, se montrant en mai; 6 sépales sur 2 rangs; 6 pétales bifides au sommet; 6 étamines d'une contractilité telle qu'elles se rapprochent vivement lorsqu'on les touche avec la pointe d'une aiguille : anthères comme bifurquées; stigmate épais, sessile. Petites baies allongées d'un beau rouge contenant 1 à 3 graines.

Propriétés, usages. Ces baies ou fruits ont une saveur aigrelette, agréable; on en prépare des boissons, des gelées, un sirop; etc., qui sont humectants, tempérants. Elles peuvent remplacer le citron pour limonade, et conviennent dans les mêmes cas que lui, quant à l'usage interne.

Les feuilles, dont la saveur est analogue à celle de l'oseille, ont été employées en décoction dans le scorbut, les dyssenteries, etc. — La seconde écorce est considérée par Gilibert comme un bon fondant. M. Cazin dit avoir eu à s'en louer dans l'hydropisie. —La racine est amère.

Récolte. Baies, feuilles, écorce et racine d'Épine-Vinette se trouvent encore dans quelques officines; les premières surtout, que l'on récolte à la fin de l'été, pour les conserver entières ; elles ne perdent presque rien de leur saveur ni de leur volume par la dessiccation.

PRÉPARATIONS, DOSES.

Baies : on les mange entières.

Suc exprimé : mélangé avec l'eau jusqu'à agréable acidité; ou pur à la dose de 15 à 30 gr.

Décoction (seconde racine) : 4 gr. pour 3 verres d'eau qu'on porte à l'ébullition On sucre et on administre 3 fois par jour dans l'hydropisie (Cazin).

FRAISIER. *Fragaria vesca*, L.

Fraisier des bois.

Les caractères de la famille et du genre de cette *Rosacée*,
que nous avons indiqués ailleurs (264-65, A), joints à la connaissance que chacun a de cette plante, nous dispensent de
nous étendre davantage sur sa description. On en cultive un
grand nombre de variétés dans les jardins ; mais elle croît
spontanément à l'état sauvage dans les forêts, où l'on va le
plus souvent arracher sa racine vivace, soit pendant l'hiver
pour la conserver, soit pendant toute l'année pour l'employer
de suite. Elle fleurit au printemps et pendant toute la belle
saison.

Les fruits du Fraisier (*fraises*) ont une saveur et un parfum
délicieux, mais ne conviennent qu'aux estomacs qui digèrent
avec facilité : ils sont adoucissants, tempérants, étant surtout
écrasés dans l'eau sous forme de limonade. Linné déclare,
d'après son expérience personnelle, que l'usage des fraises
prévient les attaques de goutte, dissipe les concrétions topha-
cées produites par cette affection dans les articulations ; suivant d'autres, elles guériraient les maladies calculeuses, les
obstructions du foie, la phthisie, la manie elle-même ; mais il
y a exagération ou défaut d'observation rigoureuse dans ces
faits.

Les feuilles et les racines du Fraisier sont réputées astringentes, et on les emploie en décoction dans les diarrhées
chroniques, les dyssenteries, et pour gargarismes.

GRENADIER. *Punica granatum*, L.

Balaustier.

Le Grenadier (*pl.* xx, 3) est originaire de l'Afrique ; introduit en Italie par les Romains à l'époque des guerres de Car-
thage, il s'est répandu d'abord dans le midi de l'Europe, où
il se montre à l'état d'arbre et où son fruit mûrit ; puis dans
le centre de la France, où il ne forme qu'un arbrisseau rabou-

gri, stérile, qui ne peut être cultivé en pleine terre. Nous avons caractérisé ce genre ainsi que la famille des *Myrtacées* à laquelle il appartient (260, B).

Propriétés, usages. Ils varient suivant la partie de la plante employée. En effet, le *suc* du fruit est rafraîchissant, tempérant, à la manière des précédents fruits ; étendu d'eau, il forme une limonade fort agréable et très utile dans les maladies fébriles, les complications bilieuses, etc.

Les fleurs (*balaustes*) sont douées de propriétés astringentes très prononcées ; elles s'emploient en décoction dans les diarrhées et les écoulements chroniques. — L'*écorce* du fruit (*malicorium*) est d'une astringence encore plus prononcée, due à une forte proportion de tannin et d'acide gallique. Son usage est indiqué dans une foule de cas que nous ferons connaître en traitant des plantes astringentes. — La *racine* de Grenadier constitue un des meilleurs remèdes à opposer au ver solitaire. Nous en reparlerons au chapitre des *Anthelminthiques*.

Récolte. Le Grenadier fleurissant en juin, juillet et août, c'est l'époque de recueillir ses fleurs. Simples dans le Grenadier sauvage, ces fleurs sont doubles dans l'espèce cultivée pour l'agrément. Ce sont ces dernières qui se vendent ordinairement dans les boutiques, sous le nom de *balaustes*, quoique les premières ne soient pas moins bonnes pour l'usage médical. Les fruits nous viennent des provinces méridionales ; leur écorce se trouve dans le commerce de droguerie.

PRÉPARATIONS, DOSES.

Suc de grenade : quantité voulue étendue d'eau.

Décoction (fleurs) : 15 gr. par 500 gr. d'eau pour tisane ; — 30 gr. par 500 gr. d'eau pour gargarismes, injections, etc.

— (écorce du fruit) : 30 à 60 gr. par kil. d'eau.

GROSEILLIER ROUGE. *Ribes rubrum*, L.

Le genre Groseillier constitue à lui seul la famille des *Ribésiacées* (281) : nous y renvoyons pour les caractères spécifiques de cette plante généralement connue (*pl.* XXI, 2). Cet arbrisseau croît naturellement dans les haies et les bois, mais on le cultive dans tous les jardins.

Ses fruits, appelés *groseilles*, contiennent de l'acide malique et citrique, plus un principe mucilagineux. On prépare avec leur suc des boissons, un sirop, une gelée, qui sont rafraîchissants, tempérants, nutritifs. Mangés en grappes bien mûres, ils sont très salutaires, utiles dans les inflammations intestinales chroniques, les maladies du foie, les dartres, le scorbut, le purpura. Le sirop ou la gelée délayée convient, comme boisson ordinaire, dans les fièvres inflammatoires et bilieuses. Il est bien entendu que, dans tout état de choses, il faut consulter la susceptibilité de l'estomac, l'idiosyncrasie individuelle, car il est des personnes auxquelles les plus légers acides ne réussissent jamais.

MURIER NOIR. *Morus nigra*, L.

Arbre originaire de la Perse, naturalisé en Europe, offrant des branches longues, irrégulièrement disposées et entrelacées ; des feuilles alternes, cordiformes, pointues, dentées, rudes en dessus, pubescentes en dessous, d'un vert sombre.

Fleurs monoïques, les mâles en épis presque globuleux, pendants, caractérisées comme il est dit au genre Mûrier, famille des *Urticacées* (175, A). Le fruit, composé d'un grand nombre de petits akènes soudés et entourés du calice devenu charnu, est de la grosseur d'une petite prune, ovoïde, d'un rouge vineux qui passe au noir lors de la maturité : on l'appelle *mûre*.

Propriétés, usages. On emploie le fruit et l'écorce de la racine du Mûrier. Les *mûres* ont une saveur aigrelette, sucrée ; elles sont alimentaires, mais dédaignées, parce que, d'une part, leur parfum est moins agréable que celui des fraises et des framboises, et que, d'un autre côté, leur couleur noire tache le linge et les doigts. On peut en préparer des boissons rafraîchissantes qui conviennent dans les mêmes cas que les groseilles. Mais c'est principalement sous forme de sirop qu'on les emploie en médecine. Le *sirop de mûres* est, en effet, un remède populaire, banal, contre tous les maux de gorge ; il sert à édulcorer les tisanes et les gargarismes astringents, dont il augmente l'action, vu qu'il est préparé avec des fruits qui n'ont pas atteint leur maturité.

L'*écorce* de la racine du Mûrier a une saveur àcerbe et amère. Outre ses usages comme tonique-astringente, on prétend qu'elle est anthelminthique, et même qu'elle fait rendre le ver solitaire. On peut donc en essayer l'emploi comme succédané du grenadier et du kousso, qui sont plus difficiles à se procurer.

Récolte. Le Mûrier fleurit en avril, ses fruits sont mûrs au mois d'août; mais il faut les récolter avant leur maturité pour en faire un sirop, ainsi que l'écorce de la racine, qu'on emploie en décoction à la dose de 15 gr. par 500 gr. d'eau.

ORANGER. *Citrus aurantium*, L.

Cet arbre, originaire de l'Inde, a été introduit d'abord en Arabie, en Égypte, de là en Italie et en Provence, où il se cultive en pleine terre. Dans l'intérieur et le nord de la France, on le place en caisse pour en orner les jardins l'été, on le rentre en serre pendant l'hiver, où il végète, manque de vigueur et ne produit pas de fruits mûrs.

Il n'est personne qui ne connaisse le port de l'Oranger; quant à ses caractères spécifiques, nous renvoyons à la famille des *Citracées,* dont il constitue un genre (328).

Il n'y a de rafraîchissant et de tempérant dans ce végétal que le suc du fruit appelé *orange.* Les fleurs et les feuilles sont des antispasmodiques, dont nous étudierons les propriétés ailleurs. Les oranges nous sont envoyées d'Espagne, de Portugal, de Nice, de Malte et d'Afrique. Bien mûres, leur suc rafraîchit, désaltère, adoucit les âcretés de la gorge. On en prépare une limonade agréable, appelée *orangeade,* utile dans les maladies fébriles et inflammatoires, en général, un sirop très employé pour édulcorer les tisanes et les potions.

Puisque c'est du fruit de l'oranger que nous nous occupons, parlons de l'*écorce d'orange,* connue dans le Codex sous le nom de *flavedo*. La plus fine est la plus estimée et celle qui dénote le meilleur fruit. Elle est comme criblée de petites vésicules qui la rendent transparente et qui contiennent une huile essentielle, appelée *néroli*. Celle-ci s'en échappe par la pression, et si elle traverse la flamme d'une bougie, elle s'enflamme en répandant une odeur agréable. L'écorce d'orange est tonique, stomachique, et, dit-on, vermifuge et fébrifuge. On en prépare un sirop considéré comme cordial, des liqueurs de table réputées digestives, etc. Le *curaçao* de premier choix est préparé avec l'écorce très odorante et chaude de l'orange amère, fruit du *Bigaradier* (*Aurantium amarum*), de beaucoup la plus estimée. — Le *zeste*, ou partie blanche de l'orange, est amer, et a été conseillé dans la dysurie.

OSEILLE. *Rumex acetosa*, L.

Oseille commune, Patience acide, Surelle,

L'Oseille croît naturellement dans les prés, mais on la cultive dans les jardins. C'est une espèce du genre Rumex de la famille des *Polygonacées* (185, B), que chacun connaît d'ailleurs. Elle fleurit en juin et juillet, et ses fleurs sont petites, verdâtres, disposées en panicule rameuse et terminale, etc.

Les feuilles d'Oseille ont une saveur aigrelette due à l'*oxalate de potasse* qu'elles contiennent en notable quantité, et qu'elles fournissent aux arts comme la surelle. Leurs propriétés sont analogues à celles de cette dernière (V. *Alleluia*); elles entrent dans la préparation des sucs d'herbes antiscorbutiques; on en fait des bouillons rafraîchissants et laxatifs, et pour l'extérieur des cataplasmes maturatifs sur les tumeurs scrofuleuses. Elles sont l'antidote des substances âcres, dont elles neutralisent très rapidement les effets. C'est au docteur Missa qu'on doit la connaissance de cette propriété; ayant voulu goûter un jour de la racine d'arum, il ressentit bientôt dans la bouche une douleur forte, avec gonflement intense des parties, contre lesquelles les adoucissants avaient été sans effet; mais le hasard ayant voulu qu'il mâchât quelques feuilles d'oseille, tous les accidents se dissipèrent comme par enchantement.

On a beaucoup vanté la racine d'Oseille comme diurétique et désobstruante; mais aujourd'hui elle est abandonnée.

POMMIER. *Pyrus malus*, L.

Arbre fruitier dont on cultive un grand nombre de variétés. Genre de la famille des *Rosacées*, tribu des *Pomacées* (264-70, A), à *fleurs* d'un rose pâle, pédicellées, disposées en sertules au sommet des jeunes rameaux, etc.

On emploie le fruit et l'écorce du Pommier. La *pomme* est très acide avant sa maturité, propriété qu'elle doit à l'*acide malique* : alors elle est indigeste, engendre des vers, des coliques, la dyssenterie. Mûre, au contraire, elle est alimentaire, agréable et saine ; cuite et sucrée, elle constitue un aliment léger pour les convalescents. — On prépare par décoction de la pomme de reinette une tisane rafraîchissante, utile dans les inflammations gastriques, pulmonaires, rénales, etc. — On fait une gelée, un sucre, dits de pomme, un sirop qui est laxatif. — La pulpe cuite sert quelquefois pour cataplasmes anti-ophthalmiques.

Mais le principal usage des fruits du Pommier est d'en préparer, par fermentation, le cidre, boisson saine et agréable qui remplace le vin dans la Normandie, la Picardie, la Bretagne, où la nature a refusé la vigne. On a remarqué que, dans ces contrées, il y a moins de calculeux que dans celles où l'on fait usage du vin.

L'*écorce* du Pommier passe pour tonique et astringente; on peut l'employer en décoction pour combattre la fièvre intermittente.

La *phloridzine* est un principe nouveau retiré de l'écorce de la racine du Pommier, du Poirier, du Prunier, etc.; c'est une matière cristalline blanchâtre, d'une saveur amère et astringente, que plusieurs médecins qui l'ont expérimentée regardent comme un fébrifuge excellent. Suivant le prince Louis-Lucien Bonaparte, elle n'agit d'une manière énergique que là où les sels de quinine échouent, et elle s'est montrée sans effet dans les cas où le sulfate de quinine a réussi.

La *phloridzine* s'administre à la dose de 25. à 75 cent. — On peut se la procurer en faisant bouillir pendant trois heures environ une partie d'écorces fraîches de racines de Pommier dans 8 p. d'eau de pluie; on décante, on verse sur le résidu une quantité d'eau égale à la première, et on fait bouillir de nouveau pendant deux heures. Le produit de ces deux décoctions, évaporé jusqu'à réduction d'un tiers, laisse déposer, au bout de vingt-quatre heures de repos, une grande quantité de cette substance sur les parois du vase.

VIGNE. *Vitis vinifera*, L.

La Vigne est originaire d'Asie, mais il y a plus de deux mille ans qu'on la cultive dans toutes les contrées tempérées de l'Europe. Elle constitue le genre type de la famille des *Vitacées,* dont nous avons indiqué les caractères (505).

La Vigne fournit à la thérapeutique sa sève, ses feuilles, son bois et ses fruits · de ces derniers on retire le verjus, le moût, le vin, l'alcool, le vinaigre, qui ont aussi des usages importants. Cette plante précieuse donne des produits rafraîchissants, laxatifs, diurétiques, astringents, toniques et excitants, en sorte que si nous plaçons ici son histoire, c'est afin d'y renvoyer le lecteur au fur et à mesure qu'il étudiera ces diverses classes de médicaments.

La *sève* qui s'écoule des rameaux après la taille (*pleurs de la Vigne*) est fréquemment employée dans les campagnes pour guérir les maux d'yeux, les ophthalmies chroniques ; mais ce liquide ne mérite pas la confiance qu'on lui accorde, bien qu'il contienne de l'acide acétique et de l'acétate de chaux.

Les *feuilles* de Vigne sont astringentes ; elles peuvent rendre des services dans le traitement des diarrhées chroniques et des hémorrhagies passives. On les cueille en août, on les fait sécher à l'ombre, et on en administre la poudre à la dose de 4 à 8 gr. Le docteur Fenuglio, de Turin, a guéri plusieurs hémorrhagies utérines rebelles à l'aide de ce moyen.

Le *bois* (sarment), réduit en cendres, est réputé diurétique. Cette cendre est aussi utile, en lessive, dans les divers cas où les bains alcalins sont indiqués.

Les *raisins* mûrs constituent un fruit délicieux, rafraîchissant, nourrissant et un peu laxatif ; il faut en conseiller l'usage aux personnes de constitution sèche et irritable, ou qui sont affectées de maladies inflammatoires, bilieuses, dartreuses ou nerveuses, etc. On dit que, mangés en grande quantité, ils ont fait disparaître des obstructions, des hydropisies, le scorbut. Il va sans dire qu'il faut éviter qu'ils ne causent des coliques et la diarrhée.

Le suc extrait des raisins mûrs (*moût*) est très sucré, nutritif, adoucissant et laxatif; il ne convient pas aux personnes tourmentées par les flatuosités. On en prépare des gelées et des confitures. — Le suc des raisins non en maturité (*verjus*) est acide, astringent; étendu d'eau, il fait une boisson aigrelette, tempérante, utile dans les fièvres, les complications bilieuses, etc. On en prépare aussi des gargarismes détersifs.

Les raisins secs font partie des fruits rafraîchissants et béchiques : on les prescrit en décoction dans les maladies inflammatoires.

Les *pepins* des raisins contiennent une huile grasse et douce qui pourrait être employée pour l'éclairage, car elle est abondante et donne une lumière vive, sans fumée. On estime que 100 livres de pepins peuvent fournir de 10 à 16 livres d'huile

En traitant des Toniques et des Stimulants, nous parlerons du *vin*, du *vinaigre*, et de *l'alcool*, considérés comme médicaments. Nous ne terminerons pas cependant l'histoire des Tempérants sans dire que le *vinaigre étendu d'eau* constitue une boisson saine, antiseptique, tempérante.

DEUXIÈME CLASSE DE MÉDICAMENTS.

DES TONIQUES.

Les médicaments toniques sont ceux dont l'action tend à relever les propriétés vitales, à augmenter la tonicité et l'énergie des organes. Pour se bien rendre compte de cette action, il faut s'enquérir du point de départ de la langueur des fonctions organiques; car, selon qu'il réside dans la matière fixe, ou dans les liquides, ou dans le système nerveux, les toniques doivent agir différemment.

En effet, lorsque les tissus manquent de tonicité suffisante et qu'ils sont plongés dans un état de flaccidité et d'inertie vitale, les remèdes à employer doivent être ceux qui rendent l'énergie, le ton dont ils sont dépourvus ou qu'ils ont perdu. Or, ces remèdes sont les toniques proprement dits ; on les appelle encore *toniques-astringents,* parce qu'ils communiquent aux tissus un état de resserrement, de densité et de contractilité, qui leur est nécessaire pour l'accomplissement des opérations nutritives qui s'exécutent en eux.

Si ce sont au contraire les liquides, le sang surtout, qui, manquant de ses qualités normales ou de la juste proportion de ses principes constituants, devient la cause du trouble, que caractérise alors une atonie générale, c'est évidemment à rendre à ce liquide précieux ses éléments vivifiants, sa plasticité, sa constitution normale, qu'il faut d'abord s'appliquer. Les médicaments employés dans ce but sont appelés *toniques analeptiques* ou *reconstituants.*

Enfin, lorsque le manque de tonicité a sa source dans l'innervation du système nerveux ganglionaire, dans le défaut d'harmonie entre l'innervation affaiblie et les viscères chargés de reconstituer le sang, ce qui produit des désordres nerveux de mille sortes, il faut avant tout soutenir ce système organique, l'aider à réagir contre la cause du trouble, en un mot ranimer la vie, avec son influence indispensable. Or, les médicaments qui remplissent cette importante mission reçoivent le nom de *toniques-névrosthéniques.*

TONIQUES-ASTRINGENTS.

Les astringents sont des médicaments qui, mis en contact avec les tissus vivants, y déterminent une astriction fibrillaire, un resserrement moléculaire, en même temps qu'ils exercent une action tonique. Ils commencent par émousser la sensibilité, effet de l'astriction produite, mais bientôt la tonicité est éveillée, et à l'action sédative primitive succèdent des effets toniques locaux. Ces agents sont donc le parfait contraire des émollients.

Les astringents sont fournis par le règne minéral et le règne végétal. Dans le premier cas, ils sont constitués par des acides ou par des sels avec excès d'acide; dans le second cas, ce sont encore des acides, mais plus particulièrement des plantes qui contiennent de l'acide gallique et du tannin, principes qu'elles abandonnent difficilement dans l'eau froide, mais très facilement dans l'eau bouillante. Leurs propriétés astringentes sont d'autant plus prononcées qu'elles contiennent une plus forte proportion de ces deux corps.

Employés à l'intérieur, les astringents font éprouver, en traversant la bouche et l'œsophage, la sensation de rétrécissement de ces cavités. Ils diminuent la sécrétion muqueuse de la membrane qui tapisse l'intérieur de l'estomac et des intestins, et ils produisent de la constipation; par un effet sympathique, ils rendent moins active la transpiration cutanée elle-même. Mais, comme pour suppléer à ces exhalations, la sécrétion urinaire devient plus abondante sous leur première influence. Ces médicaments sont lentement absorbés, précisément à cause du resserrement des bouches absorbantes qu'ils produisent. Cependant au moyen de la grande circulation, ils agissent sur le sang qu'ils condensent, et sur les autres tissus auxquels ils communiquent un peu plus de tonicité : c'est ce qui explique leurs avantages dans les hémorrhagies, le scorbut, les flux atoniques, la diathèse séreuse, etc.

L'action anti-hémorrhagique des astringents s'explique plutôt par la disposition à la coagulation qu'en reçoit le sang que par le resserrement fibrillaire qu'ils communiquent aux tissus. Ils sont utiles au traitement des fièvres graves, dites typhoïdes, adynamiques, mais on ne saurait dire si c'est par leur propriété tonique ou par l'effet de leur principe antiputride, qui est le tannin.

La combinaison du tannin avec les peaux mortes, disent MM. Trousseau et Pidoux, préserve celles-ci de la putréfaction. Cette propriété est mise à profit dans les cas où on applique la poudre des écorces qui contiennent cette substance sur les ulcères sordides, gangréneux, sur les tissus menacés de décomposition putride, outre qu'on enlève l'excès d'humidité qui favorise la fermentation putride.

L'usage interne des astringents, lorsqu'il est immodéré ou trop longtemps continué, agace l'estomac, cause des douleurs gastralgiques, des nausées, des vomissements et autres accidents. Ces médicaments, d'ailleurs, ne doivent pas être administrés quand il existe une phlegmasie à l'estomac, aux intestins, ou dans quelque organe important.

Mais c'est surtout à l'intérieur qu'on les emploie : ils reçoivent alors le nom de *styptiques*. Leur contact sur la peau tend à fermer les pores de cette membrane et à oblitérer l'extrémité des vaisseaux capillaires; de là pâleur du tissu, diminution de l'exhalation perspiratoire et de la sensibilité, sensation de froid et de condensation. Mais aussitôt que l'action répercussive cesse, un mouvement de réaction se manifeste, qui est suivi d'un effet tonique, quelquefois même d'une véritable congestion : de là le précepte de maintenir constamment appliqués les topiques astringents lorsqu'on veut produire par eux une action sédative.

Ces médicaments s'emploient extérieurement dans une foule de circonstances : pour arrêter l'écoulement du sang fourni par les petits vaisseaux; pour faire avorter l'inflammation externe commençante dans le panaris, l'entorse, la brûlure, l'érysipèle, etc.; pour résoudre les tumeurs indolentes, les engorgements chroniques; pour combattre les angines à l'aide des gargarismes; les flueurs blanches, les diarrhées chroniques par les injections et les lavements.

PLANTES TONIQUES-ASTRINGENTES.

Aigremoine, *feuilles*.	Bourse-à-Pasteur.	Euphraise.
Alchimille, *plante entière*.	Brunelle.	Filipendule, *racine*.
Argentine, *feuilles*.	Bugle.	Frêne, *écorce, feuilles*.
Aspérule.	Chêne, *écorce, glands*.	Géranion.
Aune, *écorce*.	Chèvrefeuille, *fleurs, feuilles*.	Joubarbe, *feuilles*.
Benoîte, *racine*.		Lupin, *semences*.
Bistorte, *racine*.	Coignassier, *fruit*.	Marronnier, *écorce*.

Millefeuille, *sommités fleu-*	Patience aquat., *racine.*	Rhapontic, *racine.*
ries.	Pervenche, *feuilles.*	Ronce, *racine.*
Myrte, *feuilles.*	Piloselle.	Rosier, *pétales.*
Néflier, *feuilles.*	Platane, *écorce.*	Salicaire, *feuilles, fleurs.*
Nombril-de-Vénus.	Prunellier, *fleurs, fruits.*	Sanicle.
Noyer, *feuilles.*	Potentille, *racine.*	Sceau-de-Salomon, *racine.*
Nummulaire.	Pyrole.	Scolopendre, *feuilles.*
Orpin, *feuilles.*	Quintefeuille, *racine.*	Sumac, *fruits.*
Ortie, *fleurs.*	Raiponce, *feuilles et racine.*	Tormentille, *racine.*
Pâquerette.	Renouée.	Verge-d'or, *sommités fl.*

Il est d'autres plantes qui fournissent des substances astringentes et qui font partie de groupes différents ; nous citerons entre autres le *Grenadier*, le *Hêtre*, le *Peuplier*, le *Saule*, l'*Orme*, etc.

AIGREMOINE. *Agrimonia eupatoria*, L.

Agrimoine, Ingremoine.

L'Aigremoine (*pl.* xxviii, 2) croît abondamment le long des chemins, sur la lisière des bois, dans les champs et les prairies.

Plante vivace, herbacée, de 60 cent. environ, famille des *Rosacées* (264-67, A). Tige dressée, cylindrique, poilue ; feuilles alternes, pinnées, à folioles lancéolées, dentées, pubescentes et blanchâtres en dessous, entremêlées de folioles très petites, et accompagnées de stipules foliacées.

Fleurs jaunes, petites, disposées en grappes terminales (juin et juillet) ; calice à 5 divisions aiguës, garnies en dehors de plusieurs filaments, avec une stipule trifide sur le pédoncule ; corolle à 5 pétales ovales, étalés ; 12 à 20 étamines courtes ; ovaire arrondi surmonté d'un style latéral, avec un très petit stigmate. Akènes 2, renfermés dans le calice persistant et hérissé.

Propriétés, usages. L'Aigremoine a une odeur aromatique faible, assez agréable ; une saveur légèrement amère et styptique. C'est un astringent peu énergique qui n'est guère employé maintenant que sous forme de gargarisme dans les inflammations de la gorge.

22

On trouve dans l'ouvrage de Chomel que cette plante est vulnéraire, détersive, désobstruante et résolutive ; qu'elle a été employée pour combattre les maladies du foie, les crachements et les vomissements de sang, et à l'extérieur pour résoudre les engorgements, guérir les luxations et les foulures, etc.

Récolte. On peut cueillir l'Aigremoine pour l'usage pendant tout l'été ; pour la sécher, il est bon de ne la récolter qu'à l'automne ; elle perd son odeur et une partie de sa saveur par la dessiccation. — L'*Agrimonia odorata* peut remplacer avec avantage l'*A. eupatoria*, parce qu'elle a une odeur et des propriétés plus prononcées.

PRÉPARATIONS, DOSES.

Infusion (feuilles) : 2 ou 3 pincées par 500 gr. d'eau, pour tisane.

Décoction : 30 gr. par 500 gr. d'eau à laquelle on ajoute du miel, et du vinaigre, si l'on veut rendre le gargarisme plus astringent.

Cataplasme : on fait bouillir la plante avec du son de froment dans la lie de vin, et on l'applique sur les tumeurs à résoudre, les foulures, etc. (Tragus.)

ALCHIMILLE. *Achemilla vulgaris*, L.

Pied-de-Lion, Manteau-des-Dames.

Le Pied-de-Lion croît dans les prés montagneux et les bois, où il est vivace.

Plante (pl. xxx, 1) de la famille des *Rosacées* (264-67, B), haute de 25 cent. environ ; tiges rameuses, comprimées ; feuilles alternes, pétiolées et dentées, les radicales à long pétiole et à 7 ou 9 lobes, les caulinaires à court pétiole et 5 lobes, d'un vert jaune, plus pâles en dessous ; racine grosse, ligneuse, noirâtre, contenant une espèce de moelle jaunâtre.

Fleurs verdâtres et petites, rassemblées en espèce de corymbes terminaux (juin, juillet et août). Calice à 8 divisions, dont les 4 intérieures paraissent constituer la corolle ; 4 étamines très courtes ; ovaire surmonté par un style à 2 stigmates ; 1 graine nue, arrondie, jaunâtre et brillante.

Propriétés, usages. Le Pied-de-Lion est à peu près sans odeur, mais ses feuilles ont une saveur acerbe. Toute la plante peut être employée comme tonique-astringente dans les flux atoniques, les hémorrhagies passives, les flueurs blanches, etc.

Son nom d'*Alchimille* lui vient de ce que les alchimistes recueillaient la rosée de ses feuilles pour la préparation de la pierre philosophale. — Fr. Hoffmann prétend que sa décoction a la vertu de raffermir les chairs et de réparer les outrages du temps. « On a poussé même l'exagération, dit un auteur, jusqu'à lui accorder une faculté que la morale repousserait si la raison n'en montrait la vanité : celle de reproduire cette fleur virginale qu'un moment fait disparaître, et qui, reproduite par de semblables moyens, ne serait plus, aux yeux d'un homme raisonnable, qu'une disposition physique sans valeur, parce que, au lieu d'être la preuve de l'innocence du cœur, seule digne de la sollicitude du sage, elle laisserait plutôt voir la corruption qui veut tromper, et ne saurait, à cause de cela, être prisée que par le libertinage. »

Récolte. Elle se fait tout l'été ; on sèche la plante pendant qu'elle est fleurie.

PRÉPARATIONS, DOSES.

Infusion : 30 à 60 gr. par kilogr. d'eau.
Décoction : 30 à 60 gr. par 500 gr. d'eau pour lotions, injections, etc.

ARGENTINE. *Potentilla anserina*, L.

Potentille ansérine, Bec-d'Oie, Agrimoine sauvage.

Plante vivace (*pl.* xxx, 2), de la famille des *Rosacées*, genre Potentille (264-65, B), haute de 30 cent. environ. Tiges rampantes, rameuses, minces, un peu velues ; de ses stolons qui s'enracinent de distance en distance naissent des touffes de feuilles grandes, longues, pinnées, couvertes d'un duvet blanc, soyeux, argentin ; racines petites, chevelues.

Fleurs jaunes, solitaires, axillaires, longuement pédonculées, se montrant pendant toute la belle saison. Calice soyeux à 10 folioles, dont 5 internes et 5 externes ; corolle de 5 pétales ouverts arrondis ; étamines nombreuses à anthères en croissant. Plusieurs petites graines fixées au réceptacle et contenues dans le calice.

Propriétés, usages. L'Argentine est inodore ; les feuilles sont d'une saveur un peu acerbe, la racine est douceâtre et succulente. Les premières sont donc douées d'une propriété astringente plus marquée : on les emploie dans les écoulements blancs, les hémorrhagies passives, la dyssenterie. M. F. Dubois (*Mat. médicale indigène*) cite plusieurs faits qui démontrent l'efficacité de cette plante dans cette dernière maladie.

La Potentille a été vantée comme diurétique, antiscorbutique, fébrifuge ; mais aujourd'hui on ne croit plus à ces propriétés. Peut-être même les médecins deviennent-ils trop sceptiques en thérapeutique ; mais quand on voit Castor Durantes, Hartmann et Borel de Castres prétendre que l'Argentine, portée dans les souliers et immédiatement appliquée sous la plante des pieds, guérit la dyssenterie ; quand on lit que le grand Boerhaave lui-même la considérait comme l'émule du quinquina dans les fièvres intermittentes, comment ne pas se défier des éloges que les médecins des temps où l'observation rigoureuse des faits manquait prodiguaient aux plantes ?

Récolte. Elle doit avoir lieu dans la belle saison. La plante se sèche entière et facilement, et alors elle devient à peu près insipide. Ajoutons qu'il faut la chercher dans les lieux humides, incultes, sur le bord des rivières.

PRÉPARATIONS, DOSES.

Décoction (feuilles) : 20 gr. par 500 gr. d'eau.

Eau distillée : employée jadis en lotions sur le visage pour enlever les taches de rousseur, unir la peau.

ASPÉRULE. *Asperula odorata*, L.

Hépatique étoilée, petit Muguet, Reine des bois.

L'Aspérule odorante (*pl.* XIX, 3) est une *plante* de la famille des *Rubiacées* (245, A), haute de 15 à 25 cent., ayant des tiges dressées, simples, presque carrées, noueuses, glabres, munies de feuilles verticillées, ovales, lisses, formant à chaque nœud des verticilles de 7 à 8.

Fleurs blanches, petites, pédonculées, terminales, éclosant en juin et juillet. (Voir la famille.)

Propriétés, usages. Odeur agréable, plus prononcée dans la plante sèche ; saveur un peu amère. Propriétés analogues à celles du caille-lait, auquel nous renvoyons le lecteur.

L'*Herbe à l'esquinancie* et la *Petite-Garance* sont deux espèces du même genre (245, A) qui ne sont pas d'une utilité plus grande en médecine.

AUNE. *Betula alnus* , L.

Arbre des *Bétulacées* (471, A), dont l'écorce, d'une saveur âpre et astringente, due à une forte proportion de tannin, est employée en gargarismes dans les angines et l'esquinancie ; mais surtout pour le tannage des cuirs. — Le bois de l'Aune, quoique léger, résiste parfaitement à l'eau · on en fait des tuyaux de pompe, etc.

BENOITE. *Geum urbanum* , L.

Récice, Gariot, Galiote, Herbe de Saint-Benoît, Caryophyllée, Herbe bénite.

La Benoîte (*pl.* xxviii, 4) croît dans les lieux incultes et couverts, dans les haies, les bois, où elle se montre vivace, rustique.

Plante de la famille des *Rosacées* (264-65, D), de 30 à 60 cent., à tiges dressées, grêles, un peu velues ; à feuilles alternes, les radicales pétiolées, ailées, dont les folioles, au nombre de 5 à 9, sont inégales, dentées, ovales, la terminale plus large et trilobée ; les feuilles caulinaires sont presque sessiles, à 3 folioles inégales, accompagnées de 2 stipules qui les rendent amplexicaules à leur base, devenant d'autant plus simples qu'elles se rapprochent davantage du sommet.

Fleurs jaunes, petites, terminales (juin, juillet, août). Calice à 5 lobes avec un calicule de 5 divisions alternes ; corolle de 5 pétales arrondis, très ouverts et un peu plus grands que les sépales ; 30 étamines environ, un peu moins longues ; pistils nombreux formant un capitule serré au centre de la fleur, insérés sur un gynophore globuleux, et qui forment des graines ou petits akènes terminés par une longue pointe crochue à sa partie supérieure.

Propriétés, usages. La racine de Benoîte, seule partie employée, a une odeur aromatique forte, agréable, qui rappelle celle du girofle; sa saveur est amère, acerbe, un peu âcre. Elle est à la fois excitante, tonique et astringente; on l'emploie dans l'atonie générale, principalement dans la diarrhée, la dyssenterie chronique, les hémorrhagies passives de l'utérus, les pertes de semence par relâchement. Elle a joui d'une grande réputation comme fébrifuge; sans la justifier complétement, elle mérite d'être administrée, surtout dans les cas rares à la vérité où le quinquina échoue.

Récolte. La racine de Benoîte est assez grosse, ronde, de la longueur du doigt, roussâtre à l'extérieur, blanche en dedans, munie d'un chevelu fauve. On la recueille à l'automne pour la conserver l'hiver; mais il vaut mieux l'employer fraîche; car sèche, elle a une odeur plus faible, qui disparaît même après une année de conservation.

PRÉPARATIONS, DOSES.

Décoction (racine sèche) : 15 gr. par 500 gr. d'eau.
— (racine verte) : 30 gr. par 500 gr. d'eau.
Poudre : 1 à 4 gr. comme tonique; — 8 à 16 gr. comme fébrifuge.

BISTORTE. *Polygonum bistorta*, L.

Grande-Bistorte, Renouée-Bistorte.

La Bistorte (*pl.* xxv, 5) croît abondamment dans les prés élevés, sur les montagnes du Midi; quelquefois on la cultive dans les jardins.

Plante vivace de 35 à 50 cent. environ, de la famille des *Polygonacées,* genre Renouée (**185,** A). Tige herbacée, fistuleuse, droite, cylindrique, noueuse et glabre; feuilles ovales-lancéolées, à limbe décurrent sur le pétiole, glauques en dessous, vertes en dessus : les radicales portées par un long pétiole formant une gaîne à sa partie inférieure; les caulinaires moins grandes, engaînantes; les supérieures petites et sessiles.

Fleurs roses, petites, disposées en épi terminal ovoïde, très serré, gros comme le petit doigt et long de 5 cent. environ (mois de mai). Calice coloré à 5 découpures; corolle

nulle; 8 étamines plus longues que le calice : 3 styles courts
à stigmates simples; akène pointu, recouvert par le calice
persistant. L'épi est muni d'écailles sétacées, luisantes et
pointues, situées entre les fleurs, qui sont très nombreuses.

Propriétés, usages. La Bistorte est inodore; ses feuilles
sont presque insipides et peuvent être mangées, étant jeunes,
à la façon des épinards; mais sa racine (voir sa description
plus bas) contient beaucoup de tannin et d'acide gallique qui
lui communiquent une saveur acerbe, styptique, et des propriétés astringentes. C'est un de nos médicaments indigènes
les plus précieux, qui peut remplacer le ratanhia dans tous les
cas où celui-ci est indiqué, c'est-à-dire dans les écoulements
muqueux ou sanguins atoniques, tels que les flueurs blanches,
la diarrhée chronique, l'hémorrhagie passive. On s'en sert
encore en gargarismes et en injections, pour combattre les
maux de gorge, la fissure à l'anus, etc.; mais on l'a totalement abandonné dans le traitement du scorbut et des fièvres
intermittentes et continues.

Récolte. La racine de Bistorte se récolte au mois de décembre et se dessèche à la manière ordinaire. C'est une sorte de
tige souterraine de la longueur du doigt, épaisse, presque ligneuse, contournée 2 fois sur elle-même, ce qui lui a valu son
nom, et marquée d'interstices annulaires qui jettent çà et là
des fibres radicales déliées.

PRÉPARATIONS, DOSES.

Décoction (racine concassée) : 25 à 30 gr. pour un kil. d'eau. On édulcore
avec un sirop astringent ou autre.

Poudre : 2 à 3 gr. dans du vin, du sirop ou du miel, comme tonique, astringente.

Extrait : 1 à 4 gr.

BOURSE-A-PASTEUR. *Thlaspi bursa pastoris*, L.

Thlaspi, Boursette, Molette-à-Berger, Tabouret.

Cette *plante* (*pl.* xxx, 3) croît dans les lieux cultivés et incultes, les décombres, vieux murs, au bord des chemins, etc.
Elle appartient aux *Crucifères*, genre Tabouret (**292**, S). Tiges
dressées, pubescentes en bas; feuilles pubescentes ciliées, les

radicales disposées en rosette, pinnatifides, à lobes triangulaires ou linéaires, les supérieures entières, sagittées-amplexicaules; racines petites, blanches, fusiformes.

Fleurs blanches, petites, en corymbe terminal, se montrant presque tout l'été. Calice à 4 sépales dressés; 4 pétales égaux en croix; 6 étamines tétradynames, dépourvues d'appendices; style très court; fruits triangulaires, échancrés par le haut et en cœur renversé.

Propriétés, usages. Cette plante, dont l'odeur est nulle, la saveur un peu acerbe, rappelant faiblement celle des Crucifères, passe pour astringente et antiscorbutique. On la donne en tisane dans le scorbut, l'asthme humide, l'hydropisie, principalement dans les dévoiements, la dyssenterie, les hémorrhagies. D'après le Dr Lange, elle provoque les règles si leur retard dépend de l'inertie de l'utérus; elle modère, au contraire, ou arrête leur écoulement exagéré si l'hémorrhagie est passive et due à une cause semblable. Un médecin de Verviers, le Dr Lejeune, déclara à M. Loiseleur-Deslongchamps qu'il avait obtenu de bons résultats de l'emploi de la Boursette dans les maladies de poitrine, surtout dans les hémoptysies. De son côté, M. F. Dubois, de Tournai, dit avoir guéri une femme de 65 ans qui depuis plusieurs années urinait du sang en abondance et n'avait pu obtenir du soulagement par aucun des moyens employés, en lui administrant une décoction de cette plante.

On a prétendu que les fièvres intermittentes cédaient à des applications de Boursette sur les poignets. On a conseillé la plante entière, pilée, en topique sur les douleurs rhumatismales, les hémorrhoïdes, etc. — Les semences sont estimées propres à exciter la salivation.

Récolte. Il faut se procurer la Bourse-à-Pasteur avant la floraison et l'employer verte, car sèche elle n'a plus de propriétés.

PRÉPARATIONS, DOSES.

Décoction (plante entière) : 30 à 60 gr. par kilog. d'eau. — Le Dr Lange fait bouillir une demi-poignée dans 3 tasses d'eau jusqu'à réduction d'un tiers : la malade en prend une tasse à la fois,

Suc exprimé : 8 à 16 gr.

BRUNELLE. *Prunella vulgaris*, L.

Prunelle, Bonnette.

Plante herbacée (*pl.* xxix, 2) de la famille des *Labiées* (219, A), de 1 à 4 décim., à tige simple, couchée, puis dressée, pubescente, carrée, un peu rude ; feuilles pétiolées, ovales, entières, opposées, un peu velues en dessous.

Fleurs bleuâtres, violettes, verticillées, en épis courts munis d'une paire de feuilles à la base, chaque verticille présentant 2 bractées larges, cordiformes et velues. Calice tubuleux, à 2 lèvres, dont l'inférieure est bidentée, la supérieure tridentée, plus large ; corolle bilabiée, à lèvre supérieure entière, dentée, concave, recourbée sur l'entrée du tube, l'inférieure trilobée et penchée sur le calice ; 4 étamines à filament bifurqué au sommet, cachées sous la lèvre supérieure que dépasse le stigmate bifide.

Propriétés, usages. La Brunelle n'a ni odeur ni saveur bien manifestes. Elle passe cependant pour astringente, mais ses propriétés sont très faibles. Cela n'a pas empêché qu'on ne l'ait considérée autrefois comme puissante dans les hémorrhagies internes, le scorbut, les fièvres hectiques, les accidents provenant de la morsure des animaux venimeux, etc. On a prétendu que cette herbe, mangée en salade, faisait disparaître les paquets hémorrhoïdaux et les accidents qu'ils occasionnent. Quant à nous, tout au plus si nous la conseillerions en gargarismes dans les angines légères.

Récolte. Cette plante fleurit en juillet et août ; c'est le moment de la récolter avec sa fleur et même sa racine, dans les bois, les prés, au bord des chemins, où elle est assez commune.

BUGLE. *Ajuga reptans*, L.

Petite-Consoude, Consoude moyenne.

La Bugle (*pl.* xxviii, 3) est commune dans les champs, les bois, les lieux ombragés, taillis, pâturages humides.

Plante vivace de la famille des *Labiées* (219, E), de 15 à 20 cent., à tige carrée, droite, simple, stolonifère, c'est-à-dire avec rejets longs et stériles à sa base; feuilles opposées, ovales, glabres, sessiles, les inférieures plus larges et moins dentées, disposées en rosette.

Fleurs bleues, formant des verticilles rapprochés sur la moitié supérieure de la tige, avec des feuilles florales, colorées, opposées entre les verticilles, de manière à former un épi pyramidal qui s'épanouit en mai-juin. Calice à 5 divisions presque égales; corolle tubuleuse, lèvre supérieure remplacée par 2 dents, lèvre inférieure trilobée; 4 étamines, etc.

Propriétés, usages. Quoiqu'étant d'une odeur nulle, d'une saveur acerbe et amère peu prononcée, la Bugle a été préconisée anciennement contre l'ictère, la phthisie, les hémorrhagies, les crachements de sang, la leucorrhée et d'autres maladies encore plus graves. C'est tout simplement un astringent faible à la manière de la brunelle, dont on a abandonné l'usage. Sa décoction peut être utilisée en gargarisme dans les maux de gorge.

Récolte. Elle peut se faire pendant tout l'été ; la plante ne perd rien de sa saveur amère par la dessiccation. Les herboristes la confondent souvent avec l'espèce *pyramidale* dont nous avons indiqué les caractères différentiels (page 152); mais l'erreur est sans inconvénient dans la pratique.

CHÊNE. *Quercus robur*, L.

Qui ne connaît cet arbre, le plus beau, le roi de nos forêts? Il nous suffira donc de renvoyer, pour la connaissance de ses organes fructifères, aux caractères des *Cupulifères* et du genre dont il constitue le type (167, A).

Propriétés, usages. L'écorce, le fruit et les feuilles, parties du Chêne usitées, sont doués de propriétés toniques, astringentes et fébrifuges. —L'*écorce* de Chêne contient une grande quantité de tannin et d'acide gallique; aussi est-elle d'une astringence très marquée. On l'emploie à l'intérieur contre la dyssenterie, l'hémoptysie, la leucorrhée, l'atonie générale; mais principalement pour combattre les fièvres intermittentes. C'est un de nos meilleurs fébrifuges indigènes, surtout si on lui associe la gentiane et la camomille, mélange qui a été décoré du nom de *quinquina français;* qui a été vanté par Alp. Leroy, et expérimenté avec quelque succès par le professeur Fouquier. — On fait un plus grand usage de cette écorce à l'extérieur qu'à l'intérieur, soit en décoction pour lotions antiseptiques contre la gangrène, la pourriture d'hôpital, les ulcères de mauvaise nature, la chute du rectum, etc., ou pour gargarismes, injections et lavements contre les angines gangréneuses, la leucorrhée, la chute du vagin, la diarrhée chronique, la blennorrhée, la fissure à l'anus, etc; soit en poudre (tan) pour modifier les ulcères atoniques, putrides, fongueux.

Les fruits ou *glands* torréfiés et pulvérisés sont utiles dans les diarrhées et l'engorgement mésentérique des enfants, dans les hémorrhagies passives, etc. L'infusion de cette poudre est connue sous le nom de *café de gland,* et très vantée dans une foule de cas, notamment dans les affections scrofuleuses, le carreau, les engorgements abdominaux, l'atonie des organes digestifs, la langueur des fonctions vitales, l'irritation nerveuse et même subinflammatoire du tube digestif, la colique venteuse, etc. Ce médicament paraît surtout très utile chez les enfants.

Les *feuilles* de Chêne infusées dans du vin rouge, avec addition d'un peu de miel, forment un gargarisme efficace dans le relâchement des gencives et de la luette, l'angine chronique.

Récolte. L'écorce de Chêne doit être prise sur des branches de trois à quatre ans, un peu avant la floraison qui a lieu en avril-mai. Les feuilles se récoltent pendant l'été; les glands dans l'automne.

PRÉPARATIONS, DOSES.

Décoction (écorce) : 5 à 15 gr. par 500 gr. d'eau à l'intérieur;—30 à 60 gr. par kil. d'eau pour l'extérieur. Cullen conseille aux personnes sujettes au mal de gorge le gargarisme suivant : décoction concentrée d'écorce de chêne, 1 livre; alun, 1/2 gros; eau-de-vie, 2 onces.

— (tan) : 15 gr. pour 1500 gr. d'eau réduite à 1000, à laquelle on ajoute 2 gr. d'alun pour injection dans les narines contre l'épistaxis (Howison).

Infusion (glands torréfiés) : 30 à 40 gr. pour 1000 gr. d'eau.

Poudre (écorce) : 8 à 24 gr. comme fébrifuge.

— (glands) : 2 à 4 gr. dans du vin ou un électuaire comme antidiarrhéique, tonique et désobstruant chez les enfants.

CHÈVREFEUILLE. *Lonicera caprifolium*, L.

Cet arbuste, genre-type des *Caprifoliacées* (245, A), offre plus d'intérêt sous le rapport de l'élégance et du parfum de ses fleurs que sous celui de ses usages médicaux.

On a cependant employé ses fleurs en infusion pectorale dans les catarrhes pulmonaires; ses feuilles en décoction pour gargarismes astringents. Il y a, en pharmacie, un sirop de chèvrefeuille qu'on donne dans l'asthme, la toux, le hoquet.

COIGNASSIER. *Pyrus cydonia*, L.

Arbre de la famille des *Rosacées*, genre Poirier (264-70, B, C), originaire de l'île de Crète, mais cultivé dans nos jardins, où ses *fleurs* se montrent blanchâtres, solitaires, très grandes, avec un calice très velu ou cotonneux à 5 divisions rabattues, une corolle de 5 pétales, 20 étamines au moins, 5 carpelles et 5 styles sur un ovaire pubescent, qui devient le *coing*.

Propriétés, usages. Le fruit du Coignassier est la seule partie employée en médecine. Il a une odeur forte et une saveur âpre qui l'empêche de pouvoir être mangé cru. On en prépare des *marmelades* et des *gelées* excellentes que l'on prescrit soit en nature, comme aliment, soit délayées dans l'eau pour boisson, dans les cas où ces astringents sont indiqués.

La *décoction* de coing coupé par morceaux, mêlée ou non à égale partie de décoction des semences, peut être mise en usage avec avantage dans les hémoptysies, les diarrhées.

Les *semences* de coing sont mucilagineuses, émollientes et adoucissantes, employées en décoction dans les irritations gastro-intestinales, pulmonaires et génito-urinaires; 4 gr. de ces semences bouillies dans 125 à 150 gr. d'eau fournissent un mucilage doux et visqueux propre à calmer les irritations de la peau, les douleurs causées par les gerçures du sein, les brûlures, etc. Ce mucilage a encore un avantage aux yeux des gens riches, c'est qu'il est plus cher, plus difficile à se procurer que celui de guimauve ou de lin.

Des diverses préparations du coing, la plus employée est le *sirop,* avec lequel on édulcore les tisanes et les potions astringentes.

EUPHRAISE. *Euphasia officinalis* , L.

L'Euphraise (*pl.* xxix, 4) se rencontre dans les bois taillis, les avenues, sur les pelouses sèches, etc.

Plante annuelle de la famille des *Scrophulariacées* (212, 1) (auparavant des *Pédiculaires*). Tige de 10 à 30 cent., dressée, simple ou rameuse, pubescente; feuilles sessiles, ovales, dentées, petites ; racines fibreuses, petites.

Fleurs blanches, quelquefois bleuâtres, marquées de lignes violettes, tachées de jaune en dedans, axillaires et rapprochées à la partie supérieure des tiges (juillet-octobre). Lèvre supérieure échancrée au sommet en 2 lobes courts 2-3-dentés ; lèvre inférieure 3-lobée, à lobes émarginés bilobés ; 4 étamines didynames plus courtes que la corolle; anthères bicornes.

Propriétés, *usages*. L'Euphraise est inodore, un peu amère. Ses propriétés sont mal déterminées, ou plutôt nulles. On la suppose astringente, car elle noircit la solution de sulfate de fer; mais on l'a vantée dans des maladies très différentes, telles que la céphalée, le vertige, la jaunisse, la perte de mémoire, etc. Aujourd'hui on lui refuse presque toute vertu, même celle d'être *bonne pour les yeux.* Nous devons dire, en effet, que cette plante était considérée comme propre à fortifier la vue, à guérir le larmoiement, l'ophthalmie, et même la cataracte ! D'où naissait cette croyance qui se conserve encore parmi le peuple ? Tout simplement de la ressemblance qu'on a cru trouver entre la fleur de l'Euphraise et l'œil, en raison de la tache jaune qu'elle offre à son milieu.

Récolte. On trouve encore l'Euphraise chez les herboristes, qui la recueillent presque toujours en fleur. Elle est facile à reconnaître, après la dessiccation, à ses petites feuilles dentelées au milieu desquelles apparaissent encore ses jolies fleurs.

PRÉPARATIONS. DOSES.

Poudre : 4 à 12 gr. dans une infusion de fenouil ou de verveine. Il faut en continuer l'usage pendant quelques mois pour rétablir la vue (Chomel).

Eau distillée : employée en collyre anti-ophthalmique.

FILIPENDULE. *Spiræa filipendula*, L.

Plante vivace, de 30 à 60 cent. (*pl.* XLVIII, 1), de la famille des *Rosacées*, genre Spirée (264-66, A). Tige dressée, simple, rameuse supérieurement ; feuilles pinnatiséquées, à folioles alternes, quelquefois opposées, dont chaque côté est incisé et denté inégalement : entre elles en sont d'autres très petites ; stipules dentées.

Fleurs blanches ou rougeâtres en dehors, odorantes, disposées en corymbes terminaux, paraissant en juin-juillet. Calice à 5 divisions, dépourvu de calicule ; 5 pétales ovales écartés ; nombreuses étamines filiformes ; environ 12 carpelles et autant de styles, etc.

Propriétés, usages. On emploie les racines, qui sont composées de fibres fines présentant de distance en distance des renflements charnus, comme des poids qui pendraient à des fils, d'où le nom de *Filipendule*. Ces tubercules contiennent une fécule amylacée qui les rend nutritifs et qui procure une ressource aux pauvres dans les temps de disette. A l'état frais, leur odeur rappelle celle de la fleur d'oranger ; leur saveur est légèrement amère et astringente à l'état sec. La racine de Filipendule peut donc être employée dans les cas où les astringents sont indiqués, mais on la néglige complétement. Autrefois elle était réputée diurétique et lithontriptique (ce qui peut légitimer la place que sa figure occupe par erreur dans l'Atlas).

Récolte. C'est à la fin de l'automne qu'on recueille les racines de Filipendule, dans les clairières des bois, les coteaux secs et sablonneux. « On ne trouve dans les boutiques que les cylindres allongés et pointus qui donnent naissance aux fibres auxquelles pendent les tubercules; ceux-ci se rompent en l'arrachant de la terre. "

Décoction (racine) : 30 à 60 gr. par kilogr. d'eau.

FRÊNE. *Fraxinus excelsior*, L.

C'est du Frêne ordinaire qu'il est question, arbre connu de nos forêts, de la famille des *Jasminacées* (217), dont les feuilles et l'écorce surtout ont été mises en usage comme toniques-astringentes et fébrifuges.

Il est inutile de discuter la valeur des assertions des auteurs sur les prétendues propriétés du Frêne dans la goutte, les hémorrhagies, les dyssenteries, les obstructions, les vers, les pâles couleurs, les scrofules, la syphilis, etc. : l'incrédulité naît précisément de tant d'éloges. — Cependant il paraît que les feuilles de cet arbre sont réellement purgatives, et en même temps diurétiques. — D'après une observation de M. Martin Solon, l'écorce de la racine serait à la fois émétique et purgative.

Poudre (écorce) : 8 à 24 gr. comme fébrifuge. On répète cette dose 3 ou 4 fois par jour dans l'intervalle des accès et pendant plusieurs jours de suite. *Décoction* : 15 à 30 gr. par kil. d'eau.

Le Fraxinus ornus, qui fournit la manne, fera le sujet d'un article à part.

GÉRANION. *Geranium robertianum*, L.

Géranion à Robert, Herbe à Robert, Herbe à l'esquinancie, Bec-de-Grue.

Plante herbacée, annuelle (*pl.* xxiii, 6), de la famille des *Géraniacées* (514, A), haute de 25 à 30 cent. environ; tiges dressées, rameuses, souvent rougeâtres, velues, noueuses; feuilles opposées, pétiolées, divisées en trois lobes pinnatifides dentés, un peu poilues, ayant des petites stipules.

Fleurs rouges; pédoncules axillaires plus long que les feuilles, bifurqués au sommet et portant 2 fleurs, qui se

montrent d'avril en octobre; calice tubuleux, 5 sépales lancéolés; 6 pétales obovales, obtus; 10 étamines; fruit à 5 coques ridées, velues, terminé en pointe allongée.

Propriétés, usages. L'Herbe à Robert a une odeur désagréable, rappelant celle de l'urine des personnes qui ont mangé
des asperges; sa saveur est amère, astringente. On en fait
usage en gargarismes dans les angines; en décoction dans les
hémorrhagies et autres écoulements passifs; en cataplasme,
comme résolutive des engorgements des mamelles, etc. Elle a
passé aussi pour diurétique et lithontriptique; mais, de nos
jours, elle est abandonnée des médecins, quoique le vulgaire
l'emploie encore dans l'esquinancie, où, en effet, elle n'est
pas toujours sans efficacité. — M. Cazin dit l'avoir vu administrer avec succès aux animaux affectés de pissement de
sang. — Son suc chasse les punaises.

Récolte. Cette plante, qu'on emploie tout entière, se recueille pendant la floraison : on la trouve sur les vieux murs,
dans les décombres, les lieux frais et incultes.

PRÉPARATIONS, DOSES.

Décoction : 15 à 30 gr. pour 500 gr. d'eau, en tisane. — 30 à 60 gr. pour
500 gr. d'eau, en lotions, injections, gargarismes.

Cataplasme : on pile la plante verte, ou on la fait bouillir sèche dans l'eau
qu'on laisse réduire d'un quart.

JOUBARBE. *Sempervivum tectorum*, L.

Joubarbe des toits, Jombarde.

Plante de 40 à 60 cent. (*pl.* xx, 4), genre de la famille
des *Crassulacées* (262, B), à tige simple dressée, grosse, ayant
des rameaux florifères, et des rejets radicaux terminés par
des rosettes globuleuses de feuilles imbriquées; feuilles ovales-oblongues, épaisses et charnues.

Fleurs roses-purpurines, disposées en épis scorpioïdes rapprochés en un corymbe terminal au sommet de la tige (juillet,
août, septembre). Divisions sépaloïdes égales, velues; 12 pétales lancéolés, ouverts, doubles en longueur du calice, etc.

Propriétés, usages. Les feuilles de la Joubarbe, seule partie
employée, ont une saveur fraîche, aigrelette, légèrement as-

tringente. On les a considérées comme diurétiques et anti-scorbutiques ; mais principalement comme propres à combat-tre les brûlures, les inflammations superficielles, les coupures récentes, étant appliquées extérieurement. Leur suc mélangé avec de l'eau et du miel constitue un bon collutoire contre les aphthes et le muguet ; on l'a employé dans beaucoup d'autres cas où son utilité n'est rien moins que démontrée : par exem-ple, en application sur le front pour calmer le mal de tête, le délire, arrêter l'épistaxis; sur les hémorrhoïdes douloureu-ses, etc. — Selon Tournefort, rien n'est meilleur pour les chevaux fourbus que de leur faire avaler une chopine du suc de cette plante. — Il est des cantons où les paysans croient que la Grande-Joubarbe empêche les maléfices et les sortiléges.

Récolte. Cette plante croît sur les vieux murs, les toits de chaume. Il faut choisir les feuilles les plus fortes des rosettes dont la tige n'est pas encore montée. On ne les fait jamais sécher.

PRÉPARATIONS, DOSES.

Cataplasme : feuilles pilées, quantité suffisante, sur les brûlures, les hémor-rhoïdes et les coupures ; — ou feuilles dépouillées de leur cuticule.

Suc : quantité suffisante comme réfrigérant et un peu astringent ; on peut le mêler avec du beurre, de l'huile, etc. — Reichel en donne 10 à 60 gr. à l'in-térieur comme sédatif spécifique dans les affections spasmodiques de l'utérus.

MARRONNIER D'INDE. *Æsculus hippocastanum,* L.

Ce bel arbre qui orne nos promenades et nos jardins est ori-ginaire d'Asie, il fut introduit en Europe vers le xviᵉ siècle. Son port est connu de tous, et quant aux caractères de ses organes de fructification, nous les avons indiqués en parlant des *Æsculacées,* dont il constitue le genre-type (**349,** A).

Propriétés, usages. L'écorce du Marronnier d'Inde possède des propriétés astringentes, amères et toniques : on peut donc l'employer dans la plupart des cas où les astringents sont in-diqués, et aussi dans l'atonie des organes digestifs, les né-vroses de l'estomac, etc. Mais c'est surtout comme fébrifuge qu'elle a occupé les expérimentateurs ; les uns l'ont considé-rée comme l'un des meilleurs succédanés du quinquina ; d'autres n'ont obtenu que des résultats nuls ou douteux, ce qui prouve une fois de plus que les médicaments n'ont souvent aucune influence sur la marche des maladies, lesquelles cessent ou persistent en obéissant à des lois organiques et hygiéniques qui nous sont encore inconnues. Nous devons faire remarquer cependant que les faits en faveur de la propriété fébrifuge sont très nombreux et très imposants.

Le fruit du Marronnier (*marron d'Inde*) contient une grande quantité de fécule, qui l'emporte même sur celle de la pomme de terre, et qui, comme celle-ci, pourrait servir d'aliment à l'homme, si elle n'était accompagnée en même temps d'un principe amer très désagréable. Or, M. Flandin, dans un mémoire lu à l'Académie des sciences en 1848, a rappelé le procédé proposé par Parmentier pour débarrasser ces fruits de ce principe. Il consiste à mêler 100 kilog. de pulpe de marrons avec 1 ou 2 kilog. de carbonate de soude, à laisser macérer pendant quelque temps, puis à laver et passer au tamis : on obtient par ce moyen une fécule très pure qui peut remplacer parfaitement celle de la pomme de terre.

On peut faire avec les marrons des pois à cautères qui remplacent très bien ceux d'iris, lorsque l'irritation légère causée par ces derniers n'est pas nécessaire.

Récolte. Le Marronnier fleurit en mai; ses fruits sont en maturité à l'automne. On récolte son écorce au printemps; il faut la choisir saine et provenant d'arbres déjà avancés en âge, parce que le principe astringent y est plus abondant. On la monde et on la porte au séchoir.

PRÉPARATIONS, DOSES.

Poudre (écorce) : 2 à 4 gr. dans du vin, comme fébrifuge, tonique.

Décoction : 15 à 30 gr. par kilog. d'eau.

Teinture : M. Jobert de Lamballe a guéri plusieurs névroses de l'estomac au moyen de la teinture d'écorce de Marronnier, à la dose d'une cuillerée à bouche dans un verre d'infusion de chicorée sauvage.

MYRTE. *Myrtus communis*, L.

Arbrisseau de la famille des *Myrtacées* (260, A), croissant dans le midi de l'Europe, au voisinage de la mer Méditerranée, cultivé dans nos contrées en caisses, que l'on rentre l'hiver dans l'orangerie. Végétal élégant, consacré à Vénus chez les anciens, et qui servait à couronner les amants heureux. De là, sans doute, les rêveries que l'on a débitées sur ses propriétés merveilleuses.

Toutes les parties du Myrte répandent une odeur aromatique et sont douées de propriétés toniques-astringentes. On le donnait dans les diarrhées, la leucorrhée, les hémorrhagies, les faiblesses d'estomac. Garidel (*Hist. des pl. de la Provence,* 1723) indique une liqueur huileuse, préparée avec les baies de myrte pilées et un peu d'eau-de-vie, comme propre à raffermir *certains* organes relâchés. Cette préparation et beaucoup d'autres encore sont oubliées aujourd'hui.

NÉFLIER. *Mespilus germanica*, L.

Petit arbre des *Rosacées* (264-70, D), dont le fruit, appelé *nèfle,* a une saveur astringente, très âpre et désagréable avant sa complète maturité, qui n'arrive qu'au milieu de l'hiver, où il est recherché de certaines personnes, quoiqu'il ne paraisse pas sur les tables somptueuses.

On a fait une tisane astringente avec le bois du Néflier coupé par morceaux et bouilli quelque temps. On a cru les semences bonnes pour la gravelle, réduites en poudre et infusées dans du vin blanc. — Aujourd'hui le Néflier est tout-à-fait négligé en médecine.

NUMMULAIRE. *Lysimachia nummularia*, L.

Lysimaque, Monnoyère, Herbe-aux-Écus, Herbe à cent maux ou à tuer les moutons.

La Nummulaire (*pl.* xxvii, 2) est une *plante* herbacée, vivace, de la famille des *Primulacées* (222, C), haute de 30 cent. environ, à tiges rampantes, couchées, simples ou peu rameuses, glabres; feuilles courtement pétiolées, opposées, ovales-arrondies, entières, glabres. Racine fibreuse.

Fleurs jaunes, grandes, axillaires-solitaires (juin-août); calice à 5 divisions ovales-aiguës, cordées à la base; corolle de 5 pétales; 5 étamines courtes à filets soudés à la base; style filiforme dépassant les étamines ; capsule globuleuse à 10 valves.

Propriétés, usages. La Nummulaire est à peu près sans odeur ni saveur. Cependant combien de propriétés ne lui a-t-on pas accordées ? c'est au point qu'on lui a donné le nom d'*Herbe à cent maux.* La diarrhée, la dyssenterie, la leucorrhée, l'hémoptysie, le scorbut, sont principalement celles qui en réclamaient l'emploi. Aujourd'hui c'est une plante abandonnée, excepté par les campagnards.

Sa *récolte* se fait pendant toute la belle saison dans les prairies et les bois humides, aux bords des fossés et des mares. On la sèche comme à l'ordinaire.

La LYSIMACHIE VULGAIRE, dont les tiges sont dressées, les feuilles moins arrondies, lancéolées, moins grandes, en panicule terminale, la racine rampante, etc., était employée dans les mêmes cas.

ORPIN. *Sedum telephium*, L.

Reprise, Orpin-Reprise, Joubarbe-des-Vignes, Grassette, Herbe à la reprise ou aux charpentiers.

L'Orpin (*pl.* xxxii, 4) se trouve dans les bois élevés, les taillis, les vignes.

Plante herbacée, vivace, de 30 cent. environ, de la famille des *Crassulacées* (260, A). Tiges dressées, robustes, simples inférieurement, donnant naissance en haut aux rameaux de l'inflorescence ; feuilles sessiles, éparses, oblongues, planes, charnues, dentées, d'un vert glauque.

Fleurs roses-purpurines, en corymbe terminal, serré (juillet-septembre). Calice à 5 dents aiguës ; corolle à 5 pétales ouverts en étoile, aigus, à nervure moyenne plus foncée ; 10 étamines plus longues que les pétales ; 5 carpelles ; 5 capsules contenant beaucoup de petites semences.

Propriétés, usages. L'Orpin n'a point d'odeur ; ses feuilles sont insipides, un peu visqueuses. Ses propriétés médicales sont peu connues, difficiles à classer : nous les mettons au nombre des astringents-vulnéraires ; et, en effet, cette plante jouit d'une immense réputation populaire comme cicatrisante infaillible pour la *reprise* des plaies. Ce sont les feuilles qu'on emploie, soit fraîches, ou macérées dans l'huile d'olive, ou pilées ; mais les médecins n'y ont jamais recours.

Récolte. La Reprise s'emploie fraîche et ne se sèche point ; par conséquent, on la cueille dans la belle saison, selon les besoins. On la trouve macérant dans l'huile chez les herboristes.

ORTIE. *Urtica urens* , L.

Ortie brûlante, Ortie grièche, Petite-Ortie.

Plante annuelle de la famille des *Urticacées* (173, D), 50 cent. de hauteur, recouverte de poils dont la piqûre est cuisante. Tige dressée, rameuse, anguleuse ; feuilles opposées, ovales, profondément dentées, à pétioles munis de très petites stipules.

Fleurs verdâtres, petites, monoïques, les mâles et les femelles réunies dans une même grappe (mai-octobre). Calice quadriparti ; 4 étamines dans les fleurs mâles ; segments du calice inégaux dans les femelles, avec 1 ovaire surmonté d'un stigmate sessile. Akène recouvert par le calice.

Propriétés, usages. L'ortie grièche n'a qu'une odeur faible, une saveur herbacée, légèrement aigrelette et astringente. Elle a été employée à l'intérieur dans l'hémoptysie, la diarrhée, la métrorrhagie, etc. On en avait abandonné l'usage ; mais le Dr Ginestet, de Cordes-Tolosane, a de nouveau fixé l'attention sur elle en publiant cinq cas d'hémorrhagies utérines arrêtées presque instantanément par l'usage de son suc. Un rapport très favorable fut fait à l'Académie de médecine sur ces observations par M. Mérat, qui depuis a employé avec un succès complet le suc d'Ortie dans un cas d'épistaxis rebelle aux autres moyens, survenue chez une jeune femme au moment d'accoucher. Ginestet lui-même a poursuivi ses essais avec le même bonheur dans les autres flux sanguins et la leucorrhée atoniques, etc.

Nous avons dit que l'Ortie est couverte de poils ou aiguillons qui versent dans les piqûres qu'ils font à la peau une liqueur âcre qui cause une vive cuisson, avec accompagnement d'une éruption vésiculeuse. On a mis cette disposition à profit pour agir révulsivement sur une partie du corps en la battant avec une poignée de cette plante fraîche, ce qui constituait l'*urtication*, pratique oubliée depuis l'emploi des autres révulsifs, tels que le sinapisme, l'emplâtre de poix de Bourgogne, le vésicatoire, etc., mais qui peut rendre encore de grands services dans l'apoplexie comateuse, la paralysie, le choléra, le rhumatisme chronique. — L'urtication a encore été mise en usage par le libertinage pour réveiller un instant des désirs auxquels succède bientôt une atonie encore plus prononcée. — M. Cazin dit avoir vu employer quelquefois avec succès, contre l'incontinence nocturne d'urine chez les enfants, un remède populaire composé de la manière suivante : 16 gr. de semence d'Ortie pilée; 60 gr. de farine de seigle; l'on mêle et l'on fait avec un peu d'eau chaude et du miel une pâte dont on forme 6 petits gâteaux qu'on fait cuire au four ou au foyer sur une pierre plate. Tous les soirs, pendant 15 ou 20 jours, l'enfant mange un de ces gâteaux.

Récolte. On peut recueillir l'Ortie brûlante pendant toute la belle saison pour la sécher ou s'en servir fraîche. Sèche, on lui voit encore ses aiguillons, mais ils ne piquent plus.

PRÉPARATIONS, DOSES.

Infusion ou *décoction* : 30 à 60 gr. par kilog. d'eau.
Suc exprimé : 60 à 125 gr. contre la métrorrhagie.

La GRANDE-ORTIE ou *Ortie dioïque, commune, O. vivace* (*Urtica dioica*), peut remplacer l'espèce que nous venons d'étudier. Elle a plus d'un mètre de haut, des tiges quadrangulaires, et des fleurs mâles et femelles sur des individus séparés.

Nous en dirons autant de l'ORTIE ROMAINE, *O. à globules* (*Urtica pilulifera*), qui égale la précédente en hauteur, mais dont la tige est ronde, les fleurs femelles réunies en tête, etc.

PAQUERETTE. Bellis perennis, L.

Petite Marguerite.

Plante herbacée, annuelle, de 5-20 cent., de la famille des *Composées* (257-40, R), à tiges courtes, en touffes; feuilles radicales, disposées en rosette, obovales-spatulées.

Fleurs radiées, en capitules solitaires à l'extrémité de pédoncules nus, axillaires et presque radicaux (mars-avril). Demi-fleurons de la circonférence femelles, plus longs que le calice, blancs, quelquefois rosés à la pointe ; fleurons tubuleux
hermaphrodites, jaunes. Akènes un peu velus, nus ou sans
aigrette.

Propriétés, usages. La Pâquerette est sans odeur ; la saveur
des fleurs est un peu sucrée, celle des feuilles est amère, un peu
acerbe. Elle n'est cependant pas usitée, quoiqu'on pourrait en
préparer des boissons et injections quelque peu astringentes.
Elle a été prônée autrefois dans la phthisie pulmonaire, la
goutte, les scrofules, etc.; mais elle est réellement sans propriétés bien marquées.

La *récolte* se fait pendant toute la belle saison, où on la
voit en fleurs dans les prés et sur les gazons ; sèche, elle ne
perd rien de sa saveur ni de sa couleur.

PATIENCE AQUATIQUE. *Rumex aquaticus*, L.

Patience des marais, Oseille aquatique, Parelle d'eau, Herbe britannique.

Plante vivace de 1 à 2 mètres, à tige dressée, cannelée, rameuse dans sa partie supérieure, rameaux courts en
une sorte de panicule ; feuilles inférieures amples, oblongues-
lancéolées, à long pétiole sur lequel elles sont décurrentes ;
feuilles supérieures plus petites.

Fleurs d'un blanc sale, en faux verticilles multiflores, dépourvus de bractées, s'ouvrant en juillet. Pour les organes
sexuels, voir la famille des *Polygonacées* (185, B).

Propriétés, usages. On emploie la racine, qui est grosse,
noire en dehors, d'un blanc jaunâtre en dedans, d'une saveur
amère et styptique. Elle peut être considérée tout à la fois
comme antiscorbutique et astringente. M. Dubois, de Tournai, n'hésite pas à la considérer comme un des meilleurs astringents connus et à la placer à côté de la noix de galle. « Une
femme, âgée de 46 ans, dit-il, avait depuis trois jours une
hémorrhagie utérine des plus abondantes ; elle perdait au
moins 1 kilog. de sang dans les 24 heures. Nous lui prescri-

vîmes une décoction de Patience aquatique, et dès les premières tasses de son administration, l'écoulement sanguin s'arrêta. — Un phthisique, âgé de 50 ans, crachait du sang en abondance depuis plusieurs jours; nous le mîmes à l'usage de la même décoction; l'hémorrhagie disparut au bout de 24 heures. »

Récolte. La racine étant vivace, on peut la récolter en toute saison, au bord des rivières, des canaux, étangs, fossés aquatiques : c'est l'*hydro-lapathum* des officines.

PRÉPARATIONS, DOSES

Décoction (racine): 15 gr. par 1000 gr. d'eau.

PERVENCHE. *Vinca minor*, L.

Pervenche commune, Petite-Pervenche, Violette-des-Sorciers, Petit-Pucelage.

La Pervenche (*pl.* xxix, 5) croît spontanément dans les bois, les lieux humides et ombragés, où elle se multiplie facilement par les nombreux rejetons qu'elle pousse.

Plante de la famille des *Apocynées* (214, A), vivace, sous-frutescente, à tiges de 2-8 décim., sarmenteuses, glabres, les florifères courtes et dressées (1), les stériles très longues et couchées; feuilles opposées, ovales-lancéolées, courtement pétiolées, glabres et luisantes, ordinairement 4 à la fin de la tige.

Fleurs bleues, quelquefois blanches, solitaires sur un pédoncule assez long et axillaire (mars-juin); calice 5-fide; corolle tubuleuse à 5 lobes obliquement tronqués, tube élargi et pentagonal au-dessus de l'insertion des étamines, gorge fermée par des poils et les anthères conniventes, et couronnée par une membrane annulaire à 5 plis opposés aux lobes de la corolle. 5 étamines incluses, insérées au milieu de la hauteur du tube; style à 2 stigmates, l'un au-dessus de l'autre, etc.

Propriétés, usages. La Pervenche est sans odeur; ses feuilles ont une saveur amère qui n'est point désagréable. Elle est réputée vulnéraire et astringente, employée dans le crachement de sang non accompagné de fièvre, les flueurs blanches; dans

(1) Elles sont figurées sur la planche dans des proportions trop grandes eu égard aux autres plantes.

l'esquinancie, en gargarisme; dans le pansement des plaies et des ecchymoses, et contre les engorgements laiteux du sein en applications topiques.

Cette plante a quelque célébrité : en Italie on en fait des couronnes qu'on dépose sur le cercueil des jeunes filles; sa vue charmait J.-J. Rousseau; madame de Sévigné recommandait souvent à sa fille la *bonne petite Pervenche* contre les douleurs de poitrine dont elle se plaignait; enfin son nom de *Violette-des-Sorciers* rappelle quelques emplois mystérieux qu'on en a faits.

Récolte. La Pervenche peut être recueillie en toute saison, parce qu'elle est vivace et toujours verte. Elle ne change pas de forme par la dessiccation.

PRÉPARATIONS, DOSES.

Décoction (plante verte) : 30 gr. par 500 gr. d'eau ; — (plante sèche) : 15 gr. pour la même quantité de véhicule. — Les femmes de la campagne ont foi dans cette tisane pour prévenir les maladies laiteuses.

Cataplasme (plante cuite) : en application sur les mamelles pour ramener le lait (remède populaire).

La GRANDE-PERVENCHE, *Vinca major,* peut être employée aux mêmes usages. C'est un sous-arbrisseau du midi de la France, qui sert aussi à faire des tonnelles, à garnir des bas de murs.

PILOSELLE. *Hieracium pilosella* , L.

Épervière-Piloselle; Oreille-de-Souris.

L'Oreille-de-Souris est une petite *plante* des *Synanthérées,* tribu des *Chicoracées* (257-41, D), ayant au collet d'une petite racine des rejets rampants velus, feuillés. Les feuilles sont obovales-oblongues, entières, tomenteuses en dessous, vertes et poilues en dessus.

Fleurs jaunes, en capitules assez gros et solitaires à l'extrémité de hampes, qui sont dressées, grêles, velues, de 10 à 20 c. (mai-septembre). Involucre imbriqué, pubescent, chargé de poils noirs et rudes; demi-fleurons hermaphrodites, en cornets, terminés par une languette tronquée à 5 dents.

Propriétés, usages. La Piloselle est inodore, un peu amère et acerbe. Elle doit à la crédulité ou aux rêves des anciens d'avoir été vantée pour guérir la gravelle, l'hydropisie, la fièvre tierce, les ulcères internes, jusqu'aux hernies.

Récolte. Il est préférable de l'employer verte, mais on peut la cueillir toute l'année pour la conserver; elle se trouve dans les lieux secs, les coteaux arides, les gazons. On la trouve encore chez les herboristes, sèche et reconnaissable à la forme et aux longs poils de ses feuilles.

PRÉPARATIONS, DOSES.

Infusion ou *décoction* : une petite poignée par kilog. d'eau.

POTENTILLE. Voyez ARGENTINE.

PRUNELLIER. *Prunus spinosa.* L.

Arbrisseau de la famille des *Rosacées* (264-68, A), tellement commun qu'on en fait des haies. Les fruits (*prunelles*) sont astringents, très âpres, et ne s'adoucissent un peu que quand ils ont été attaqués par la gelée. On en préparait autrefois un extrait fort âpre, appelé *acacia germanica*, parce qu'on le tirait surtout d'Allemagne.

L'écorce de la tige est tonique, astringente et fébrifuge, mais sans emploi.

PYROLE. *Pyrola rotundifolia*, L.

Plante vivace, herbacée, de 3 à 5 décim. (*pl.* XXXII, 5), de la famille des *Éricacées* (226, B); tige simple, nue; feuilles arrondies, entières, coriaces, persistantes, disposées en rosette, longuement pétiolées.

Fleurs blanches ou d'un blanc rosé, en grappe dressée, à pédicelles recourbés, paraissant en juin-juillet; calice à 5 divisions lancéolées; corolle de 5 pétales obovales, connivents; 10 étamines penchées, à filets arqués; style long, réfléchi, arqué-ascendant au sommet; stigmate élargi. Capsule à 5 loges polyspermes.

Propriétés, usages. La Pyrole, qui croît dans les endroits couverts des bois montueux; dont la saveur est amère, acerbe, et qui fait partie du *vulnéraire suisse,* est à peu près inusitée. Cependant on l'estime astringente, vulnéraire, utile contre les diarrhées, les crachements de sang, la leucorrhée, etc.

PRÉPARATIONS, DOSES.

Infusion : une pincée par tasse d'eau.
Poudre · 2 gr.

QUINTEFEUILLE. *Potentilla reptans,* L.

La Potentille rampante (*pl.* xxxi, 4) croît dans les champs, au bord des chemins, dans les pâturages, les fossés.

Plante herbacée, vivace, de la famille des *Rosacées,* genre Potentille(264-65, B). De sa souche épaisse naissent des tiges très longues, grêles, presque filiformes, rampantes, stolonifères, portant des rosettes de feuilles au niveau des nœuds, lesquelles feuilles sont pétiolées et composées de 5-7 folioles ovales-dentées, un peu pubescentes en dessous.

Fleurs jaunes, parfois blanches, solitaires, latérales, ou opposées aux feuilles, dont les pédicelles dépassent celles-ci (juin-août). Calice à 5 divisions, muni d'un calicule; 5 pétales dépassant le calice; le reste comme dans l'argentine.

Propriétés, usages. La racine est la partie employée; elle est inodore, ainsi que la plante entière, mais d'une saveur astringente assez prononcée. On l'emploie en tisane dans les flux atoniques muqueux ou sanguins; en gargarismes dans les maux de gorge, les ulcérations de la bouche, etc. Sa propriété antifébrile a été établie par Hippocrate, reconnue par Senac, Chomel, et depuis eux par les campagnards, mais elle est dédaignée par les médecins, qui, en effet, ont à leur disposition de meilleurs fébrifuges indigènes.

Récolte. Elle doit se faire en automne, lorsqu'on veut conserver la racine, qui est de la grosseur du doigt, longue, couverte d'une écorce brunâtre, d'une couleur rougeâtre en dedans.

PRÉPARATIONS, DOSES.

Décoction (racine) : 30 gr. par 500 gr. d'eau.

Poudre (racine sèche) : 6 à 15 gr. en pilules ou autrement.

RAIPONCE. *Campanula rapunculus* , L.

Campanule, Raiponce.

La Raiponce est cultivée dans nos jardins, mais elle croît naturellement dans les prairies, sur la lisière des bois, au bord des chemins, des fossés.

Plante bisannuelle, de 60 cent. de haut environ, de la famille des *Campanulacées* (229, A). Tige dressée, simple, divisée supérieurement; feuilles inférieures allongées, étalées sur le sol, velues; les supérieures étroites, lancéolées, sessiles, glabres.

Fleurs bleues, disposées en une panicule terminale allongée, à rameaux dressés (juin-juillet). Calice glabre à 5 divisions linéaires; corolle campanulée, 5-lobée; 5 étamines, etc.

Propriétés. Au printemps on fait une grande consommation de la Raiponce en salade; sa racine est fade et mucilagineuse, sans emploi en médecine.

L'espèce CAMPANULE-TRACHÉLIE, *Gantelée*, *Gant de Notre-Dame* (*pl.* xviii, 4), est légèrement astringente, et sa racine a joui d'une grande réputation dans le traitement des angines, des maladies de la trachée, ce qu'indique d'ailleurs son nom de *Trachélie*.

RENOUÉE. *Polygonum aviculare*, L.

Traînasse, Herbe à cent nœuds, Herbe des Saints-Innocents, Sanguinaire, Centinode, Langue de Passereau, Trame, Aviculaire, etc.

La Traînasse, qui appartient aux *Polygonacées* (185, A), est une *plante* annuelle, herbacée, à tiges de 30 cent. de longueur, rampantes et appliquées sur la terre, simples ou rameuses, nouées, renflées à chaque articulation; feuilles alternes, ovales-lancéolées, entières, glabres, brièvement pétiolées.

Fleurs blanchâtres ou rougeâtres, presque sessiles, solitaires ou disposées par 2-4 à l'aisselle des feuilles (juin-octobre).Calice à 5 découpures profondes, colorées; corolle nulle; 8 étamines courtes; 3 styles courts. Fruits trigones, pointus, longitudinalement striés.

Propriétés, usages. La Renouée-Traînasse n'a ni odeur ni saveur, pour ainsi dire. Elle contient un principe colorant bleu, comme l'espèce indigo dont elle se rapproche par ses caractères. Dans les campagnes on la croit douée de beaucoup de vertus contre les dyssenteries et les hémorrhagies, etc. Les anciens l'employaient dans les crachements de sang, les flux de ventre. Poiret considère cette plante comme méritant une place honorable parmi les végétaux utiles; M. Levrat-Perrotin, de Lyon, l'a administrée avec un succès complet, en décoction, dans trois cas de diarrhée qui avaient résisté à l'eau de riz, aux fécules et au laudanum. Au dire de Wilmet, les vétérinaires font un secret de l'emploi de la Traînasse contre le pissement de sang chez les vaches. — Malgré ces témoignages, nous n'avons aucune confiance dans cette plante presque inerte ou tout au plus émolliente; il faut l'abandonner aux lapins, qui en sont très friands.

RHAPONTIC. *Rheum rhaponticum*, L.

Rhubarbe des Moines, Rhubarbe à Maquereaux ou à Tartes, Rhubarbe anglaise.

Cette *plante*, qui croît naturellement en Allemagne et ne vient guère en France qu'au moyen de la culture, laquelle est facile dans nos jardins, est haute d'un mètre environ; elle a des tiges fortes, grosses, charnues, glabres, un peu rameuses, d'un vert jaunâtre; des feuilles alternes, les inférieures pétiolées, très larges, ovales-cordiformes, légèrement pubescentes en dessous et sinuées sur les bords, les supérieures petites, sessiles.

Fleurs d'un blanc verdâtre, petites, en grappes formant une panicule terminale, et paraissant en mai-juin. Pour les caractères spécifiques, voir la famille des *Polygonacées* (183), genre Rhubarbe, qui offre : calice à 5 ou 6 divisions, donnant attache à 9 étamines; ovaire surmonté de 3 stigmates épais, peltés, simples. Akène à 3 angles saillants et membraneux, enveloppé à sa base par le calice peu développé.

Propriétés, usages. La racine de Rhapontic est employée comme tonique-astringente, et purgative à dose plus élevée. Elle peut être employée comme la rhubarbe de Chine, dans l'atonie du canal digestif, les gastralgies, les obstructions, la chlorose; comme astringente dans la dyssenterie, la leucorrhée; comme purgative quelquefois, en n'oubliant pas que son effet évacuant peut être suivi d'un effet contraire, la constipation, à cause de son action styptique.

Les tiges de cette plante sont d'une acidité agréable; coupées par morceaux et cuites, elles remplacent en Angleterre les groseilles à maquereaux, et on en fait aussi des *poudings.* — On peut préparer avec leur pulpe des cataplasmes qui seront résolutifs ou maturatifs selon les cas.

Récolte. La racine de Rhapontic est grosse, épaisse, spongieuse, un peu rameuse ; on la trouve sèche dans les boutiques, venant d'Allemagne. Quand on la récolte dans nos jardins, il faut la diviser par fragments et la faire sécher à l'air. Sèche, elle est moins jaune à l'intérieur, inodore, d'une saveur un peu amère, et moins active qu'à l'état frais.

Les Rhubarbes sont des végétaux de la Chine que l'on a essayé de cultiver en Europe et en France. On a réussi jusqu'à un certain point; mais les racines que l'on obtient sont très inférieures à celles qui nous viennent d'Asie, et qui sont d'ailleurs plus compactes et plus lourdes

PRÉPARATIONS, DOSES.

Infusion (racine) : 15 à 30 gr. par kilogr. d'eau. — En *décoction,* même dose.

Poudre : 1 gr. comme tonique-astringente; 4 à 15 gr. comme purgative.

RONCE. *Rubus fruticosus,* L.

Ronce des haies ou commune, Roumi, Mûrier sauvage.

Arbrisseau très commun dans les haies, les bois, les buissons, à tiges très longues, sarmenteuses, anguleuses, couchées ou dressées, munies d'aiguillons forts, crochus ou droits.

Feuilles à 5-7 folioles, les supérieures à 3-5 folioles, dont la face inférieure est pubescente ou tomenteuse. Famille des *Rosacées* (264-65, E).

Fleurs rosées ou blanches, à 5 pétales étalés et 5 divisions calicinales étalées ou réfractées après la floraison, disposées en grappes terminales lâches, se montrant en juillet-septembre, etc. Le fruit se compose de carpelles nombreux, peu adhérents au réceptacle, sous forme de grains noirs, luisants, appelés *mûres sauvages* ou *de renard*.

Propriétés, usages. Les feuilles et les tiges tendres de la Ronce sont douées de propriétés astringentes, et constituent le remède banal du peuple pour guérir les maux de gorge. — On les emploie en décoction, sous forme de gargarismes auxquels on ajoute ordinairement du miel rosat, quelquefois sous forme de tisane dans la diarrhée chronique, les flueurs blanches. — Les fruits peuvent être considérés comme tempérants, parce que leur saveur est un peu acide et agréable.

La Ronce bleue (*Rubus cœsius*) peut remplacer l'espèce dont nous parlons. Elle est moins grande, plus rampante ; ses feuilles sont à 3 folioles : ses fleurs se montrent plus tôt ; les divisions calicinales sont conniventes après la floraison ; fruit non luisant, composé de carpelles moins nombreux et plus adhérents au réceptacle.

ROSIER. *Rosa gallica*, L.

Rose rouge ou de Provins, Rosier de France.

Le Rosier de France (*pl.* xxxi, 2) croît spontanément dans les provinces du Midi ; on le cultive dans celles du Centre et du Nord.

Arbrisseau de la famille des *Rosacées* (264-69, A), de 1 m. et plus, à tiges rameuses, dressées ou étalées, avec des aiguillons nombreux de forme et de volume différents ; feuilles 3-5-lobées, pubescentes à la face inférieure à folioles dentées ; stipules oblongues-linéaires, à oreillettes divergentes.

Fleurs d'un beau rouge pourpre, belles, grandes, solitaires sur de longs pédoncules hispides. Calice à 5 découpures allongées qui dépassent les pétales, resserré à l'orifice dans le bouton, étalé à la maturité ; corolle de 5 pétales en cœur renversé, d'un plus grand nombre dans les espèces doubles ; étamines nombreuses à filets courts et anthères à 3 faces, etc.

Propriétés, usages. La Rose de Provins est moins odorante fraîche que sèche. On emploie ses pétales, qui sont doués de propriétés astringentes, amères et toniques : 1° à l'extérieur, en lotions, injections, collyres ; 2° à l'intérieur, sous forme de tisane, de conserve, etc. Dans le premier cas, on l'oppose à la leucorrhée, à la diarrhée, à l'ophthalmie, à la phthisie, principalement à la blennorrhagie passive, aux ulcères atoniques et blafards ; dans le second cas, on l'administre dans les débilités de l'estomac dues aux flueurs blanches, dans les dyssenteries chroniques, les flux atoniques, etc.

Récolte. Les Roses rouges se récoltent au mois de juin, quand elles sont encore en bouton ; car, épanouies, elles ont moins de propriétés. Opoix, pharmacien à Provins, avait prétendu que celles des environs de cette ville étaient supérieures à toutes les autres ; mais cette opinion a été réfutée, et l'on sait que le commerce tire surtout la Rose de France des environs de Metz, où elle est fort belle. On sépare les pétales du calice, et on les sèche promptement à l'étuve ; puis on les conserve dans des boîtes de bois garnies de leurs couvercles. Le temps les décolore un peu et diminue leur odeur. On doit rejeter tous les pétales qui seraient peu rouges, peu odorants et peu amers et styptiques. Il faut savoir, au reste, que leur couleur rouge n'est pas générale, que l'onglet reste jaune.

PRÉPARATIONS, DOSES.

La Rose de Provins s'emploie de plusieurs manières et fait la base de plusieurs préparations pharmaceutiques dont voici les noms et usages.

Infusion (pétales) : 8 à 15 gr. par kil. d'eau en tisane. — 15 à 60 gr. par même quantité d'eau pour injections, lotions, collyres. — *Infusion vineuse* pour fomentations, injections, pansements de plaies et ulcères blafards.

Poudre : 2 à 8 gr. dans un véhicule approprié.

Conserve (1 partie sur 2 parties de sucre) : 4 à 30 gr. comme stomachique, tonique-astringente, et même antiphthisique, car on attribue à cette préparation la vertu de guérir la maladie de poitrine.

Sirop : 36 à 60 gr. dans un véhicule approprié.

Vin (1 partie de pétales sur 16 de vin rouge) : quantité suffisante pour lotions, injections.

Miel rosat : 30 à 60 gr. comme édulcorant pour gargarismes astringents.

Les espèces et variétés de *Rosiers* sont très nombreuses ; leurs fleurs sont douées de propriétés émollientes, astringentes, quelquefois laxatives. Nous citerons les principales.

Rosier a cent feuilles (*R. centifolia*). Ses fleurs sont magnifiques, mais moins odorantes que celles de l'espèce suivante. On en prépare une *eau distillée* très employée pour collyres astringents, soit seule, soit à titre de véhicule de médicaments plus actifs, tels que le sulfate de zinc, l'acétate de plomb, le nitrate d'argent.

Rosier des Quatre-Saisons ou de Damas (*Rosa damascena, R. bifera*). Ses fleurs répandent une odeur délicieuse, due, comme dans les autres espèces, à une huile volatile connue sous le nom d'*essence* ou *huile essentielle de rose*, qui sert principalement dans l'art du parfumeur, et qui est susceptible de se solidifier (*beurre de rose*).

Rosier de Chien (*Rosa canina*). Il est champêtre, et ainsi nommé parce que l'on a vanté sa racine contre la rage. Ses fleurs ont peu d'apparence ; mais ses fruits, appelés *cynorrhodons*, ont servi à préparer une conserve qui a été très employée comme astringente et tonique dans les diarrhées, l'affaiblissement intestinal.

Rosier du Bengale (*Rosa indica*). Cette jolie espèce, à feuilles luisantes persistantes, fleurit toute l'année en pleine terre. Une de ses variétés a des pétales qui sentent le thé (*Rosier à thé*).

Rosier sauvage ou des haies (*Rosa eglanteria*), *Églantier* (*pl.* xx, 5). Arbrisseau formant un buisson épais ; feuilles à pétioles pubescents, 5-9-foliolées, doublement dentées ; fleurs d'un beau jaune, etc. — Une variété de cette espèce a les pétales d'un rouge éclatant (*Rose ponceau*).

Le nom d'Églantier s'applique aussi au *Rosier de Chien*, dont les feuilles sont à 5-7 folioles, les fleurs blanches ou d'un blanc rosé, etc., et dont nous avons fait mention plus haut.

Au reste, le nombre des espèces du genre Rosier est si considérable qu'il devient impossible au plus savant botaniste de se reconnaître dans ce dédale. Linné n'était pas éloigné de croire qu'il n'y avait qu'une espèce de rose, variable à l'infini sous l'influence d'une longue culture et des greffes successives, espèce qui serait l'*Eglantier*.

PROPRIÉTÉS, USAGES.

Les Rosiers que nous venons de passer en revue sont d'une utilité minime en médecine. Cependant on prépare avec les pétales de la rose à cent feuilles et de la rose de Damas surtout : 1° le *sirop de rose pâle*, qui est un purgatif doux très usité dans le traitement des maladies de l'enfance ; 2° l'*eau distillée* et l'*essence de rose*, déjà mentionnées.

La *conserve de cynorrhodons* n'est plus usitée aujourd'hui.

Les *semences du fruit* des Rosiers sont couvertes de poils velus qui s'attachent à la peau ; d'après Ménage, on faisait la plaisanterie d'en mettre dans les lits, d'où le nom vulgaire de *gratte-cul* que portent ces fruits. On a conseillé d'employer ces poils ou soies à l'intérieur, comme vermifuge.

Le *Bédéguar* est une production accidentelle développée sur les Rosiers, à la suite de la piqûre de l'insecte qui porte le même nom. Cette substance spongieuse a joui bien gratuitement de propriétés astringentes et autres tout-à-fait imaginaires.

SALICAIRE. *Lithrum salicaria*, L.

Lysimachie rouge.

Plante de 60 à 125 cent., à tiges dressées, rameuses en haut, carrées ; à feuilles opposées, rarement verticillées par 3, sessiles, lancéolées, un peu pubescentes. Racine très grosse, ligneuse, donnant naissance à des pivots épais.

Fleurs d'un rouge purpurin, rassemblées par 4-10 sur des pédoncules communs axillaires, très courts. Calice tubuleux, strié, à 8-12 dents bisériées ; 6 pétales insérés au sommet du tube ; 12 étamines, ou moins par avortement ; style filiforme, stigmate en tête. Capsule oblongue polysperme.

Propriétés, *usages*. La plante est insipide, inodore, à l'exception des fleurs qui ont une saveur un peu sucrée. On la croit astringente, propre à combattre les hémorrhagies, la diarrhée, le crachement de sang ; mais elle n'est employée que par le peuple qui ne l'a pas encore oubliée tout-à-fait.

Récolte. C'est dans les prairies humides, les endroits marécageux, au bord des ruisseaux, où elle montre ses belles fleurs vers le mois de juin-juillet, qu'il faut aller cueillir cette plante vivace, dont on trouve encore les feuilles et parfois les sommités fleuries à l'état de dessiccation dans les boutiques.

PRÉPARATIONS, DOSES.

Infusion (feuilles) : 8 à 16 gr. par 500 gr. d'eau.

SANICLE. *Sanicula europœa*, L.

Sanicle officinale, Sanicle d'Europe, Sanicle mâle.

La Sanicle (*pl.* xxxi, 3) est une *plante* haute de 30 cent. environ, de la famille des *Ombellifères* (248-31, C), qui croît dans les endroits ombragés, montueux, dans les buissons, les bois. Tiges simples, grêles, nues, ou ne portant qu'une ou deux feuilles ; feuilles radicales, longuement pétiolées et disposées en rosette, luisantes, glabres, palmées ou profondément divisées en 3 ou 5 lobes dentés ou incisés, dents terminées par une soie raide. Racine noueuse, assez grosse, très brune.

Fleurs blanches, petites, hermaphrodites et mâles entremêlées, la plupart étant mâles cependant, disposées en ombelle composée de 3 ombellules arrondies, avec involucre et involucelles (juin-juillet); calice à 5 lobes foliacés; 5 pétales réfléchis ; 5 étamines ; 2 styles; fruit globuleux hérissé de pointes.

Propriétés, usages. La Sanicle est peu odorante, d'une saveur un peu acerbe, amère, surtout dans la racine. Elle a été vantée à l'excès comme vulnéraire, astringente, propre à guérir le cancer, les ulcérations intérieures, les contusions, les fractures et les plaies; c'était une sorte de panacée chirurgicale pour les anciens auteurs, ce qui avait donné lieu à ce proverbe sans rime ni raison :

Qui a la bugle et la sanicle
Fait aux chirurgiens la nique.

Cette plante peut être de quelque utilité comme faible astringent, dans les diarrhées et dyssenteries, les flueurs blanches, les hémorrhagies, les ulcérations des parois buccales ;
mais, à tort ou à raison, elle est tombée, malgré son antique
renommée, dans un oubli dont personne ne cherche à la ven-
ger. — Dans quelques cantons, dit M. Cazin, les cultivateurs
la donnent, sous le nom d'*Herbe de Deffant,* aux vaches qui
viennent de véler, afin de favoriser l'expulsion de l'arrière-
faix.

Récolte. Elle peut se faire pendant toute la belle saison
pour ainsi dire ; séchée, la plante, qu'on trouve entière dans
les boutiques, ne perd rien de sa saveur et partant de ses propriétés. Elle fait partie du mélange connu sous le nom de
vulnéraire suisse.

SCEAU-DE-SALOMON. *Convallaria polygonatum*, L.

Muguet anguleux, Genouillet, Signet.

Le Sceau-de-Salomon (*pl.* xxxii, 1) croît dans les bois, le
long des haies, dans les bois ombragés, où il fleurit au printemps.

Plante de la famille des *Asparaginées*, genre Muguet (136, B),
ayant 30 à 60 cent. de hauteur ; tige simple, anguleuse, arquée dans la moitié supérieure, munie, du côté convexe, de
feuilles alternes, sessiles, ovales-oblongues, glabres, marquées de nervures longitudinales, et d'un vert glauque ; sou-
che-racine traçante, épaisse.

Fleurs blanches, un peu verdâtres ; pédoncules axillaires
recourbés, de manière que ces fleurs sont penchées du côté
opposé aux feuilles (avril-mai). Périanthe simple, tubuleux,
urcéolé, à limbe divisé en 6 dents dressées ; 6 étamines insérées sur le milieu du tube ; ovaire à 3 carpelles, style indivis,
filiforme. Baies d'un noir bleuâtre, à 3 loges contenant chacune une graine.

Propriétés, usages. Le Sceau-de-Salomon, y compris ses
fleurs, est inodore. Sa saveur, généralement peu marquée,
est douceâtre, mucilagineuse, très peu acerbe dans la racine,

qui est la partie employée le plus souvent. Cette racine peut être rapprochée, pour ses propriétés, de celle de la Grande-Consoude, et peut la suppléer. Elle a été, dans un temps, très usitée, soit à l'intérieur, en tisane, contre la goutte, la gravelle, les hémorrhagies, etc.; soit à l'extérieur, en cataplasmes ou lotions, sur les contusions, les ecchymoses, le panaris, les maladies de la peau. — Il paraît que les cultivateurs la donnent quelquefois hachée dans l'avoine des chevaux atteints du farcin.

Récolte. La racine de Sceau-de-Salomon étant vivace, elle peut se récolter en tout temps. Elle est épaisse, charnue, traçante, blanchâtre, présentant à sa surface supérieure les cicatrices qui correspondent à la base des tiges détruites. Il est aisé de la reconnaître à ces caractères dans les boutiques, où l'on peut la demander.

PRÉPARATIONS, DOSES.

Infusion (racine) : 15 à 30 gr. par kilogr. d'eau. Faite dans la bière, cette infusion constitue, d'après Herman Palmer, un bon remède contre la goutte.

Infusion vineuse : 30 gr. de racine coupée par morceaux pour 500 gr. de vin blanc; on laisse infuser pendant vingt-quatre heures. Chomel dit avoir guéri les descentes chez les enfants en leur administrant ce breuvage en 3 prises, en continuant pendant 8 ou 15 jours, et appliquant sur la hernie la racine pilée. Il ajoute même que des personnes plus avancées en âge s'en sont fort bien trouvées.

Cataplasme (racine pilée ou cuite) : on l'applique sur les contusions, les ecchymoses, les hernies. — Dans quelques campagnes on regarde comme infaillible, pour guérir le panaris, la préparation suivante : racine de Sceau-de-Salomon, 60 gr.; saindoux, 60 gr.; eau commune, un verre. On fait cuire jusqu'à ce que la racine puisse s'écraser facilement; puis on fait prendre au doigt malade un bain d'un quart d'heure, et l'on applique ensuite la racine en cataplasme; on renouvelle chaque jour le remède (Cazin).

Eau distillée : elle décrasse le teint et l'embellit, suivant les anciens auteurs.

SCOLOPENDRE. *Asplenium scolopendrium*, L.

Doradille scolopendre, Langue-de-Cerf.

Plante de la famille des *Fougères* (**159**, F), sans tige, composée d'une racine petite, fibreuse, de laquelle naissent des feuilles disposées en touffe, de 3-6 décimètres, assez longuement pétiolées, un peu fermes, glabres, d'un beau vert, et luisantes en dessus, oblongues-lancéolées, aiguës, inégalement cordées à la base à oreillettes obtuses, entières du reste, ramifications des nervures secondaires renflées au sommet et n'atteignant pas le bord de la feuille.

Propriétés, usages. Les feuilles de Langue-de-Cerf n'ont aucune odeur; leur saveur est très faible, plutôt sucrée qu'acerbe. Leurs propriétés médicales sont, par conséquent, fort peu actives, difficiles à rattacher à une classe de médicaments déterminée. Elles ont été considérées comme *désobstruantes, pectorales, astringentes*, puis abandonnées après avoir joui d'une certaine réputation. En définitive, il ne faut voir dans la Scolopendre qu'un très faible astringent, auquel on en préférera une foule d'autres non moins faciles à se procurer.

Récolte. Cette plante se trouve dans les vieilles murailles, les puits, les fentes des rochers humides, etc. On la cueille au commencement de l'automne pour la sécher et la conserver. Elle peut être employée verte ou sèche.

PRÉPARATIONS, DOSES.

Infusion ou *décoction* : 10 à 25 feuilles par 500 gr. d'eau ou de lait.

SUMAC DES CORROYEURS. *Rhus coriaria*, L.

Quoique étant principalement astringente, cette plante ne sera étudiée qu'à l'article *Sumac vénéneux*, afin de la rapprocher des autres espèces de son genre, dont les propriétés diffèrent entre elles.

TORMENTILLE. *Tormentilla erecta*, L.

Tormentille droite, Tourmentille.

Plante vivace (*pl.* xxxii, 2) de 30 cent. environ, de la famille des *Rosacées* (264-65, C), à tiges dressées, nombreuses (1), naissant d'une souche épaisse, courte, presque ligneuse, à surface inégale, rugueuse et brunâtre, un peu chevelue inférieurement. Feuilles sessiles à 3 ou 5 folioles ovales-allongées, dentées, un peu pubescentes et d'un vert plus foncé en

---

(1) Une seule est conservée sur la planche.

dessus qu'en dessous; stipules foliacées à 3-5 lobes profonds.

Fleurs jaunes, assez petites, solitaires sur des pédoncules axillaires (mai-juillet). Calice à 8 divisions, c'est-à-dire calicule et calice de 4 folioles chacun; corolle à 4 pétales (rarement 5), à peine plus grands que les sépales, cordiformes et unguiculés; plusieurs étamines; styles filiformes. Graines nues lisses.

Propriétés, usages. La Tormentille est un de nos meilleurs astringents. La racine est employée principalement dans les diarrhées et les dyssenteries chroniques, les hémorrhagies passives, le relâchement des organes, l'incontinence nocturne d'urine par faiblesse générale, etc. M. Dubois, de Tournai, cite plusieurs cas qui démontrent l'efficacité de cette plante dans les trois premières de ces maladies. — En Belgique, les habitants des campagnes emploient ce remède pour arrêter le pissement de sang auquel leurs troupeaux sont sujets.

La racine de Tormentille a encore été vantée comme fébrifuge, d'abord par Cullen, puis par d'autres, surtout si on l'associe à la gentiane. C'est encore, dit-on, un bon médicament contre la leucorrhée.

A l'extérieur, la décoction de Tormentille est usitée en gargarismes et lotions, pour combattre les ulcérations et saignements des gencives; pour résoudre les contusions, les ecchymoses; pour exciter les ulcères blafards, atoniques, etc.

— « La Tormentille, disent Mérat et Delens, est un des meilleurs astringents indigènes connus; c'est une plante trop négligée, etc. » De son côté, M. Cazin affirme que la Tormentille et la bistorte peuvent remplacer le ratanhia, et qu'il leur a constamment trouvé la même efficacité.

Récolte. Elle se fait toute l'année quand on veut employer la racine fraîche; dans la belle saison, pour sécher et conserver le médicament, que l'on va cueillir dans les bois et les pâturages secs. Il faut choisir les plus grosses racines et les débarrasser de toutes les tiges et radicules.

PRÉPARATIONS, DOSES.

Décoction (racine) : 16 à 30 gr. par kil. d'eau, en tisane; — 30 à 60 gr. par kil. d'eau pour lotions, gargarismes, etc.

Poudre : 4 à 12 gr. dans du vin généreux.

Cataplasme : le Dr Morni, de Rouen, a recommandé d'une manière toute particulière le remède suivant contre le panaris : on fait sécher au four la racine
de Tormentille ; on la pulvérise, et, au moyen d'un jaune d'œuf, on lui donne
une consistance pâteuse. On étend sur un linge une ou deux lignes d'épaisseur
de cette pâte, et on en enveloppe la partie malade ; on doit, de plus, avoir la
précaution de recouvrir le tout d'un cataplasme ordinaire, afin de retarder la
dessiccation de la pâte par la chaleur de la partie malade.

VERGE-D'OR. *Solidago virga aurea*, L.

Verge dorée, Grande-Verge dorée.

Plante herbacée (*pl.* xxxi, 5), de 60 à 80 cent. d'élévation,
famille des *Composées* (237-40, I). Tige dressée, raide, un peu
anguleuse, rameuse en haut ; feuilles inférieures ovales-oblongues, dentées, un peu pétiolées ; les supérieures sessiles,
moins grandes, lancéolées.

Fleurs d'un beau jaune doré, radiées, disposées en un long
épi formé de grappes axillaires serrées en haut, plus écartées
et plus longues en bas (juillet-septembre). Involucre à folioles
imbriquées ; demi-fleurons de la circonférence femelles, en petit
nombre, allongés en languette peu apparente ; fleurons du
centre hermaphrodites, à 5 divisions ; 5 étamines à anthères
réunies ; style à 2 stigmates. Semence à aigrette simple,
courte.

Propriétés, usages. Cette plante n'a pas d'odeur, à moins
qu'on ne l'écrase ; sa saveur est un peu aromatique et amère,
principalement dans les feuilles. On l'a employée comme astringente dans les flux muqueux et sanguins ; comme diurétique dans la gravelle, l'hydropisie, les obstructions ; mais
aujourd'hui elle est tout-à-fait abandonnée des médecins. —
Les alchimistes l'employaient dans leurs recherches de la
pierre philosophale.

Récolte. C'est dans les lisières et les clairières des bois,
dans les pâturages, etc., qu'il faut aller chercher la Verge-
d'or, que l'on cultive pour l'agrément dans les jardins, où ses
fleurs deviennent beaucoup plus belles.

PRÉPARATIONS, DOSES.

Infusion : 15 à 60 gr. par kil. d'eau.

Poudre : Arnauld de Villeneuve a prétendu qu'un gros (4 gr.) de poudre de Verge-d'or, infusé du soir au matin dans un petit verre de vin blanc et continué 12 ou 15 jours, brisait la pierre dans la vessie!

TONIQUES-ANALEPTIQUES.

Les Analeptiques ou Reconstituants sont les médicaments qui agissent directement sur le sang, auquel ils donnent ou rendent les principes réparateurs qui lui manquent, et par là obvient aux accidents résultant de l'altération de ce liquide.

En quoi consiste cette altération? Dans une diminution des éléments vivifiants (fibrine et globules surtout), et non dans l'introduction de principes miasmatiques ou hétérogènes quelconques. Lorsqu'elle existe, on dit que le sang est pauvre, et les troubles résultant de cet appauvrissement se traduisent par de la pâleur d'abord, des palpitations, de l'essoufflement, puis par des infiltrations séreuses, des troubles nerveux de plusieurs sortes, tels que vapeurs, spasmes, maux de nerfs, gastralgies, palpitations, convulsions, etc. Ces phénomènes, qui varient extrêmement d'ailleurs, s'expliquent facilement par la rupture de l'équilibre survenue entre les deux actions combinées du système sanguin et du système nerveux ; car le sang, a dit Hippocrate, est le calmant des nerfs ; c'est le pouvoir pondérateur de l'innervation qui, n'en ressentant plus l'influence, s'exagère, et entre dans un état d'éréthisme d'où découlent tous les désordres de la sensibilité et de la nutrition.

Ainsi donc, plus les matériaux nutritifs décroissent ou s'atténuent, plus l'état nerveux s'élève. Or, celui-ci ne se prononce jamais plus fortement que lorsque le sang s'appauvrit, devient séreux, comme à la suite des pertes de sang abondantes, des hémorrhagies graves ou continues, comme dans l'anémie et principalement dans la chlorose, maladie qui entraîne à sa suite non-seulement les troubles dépendant de l'état du sang, mais encore une altération spéciale des fonctions du système nerveux.

Chez la femme, l'éréthisme nerveux se rattache soit à la chlorose ou à l'anémie, soit à l'affection hystérique, dont nous parlerons quand nous traiterons de la médication antispasmodique. Chez l'homme, au contraire, l'état nerveux répond généralement à l'hypochondrie, affection due plutôt à la prédominance de l'appareil biliaire qu'à l'appauvrissement du sang. Aussi les toniques reconstituants sont-ils moins efficaces chez lui que chez la femme, dont la mobilité nerveuse est d'ailleurs plus développée.

L'appauvrissement du sang, dont nous venons de constater l'immense influence sur l'équilibre physiologique, se refuse absolument, comme on le comprend bien, à l'emploi des évacuations sanguines. Il faut, au contraire, lorsqu'il existe, employer les toniques analeptiques, c'est-à-dire les agents capables de rétablir ce liquide dans sa constitution normale. Or, ces agents sont presque exclusivement les préparations ferrugineuses et les aliments nourrissants, réparateurs, agents dépourvus d'action physiologique, parce que l'homme, lorsqu'il jouit de toute l'énergie de ses fonctions, ne peut éprouver de leur part l'influence reconstituante qu'ils exercent thérapeutiquement, puisque son sang est riche de toutes les qualités qui font que sa nutrition est pleine et parfaite.

La médication tonique-analeptique trouve ses indications chez les sujets épuisés par les pertes rouges ou blanches, par la misère et les privations, etc.; chez les scrofuleux, les scorbutiques, les cachectiques, etc. Mais c'est surtout dans la chlorose et ses nombreux accidents que les ferrugineux sont le plus efficaces, parce qu'ils portent leur action reconstituante directement sur le sang. Leur usage est contre-indiqué dans le cas où le canal intestinal est le siége d'une phlegmasie décidée; mais il importe de savoir si les symptômes qui annoncent cette contre-indication ne sont pas illusoires, s'ils ne résultent pas plutôt du trouble nerveux, ou même s'ils ne le constituent pas. Or, cette distinction offre souvent de grandes difficultés, et plus d'une fois elle a trompé les meilleurs observateurs. On est donc obligé de tâtonner, d'essayer tel ou tel traitement pour s'éclairer dans un grand nombre de cas.

PLANTES TONIQUES-ANALEPTIQUES.

Ce titre est un non-sens, car aucune plante ne peut être mise au rang des médicaments reconstituants proprement dits, qui sont, nous le répétons, les *ferrugineux* et les *substances alimentaires*. Ce n'est pas qu'un grand nombre de plantes ne puissent venir en aide à la médication analeptique, mais c'est à titre de toniques amers ou névrosthéniques, comme nous le verrons dans le chapitre qui suit.

TONIQUES-NÉVROSTHÉNIQUES.

MM. Trousseau et Pidoux ont donné le nom de névrosthéniques aux médicaments qui ont pour effet de ranimer les propriétés vitales, l'action du système nerveux, et de rétablir, de régler les actions réciproques des divers systèmes. Il y a cette différence à établir entre les analeptiques et les névrosthéniques, que les premiers portent leur action sur la force d'assimilation ou de nutrition, en reconstituant directement le sang, tandis que les seconds s'adressent à la force de résistance vitale, à l'élément nerveux qui est la source et le régulateur des synergies : les analeptiques refont le sang, les névrosthéniques raniment le principe vital.

Les névrosthéniques sont les toniques vrais, les toniques amers ou proprement dits. Ces agents activent la nutrition, non-seulement par leur action générale sur l'économie et les forces assimilatrices, mais encore par les modifications qu'ils impriment aux organes digestifs. Ces modifications toutefois ne doivent pas être en opposition avec le degré d'excitabilité de ces organes, c'est-à-dire que ceux-ci ne doivent pas être le siége d'inflammation pour recevoir les toniques, dont l'effet est d'augmenter leur énergie vitale, à moins qu'il ne s'agisse de fièvres typhoïdes graves, comme nous le dirons bientôt.

Comme les analeptiques, les médicaments dont il est question sont dépourvus d'action physiologique, c'est-à-dire qu'ils n'ont pas d'influence visible sur l'homme en bonne santé, par la raison que pour manifester leur puissance de réhabilitation des forces vitales, il faut qu'ils s'attaquent à l'état morbide. Mais du moment que l'élément atonique existe, que le système nerveux fléchit sous la cause morbifique, on les emploie avec avantage pour augmenter l'énergie des organes ou relever l'orgasme des tissus.

Néanmoins, il peut résulter de l'action des toniques des effets opposés. Ainsi les sécrétions peuvent diminuer ou augmenter : elles diminuent si leur abondance dépend de l'atonie de leurs appareils; elles augmentent, au contraire, si leur diminution tient à la même cause. C'est ce qui explique comment, selon les cas, les toniques agissent quelquefois comme diurétiques, comme diaphorétiques, emménagogues ou expectorants, etc. Ces différents modes d'action s'expliquent tout simplement par le retour des organes à leur état normal, ou compatible avec les fonctions qu'ils ont à effectuer.

Les toniques-névrosthéniques exercent en quelque sorte deux actions correspondantes aux deux mots dont se compose leur nom. Dans les cachexies, les scrofules, le scorbut, dans les fièvres intermittentes surtout, contre lesquelles ils ont une action spécifique, ils agissent comme toniques. Dans les cas où la résistance vitale est affaiblie, où les synergies sont rompues et discordantes, comme dans les fièvres graves, malignes, ces médicaments agissent comme névrosthéniques. Dans ces derniers cas, on doit les employer sans faire attention si l'estomac est plus ou moins enflammé, car alors l'état du canal intestinal est consécutif à l'état général, lequel consiste dans une intoxication miasmatique du sang que les toniques ont pour mission de combattre en relevant l'énergie vitale. Les toniques-névrosthéniques n'agissent donc pas dans les fièvres adynamiques par leurs vertus stomachiques, comme quand on les prescrit dans l'atonie de l'estomac, les cachexies, mais par une action générale lente et silencieuse, bien différente de celle des stimulants, qui est prompte, vive et éphémère.

Les toniques sont encore d'un usage fréquent dans les maladies des vieillards, même dans les inflammations, qui, chez ces sujets épuisés par l'âge, doivent être combattues par les antiphlogistiques et par les toniques combinés.

Ces médicaments sont quelquefois employés à l'extérieur contre les ulcères atoniques, et souvent en injections, en gargarismes, etc.

Au premier rang des toniques se trouve le quinquina, dont nous n'avons pas à parler, mais dont plusieurs plantes indigènes sont succédanées; puis viennent les amers.

Les plantes amères sont nombreuses. Dans les unes, comme la Gentiane, la Petite-Centaurée, la Fumeterre, l'Aunée, la Chicorée, le Pissenlit, etc, le principe amer paraît pur; dans d'autres, telles que la Camomille, l'Absinthe, les Labiées, etc., ce principe est uni à un aromate. Les premières constituent des toniques proprement dits, et font le sujet de ce chapitre; les secondes appartiennent aux excitants, dont nous nous occuperons ensuite.

PLANTES TONIQUES-AMÈRES OU NÉVROSTHÉNIQUES.

Artichaut, *feuilles.*	Chicorée sauvage, *racine,*	Lamier , *sommités fleu-*
Aunée, *racine.*	*feuilles.*	*ries.*
Bluet, *fleurs.*	Fumeterre , *sommités fleu-*	Lilas, *fruits, feuilles.*
Carline, *racine.*	*ries.*	Lycope.
Centaurée (Grande-), *rac.*	Galéga.	Noyer, *feuilles,* etc.
Centaurée (Petite-) , *som-*	Gentiane, *racine.*	Peuplier, *écorce.*
mités fleuries.	Germandrée, *sommités.*	Putiet, *écorce.*
Chardon bénit, *feuilles.*	Hêtre, *écorce.*	Saule, *écorce.*
Chardon-Marie, *feuilles.*	Houblon, *cônes.*	Trèfle-d'eau, *feuilles.*
Chausse-trappe , *fleurs ,*	Houx, *feuilles.*	Variolaire.
feuilles.	Inule, *racine, fleurs.*	

Nous n'avons pas besoin de faire remarquer que la classe des toniques-astringents contient nombre de médicaments qui peuvent figurer dans celle-ci. Parmi eux citons surtout les racines de *Benoîte,* de *Bistorte,* l'écorce de *Chêne,* de *Marronnier,* d'*Orange.* — Les *Lichens,* le *Polygala,* la *Patience,* etc., sont encore des toniques-amers que nous retrouverons ailleurs.

Il suffit de jeter un coup d'œil sur la liste des plantes stimulantes pour voir que la plupart agissent comme toniques-amères à certaines doses et dans certaines circonstances données.

Enfin l'on peut trouver parmi les diurétiques et les expectorants, etc., des substances propres à remplir jusqu'à un certain point les indications de la médication tonique-névrosthénique : tant il est vrai, encore une fois, qu'une limitation précise entre les divers agents de la matière médicale et une classification rigoureuse des médicaments sont impossibles.

ARTICHAUT. *Cynara scolymus*, L.

L'Artichaut est originaire du midi de l'Europe, et cultivé depuis longtemps dans nos jardins, où il redoute beaucoup les hivers rigoureux.

Plante vivace potagère, de la famille des *Synanthérées*, tribu des *Flosculeuses* (257-59), genre Cynare, dont voici les caractères généraux : involucre renflé à sa base, composé d'écailles épaisses (ou folioles) imbriquées, atténuées en épine, mais charnues à la base ; réceptacle charnu, hérissé de soies ; fleurons égaux, hermaphrodites et fertiles. Fruits couronnés par une aigrette plumeuse sessile.

Ajoutons comme caractères spécifiques que ses *fleurs* (fleurons) sont d'une couleur violette claire ; que le tube de la corolle est très long, fusiforme, à limbe divisé en 5 lanières très étroites, dressées, conniventes, et que les anthères sont terminées supérieurement par un appendice très obtus. — Dans l'état sauvage, l'Artichaut a le port de nos chardons, et c'est à la culture qu'il doit d'acquérir le développement considérable que nous lui connaissons.

Propriétés, usages. Les capitules ou têtes de cette plante, étant cueillies avant l'épanouissement des fleurs, offrent dans leurs écailles et leur réceptacle un aliment agréable et de facile digestion.

En médecine, on emploie les racines et les feuilles comme amères, toniques, diurétiques et fébrifuges. « J'ai vu, dit M. Cazin, des paysans employer avec succès, comme recette de famille, la décoction de racine d'artichaut dans le vin blanc, contre l'hydropisie, la jaunisse et les engorgements abdominaux qui accompagnent ou suivent les fièvres intermittentes. » C'est, en effet, principalement contre ces dernières affections qu'on a expérimenté ce médicament. On donne l'extrait préparé avec le suc évaporé des feuilles et des tiges; mais il ne réussit qu'à haute dose et est d'une amertume insupportable.

Dans ces derniers temps on a vanté l'artichaut dans les rhumatismes aigus et chroniques. Copeman, de Londres, employait la teinture et l'extrait des feuilles qu'il obtenait en faisant macérer pendant quatorze jours 1 kil. de ces feuilles dans 1 kil. d'alcool, et qu'il donnait à la dose de 8 gr. 3 fois par jour. Wilson prétend avoir obtenu de très bons effets du suc épaissi de cette plante dans des cas d'hydropisies dues à une maladie du foie, et qui avaient résisté à de puissants diurétiques.

Feu le Dr Barrey, de Besançon, et, après lui, M. Levrat-Perroton, ont traité avec succès la jaunisse chronique au moyen de ce même suc. Ce dernier médecin rapporte entre autres l'observation suivante, que nous croyons utile de reproduire pour faire comprendre l'importance qu'il y a à répondre aux indications les plus pressantes. « M. C..., âgé de 40 ans, originaire du Midi, exerçant une profession libérale, d'un tempérament bilieux, irascible, à la suite de beaucoup de fatigues (en 1841), ressent des douleurs aiguës et transversales à l'épigastre, accompagnées de violents maux de tête. Ces malaises sont bientôt suivis d'une teinte ictérique de tout le corps; les urines sont épaisses et presque noires; les premiers accidents sont combattus par des saignées capillaires (sangsues) répétées à l'épigastre et à l'anus, des boissons délayantes et nitrées, des grands bains, des lavements émollients, etc. L'état du malade s'amende sous l'influence de cette médication; mais deux mois plus tard, la jaunisse persistait encore avec la même intensité et se compliquait de fréquentes dyspepsies. Consulté alors, M. Levrat-Perroton conseilla le suc de feuilles d'artichaut à la dose de 125 gr. le matin à jeun, puis 250 gr. Ce traitement, suivi pendant un

mois environ, a complété la guérison, et aujourd'hui M. C...
jouit d'une excellente santé. » (*Journ. de méd. de Lyon*, 1844.)

AUNÉE. *Inula helenium*, L.

Inule héléniaire, Enule campane, Hélénine, Lionne, Œil de cheval.

L'Aunée (*pl.* xxxiii, 5) croît naturellement dans les prés
gras et ombragés, le long des fossés, des étangs, des haies.
Elle est assez commune aux environs de Paris, et on la cultive souvent dans les jardins. Elle tire son nom du mot *Au-
naie*, lieu planté d'aulnes qu'elle affectionne ; les anciens la
faisaient naître des larmes d'Hélène, d'où son surnom d'*Helenium*.

Plante vivace, grande et belle, de 1 à 2 mètres, de la famille des *Synanthérées*, tribu des *Corymbifères* (radiées)
(257-40, G). Tige dressée, robuste, peu rameuse, irrégulièrement ronde, pubescente ; feuilles alternes, les radicales (1)
très amples, ovales-allongées, molles, cotonneuses, crénelées,
finissant insensiblement en un pétiole canaliculé ; les caulinaires sessiles, ovales-aiguës, d'autant plus petites qu'elles
sont plus élevées.

Fleurs jaunes, en capitules assez gros, solitaires à l'extrémité de chaque division de la tige (juillet-septembre). Involucre composé de plusieurs rangs de folioles imbriquées, cordiformes, lâches et cotonneuses ; réceptacle légèrement convexe, nu, présentant de petites alvéoles où sont reçus les fleurons, qui sont, nous le répétons, d'un beau jaune.

Propriétés, usages. L'Aunée est un de nos meilleurs médicaments indigènes, quoi qu'en aient dit Cullen et Alibert.
Elle a une saveur amère, aromatique, piquante et âcre ; de
toutes ses parties il n'y a que la racine qui ait de l'odeur, laquelle est forte, pénétrante, aromatique et agréable. Cette
racine est d'ailleurs la seule employée en médecine. Elle est
tonique et excitante ; cette dernière propriété la rend en
même temps diurétique, sudorifique, expectorante ou emménagogue, suivant les cas.

(1) Qui ne se voient pas sur la figure.

En général, on la prescrit dans l'atonie des organes digestifs, dans les catarrhes pulmonaires chroniques, les leucorrhées, les scrofules, la chlorose, certaines diarrhées atoniques ; dans les fièvres exanthémateuses, quand l'éruption tarde à se faire ou ne paraît pas, faute de réaction vitale suffisante ; dans les catarrhes muqueux surtout, avec engorgement du poumon et gêne de la respiration.

A l'extérieur, l'Aunée a été vantée en lotions et en pommade contre la gale, pour déterger les ulcères sanieux, etc. La médecine vétérinaire en fait un assez grand usage dans ce dernier cas.

Récolte. On recueille la racine d'Aunée à la seconde ou troisième année. Elle est grosse, épaisse, charnue, rameuse, blanche à l'intérieur, et d'un jaune brunâtre en dehors. Quand elle est très grosse, il convient de la fendre pour la sécher, afin qu'elle ne pourrisse pas ; la dessiccation ne lui fait rien perdre de ses propriétés, quoique sa couleur et son odeur aient été modifiées, en ce sens que la première tire sur le gris, et la seconde sur l'arôme de l'iris ou de la violette.

PRÉPARATIONS, DOSES.

Infusion (racine) : 15 à 30 gr. par kil. d'eau.

Poudre : 1 à 2 gr. en pilules ou dans du vin, comme tonique, expectorante.

Vin d'Aunée (macération de 1 partie de racine fraîche dans 16 parties de vin blanc) : 30 à 100 gr. comme stomachique, antichlorotique, expectorant.

Décoction pour lotions : 30 à 60 gr. par kil. d'eau.

Pommade: poudre de racine d'Aunée incorporée dans de l'axonge pour frictions contre la gale.

L'AUNÉE ODORANTE, *Inula odora,* de la Provence et du midi de l'Europe, dont la racine est très aromatique, jouit des mêmes propriétés.

L'AUNÉE DYSSENTÉRIQUE, *Inula dyssenterica,* ou *Aunée des prés, herbe de Saint-Roch,* n'a que des vertus imaginaires contre la dyssenterie.

BLUET. *Centaurea cyanus,* L.

Aubifoin, Barbeau, Casse-Lunette.

Le Bluet croît en abondance dans nos moissons. Il appartient au groupe des *Synanthérées*, tribu des *Carduacées*, genre Centaurée (257-59, G).

C'est une *plante* herbacée de 30 à 60 cent., à tige grêle, striée, dressée, un peu velue, portant des feuilles alternes, étroites et longues, d'un vert blanchâtre, un peu cotonneuses et sillonnées longitudinalement. — Les *fleurs* sont en capitules solitaires, composés de fleurons bleus, quelquefois blancs ou roses, se montrant en juin, juillet et août.

Propriétés. Ces fleurs ont une odeur faible et une saveur presque nulle, ainsi que toute la plante d'ailleurs. Elles ont joui d'une grande renommée cependant comme anti-ophthalmiques, d'où leur nom de *Casse-Lunette ;* mais aujourd'hui on sait à quoi s'en tenir sur les prétendues propriétés de cette plante presque inerte, à laquelle on doit même préférer le mélilot. — On n'emploie d'ailleurs que l'eau distillée pour collyres.

CARLINE. *Carlina acanthifolia*, L.

Chardouse, Caméléon blanc, Chardon doré.

La Carline (*pl.* xxxiii, 2) croît dans les montagnes du midi de la France. C'est une *plante* bisannuelle, d'un port singulier qui lui a attiré jadis l'attention des magiciens et des sorciers. Tige de quelques centimètres ; feuilles grandes, élégamment découpées et épineuses, blanchâtres et cotonneuses, étalées en rosace à la surface du sol.

De leur centre naît un gros capitule de *fleurons* jaunâtres, hermaphrodites, lequel présente les caractères du genre indiqué dans la famille des *Synanthérées* (257-59, H).

Propriétés. La racine de la Carline a une saveur amère et des propriétés toniques, sudorifiques et diurétiques peu marquées. Autrefois on lui a attribué des vertus merveilleuses pour prévenir et guérir les maladies pestilentielles. Les campagnards des Alpes mangent le réceptacle des capitules comme celui de l'artichaut.

CENTAURÉE (Grande-). *Centaurea centaurium*, L.
Centaurée commune.

La Grande-Centaurée (*pl.* xxxiii, 4) est une *plante* vivace de la famille des *Synanthérées* (257-59, G) qui croît sur les montagnes des Alpes et d'Italie où elle atteint 1 m. 50 cent. environ. Tige dressée, ferme, rameuse, glabre ; feuilles pinnées à folioles lancéolées et finement dentées.

Fleurs d'un rouge pourpre, en capitules globuleux disposés en corymbe à l'extrémité des ramifications, s'épanouissant au mois d'août. Involucre imbriqué d'écailles simples, lisses, ovales-obtuses, entières ; fleurons tubuleux, quinquéfides, hermaphrodites au centre, neutres à la circonférence ; graines ovales aigrettées.

Propriétés. La racine de Grande-Centaurée, seule partie de la plante employée, est très amère, et cependant d'un usage fort restreint. On la considère comme tonique et sudorifique ; mais les médecins l'ont mise en oubli.

Récolte. On peut la recueillir, soit toute l'année pour l'employer fraîche, soit au printemps ou à l'automne pour être conservée. Elle est grosse, longue, brune au dehors et rougeâtre à l'intérieur ; il est bon de la fendre pour la sécher plus facilement.

PRÉPARATIONS, DOSES.

Décoction : 60 gr. (racine fraîche), 80 gr. (racine sèche) par kil. d'eau.
Poudre (racine sèche) : 4 gr.

CENTAURÉE (Petite-). *Gentiana centaurium*, L.

Petite-Centaurée, Gentiane-Centaurée, Centaurelle, Chironée, Herbe-au-Centaure, Herbe-à-Chiron, Herbe-à-la-fièvre, Fiel-de-terre.

La Petite-Centaurée n'a de commun avec la précédente que le nom. C'est une *plante* de la famille des *Gentianées*, genre Erythrée (200, B), petite, herbacée, annuelle, jolie d'ailleurs, haute de 30 cent. environ (*pl.* xxxiii, 1), qui croît dans les bois, les prairies où elle est très commune, et dont les feuilles sont opposées, sessiles, ovales-aiguës, les radicales disposées en rosette.

Fleurs roses, petites, disposées en corymbe ou cyme à la

partie supérieure des ramifications, se montrant en juin-septembre. Calice à 5 divisions linéaires ; corolle infundibuli-forme à limbe quinquéparti ; 5 étamines, anthères roulées en spirale après la fécondation ; ovaire allongé, presque linéaire et uniloculaire ; style bifurqué à son sommet, à lobes rappro-chés. Capsule allongée, enveloppée par le calice et la corolle qui persistent.

Propriétés, usages. Toute la plante est d'une amertume très prononcée, franche et persistante, mais elle est sans odeur. Elle fait partie des espèces amères. C'est un tonique générale-ment connu pour son efficacité dans l'atonie des organes, les affections scrofuleuses, les fièvres muqueuses, la dyspep-sie, certaines diarrhées séreuses asthéniques, etc.; en un mot, dans tous les cas où la gentiane (voy. ce mot) est employée.

La Petite-Centaurée est considérée surtout comme l'un des meilleurs succédanés du quinquina dans le traitement des fiè-vres intermittentes. Nous croyons qu'on a beaucoup exagéré ses propriétés fébrifuges; pourtant il est certain que si elle ne peut remplacer l'écorce du Pérou dans les fièvres intermit-tentes graves, à type pernicieux, elle peut rendre de grands ser-vices dans la pratique rurale, soit pour prévenir les accès de fiè-vre simple, soit pour les faire cesser, ou pour les tenir éloignés lorsqu'on s'en est débarrassé par un autre fébrifuge, tel que le sulfate de quinine; soit enfin pour fortifier les convalescents et dissiper les engorgements dus à l'influence paludéenne et aux accès pyrétiques.

Cette plante passe pour vermifuge et antigoutteuse. « Elle est aussi, dit Chomel, propre à emporter les obstructions des viscères, faire couler la bile par le ventre, guérir la jaunisse, désopiler le foie, pousser les ordinaires, fortifier l'estomac et faire mourir les vers. » La plupart de ces assertions ne s'ap-puient sur aucun fait probant; nous ne les mentionnons seu-lement que pour donner une idée du style, de la crédulité et des connaissances physiologiques des anciens auteurs.

Récolte. La Petite-Centaurée fleurit et se récolte dans les mois de juillet et août. La dessiccation doit en être opérée rapidement, avec la précaution de l'envelopper dans des cornets de papier pour ménager la couleur de ses fleurs et leur conserver toutes leurs propriétés.

PRÉPARATIONS, DOSES.

Infusion (sommités fleuries) : 15 à 30 gr. par kil. d'eau.

Poudre : 2 à 4 gr. et plus dans du vin, comme stomachique, tonique, anti-gastralgique, fébrifuge.

Extrait : 1 à 4 gr. en pilules.

Suc : 30 à 60 gr.

Sirop : 15 à 60 gr. On le remplace souvent par celui de gentiane.

CHARDON-BÉNIT. *Centaurea benedicta*, L.

Centaurée bénite, C. sudorifique, C. lanugineuse.

Le Chardon-Bénit (*pl.* xxxiii, 3) croît spontanément dans presque tous les départements méridionaux de la France, en Provence, en Languedoc ; on le cultive dans quelques jardins.

Plante annuelle de 30 à 60 cent., de la famille des *Synanthérées*, tribu des *Carduacées*, genre Centaurée (**257-59**, G), à tiges herbacées, rameuses, rougeâtres, lanugineuses (1) ; à feuilles alternes, profondément dentelées, avec une petite épine à chaque dentelure ; les supérieures plus petites et serrées, formant une sorte d'involucre extérieur.

Fleurs en capitule terminal et solitaire, qui renferme 20 à 25 fleurons jaunes, et dont l'involucre est conique, composé d'écailles terminées par une épine pinnatifide ; fleurons à 5 divisions, entourés de beaucoup de poils et posés sur un réceptacle plan garni de poils soyeux. Semences à aigrette sessile, glabres, etc.

Propriétés, usages. Cette plante est inodore, mais douée d'une amertume très prononcée, non persistante pourtant. Ses propriétés médicales se rapprochent beaucoup de celles de la petite-centaurée, de la gentiane et de la chausse-trappe, c'est-à-dire qu'elle est tonique, propre à relever le ton des organes, à combattre la faiblesse des actions vitales, ainsi que la fièvre intermittente.

On l'a vantée surtout comme sudorifique ; on l'administrait

(1) Une seule est figurée sur le dessin.

dans les inflammations de poitrine (pneumonie et pleurésie) où elle devait nuire plus souvent qu'elle ne déterminait la diaphorèse, car celle-ci résulte de la diminution du stimulus morbide plutôt que de l'action excitante des médicaments réputés sudorifiques. — Employé à l'extérieur en lotions, le Chardon-Bénit aurait, suivant ce qu'on lit dans certains livres, guéri d'anciens ulcères.

Récolte. Elle se fait dans le mois de juin, avant l'épanouissement des fleurs qui dure presque tout l'été, parce qu'alors la plante contient un suc rougeâtre doué de propriétés actives. Il faut en rassembler les feuilles et les sommités fleuries, puis on les dispose en paquets minces qu'on fait sécher promptement à l'étuve ou au soleil.

PRÉPARATIONS, DOSES.

Infusion (sommités fleuries et feuilles) : 16 à 60 gr. par kil. d'eau. — On en fait quelquefois une *infusion vineuse* qui se prend par cuillerée avant le repas.

Extrait : 2 à 4 gr.

Suc exprimé : 30 à 100 gr. — Donné dans la pleurésie après les remèdes généraux, il procure, selon Chomel, une expectoration très favorable.

Poudre (des feuilles) : Simon Pauli la recommande pour les vieux ulcères chancreux, les bassinant avec de l'eau distillée et les saupoudrant ensuite. « Arnaud de Villeneuve dit avoir vu un homme dont la chair de la jambe était rongée jusqu'à l'os par un vieil ulcère, qui fut guéri par ce moyen. »

CHARDON-MARIE. *Carduus marianus*, L.

On trouve ce végétal (*pl.* XIX, 2) aux lieux incultes, sur le bord des chemins, au voisinage des vieux châteaux, etc.

Plante des mêmes famille et tribu que la précédente (257-59), à tige de 3-15 déc., rameuse, pubescente ; à feuilles légèrement pubescentes en dessous, pinnatifides ou sinuées, à lobes courts ; les radicales rétrécies en pétiole, les caulinaires amplexicaules.

Fleurs en capitule très gros, globuleux et composé de fleurons purpurins (juin-août) ; folioles extérieures de l'involucre terminées par un appendice épineux, etc.

Propriétés, usages. Très préconisée au moyen-âge, cette plante est aujourd'hui sans usages, si ce n'est que dans certains cantons on mange ses jeunes pousses en salade et en friture. — Les taches blanches de ses feuilles seraient dues, suivant la superstition populaire, à des gouttes de lait tombées du sein de la Vierge : de là sans doute ses prétendues vertus désobstruantes, apéritives.

Inutile de parler de la *récolte* d'une plante qu'on n'emploie plus.

CHAUSSE-TRAPPE. *Centaurea calcitrapa*, L.

Chardon étoilé, Calcitrapa, Centaurée étoilée, Pignerole.

Le Chardon étoilé (*pl.* xxxiv, 2) croît en abondance dans les lieux arides, secs, sur le bord des chemins, où il fleurit presque tout l'été.

Plante annuelle de 30 à 40 cent. environ, de la famille des *Synanthérées*, tribu des *Flosculeuses*, genre Centaurée (257-59, C). Tige anguleuse, très rameuse et formant petit buisson arrondi (1) ; feuilles alternes, pubescentes, les radicales pinnatipartites, à lobes éloignés et dentés, rétrécies en pétiole, étalées en rosette, les caulinaires sessiles, les supérieures entières, petites.

Fleurs en capitules épineux, ovoïdes-oblongs, composés de fleurons de couleur purpurine, disposés en cyme et portés sur un pédoncule entouré de bractées ; involucre formé d'écailles ovales terminées par une épine forte, longue et divergente, qui est pinnatipartite à sa base ; fleurons en tube irrégulier, quinquéfides, posés sur un réceptacle poilu, hermaphrodites au centre, neutres à la circonférence. Akènes blancs, oblongs, à aigrette sessile.

Propriétés, usages. La Chausse-Trappe est sans odeur, mais ses fleurs et ses feuilles sont d'une amertume très prononcée, tandis que sa racine et ses semences sont douces. On emploiera donc les sommités fleuries comme toniques dans les mêmes cas que la petite-centaurée et la gentiane, avec cette différence que l'on devra moins compter sur ses propriétés, qui sont en effet beaucoup moins actives.

(1) Le dessin n'en représente qu'un rameau supérieur.

Cette plante, très anciennement connue et usitée (car on prétend que les Juifs s'en servaient pour assaisonner l'agneau pascal), a fixé l'attention de plusieurs expérimentateurs. Tournefort, Geoffroy, Chrétien, d'après J. Bauhin, l'ont employée comme fébrifuge ; Valentin a vanté ses vertus diaphorétiques, et Desbois de Rochefort assure qu'elle faisait la base du remède de Baville, réputé efficace contre la gravelle et autres maladies des reins ; enfin les semences passent pour un puissant diurétique. — Et cependant ces éloges, y compris même ceux de MM. Cazin et Bertin, qui tout récemment l'ont proposé ecomme un de nos meilleurs amers fébrifuges indigènes, n'ont pu lui concilier la faveur des médecins, qui la négligent complétement aujourd'hui.

Récolte. Le Chardon étoilé doit être cueilli avant l'épanouissement de la fleur, parce que plus tard il est sec et sans sucs : c'est dire aussi qu'il doit être employé de préférence à l'état frais. La forme des écailles de l'involucre distingue cette plante de toutes les autres, soit dans les champs, soit dans les boutiques.

PRÉPARATIONS, DOSES.

Infusion ou *décoction* (sommités fleuries) : 30 gr. par kilog. d'eau. — Lando faisait bouillir 2 poignées de fleurs dans trois livres de vin blanc, et il donnait 6 à 8 onces (180 à 240 gr.) de cette décoction avant l'accès de fièvre, et par cuillerée pendant sa durée.

Extrait : 4 à 6 gr. — *Extrait alcoolique* : 50 cent. à 1 gr. 20 cent., en pilules comme fébrifuges (Bertin). — Buchner administrait les fleurs en poudre ou en extrait à la dose de 4 à 12 gr.

Suc exprimé (plante fraîche) : 60 à 120 gr.

Macération (de la semence) : 4 gr. pour 500 gr. de vin blanc, comme puissant diurétique (Cazin).

CHICORÉE SAUVAGE. *Cichorium intybus*, L.

La Chicorée sauvage (*pl.*XXXIV, 5) est très commune sur le bord des chemins, dans les champs, les lieux incultes ; on la cultive aussi en abondance dans les jardins où elle présente plusieurs variétés.

Plante vivace de la famille des *Synanthérées*, tribu des *Chicoracées* (257-41, I), haute de 30 à 60 cent. à l'état sauvage, de 1 à 2 mètres lorsqu'elle est cultivée; dressée, rameuse, glabre, striée; feuilles peu nombreuses, sessiles, les radicales ovales-oblongues, à lobes dentés, anguleux; les caulinaires plus petites, entières, lancéolées.

Fleurs bleues, quelquefois blanches, grandes, en capitules axillaires, sessiles ou pédonculés, solitaires ou deux ensemble le long des rameaux et au haut des tiges. Involucre double, dont 5 folioles extérieures ovales, ciliées, plus larges que les extérieures, qui sont au nombre de 8. Corolle formée de 18 à 20 demi-fleurons prolongés en languette plane 5-dentée au sommet; 5 étamines, synanthères dans chaque, dont les anthères réunies laissent passer un style à stigmate bifide. Réceptacle plan, présentant de petites cellules où se logent les ovaires. Petits akènes anguleux surmontés d'une aigrette très courte, contenus dans le calice commun.

Propriétés, usages. La Chicorée n'a pas d'odeur, mais sa saveur est amère. Cette amertume, qui n'est pas désagréable d'ailleurs, est plus prononcée dans la racine que dans les feuilles, et dans l'espèce sauvage que dans la cultivée. Cette plante est considérée comme tonique, un peu dépurative, fondante et apéritive. On l'emploie en conséquence très fréquemment dans l'atonie du canal intestinal, pour ranimer les forces digestives à la suite des fièvres muqueuses et intermittentes; dans les maladies de la peau, l'ictère, les obstructions du foie. — On en prépare un sirop que l'on rend purgatif en y mêlant de la rhubarbe et du séné, et dont on abuse trop souvent pour purger les enfants.

La racine séchée et torréfiée constitue le *café-chicorée*, que l'on mêle au vrai café pour en modifier la saveur et les propriétés, quand ce n'est pas plutôt pour tirer profit de la fraude. L'usage abusif de la Chicorée torréfiée passe pour entretenir la leucorrhée chez les femmes : nous ne savons jusqu'à quel point cette assertion est fondée; mais ce qu'il y a de sûr, c'est que cet usage communique à la peau une teinte jaune-paille.

Récolte. La racine de Chicorée, qui est de la grosseur du doigt, pivotante et brunâtre à l'extérieur, se récolte au mois de septembre; les feuilles au mois de juin, lorsqu'elles sont encore toutes radicales. Quoiqu'on les fasse sécher pour l'usage, il vaut mieux les employer à l'état frais; la chose est possible en toute saison pour la racine, qui est vivace.

PRÉPARATIONS, DOSES.

Infusion (feuilles) : 8 à 12 gr. par kilog. d'eau.

Décoction (racine) : 15 à 30 gr. par kilog. d'eau.

Suc exprimé (des feuilles) : 30 à 120 gr. soit seul, soit mêlé au suc de plantes amères, crucifères, etc.

Sirop : le *simple* se prescrit à la dose de 30 à 60 gr.; le *composé* est un purgatif à la dose de 8 à 40 gr. pour les enfants.

La CHICORÉE ENDIVE (*Cichorium indivia*), vulgairement *Escarole, Chicorée frisée*, se cultive dans les jardins comme plante potagère. Étiolée par la culture, elle est connue sous le nom de *Barbe-de-Capucin*.

FUMETERRE. *Fumaria officinalis*, L.

Fiel-de-terre; Fumeterre officinale.

Plante de 30 cent. environ (*pl.* XLV, 5), de la famille des *Fumariacées* dont elle constitue le genre unique (296), à tiges rameuses, grêles, couchées, anguleuses; à feuilles alternes, pétiolées, bi ou tripinnatiséquées, à folioles ailées, obovales.

Fleurs ordinairement purpurines ou d'un bleu rougeâtre, nombreuses et petites, disposées en grappes terminales assez lâches, se montrant depuis mai jusqu'en octobre. Calice à 2 sépales ovales-lancéolés, n'atteignant pas la moitié de la longueur de la corolle; 4 pétales, le supérieur terminé à la base en éperon court et recourbé; les intérieurs cohérents au sommet, présentant une aile membraneuse et des épaississements latéraux; 6 étamines hypogynes réunies en 2 faisceaux; ovaire libre, uniloculaire, à style filiforme arqué, caduc. Akène globuleux, glabre.

Propriétés; usages. La Fumeterre est sans odeur, mais douée d'une saveur amère très prononcée qui augmente encore par la dessiccation. C'est une des plantes indigènes les plus recommandables, et qui possède des propriétés toniques, fondantes, dépuratives et vermifuges. On l'emploie dans l'atonie générale, l'ictère, les obstructions, l'hypochondrie, la goutte, les dartres, les scrofules. Le suc des feuilles fraîches peut remplacer celui de trèfle d'eau ou renforcer son action dans les affections scorbutiques.

On *récolte* la Fumeterre au mois de juin, lorsqu'elle a beaucoup de feuilles et qu'il n'y a que peu de fleurs ouvertes. On la soumet à une dessiccation prompte. Les lieux où elle croît naturellement sont les champs, les vignes, les terres cultivées, les jardins.

PRÉPARATIONS, DOSES.

Infusion : 8 à 15 gr. par kilog. d'eau.

Décoction : 6 à 12 gr. par kil. d'eau ou de lait.

Suc exprimé : 30 à 120 gr., seul ou mêlé au petit-lait. C'est la préparation la meilleure, la plus certaine dans ses effets.

Extrait : 1 à 6 gr. en pilules.

Sirop : 30 à 90 gr. en potion ou tisane.

La FUMETERRE BULBEUSE (*Fumaria bulbosa*) (*pl.* XXII, 3) diffère de l'officinale par sa tige simple de 12 à 15 cent.; ses feuilles composées à folioles assez larges, incisées, labiées, obtuses; ses fleurs plus grandes, munies d'un éperon plus allongé, et de bractées; sa racine bulbeuse; l'époque de sa floraison, qui est février-avril. Cette espèce n'a que des propriétés fort douteuses et est sans usages.

GALÉGA. *Galega officinalis*, L.

Galéga commun, Lavanèse, Rue de chèvre.

Plante vivace de 1 m. à 1 m. 30 c. (*pl.* XLVI, 1), à tiges dressées, rameuses; feuilles imparipinnées à folioles nombreuses.

Fleurs blanches, rosées ou bleuâtres, disposées en grappes axillaires longuement pédonculées, s'ouvrant en juin-juillet. Leurs caractères spécifiques sont ceux des *Légumineuses*, tribu des *Papilionacées* (272-73, K).

Propriétés. Le Galéga est inodore, sauf ses fleurs dont l'odeur est agréable mais faible; il est insipide, sauf ses feuilles qui ont un peu d'amertume. Cette plante a joui autrefois d'une certaine réputation contre des maladies graves et opposées de nature; aujourd'hui elle est complétement abandonnée.

Si l'on veut en essayer l'emploi, il faut l'aller chercher dans les bois et les prés, où d'ailleurs elle n'est pas très commune.

GENTIANE. *Gentiana lutea*, L.

Grande-Gentiane, Gentiane jaune.

La Gentiane (*pl.* XXXIV, 1) croît naturellement et en abondance dans les prairies élevées du midi de la France, des Vosges et des Alpes ; dans les prés secs, au bas des montagnes, etc.

Plante vivace de la hauteur d'un mètre environ, à tige droite, simple, arrondie ; feuilles opposées ovales, aiguës, entières, embrassantes, à 5-7 nervures longitudinales saillantes ; les inférieures plus grandes, pétiolées, plissées en long et nervurées, d'un beau vert.

Fleurs jaunes, grandes, nombreuses, axillaires et comme verticillées, en épi au haut de la plante, qui est de la famille des *Gentianées* (200, A). Calice à 5 divisions pointues, fendu d'un côté jusqu'à la base ; corolle presque rotacée, régulière, à 5 divisions profondes, étroites, lancéolées (juin-juillet) ; 5 étamines attachées à la base de chaque division et plus courtes qu'elles ; anthères oblongues ; ovaire allongé, uniloculaire ; style à 2 stigmates. Capsule aplatie, membraneuse sur les bords, uniloculaire, plurisperme.

Propriétés, usages. La Gentiane a une odeur faible, une saveur très amère. Elle est sans contredit l'un de nos plus précieux toniques indigènes, tant à cause de ses propriétés que de la facilité avec laquelle on se la procure. C'est la racine qu'on met en usage sous différentes formes et dans diverses affections dépendantes de la faiblesse générale, de la prédominance du système lymphatique, de l'atonie du canal intestinal. Les dyspepsies, les flatuosités, les diarrhées séreuses, la chlorose, les affections scrofuleuses et scorbutiques, etc., sont depuis longtemps combattues par ce remède.

Avant la découverte du quinquina, la racine de Gentiane occupait le premier rang parmi les fébrifuges. Ses propriétés antipériodiques, si vantées par Willis, Chomel, Percival,

Alibert, Franck, etc., sont contestées par les auteurs modernes ; mais nous dirons, avec le Dr Roques, qu'elles dépendent beaucoup du sol où elle a été recueillie ; que celle qui croît dans les montagnes, et surtout dans les Alpes, est douée d'une action plus marquée, plus énergique.

Haller la considère comme très précieuse dans les affections goutteuses. « Ce n'est pas, disent MM. Trousseau et Pidoux, que la Gentiane puisse rien contre la goutte elle-même, mais elle est singulièrement propre à ranimer les fonctions digestives ordinairement si profondément lésées pendant les convalescences des accès de goutte inflammatoire, et presque constamment chez ceux qui sont tourmentés par la goutte atonique. »

La Gentiane est d'une utilité plus incontestable dans les maladies dites par vice scrofuleux ; on l'associe alors souvent au quinquina, à la bistorte, aux ferrugineux. On sait qu'elle fait partie du célèbre élixir de Peyrilhe, si vanté autrefois comme antiscrofuleux. — Elle est enfin réputée vermifuge, mais elle répugne aux enfants à cause de son amertume.

A l'extérieur, cette racine est employée : 1° en poudre ou en décoction sur les plaies gangréneuses, scorbutiques ; 2° en nature, comme l'éponge préparée, pour dilater certains trajets fistuleux ; 3° on en fait aussi des pois à cautères, propres, par leur nature spongieuse, à rendre au fonticule l'étendue que le temps lui a fait perdre.

Récolte. La racine de Gentiane se récolte la deuxième année au plus tôt, après la chute des feuilles. Elle a pour caractères d'être perpendiculaire, rameuse, d'une texture spongieuse, d'un jaune foncé à l'extérieur. Lavée et mondée, on la coupe par rouelles et on la porte à l'étuve. On peut l'employer fraîche, mais on le fait rarement parce que dans le commerce on la trouve toujours sèche.

PRÉPARATIONS, DOSES.

Macération : 4 à 15 gr. par 500 gr. d'eau.

Décoction : mêmes doses.

Poudre : 50 centigr. à 1 gr. comme tonique, stomachique, dans une cuillerée de potage. — 8 à 16 gr. comme fébrifuge.

Vin (1 p. de la racine sur 16 de vin) : 30 à 60 gr.

Extrait : 2 à 8 gr.

Sirop : 30 à 60 gr.

On peut préparer l'*élixir de Peyrilhe* en mettant dans une bouteille d'eau-de-vie ordinaire 8 à 30 gr. de racine de Gentiane, et 4 à 16 gr. de carbonate de potasse, avec du sucre ou un sirop. Cet élixir se donne avant le repas depuis une cuillerée à café jusqu'à une cuillerée à bouche, suivant la force du médicament et l'âge du malade.

Le *gentianin,* principe actif de la Gentiane, est une substance jaune, inodore, sous forme de petites aiguilles, qui s'administre à la dose de 0,5 à 0,15 centigr. On l'emploie rarement.

Sont douées de propriétés semblables la Gentiane croisette, dont les feuilles sont posées en croix ; la G. acaule, qui est très petite, à fleurs grandes et bleues ; la Gentianelle, à fleurs d'un bleu-lilas ; la G. pneumonanthe, qui ouvre ses grandes fleurs d'un beau bleu au mois de septembre dans les environs de Paris ; le G. pourpre, qui habite les Alpes, les Pyrénées.

GERMANDRÉE. *Teucrium chamœdrys,* L.

Germandrée-Petit-Chêne, G. officinale, Sauge amère, Chasse-Fièvre, Calamandrié.

La Germandrée (*pl.* xxxviii, 5) est très commune dans nos bois, dans les lieux pierreux, les coteaux arides, calcaires ou sablonneux. Appartenant aux *Labiées,* genre de son nom, (219, F), elle offre les caractères suivants :

Plante vivace de 15 à 25 cent., à racine traçante, rameuse-fibreuse ; à tiges nombreuses (1), un peu couchées vers le bas, grêles, rameuses, pubescentes ; à feuilles opposées, oblongues-lancéolées, courtement pétiolées, crénelées, coriaces et luisantes, d'un vert jaune en dessous.

Fleurs roses ou purpurines, rarement blanches, situées 2-3 à l'aisselle des feuilles supérieures, qui sont souvent colorées, fleurs rapprochées en grappe terminale feuillée (juillet-septembre). Calice à 5 divisions pointues ; corolle d'apparence unilabiée, à tube court inclus dans le calice ; lèvre supérieure très courte et profondément fendue ; lèvre infé-

(1) Une seule est figurée, mais on voit le tronc coupé de plusieurs autres.

rieure pendante, à trois lobes, dont les 2 latéraux sont petits, oblongs ou lancéolés, le moyen beaucoup plus grand, concave, entier ; 4 étamines didynames faisant saillie par la fente de la lèvre supérieure. Akènes obovales, nus, glabres.

Propriétés, usages. La saveur de la Germandrée est franchement amère, et son odeur peu prononcée. Cette plante, dit Gauthier, est plus amère qu'aromatique, et plus tonique qu'excitante. Aussi est-ce principalement contre les fièvres intermittentes, les scrofules, les atonies, le scorbut, qu'on l'emploie. Ses vertus ont été exaltées dans le traitement de la goutte par Solenandert et Sennert. On ne peut, dit Bodard, lui refuser beaucoup d'efficacité, comme tonique amer, dans les maladies goutteuses qui reconnaissent pour principe une débilité sensible dans les fonctions digestives. Mais on sait que les médecins de Gênes firent prendre au goutteux Charles-Quint, durant 60 jours, une décoction vineuse de Petit-Chêne, sans obtenir la guérison qu'ils lui avaient promise.

En résumé, la Germandrée n'est qu'un léger fébrifuge que beaucoup d'autres plantes, la petite-centaurée elle-même, remplaceront avec avantage ; mais elle est appelée à rendre de véritables services dans les affections scrofuleuses et scorbutiques. M. Chomel la prescrit très souvent aux malades convalescents de fièvre muqueuse pour relever les forces digestives.

Récolte. La Germandrée, dont on emploie toutes les parties, sauf la racine, se recueille au mois de juin et se dessèche à la manière ordinaire. Il faut choisir celle qui est courte, garnie de beaucoup de feuilles. La plante conserve son amertume et même sa couleur verte lorsqu'elle est bien séchée.

PRÉPARATIONS, DOSES.

Infusion : 8 à 16 gr. par kil. d'eau ou dans du vin blanc.
Poudre : 2 à 4 gr.
Extrait : 2 à 4 gr. en pilules ou potion.
Eau distillée : 60 à 125 gr. pour potions.

Les autres espèces seront étudiées sous les noms de *Marum, Scordium* et *Ivette.*

HÊTRE. *Fagus sylvatica*, L.

Foyard, Fayard, Fau, Fouquiau.

Bel *arbre* du groupe des *Cupulifères* (167, D), commun dans les forêts rocailleuses, qui fleurit en mai et fructifie en septembre.

Fleurs mâles en chatons ovoïdes pendants de 3 cent. de long, composées chacune d'une écaille caliciforme à 6 lobes sur laquelle sont insérées environ 8 étamines; fleurs femelles situées à l'aisselle des feuilles supérieures, réunies par 2 dans une cupule épineuse, qui, à l'époque de la maturité, s'ouvre en 4 segments.

Propriétés, récolte. L'écorce du Hêtre est amère et passe pour fébrifuge. Elle est plutôt astringente et apéritive, mais elle n'est pas usitée. Elle doit être prise sur un individu de 2 ans au plus pour les usages thérapeutiques.

Les fruits, appelés *faînes*, contiennent une amande qui fournit une huile grasse, douce, agréable, pouvant se conserver longtemps sans rancir, et remplacer l'huile d'olive. — Mangées en grande quantité, les faînes causent une sorte d'ivresse narcotique.

HOUBLON. *Humulus lupulus*, L.

Houblon grimpant.

Le Houblon (*pl.* xxxii, 3) croît spontanément dans les haies, les lieux incultes et humides; on le cultive en grand dans le Nord pour la fabrication de la bière.

Plante vivace du groupe des *Urticacées* (175, C), à tiges grimpantes, simples, grêles, un peu anguleuses ou striées, couvertes de poils courts et crochus, pouvant s'élever très haut si elles trouvent des soutiens. Feuilles pétiolées, opposées, à 3-5 lobes ovales dentés, rarement entières et profondément dentées; petites stipules pointues à la base du pétiole.

Fleurs dioïques: les mâles disposées en petites grappes terminales ou axillaires, composées d'un calice à 5 sépales et de 5 étamines pendantes à filets courts et à anthères longues ; fleurs femelles contenues dans des cônes écailleux de couleur verte qui passe au jaune rougeâtre ; ces cônes sont pédonculés, accompagnés d'une bractée, composés d'écailles ovales qui enveloppent chacune un ovaire petit, surmonté de 2 stigmates filiformes très longs, de telle sorte que cette écaille peut être considérée comme un seul sépale (1). Akène à péricarpe jaunâtre, chargé de glandes résineuses très odorantes.

Propriétés, usages. La plante est peu odorante et peu sapide, mais ses cônes ont une amertume franche et une odeur très prononcée qui rappelle celle du chanvre et qui produit aussi un léger narcotisme. Ces cônes sont réputés toniques, antiscrofuleux, fébrifuges, anthelminthiques, et en même temps légèrement diurétiques ou diaphorétiques, selon les cas. Aussi en conseille-t-on l'emploi dans l'atonie générale, la prédominance du tempérament lymphatique, le rachitisme, les longues suppurations, les cachexies, les flueurs blanches, le carreau, les maladies constitutionnelles, les affections calculeuses avec atonie, etc.

Ajouté à la bière, le Houblon la rend agréable et d'une digestion plus facile, mais non plus enivrante, comme on l'avait cru autrefois. « Plus la bière est forte, plus elle contient d'alcool ; plus elle est ancienne, plus elle mousse, et conséquemment plus elle contient d'acide carbonique, et l'on sait que ces deux principes sont capables de produire l'ivresse. »

Récolte. Les fruits du Houblon, mieux désignés sous le nom de cônes écailleux ou florifères (houblon du commerce), se récoltent vers la fin du mois d'août. On les sèche au four ou à l'étuve, parce qu'à l'air ils seraient exposés à se pourrir au centre, et ils passent de la couleur plus ou moins verte de l'état frais au jaune doré. Leur saveur et leur odeur ne diminuent pas par la dessiccation.

PRÉPARATIONS, DOSES.

Infusion (cônes) : 15 à 30 gr. par kil. d'eau.

« Ce tonique, dit Barbier, produit un bien manifeste lorsqu'on le fait prendre

(1) La petite figure détachée fait voir cette disposition.

26

aux enfants qui sont pâles, bouffis, et dont le tissu cellulaire paraît trop développé; qui ont peu d'appétit, chez qui l'assimilation est viciée, et dont toutefois les organes digestifs ne sont pas irrités ou phlogosés. On mêle alors son infusion avec un sixième de vin, et on fait prendre cette boisson aux malades en mangeant. » — *Extrait* : 1 à 4 gr. — *Suc exprimé* : 10 à 30 gr.

Poudre : c'est le *lupulin* ou la *lupuline* qui s'obtient en effeuillant les cônes et en les agitant sur un tamis très fin. Elle consiste en une poudre regardée comme un produit de sécrétion et le principe actif du houblon. La lupuline, d'après M. Yves, serait tout à la fois aromatique, tonique et narcotique. On l'administre à la dose de 30 cent. à un gr. en plusieurs fois, dans les mêmes cas que le Houblon lui-même. — M. Page, de Philadelphie, prétend qu'elle est anaphrodisiaque; selon lui, pour suspendre les érections, il suffit d'en prendre 0,25 à 0,50 cent. le soir; elle ne produit aucun autre symptôme fâcheux.

HOUX. *Ilex aquifolium*, L.

Le Houx (*pl.* xxviii, 1) est un *arbre* vert, genre type des *Aquifoliacées* (224), très commun dans les bois et les haies, à tronc ramifié recouvert d'une écorce lisse, avec des feuilles alternes, ovales, ondulées sur les bords et épineuses, lisses et d'un beau vert sur la face supérieure.

Fleurs blanches, petites, axillaires, polygames (car on trouve sur le même individu des fleurs unisexuées, soit mâles, soit femelles, et des fleurs hermaphrodites) dont la composition est celle indiquée au § 224.

Propriétés, usages. Les feuilles de houx sont quelquefois employées à titre de toniques-amères ou de diaphorétiques; mais elles n'ont acquis une certaine importance que sous le rapport de leurs propriétés fébrifuges, admises par les uns, rejetées par d'autres. En effet, plusieurs médecins, depuis et y compris Durande, de Dijon, qui expérimenta le premier ce médicament, ayant rapporté un certain nombre de faits tendant à démontrer l'efficacité des feuilles de Houx contre la fièvre intermittente, MM. Chomel et Magendie firent des essais qui amenèrent des conclusions contradictoires. Le premier, après les avoir employées chez 32 malades à la Charité, vint déclarer à l'Académie de médecine (séance du 19 janvier 1830) qu'il n'en avait obtenu aucun résultat favorable; le second, chargé par l'Institut de vérifier les assertions d'un autre défenseur du Houx, M. Rousseau, médecin à Paris, assura avoir fait cesser les accès fébriles chez treize femmes auxquelles il administra soit la poudre, soit la décoction des feuilles. Que conclure de tout cela? Que ce fébrifuge indigène, sans être abandonné ni dédaigné, ne doit être employé qu'après l'insuccès des autres, ou quand on n'en a pas de meilleurs à sa disposition.

La matière poisseuse connue sous le nom de *glu* se retire de l'écorce intérieure du Houx. On sait les usages qu'en font les oiseleurs. En médecine, on l'a employée en topique comme émolliente et résolutive sur les tumeurs arthritiques.

PRÉPARATIONS, DOSES.

Décoction (feuilles) : 30 à 60 gr. par kilog. d'eau.
Poudre : 4 à 12 gr. dans de l'eau ou du vin.

INULE DYSSENTÉRIQUE. *Inula dyssenterica*, L.

Aunée antidyssentérique, Énule tonique, Conyse des prés, Herbe de Saint-Roch.

Plante vivace de 4 à 8 décim., de la famille des *Synanthérées* (257-40, G), croissant au bord des fossés, des eaux, dans les lieux humides. Feuilles blanchâtres en dessous, ovales, lancéolées, à base élargie, amplexicaule.

Fleurs en capitules hémisphériques terminaux, involucre tomenteux à folioles linéaires; fleurons jaunes, ceux de la circonférence rayonnants et dépassant longuement les fleurons du centre (juillet-septembre).

Propriétés, usages. Cette plante est un peu aromatique et âcre. Elle a été vantée contre les hémorrhagies et les flux diarrhiques. On emploie sa racine et ses fleurs en décoction. Elle est plutôt astringente que tonique : aussi est-ce à un oubli de notre part qu'elle doit d'être placée dans le groupe des névrosthéniques, quoiqu'elle soit une variété de l'aunée.

LAMIER. *Lamium album*, L.

Ortie blanche, Ortie morte, Lamier blanc, Lamion, Archangélique.

Plante commune dans les haies, les bois, les lieux incultes, de 30 à 40 cent., de la famille des *Labiées* (219, N). Tiges carrées, couchées à la base, puis dressées, pubescentes;

feuilles opposées pétiolées, subcordiformes-aiguës, à grandes dents aiguës.

Fleurs blanches assez grandes, disposées en verticilles ou glomérules de 4-10 à l'aisselle des feuilles supérieures (avril-octobre). Calice pubescent à 5 dents subulées, étalées après la floraison; corolle à long tube contracté à la base, puis brusquement dilaté et droit-ascendant, à lèvres un peu jaunâtres en dedans, la supérieure courbée en faulx, velue en dehors, l'inférieure à 2 lobes; 4 étamines didynames, courbées sous la lèvre supérieure, à anthères jaunes et noirâtres. Quatre semences nues.

Propriétés, usages. Le Lamier ou Ortie blanche a une odeur aromatique peu agréable, une saveur amère. C'est une plante qui ne présente aucune qualité thérapeutique déterminée: les uns la considèrent comme astringente, d'autres comme légèrement tonique; probablement qu'elle n'est rien de tout cela. Aussi les médecins l'ont-ils complétement abandonnée. Cependant nous ne devons pas omettre de dire qu'elle a été préconisée contre les hémorrhagies, les flueurs blanches et les affections scrofuleuses.

Récolte. On sèche la plante entière ou le plus souvent les sommités fleuries, ou même les corolles toutes seules préalablement mondées. Celles-ci se vendent sous le nom de fleurs d'ortie; on les reconnaît facilement à leur forme bilabiée et à leur couleur blanche, deux caractères, dit Gauthier, qu'on ne retrouve dans aucune des fleurs vendues habituellement dans le commerce des plantes médicinales. Séchée, l'Ortie blanche perd sa saveur et son odeur; en sorte qu'il vaut mieux l'employer fraîche.

PRÉPARATIONS, DOSES.

Infusion (corolles) : 2 ou 3 pincées par 500 gr. d'eau.

— (sommités fleuries) : il faut doubler la dose.

Cataplasme (feuilles cuites) : employé comme émollient, astringent, résolutif.

Le LAMIER POURPRE ou *Ortie rouge,* dont les feuilles sont inégalement dentées ou crénelées, le tube de la corolle garni intérieurement d'un anneau de poils vers sa base, etc.;

Et le LAMIER TACHÉ, à corolle purpurine, à anneau de poils

horizontal, à feuilles souvent marquées à la face supérieure d'une tache blanchâtre longitudinale, etc., sont des plantes encore plus insignifiantes que la précédente.

(LILAS. *Syringa vulgaris*, L.

Charmant *arbrisseau* originaire de la Perse, introduit en Europe par Busbeck, ambassadeur de Ferdinand Ier, roi des Romains, en 1562, aujourd'hui très répandu dans tous les jardins, où son port et ses jolies *fleurs* sont connus de tous, ces dernières présentant les caractères assignés à la famille des *Jasminacées* (217, D).

Le Lilas est doué dans toutes ses parties d'une forte amertume, qui est encore plus prononcée dans les fruits et les semences ; aussi les bestiaux et les insectes (sauf les cantharides) n'y touchent-ils pas. En 1822, M. Cruveilhier, frappé de cette amertume, conçut l'idée d'essayer cette plante contre les fièvres intermittentes. Il employa l'extrait aqueux des fruits chez 6 malades qui guérirent tous, même une femme de 70 ans affectée d'une fièvre quarte depuis 23 ans. A l'annonce d'un tel succès, les praticiens s'empressèrent d'employer cet extrait, mais ils n'en obtinrent pas le même avantage, et depuis, le Lilas paraît tout-à-fait abandonné comme médicament. A une époque antérieure, on avait conseillé ses feuilles en décoction comme toniques-astringentes dans l'hypochondrie et les coliques flatulentes.

LYCOPE. *Lycopus europœus*, L.

Plante vivace de la famille des *Labiées* (219, C). Souche traçante, tige de 4-10 cent., carrée, dressée, robuste ; feuilles pétiolées, ovales-oblongues, aiguës, dentées, souvent pinnatifides à la base.

Fleurs petites, blanches, ponctuées de rouge, disposées en verticilles ou glomérules multiflores opposés, espacés à l'aisselle des feuilles, (juillet-septembre). Calice à cinq dents lancéolées, subulées, presque épineuses, corolle dépassant à peine le calice, infundibuliforme, à 4 lobes presque égaux, le supérieur plus large ; étamines divergentes réduites à 2 par l'avortement des 2 supérieures. Akènes presque triangulaires, lisses, etc.

Propriétés. Cette plante est presque inodore, d'une saveur amère, aromatique-astringente. On pourrait en tirer parti dans les hémorrhagies intestinales et les fièvres intermittentes légères, car de temps immémorial les cultivateurs piémontais l'emploient comme fébrifuge sûr ; mais elle est inusitée en France. — Il paraît qu'on peut s'en servir pour préparer une teinture noire.

NOYER. *Juglans regia*, L.

Le Noyer est originaire de la Perse. Cultivé dans toutes les provinces de la France, où il redoute les hivers rigoureux, il nous est parfaitement connu ; aussi nous bornerons-nous, pour tout ce qui concerne ses caractères tirés des organes de la fructification, à renvoyer le lecteur à la famille des *Juglandées* dont il constitue le genre-type et unique (169).

Propriétés, usages. Le noyer est un des arbres les plus utiles dans les arts, en économie domestique et en médecine. Considéré sous ce dernier rapport qui nous intéresse spécialement, car il offre un médicament astringent, tonique, antiscrofuleux, vermifuge, adoucissant, ou laxatif, selon les parties employées et les cas où on l'administre.

Parlons d'abord des *feuilles.* Baudelocque, en 1833, le docteur Négrier, d'Angers, en 1841-1844, et d'autres médecins, ont constaté leur efficacité dans les maladies dites scrofuleuses, les engorgements non ulcérés ou abcédés, les gonflements et caries des os, les ophthalmies et autres affections dépendantes du principe strumeux. Or, il résulte des divers essais tentés par M. Négrier pendant plusieurs années : 1° que les maladies scrofuleuses sont, en général, radicalement guéries par l'usage des préparations de feuilles de noyer ; 2° que l'action de ce médicament est assez constante pour qu'on puisse compter sur la guérison des trois quarts des cas ; 3° qu'il faut de 20 à 25 jours, selon la nature des symptômes, pour que les effets du traitement soient sensibles ; 4° que ce traitement exerce une action prompte sur les ulcères, les plaies fistuleuses ; 5° qu'il guérit plus sûrement que toute autre médication les ophthalmies scrofuleuses.

Quoique d'autres expériences tentées par des médecins de bonne foi n'aient pas confirmé pleinement les résultats annoncés par M. Négrier, nous n'hésitons pas à les déclarer fort encourageants et à reconnaître l'important service qu'a rendu cet habile médecin à la médecine des campagnes, où l'on ne peut se procurer facilement l'huile de foie de morue, ni les préparations iodurées et autres antiscrofuleux.

Toutefois, l'emploi des feuilles de Noyer remonte à une époque plus reculée. Plusieurs auteurs anciens leur ont attribué une propriété vermifuge. Frère Côme guérissait l'ictère en faisant prendre chaque jour à jeun une infusion préparée avec un verre de vin blanc et 4 gr. de ces feuilles séchées au four et pulvérisées.

Mais c'est surtout à l'extérieur que leur usage a été le plus vanté : on se sert de leur décoction pour modifier les ulcères atoniques, indolents, blafards, scrofuleux ; pour faire des injections détersives dans les trajets fistuleux, dans le vagin contre les ulcérations du col de la matrice et les flueurs blanches. M. Dubois, de Tournai, dit s'être bien trouvé, dans différents cas de teigne, de cataplasmes de feuilles de noyer cuites et de leur décoction concentrée employée en lotions. « Je puis même citer, dit-il, à l'appui de ce traitement, un cas de guérison de teigne faveuse qui avait résisté à tous les moyens employés » (*Matière médicale indigène*, pag. 105).

Le *brou de noix,* qui n'est autre chose que le péricarpe du fruit, est doué d'une saveur amère et piquante, d'une odeur forte et aromatique, et contient beaucoup de tannin. On en prépare un extrait qui est purgatif et vermifuge, et qui a paru très efficace en gargarisme contre l'angine et le gonflement chronique des amygdales. — On en fait aussi une liqueur de table réputée stomachique.

L'*écorce de la racine* de Noyer (l'intérieur) est émétique.

Trempée pendant une heure dans du vinaigre, elle devient vésicante, douée d'une action prompte et sûre.

L'*huile de noix* peut être prescrite comme laxative, surtout en lavement. Elle peut servir de véhicule pour liniments calmants ou autres.

La *poudre des chatons,* au dire d'Alexandre, savant bénédictin, fait cesser la dyssenterie.

Récolte. Elle se fait à différentes époques suivant les parties : pour les feuilles, pendant toute la belle saison ; pour les fleurs et les chatons, au printemps ; pour le brou, au mois de juillet. On trouve encore des feuilles de noyer séchées dans les boutiques l'hiver.

PRÉPARATIONS, DOSES.

Infusion (feuilles sèches ou fraîches) : 5 gr. par 500 gr. d'eau, en tisane.

Extrait (de feuilles) : 50 centig. en pilules ; — (de brou) : 2 à 8 gr.

Décoction (feuilles) : 30 à 50 gr. par kilog. d'eau, pour lotions, injections, collyres, etc.

— (brou) : mêmes doses et usages.

On prépare le *collyre* qui donne de si beaux résultats à M. Négrier en ajoutant à 200 gr. de décoction de feuilles de noyer 1 gr. d'extrait de belladone.

Pour *gargarisme*, 4 g. d'extrait de brou de noix dans 60 g. d'eau distillée.

— Le Dr Baker l'emploie, avec plein succès, à l'aide d'un pinceau, sur les amygdales engorgées,

PEUPLIER. *Populus alba*, L.

Grand arbre de la famille des *Salicacées* (172, C.), connu de tout le monde. Son écorce est tonique-astringente. L'écorce de la racine a été employée avec succès, en décoction, dans les fièvres intermittentes, par Cottereau qui, en 1832, présenta un mémoire sur ce sujet à l'Académie des sciences. — Le peuplier joue un rôle plus important comme excitant-diurétique : nous y reviendrons.

PUTIET. *Prunus padus*, L.

Merisier à grappes.

C'est le cerisier sauvage, arbre de petite stature, qui croît dans les bois et que l'on cultive en pleine terre, de la famille des *Rosacées* (264-68, B). Ses fruits, de la grosseur d'un pois,

rouges ou noirâtres, servent à la préparation du kirschenwaser en Suisse. — Ses feuilles ont été proposées contre la
phthisie, à cause sans doute de l'acide hydrocyanique qu'elles
contiennent et qui les rend calmantes, antispasmodiques. —
L'écorce est réputée tonique, amère, fébrifuge. On doit la récolter l'hiver sur les jeunes rameaux.

SAULE BLANC. *Salix alba*, L.

Arbre très commun dans les près et les bois humides, sur
le bord des petites rivières, connu généralement de tout le
monde.

Le saule blanc appartient aux *Salicacées* où par conséquent
se trouve l'indication de ses caractères génériques (172, A).
Ses *fleurs* sont dioïques, en chatons écailleux qui se développent en même temps que les feuilles, ce qui n'a pas lieu
pour toutes les autres espèces; car quelques-unes fleurissent
et commencent même à fructifier avant que les feuilles se
déploient : 2 étamines, anthères jaunes; style court, 2 stigmates. Capsule glabre, subsessile.

Propriétés, usages. De tous les succédanés du quinquina,
l'écorce de saule est le plus précieux, le plus efficace du
moins. Douée d'une amertume forte, un peu acerbe, elle est
considérée comme tonique, antiseptique, fébrifuge. On peut
donc l'employer dans les débilités qui n'ont pas pour origine
l'inflammation des organes, dans l'atonie de l'estomac, les leucorrhées, les hémorrhagies passives, les gastralgies et les
névroses, etc.; elle peut rendre quelques services comme antiseptique dans les maladies gangréneuses, le charbon, la pustule maligne.

Mais c'est dans le traitement des fièvres intermittentes et de
leurs effets que cette écorce excelle. Wauters l'a administrée
à quarante-neuf fébricitants : sur ce nombre, trente-deux guérirent complétement, onze éprouvèrent du soulagement, les
autres n'en retirèrent aucun avantage. Tant de médecins ont
constaté ses propriétés antipériodiques, qu'il est inutile de
produire les opinions contraires. Toutefois, nous dirons qu'il

faut mettre des bornes à la confiance que peut inspirer ce médicament. S'il est certain que le sulfate de quinine mérite la préférence, comme fébrifuge, sur le quinquina, que celui-ci à son tour soit bien supérieur à l'écorce de saule, nous conclurons tout naturellement que cette dernière doit être insuffisante toutes les fois qu'il s'agit de combattre les fièvres pernicieuses qui sont si souvent mortelles dès le deuxième ou troisième accès. Cela n'empêche pas toutefois qu'elle ne soit précieuse dans la médecine rurale, à cause du prix élevé de l'écorce du Pérou.

A l'extérieur, l'écorce de saule est employée en décoction ou en poudre dans le pansement des ulcères atoniques ou fongueux, de la gangrène et de la pourriture d'hôpital. On peut en faire des injections, des bains toniques pour les enfants faibles et scrofuleux, des gargarismes antiputrides, etc.

Récolte. Il convient de recueillir l'écorce de saule avant la floraison, qui a lieu en avril-mai. Il faut la prendre sur des branches de deux ans, parce que son action est plus forte, et ne pas oublier la seconde couche qui est plus amère que l'externe. Elle se sèche au soleil ou à l'étuve. Lisse et verdâtre extérieurement à l'état frais, elle devient grisâtre, fauve ou brune rougeâtre par la dessiccation, et se présente en morceaux roulés en tubes ou en gouttières.

PRÉPARATIONS, DOSES.

Infusion : 4 à 30 gr. d'écorce concassée pour 1 kilog. d'eau.

Poudre : 1 à 2 gr. comme tonique ; — 4 à 6 gr. comme fébrifuge, seule ou mêlée avec la poudre de gentiane, prise dans du miel ou du vin.

Teinture (1 p. d'écorce sur 4 d'alcool) : 10 à 30 gr. en potion.

Extrait : 1 à 2 gr. en pilules ou potion.

Vin : on peut préparer un vin de Saule par macération, qui remplacera celui de quinquina dans la médecine des pauvres.

La *salicine* est à l'écorce de saule ce qu'est la quinine à l'écorce de quinquina. C'est le principe amer de l'arbre, principe particulier analogue aux alcaloïdes, qui se présente sous forme de cristaux soyeux et nacrés très fins, doués d'une saveur extrêmement amère. Cette substance est puissamment antipériodique ; elle guérit neuf fois sur dix les fièvres du type tierce ; elle serait moins efficace, à ce qu'il paraît, dans les fièvres quotidiennes. Le Dr Noble, de Versailles, a fait connaître 60 cas de fièvres de tous les types guéris sans récidive.

Andral, Magendie, Barbier, d'Amiens, et d'autres encore, ont publié aussi des faits qui plaident en faveur de la salicine; et cependant cet alcaloïde a trouvé des détracteurs, au nombre desquels il faut citer M. Trousseau. Hélas! que ces divergences d'opinions font faire de réflexions sur les différents talents d'observation et le degré de confiance que doit inspirer la thérapeutique!

La *salicine* se donne à la dose de 1 à 2 et 3 gr. On élèverait encore cette dose si l'on avait affaire à une fièvre pernicieuse, et qu'on ne pût se procurer du sulfate de quinine, qui doit toujours être préféré.

Les autres espèces de Saules, dont nous avons indiqué quelques-unes (172, A), jouissent de propriétés analogues à celles du saule blanc.

TRÈFLE D'EAU. *Menianthes trifoliata*, L.

Trèfle des marais, Ménianthe trifoliée, Trèfle des castors.

Le Trèfle d'eau (*pl.* xvi, 2) est une plante herbacée, vivace, qui abonde dans les lieux humides, les étangs et les marécages. Souche horizontale, rameuse, épaisse, munie d'écailles membraneuses engaînantes laissant des cicatrices annulaires; pas de tige. Feuilles trifoliées, ovales-arrondies, glabres et dentées, portées par de longs pétioles alternes, engaînants vers le bas.

Fleurs blanches, réunies en grappes pluriflores ou en épi presque globuleux au sommet d'un pédoncule commun (avril-mai). Prises dans cet ouvrage pour type des *Gentianacées* (200, C), elles offrent le calice campanulé à 5 divisions dressées; corolle campaniforme à 5 divisions lancéolées, aiguës, munies de longs cils blancs en dedans; 5 étamines à anthères droites; ovaire globuleux, style persistant terminé par un stigmate bilobé. Capsule à une loge plurisperme.

Propriétés, usages. Les feuilles de Trèfle d'eau sont d'une amertume très grande, franche, d'une odeur presque nulle. On les emploie comme toniques, antiscorbutiques et antiscrofuleuses dans une foule de cas qu'il est facile de prévoir. On les a dites fébrifuges, antigoutteuses et antidartreuses. C'est un médicament actif, avantageux dans les atonies et les affections cachectiques en général, mais dont il est difficile de préciser l'action spéciale, s'il en a une. Il paraît cependant avoir plus de succès dans le scorbut que dans les autres affections.

Son administration ne doit avoir lieu que dans les cas où les organes digestifs sont exempts d'inflammation, car pour peu qu'on en élève la dose, il cause des vomissements et des évacuations alvines.

Récolte. On peut se servir de Trèfle d'eau à l'état frais pendant toute la belle saison; on récolte ses feuilles à la fin de l'été pour les conserver; bien séchées, elles ont encore leur forme et leur amertume, ne sont pas trop jaunes ni tachées, et restent assez flexibles.

PRÉPARATIONS, DOSES.

Infusion ou *décoction* (feuilles) : 15 à 30 gr. par kilog. d'eau.
Suc exprimé : 30 à 60 gr., et même 100 gr.

VARIOLAIRE. *Variolaria amara*, ACH.

Espèce de lichen qui se développe assez abondamment sur le charme, le hêtre, le châtaignier. Ce végétal est doué de propriétés amères, et serait fébrifuge, si l'on en croit Achard, de Barreau, Dassier. « Plus d'une fois, dit ce dernier, j'ai pu constater ses heureux effets, dans toutes les saisons, sur des malades de tout âge, de tout sexe et de tout rang. Il m'a paru un remède sûr contre la fièvre quotidienne, avantageux dans la fièvre tierce, fort incertain contre la fièvre quarte. » La dose est de 20 à 40 cent. pour les enfants; de 50 cent. à 1 gr. pour les adultes.

TROISIÈME CLASSE DE MÉDICAMENTS.

DES STIMULANTS OU EXCITANTS.

Les stimulants sont des médicaments qui ont pour effet d'augmenter l'énergie des fonctions d'une manière momentanée et rapide, de les exalter et même de susciter dans les organes une sorte de fièvre vasculaire. On les distingue en généraux et en spéciaux.

Les stimulants *généraux* sont ceux dont l'action se fait sentir dans toute l'économie, et qui ne paraissent pas agir d'une manière spéciale sur un organe particulier. C'est principalement par l'influence qu'ils exercent sur la circulation et la chaleur animale qu'ils excitent les actions vitales ; mais cette influence est éphémère, de peu de durée, ce qui les distingue des toniques.

Les stimulants *spéciaux* diffèrent des généraux en ce que, indépendamment d'une action excitante générale, ils vont modifier plus ou moins directement un organe ou un appareil déterminé, de manière à coordonner, à augmenter ou à exagérer sa fonction. Nous reviendrons sur les divers modes d'action des agents stimulants, en parlant des antispasmodiques, des emménagogues, des expectorants, des diurétiques, des sudorifiques, des tétaniques, des sialagogues, des sternutatoires, des aphrodisiaques et des altérants ou fondants.

Occupons-nous d'abord des stimulants généraux, ou proprement dits.

STIMULANTS OU EXCITANTS GÉNÉRAUX.

Nous venons de donner la définition de ces médicaments et d'indiquer leur mode d'action. Ajoutons que cette action est double ou de deux sortes, l'une locale et primitive sur l'organe digestif ; l'autre générale et secondaire sur l'organe des fonctions. En effet, introduits dans l'estomac, ils stimulent la membrane muqueuse de cet organe, y appellent les fluides et causent une sensation de chaleur plus ou moins prononcée. Ensuite étant absorbés, ils activent la circulation, augmentent le calorique, élèvent l'action vitale et produisent une sorte de fièvre artificielle pendant laquelle toutes les fonctions s'animent. Mais à cette surexcitation de courte durée succède ordinairement un affaiblissement proportionnel au degré auquel elle a été poussée.

Les stimulants sont très nombreux, fournis par les trois règnes de la nature. Les substances végétales se font remarquer par leur odeur forte ou aromatique ; elles contiennent

une huile essentielle, une résine, un baume, de l'acide benzoïque ou du camphre, quelquefois du soufre, etc., auxquels
elles doivent leurs propriétés.

Généralement les médicaments de cette classe conviennent
dans les maladies atoniques, les cachexies, les scrofules, le
scorbut, les troubles nerveux, les affections gangréneuses et
de nature septique, les fièvres adynamiques graves, les catarrhes chroniques entretenus par la débilité des organes, etc.;
Ils reconnaissent les mêmes contre-indications que les toniques-névrosthéniques, qui peuvent d'ailleurs les remplacer
très souvent.

Nous trouvons dans le *Traité de Thérapeutique* de MM. Trousseau et Pidoux, à propos de la médication excitante, des considérations aussi justes que logiquement déduites, sur l'emploi
des stimulants et l'appréciation des circonstances pathogéni-
ques et thérapeutiques qui peuvent les réclamer et les rendre
efficaces.

« Quand, dans une maladie, l'indication de stimuler se présente, on stimule, mais il faut le dire, on stimule bien souvent
dans les ténèbres, on agit dans l'obscurité. Si la nature met
à profit notre stimulation, tant mieux ; et si elle s'en sert contre nos intentions?... Voilà la difficulté et le péril.

« Quand il n'est question que de ces états où il n'y a pas ou
plus de cause morbifique en présence, de principe diathésique, comme une syncope, une faiblesse par privation de nourriture, d'air, etc., tout va de soi, nul obstacle au retour des
forces, et les instincts du malade sont positifs, on pourrait
leur confier le soin de la médication.

« Au contraire, s'il existe une diathèse ou un état nerveux
précurseur d'une maladie diathésique ou organique grave,
une affection spontanée, ou un mélange de ces deux conditions, et qu'en même temps, l'affaissement du système nerveux, la débilité de quelque appareil ou de tout l'organisme,
présentent un côté, pour ainsi dire, à l'indication de la médication excitante, que faire?

« Ces cas appartiennent tous à la classe des maladies chroniques.

« Ce qu'il faut faire? se défier des excitants sans les repousser. Déférer aux indications de leur emploi, mais avec sobriété, en ayant toujours l'œil sur la langue du malade, le doigt sur son pouls, l'attention fixée sur ses nuits et son sommeil. Il faut surtout, autant que possible, substituer les toniques analeptiques aux excitants ou les combiner à ceux-ci. Que si l'appareil digestif repousse les premiers, rarement on doit employer les seuls excitants; car alors, on ne sait pas ce qu'on fait.

« La matière médicale offre, pour ces cas, sinon des agents spécifiques, au moins des modificateurs qui joignent à la vertu excitante quelque propriété spéciale plus ou moins accommodée à telle ou telle diathèse, à tel ou tel état morbide.

« Ainsi, les eaux de Vichy sont excitantes, mais elles sont autre chose avec cela. Elles paraissent contenir des principes favorables à la digestion. Ceci n'est qu'un exemple. Quand il s'agit de modifier telle ou telle sécrétion, on trouve aussi des excitants, mais qui, avec cela qu'ils excitent la glande, modifient sa fonction et son produit.

« Prenez des alcooliques ou de fortes infusions de plantes labiées ou de stimulants exotiques, vous allez exciter, irriter même l'action des glandes. Voilà tout ce que vous ferez. Oui: vous les aurez irritées ces glandes, et souvent même assez pour suspendre plus ou moins leur action, nous voulons dire, diminuer la quantité de leurs produits. C'est ce que tous les jours le vin fait sur les glandes salivaires, les cantharides sur les reins, etc...

« Mais l'iode, mais le mercure, sont excitants aussi. Ils stimulent l'action des glandes, mais ils joignent à la propriété stimulante qu'ils partagent avec les remèdes ci-dessus une propriété qui modifie la glande, change, fluidifie ses produits, leur imprime d'autres qualités, et cela encore, chacun à sa manière, l'iode autrement que le mercure, celui-ci autrement que l'or, celui-ci différemment de la potasse, de la baryte, etc....

« Toujours donc nous nous retrouvons en face de nos deux

conditions, tant du côté des médicaments que du côté de l'organisme.

« L'esprit de la médication excitante ne doit pas être cherché ailleurs que dans cette simple et naturelle considération. Il n'y a là rien de systématique.

« Les maladies liées à la prédominance de la constitution lymphatique nous fourniraient sur ce sujet des exemples très utiles.

« Ces maladies offrent très certainement un élément de débilité. Essayez un peu de n'y voir que cela, et de ne considérer en tel cas que cet élément d'indication ! et pourtant, cette indication mérite qu'on s'en occupe, mais sans oublier le vice de l'organisation à la nature duquel est subordonné l'élément asthénie.

« L'emploi des seuls remèdes chauds, l'action violente, incendiaire et nue de ces remèdes, ne fait qu'irriter ces organisations-là. Elle y allume une fièvre plus consomptive que critique, surtout lorsque, comme cela est très commun, ces sujets sont très nerveux et très irritables de *tempérament*, en même temps que frêles, mous et humides de *constitution*. Alors en stimulant purement et simplement, vous ne faites que fortifier la diathèse en la livrant à elle-même. Chez cet individu, le tempérament et la constitution ne sont pas en harmonie comme chez celui qui est simultanément scrofuleux et *apathique*, c'est-à-dire dont le système nerveux est mou et paresseux comme ses tissus, froid comme son sang.

« Dans ce cas, en effet, en stimulant le système nerveux, vous enrayez les progrès de la diathèse. Chez l'autre, vous exagérez encore la désharmonie fâcheuse qui existe entre le tempérament et la constitution, entre le système nerveux et l'organisation ; vous livrez celle-ci à celui-là qui la brise et la consume.

« Nous ne possédons pas contre cette affreuse maladie de stimulant spécifique, de médicaments qui modifient également bien les deux conditions de l'affection ; car rappelons-nous qu'on trouve bien plus facilement un excitant du système nerveux qu'un modificateur plastique.

« Pourtant, quelques substances approchent plus ou moins de cet effet. Les *amers excitants* sont de ce nombre. Combinez une habitation dans un pays sec et chaud à une alimentation réparatrice et aux amers en question, secondez ces moyens par l'influence de la gymnastique, et vous obtiendrez autant que possible la simultanéité d'actions que nous cherchons.

« Ajoutons à ces remèdes ceux tirés des plantes dites *antiscorbutiques*, tirées elles-mêmes de la famille des Crucifères. Nous ne saurions trop recommander l'emploi du vin et du sirop composés avec les racines, etc... de ces végétaux. On y trouve heureusement associés les deux modificateurs que nous désirons. Il y a là une stimulation modérée et des principes très appropriés à la spécialité diathésique des scrofules.

« Chez les enfants que cette maladie atteint surtout, le sirop antiscorbutique est une précieuse préparation. Les phlegmasies chroniques passant incessamment de cet état à l'état aigu, de celui-ci à celui-là, aux yeux, aux oreilles, à la poitrine, à la peau, aux os, etc., etc., relèvent presque toutes, chez les enfants, du vice scrofuleux. Ces enfants, *pleins d'humeurs,* trouvent dans les antiscorbutiques une sorte de panacée à tous leurs maux.

« Ces états morbides qu'on ne rattache pas toujours assez aux scrofules, parce que celles-ci n'y apparaissent pas toujours avec leurs signes classiques, ces états morbides ne quittent l'enfant que pour le ressaisir, adolescent, avec d'autres formes, l'affecter, adulte, sous des noms et des aspects qui déroutent le praticien, et vieillard enfin, l'affliger d'infirmités incurables sinon mortelles, dont la nature et l'origine restent inconnues.

« Reconstituez donc l'enfant pendant que s'y prêtent mieux que plus tard les faciles transformations que subit sa matière à travers les phases rapides de son évolution.

« Pourquoi les antiscorbutiques ont-ils vieilli et sont-ils tant dédaignés dans ces cas? Ils ont pourtant une qualité principale : ce sont des *simples*. Les découvertes de la chimie moderne leur ont substitué des excitants antiscrofuleux tirés du règne minéral.

« Les métaux introduits chimiquement dans le sang doivent être l'*ultima ratio* de la thérapeutique médicale, comme appliqués physiquement au corps, ils sont l'*ultima ratio* de la chirurgie. Pour purger et faire vomir, c'est bien... ils ne font que passer; mais quand ils doivent rester et ne plus agir seulement sur le système nerveux qui les repousse comme des ennemis et des étrangers, mais modifier l'organisation, il faut toujours y regarder à deux fois, car ils dissolvent et altèrent la matière vivante bien plus encore qu'ils ne révoltent les esprits vitaux.

« Le végétal est plus ami de l'organisation. En passant par lui, le minéral s'y est adouci et humanisé. Le végétal est assimilable; le minéral ne l'est pas.

« Nous aimons donc mieux les antiscorbutiques et les végétaux amers et aromatiques que l'iode, le baryum et leurs préparations, dans le traitement des maladies scrofuleuses. Il ne faudrait pas en induire que nous rejetons ces derniers. Il faut user de tout ce qui peut être utile, mais n'abuser de rien. »

Nous devrions parler ici des stimulants employés comme *nervins, céphaliques* et *exhilarants;* mais nous préférons remettre les considérations qu'exige ce sujet, et que nous emprunterons encore à l'ouvrage de MM. Trousseau et Pidoux, au chapitre où nous traiterons de la mélisse, qui est le premier des nervins.

PLANTES STIMULANTES.

Absinthe, *sommités fleuries*.	Armoise, *sommités fleuries, racine*.	Berle.
Acore, *racine*.	Arnica, *fleurs, feuilles, racine*.	Botrys.
Ail, *bulbes*.		Calament, *sommités*.
Agripaume.		Cameline.
Alliaire.	Aunone.	Camomille, *capitules*.
Angélique, *racine, tiges*.	Balsamitte, *fleurs*.	Camphrée, *feuilles*.
Anis, *semences*.	Barbarée, *feuilles*.	Capucine.
Aristoloche, *racine*.	Beccabunga.	Cardamine.
	Berce.	Carvi, *semences*.

Cochléaria, *feuilles.*

Coriandre, *semences.*

Cresson, *feuilles, tiges.*

Cresson de Para, *fleurs, feuilles.*

Croisette.

Cumin, *semences.*

Cymbalaire.

Dictamne de Crète, *sommités.*

Doronic, *racine.*

Fraxinelle, *écorce de la racine.*

Fenouil, *semences.*

Impératoire, *racine.*

Ivette.

Lavande, *sommités fleuries.*

Laurier, *feuilles, baies.*

Livèche, *racine, feuilles.*

Marjolaine, *sommités.*

Marum, *feuilles.*

Matricaire, *sommités fleuries.*

Matricaire - camomille, *sommités.*

Mélèze, *térébenthine.*

Mélisse, *sommités fleuries.*

Menthe, *sommités fleuries.*

Meum, *racine.*

Millefeuille, *sommités fleuries, feuilles.*

Millepertuis, *fleurs, feuilles.*

Moutarde, *semences.*

Muflier.

Nigelle, *semences.*

Ognon, *bulbe.*

Origan, *sommités fleuries.*

Osmonde, *racine.*

Passerage.

Pastel, *feuilles.*

Persil, *feuilles, rac., sem.*

Peuplier, *bourgeons.*

Piment, *fruits.*

Pin, *fruit.*

Poireau.

Radis, *racine.*

Raifort, *racine.*

Romarin, *sommités.*

Roquette, *feuilles.*

Sapin, *bourgeons.*

Sarriette.

Sauge, *feuilles.*

Scordium, *feuilles.*

Scrophulaire, *racine.*

Serpolet, *sommités.*

Sisymbre.

Sophie, *feuilles, graines.*

Souci, *fleurs, suc.*

Thym, *sommités.*

Velar, *feuilles.*

Véronique, *feuilles.*

Ainsi que nous l'avons déjà dit, on peut augmenter cette liste de la plupart des plantes *toniques-amères*, et de celles qu'on emploie comme *expectorantes*, *emménagogues*, *sudorifiques*, *diurétiques*, etc. Ajoutons que les *vins*, l'*alcool*, les *éthers*, les *eaux gazeuses*, etc., constituent des médicaments stimulants de premier ordre.

ABSINTHE. *Artemisia absynthium*, L.

Absinthe commune, Grande-Absinthe, Aluine.

L'Absinthe (*pl.* xxxiv, 4) croît dans les lieux incultes, pierreux, sur le bord des chemins; on la cultive dans les jardins pour les usages des distillateurs.

Plante herbacée, vivace, de la famille des *Synanthérées*, tribu des *Corymbifères*, genre Armoise (**237-40**, P.), haute de 60 cent. environ; tiges dressées, rameuses supérieurement, d'un gris cendré dû au duvet qui la recouvre. Feuilles blanchâtres surtout à la face inférieure, soyeuses : les inférieures tripinnatifides, celles du milieu bipinnatifides, les supérieures simplement pinnatifides , segments lancéolés. Racine forte, ligneuse, très fibreuse.

Fleurs en capitules globuleux, petits, pendants, jaunes, disposés en épis dont la réunion forme une panicule allongée pyramidale (juillet-septembre). Involucre tomenteux composé de folioles obtuses , imbriquées ; fleurons hermaphrodites au centre du réceptacle, qui est hérissé de longs poils ; fleurons femelles à la circonférence , les premiers à corolle tubuleuse 5-fide, contenant 5 étamines ; les seconds à corolle grêle, irrégulière, à 2 dents; style bifurqué; ovaire nu. Petites graines sans aigrette.

Propriétés, usages. L'Absinthe est très odorante; son odeur est forte, pénétrante , sa saveur est amère et aromatique. L'analyse chimique y a signalé une huile verte, un extrait et une résine, tous les trois d'un goût très amer. Cette plante agit de deux manières différentes : par son principe amer elle est tonique, fébrifuge; par son principe aromatique elle devient stimulante, stomachique à la façon de la camomille.

Toutefois, les praticiens ne s'accordent pas sur le mode d'action de l'Aluine; car tandis que Mérat et Delens veulent qu'on proscrive ce médicament dans tous les cas où se montre le moindre signe d'excitation gastrique, l'école de Giacomini, au contraire, le considère comme hyposthénisant, c'est-à-dire comme un calmant de l'action vitale gastrite; mais nous l'avons déjà dit plus haut, cette doctrine n'est pas acceptée en France. Cependant MM. Trousseau et Pidoux inclinent à admettre dans l'Absinthe des propriétés vireuses, un peu narcotiques : « Il est certain au moins, disent-ils, que la liqueur connue sous le nom d'eau ou de *crème d'absinthe* enivre très facilement, produit des vertiges et un état nauséeux qui n'appartient pas alors à l'alcool, mais à l'absinthe; cet état retrace à un faible degré et incomplétement une légère intoxication par quelque substance narcotique. » Il importerait pourtant qu'on sût à quoi s'en tenir à cet égard : en effet, si cette plante est tonique et stimulante, elle ne doit être administrée que dans les affections atoniques pures, qui sont les moins fréquentes de beaucoup; que si, au contraire, l'opinion de Giacomini se confirmait par de nouvelles observations, nul doute que l'emploi de l'Absinthe ne pût s'étendre à beaucoup de maladies où l'on craint aujourd'hui de l'administrer.

Quoi qu'il en soit de ce point de doctrine, l'Absinthe est généralement considérée comme tonique, stomachique, fébrifuge, anthelminthique et emménagogue. On peut donc l'employer dans les cas que voici : 1° pour exciter l'appétit, faciliter les digestions, combattre les dyspepsies nerveuses, les leucorrhées et diarrhées chroniques, tonifier le système général; 2° pour combattre les fièvres intermittentes, soit en prévenant les accès, soit en en suspendant le cours, soit en dissipant leurs effets, qui consistent, comme l'on sait, dans l'engorgement de la rate, la bouffissure et la pâleur des tissus, l'œdème ou l'anasarque, l'atonie générale; 3° l'Absinthe convient aux enfants soupçonnés d'affection vermineuse, surtout lorsqu'ils sont en même temps anémiques, chlorotiques, étiolés; 4o enfin elle est propre à favoriser l'apparition des règles chez les femmes dont le système utérin languit, ou qui sont pâles et sans énergie vitale.

Récolte. On cueille l'Absinthe au mois de juillet, à l'époque de la floraison; on dispose ses sommités fleuries en guirlandes, après les avoir mondées, puis on les fait sécher à l'étuve ou au séchoir. La plante conserve ses propriétés après la dessiccation; lorsqu'on l'achète dans les boutiques, il faut la choisir peu longue, portant des feuilles nombreuses, non tachées de noir ou de jaune, aussi odorantes que dans l'état frais et d'une amertume très prononcée.

PRÉPARATIONS, DOSES.

Infusion aqueuse : 4 à 8 gr. pour 1 kilog. d'eau, comme tonique; fébrifuge et vermifuge.

— *vineuse* : 30 à 60 gr. pour 500 gr. de vin blanc, que l'on prend par cuillerées à bouche à la fois. — Cette préparation peut remplacer chez les pauvres les vins de quinquina et de Séguin, pour combattre les fièvres intermittentes et les effets des intoxications marécageuses. Elle leur serait même supérieure dans les cas compliqués d'œdème, d'hydropisie, parce que l'absinthe est en même temps diurétique.

Poudre : 1 à 4 gr. comme fébrifuge.

Extrait : 1 à 4 gr., en pilules ou potion.

Vin d'absinthe : 30 à 125 gr.

Sirop : 30 à 60 gr. comme édulcorant.

Les campagnards préparent quelquefois un *cataplasme* en faisant bouillir l'absinthe dans du lait avec quelques gousses d'ail, et l'appliquent sur le ventre des enfants tourmentés par les vers.

On lit ce qui suit dans l'ouvrage de Chomel : « Willis recommande fort pour l'anasarque le remède suivant : Faites calciner jusqu'à blancheur les cendres d'absinthe ; passez-les par un tamis, et en mettez en digestion 4 onces (125 gr.) dans 2 livres (1 kil.) de vin blanc, dans un vaisseau bien bouché, pendant trois heures ; passez la liqueur. La dose en est de 6 onces, même de 8, deux fois par jour. »

L'Absinthe maritime (*Artemisia maritima*) est quelquefois employée à la place de la Grande-Absinthe. Cette plante, qui croît sur nos côtes maritimes, est moins amère, encore plus blanche et plus cotonneuse que la précédente.

L'Absinthe pontique (*Art. pontica*), *Petite-Absinthe, Abs. romaine,* qui croît naturellement sur les bords de la mer Noire, est cultivée dans nos jardins. Elle a 30 cent. environ, des tiges nombreuses garnies de feuilles finement découpées et deux fois ailées, des fleurs petites, arrondies, penchées en grappes droites et terminales. Son arôme est agréable, analogue à celui du thym ; sa saveur est moins amère et son action plus faible que dans l'Absinthe commune. — Ces deux espèces s'emploient surtout comme vermifuges.

ACORE AROMATIQUE. *Acorus calamus*, L.

Acore vrai, Roseau aromatique.

L'Acore (*pl.* xxxv, 2) croît dans les fossés marécageux de la Belgique, de l'Alsace, de la Bretagne, des Vosges, de la Normandie.

Plante de la famille des *Aracées,* tribu des *Orontiacées* (145, B), composée d'une racine rampante, noueuse, garnie de fibrilles brunâtres, qui donne naissance à des touffes de feuilles étroites, ensiformes, engaînantes, glabres, de 50 à

60 cent. de long, du milieu desquelles s'élève une hampe simple, un peu plus longue que les feuilles, laquelle s'ouvre sur ses côtés, à sa partie moyenne environ, pour laisser sortir un spadice couvert de fleurs hermaphrodites serrées les unes contre les autres et composées comme il est dit au genre. Le fruit est une petite capsule triangulaire à 3 loges, entourée par le calice persistant.

Propriétés. C'est la racine que l'on emploie. Elle a une odeur aromatique agréable et d'une saveur un peu amère qui l'ont fait employer comme sudorifique, stomachique, carminative, contre la goutte, les fièvres intermittentes, les dyspepsies et gastralgies venteuses, etc. Lebeau, médecin au Pont-du-Château, a fait l'éloge de ce médicament dans l'épistaxis et dans les hémorrhagies qui suivent l'avortement; il rapporte que son père, pendant une pratique de 60 ans, l'a souvent employé avec succès dans différentes espèces d'hémorrhagies. — L'Acore est très usitée en Allemagne, en Sibérie, dans l'Inde, etc., contre plusieurs affections; mais en France, on ne la prescrit plus.

Récolte. Cette racine nous vient de la Belgique, de la Pologne et de la Tartarie, bien qu'on pourrait la tirer de la Bretagne et des Vosges où elle est très commune. Elle est de la grosseur du petit doigt, spongieuse, brunâtre à l'extérieur, rosée en dedans.

PRÉPARATIONS, DOSES.

Décoction : 8 à 16 gr. par kilog. d'eau.
Infusion : 3 à 16 gr. par kilog. d'eau.
Poudre : 1 à 4 gr.

AIL COMMUN. *Allium sativum*, L.

L'Ail est cultivé dans tous les jardins potagers comme plante d'assaisonnement; en Italie, il croît naturellement. Il constitue un genre assez nombreux de la famille des *Liliacées*, tribu des *Scillées*, auxquelles nous renvoyons pour ses caractères génériques (**154, D.**)

Propriétés. L'Ail est un excitant énergique : on emploie le bulbe, dont l'odeur forte, pénétrante et la saveur âcre et chaude nous sont connues, comme diurétique, expectorant, fébrifuge, anthelminthique, antiscorbutique et épispastique. — Bartholin, Cullen, Sydenham ont observé de bons effets de cette substance dans l'hydropisie ; — on a vanté son usage dans l'asthme, la coqueluche, le catarrhe pulmonaire, la dyspnée ; — d'autres l'ont employée dans le scorbut, où, en effet, elle peut être utile comme produisant une action stimulante analogue à celle des *Crucifères*. — Comme fébrifuge, l'Ail a été recommandé par Celse, Bergius, etc. Ce dernier en faisait prendre aux fiévreux un bulbe le matin et un le soir, en augmentant d'un par jour jusqu'à ce qu'on fût arrivé à cinq. — Enfin, l'Ail est réputé vermifuge, et son emploi, qui remonte à la plus haute antiquité, est assez fréquent et souvent heureux dans les campagnes. Faisons toutefois une remarque : c'est qu'un médicament aussi désagréable sera toujours négligé tant qu'on pourra se procurer d'autres substances aussi efficaces.

Terminons en signalant l'action rubéfiante du bulbe en question ; elle est telle qu'elle peut produire la vésication au bout de 1 ou 2 heures.

PRÉPARATIONS, DOSES.

Ail en substance : 1 à 5 gousses, avalées entières ou hachées menu, comme vermifuge. — Le fréquent usage de l'ail cru a guéri les hydropiques (Petrus Forestus).

Décoction ou *infusion* : faite dans du lait, elle est souvent employée par le peuple comme vermifuge et comme béchique dans les maladies de poitrine. — Lenisson rapporte qu'un jeune homme, sujet aux vers, en fut délivré en buvant chaque jour une ou deux tasses de lait dans lequel on écrasait une ou deux gousses d'ail. — M. F. Dubois dit avoir vu, à Tournai, employer la préparation suivante par les femmes du peuple. Prenez 1 gousse d'ail coupée menu, faites cuire dans une poêle avec un peu de beurre, et puis ajoutez une certaine quantité de lait ; faites bouillir, et administrez aux enfants vermineux.

Suc exprimé : quelques gouttes dans une potion ou en pilules. C'est la préparation la plus sûre.

Pour l'extérieur, on fait une sorte d'*onguent* en pilant l'ail avec de l'huile ou de la graisse ; on l'applique à la plante des pieds dans les affections paralytiques, rhumatismales, la coqueluche, les catarrhes pulmonaires opiniâtres. — Le suc en frictions à la plante des pieds a été employé par Buchan, Hufeland, etc., contre la coqueluche. — On mêle quelquefois l'Ail pilé à la moutarde pour sinapismes, etc.

AGRIPAUME. *Leonurus cardiaca*, L.

Cardiaque.

Plante herbacée, vivace, de 60 à 80 cent., à tige dressée, ferme (*pl.* xxxv, 5), striée, presque glabre et carrée, pleine d'une moelle blanche ; feuilles opposées, palmées, larges, les inférieures à 3 lobes incisés et dentés, les moyennes plus étroites et à lobes plus pointus, atténuées en pétioles, les supérieures presque entières.

Fleurs roses ponctuées de pourpre, disposées en verticilles axillaires au haut de la tige et soutenus par une sorte de petite collerette de folioles très fines (juin-septembre). Leurs caractères génériques sont ceux de la famille des *Labiées*, genre Agripaume (**219**, L). Calice à 5 dents triangulaires terminées en une pointe épineuse ; corolle à tube court, lèvre supérieure droite, arrondie en cuiller, velue, laineuse en dehors, l'inférieure réfléchie et à trois lobes dont le moyen est plus grand que les latéraux (1); 4 étamines dont 2 moins longues (didynames); style à stigmate bifide, quatre akènes oblongs-trigones, nus.

Propriétés, usages. L'Agripaume a une odeur aromatique peu forte et peu agréable; sa saveur est très amère, un peu âcre. Ses propriétés thérapeutiques sont mal déterminées. C'est ainsi qu'on l'a proposée comme tonique, sudorifique et diurétique ; comme propre à faire cesser les palpitations chez les enfants, à exciter les fonctions de la matrice, à détruire les vers, etc. Les anciens lui attribuaient des vertus *cordiales,* d'où son nom de *Cardiaque.* Peyrilhe la croit utile dans les débilités de l'estomac qui produisent les glaires, etc. En résumé, cette plante exerce sur nos organes l'action excitante des Labiées en général (**220**.)

Récolte. Elle peut se faire pendant toute la belle saison, pourvu que la plante ne soit pas encore défleurie ; on la cueil-

---

(1) Deux de ces lobes sont enlevés sur la figure afin de laisser voir les étamines.

lera même avant la floraison pour la conserver. On la trouve dans les haies, les lieux incultes, au bord des chemins. Par la dessiccation elle perd beaucoup de ses propriétés et ses feuilles noircissent un peu et deviennent fragiles.

PRÉPARATIONS, DOSES.

Infusion : une petite poignée pour 1 kilog. d'eau.

ALLIAIRE. *Erysimum alliaria*, L.

Velar, Julienne alliaire, Herbe aux aulx.

Très commune dans les haies, sur le bord des chemins couverts, des fossés, où elle est annuelle ou bisannuelle, cette *plante (pl.* xxxv, 1) présente une tige herbacée dressée, de 60 à 80 cent. (1), simple ordinairement, ferme, poilue à la partie inférieure ; des feuilles alternes pétiolées, presque glabres, cordiformes, les inférieures réniformes, largement crénelées, avec un long pétiole creusé en gouttière, les supérieures aiguës et presque sessiles.

Fleurs blanches, petites, courtement pédonculées, en grappe lâche à l'extrémité du rameau, rappelant les caractères de la famille des *Crucifères* à laquelle appartient la plante (292, G). Calice à 5 divisions ou sépales étroits, caducs ; corolle 2 fois plus grande que le calice, à 4 pétales onguiculés, en croix, cordiformes-obtus et entiers ; 6 étamines dont 2 plus courtes ; ovaire allongé, style gros, stigmate bilobé. Siliques étalées, 7-8 fois plus longues que le pédicelle.

Propriétés. L'Alliaire doit son nom à la propriété qu'ont ses feuilles de répandre une odeur alliacée lorsqu'on les écrase ; ses fleurs sont inodores. Cette plante est au nombre des antiscorbutiques ; mais elle n'est plus usitée aujourd'hui. On pourrait employer ses graines pour préparer des sinapismes. — Les usages seraient d'ailleurs ceux du vélar.

_____

(1) Le rameau figuré présente des fleurs en haut, des fruits (siliques) en dessous, plus bas une feuille supérieure.

ANGÉLIQUE. *Angelica archangelica*, L.

Angélique des jardins, Racine du Saint-Esprit, Angélique officinale.

L'Angélique (*pl.* xxxv, 4) croît naturellement sur les Alpes, les Pyrénées, en Suisse, en Bohême; on la cultive dans les jardins.

Plante qui s'élève jusqu'à 1 m. et demi et plus (1); tige assez grosse, dressée, cylindrique, creuse intérieurement, striée, rameuse, couverte d'une poussière glauque; feuilles très grandes, bi ou tri-pinnées, vertes en dessus, blanchâtres en dessous; folioles opposées, lobées et dentées en scie; le pétiole est fistuleux et présente deux grandes expansions à sa base. Racine grosse, fusiforme, longue, brunâtre, blanche en dedans.

Fleurs blanches ou d'un vert jaunâtre, disposées en ombelles nombreuses, arrondies et présentant les caractères génériques des *Ombellifères* (248-55, B). Involucre nul ou à 1-2 folioles, involucelles de 8 folioles linéaires; calice peu distinct; corolle à 5 pétales ouverts en rosette et dont l'extrémité est un peu recourbée en dedans; 5 étamines plus longues que les pétales; 2 styles courts et réfléchis (2). Fruit ovoïde, cannelé, bordé d'une aile membraneuse, surmonté des 2 styles divergents.

Propriétés, usages. L'Angélique doit son nom à l'odeur aromatique suave qu'elle répand; sa saveur est un peu amère, aromatique et âcre. La racine, qui est la partie la plus employée, est aromatique et chaude, douceâtre d'abord, puis amère, excitant un peu la salivation.

Cette plante est donc stimulante, stomachique et carminative. Elle a joui d'une grande estime chez quelques peuples, et l'on s'étonne qu'elle soit aujourd'hui si peu employée. Cette sorte d'oubli est dû, sans doute, à l'anis, dont l'usage est plus

(1) La figure n'en représente qu'un rameau portant des fleurs et des fruits. sur la tige.

(2) Ils ne sont pas visibles sur la fleur figurée détachée, où l'on voit toutefois les deux mamelons du disque épigyne qui se confondent avec la base des deux styles.

répandu, mais donc l'action cependant n'est pas identique à celle de l'Angélique. « Après ce que nous avons dit de l'anis, il y a peu de chose à ajouter sur l'Angélique, si ce n'est qu'elle a de plus que lui des propriétés toniques assez marquées qui la rendent plus recommandable dans les affections muqueuses, les fièvres catarrhales qui laissent après elles une si profonde langueur de l'estomac et une tendance interminable à cette sécrétion blanchâtre et pultacée qui tapisse alors la muqueuse buccale, et dont la présence est tout à la fois cause et effet de cette inertie désespérante des forces digestives qui entraîne des convalescences interminables, et peut-être la cause d'une foule de maux ultérieurs. L'infusion des jeunes tiges d'Angélique rendra alors des services évidents » (Trousseau et Pidoux).

On a fait usage de cette plante dans le scorbut, les scrofules, l'aménorrhée, la chlorose, les catarrhes chroniques, principalement dans la débilité de l'estomac, les dyspepsies et les coliques venteuses. — Les confiseurs préparent avec ses tiges un condiment fort agréable, tonique et stomachique. — Annibal Camoux, qui mourut à Marseille à l'âge de 121 ans, attribuait sa longévité à la racine d'Angélique qu'il mâchait habituellement.

Récolte. Elle se fait en juin et juillet pour les tiges, en septembre pour la racine. On fend celle-ci en morceaux pour la sécher, puis on l'enferme dans des boîtes de bois. Les feuilles conservent peu de propriétés en séchant; les semences, au contraire, ont une saveur aromatique et d'une âcreté prononcée.

PRÉPARATIONS, DOSES.

Infusion (racine, jeunes tiges) : 15 à 30 gr. par kilog. d'eau.

Poudre : 2 à 6 gr. dans une cuillerée de vin ou autrement.

Conserve : celle que préparent les confiseurs, lorsqu'elle est récente, peut remplacer toutes les autres préparations.

Chaumeton vante une *boisson* faite avec une infusion de racine d'angélique (30 gr. pour 1 kilog. d'eau), à laquelle on ajoute un peu d'eau-de-vie, du sirop de vinaigre et quelques gouttes d'essence de citron.

L'ANGÉLIQUE DES BOIS ou SAUVAGE (*Angelica sylvestris*) est

une plante assez fréquente dans nos bois et nos prairies un peu humides, aux lieux ombragés, sur les bords des fossés et des ruisseaux ; elle ressemble beaucoup à la précédente, sauf qu'elle est de proportions moindres, que sa tige est moins rameuse et moins grosse, ses feuilles plus petites, sa racine moins épaisse et plus blanche, ses propriétés plus faibles. Les ombelles de 25-30 rayons, sont très amples ; fleurs blanches, paraissant en juillet-septembre. — On la vend quelquefois dans le commerce pour remplacer l'Angélique officinale. On l'a vantée comme anti-épileptique, à la dose de 4 gram. en poudre dans un verre de vin blanc le matin à jeun

ANIS. *Pimpinella anisum*, L.

Anis boucage, Anis vert, Boucage à fruits suaves.

L'Anis est originaire du Levant où il croît naturellement ; on le cultive en France. — C'est une *plante* annuelle de 30 à 40 centim. au plus (*pl.* xxxvi, 1), de la fam. des *Ombellifères,* tribu des *Pimpinellées,* genre Boucage (248-39, A), à tige herbacée, cylindrique, rameuse et pubescente ; à feuilles alternes, glabres, un peu charnues, les radicales pétiolées, trifoliées, dentées ; les moyennes subréniformes, arrondies, incisées ou simplement dentées ; les supérieures découpées en lanières d'autant plus étroites qu'elles sont plus voisines du sommet. Racine fusiforme, fibreuse et blanche.

Fleurs blanches (1), petites, en ombelles terminales dépourvues d'involucre et d'involucelles. Calice nul ou à peine visible ; corolle de 5 pétales égaux à sommet rabattu en dessus ; 5 étamines plus longues que les pétales ; 2 styles très courts (2). Fruit ovoïde, strié, nu, légèrement blanchâtre, composé de graines accolées par une surface plane. Son volume égale celui d'une tête d'épingle (3).

Propriétés, usages. La semence d'Anis (vulgair. l'Anis) a

(1) Les ombelles du milieu, sur la figure, représentent des fruits.

(2) On voit au centre de la fleur figurée détachée les deux mamelons du disque épigyne qui forment la base des deux styles.

(3) La figure le représente très grossi.

une odeur agréable très prononcée, une saveur aromatique un peu chaude, stimulante, et sucrée en même temps. On l'a de tout temps considérée comme stimulante, stomachique, antiventeuse, antipituiteuse et propre, suivant Dioscoride, à faire uriner, à augmenter la sécrétion du lait, à provoquer à la luxure, etc.

L'état morbide qui présente l'indication la plus marquée pour ce genre de remède, c'est celui qui, bien que multiple et complexe, est désigné sous le nom de *dyspepsie*. « La dyspepsie, disent MM. Trousseau et Pidoux, consiste dans une altération primitive des forces digestives qui trouble et enraie l'accomplissement des opérations successives que subissent les aliments avant de passer dans les secondes voies : *difficilis et tarda concoctio*, suivant l'expression de Vogel. » L'atonie, le spasme, la douleur, la flatulence, les vices de l'action sécrétoire se combinent de diverses sortes pour former les éléments principaux des phénomènes dyspepsiques, lesquels existent d'une manière essentielle et indépendante de toute lésion localisée, ou bien consécutivement à un état général qui la domine, comme la diathèse goutteuse, ou comme produit d'une maladie qui n'existe plus, mais qui a frappé de langueur ou de perversion les forces digestives, ou enfin comme symptôme d'une maladie existante, d'un état d'irritation inflammatoire du canal intestinal : dans ce dernier cas, les excitants aromatiques ne peuvent être que contraires.

« Les dyspepsies que réussissent le mieux à faire cesser ces médicaments, au nombre desquels sont le fenouil, l'angélique, la menthe, la mélisse, etc., sont celles qu'on a désignées sous le nom d'antispasmodiques et flatulentes. Les personnes qui y sont sujettes sont pour la plupart des femmes hystériques, des hommes hypochondriaques, mélancoliques, les gens de lettres, les individus tourmentés par de profonds soucis ou même de simples contrariétés, ceux qu'ont affaiblis des pertes de sang trop abondantes, l'abus des purgatifs et des sudorifiques, l'excès dans les plaisirs vénériens. »

L'Anis passe pour le premier carminatif ou antiventeux; il convient encore dans les coliques spasmodiques; on l'associe

à certains purgatifs pour neutraliser les flatuosités, le ténesme et les tranchées qu'ils occasionnent. Les nourrices
peuvent calmer les coliques de leurs nourrissons en prenant
une infusion de ces graines, qui communiquent au lait leur
odeur caractéristique, et en augmentent, dit-on, la sécrétion.
A titre d'expectorant, de béchique, de diurétique et d'emménagogue, l'Anis n'a que des propriétés fort douteuses ; aussi
n'insisterons-nous pas sur ce point.

Récolte. L'Anis fleurit au mois de juillet, et l'on récolte sa
graine à l'automne. Pour cela, la plante est récoltée tout
entière; on la fait sécher en l'étendant au grenier; puis on la
frappe avec des baguettes pour en détacher les fruits, qu'on
sépare des corps étrangers à l'aide de la main, du van et du
crible.

PRÉPARATIONS, DOSES.

Infusion : 4 à 8 gr. par 500 gr. d'eau.

Poudre : 1 à 4 gr., pure, délayée dans de l'eau, ou mêlée avec du sucre, de
la magnésie, etc.

Huile essentielle : quelques gouttes comme aromate.

ARISTOLOCHE CLÉMATITE. *Aristolochia clematis*, L.

Aristoloche commune, Poirier.

L'Aristoloche (*pl.* xxxvi, 2) est une *plante* vivace, herbacée, de 4 à 8 décim., commune dans les haies, les vignes, les
bois, les lieux incultes. Tige dressée, simple, anguleuse;
feuilles alternes, pétiolées, assez amples, glabres, coriaces,
ovales-cordiformes, veinées-réticulées. Racine rampante ou
profondément traçante, longue, fusiforme, et de la grosseur
d'une plume d'oie.

Fleurs jaunâtres, placées par 3-6 à l'aisselle des feuilles
(mai-septembre), dont les caractères sont ceux de la famille
des *Aristolochiacées* (179, A). Calice en forme de corolle et qui
en tient lieu, dont le tube est soudé avec l'ovaire dans sa partie inférieure, qui est un peu renflée, et qui s'élargit au sommet et se déjette en une languette unilatérale allongée; 6 étamines soudées et confondues avec le style et le stigmate; les
anthères subsessiles sont soudées au style par leur dos; le

style est court, et le stigmate à 6 lobes est disposé en étoile au-dessus des anthères (1). Capsule grosse, piriforme, pendante.

Propriétés. La racine de l'Aristoloche clématite a une odeur forte, désagréable, et une saveur amère un peu âcre, qualités qui sont moins prononcées dans le reste de la plante. C'est un excitant qui a reçu beaucoup d'éloges dans l'antiquité, surtout comme emménagogue, propre à faire couler les lochies, d'où lui vient même son nom d'*Aristoloche*. On l'a vantée depuis comme fébrifuge, antigoutteuse. Gilibert la conseille dans l'aménorrhée, la chlorose, l'asthme humide, la fièvre intermittente ; néanmoins, on l'emploie fort peu maintenant, d'abord à cause de son énergie, qui peut être dangereuse, puisque Orfila a fait périr des chiens en leur en donnant de 1 à 2 gr. ; ensuite parce que son action thérapeutique est mal déterminée ou infidèle, et qu'enfin ses propriétés varient considérablement suivant les localités où on la récolte.

PRÉPARATIONS, DOSES.

Infusion (racine): 10 à 15 gr. par kilogr. d'eau.
Poudre : 1 à 4 gr. au plus.

Beaucoup de recettes pour la goutte contiennent l'aristoloche ; la plus célèbre est la *poudre du duc de Portland*, composée ainsi : petite-centaurée, 4 ; racine de gentiane, aristoloche longue, feuilles de germandrée et d'ivette, de chaque 2. La dose est de 4 gr. par jour pendant 3 mois, de 3 gr. pendant 3 autres mois, de 2 gr. pendant 6 mois, enfin de 2 gr. tous les 2 jours pendant la seconde année. Il paraît que cette poudre est réellement puissante, mais que souvent elle a remplacé la goutte par d'autres maladies chroniques plus ou moins graves.

L'ARISTOLOCHE RONDE (*Arist. rotunda*) (*pl.* XIV, 3), de la même famille et du même genre que la précédente (179, A), en possède aussi les propriétés. Commune dans les champs et les vignes du midi de la France, elle se distingue par ses feuilles sessiles à nervures très saillantes sur la face inférieure, par ses fleurs solitaires aux aisselles des feuilles supérieures, son limbe calicinal déjeté d'un seul côté et comme

(1) Voir la petite figure représentant la coupe perpendiculaire du calice et de l'ovaire, qui est infère.

ligulé, et un peu échancré au sommet, et principalement par
sa racine, qui est tuberculiforme, charnue, de la grosseur
d'une noix environ.

L'ARISTOLOCHE LONGUE (*A. longa*) fournit une racine très
longue, fusiforme, de la grosseur du doigt, ridée, grise ou
brunâtre en dehors, d'un blanc jaunâtre en dedans; elle croît
dans le midi de la France, et son emploi est plus répandu
que celui des deux précédentes espèces, dans les mêmes cas
d'ailleurs.

ARMOISE. *Artemisia vulgaris*; L.

Armoise commune, Herbe de la Saint-Jean.

L'Armoise (*pl.* xxxvi, 3), très commune dans tous les lieux
incultes de l'Europe, fait partie de la grande famille des *Synanthérées*, tribu des *Corymbifères* (237-40, P).

Plante vivace, herbacée, de 1 mètre et plus, à tiges dressées, rameuses supérieurement (1), rondes, cannelées,
d'un vert blanchâtre, un peu pubescentes; feuilles alternes,
pinnatifides, à folioles lancéolées en haut de la tige, les florales linéaires, pointues et entières, vertes en dessus, blanches, tomenteuses en dessous.

Fleurs en capitules ovoïdes disposés en petits épis axillaires,
formant une panicule longue et étroite au bout de chaque rameau (juillet-octobre). Chaque capitule se compose d'un involucre oblong à folioles ovales et cotonneuses, imbriquées,
et de fleurons jaunes, tous tubuleux, avec cette différence
que ceux du centre sont hermaphrodites, à 5 dents au limbe,
et ceux de la circonférence presque filiformes; réceptacle dépourvu de soies. Le reste comme l'absinthe.

Propriétés, usages. L'odeur de l'Armoise est aromatique,
peu prononcée; sa saveur est un peu amère. Cette plante est
stimulante, antispasmodique, et s'emploie dans les mêmes
circonstances à peu près que l'absinthe, dont toutefois les
propriétés sont plus énergiques et que l'on doit préférer.

(1) La figure n'en représente qu'une sommité fleurie.

Depuis la reine Artémise, qui s'en serait servie utilement la première et lui aurait donné son nom, l'Armoise a traversé les siècles avec la réputation d'être un emménagogue puissant, un anti-hystérique efficace. Tous les ouvrages en parlent dans ce sens, et pourtant les médecins ne l'emploient que rarement, peut-être parce que le peuple en parle trop souvent. S'il est certain que ses effets ne répondent pas ordinairement à ce qu'on en attend, dans la suppression ou le retard des règles, à ce que lui demande un emploi coupable et clandestin dans le cas de grossesse illégitime, il serait contraire à la vérité et aux faits révélés par l'observation de lui refuser toute action emménagogue. L'Armoise favorise certainement l'écoulement menstruel dont le retard ou la disparition dépend d'une cause purement atonique ou nerveuse, pourvu qu'on l'administre à dose un peu forte.

Sa racine en poudre a été vantée dans ces derniers temps contre l'épilepsie. Les premières expérimentations ont été faites en Allemagne par Burdach, Graefe, Brocx, Hufeland, etc., mais elles n'ont pas été répétées en France, que nous sachions. — L'Armoise a encore été mise en usage dans la chorée, les névralgies, les vomissements nerveux chroniques. — En Chine, on fait des moxas avec ses feuilles battues et froissées, et on a essayé ce moyen chez nous.

Récolte. On doit y procéder dans le mois de juin. On choisira la plante croissant dans les lieux secs, parce qu'elle y est plus active. On la monde, et on la porte au séchoir après en avoir fait des guirlandes.

PRÉPARATIONS, DOSES.

Infusion (sommités fleuries) : 10 à 30 gr. par kilog. d'eau. On ajoute souvent du sirop de cannelle ou de menthe.

— *vineuse* : même dose dans du vin blanc.

Poudre (plante sèche) : 4 gr. dans du miel ou du vin.

— (racine) : 2 à 4 gr. dans un peu de bière chaude, avant l'accès épileptique (Burdach).

Pour *fumigations* : 60 à 100 gr. par kilog. d'eau bouillante, dont on dirige la vapeur sur les organes.

ARNICA ou ARNIQUE. *Arnica montana*, L.

Bétoine des montagnes, Plantain des Alpes, Tabac des Savoyards, Tabac des Vosges, Doronic d'Allemagne, Nard celtique, Herbe aux prêcheurs.

L'Arnica (*pl.* xxxvi, 4) croît dans les pâturages montagneux des Alpes, des Cévennes, des Vosges, des Pyrénées, de l'Auvergne, etc.

Plante vivace de la famille des *Synanthérées*, tribu des *Corymbifères* (257-40, X), haute de 45 cent. environ, à tige dressée, arrondie, un peu velue, simple ou donnant en haut deux rameaux à fleurs, indépendamment de la fleur terminale. Feuilles radicales sessiles, ovales-allongées, à nervures comme le plantain, formant une rosette de 4 à la base de la tige ; 2 autres feuilles caulinaires opposées plus petites et lancéolées. Racine fibreuse, noirâtre, blanche en dedans.

Fleurs d'un jaune doré, grandes, belles, terminales : la principale accompagnée de 2 autres plus petites (juillet). Involucre composé d'un seul rang d'écailles velues, lancéolées ; fleurons du disque réguliers, hermaphrodites, à 5 dents ; demi-fleurons de la circonférence femelles et très grands, à 3 dents. Graines allongées surmontées d'une aigrette sessile légèrement plumeuse.

Propriétés, usages. L'Arnique est douée d'une odeur aromatique particulière peu agréable, qui provoque l'éternûment, et d'une saveur amère et acerbe : ces qualités sont moins prononcées dans les feuilles et les fleurs que dans la racine, qui est la partie la plus employée. Cette plante est considérée comme tonique et stimulante d'un genre particulier, car son action se porte tout d'abord sur le canal intestinal, et puis sur le système nerveux cérébro-spinal. En effet, donnée à dose un peu forte, elle produit des nausées, des vomissements, suivis de céphalalgie, de fourmillements dans les membres et de mouvements spasmodiques.

C'est un de nos médicaments indigènes les plus actifs, dont cependant les usages ne sont pas parfaitement connus, ni les effets bien déterminés, puisqu'on l'a conseillé dans une foule de maladies de natures différentes. Comme stimulant de l'action nerveuse cérébro-spinale, l'Arnica est employé dans les paralysies. « Ce médicament est surtout utile, dit Frank, si la maladie est ancienne, si elle est l'effet d'une seconde attaque d'apoplexie, si le malade est épuisé, si le pouls est mou et la face pâle. » Les rétentions d'urine par faiblesse paralytique de la vessie, chez les vieillards, ont été efficacement combattues par la tisane d'Arnica. Scarpa aurait obtenu de grands succès de la teinture de cette plante dans les amauroses légères et nerveuses.

L'Arnica propage son action stimulante par une sorte de diffusion dans tous les tissus vivants ; c'est à cause de cela qu'il se montre utile dans les fièvres adynamiques, les rhumatismes chroniques, les fièvres intermittentes, les dyssenteries, la chlorose, l'ictère, et surtout dans les cas d'accidents résultant de chutes. — Stoll faisait grand cas de ce médicament dans les fièvres putrides avec prostration, et après lui Colin l'a beaucoup vanté dans les mêmes circonstances : ces médecins préparaient les premières voies à en recevoir l'impression en les débarrassant des saburres par des évacuants ; ils l'employaient aussi avec succès dans les fièvres tierces et quartes. Dans les autres maladies susnommées, l'Arnica n'a qu'une efficacité très douteuse, qui ne compense pas les inconvénients d'une administration intempestive.

Mais c'est surtout contre les accidents résultant de coups et de chutes que cette plante a été vantée avec le plus d'exagération. Dans les campagnes où elle croît, les paysans ont une foi aveugle dans ses propriétés, et ils en font un usage abusif comme *vulnéraire*. Son infusion peut, en effet, relever l'action vitale ébranlée ou près de s'éteindre ; mais elle ne doit être administrée que dans la période de collapsus ou de sidération qui suit immédiatement l'accident ; dès que le pouls se relève et que la réaction commence, surtout si l'on remarque un commencement de mouvement fébrile, il faut en suspendre l'emploi.

L'Arnica est très en faveur en Allemagne. « Cartheuser, célèbre professeur, dit Chomel, prétend que l'infusion de ses

fleurs est capable de diviser l'humeur épanchée, de la dissoudre et de la faire sortir soit par les urines, soit par une sueur
abondante. Il ajoute même que, dans le cas où le sang serait
extravasé et reporté dans l'estomac, il sortirait par le vomissement; et dans le cas où le sang serait répandu dans les intestins, il sortirait par le fondement, enfin qu'il pourrait sortir même par la partie blessée, si elle était ouverte. » Inutile
de faire remarquer qu'aux yeux de la médecine moderne ces
merveilleuses propriétés sont imaginaires.

Les montagnards fument l'Arnica en guise de tabac.

Récolte. Les fleurs se récoltent dans le mois de juillet, les
racines en septembre. On les monde et on les sèche à l'étuve.

PRÉPARATIONS, DOSES.

Infusion (fleurs) : 4 à 20 gr. par kilog. d'eau. On la fait plus forte s'il s'agit
de *couper* la fièvre intermittente.

—(feuilles) : 15 à 30 gr. par kilog. d'eau.

Décoction (racine) : 4 à 15 gr. par kilog. d'eau.

Poudre (de la racine) : 1 à 4 gr. dans un sirop ou du miel.

Extrait : 6 décig. à 1 gr. — Colin a guéri 142 cas de fièvres intermittentes
au moyen de l'extrait des fleurs.

AURONE CITRONNELLE. *Artemisia abrotanum*, L.

Citronnelle, Armoise mâle, Armoise des jardins, Armoise citronnelle.

Sous-arbrisseau de 60 à 95 cent. (*pl.* XXXVI, 5), à tiges
dressées, rameuses (1), cendrées, les rameaux verdâtres;
feuilles très divisées en découpures linéaires presque capillaires, un peu pubescentes, d'un vert grisâtre ou blanchâtre.

Fleurs en capitules jaunâtres, nombreux, disposés en grappes terminales, présentant les caractères génériques du genre
Armoise, famille des *Synanthérées* (**257**-40, P). Involucres cotonneux, etc. (2) (août).

Propriétés. La Citronnelle, ainsi que l'indique son nom, a

(1) On n'a représenté qu'une sommité fleurie.

(2) Les trois petites figures représentent : l'une, un capitule grossi; l'autre
le pistil; la troisième, enfin, une corolle ouverte montrant le pistil traversant
le tube formé par les 5 anthères soudées et très grossies.

une odeur de citron très pénétrante, surtout lorsqu'on la froisse. Voisine de l'armoise et de l'absinthe, elle en a aussi les propriétés, mais à un plus faible degré. « On peut en préparer une espèce de thé qui est très agréable, stomachique, anthelminthique et utile contre les vents. Murray pense que la prétendue efficacité contre l'alopécie accordée à l'*Art. abrotanum* pourrait bien provenir de la forme capillaire de ses feuilles, et être une signature. M. de Lamark affirme que l'huile essentielle de cette plante donne du camphre » (Mérat et Delens).

Récolte. La Citronnelle peut se récolter toute l'année, soit dans les départements méridionaux, où elle croît spontanément, soit dans nos jardins où elle est cultivée et se montre également vivace. Sa dessiccation ne diminue ni sa saveur, ni l'aspect blanchâtre de ses feuilles, à moins qu'elle ne soit ancienne ou mal séchée.

PRÉPARATIONS, DOSES.

Infusion (sommités vertes) : 30 à 60 gr. par kilog. d'eau.
— (sommités sèches) : 15 à 30 gr. par kilog. d'eau.
Poudre : 4 gr. en pilules ou dans du vin.

BALSAMITE. *Tanacetum balsamita*, L.

Balsamite odorante, Grand-Baume, Baume-Coq, Coq des jardins, Menthe-Coq, Menthe-Notre-Dame.

La Balsamite odorante (*pl.* xxxvii, 1) fait partie de l'immense groupe des *Synanthérées*, tribu des *Corymbifères* (257-40); on l'avait confondue avec les Tanaisies (240, Q), mais elle diffère de ce genre par ses fleurons tous quinquéfides et hermaphrodites, et par ses fruits couronnés d'une membrane unilatérale. Elle croît dans les lieux incultes du midi de la France, et on la cultive dans tous les jardins.

Plante à plusieurs tiges dressées, très rameuses, blanchâtres et comme pulvérulentes, hautes de 60 à 95 cent. et plus, s'élevant d'une racine vivace et fibreuse. Feuilles radicales à long pétiole, ovales-allongées, dentées, d'un vert clair et pulvérulentes; feuilles caulinaires sessiles.

Fleurs en nombreux capitules formant, par leur réunion,

une sorte de corymbe terminal; involucre hémisphérique, composé d'écailles imbriquées; fleurons tous hermaphrodites à 5 divisions, très serrés les uns contre les autres, etc.

Propriétés. Cette plante a une odeur forte, pénétrante, agréable; une saveur chaude et amère. Elle est tonique, excitante, réputée antispasmodique, vermifuge et vulnéraire. Jadis elle a joui d'une grande réputation, surtout à titre d'anti-hystérique et antimélancolique; mais elle est à peu près oubliée aujourd'hui. Il n'est pas inutile cependant de répéter que ses fleurs peuvent remplacer la tanaisie contre les vers lombrics.

BARBARÉE. *Erysimum barbarea*, L.

Barbarée officinale, Herbe au charpentier, Herbe de Sainte-Barbe, Cresson de terre.

Plante bisannuelle, herbacée, de 30 cent. de haut environ (*pl.* xxxvii, 2), de la famille des *Crucifères* (292, E), à tige dressée, glabre, cannelée, simple en bas, rameuse en haut; à feuilles sessiles, les inférieures grandes, pinnatifides, dont le lobe terminal est plus grand, arrondi, denté, les latéraux elliptiques, presque entiers; feuilles supérieures plus petites, lyrées.

Fleurs jaunes, petites, en grappes terminales (1); calice égal, non bossu à sa base, à 4 sépales dressés, caducs; corolle à 4 pétales en croix; 6 étamines dont 2 plus courtes que les 4 autres; 4 petites glandes à la base des filets staminaux. Siliques allongées, tétragones.

Propriétés. La Barbarée est inodore, mais sa saveur est analogue à celle du cresson. Ses feuilles, qui sont légèrement âcres, sont estimées antiscorbutiques. On en fait des salades dans plusieurs cantons, malgré sa saveur piquante.

Quant à sa *récolte*, c'est dans les bois, le long des ruisseaux, aux lieux humides, qu'il faut la faire, ou quelquefois dans les jardins, où ses fleurs doublent.

(1) La plante représentée offre sur les mêmes rameaux des fleurs écloses, tout-à-fait à l'extrémité, des fleurs non ouvertes, et des fruits ou siliques.

BECCABUNGA. *Veronica beccabunga*, L.

Véronique beccabunga, Véronique aquatique, V. cressonnée, Cresson de cheval.

Plante de la famille des *Scrophulariacées*, genre Véronique
(242, J), croissant dans les lieux aquatiques, les ruisseaux et
les fontaines, où elle se montre vivace. Tige de 2 à 6 décim.,
robuste, couchée-rampante, puis ascendante (*pl.* XLIII, 5),
simple ou rameuse, glabre, tendre et succulente. Feuilles opposées, ovales-larges, dentées, glabres, comme charnues.
Racine fibreuse, blanche.

Fleurs bleues, très petites, dont les pédicelles sont munies
de 2 bractées étroites ; elles sont disposées en grappes lâches
à l'extrémité des rameaux axillaires et s'ouvrent en mai-septembre. Calice à 4 divisions oblongues-lancéolées ; corolle dépassant le calice ; 2 étamines ; style filiforme à stigmate simple sur un ovaire biloculaire. Capsule presque ovale à 2 loges
plurispermes.

Propriétés, usages. La Véronique beccabunga possède les
vertus des Crucifères, à un moindre degré toutefois. Elle est
inodore, d'une saveur amère, un peu âcre ; on l'emploie comme
antiscorbutique et dépurative, dans les mêmes cas que le
cresson et le cochléaria, par exemple.

Récolte. Le Beccabunga s'emploie toujours vert. On doit le
cueillir pendant la floraison ; car avant, au commencement du
printemps, ses jeunes tiges ont à peine de la saveur, et plus
tard, lorsqu'il a fourni ses graines, il ne lui reste qu'une légère astringence. Les qualités de cette plante varient encore
selon les lieux où elle croît et son exposition.

PRÉPARATIONS, DOSES.

Suc : 60 à 125 gr., seul ou dans du lait, ou mêlé au suc de cresson.
On mange la *plante* en salade.

Les *feuilles pilées* sont quelquefois appliquées en cataplasme sur les ulcères entretenus par le vice scorbutique. — Simon Pauli assure que ce cataplasme
apaise la douleur des hémorrhoïdes et les guérit.

La VÉRONIQUE-MOURON D'EAU (*Veronica anagallis*) se distingue
du Beccabunga par ses tiges droites et plus hautes, ses feuil-

les étroites et lancéolées, ses fleurs plus petites et bleues, qui ne s'ouvrent qu'en juillet; elle est aquatique également et possède des propriétés analogues, mais un peu moins actives.

BERCE. *Heracleum sphondylium*, L.

Branc-Ursine, Fausse Branc-Ursine, Sphondyle.

Plante vivace de la famille des *Ombellifères*, tribu des *Sélinées* (248-49, K), à tige de 5-15 décim., robuste, fortement sillonnée, fistuleuse, rameuse supérieurement, rude, velue-hérissée; feuilles inférieures pinnatiséquées, à segments velus-pubescents, surtout en dessous, bi-trilobés ou pinnati-partits à lobes ovales dentés ou crénélés.

Fleurs blanches, en larges ombelles planes et terminales de 15-20 rayons; involucre de 1 ou 2 folioles; involucelles de 4 à 7 (juin-septembre). Calice à limbe 5-denté ou entier; corolle de 5 pétales échancrés; 5 étamines; 2 styles plus courts. Fruit elliptique, comprimé, strié, à 3 graines. Columelle bipartie.

Propriétés. Elles ne sont pas tout-à-fait semblables dans les différentes parties de la plante, qui est d'ailleurs inodore : l'écorce de la racine est âcre et rubéfiante; la tige, au contraire, est douée d'une saveur douce et offre un aliment recherché dans certains pays. En Russie on en retire par la fermentation une liqueur alcoolique très enivrante.

Toutefois la Berce est sans emploi thérapeutique, du moins en France, parce que ses propriétés ne sont pas encore assez bien déterminées. En Suède on en fait un usage assez étendu. On prétend que son suc détruit la vermine; on a employé aussi la décoction des racines et des semences, qui sont les parties les plus actives, contre la gale, les engorgements abdominaux, etc.

On trouve la Berce en abondance dans les prés, les bois et les champs, où elle s'élève à hauteur d'homme. Le commerce en néglige la *récolte*.

BERLE. *Sium angustifolium*, L.

Ache d'eau, Berle à feuilles étroites.

La Berle est encore une *Ombellifère* (248-49, I), qui croît
au bord des étangs, des fossés humides et des ruisseaux,
dans les lieux marécageux, où elle fleurit en juillet-septembre.

Plante de 4-8 décim. à tiges très fistuleuses, sillonnées, rameuses, glabres; feuilles à segments ovales-aigus, incisés
et à lobes dentés, feuilles inférieures longuement pétiolées.

Fleurs blanches, en ombelles de 8-12 rayons, courtement pédonculées; involucre et involucelles à plusieurs folioles lobées
et pointues. Calice à 5 dents très peu apparentes; corolle à
5 pétales réfléchis en dedans; 5 étamines; 2 styles courts, etc.

Propriétés. On a vanté l'Ache d'eau dans le scorbut, les obstructions du ventre, la suppression des menstrues, les rétentions d'urine, etc. Ses propriétés sont à peu près celles
de l'ache ordinaire, et c'est parce qu'elle en porte aussi le
nom qu'elle doit d'être récoltée par les herboristes; mais les
médecins n'en prescrivent jamais l'emploi.

BOTRYS. *Chenopodium botrys*, L.

Ansérine-Botrys, Piment, Herbe à printemps, Botride.

L'Ansérine-Botrys (*pl.* xxxv, 3) croît dans les lieux secs et
sablonneux du midi de la France. On la cultive dans quelques
jardins pour la bonne odeur de son feuillage.

Plante de la famille des *Chénopodiacées* (185, A); tige de
30 cent. environ, visqueuse, ferme, verte, couverte de poils;
feuilles alternes, oblongues, sinuées et presque pinnatifides
ou à découpures irrégulières, pubescentes comme la tige et
couvertes d'une matière visqueuse. Racine grosse, charnue,
fusiforme, à radicules fibreuses, d'un gris rosâtre, blanche en
dedans.

Fleurs verdâtres, très petites, disposées en petites grappes
axillaires qui sont très nombreuses, et forment un épi terminal (juin-septembre). Chaque fleur offre la disposition de celle

du Bon-Henri; l'ovaire est globuleux, surmonté de 2 stigmates linéaires allongés.

Propriétés, usages. Le Botrys répand une odeur forte due au suc balsamique très abondant qui s'échappe par les pores de ses feuilles, s'effleurit à leur surface et les rend brillantes et fortement aromatiques. Sa saveur est âcre et amère. Les anciens l'employaient dans l'hystérie, l'asthme, la dysménorrhée; il a été recommandé surtout dans les maladies chroniques de la poitrine, caractérisées par une habitude de sécrétion des bronches, une certaine difficulté de la respiration, etc., et même dans la phthisie pulmonaire, par Wauters. Il paraît que cette plante a été prônée, comme remède secret, par un charlatan du nom de Printemps, ce qui lui a valu l'une de ses dénominations vulgaires. Malgré les éloges exagérés que lui accordent plusieurs médecins, elle est abandonnée aujourd'hui des praticiens.

Récolte. On sèche la plante entière avec ses fleurs, parce qu'alors elle est plus odorante, résineuse; elle ne perd d'ailleurs aucune de ses qualités par la dessiccation.

PRÉPARATIONS, DOSES.

Infusion : une forte pincée par kilog. d'eau.

L'ANSÉRINE AMBROISIE, dont les propriétés physiques et médicales sont à peu près les mêmes que celles du Botrys, sera étudiée dans la classe des Antispasmodiques.

CALAMENT. *Melissa calamintha*, L.

Mélisse calament, Calament de montagne.

Plante vivace, de la famille des *Labiées*, genre Mélisse (219, J), à tiges de 3-6 décim., naissant d'une souche traçante, dressées, rameuses et pubescentes; feuilles opposées, ovales, assez grandes, pétiolées, dentées, pubescentes, d'un vert peu foncé surtout en dessous.

Fleurs violettes ou purpurines, sur des pédoncules axillaires, formant des espèces de verticilles munis de petites bractées (juillet-septembre). Calice tubuleux à 6 dents lon-

gues et aiguës, 3 en haut, 2 en bas plus longues, formant 2 lèvres bien marquées; corolle dont le tube dépasse longuement
le calice, à lèvre supérieure échancrée et plus large que les
3 divisions de la lèvre inférieure.

Propriétés. On lui attribue celles de la Mélisse, et à cause
de cela on l'emploie peu, parce qu'on lui préfère cette dernière. Cependant l'odeur du Calament se rapproche davantage
de la menthe ou de la matricaire. C'est un aromatique, tonique, excitant, cordial comme la plupart des Labiées (220),
mais dont les vertus réelles ne sont pas encore bien déterminées.

On *récolte* cette plante en fleurs sur les coteaux arides, dans
les pâturages montueux, les buissons, etc.

PRÉPARATIONS, DOSES.

Infusion (sommités) : une pincée pour 500 gr. d'eau, comme emménagogue,
céphalique, alexitère, stomachique (Chomel).

Décoction : employée comme résolutive à l'extérieur.

CAMELINE. *Myagrum sativum*, L. *Camelina sativa*, D. C.

Calamine.

Plante de 4 à 8 décim., à tige dressée, rude, velue ; à
feuilles velues ou presque glabres, les inférieures oblongues,
les caulinaires lancéolées-sagittées à la base, entières ou denticulées.

Fleurs jaunâtres ayant les caractères des *Crucifères* (292, E),
s'ouvrant en juin-juillet. Silicule obovale-piriforme, un peu
comprimée et terminée par le style persistant.

Propriétés, usages. La Cameline n'est pas employée en thérapeutique, à moins qu'on ne se serve de son huile fraîche
comme de celles d'olive, d'amandes. Cette huile, que l'on
mange dans quelques cantons, sert principalement pour l'é-
clairage, après qu'on l'a dépurée de son mucilage.

La Cameline croît dans les blés, mais on la cultive en grand
pour l'huile que fournissent ses graines. Elle peut encore
servir de fourrage.

CAMOMILLE. *Anthemis nobilis*, L.

Camomille romaine, Camomille noble, Camomille odorante.

La Camomille romaine (*pl.* xxxvii, 3) croît naturellement dans les lieux un peu humides, sur les pelouses de nos bois, aux lieux arides; on la cultive en grand dans quelques pays, et ses fleurs doublent facilement.

Plante vivace de la famille des *Synanthérées*, tribu des *Corymbifères* (257-40, S), à tiges de 35 cent. de haut, étalées, presque couchées(1), plus rarement dressées, un peu rameuses, anguleuses, faibles et velues. Feuilles composées de beaucoup de découpures linéaires courtes et pointues (pinnatiséquées), peu velues.

Fleurs blanches, en capitules solitaires sur de longs pédoncules velus et blanchâtres, se montrant en juillet-septembre. Involucre écailleux d'un vert blanchâtre, velu; fleurons hermaphrodites et quinquéfides au centre du disque ou réceptacle, qui est oblong-conique; à la circonférence, demi-fleurons femelles à languette ovale à 3 dents peu marquées. Akènes d'un jaune brunâtre, lisses, sans aigrette.

Propriétés, usages. Les capitules (*vulg.* fleurs) de Camomille ont une odeur fortement aromatique, pénétrante, qui rappelle un peu celle du coing; leur saveur est d'une amertume âcre, moins prononcée dans les feuilles. Ces fleurs sont stimulantes, toniques et antispasmodiques; on les emploie pour combattre l'atonie des organes, les fièvres intermittentes, les coliques nerveuses et venteuses, les gastralgies indépendantes d'une inflammation de l'estomac, les névroses, les vers, etc.

La plus importante de ses propriétés est la propriété fébrifuge; elle était connue de Galien, qui rapporte que les mages ou sages de l'Égypte dédièrent la Camomille au soleil à cause de son insigne efficacité contre les fièvres. Dioscoride, Morton, Cullen, Hoffmann, et une foule d'autres, en ont fait l'éloge : tous s'accordent à donner la préférence à la poudre

_____

(1) La figure représente un rameau fleuri de Camomille double.

de fleurs sur toutes les autres préparations. Cette poudre finement pulvérisée était regardée par Elysha Coyth comme aussi sûre que le quinquina.

« Les particularités qui sont le plus à noter, disent Trousseau et Pidoux, sont l'activité de cette poudre dans le cas d'insuccès du fébrifuge ordinaire, activité manifestée surtout alors que les accès sont peu réguliers, que la fièvre n'est pas née sous l'influence miasmatique des pays marécageux, etc. : telles sont beaucoup de fièvres vernales, surtout dans les grandes villes et chez les personnes nerveuses. »

La Camomille, comme la plupart des fébrifuges indigènes, a réussi et peut réussir encore dans des cas où le quinquina s'est montré impuissant. Cela veut-il dire que ces fébrifuges l'emportent sur l'écorce du Pérou ? Nullement, parce que d'abord celle-ci n'a l'infériorité que par exception assez rare, et qu'ensuite tous les médecins savent parfaitement qu'il y a certains organismes ou certaines fièvres qui ne sont pas modifiables par tel agent ou le sont par tel autre, la Camomille, par exemple; « non que celle-ci soit plus héroïque, mais parce qu'elle est autre, et que l'inertie apparente du quinquina n'est que relative à une idiosyncrasie, de même que l'activité apparente de la Camomille n'est relative qu'à cette même idiosyncrasie. C'est ainsi qu'un simple changement d'habitation, une légère émotion morale, font cesser une habitude fébrile que n'avaient pu atteindre les plus fortes doses de sulfate de quinine. »

Dans toutes les autres circonstances que les fièvres intermittentes, la Camomille s'administre en infusion théiforme. Ces circonstances sont un état nerveux, hystérique ou hypochondriaque, accompagné de digestions lentes, de spasmes, de coliques venteuses, etc., qui ne dépendent aucunement d'une irritation inflammatoire proprement dite. L'infusion de cette plante favorise l'action des émétiques; les Anglais se servent d'une forte décoction, bue chaude et coup sur coup, pour faire vomir.

Les lavements de Camomille, selon Scarpa, seraient efficaces contre les spasmes nerveux, les affections comateuses, l'aménorrhée, la suppression des lochies, l'hystérie, etc.

A l'extérieur, ce médicament est employé comme tonique résolutif, surtout sur le ventre, dans les fièvres graves, pour combattre le météorisme en ranimant la contractilité des intestins, moyen d'une utilité douteuse, même lorsqu'on fait usage de l'huile de Camomille camphrée, ce qui est l'ordinaire d'ailleurs.

La Camomille possède des propriétés réelles, exerce une action utile dans une foule de cas, et cependant elle est tombée dans une sorte d'oubli. C'est, dit Bodard, parce qu'en donnant la préférence à la camomille double des jardins qui est moins active, ou bien employant les feuilles de la matricaire qui lui ressemble beaucoup, les expérimentateurs n'ont pu constater les effets de la Camomille romaine et ont perdu confiance en elle.

Récolte. C'est en juin et juillet que se cueillent les capitules de la Camomille; ce ne sont ni les plus belles ni les plus grandes fleurs qu'il faut choisir, parce qu'elles sont moins odorantes que les simples, les plus petites et d'une couleur moins blanche. On les étend en couches très minces, et on les fait sécher à l'étuve ou au soleil. La plante entière se récolte plus rarement. La dessiccation faite avec soin n'ôte rien des propriétés des capitules, dont l'odeur doit être franche et prononcée.

Il est plusieurs plantes qu'on substitue à la Camomille : ce sont la matricaire, la matricaire-camomille, la matricaire odorante, la camomille des champs, la camomille puante, la grande-marguerite et la grande-pâquerette (V. ces mots), qui toutes sont de la même famille, et de la tribu des Corymbifères.

PRÉPARATIONS, DOSES.

Infusion (capitules ou têtes) : nº 10 à 12 par kilog. d'eau ; — 2 à 4 gr., quand c'est pour faciliter le vomissement.

Poudre (fleurs) : 50 cent. à 1 gr. comme tonique, stomachique, carminatif ; — 2 à 4 gr., comme fébrifuge.

Eau distillée : 30 à 100 gr., comme véhicule de potion excitante.

Huile essentielle : 1 à 5 gouttes à l'intérieur, contre les crampes d'estomac; quantité voulue en frictions résolutives et antiseptiques.

Huile de camomille (fleurs sèches, 1 partie; huile d'olive, 8; faites chauffer au bain-marie pendant quelques heures; passez avec expression et filtrez) : en frictions, embrocations.

CAMOMILLE PUANTE. *Anthemis cotula*, L.

Maroute.

Cette *plante* (*pl.* xxxvii, 4), de la même famille que la précédente et qui lui ressemble beaucoup par ses propriétés physiques et médicales, croît abondamment le long des chemins et des ruisseaux, dans les moissons, les champs en friche. Tige de 2-5 décim., dressée, rameuse, presque glabre; feuilles bipinnatiséquées, à segments étalés linéaires.

Fleurs en capitules solitaires, composées de fleurons hermaphrodites à limbe 5-lobé, jaunes et très serrés sur le réceptacle conique; demi-fleurons blancs étalés, à 3 dents obtuses, femelles et stériles à la circonférence (juin-septembre).

Propriétés. L'odeur de la Maroute est aromatique, prononcée, désagréable; sa saveur est amère. On peut l'employer comme la Camomille romaine, dans les névroses, l'hystérie, les gastralgies, les flatuosités; mais on n'a guère à citer que le témoignage de Peyrilhe en faveur de son action fébrifuge. Cette plante serait, suivant MM. F. Dubois et Cazin, très efficace pour dissiper les pneumatoses du canal intestinal, les gastralgies accompagnées de flatuosités. On l'emploie rarement cependant, sans doute parce qu'on lui préfère la Camomille noble, qui est presque aussi commune et qui n'en a pas l'arôme désagréable.

La Camomille des teinturiers (*Anthemis tinctoria*), *OEil-de-Bœuf*, est encore plus rarement mise en usage, quoiqu'on l'ait vantée contre les fièvres.

CAMPHRÉE. *Camphorosma monspeliana*, L.

Camphrée de Montpellier.

Cette plante (*pl.* xlv, 2) croît dans le midi de l'Europe et dans nos départements méridionaux, surtout aux environs de

Montpellier, dans les lieux sablonneux, secs et arides. On la cultive dans quelques jardins.

Sous-arbrisseau de 30 cent. à l'état sauvage, qui atteint jusqu'à 2 mètres par la culture; tige dressée, arrondie, glabre, rameuse ; feuilles très petites, linéaires, pointues, épaisses, velues, d'un vert cendré, très nombreuses, parce que dans leurs aisselles se trouvent des paquets d'autres feuilles semblables, qui sont les rudiments de nouvelles pousses.

« *Fleurs* herbacées, petites, en paquets axillaires le long des rameaux, où elles forment des épis lâches, s'ouvrant en juillet-août. » Leurs caractères sont ceux de la famille des *Chénopodiacées* (185, B) : « calice urcéolé, pubescent, à 4 divisions pointues ; point de corolle ; 4 étamines sortant du calice, à anthères allongées ; style bifide à stigmate aigu et plumeux ; semence comprimée, ovale. »

Propriétés. Cette plante, froissée entre les doigts, exhale une odeur de camphre très marquée selon les uns, nulle selon d'autres ; sa saveur est piquante et aussi camphrée. Ses usages sont mal déterminés, quoiqu'on l'ait employée dans une foule d'affections. Ainsi Burlet la vante dans l'asthme pituiteux et comme expectorant ; Bodard assure qu'elle est utile dans la coqueluche et les métastases goutteuses ; Gilibert la préconise comme diurétique et sudorifique dans les hydropisies.

PRÉPARATIONS, DOSES.

Infusion : 8 à 16 gr. par kilog. d'eau.

CAPUCINE ORDINAIRE. *Tropæolum majus*, L.

Cresson d'Inde.

Originaire du Mexique et du Pérou, où elle est vivace, cette plante est cultivée dans nos parterres et nos jardins, où elle est annuelle. Comme elle est généralement connue, nous nous contenterons de renvoyer, pour ses caractères génériques, à la famille des *Géraniacées* dont elle constitue un genre (314, D).

« Les différentes parties de cette plante ont une odeur

vive et piquante, une saveur chaude, analogue en tout à celle
des plantes crucifères, à côté desquelles elle vient se ranger par ses propriétés stimulantes, qui la rendent très
efficace dans le scorbut, les scrofules, etc. Ses fruits et ses
boutons de fleurs, confits dans le vinaigre, servent d'assaisonnement. L'usage de cette plante n'est pas aussi répandu
qu'il mériterait de l'être. C'est un stimulant extrêmement
énergique, et qui peut être comparé aux meilleurs antiscorbutiques produits par la famille des Crucifères » (Ach. Richard).

PRÉPARATIONS, DOSES.

Décoction : 8 à 16 gr. par kilog. d'eau.
Suc exprimé : 15 à 30 gr.
Les *fleurs de capucine* se mangent beaucoup en salade.

CARDAMINE DES PRÉS. *Cardamina pratensis*, L.

Cresson élégant, Cresson des prés, Cresson sauvage, Passerage sauvage.

Plante de la famille des *Crucifères* (292, C), à tige herbacée, simple, cylindrique, glabre, de 30 cent. de hauteur environ (*pl.* xxxvii, 5). Feuilles radicales composées de folioles
arrondies et anguleuses, la terminale plus grande; feuilles
caulinaires imparipinnées à folioles petites, étroites-allon-
gées. Souche à rhizôme oblique ou presque horizontal, court,
tronqué.

Fleurs d'un blanc rosé ou lilas, pédonculées-dressées, disposées en grappe terminale, s'ouvrant en avril-mai. Calice à
5 sépales ovales, dressés, trois fois moins longs que les pétales; 6 étamines dont 2 extérieures plus courtes, toutes plus
courtes de moitié que les pétales. Silique à bec court, obtus.

Propriétés, récolte. La Cardamine possède les propriétés du
cresson de fontaine et du cochléaria; elle peut les remplacer
dans tous les cas où l'on prescrit l'usage de ces plantes. —
Comme ces dernières, elle croît dans les prairies humides, les
endroits herbeux ombragés, au bord des ruisseaux, et s'emploie fraîche.

CARVI. *Carum carvi*, L.

Cumin des prés.

Le Carvi (*pl.* xliii, 5) croît sur les montagnes et dans les prairies du midi de la France.

Plante herbacée, bisannuelle, haute de 30 à 60 cent., de la famille des *Ombellifères*, tribu des *Pimpinellées* (243-49, B). Tige dressée, glabre, cylindrique, fistuleuse, simple en bas, rameuse en haut. Feuilles bipinnatifides longuement pétiolées, dont les premières divisions sont comme verticillées autour du pétiole commun.

Fleurs blanches en ombelles au sommet des rameaux ; involucre de 2-4 folioles petites, linéaires, quelquefois d'une seule ; pas d'involucelles à la base des ombelles ; 5 pétales égaux munis d'une petite languette au sommet qui est replié en dessus. Fruits ovoïdes, allongés, offrant 5 côtes sur chaque moitié. Racine charnue, blanche, aromatique, de la grosseur du pouce.

Propriétés, usages. Les semences de Carvi sont douées d'une odeur aromatique et d'une saveur chaude, piquante, due à l'huile essentielle qu'elles contiennent. On les emploie en économie domestique : les Allemands en mettent dans le pain, les sauces ; les Anglais dans la pâtisserie, les confitures ; on en fait des liqueurs, comme celle dite *huile de Vénus,* etc. Dans le Nord, l'on mange la racine, améliorée par la culture, à l'instar de celle du panais et de la carotte (Mérat et Delens).

En thérapeutique, ces semences s'emploient dans les mêmes cas que l'anis, auquel nous renvoyons le lecteur. Depuis Dioscoride et Galien, elles sont réputées carminatives, digestives et alexitères, propres à combattre la débilité des voies digestives, la cardialgie, les coliques venteuses, pourvu que ces troubles fonctionnels soient l'effet, non de l'inflammation, mais d'une véritable atonie.

Quant à la *récolte,* elle se pratique comme pour l'anis ; les fruits ne sont bons qu'à être employés la seconde année.

Infusion (graines) : 4 gr. par kilog. d'eau.

Poudre : 3 décig. à 1 gr.

Huile essentielle : 5 à 15 gouttes dans une potion, contre les flatuosités, pour provoquer les règles, etc. — Quantité voulue pour embrocations.

COCHLÉARIA. *Cochlearia officinalis*, L.

Herbe aux cuillers, Cran officinal.

Le Cochléaria (*pl.* xxxviii, 5) croît aux bords des mers d'Europe, surtout dans le Nord, sur les montagnes de la Suisse, des Pyrénées ; il est cultivé dans les jardins.

Plante herbacée, bisannuelle, de la famille des *Crucifères*, tribu des *Alyssinées* (**292, P**), à tiges en partie couchées ou inclinées, faibles, succulentes, rameuses, cylindriques, vertes et glabres. Feuilles radicales cordiformes-obtuses, entières, concaves, ayant un long pétiole canaliculé ; feuilles supérieures sessiles-amplexicaules, ovales-pointues avec une languette de chaque côté.

Fleurs blanches, petites, disposées en grappes corymbiformes ou en bouquets courts, serrés à l'extrémité des rameaux, s'ouvrant en mai-juillet. Calice à 4 folioles demi-ouvertes ; corolle à 4 pétales, plus grande que le calice ; 6 étamines tétradynames ; style court à stygmate obtus. Silicules à valves légèrement carénées.

Propriétés, usages. Le Cochléaria est à peu près inodore tant qu'il reste intact ; mais contus ou écrasé, son odeur est piquante, vive, pénétrante. Sa saveur est également piquante, amère et âcre. Cette plante est évidemment excitante ; c'est, après le raifort, l'antiscorbutique le plus puissant ; elle convient, en outre, dans les cachexies, les affections scrofuleuses, les hydropisies partielles ou générales qui succèdent aux fièvres intermittentes rebelles et aux engorgements des viscères abdominaux : dans les catarrhes pulmonaires avec sécrétion abondante des bronches, l'asthme, les maladies chroniques de la peau, et même, si l'on en croit Desbois, de Rochefort, dans les calculs, etc.

A l'extérieur, les feuilles de Cochléaria se montrent utiles, étant appliquées sur les ulcères scorbutiques, et mâchées dans les cas de ramollissement et de saignement des gencives, etc.

Cette crucifère forme la base du sirop et du vin antiscorbutiques, si fréquemment employés dans les affections du système lymphatique chez les enfants.

Récolte. Le Cochléaria doit être cueilli pendant sa floraison, en mai-juin, et employé à l'état frais : c'est presque toujours de celui que l'on cultive qu'on fait usage.

PRÉPARATIONS, DOSES.

Infusion : 16 à 30 gr. par kilog. d'eau, de lait, de bière ou de vin. — L'ébullition comme la dessiccation ôte à la plante ses propriétés.

Suc exprimé : 30 à 125 gr. à prendre dans du petit-lait afin qu'il soit moins irritant.

On mâche quelques *feuilles* tous les matins pour nettoyer les dents et fortifier les gencives. — Il y a même des pays où on les mange en salade, seules ou mêlées avec le cresson, le pissenlit, etc.; mais leur âcreté doit en rendre l'usage plus nuisible qu'utile sous cette forme.

CORIANDRE CULTIVÉE. *Coriandrum sativum*, L.

La Coriandre (*pl.* xxxviii, 2) croît spontanément en Italie, en Espagne; on la rencontre dans le midi de la France et même dans quelques lieux, vignes, des environs de Paris. On la cultive très facilement dans les jardins.

Plante de 60 cent. environ, de la famille des *Ombellifères*, tribu des *Cicutariées* (248-50, D), à tige dressée, cylindrique, glabre, rameuse supérieurement; à feuilles diverses : les radicales presque entières (1), les caulinaires inférieures pinnatiséquées, à segments lobulés-dentés; les supérieures à segments très étroits et écartés.

Fleurs blanches ou d'un blanc rosâtre, en ombelles de 3-6 rayons, paraissant en juin-juillet; involucre nul, mais involucelles unilatérales à 3 folioles. Les fleurs extérieures des ombelles ont les pétales externes très grands et rayonnants; dans celles du centre, ces pétales sont tous plus petits; 5 éta-

(1) Elles manquent sur la figure.

mines. Fruits globuleux, surmontés des 5 dents du calice et des 2 styles (1).

Propriétés, usages. La plante a peu d'odeur étant entière, intacte; mais si on l'écrase entre les doigts, surtout ses fleurs, elle répand une odeur prononcée, désagréable qu'on a comparée à celle de la punaise. Sa saveur est aromatique, piquante un peu fétide. Les semences sont la partie qu'on emploie. Leurs propriétés sont analogues à celles de l'anis et du carvi, c'est-à-dire qu'on en fait usage comme stomachiques, carminatives, anti-hystériques, etc.—Elles entrent dans la composition de l'*eau de mélisse;* servent de condiment dans l'art culinaire, et de correctif des médicaments désagréables.

La Coriandre rassemblée en grande quantité et fraîche exhale une odeur vireuse qui détermine des nausées, des maux de tête, et qui même n'est pas exempte de danger. La dessiccation change ces qualités; la graine surtout, qui avait l'odeur de punaise, répand un arôme agréable, suave.

PRÉPARATIONS, DOSES.

Infusion : 4 gr. par 500 gr. d'eau. — Cette infusion peut servir de base aux potions carminatives, ou de véhicule à la décoction de séné dont elle masque la saveur désagréable.

Poudre : 2 à 4 gr.

CRESSON DE FONTAINE. *Sisymbrium nasturtium,* L.

Cette plante, que tout le monde connaît, est de la famille des *Crucifères,* tribu des *Arabidées* (292, D). Les *fleurs* sont blanches, disposées en grappes; 4 sépales ovales-obtus, dressés; 4 pétales égaux à onglets dressés, limbe étalé, entier, arrondi; 6 étamines tétradynames; stigmate sessile sur un ovaire cylindrique aussi long que les étamines, etc. (mai-septembre).

Propriétés, usages. Le Cresson, presque sans odeur, a une saveur piquante, amère et qui n'est pas désagréable puisqu'on le mange en salade. C'est un stimulant, antiscorbutique, expectorant, dont les propriétés thérapeutiques sont analogues

(1) Ce fruit est représenté grossi, outre que la plante porte des semences, dont le volume naturel est celui du plomb à bouteilles.

à celles du cochléaria et du raifort, mais beaucoup moins actives. Nous étendre davantage sur ses usages, ce serait répéter ce qui a été dit ou le sera sur ces deux dernières plantes : nous y renvoyons le lecteur.

Disons seulement que comme antiscorbutique, il est tout-à-fait populaire et le plus employé ; que comme tonique expectorant, il a joui d'une réputation aussi grande que peu fondée contre la phthisie pulmonaire.

Récolte. Le Cresson se trouve sur les bords des ruisseaux, des fontaines, dans les prairies humides ; on le cultive en grand aux environs de Paris. Étant vivace et feuillé en tout temps, il peut être cueilli en toute saison pour l'usage. Il est préférable cependant de l'employer au mois de mai. La dessiccation et l'ébullition lui font perdre ses propriétés. Celui que l'on vend à Paris comme aliment, cueilli avant la floraison, est d'une saveur moins prononcée que celui qui montre ses fleurs, et qui devrait être préféré pour les usages de la médecine.

PRÉPARATIONS, DOSES.

Suc exprimé : 50 à 125 gr., comme antiscorbutique. — 30 à 60 gr., mêlé dans du lait chaud, comme expectorant.

On applique les *feuilles pilées* sur les ulcères scorbutiques, scrofuleux, sordides, pour les modifier, les déterger et amener leur cicatrisation.

Les *sucs d'herbes* sont préparés avec le cresson et d'autres plantes crucifères ou amères, telles que le cochléaria, la cardamine, la chicorée, la fumeterre, le pissenlit, le trèfle d'eau, etc.; on les donne à la dose de 30 à 60 et 100 gr. par jour.

Le Cresson de fontaine peut être remplacé par les espèces du genre *Passerage,* qui sont la GRANDE et la PETITE-PASSERAGE, le CRESSON ALÉNOIS (292, R). (V. ces mots.)

CRESSON DE PARA. *Spilanthus oleracea,* L.

Plante originaire du Chili, cultivée dans nos jardins où elle se propage avec facilité, de la famille des *Synanthérées,* tribu des *Corymbifères* (257). Les tiges, de 25 à 30 cent. de hauteur, sont rameuses, arrondies, portant des feuilles opposées, cordiformes, dentelées, glabres.

Fleurs jaunes en capitules gros, solitaires sur de longs pédoncules nus, paraissant de juillet en octobre. Involucre à 2 rangs de folioles étroites ; réceptacle conique, garni de paillettes ; fleurons hermaphrodites rouges au centre, jaunes à la circonférence.

Propriétés. Le Cresson de Para est doué d'une saveur piquante et âcre, manifeste surtout dans les fleurs qui sont antiscorbutiques, et sialagogues à la manière du pyrèthre, étant mâchées. Les feuilles peuvent être aussi employées seules ou mélangées avec celles du Cresson de fontaine ou des autres Crucifères.

On *récolte* les fleurs dans la saison où elles s'ouvrent ; on les fait sécher à la manière ordinaire, et on les emploie soit en infusion, soit en poudre. Les feuilles s'emploient vertes, car sèches, elles ont peu d'action. La plante est d'ailleurs presque inusitée, quoiqu'elle ait des propriétés réelles. Le docteur Rousseau a vanté, dans un mémoire spécial, ses vertus antiscorbutiques, surtout quand il s'agit du scorbut de la bouche, et avant lui, Bahi, médecin honoraire du roi d'Espagne, l'avait conseillée pour remplacer le cochléaria dans les pays où ce dernier ne croît pas.

CROISETTE. *Valantia cruciata*, L.

Croisette velue, Caille-lait-Croisette, Vaillantie.

C'est une *plante* vivace du groupe des *Rubiacées* (243), à tiges presque couchées, simples ou peu rameuses, très velues, de 30 à 60 cent. ; feuilles verticellées par 4 en croix, sessiles, ovales-obtuses, entières, très velues, d'un vert jaunâtre.

Fleurs petites, d'un jaune verdâtre, polygames, mâles et hermaphrodites mêlées, réunies en bouquets sur un pédoncule axillaire muni de 2 bractées, se montrant tout l'été : les mâles ont une corolle rotacée à 4 découpures, 4 étamines, pistil nul ou avorté ; les femelles ont le tube de la corolle un peu plus long, 4 étamines et un style bifide.

Propriétés. La Croisette a peu d'odeur et est modérément amère et acerbe. Ses propriétés sont indéterminées, si toutefois on peut dire qu'elle en a de réelles. Cependant elle passe pour vulnéraire, désobstruante et astringente. Chose singulière, on lui a attribué la vertu de guérir les hernies étant employée extérieurement. Serait-ce cette plante qu'emploieraient encore de nos jours certains prétendus guérisseurs d'*efforts* et de *descentes?*

Pour la *récolte,* il faut la chercher aux bords des chemins et des haies, dans les bois découverts, le long des fossés.

CUMIN. *Cuminum cyminum*, L.

Plante d'Orient, cultivée dans le midi de la France, où elle est annuelle, appartenant à la famille des *Ombellifères* (248-49, H). Sa hauteur est de 20 à 25 cent.; tige rameuse, glabre, striée; feuilles composées ou découpées en lanières très menues.

Fleurs blanches, petites, en ombelles de 4 ou 5 rayons; involucre de 4 folioles capillaires et bifides (juin). Chaque fleur se compose d'un calice entier, d'une corolle à 5 pétales échancrés au sommet, de 5 étamines et de 2 styles persistants, etc.

Usages. On emploie les semences, qui sont ovoïdes, allongées, marquées de lignes prolongées en une pointe au sommet, et dont l'odeur est forte, fatigante, la saveur chaude, amère, désagréable. Leurs propriétés thérapeutiques sont celles de l'anis et du fenouil; par conséquent, nous renvoyons à l'histoire de ces plantes pour les applications.

PRÉPARATIONS, DOSES.

Infusion (semences) : 2 à 4 gr. par kilogr. d'eau.

Poudre : 2 gr. dans du vin, du miel ou un électuaire.

On composait des *cataplasmes* avec cette graine; on appliquait celle-ci en sachets sur les engorgements froids des mamelles, des testicules.

On en injecte l'infusion dans le conduit auditif contre la dureté de l'ouïe.

On composait un *emplâtre* de cumin qu'on appliquait sur la région épigastrique pour diminuer la faiblesse de l'estomac.

CYMBALAIRE. *Antirrhinum cymbalaria*, L.

La Cymbalaire croît dans les fentes des vieux murs humides et faits de grosses pierres de taille; appartenant à la famille des *Scrophulariacées,* genre Linaire (212, L); elle présente les caractères suivants : *plante* de 2 à 7 cent., vivace, à tiges couchées-pendantes, rameuses-diffuses; à feuilles longuement pétiolées, la plupart alternes, épaisses, découpées en 5, 6 ou 7 lobes, rougeâtres en dessous. —*Fleurs* violettes ou d'un rose bleuâtre (mai-octobre); corolle tubuleuse, dont la gorge est complétement fermée par le palais qui est jaune; éperon court et arqué; 4 étamines; 1 style. Capsule subglobuleuse.

La Cymbalaire a une odeur herbacée; une saveur amère, aigrelette-poivrée. On la conseillait comme vulnéraire-astringente; mais si elle a des propriétés médicales, elles sont plutôt antiscorbutiques.

DICTAME DE CRÈTE. *Origanum dictamnus*, L.

Dictamne, Origan de Crète.

Cette *Labiée* (219) n'est pas originaire de France, mais elle y est cultivée dans les jardins; elle mérite encore que nous en fassions mention à cause de sa célébrité dans l'antiquité. —Son histoire se complète d'ailleurs par celle de l'origan. (V. ce mot.)

Plante vivace de 30 cent. environ, à tiges branchues, rougeâtres et cotonneuses; feuilles opposées, pétiolées en bas, sessiles en haut, ovales-orbiculaires, épaisses, cassantes et toujours vertes. — *Fleurs* purpurines, en épis terminaux un peu pendants, avec des bractées rouges, s'ouvrant dans les mois de juillet et août.

Propriétés, usages. Le Dictame de Crète a une odeur de thym et une saveur aromatique, piquante et un peu âcre. « Tonique et excitant, ainsi que la plupart des Labiées (220-21), il a été vanté comme propre à favoriser la digestion, à stimuler le système circulatoire, à provoquer les règles, l'accouchement, l'action des nerfs, vertus qu'il possède lorsqu'il est employé convenablement, mais qui pourraient devenir fort contraires si on le mettait en usage dans le cas d'intoxication ou d'augmentation de l'énergie vitale : vérité applicable à tous les excitants, et qu'il est pour ainsi dire

surabondant de répéter pour chacun d'eux » (Mérat et Delens).

« La puissance des dieux ne suffisait pas pour guérir les
blessures des simples mortels ; ils avaient recours aux vertus
de cette plante. Vénus en cueillit sur le mont Ida pour panser
les blessures de son fils Énée (*Æneid.*, lib. xii, v. 413). Les
chèvres blessées se guérissaient en les mangeant, et cela suffisait même aux cerfs pour se débarrasser des flèches qu'ils
avaient reçues et en guérir les plaies » (Gauthier, *Man. des
pl. médic.*).

On peut *récolter* cette plante dans les serres, où on la cultive quelquefois ; mais ses propriétés sont beaucoup moins
prononcées que celles du dictame qui nous est envoyé de Can-
die, et qui est d'ailleurs déformé par le voyage, la dessiccation,
le frottement.

PRÉPARATIONS, DOSES.

Infusion (feuilles) : 1 ou 2 fortes pincées par 500 gr. d'eau.
Poudre : 1 à 4 gr.

Le dictame entre dans la thériaque, le diascordium, la confection d'hyacinthe, etc.

DORONIC. *Doronicum pardalianches*, L.

On trouve le Doronic dans les bois montagneux des Alpes.
Il forme un genre de la famille des *Synanthérées* (257-40, K),
et présente les caractères spécifiques que voici : *plante* vivace
à tige de 6-10 décim., dressée, rameuse en haut, pubescente,
feuillée dans toute sa longueur, feuilles sinuées, pubescentes,
à pétiole poilu, les radicales très amples, ovales, les caulinaires amplexicaules, les moyennes à base large, les supérieures ovales-lancéolées. — *Fleurs* en capitules terminaux,
grands ; fleurons tous jaunes, ceux de la circonférence rayonnants ; paraissant en mai.

Usages. Les auteurs diffèrent d'opinion sur les *propriétés*
de ce végétal, qui, étant voisin du genre Arnica, est supposé
lui ressembler par ses vertus thérapeutiques. C'est sa racine
que l'on a employée ; elle est rampante, épaisse, fibreuse,
brune en dehors, blanche en dedans, d'une odeur faible et

d'une saveur douceâtre. Elle a été considérée comme vénéneuse par les uns, comme alexipharmaque par d'autres, au contraire; ceux-ci l'ont vantée contre les vertiges, et ont supposé que les danseurs de corde en prenaient avant de s'exercer; ceux-là l'ont prescrite contre l'épilepsie, pour rappeler les règles, etc.; mais, en fin de compte, elle est aujourd'hui sans usages.

Le Doronicum plantagineum est une espèce fort voisine qui croît dans les taillis montueux des environs de Paris, et dont on donne quelquefois la racine pour celle du Pardalianches.

Le Doronicum caucasium, qui est fréquemment cultivé dans les jardins, se distingue des précédentes espèces par ses feuilles profondément dentées.

FRAXINELLE. *Dictamnus albus*, L.

Dictamne blanc, Fraxinelle d'Europe.

La Fraxinelle (*pl.* xxiii, 3) croît dans les bois élevés du midi de la France, et on la cultive dans beaucoup de jardins pour la beauté de ses fleurs.

Plante vivace du groupe des *Rutacées*, genre Dictamne (308, B), à tiges simples, cylindriques, de 45 à 60 cent. de hauteur; à feuilles alternes, très longues, imparipinnées, dont les folioles sont sessiles, ovales-aiguës, denticulées.

Fleurs blanches ou rouges, grandes, pédonculées, formant de longs épis, s'ouvrant en juin et juillet. Calice étalé, profondément divisé en 5 lanières lancéolées; corolle de 5 pétales inégaux dont 4 supérieurs dressés et 1 inférieur; 10 étamines déclinées; style et stigmate simples. Fruit quinquéloculaire à 5 côtes saillantes.

Propriétés, usages. Toute la plante répand une odeur aromatique très prononcée, due à une huile volatile sécrétée par une multitude de petites glandes qui couvrent la partie supérieure de la tige, le calice et la corolle. « Dans les grandes chaleurs de l'été, l'huile volatile qui s'échappe de la plante forme autour d'elle une atmosphère que l'on peut enflammer en y plongeant une bougie allumée » (Richard).

Les fleurs ont une odeur forte, citronnée, que répandent aussi les feuilles lorsqu'on les écrase; la racine est amère, âcre et aromatique. On emploie l'écorce de cette dernière; mais ses propriétés thérapeutiques étant appréciées d'une manière toute différente par les divers expérimentateurs, elle est tombée dans l'oubli. Storck l'a vantée dans les fièvres intermittentes, l'hystérie, l'épilepsie; ceux-ci, dans les scrofules, le scorbut, la peste; d'autres, dans les dyspepsies atoniques, etc. En définitive, cette plante est tonique-stimulante et peut être utile dans les cas où sont indiqués les stomachiques et les cordiaux.

Récolte. L'écorce de la racine de Dictamne blanc (et non Dictame) vient des départements ou des contrées qui produisent naturellement la plante, et où on la recueille au printemps et à l'automne. Cette écorce sèche est assez épaisse, roulée sur elle-même, blanchâtre, d'une odeur et d'une saveur plus prononcées que la partie ligneuse.

PRÉPARATIONS, DOSES.

Infusion (écorce de la racine) : 8 à 16 gr. par kilog. d'eau.
Poudre : 4 à 8 gr.
Teinture (alcool, 500 gr.; racine, 60 gr.) : à prendre par cuillerées (Storck).
Quand on prescrit les *feuilles* de dictamne, c'est toujours du dictame de Crète que l'on parle, et non du dictamne dont nous venons de faire l'histoire.

FENOUIL. *Anethum fœniculum*, L.

Aneth ou Anis doux, Aneth-Fenouil, Fenouil des vignes.

Le Fenouil (*pl.* xxxviii, 3) croît en Italie et dans les terrains pierreux du midi de la France; on le cultive dans les jardins, les vignes, etc.

Plante vivace de la famille des *Ombellifères*, genre Aneth (248-49, G), ayant de 1 à 2 mètres de hauteur, des tiges dressées, nombreuses, fistuleuses, rameuses, lisses et glabres; des feuilles découpées en lanières très étroites, à divisions principales opposées, à pétiole embrassant la tige par une membrane large. Souche épaisse.

Fleurs jaunes, petites, en ombelles terminales de nombreux rayons inégaux, dénuées d'involucre et d'involucelles, se montrant en juin et juillet. Corolle à 5 pétales entiers, arrondis, roulés et repliés en dessus ; 5 étamines plus longues que les pétales ; 2 styles courts. Columelle bipartie ; fruits allongés et striés.

Propriétés, usages. On emploie la racine, mais surtout les graines, qui ont une odeur aromatique, forte, agréable, une saveur sucrée un peu âcre, comme excitantes, carminatives, emménagogues et apéritives. Ce que nous avons dit des usages de l'anis s'applique entièrement au Fenouil. Nous ajouterons seulement que ce dernier passe pour augmenter la sécrétion laiteuse chez les nourrices. « Nous pourrions citer, dit Bodard, plusieurs exemples de mères qui, manquant de lait, étaient sur le point d'abandonner leur enfant à un lait étranger, et chez lesquelles nous avons rétabli la sécrétion de ce fluide précieux par une infusion théiforme de semences de fenouil édulcorée avec un peu de réglisse verte. »

Récolte. La racine de Fenouil se récolte en septembre ; elle est allongée, de la grosseur du doigt, et presque sans odeur à l'état sec. Les feuilles restent vertes après la dessiccation ; les semences conservent leur odeur forte et leur saveur piquante.

PRÉPARATIONS, DOSES.

Infusion (semences) : 15 à 30 gr. par kilog. d'eau.
Poudre : 1 à 4 gr.
Décoction (racine) : 30 à 60 gr. par kilogr. d'eau.
Eau distillée : employée en collyre.
Huile essentielle : 5 à 6 gouttes.

« Arnauld de Villeneuve recommande l'usage de la *graine de fenouil* pour conserver et pour rétablir la vue : Tragus est de ce sentiment. Appliquées sur les tempes des enfants, elles leur procurent du sommeil. » (Chomel).

FENOUIL PUANT. *Anethum graveolens*, L.

Aneth odorant, Fenouil bâtard.

Cette plante a tant d'analogie avec la précédente qu'on a confondu très souvent avec elle. Elle s'en distingue cependant par sa racine grêle, sa tige solitaire et ses feuilles supérieures dont la partie engaînante est beaucoup plus courte que la partie qui porte les segments, outre qu'elle n'a pas un demi-mètre de hauteur.

Quant à ses *propriétés*, ce sont encore celles de l'anis et du fenouil, sauf que son odeur est moins agréable. Ses semences sont stomachiques, antiventeuses ; on les considère aussi comme propres à augmenter le lait des nourrices ; enfin on leur accorde une légère action narcotique qui ne jouerait pas le moindre rôle dans leurs succès contre les coliques, les vomissements, le hoquet. Cette plante ne croît pas en France et n'y est que rarement cultivée et usitée.

IMPÉRATOIRE. *Imperatoria ostruthium*, L.

Impératoire des Alpes ou des montagnes, Benjoin français, Otruche, Ostrute.

Cette *plante* (*pl.* xxxix, 2), de la famille des *Ombellifères* (248-55, C), croît dans les pâturages montagneux du Midi, où elle est vivace, et se présente avec des tiges fortes, dressées, creuses, glabres, de 30 cent. de hauteur environ ; des feuilles peu nombreuses, les radicales grandes, à long pétiole, divisées en trois parties composées chacune de 3 folioles, les supérieures à court pétiole membraneux à la base : toutes ovales, trilobées, dentées, glabres et d'un vert peu foncé. Racine longue, grosse, tuberculeuse.

Fleurs blanches, en ombelles assez grandes, terminales, paraissant aux mois de juillet et août. Corolle de 5 pétales réfléchis en dedans ; 5 étamines ; 2 styles à stigmate arrondi, etc.

Propriétés, usages. L'Impératoire est peu odorante, mais ses semences et sa racine le sont davantage ; leur saveur surtout est chaude et très aromatique. Cette racine jouit de propriétés toniques-stimulantes assez énergiques, et cependant elle est pour ainsi dire abandonnée. « Pourquoi, se demande Roques, est-elle tombée dans l'oubli, lorsqu'on pourrait l'employer avec tant d'avantage dans l'hystérie, la fièvre tierce, les flatuosités et l'aménorrhée asthénique ; pourquoi lui voit-on préférer tous les jours des plantes herbacées, inodores ou

insipides?» Ce n'est pas nous qui chercherons une explication à l'inconstance des hommes; mais nos lecteurs en seront
encore plus frappés si nous leur disons que cette même racine avait été proclamée par Hoffmann le *divinum remedium*.

On *récolte* la racine d'Impératoire l'hiver pour la conserver.
Elle est du volume du doigt, renflée et comme tuberculeuse
de distance en distance, charnue, brune, rugueuse, marquée
de sillons en travers, donnant naissance à des radicules secondaires. On la fait sécher après l'avoir coupée par rouelles.
Celle qu'on trouve dans le commerce vient de l'Auvergne ordinairement.

PRÉPARATIONS, DOSES.

Décoction : 15 à 30 gr. par kilog. d'eau.
Poudre : 1 à 2 gr. comme tonique; 2 à 6 gr. comme fébrifuge.
On mâche cette racine comme sialagogue.

IVETTE. *Teucrium chamœpitis*, L.

Germandrée-Ivette, Petite-Ivette.

L'Ivette (*pl.* xxxix, 1) est une *Labiée* du genre Germandrée
(219, F), qui croît dans les champs sablonneux, secs et arides.

Plante annuelle de 10 à 16 cent., à tige dressée ou couchée,
selon les lieux où elle croît, rameuse, rougeâtre, tétragone,
poilue sur deux de ses faces, qui alternent à chaque articulation. Feuilles opposées alternativement en croix, les inférieures très allongées, les supérieures très rapprochées,
toutes velues, divisées en trois lobes étroits.

Fleurs d'un jaune clair, petites, verticillées à l'aisselle des
feuilles, s'ouvrant en mai-juillet et août. Calice anguleux, un
peu renflé, à 5 dents aiguës; corolle unilabiée à tube très
court; 4 étamines didynames saillantes; 1 style à stigmate
bifide.

Propriétés, usages. Odeur aromatique qui rappelle celle du
pin; saveur très amère, aromatique et résineuse; action stimulante qui se porte principalement vers la peau, telles sont
les propriétés de l'Ivette. Quant à ses usages, ils consistent
principalement à combattre la goutte et les rhumatismes chroniques. Cette plante a été considérée encore comme désob-

struante, antispasmodique, emménagogue, etc. ; mais elle est peu employée aujourd'hui.

On peut employer l'*infusion*, la *poudre* et l'*extrait* aux mêmes doses que la germandrée, qu'elle peut remplacer du reste.

Elle faisait partie de la *poudre de Portland*, dont la réputation comme anti-goutteuse était immense.

L'IVETTE MUSQUÉE (*Teucrium iva*) se distingue de la précédente par ses feuilles ovales, dentées, plus velues ; ses fleurs roses ; son odeur plus aromatique, etc. Elle croît dans le midi de la France. On l'estime céphalique, antispasmodique, propre à remplacer la germandrée-ivette. Inusitée d'ailleurs.

LAVANDE. *Lavandula vera*, D. C.

Lavande officinale ou vulgaire, Lavande des jardins.

Nous avons à parler de trois variétés de Lavande, qui toutes sont très aromatiques et originaires du midi de la France. Celle dont nous nous occupons pour le moment (*pl.* XXXIX, 4) est surtout cultivée en bordure dans les jardins.

Plante vivace de la famille des *Labiées* (219, I), à tiges de 3-6 décim., ligneuses à la base, rameuses, rapprochées en touffes (1) feuillées en bas, nues en haut. Feuilles opposées, sessiles, étroites-oblongues, s'arrêtant sur la tige bien au-dessous de l'épi florifère.

Fleurs bleues ou violettes, disposées en verticilles ou glomérules de 3-5 qui forment des épis grêles, interrompus à la base, et qui sont munis de 2 bractées étroites (juin-septembre). Calice bleuâtre, tomenteux, à dent supérieure prolongée en un appendice en forme d'opercule ; corolle à tube saillant hors du calice, à lèvre supérieure bilobée ; l'inférieure trilobée à lobes presque égaux (2) ; 4 étamines incluses, les inférieures plus longues ; style filiforme de la longueur du tube,

(1) Une seule est figurée.

(2) Le lobe moyen, sur la figure, a été divisé en deux, ainsi que le tube, pour faire voir les étamines.

sur un ovaire quadrilobé qui se convertit en 4 petits akènes lisses, oblongs.

Propriétés, usages. Les Lavandes répandent une odeur aromatique très agréable, ont une saveur amère et chaude. Ce que nous avons dit des usages des Labiées en général leur est spécialement applicable (220 21).

Cette plante est tonique-stimulante; et bien qu'elle s'emploie plus souvent comme parfum que comme médicament, on la recommande dans les affections atoniques, scrofuleuses; dans la chlorose, l'aménorrhée, les vapeurs, les spasmes, l'hystérie; dans les écoulements muqueux entretenus par une faiblesse générale, tels la bronchite chronique, l'asthme humide, la leucorrhée, etc.

A l'extérieur, la Lavande est mise en usage comme stimulante-résolutive. On en prépare des bains aromatiques, des sachets qu'on applique sur les engorgements atoniques, et sur lesquels on pourrait coucher les enfants scrofuleux pour les fortifier. La teinture alcoolique a été employée en gargarisme contre la paralysie de la langue et le bégaiement; l'on prescrit son eau distillée plus ou moins additionnée d'alcool, en lotions, sur les boutons de la couperose et de l'acné, pour en opérer la résolution. — C'est cette plante que l'on vend dans les rues de Paris pour mettre dans les garde-robes dont elle masque l'odeur, et dans les armoires parmi les hardes pour les préserver des teignes par la force de son arôme.

Répétons ici que les plantes stimulantes, les Labiées en général, la Lavande en particulier, ne doivent pas être administrées à l'intérieur lorsqu'il existe de la chaleur à la peau, de la réaction générale ou locale, une certaine irritabilité des tissus, une disposition aux congestions vers la tête, de la soif, de l'inflammation à l'estomac, etc.

Récolte. On doit la faire avant l'épanouissement des fleurs, si l'on veut que la plante jouisse de toutes ses propriétés, qui persistent après la dessiccation, et qui sont plus prononcées lorsque la culture du végétal a lieu dans un terrain sec et aride.

Infusion (sommités) : 4 à 8 gr. par kilog. d'eau ; — 15 à 30 gr., pour lotions, fomentations.

Eau distillée : 30 à 100 gr. en potion. — Elle sert aussi pour la toilette comme cosmétique.

Teinture alcoolique : 1 à 4 gr. et plus en potion.

Huile essentielle : 5 à 10 gouttes en potion. — On se sert de cette huile, surtout de celle qu'on retire de la lavande stœchas, pour tuer les poux : on en graisse un papier brouillard que l'on applique sur la tête des enfants. — La même huile, dit Chomel, mêlée avec celle de millepertuis et de camomille, fait un excellent liniment pour les rhumatismes, la paralysie et les mouvements convulsifs.

La Lavande-Spic (*Lavendula spica*) (*pl.* xxxix, 5), encore appelée *Grande-Lavande, Lavande mâle, Aspic, Faux-Nard,* diffère très peu de la précédente, dont elle se distingue surtout par ses bractées linéaires, par une odeur et une saveur plus prononcées, partant par des propriétés plus actives. Du reste, les usages sont les mêmes pour les deux espèces. C'est de la Lavande-Spic qu'on retire l'huile volatile connue sous le nom d'*huile* de *spic,* par corruption *huile d'aspic,* laquelle est jaunâtre, âcre, chaude, aromatique, d'une odeur pénétrante, contenant beaucoup de camphre, employée en médecine, dans l'art vétérinaire surtout, et dans les arts industriels.

La Lavande-Stœchas, nom qui lui vient de ce qu'elle croît aux îles Stœchades (ou Hyères), est réputée antispasmodique, emménagogue, expectorante. Elle entre dans le *sirop de stœchas,* employé dans les affections de poitrine avec embarras des bronches et de la respiration ; dans la *thériaque,* le *mithridate,* etc.

LAURIER. *Laurus nobilis*, L.

Laurier d'Apollon, Laurier ordinaire, Laurier franc, Laurier-Sauce.

Originaire des contrées orientales de l'Europe, le Laurier (*pl.* xiv, 2) s'est naturalisé dans le midi de la France et se cultive dans tous les jardins. Genre type des *Lauracées* (**177**), il présente les caractères suivants :

Arbre toujours vert, à tige dressée, rameuse ; à feuilles alternes, ovales-aiguës, entières, d'un vert persistant, plus vif en dessus qu'en dessous.

Fleurs d'un jaune blanchâtre ou herbacé, dioïques : fleurs mâles en petits faisceaux munis chacun de 4 bractées caduques, ayant le calice à 4 divisions profondes, 12 étamines, sans pistil ; fleurs femelles formant aussi de petits capitules involucrés, avec un calice turbiné à 4 divisions, un style épais et court, recourbé, sur un ovaire uniloculaire et uniovulé : les étamines semblent remplacées par 4 appendices alternes. Drupe ovoïde, un peu charnue.

Propriétés, usages. Les feuilles et les baies du Laurier sont les parties qui ont été employées. Les premières sont douées d'un arôme balsamique et d'une saveur aromatique chaude, amère et piquante ; lorsqu'on les brûle, elles répandent une fumée d'une odeur suave. Elles sont réputées stomachiques, carminatives et antispasmodiques ; partant elles conviennent dans les débilités de l'estomac, les flatuosités, la gastralgie, etc. On les a proposées dans beaucoup d'autres maladies, mais nous devons le dire, les observateurs n'ont rien publié qui mérite confiance à cet égard. — En sorte que le Laurier n'est guère usité que pour aromatiser les mets de haut goût, lesquels ne peuvent convenir aux estomacs irritables.

Les fruits ou baies du Laurier possèdent des propriétés encore plus prononcées que les feuilles ; elles sont dues à une huile volatile contenue en grande quantité dans leur péricarpe. L'amande fournit de son côté une huile grasse verdâtre, semi-solide, dont on se sert pour embrocations résolutives. Ce que l'on délivre généralement dans le commerce pour de l'huile de Laurier, c'est tout simplement de la graisse de porc colorée en vert et rendue aromatique par la macération des feuilles de Laurier et de Sabine réduites en pulpe.

Terminons en disant que, dans l'antiquité, le Laurier était consacré au dieu de la poésie et des arts, d'où son nom de *Laurier d'Apollon;* et qu'alors, comme de nos jours encore, on en ceignait le front des vainqueurs et des héros.

MÉDICATION STIMULANTE.

PRÉPARATIONS, DOSES.

Infusion (feuilles) : 10 à 15 gr. par kilog. d'eau.
— (baies) : 4 à 10 gr. pour même quantité d'eau.
Huile essentielle : 1 à 10 gouttes, en potion.
Huile exprimée : quantité suffisante en frictions.

LIVÈCHE. *Ligusticum livisticum*, L.

Angélique à feuilles d'ache, Ache des montagnes, Séséli.

La Livèche (*pl.* xxxix, 3) habite les montagnes du midi de la France, et est cultivée dans les jardins. Appartenant aux *Ombellifères* (248-49, E), elle offre les caractères que voici :

Plante de près de 2 mètres, à tiges dressées, creuses, glabres, peu rameuses; à feuilles grandes, deux fois ailées, composées de folioles incisées ou même lobées, à grandes dents pointues, planes, luisantes en dessous et d'un vert peu foncé. Racine grosse, branchue, etc.

Fleurs jaunâtres, en ombelles terminales, avec involucre et involucelles de plusieurs folioles, se montrant en juin. Calice 5-denté ; corolle à 5 pétales entiers roulés en dedans au sommet ; 5 étamines ; 2 styles.

Propriétés. La Livèche a beaucoup d'analogie avec l'ache et le céleri par son odeur surtout et sa saveur qui est assez agréable. On emploie la racine comme stimulante et carminative : « On la recommandait autrefois dans les cas de digestions difficiles, lorsque l'estomac avait besoin d'être fortifié. On l'a crue pendant longtemps un remède spécifique contre la jaunisse.

« On a vanté l'usage de ses feuilles, prises intérieurement, comme un excellent moyen de rétablir les évacuations menstruelles supprimées. Mais aujourd'hui, sous aucun rapport, on ne fait plus usage de la Livèche. — On assure que ses feuilles mêlées avec le fourrage guérissent la toux des bestiaux » (Loiseleur Deslonchamps).

Il est inutile de parler de la *récolte* d'une plante si peu employée. Disons cependant que c'est sa racine que l'on vend dans les pharmacies sous le nom de racine d'ache.

PRÉPARATIONS, DOSES.

Infusion (racine) : 10 à 15 gr. par kilog. d'eau.
— (semences) · 6 à 12 gr. par kilog. d'eau.

MARJOLAINE. *Origanum majorana*, L.

Marjolaine des jardins, Marjolaine d'Angleterre, Marjolaine sauvage. Grand-Origan.

Plante vivace, de 30 cent. environ, de la famille des *Labiées* (249), à tiges dressées, fermes, grêles, très rameuses, pubescentes, anguleuses ; feuilles petites, opposées, ovales-obtuses, velues, d'un vert blanchâtre.

Fleurs blanches ou rougeâtres, petites, en épis courts et terminaux qui forment corymbe dans leur ensemble ; calice à 2 divisions ; corolle comme celle de l'origan (V. ce mot) ; étamines à anthères panachées de rouge, etc.

Propriétés. La Marjolaine a une odeur aromatique très prononcée, une saveur chaude un peu âcre. Elle a joui d'une grande réputation dans le traitement des maladies du cerveau et des nerfs ; on la faisait entrer dans une foule de préparations officinales qui ne sont plus en usage ; sa poudre est un sternutatoire puissant, etc. Pour plus de détails, nous renvoyons à l'histoire de l'origan, dont elle possède les propriétés.

Quant à sa *récolte,* on ne peut la faire que dans les départements méridionaux, où elle croît spontanément, à moins qu'on ne se serve de la plante cultivée dans les jardins, ce qui a presque toujours lieu d'ailleurs.

MARUM. *Teucrium marum*, L.

Germandrée maritime, Petite-Herbe-aux-Chats.

La Germandrée maritime est un *sous-arbrisseau* vivace du midi de la France, où elle croît dans les lieux stériles, aux îles d'Hyères, etc. Elle appartient aux *Labiées*, genre Germandrée (249, F), et présente les caractères spécifiques suivants : tiges dressées, nombreuses, grêles, rameuses, cotonneuses et très blanches, atteignant rarement 35 cent.; feuilles opposées, très petites, nombreuses, ovales-pointues, entières, blanchâtres, surtout en dessous.

Fleurs purpurines, disposées en épis allongés, terminaux (juillet-août); calice recouvert d'un duvet blanchâtre, campanulé, à 5 dents; corolle dont la lèvre supérieure est nulle, la lèvre inférieure grande, dressée, à trois lobes terminaux et deux dents pointues à sa base; 4 étamines remplaçant la lèvre supérieure; style à stigmate bifide.

Propriétés, usages. Le Marum est doué d'une odeur aromatique agréable, pénétrante, qui rappelle celle de la mélisse ou de la citronnelle, et d'une saveur amère, âcre et piquante. C'est un excitant à la manière de la sauge, du romarin, de la menthe, des Labiées, en un mot (220), mais beaucoup moins employée. Cependant on a célébré ses merveilleuses propriétés. « Cette plante, dit Bodard, mérite le premier rang parmi les cordiaux. Son parfum suave et doux la rend supportable à presque toutes les constitutions; on peut donc la considérer comme un médicament nervin, diaphorétique, diurétique, emménagogue, selon les organes atteints plus particulièrement de la faiblesse à laquelle il remédie. Succédané du camphre, dont il recèle une grande quantité, il s'oppose à la putridité, augmente la sécrétion de la bile, favorise les fonctions digestives, ranime l'appétit et remédie à la lenteur du système circulatoire. »

Le Marum a, de plus, été considéré par quelques médecins, au nombre desquels se trouve Hufeland, comme propre à guérir les polypes des fosses nasales, et surtout à en prévenir le retour, étant prise en poudre. « Une jeune paysanne de onze ans, rapporte J.-H. Kopp, qui en prit 3 à 5 prises par jour, vit son polype disparaître le treizième jour; ayant reparu à quelques mois de là, le même moyen le fit disparaître de nouveau; mais le Marum fut continué cette fois après pour qu'il ne revînt plus, ce qui arriva. » Reste à connaître la nature du polype, qui sans doute était muqueux.

Récolte. On peut recueillir la Germandrée maritime pendant toute la belle saison; sa culture n'a lieu que dans les jardins botaniques, où on la recouvre d'un grillage, afin de la préserver des ravages que lui causent les chats, animaux qui se roulent dessus (comme sur la cataire) avec une sorte de volupté furieuse. Sèche, cette plante ne perd rien de ses qualités, et elle excite encore les chats à se vautrer dessus. Comme ses feuilles tombent en cet état, on la trouve presque toujours, chez les herboristes, réduite à des paquets de tiges fermes et ligneuses dans leur partie inférieure.

PRÉPARATIONS, DOSES.

Infusion (feuilles) : 8 à 30 gr. par kilog. d'eau.

Poudre : 1 à 2 gr. dans du vin, du miel ou un électuaire. — On la prise comme sternutatoire ou pour guérir les polypes muqueux des fosses nasales.

Extrait : 1 à 2 gr., en pilules ou dans du vin.

MATRICAIRE. *Matricaria parthenium*, L.

Matricaire officinale, Espargoutte.

La Matricaire (*pl.* XL, 2) croît dans les champs, dans les décombres et le long des murailles, où elle est simple; cultivée dans les jardins, elle s'y montre double.

Plante bisannuelle, de la famille des *Synanthérées*, tribu des *Corymbifères* (237-40, O), ayant 30 à 60 cent. de hauteur environ, des tiges dressées, rameuses, cannelées, pubescentes ou glabres suivant la culture; des feuilles alternes, pétiolées, larges, pinnatiséquées, à segments ou lobes oblongs, obtus, inégalement incisés, dentés.

Fleurs en capitules nombreux, disposés en corymbe terminal (juin-août). Fleurons du centre jaunes et hermaphrodites à 5 dents; demi-fleurons de la circonférence blancs, femelles, à 3 dents : dans les premiers, 5 étamines et 2 styles, etc. Involucre à folioles étroites; réceptacle convexe.

Propriétés, usages. La Matricaire répand une odeur aromatique forte, désagréable, et sa saveur est amère-piquante très prononcée. C'est un médicament tout à la fois tonique, fébrifuge, stimulant-antispasmodique, emménagogue, antiventeux. Ses usages sont ceux de la camomille; mais lorsqu'il faudra agir plus particulièrement sur l'utérus, dont les fonctions seront ralenties ou suspendues par défaut de ton ou de vitalité générale, lorsqu'on aura à combattre les névroses, telles que l'hystérie, l'hypochondrie, la migraine, les spasmes, etc., on devra la préférer à cette plante. Le temps où l'on considérait chaque végétal comme possédant des propriétés spéciales pour telle maladie ou tel symptôme est passé; cependant il ne faut pas trop généraliser non plus ; et quand Chomel nous dit que, employée en cataplasmes, la Matricaire fait cesser ou calme la migraine, cela vaut au moins que nous expérimentions ce moyen avant de le condamner. — Selon Pauli, pour se mettre à l'abri des piqûres d'abeilles, il suffit de se munir d'un bouquet de cette plante odorante.

Récolte. L'époque de la floraison est celle de la récolte. On cueille les sommités en conservant une partie des tiges et des feuilles. La Matricaire simple est préférable à la double, qui cependant est, pour ainsi dire, la seule que l'on trouve dans le commerce. On la sèche comme la camomille.

PRÉPARATIONS, DOSES.

Infusion (fleurs vertes) : 2 ou 3 pincées par kilog. d'eau.
— (fleurs sèches) : 4 à 16 gr. et plus pour même quantité de liquide.
Poudre : 1 à 4 gr. dans du vin, du miel, etc.

MATRICAIRE–CAMOMILLE. *Matricaria chamomilla*, L.

Camomille ordinaire.

La Camomille ordinaire (*pl.* XL, 3) est donc une espèce du genre Matricaire, famille des *Synanthérées,* tribu des *Corymbifères* (237-40, O), qui croît dans les moissons, les lieux pierreux, aux bords des chemins, etc.

Plante de 2 à 6 décim., à tige dressée, très rameuse supérieurement ou même dès la base, glabre; feuilles bi-tripinnatiséquées à segments étalés, plus épais et plus larges que ceux de la camomille romaine.

Fleurs en capitules nombreux, solitaires au sommet des rameaux; fleurons jaunes, tubuleux, hermaphrodites, à limbe 5-lobé au centre du réceptacle, qui est conique-aigu et creux [1]; demi-fleurons blancs, femelles fertiles à la circon-

_____

[1] Le fleuron représenté sur la figure est grossi d'une manière disproportionnée par rapport au demi-fleuron qui se voit à côté.

férence (mai-juillet). Involucre à folioles oblongues, etc.

Propriétés, usages. Ce sont ceux de la camomille romaine. L'usage de cette plante comme stomachique, antispasmodique, fébrifuge et anthelminthique, remonte aux temps les plus reculés : c'était la camomille des anciens ; mais aujourd'hui elle est oubliée pour la camomille noble, dont l'arôme est plus prononcé et agréable et l'action plus marquée.

MÉLÈZE. *Pinus larix*, L.

Le Mélèze est un grand arbre qui croît dans les parties élevées des Alpes ; son tronc, droit, peut atteindre 25 mètres d'élévation. « Ses feuilles sortent par faisceaux de bourgeons écailleux et globuleux ; elles deviennent alternes par l'allongement du jeune rameau renfermé dans chaque bourgeon ; elles sont linéaires, pointues, assez molles, et tombent de bonne heure, caractère remarquable qui ne s'observe, parmi les *Conifères*, que dans ce seul genre, » auquel nous renvoyons pour la disposition générale des organes fructifères (465, C).

Le Mélèze fournit la *térébenthine de Venise* ou *de Briançon*, qui suinte des entailles que l'on pratique à son écorce, et dont nous parlerons lorsque nous ferons l'histoire du pin, qui produit, de son côté, une autre espèce de térébenthine, celle dite *de Bordeaux*.

La *manne de Briançon* provient aussi du Mélèze. Nous renvoyons à la médication purgative ce que nous avons à en dire.

MÉLISSE. *Melissa officinalis*, L.

Mélisse des jardins, Citronnelle, Citronade, Herbe de citron, Piment des ruches, Ponchirade.

La Mélisse (*pl.* xLIV, 2) croît dans le midi de la France, quelquefois aux environs de Paris, dans le voisinage des habitations ; mais on la cultive dans la plupart des jardins. C'est un genre de plantes de la famille des *Labiées* (219, J), qui diffère du thym par son calice, dont l'intérieur est nu ; de l'origan par ses fleurs, qui sont accompagnées de bractées et réunies en tête.

Plante vivace, plus ou moins pubescente ; tiges de 6-8 déc., dressées, rameuses, carrées et cassantes ; feuilles opposées, pétiolées, ovales-pointues, crénelées en scie, moins vertes en dessous qu'en dessus, un peu pubescentes.

Fleurs blanches ou jaunâtres, à courts pédoncules, disposées en verticilles ou glomérules axillaires, munies de bractées et regardant toutes du même côté (juin-septembre). Calice tubuleux à 2 lèvres, la supérieure tronquée, bi-dentée, l'inférieure à 2 dents plus longues et aiguës. Corolle à tube grêle, arqué, dépassant le calice ; lèvre supérieure bifide, l'inférieure trifide, dont le lobe moyen est arrondi et plus grand que les autres (1) ; 4 étamines didynames, c'est-à-dire dont 2 sont plus courtes, rassemblées sous la lèvre supérieure ; ovaire quadrilobé, surmonté d'un style filiforme à stigmate bifide.

Propriétés, usages. La Mélisse est très odorante ; l'arôme de ses feuilles est agréable et rappelle celle du citron, surtout lorsqu'elles sont fraîches et qu'on les froisse entre les doigts ; leur saveur est aromatique, chaude, analogue aussi à celle du limon. Cette plante jouit d'une immense réputation comme tonique-stimulante et antispasmodique. Elle ranime les fonctions de l'estomac, remonte les forces générales, excite les actions vitales, et partant est très propre à dissiper les vertiges, la migraine, la défaillance, la syncope, les étourdissements par cause nerveuse, ou qui ne sont pas le résultat de la pléthore.

A chaque page, pour ainsi dire, l'on trouve dans les ouvrages des auteurs qui ont précédé nos contemporains les mots de *nervins, céphaliques* et *exhilarants.* Pour faire comprendre le sens qu'on attachait à ces expressions et celui qu'elles doivent avoir encore aujourd'hui, nous citerons quelques fragments du passage qui a trait à ce sujet dans le *Traité de thérapeutique* de MM. Trousseau et Pidoux.

« Le mot *nervin* a constamment servi à désigner les agents

_____

(1) La corolle détachée et ouverte que représente le dessin est privée de ses lèvres ; cette figure est spécialement destinée à faire voir les étamines.

qui refocillent directement et agréablement l'ensemble du système nerveux, ou plutôt encore quelque portion de ce système. Ce sont moins les névroses, l'élément spasme, qui en réclament l'emploi, que les débilités, les atonies des nerfs, surtout des nerfs encéphalo-rachidiens... Les nervins sont donc des médicaments qui ont la propriété de réveiller et de maintenir l'action nerveuse des organes et des appareils de la vie de relation, et c'est surtout en les appliquant directement aux parties débilitées elle-mêmes qu'ils ont la réputation d'être utiles, bien que leur usage interne et les effets qu'ils produisent par l'intermédiaire de la circulation aient très souvent été utilisés dans le même but. Leur emploi externe s'étend aussi à toutes les névralgies des membres et des organes des sens. »

« Sans doute, ajoutent ces auteurs, les progrès de l'anatomie pathologique ont dû considérablement limiter le nombre des cas où l'usage des nervins paraissait autrefois indiqué. C'était surtout dans les paralysies des mouvements volontaires et des organes des sens qu'on administrait ces médicaments, et les recherches modernes n'ont laissé à la plupart de ces paralysies que le rang de symptôme d'affections organiques le plus souvent inamovibles de l'encéphale. Mais il ne faut pas s'autoriser de cet important progrès pour repousser d'une manière absolue les modificateurs du système nerveux.

« Si la qualification de *céphalique* devait s'étendre à tous les médicaments qu'on peut employer dans les maladies de la tête, il faudrait l'exclure à jamais du langage médical; mais si on veut bien la restreindre à quelques agents thérapeutiques qui, par la voie de l'olfaction, et plus rarement par la bouche, dissipent facilement et d'une manière instantanée et directe bon nombre de céphalalgies, mais surtout qui stimulent rapidement et agréablement le cerveau, en tant surtout qu'organe servant à la manifestation des facultés du principe pensant, cette qualification pourra être tolérée sans inconvénient. Or, sans qu'ils aient jamais ainsi formellement énoncé l'espèce de propriétés que nous reconnaissons ici aux médicaments céphaliques, les auteurs qui se sont servis de ce mot lui ont implicitement assigné le sens que nous venons de dire. Il est évident que, pour agir de cette façon, les céphaliques doivent être doués d'une odeur agréable et en même temps un peu diffusible et pénétrante, et, sous ce rapport, la Mélisse tient un des premiers rangs : l'immense réputation de la fameuse *Eau des Carmes* en fait foi.

« Reste à parler de la propriété *exhilarante* attribuée à certains médicaments. Cette expression a encore plus vieilli que les deux précédentes. Elle porte avec elle sa définition et équivaut à celle de médicaments réjouissants. Existe-t-il des agents autres que les alcooliques capables de produire la gaîté, de dissiper l'ennui, d'ouvrir à l'imagination un avenir tout plein de délicieuses illusions, etc.? Nous n'oserions pas le prétendre. Tous les remèdes qui soulagent ou rétablissent la santé sont bien suivis de ces heureux effets, et rendent au malade la joie et l'espoir; mais il ne s'agit pas ici des moyens quelconques qui dissipent la tristesse en faisant cesser un état morbide qui l'avait produite. Pour mériter le titre d'exhilarant, un médicament doit réjouir l'âme directement, d'une manière comme spécifique, et lorsque les affections tristes, mélancoliques, sont, si on peut ainsi parler, essentielles, idiopathiques. Ces remèdes seraient, par conséquent, principalement applicables au traitement des atrabilaires, des hypochondriaques...

« Quoi qu'il en soit, la Mélisse est annoncée par un grand nombre de très anciens auteurs comme par beaucoup des plus modernes pour un des meilleurs exhilarants. Sérapion prétend « *qu'elle ôte toutes inquiétudes et imaginations du cerveau* « *et principalement celles qui procèdent d'humeurs mélancoli-* « *ques;* » Avicenne, « *qu'elle réjouit le cœur et fortifie les esprits* « *vitaux...* »

« Il est au moins sans inconvénient de prescrire l'infusion de Mélisse ou quelques gouttes d'eau des Carmes dans un verre d'eau sucrée contre les divers accidents cérébraux ou hypochondriaques que nous venons de mentionner... Nous croyons aussi par analogie pouvoir en recommander l'usage aux vieillards dont les facultés intellectuelles vacillent et s'affaissent comme les membres, comme toutes les fonctions qui dépendent de l'encéphale. La mélisse bâtarde, la cataire, le basilic, sont les labiées les plus rapprochées de la Mélisse par leurs propriétés » (Trousseau et Pidoux, *Traité de thérapeutique*).

Récolte. La Mélisse se cueille en mai; si on la récolte plus tard, il faut avoir soin de la choisir encore en fleurs; dans tous les cas, celle qui est bien garnie de fleurs et qui n'est point trop grande est la meilleure. On la sèche entière, sans les racines pourtant, après l'avoir mondée et disposée en guirlandes. Après la dessiccation, son odeur a diminué, mais sa saveur citronnée caractéristique reste prononcée.

PRÉPARATIONS, DOSES.

Infusion : 4 à 12 gr. par kilog. d'eau. — « Des médecins recommandables disent en avoir conseillé avec succès l'usage, le matin à jeun, et en guise de thé, aux vieillards gras et apathiques. »

Eau distillée : 30 à 125 gr. en potion.

Alcoolat (sommités récentes de mélisse, 1; alcool à 80 (31 cart.), 3; eau distillée de mélisse, 1 ; faites macérer pendant 4 jours et distillez pour retirer 5 parties 1/2 d'alcoolat) : 2 à 8 gr. en potion.

Alcoolat composé (Eau des Carmes) : 1 à 4 gr. en potion ou sur un morceau de sucre imbibé. L'*Eau des Carmes* est composée de plusieurs autres médicaments plus excitants que la mélisse, et doit être considérée comme un stimulant beaucoup plus fort que ne pourrait être une préparation de cette plante.

La MÉLISSE BATARDE (*pl.* XVII, 5) (*Melitis melissophyllum*), *Mélisse sauvage, Mélisse des bois* ou *des montagnes, Mélisse puante, Mélissot,* est une *plante* de 30 cent. au plus, à tige simple, carrée, velue, dressée; à feuilles grandes, ovales-aiguës, crénelées, atténuées en pétiole. — *Fleurs* blanches, 1-2 à l'aisselle des feuilles; calice plus grand que le tube de la corolle à 3-4 divisions; corolle tubuleuse (labiée); lèvre supérieure entière, l'inférieure trilobée; 4 étamines didynames, etc. (mai-juin). Racine noueuse, traçante.

Cette plante s'emploie dans les mêmes cas que la précédente, dont elle possède les propriétés à un plus faible degré cependant. Son odeur citronnée est moins agréable, et la saveur de ses feuilles laisse dans la bouche une légère amertume aromatique.

MENTHE POIVRÉE. *Mentha piperita*, L.

Menthe, Menthe anglaise.

La Menthe poivrée (*pl.* XL, 5) est originaire de la Grande-Bretagne; elle croît naturellement dans quelques parties des Pyrénées, quelquefois dans le voisinage des habitations, mais elle est fréquemment cultivée dans les jardins. Genre de la famille des *Labiées* (219, H), elle présente les caractères spécifiques que voici :

Plante de 40 à 60 cent., légèrement pubescente, à tiges droites, quadrangulaires et fermes, à rameaux opposés et axillaires (1); feuilles opposées, oblongues-lancéolées, pétiolées, dentées en scie, d'un vert foncé en dessus, plus pâle en dessous.

Fleurs violacées ou rougeâtres, disposées en glomérules munis de bractées étroites, petites, et formant un épi court et serré à la partie supérieure de la tige (juillet-septembre). Calice campanulé-renflé à 5 dents linéaires; corolle infundibuliforme à 4 divisions égales, la supérieure un peu plus large et échancrée; 4 étamines divergentes plus courtes que la corolle, quelquefois la dépassant un peu. Ovaire à 4 lobes, style à 2 stigmates.

Propriétés, usages. « La saveur de cette labiée est très aromatique, chaude, poivrée et camphrée, laissant dans la bouche une sensation de frais très prononcée et fort agréable; son odeur est très diffusible, balsamique, intense, et cette propriété lui reste entière après la dessiccation. La Menthe poivrée contient une huile essentielle extrêmement abondante et une quantité considérable de camphre. »

On peut l'employer avantageusement comme tonique, stimulante, antispasmodique, emménagogue, vermifuge, carminative, etc., suivant les cas. Ainsi elle ranime les fonctions digestives dont la lenteur et la débilité ne dépendent pas de l'inflammation : elle combat les fièvres nerveuses primitives (maladies d'ailleurs rares et d'un diagnostic difficile), ainsi

---

(1) On n'a représenté qu'une sommité fleurie.

que les fièvres typhoïdes revêtant la forme nerveuse; elle est recommandée surtout comme antispasmodique et médicament diffusible dans les gastralgies, les palpitations, les tremblements nerveux, les migraines, etc., chez les jeunes filles chlorotiques, dans les cas de menstruation difficile avec coliques, frissonnements, spasmes; enfin la Menthe est indiquée dans les flatuosités, les météorismes nerveux de l'hystérie et de l'hypochondrie, et son usage procure quelquefois l'expulsion des vers intestinaux.

Quelles sont les propriétés qu'on n'a pas attribuées à cette plante? Son infusion chaude est encore excellente dans la période du froid des fièvres intermittentes, au début du choléra, dans tous les flux excessifs qui paraissent être dominés par un état spasmodique et nerveux grave et profond, et au milieu desquels surviennent rapidement la réfrigération, la petitesse et l'irrégularité du pouls, une grande inertie des fonctions respiratoires, l'extinction de la voix, le sentiment d'une chaleur brûlante concentrée dans quelque cavité splanchnique, des contractures ou des convulsions partielles, etc. (Trousseau et Pidoux).

La Menthe est anaphrodisiaque, selon Hippocrate, Aristote, etc., et la grande quantité de camphre qu'elle contient légitime cette opinion. Mais pourquoi Dioscoride et, après lui, Galien, en ont-ils parlé plus tard comme d'une plante *qui incite au jeu d'amour?* Ces deux manières de voir, quoique opposées, ont quelque chose de juste ; car Hippocrate dit qu'elle diminue les désirs vénériens *lorsqu'on en fait souvent usage,* cas qui permet, en effet, au camphre de porter son action sur l'appareil génital; d'un autre côté, si on n'en prend qu'en passant ou qu'à de longs intervalles, elle peut exciter cet appareil par ses propriétés naturelles et par l'effet de l'idiosyncrasie du sujet.

Dès la plus haute antiquité, la Menthe a été signalée comme diminuant la sécrétion laiteuse. Suivant Desbois de Rochefort, prise en infusion et appliquée en fomentation sur les seins, elle empêche une nouvelle sécrétion de lait et s'oppose aux accidents des affections dites laiteuses, accidents mal déterminés et maladies non généralement admises. Linné et plusieurs autres auteurs affirment que les vaches qui mangent de la Menthe dans les pâturages ont un lait plus séreux. Ce qu'il y a de certain, disent MM. Trousseau et Pidoux, c'est que la coagulation du lait est retardée lorsqu'on y dépose quelques feuilles de Menthe. On peut donc conseiller cette plante aux nourrices à l'époque du sevrage, pourvu toutefois qu'elles ne satisfassent pas l'appétit que ce médicament ne manquera guère de développer par son action tonique et stomachique.

On a proposé des lotions avec une infusion très chargée de Menthe poivrée pour guérir la gale : ce moyen n'est pas à dédaigner. Nous avons mentionné d'autres usages, qui lui sont communs avec la plupart des *Labiées* (220-21).

Récolte. Le moment de la faire est le mois de juillet. On emploie la plante beaucoup plus souvent sèche que fraîche. On doit opérer sa dessiccation promptement. Il faut rejeter cette plante sèche si les épis ne sont plus rouges ni les feuilles vertes, si l'odeur et la saveur, qui se conservent parfaitement, sont équivoques ou faibles.

PRÉPARATIONS, DOSES.

Infusion (sommités sèches) ; une pincée chaque fois pour 1 ou 2 tasses d'eau chaude et sucrée. — Infusion plus chargée pour fomentations contre la sécrétion laiteuse, la gale, sur les contusions, les ecchymoses.

Eau distillée : 30 à 125 gr. pour véhicule de potion.

Sirop : 30 à 60 gr. comme édulcorant.

Huile essentielle : 1 goutte sur un morceau de sucre qu'on fait prendre aux femmes dans les accès d'hystérie. — Le Dr Duval prétend que le meilleur moyen de faire cesser la syncope est de frictionner les gencives avec quelques gouttes d'essence de menthe.

Pastilles de menthe : tout le monde sait qu'elles doivent leur saveur à l'essence de cette plante.

La Menthe est un genre de plantes nombreuses en variétés, qui toutes possèdent les propriétés de la Menthe poivrée, mais à un degré moindre. Elles lui sont d'ailleurs très voisines par leurs caractères physiques.

La MENTHE SAUVAGE (*Mentha sylvestris*) ou *Baume, Menthe*

vulgaire, est une plante tomenteuse-soyeuse, à feuilles presque blanches à la face inférieure ; glomérules de fleurs nombreux, axillaires et soutenus par des bractées linéaires, disposés en épis cylindriques allongés très compactes. Corolle d'un rose pâle, s'ouvrant en juillet-septembre.

La MENTHE ÉLÉGANTE (*Mentha gentilis*) est une plante à odeur très pénétrante, glabre ou ne présentant que quelques poils épars sur les nervures des feuilles. Tige raide, rougeâtre. Croît le long des chemins, sur le bord des champs ; est cultivée dans les jardins, et fleurit en juillet et août.

La MENTHE VERTE (*Mentha viridis*) ou *Menthe de Notre-Dame*, *M. à feuilles étroites*, etc., est presque glabre, très odorante, à feuilles vertes sur les deux faces, plus étroites ; à épis plus allongés, plus pointus.

La MENTHE CRÉPUE OU FRISÉE (*Mentha crispa*) a 60 centim. environ, des tiges dressées, rameuses, velues ; des feuilles assez grandes, cordiformes, ondulées et très crépues ; racines fibreuses à jets rampants. On la vend souvent pour la Menthe poivrée qu'elle remplace assez bien, sauf qu'elle est moins excitante et antispasmodique.

La MENTHE AQUATIQUE (*Mentha aquatica*), ou *Baume d'eau*, se trouve dans les lieux humides et marécageux, où elle est vivace ; ses tiges, hautes de 45 à 50 cent., sont carrées, velues ; ses feuilles pétiolées, ovales, dentées, aiguës, d'un vert pâle ; ses fleurs plus grandes, pourpres ou d'un violet clair, disposées en têtes terminales arrondies.

MEUM. *Athamentha meum*, L.

Fenouil des Alpes, Æthuse à feuilles capillaires.

C'est une *Ombellifère* (248) à tiges cannelées, un peu rameuses, hautes de 30 centim. environ ; feuilles tripinnatisé-quées, à découpures capillaires plus fines que celles du fenouil. Racine grosse comme le doigt. — *Fleurs* blanches petites, en ombelles terminales, avec involucre et involucelles de plusieurs folioles linéaires. Chaque tige porte 3 ou 4 ombelles dont une seule est fertile, celle du milieu, les autres étant mâles et stériles par avortement du pistil.

Propriétés. Cette plante, qui croît dans les Alpes, les Pyrénées, les Vosges, etc., où elle fleurit en juin et juillet, est douée d'une odeur diffusible pénétrante lorsqu'on l'écrase, et d'une saveur aromatique âcre, plus prononcée encore dans les graines. On a employé ses racines comme excitant aromatique, dans les atonies, les flueurs blanches, les fièvres intermittentes; mais ce médicament est aujourd'hui délaissé quoiqu'il fasse partie de la thériaque.

MILLEFEUILLE. *Achillœa millefolium,* L.

Herbe aux coupures, Herbe aux charpentiers, aux voituriers, Herbe militaire, Sourcil-de-Vénus, Achilléine, etc.

La Millefeuille (*pl.* XL, 5) est très commune dans les lieux incultes, les prés secs et les champs où elle fleurit tout l'été; quelquefois elle est cultivée dans les jardins. Elle appartient aux *Synanthérées* (257-50, T).

Plante vivace de 60 centim. environ, à tiges dressées, raides, cannelées, simples, excepté en haut où naissent les rameaux de l'inflorescence. Feuilles longues et étroites, molles, pubescentes, bipinnatiséquées, à segments très nombreux, linéaires et courts-mucronés.

Fleurs blanches ou d'un rose lilas, disposées en capitules très petits et nombreux qui forment des corymbes terminaux compactes (juin-octobre). Fleurons du centre tubuleux, hermaphrodites, très petits, au nombre de 6-8 environ, à limbe 5-lobé; demi-fleurons de la circonférence femelles et fertiles, à 3 dents dont la moyenne est peu distincte, au nombre de 5 le plus souvent et ayant la languette écartée en dehors, de manière que le capitule a l'apparence d'une fleur à 5 pétales blancs, avec des parties jaunes au milieu, quoique les fleurons et les demi-fleurons soient de même couleur. Involucre allongé [1] composé d'écailles imbriquées; réceptacle presque plan. Akènes ovoïdes dépourvus d'aigrette.

_____

(1) Qui ne se voit pas sur la figure.

Propriétés, usages. La Millefeuille a une odeur aromatique qui n'est pas très agréable ; sa saveur est amère, un peu acerbe, plus prononcée dans les fleurs que dans les feuilles. Elle est sur la limite des toniques-amers et des toniques-stimulants ; elle peut aussi être considérée comme astringente, antispasmodique ; et, si l'on s'en rapporte aux éloges qu'en ont fait les médecins de l'antiquité, elle serait bonne dans les flux muqueux et sanguins, la phthisie, les suppressions, les maladies nerveuses, les coliques d'estomac, celles de la matrice après l'accouchement, celles qu'occasionne la gravelle, et surtout dans le pansement des plaies.

Au fond de tout cela, la Millefeuille possède-t-elle des propriétés confirmées par l'expérience ? Son action tonique peut être mise à profit dans la débilité des fonctions, les fièvres intermittentes ; elle paraît être efficace dans la leucorrhée, les hémorrhagies utérines ; les cours de ventre ; puis comme elle est légèrement stimulante, elle peut, par l'effet de l'idiosyncrasie des malades, agir sur le système nerveux comme antispasmodique, sur la matrice comme emménagogue, tandis que, chez d'autres femmes, elle provoquera peut-être une suppression des menstrues à cause de son astringence.

M. le docteur Richart, de Soissons, a essayé de réhabiliter la Millefeuille en publiant le résultat de ses expériences (*Abeille médicale*, année 1850). Il la regarde comme très utile dans les fièvres éruptives, les menstruations difficiles et douloureuses, etc. « Son infusion, dit-il, est un puissant calmant du système nerveux ; elle calme la douleur sans augmenter l'inflammation et fait cesser la fièvre symptomatique ; ces heureux effets me l'ont fait adopter comme boisson principale chez toutes les femmes en couches, disposées généralement aux irritations nerveuses et aux inflammations. J'en fais aussi un heureux usage au début des maladies, durant le trouble nerveux qui les précède, et souvent cette infusion a suffi pour rétablir la santé. » Le même praticien ajoute qu'il a eu beaucoup à se louer de l'usage de l'infusion et de la décoction de Millefeuille, qu'il employait en boissons, lavements, topiques et bains d'enveloppe, dans une épidémie de dyssenterie très grave.

C'est principalement à titre de vulnéraire et *cicatrisante* que la Millefeuille a acquis de la réputation, nous ne dirons pas parmi les médecins, mais parmi les campagnards. Appliquées sur les plaies et les coupures, ses feuilles constituent un remède populaire qui certainement a plus contribué à retarder les cicatrisations qu'à les favoriser. Nous ne pouvons trop le répéter, ce n'est qu'exceptionnellement et chez les sujets très lymphatiques que les plantes de la nature de celle-ci offrent quelque utilité dans le pansement des solutions de continuité.

PRÉPARATIONS, DOSES.

Infusion (sommités fleuries) : 2 ou 3 fortes pincées par kilog. d'eau.

Feuilles (pilées) : on en applique une quantité voulue sur les coupures et les plaies ; — (cuites) : appliquées de la même manière. Elles ne retardent pas assez la guérison pour ne pas conserver leur vieille réputation de cicatrisantes.

« Ces feuilles légèrement pilées et mises dans le trou de l'oreille calment souvent la douleur de dents : c'est un remède éprouvé par des praticiens dignes de foi » (Chomel).

Décoction : « Simon-Pauli assure avoir connu des femmes enceintes qui s'étaient garanties de l'avortement par l'usage de cette décoction. »

Suc : « Six onces, dit encore Chomel, avec autant de celui d'ortie (*U. dioica*), pris en 2 doses, à 1 heure l'une de l'autre, m'ont réussi plusieurs fois pour arrêter une hémorrhagie survenue par l'ouverture de quelque vaisseau sanguin qui se dégorgeait dans le canal intestinal.

MILLEPERTUIS. *Hypericum perforatum*, L.

Millepertuis commun ou ordinaire, Herbe de Saint-Jean, Herbe aux piqûres, Trescalan Chasse-Diable.

Cette plante (dont une sommité fleurie est figurée (*pl.* XXIV, 6), se trouve dans les endroits secs, les lisières des bois, aux bords des chemins où elle est vivace et fleurit en juin-août. Elle constitue le genre type des *Hypéricacées* (**526,** A) et présente les caractères spécifiques suivants :

Tiges de 3-8 décim., dressées, fermes, ordinairement rameuses, rondes, avec des entre-nœuds, offrant deux lignes peu saillantes ; feuilles opposées, oblongues, à points transparents nombreux, dus à des vésicules remplies d'huile essentielle, présentant des nervures transparentes.

Fleurs jaunes, en panicules terminales multiflores ; 5 sépales linéaires-pointus ; 5 pétales longs, marqués sur les bords de très petits points noirâtres ; étamines nombreuses, hypogynes, saillantes, dont les filets sont réunis par la base en 5 faisceaux. Ovaire libre à 3 loges ; 3 styles divergents, à stigmate simple et très petit. Capsule à 3 loges polyspermes, trivalve.

Propriétés, usages. L'odeur du Millepertuis est peu prononcée, à moins qu'on ne froisse les feuilles entre les doigts ; sa saveur est amère, styptique, un peu résineuse et salée. Cette plante est une de celles qui ont reçu le plus d'éloges et auxquelles les anciens se sont plus à accorder une foule de propriétés imaginaires et contradictoires. Il est arrivé ce qui ne manque jamais de se produire en pareil cas : c'est qu'à l'engoûment exagéré a succédé l'abandon complet et peut-être injuste ; car, disent Mérat et Delens, « il serait utile de s'assurer par des expériences nouvelles et bien faites des propriétés réelles de cette plante active et si répandue chez nous. »

Quoi qu'il en soit, le Millepertuis est un stimulant balsamique qui paraît agir sur le système broncho-pulmonaire et sur l'appareil urinaire, suivant les circonstances. M. Cazin dit l'avoir employé avec avantage en infusion dans les affections catarrhales pulmonaires chroniques, dans l'asthme et même la phthisie ; il l'a souvent mêlé à la racine d'aunée, au lierre terrestre, au lichen pulmonaire ou au lichen d'Islande, dans les maladies chroniques de la poitrine. « Les cas où ces combinaisons sont indiquées, ajoute ce praticien avec raison, ne peuvent s'apprécier qu'au lit des malades ; les principes généraux s'établissent, en thérapeutique, dans les livres ; l'application de ces principes subit les modifications suggérées par l'état particulier du sujet, et c'est ce qui constitue la pratique. »

Le Millepertuis peut encore être très utile dans les catarrhes de vessie, du vagin et de l'urètre, lorsque l'eau de goudron et la térébenthine ont l'inconvénient de causer un surcroît d'irritation : cette action favorable s'explique par ses propriétés résineuses. Dioscoride, Etmuller et une foule d'autres considéraient cette plante comme un puissant diurétique propre à guérir l'ischurie, la néphrite calculeuse, mais ces vertus touchent au côté fabuleux de son histoire, ainsi que celles prétendues vulnéraires et cicatrisantes. — Dirons-nous enfin qu'on a prescrit la tisane de Millepertuis pour rappeler l'écoulement menstruel, et même pour ranimer le travail de l'enfantement et favoriser la délivrance.

Récolte. Il faut choisir les sommités qui n'ont pas les fleurs complétement ouvertes. On sèche la plante entière, privée de ses racines seulement; après la dessiccation, on lui retrouve toutes ses propriétés. En vieillissant les feuilles jaunissent et les fleurs perdent de leur couleur.

PRÉPARATIONS, DOSES.

Infusion (sommités fleuries) : 15 à 30 gr. par kilog. d'eau.

Eau distillée : 30 à 125 gr. en potion.

Huile d'hypericum (de fleurs de millepertuis) : employée à l'extérieur à dose volontaire dans les cas de contusions, de plaies : remède autrefois très vanté, mais qui est réellement sans effet.

Les *feuilles* et les *fleurs* macérées dans l'huile d'olive passaient jadis pour un excellent *vulnéraire,* très propre à favoriser la cicatrisation des plaies simples et des ulcères.

Suc : Haller dit que ce suc tiré de l'herbe broyée et infusée dans le vin lui paraît mériter la préférence comme vulnéraire-cicatrisant.

MOUTARDE NOIRE. *Sinapis nigra*, L.

Sénevé.

On rencontre cette plante dans les lieux incultes un peu humides, dans les terrains arides et pierreux, les décombres, dans les îles de la Marne, aux environs de Paris, etc. Elle est bisannuelle, cultivée pour l'usage culinaire et pour les besoins de la médecine. Elle appartient aux *Crucifères,* et constitue un genre de plantes dont nous avons indiqué les caractères (292, K).

Tige dressée, rameuse, de 60 à 90 cent. d'élévation, glauque et glabre; feuilles grandes, sessiles, lyrées, les supérieures entières, lancéolées. — *Fleurs* jaunes, petites, en longues grappes terminales, s'ouvrant en juillet et août. Siliques grêles, dressées et appliquées contre la tige.

Propriétés, usages. Les semences sont les seules parties employées. Entières, elles sont inodores, mais lorsqu'on les brise elles répandent une odeur assez forte, pénétrante. Elles fournissent une farine d'une couleur jaune verdâtre, mêlée de petits points noirs provenant de l'enveloppe et dont l'aspect est huileux, etc.

Les graines de moutarde contiennent pour éléments principaux de leur composition : *sinapisine,* matière blanche cristallisable particulière ; *huile fixe, albumine, matières colorantes,* etc. Aucun de ces produits ne possède l'âcreté si remarquable qu'on leur connaît, parce qu'en effet cette âcreté est due à l'huile volatile qui se développe par la réaction des divers éléments les uns sur les autres, lorsqu'on y ajoute de l'eau surtout.

La Moutarde noire est tonique, stimulante, antiscorbutique et purgative, selon les doses ; mais son emploi est presque exclusivement consacré à la médication externe, où elle agit comme rubéfiante. — Cependant on a reconnu que ces semences produisent quelquefois de bons effets dans les fièvres intermittentes, les fièvres putrides, les atonies, les affections scorbutiques, les engorgements atoniques, les hydropisies, certains catarrhes chroniques du poumon. En parlant des préparations et doses de ce médicament, nous reviendrons sur ce sujet ; mais nous dirons de suite que, suivant Ray, la Moutarde pulvérisée et mêlée dans du vin blanc sauva la vie à un grand nombre de malheureux atteints du scorbut pendant le siége de La Rochelle. « Je l'ai employée, dit M. Cazin, dans un cas de scorbut très grave, chez un enfant de 14 ans, que Bavre, maire du village de Parenty, me présenta au printemps de 1842. Cet enfant, appartenant à une famille indigente, avait des hémorrhagies nasales continuelles et très abondantes, les gencives engorgées et saignantes, le corps couvert de taches, d'ecchymoses, la face jaune et bouffie, le pouls faible et les pieds œdémateux. Désirant satisfaire à l'indication la plus pressante, celle de modérer les hémorrhagies, je fis administrer à ce malade une forte décoction d'écorce de chêne par demi-tasses fréquemment répétées. L'écoulement du sang diminua de moitié environ dans l'espace de 5 jours ; mais il fallait attaquer le scorbut. Je préparai à cet effet la bière sinapisée (32 gr. de semence de moutarde concassée dans 1 kil. de bière), que je fis prendre à la dose de 4 à 5 onces par jour. L'amélioration se manifesta dès les premiers jours. Les taches scorbutiques s'effacèrent graduellement, les hémorrhagies s'éloignèrent et cessèrent enfin, et au bout de 40 à 50 jours de l'usage du médicament, l'enfant fut complétement rétabli. »

Les usages externes de la Moutarde sont généralement connus. L'on fait avec la farine de la semence délayée dans l'eau des cataplasmes appelés sinapismes qu'on applique sur la peau pour y appeler la chaleur, un certain degré d'excitation, dans le but d'opérer une révulsion.

Les indications des sinapismes sont très nombreuses. On les applique : 1° sur les points pleurodyniques (affections rhumatismales douloureuses des muscles de la poitrine), et sur les parties quelconques qui sont le siége de douleurs de même nature ; 2° aux jambes, aux cuisses, dans les cas de congestion vers la tête, dans la dernière période des maladies pour ranimer les malades, ou lorsqu'il est nécessaire de provoquer une éruption qui tarde trop à se faire, d'arracher un malade à l'engourdissement comateux des fièvres typhoïdes graves, de la fièvre cérébrale, de l'empoisonnement par les narcotiques, etc. ; 3° on les promène sur la surface du corps pour réchauffer les malades atteints de choléra, pour soulager les asthmatiques dans leurs accès de suffocation, etc., etc.

Les varices, les infiltrations séreuses, les irritations dartreuses de la surface cutanée, etc., sont des contre-indications à l'emploi des sinapismes.

Que si ces topiques, appliqués pendant trop longtemps ou sur des parties trop sensibles, ont occasionné de la rougeur et des douleurs vives, des excoriations, la vésication même, MM. Trousseau et Pidoux proposent l'application d'un cataplasme de mie de pain délayée dans une décoction concentrée de plantes narcotiques, ou mieux celle d'un linge enduit d'une couche légère du topique suivant :

Onguent populeum . . . . 15 gr.
Extrait de belladone . . . . . . ⎫
Extrait de datura stramonium . . . ⎬de chaque 30 cent
Extrait de jusquiame . . . . . . ⎭

Récolte. Toute la graine de Moutarde que l'on trouve dans le commerce est due à la culture, qui est très facile. La meilleure est celle qui est piquante, chaude et amère au goût, pesante et noire. La farine se présente, comme nous l'avons dit déjà, avec une couleur jaune mêlée de points noirs ; elle répand une odeur d'autant plus prononcée qu'elle est plus récente : aussi est-il très important de ne la préparer qu'au fur et à mesure des besoins, ou de la demander dans les pharmacies qui peuvent en avoir un plus grand débit.

PRÉPARATIONS, DOSES

Graines (entières) : 10 à 15 gr. comme excitantes, stomachiques ; et comme fébrifuge à la dose de 4 à 5 cuillerées administrées dans la pyrexie (Bergius, Cullen, Boerhaave), moyens infidèles et non sans inconvénients graves, malgré l'autorité de ces médecins.

— (concassées) : 15 à 30 gr. comme purgatives.

Décoction (graine concassée) : 15 gr. pour 750 gr. d'eau. Le Dr Savy, de Lodève, l'employait avec succès dans une épidémie de fièvre putride maligne, précédée ou non de vomitifs : les malades en prenaient une demi-tasse à café de demi-heure en demi-heure. — Cette décoction a réussi à M. Cazin contre les vers lombrics.

Bière sinapisée (32 gr. de moutarde dans 1 kilog. de bière) : 125 à 160 gr. par jour comme antiscorbutique puissant (Cazin).

Huile volatile : l'application d'un morceau de flanelle imbibé d'un mélange de 1 partie de cette essence sur 20 d'alcool produit en 2 ou 3 minutes une très vive rougeur à la peau, voire même la vésication.

Poudre ou *farine :* on en met de 50 à 200 gr. dans un *pédiluve* ou un *manuluve* pour le rendre irritant.

— On en délaie une quantité voulue dans de l'eau tiède ou même froide pour *sinapismes.* — Trois choses ont singulièrement retardé la connaissance des véritables effets de ces topiques sur la peau : 1° la croyance où l'on était qu'il fallait employer le vinaigre pour rendre la farine de moutarde plus active, ce qui est une erreur capitale ; car cet acide, au contraire, en mitige les propriétés excitantes ; 2° la sophistication malheureusement trop fréquente de cette précieuse farine avec celle de lin ou avec du son, de la sciure de bois, etc.; 3° sa préparation trop ancienne. Il faut employer l'eau tout simplement dans la préparation des sinapismes, et encore faut-il qu'elle ne soit pas trop chaude : 30 ou 40 degrés, voilà la meilleure température. — L'application d'un sinapisme ne doit jamais durer plus d'une heure, et le plus souvent l'effet est produit bien plus tôt, lors même que le patient ne se plaint pas d'en éprouver de la douleur.

La MOUTARDE BLANCHE (*sinapis alba*) est une espèce fort commune dans les champs cultivés, aux environs de Paris. Ses graines sont plus grosses de moitié que celles de la moutarde noire, de couleur jaunâtre, ne fournissant pas d'huile volatile; ses tiges sont moins élevées; feuilles plus lobées; siliques hérissées de poils, étalées et terminées par une corne longue, ensiforme.

La graine de Moutarde blanche est devenue depuis quelque temps un remède populaire pour combattre la constipation, développer l'appétit et *dépurer* le sang, disent les intéressés vendeurs. Elle purge, en effet, sans coliques, et se montre utile à ceux qui ont les digestions laborieuses par faiblesse du canal intestinal, principalement chez les vieillards qu'une constipation habituelle tourmente. Quant à ses propriétés dépuratives, elles sont plus imaginaires que réelles : il paraît cependant que des dartres, des rhumatismes chroniques ont été favorablement modifiés par l'usage longtemps continué de la Moutarde blanche, qui se prend entière, dans un peu d'eau à la dose de 1 ou 2 cuillerées, le soir, comme purgative, ou d'une demi-cuillerée avant le repas, comme stomachique.

La MOUTARDE SAUVAGE OU SANVE (*Sinapis arvensis*), qui croît très abondamment dans les moissons, pourrait être prise pour la Moutarde noire, à cause de la couleur de ses graines; mais leur grosseur tient le milieu entre les deux précédentes, et leurs propriétés sont beaucoup moins actives, outre que la plante est velue et ses siliques horizontales multangulaires, renflées et trois fois plus longues que la corne terminale.

MUFLIER. *Antirrhinum majus*, L.

Mufle de veau, Gueule de loup ou de lion, Muflier des jardins.

Plante vivace (*pl.* XLI, 1), de la famille des *Scrophulariacées* (212, B), à tige de 4-8 décim., dressée, simple ou un peu rameuse, glabre en bas, pubescente supérieurement; feuilles opposées, lancéolées, entières, atténuées en court pétiole, un peu épaisses.

Fleurs purpurines, plus rarement blanches, en grappes terminales munies de bractées courtes, se montrant en juin-septembre. Calice à 5 divisions profondes, ovales-orbiculaires très courtes, velues. Corolle grande, irrégulière, à tube large, bossu en dehors à sa base, à limbe en gueule : lèvre supérieure bifide, à lobes un peu réfléchis en dehors; lèvre inférieure à 3 lobes, à la base desquels se trouve une éminence ou palais jaune qui bouche l'ouverture de la corolle; 4 étamines didynames contenues sous la lèvre supérieure (1), anthères bilobées et jaunes; style simple sur un ovaire ovoïde biloculaire. Capsule oblongue avec des trous au sommet, ayant quelque ressemblance avec une tête de veau.

Propriétés. Le Mufle-de-Veau est inodore, d'une saveur amère. Il fait l'ornement des jardins, et n'est pour ainsi dire jamais employé en médecine. Ses propriétés sont d'ailleurs mal déterminées : on l'a indiqué comme émollient et résolutif à l'extérieur, mais il paraît être plutôt stimulant. On peut s'en servir tant qu'il est frais pour résoudre certaines tumeurs qui ont besoin d'être légèrement stimulées. — « Vogel dit que, dans quelques pays, le vulgaire attribue à cette plante le pouvoir de détruire les charmes ou maléfices. »

Récolte. On trouve le Muflier sur les vieux murs, dans les lieux stériles, mais on le cultive dans les parterres où l'on peut se le procurer plus facilement.

---

(1) Cette lèvre étant sur la figure détachée fendue par le milieu dans toute la longueur du tube, nous permet de voir les étamines.

NIGELLE DE DAMAS. *Nigella damascena*, L.

Cheveux de Vénus, Patte d'araignée.

Plante annuelle de la famille des *Renonculacées* (300, K, *pl.* XLI, 2), croissant dans nos moissons, dans les champs sablonneux, maigres et calcaires ; ayant des tiges dressées-rameuses de la hauteur de 1-3 décim. ; des feuilles bi-tripinnatiséquées à segments très étroits, presque capillaires.

Fleurs d'un bleu clair et cendré, solitaires à l'extrémité des rameaux, entourées d'un involucre multiséqué (1) (juin-août). Calice étalé de 5 sépales unguiculés, colorés et caducs ; 5 pétales unguiculés, présentant au-dessus de l'onglet une fossette nectarifère, couverte par une écaille, au niveau de laquelle ils se coudent brusquement. Ovaire composé de 5 carpelles soudés jusqu'au sommet ; 5 styles recourbés en dehors. Capsule ovoïde, globuleuse, terminée par 5 cornes ; graines chagrinées.

Propriétés. « Les semences de la Nigelle de Damas qui ont, dit-on, un peu l'odeur de fraise, passent pour fortifiantes, carminatives, céphaliques, emménagogues, diurétiques, etc., en infusion vineuse à la dose d'un gros (4 gr.). On les emploie en Orient dans les affections catarrhales, l'asthme pituiteux, les vertiges, la céphalalgie, pour rétablir les règles, etc.; elles entrent dans plusieurs médicaments composés, aphrodisiaques ou condimentaires. Cette espèce est souvent confondue avec la *N. sativa*, végétal de l'Orient, dont on emploie les graines, sous le nom d'*Abésodé*, comme condiment. Dans le midi de la France, où elle croît et est quelquefois cultivée dans les jardins, on lui donne le nom de *Toute-Épice*. »

La NIGELLE DES CHAMPS (*Nigella arvensis*), improprement NIELLE, se distingue de la Nigelle de Damas par l'absence d'involucre ou de collerette, par ses carpelles non soudés jus-

(1) Sur la figure on ne voit que 2 feuilles ; les linéaments qui entourent la fleur sont précisément ceux de l'involucre qui lui forment comme une collerette.

qu'en haut, etc. Ses semences, réduites en poudre, sont un sternutatoire énergique.

OGNON. *Allium cepa*, L.

Oignon, Ail-ognon, Ognon commun, Ognon blanc.

Tout le monde connaît cette *plante* potagère, qui atteint plus d'un mètre de hauteur et qui appartient aux *Liliacées*, genre Ail (154, D). Sa racine est composée d'écailles ou tuniques charnues superposées qui constituent le bulbe, et d'une partie inférieure appelée plateau, d'où naissent des radicules blanchâtres qui sont les véritables racines. Du bulbe naît une hampe fistuleuse, ventrue inférieurement, glabre et nue ; les feuilles sont radicales, également fistuleuses, arrondies, pointues, d'un vert-glauque.

Fleurs blanches, nombreuses, en ombelle globuleuse terminale ; 6 pétales oblongs peu ouverts ; 6 étamines, 3 intérieures beaucoup plus longues, 3 extérieures plus courtes, étalées ; style court (juin-août).

Propriétés, usages. Le bulbe d'Ognon (Ognon proprement dit) répand une odeur piquante qui excite le larmoiement quand on le coupe ; sa saveur est âcre, alliacée. Il contient une huile volatile irritante, une grande quantité de mucilage et d'autres principes encore. La cuisson lui enlève son principe volatil âcre, et alors il devient alimentaire, émollient, résolutif. Cultivé dans les pays chauds, il est plus doux que dans les contrées froides, à tel point qu'en Égypte, en Italie, en Espagne on peut le manger cru.

En médecine, l'Ognon s'emploie cru ou cuit. Il est excitant, diurétique, expectorant, incisif. Comme diurétique, lithontriptique, il faut en manger des quantités considérables aux repas, assaisonné de toutes les façons, ce qui paraît avoir réussi à plusieurs graveleux ; ou mieux on en prend le suc à la dose de 60 à 120 gr. Le célèbre Hallé en fit usage inutilement pendant plusieurs mois avant de subir l'opération de la taille à laquelle il succomba. — Cuit, ce bulbe est adoucissant, pectoral ; on en prépare des tisanes béchiques et un sirop que l'on donne dans les rhumes, les catarrhes et autres inflammations de poitrine. — Les buveurs croient qu'il dissipe l'ivresse.

A l'extérieur, l'Ognon s'emploie de plusieurs manières. Pilé cru et appliqué sur l'hypogastre, il active les fonctions des voies urinaires, mais il irrite un peu la peau ; on peut s'en servir comme de l'ail, quoiqu'il soit beaucoup moins actif, pour opérer une révulsion à la plante des pieds : ce moyen se trouvant partout sous la main, il mérite d'être noté. — Le cœur d'un Ognon employé en suppositoire est un assez bon moyen pour rappeler les hémorrhoïdes supprimées. — L'Ognon cuit est très usité, dans les campagnes, en cataplasme émollient-maturatif sur les furoncles, le panaris, les abcès froids, etc.

Nous ne mentionnons pas les vertus imaginaires que les anciens attribuaient à l'Ognon, pour lequel d'ailleurs ils avaient une espèce de vénération.

PRÉPARATIONS, DOSES.

Ognon cru : mangé avec réserve, il stimule les fonctions digestives. — On pourrait mettre à profit son action sur les yeux pour stimuler ces organes dans les cas où on se sert pour cela du baume de Fioraventi ou de l'alcali volatil. — « Fernel et Ambroise Paré assurent qu'un *ognon écrasé* avec un peu de sel et appliqué sur la brûlure toute récente en apaise la douleur et empêche qu'il ne s'y forme des cloches. — Dans la migraine on applique avec succès sur la tête des ognons partagés en deux et imbibés d'esprit-de-vin. — L'ognon pilé et mêlé avec du beurre frais apaise les douleurs des hémorrhoïdes. — Le jus d'ognon dont on a imbibé du coton, mis dans l'oreille, en dissipe le bruissement » (Chomel).

Ognon cuit : M. Cazin dit avoir vu des paysans obtenir les meilleurs résultats de sa pulpe cuite sous la cendre, pilée et mêlée dans une tasse de décoction chaude d'extrait de réglisse. — On emploie en cataplasme les ognons blancs cuits sous la cendre, dont on fait une pulpe à laquelle on ajoute parfois du saindoux, de l'huile, etc., comme maturatifs et calmants.— « Un ognon coupé par rouelles, infusé dans un demi-setier de vin blanc, *pris les trois derniers jours de la lune*, est un remède éprouvé pour la néphrétique (gravelle). » C'est encore Chomel qui indique ce remède, rendu singulier par la condition de son administration soulignée par nous.

L'Ognon rouge est plus âcre que le blanc et sans usages en thérapeutique.

ORIGAN. *Origanum vulgare*, L.

Origan commun, Grand-Origan, Marjolaine bâtarde ou sauvage, etc

L'Origan commun (*pl.* xli, 3), qu'il ne faut pas confondre avec l'O. dictame dont nous avons parlé déjà (V. Dictame de Crète) croît dans les bois, les haies, les collines, les montagnes où il est vivace et fleurit au milieu de l'été.

Plante de la famille des *Labiées* (**249**) de 60 cent. environ, à tige droite, raide, pubescente, rameuse supérieurement, souvent rougeâtre ; feuilles opposées, pétiolées, ovales, pubescentes surtout en dessous et aux bords.

Fleurs roses, rarement blanches, petites, disposées en petits capitules au sommet de pédoncules qui sont opposés et s'alternent le long et en haut de la tige, et dont l'ensemble forme une panicule serrée (juillet-septembre). Ces fleurs sont munies de bractées ovales, colorées. Calice à 5 dents à peu près égales, tubuleux campanulé, à plusieurs nervures ; corolle tubuleuse beaucoup plus longue, grêle, bilabiée : lèvre supérieure plane, échancrée; l'inférieure étalée à 3 lobes presque égaux, celui du milieu échancré ; 4 étamines divergentes, les inférieures un peu plus longues que la lèvre supérieure. Quatre akènes ovoïdes-subglobuleux.

Propriétés, usages. L'Origan a une odeur aromatique qui rappelle celle du serpolet, et une saveur chaude, amère, un peu âcre. C'est un stimulant stomachique et expectorant, auquel les anciens attribuaient beaucoup d'autres propriétés que l'expérience basée sur des faits mieux observés n'a pas confirmées. Cette plante trouve son application tout simplement dans les cas où les aromatiques en général sont indiqués. On peut donc les donner dans les glaires, l'atonie des fonctions digestives, la chlorose, les affections catarrhales, l'asthme, et aussi comme diaphorétique, emménagogue

Les habitants de la campagne en font un fréquent usage tant à l'intérieur qu'à l'extérieur. Ils en préparent des cataplasmes, des décoctions pour lotions et fomentations résolutives, des sachets, etc. Naturellement, ce que nous avons dit sur les propriétés des Labiées s'applique de tout point à l'Origan (220-21).

La *récolte* de cette plante se fait pendant qu'elle est en fleur. La dessiccation ne change pas ses qualités : on peut toujours la reconnaître à ce que « chaque pied forme une seule branche par le bas qui augmente de volume en montant jusqu'à former une grosse touffe de fleurs pressées, vertes et un peu rougies ou jaunes à l'extrémité de chacune. » Les herboristes la remplacent souvent par la marjolaine qui lui ressemble sous tous les rapports.

PRÉPARATIONS, DOSES.

Infusion (sommités fleuries) : 1 ou 2 fortes pincées pour 750 gr. d'eau. — 15 à 30 gr. dans du vin pour l'extérieur.

Poudre (sommités sèches) : 2 à 4 gr. par jour.

Huile essentielle : un peu de coton imbibé de quelques gouttes qu'on place dans le trou de la dent cariée pour calmer les douleurs.

Les habitants de la campagne sèchent de l'origan nouvellement cueilli, l'échauffent en le remuant à sec dans une poêle sur le feu, et l'appliquent chaudement sur les parties atteintes de rhumatisme musculaire chronique (Cazin).

OSMONDE ROYALE. *Osmunda regalis*, L.

Fougère femelle, Fougère royale, Fougère fleurie.

Genre de *Fougères* (159, K) (*pl.* XLI, 4) qui habitent les bois marécageux, les fossés des prairies bourbeuses, et dont le nom vient d'*Osmunder*, synonyme de *Thor*, divinité celtique à laquelle était dédiée l'espèce dont nous parlons. Sa souche ou racine est épaisse, rampante, donnant naissance à des feuilles toutes radicales, grandes, hautes de 50 cent., bipinnées, à divisions opposées ; folioles stériles allongées, alternes, étroites, ovales-obtuses, glabres, pétiolulées, marquées sur leur face inférieure de nervures assez apparentes [1] ; folioles fructifères disposées en panicule terminale, couvertes dans toute leur étendue par les sporanges rapprochés en groupes arrondis [2] (juin-septembre).

[1] Qui ne se voient pas sur le dessin.
[2] On a figuré un sporange grossi laissant échapper les spores.

Propriétés. L'Osmonde ou Fougère royale a été estimée vulnéraire, astringente, diurétique, efficace pour les hernies, les
chutes, les blessures, la pierre, etc. Mais ces propriétés, si-
gnalées dans l'antiquité, sont tout aussi imaginaires que celles
de la Lunaire (*O. lunaria*), qui, au temps d'Hermès, passait
pour avoir des rapports avec la lune, à cause de la forme de
ses folioles en croissant, et pour produire des effets merveilleux. Cependant le Dr Aubert, de Genève, a publié, en 1813, un
mémoire sur l'efficacité de l'extrait de racine d'Osmonde dans
le carreau, l'engorgement des ganglions lymphatiques chez
les enfants rachitiques; mais, le croirait-on, plus récemment,
Heidenreich a cherché à réhabiliter l'usage de cette plante
dans le traitement des hernies.

PRÉPARATIONS, DOSES.

Décoction (racine) : 30 à 45 gr. par kilog. d'eau contre le rachitisme (Allioni).

Extrait. : 8 à 16 gr. chaque jour pendant 2 ou 3 mois, en plusieurs fois,
délayé dans du lait, contre le rachitisme (Aubert).

Pour guérir les hernies, faire digérer pendant 8 jours 8 gr. de racine concassée dans 500 gr. de vin; boire le produit de cette digestion en 2 fois dans
la même journée; en même temps prendre 2 fois le jour une cuillerée à café de
la plante en poudre et appliquer sur la tumeur herniaire des compresses imbibées de la décoction (Heidenreich). Ce médecin rapporte 50 cas de hernies simples guéries radicalement à l'aide de cette médication: (*Journ. de chim. médic.*,
2e série, 1842.)

Les gens de la campagne font coucher leurs enfants noués sur des paillasses
faites de feuilles de fougère (**140**).

PASSERAGE. *Lepidium latifolium*, L.

Grande-Passerage, Passerage à larges feuilles, Moutarde des Anglais.

Plante vivace (*pl.* XLI, 5), de la famille des *Crucifères* (**292**, R),
haute de 1 mètre en moyenne, à tige dressée, simple et arrondie en bas, anguleuse et rameuse en haut, couverte, ainsi
que les rameaux, d'une poussière glauque; feuilles glabres
d'un vert glauque, éparses, ovales-oblongues, les inférieures
plus grandes, pétiolées, dentées en scie, les supérieures plus
petites, sessiles, entières.

Fleurs blanches, petites, en grappes denses formant une

panicule terminale, s'ouvrant en juin-août. Calice à 4 folioles ovales-arrondies, caduques ; corolle à 4 pétales égaux en croix ; unguiculés ; 6 étamines étalées, presque égales ; style très court, stigmate en tête. Silicule terminée en pointe à son sommet.

Propriétés, usages. La Grande-Passerage a une saveur âcre, pénétrante, poivrée, plus prononcée dans les feuilles que dans les autres parties. Son odeur est celle des Crucifères. Elle est fortement stimulante et antiscorbutique ; elle pourrait remplacer le cochléaria et les autres plantes à propriétés analogues, mais cependant on ne l'emploie que rarement, sans doute à cause de son activité qui pourrait avoir de grands inconvénients si elle était administrée sans précaution.

Le professeur Williams a constaté les bons effets de cette plante contre l'asthme, la bronchite, l'hydropisie et surtout l'hypertrophie du cœur. Elle ne diminue pas le nombre des pulsations comme la digitale ; mais elle modère leur violence, ce qui la rend très recommandable dans l'hypertrophie avec hydropisie. Cette opinion est partagée aussi par un autre médecin anglais, le docteur Sylvestre.

Les feuilles et les racines de Passerage appliquées sur la peau ne tardent pas à produire de la rubéfaction. Aussi les anciens les employaient-ils pilées et mêlées avec du beurre, en applications externes contre la sciatique, les névralgies, les douleurs rhumatismales chroniques. On a mis aussi cette pommade en usage pour guérir la gale et faire mourir les poux.

Récolte. Elle doit se faire dans la saison où la plante est encore couverte de ses feuilles. C'est dans les lieux incultes, à l'ombre, aux bords des rivières, aux endroits herbeux qu'on la rencontre ; il faut toujours l'employer fraîche, car sèche, elle n'a plus de propriétés. La racine, au contraire, peut être utilisée en toute saison, parce qu'elle est vivace.

Le genre Passerage comprend les espèces suivantes, qui jouissent de propriétés analogues, mais moins actives, et qu'à cause de cela on préférera pour l'usage interne.

La Petite-Passerage (*Lepidium iberis*), *Chasserage,* est annuelle, de 60 cent. environ, commune aux lieux arides, sur le bord des chemins. Tiges dressées, arrondies, glabres, à rameaux écartés ; feuilles sessiles, petites, étroites, surtout au haut de la tige, entières, les radicales pétiolées, en rosette, découpées, caduques. — *Fleurs* blanches, petites, en panicule très écartée ; 2 ou 6 étamines, etc. (juin, septembre, octobre).

Cette plante est antiscorbutique, comme le cresson dont elle a la saveur. Elle a été annoncée dans plusieurs gazettes, dit Willemet, comme propre à broyer la pierre et à évacuer les graviers. — C'est elle surtout qu'ont employée les médecins anglais dans l'hydropisie.

On doit la cueillir avant la floraison et ne l'employer que verte. Dans le commerce on la confond souvent avec la Grande-Passerage, ce qui est un tort puisqu'elle est beaucoup moins active. Au reste, ni l'une ni l'autre n'est prescrite par les médecins.

La Passerage sauvage (*Lepidium ruderale*), *Nasitor, Cresson des décombres,* est plus petite (10 à 30 cent.), à tige dressée, très rameuse, rameaux étalés ; à feuilles radicales étalées en rosette, pétiolées, pinnatiséquées, les inférieures de même forme, les supérieures sessiles, linéaires ; pétales très courts, souvent nuls (mai-septembre). — Cette variété, qui croît dans les lieux stériles et froids, les ruines, etc., est antiscorbutique comme les précédentes. En Russie, le peuple la considère comme un puissant fébrifuge.

Le Cresson alénois (*Lepidium sativum*) ou *Nasitor,* dont la tige est dressée, rameuse, glabre, glauque, de 3-6 décim. de hauteur ; les feuilles radicales étalées en rosette, pétiolées, pinnatipartites, les supérieures sessiles, linéaires, indivises ; les pédicelles fructifères serrés contre la tige, etc., est cultivé pour ses feuilles alimentaires qui remplacent le Cresson de fontaine.

PASTEL. *Isatis tinctoria*, L.

Pastel des teinturiers, Vouède.

Cette *Crucifère* (292, U, *pl.* XLII, 1) se trouve dans les lieux arides, pierreux, les vieux murs, les carrières, les décombres.

Plante de 4-8 décim., à tige dressée, raide, rameuse en haut, glabre, hérissée à sa base, dont les rameaux sont disposés en corymbe ; feuilles radicales oblongues, atténuées en pétiole, entières, ordinairement velues, les caulinaires lancéolées-sagittées, glabres ou à peu près, sessiles-embrassantes.

Fleurs jaunes, petites, en grappes terminales, paraissant en mai-juin. Calice à sépales étalés réfléchis ; pétales en croix ; 6 étamines dépourvues d'appendices. Silicules oblongues-obtuses, atténuées à la base, presque pendantes à l'extrémité de pédicelles allongés-filiformes (1).

Propriétés, usages. « Les feuilles de cette plante sont piquantes et âcres comme celles des Crucifères en général : aussi les suppose-t-on antiscorbutiques. Les paysans provençaux s'en servent dans la jaunisse. Lemery dit que ses feuilles pilées, appliquées sur les poignets, guérissent les fièvres intermittentes, ce qui pourrait être vrai dans quelques cas si elles causent de la rubéfaction ; on les présente aussi comme résolutives » (Mérat et Delens).

Le Pastel, soumis à des préparations particulières, donne une couleur bleue analogue à l'indigo, que l'on emploie dans les arts. Les anciens Bretons s'en servaient pour se teindre le corps.

PERSIL. *Apium petroselinum*, L.

Le Persil appartient aux *Ombellifères*, tribu des *Pimpinnellées* (248-49, D) ; il croît spontanément aux lieux stériles dans le midi de la France, et est cultivé dans tous les jardins comme condiment.

---

(1) Outre la silicule détachée et grossie que représente la planche, on on voit plusieurs sur les rameaux, à côté des fleurs.

Plante de 45 à 60 cent., à tige simple, fistuleuse, striée, glabre, émanant d'une racine conique, blanche, assez grosse, un peu rameuse ; feuilles décomposées, à folioles profondément incisées en lobes aigus, glabres, les supérieures devenant de plus en plus simples, etc.

Fleurs jaunâtres, petites, en ombelles de 15 ou 16 rayons (juillet-août). Involucre de 6-8 folioles, ombellules de 8-10, tous linéaires. Fruits ovoïdes, allongés, veinés longitudinalement.

Propriétés, usages. On emploie en médecine les semences, les feuilles et la racine, qui ont une odeur et une saveur que chacun connaît, et dont les usages diffèrent un peu. La *racine,* qui fait partie des cinq racines apéritives, est donnée en décoction comme stimulante-diurétique ou sudorifique, pour combattre l'hydropisie ou faciliter l'éruption de certains exanthèmes. — Les *semences* sont réputées carminatives ; considérées ainsi, elles agissent à la manière de l'anis, du fenouil, de la coriandre, etc. — Mais ce sont surtout les *feuilles* qu'on emploie tant à l'intérieur qu'à l'extérieur dans les divers cas que voici :

A l'intérieur, on a proposé le suc de Persil dans la syphilis, la blennorrhagie, la fièvre intermittente, l'hydropisie, l'ictère, les engorgements des viscères abdominaux. L'extrait a surtout été essayé dans l'affection vénérienne par Papin et, après lui, par Cullerier.

A l'extérieur, les feuilles pilées sont appliquées, par le peuple, sur les engorgements laiteux des mamelles, les contusions, etc. Leur propriété lactifuge n'est rien moins que démontrée ; leur action excitante peut, au contraire, activer la sécrétion des glandes mammaires, tandis qu'elle sera favorable pour résoudre certains engorgements froids, qui restent stationnaires faute d'un coup de fouet qui ranime la vitalité des vaisseaux absorbants.

Récolte. On recueille les semences de Persil à l'automne ; on arrache ses racines au printemps ou à la fin de l'été pour les conserver. Quant aux feuilles, on les emploie toujours vertes, et on s'en procure facilement en toute saison.

Décoction (racine fraîche ou sèche) : 15 à 40 gr. par kilog. d'eau.

Infusion (semences) : 4 à 8 gr. par kilog. d'eau.

Poudre (id.) : 1 à 2 gr.

Suc (des feuilles) : 120 à 140 gr., comme fébrifuge. — M. Dubois, de Tournai, dit avoir fait cesser des écoulements blennorrhagiques en administrant de ce suc une cuillerée à soupe le matin et autant le soir. — En 1832, plusieurs soldats belges, affectés de l'ophthalmie épidémique régnante, eurent recours aux instillations du suc de persil, qui fit avorter le mal (Ounier).

Huile essentielle : 2 ou 3 gouttes par jour contre la blennorrhagie ; ce moyen a réussi au professeur Lallemand dans des cas où la maladie avait résisté au copahu et à la térébenthine.

Cataplasme : se fait avec les feuilles contuses. Remède résolutif et antilaiteux populaire.

PEUPLIER. *Populus nigra*, L.

Peuplier commun, Peuplier noir.

Cet arbre est abondant dans nos prairies, nos bois humides, où il s'élève à une hauteur de 20 mètres quelquefois. Ses caractères génériques sont ceux du genre qu'il représente, famille des *Salicacées* (172 , B) ; et, quant aux spécifiques, nous pouvons les passer sous silence, puisque le végétal est connu de tout le monde. Disons cependant que les fleurs qui sont dioïques et en boutons résineux ou gommeux naissent avant les feuilles ; que les mâles sont en chatons allongés avec corolle urcéolée, entière, 16 à 24 étamines ; les femelles éparses sur des chatons plus minces et plus longs, avec un ovaire surmonté d'un stigmate quadrifide, sans étamines, etc.

Propriétés. Le genre *populus* comprend plusieurs espèces dont les propriétés médicales varient ; elles sont, en effet, diurétiques, sudorifiques, toniques ou expectorantes, etc., en sorte que leur classification devenant impossible à moins de les éloigner les unes des autres, nous les avons placées parmi les excitants généraux, parce qu'elles commencent la série de la longue liste des médicaments qui portent leur action spéciale sur un ou plusieurs organes déterminés.

On a employé les bourgeons du Peuplier noir, qui contiennent beaucoup de résine et sont par conséquent un peu excitants, soit comme sudorifiques dans la goutte, les rhumatismes

chroniques, les maladies de la peau; soit comme diurétiques
dans les maladies de la vessie, la gravelle, ou enfin comme
vulnéraires balsamiques dans la phthisie pulmonaire, les catarrhes, etc. Aujourd'hui leur usage est subordonné à celui
de l'*onguent populeum,* dont ils font partie et qui doit ses propriétés calmantes et adoucissantes aux feuilles de morelle, de
jusquiame et à la graisse qui en font la base active.

On *récolte* ces bourgeons avant leur épanouissement; leur
odeur et leur saveur sont balsamiques. Par la dessiccation ils
perdent la première, ainsi que l'enduit gommeux de leurs
écailles qui deviennent sèches et luisantes.

PRÉPARATIONS, DOSES.

Infusion : 30 gr. et plus par kilog. d'eau. Elle convient dans les mêmes cas
que l'eau de goudron, dont nous parlerons à l'article Pin.

Onguent populeum : employé en onctions sur les gerçures des mamelles, les
hémorrhoïdes douloureuses, les brûlures, les fissures et crevasses aux lèvres, à
l'anus, aux mains, etc.

Le PEUPLIER TREMBLE (*Populus tremula*) possède des propriétés toniques, amères, fébrifuges, analogues à celles du saule,
et qui résident également dans l'écorce de ses jeunes rameaux, d'où l'on a extrait de la *salicine* et un autre principe
alcaloïde appelé *populine.*

Les feuilles du PEUPLIER BLANC OU DE HOLLANDE (*Populus alba*)
ont été administrées comme fébrifuges. Ses rameaux et sa racine fournissent une écorce amère qui passe aussi pour antifébrile.

Le PEUPLIER BAUMIER (*Populus balsamifera*), arbre d'Amérique cultivé dans nos départements du Nord, offre à la thérapeutique ses bourgeons et ses jeunes rameaux, qui sont recouverts d'un enduit résineux d'une odeur agréable, et qui
agissent sur les membranes muqueuses à la manière des substances résineuses. Ces bourgeons sont utiles dans les catarrhes de la vessie, l'urétrite et la bronchite chroniques.

Les campagnards considèrent les feuilles de cet arbre
comme un vulnéraire souverain. Ils les appliquent entières ou
froissées sur les coupures, les ulcères, les plaies, qui guéris-

sent plus ou moins vite, cela ne les préoccupe pas, puisqu'ils ont appris de leurs pères à s'en servir.

PIMENT. *Capsicum annuum*, L.

Piment annuel, Piment des jardins, Poivre long, Poivre d'Inde, Corail des jardins.

Originaire de l'Inde, cette plante est cultivée dans nos jardins pour l'usage culinaire. Les caractères de son genre, qui appartient aux *Solanacées*, sont énoncées au § 209, L. Quant à son port, elle offre une tige dressée, cylindrique; des feuilles alternes, à long pétiole, ovales, lancéolées-aiguës, entières; des *fleurs* blanches, petites, solitaires, pédonculées, latérales; des fruits ovoïdes, globuleux, lisses, d'un rouge vif ou jaunâtres, variés de forme et de grosseur, à 2 loges plurispermes.

Le Poivre long est un puissant excitant dont la saveur est extrêmement âcre et piquante. Dans les contrées méridionales, on en fait un fréquent usage comme assaisonnement; en France, on les met dans le vinaigre pour accompagner les cornichons, etc. — On pourrait l'utiliser en médecine en le réduisant en poudre et en préparant des cataplasmes rubéfiants. — Il paraît qu'en Angleterre on l'emploie quelquefois dans les fièvres éruptives-languissantes pour activer l'éruption.

Le PIMENT ENRAGÉ (*Capsicum minimum*) est une espèce à petits fruits, cultivée dans le midi de la France, qui a une force beaucoup plus grande encore que le Piment ordinaire. Le gosier est emporté lorsqu'on le mâche, et plusieurs jours après on le ressent encore.

PIN CULTIVÉ. *Pinus pinea*, L.

Pin à pignons, Pin pignier, Pin de pierre, Pin d'Italie.

Arbre extrêmement commun en Italie, aux environs de Rome, qui croît dans les contrées maritimes du midi de la France. Appartenant à la famille des *Conifères*, genre dont il porte le nom, il en offre les caractères (165, A).

Parvenu à un certain âge, il présente la forme d'un vaste parasol. Tronc simple divisé supérieurement en un grand nombre de branches qui, par leur disposition, figurent comme une espèce de dôme de verdure; car cet arbre a des feuilles toujours vertes, géminées, longues, étroites, pointues, fermes, formant touffe aux extrémités des rameaux. Chatons de fleurs *mâles* réunis plusieurs ensemble et formant une sorte de grappe dressée; chatons *femelles* réunis 2 ou 3 ensemble, au-dessous des précédents. En maturité, ils sont volumineux, ovoïdes, obtus; à la base interne de leurs écailles sont fixés 2 fruits ovoïdes, durs, osseux, appelés *pignons doux*, qui renferment une amande blanche (*amande de pin*), laquelle n'est en maturité que deux ou trois ans après la fécondation.

Propriétés, usages. Les amandes de Pin sont d'une saveur agréable qui rappelle celle de la térébenthine; elles contiennent beaucoup de fécule, une huile douce facile à rancir, et sont nourrissantes, recherchées des classes peu aisées en Italie. Leur usage et leur réputation en médecine remontent à la plus haute antiquité pour la guérison des maladies de poitrine. Elles agissent comme béchiques, balsamiques, sont, par conséquent, légèrement stimulantes dans la phthisie, les catarrhes pulmonaires chroniques, la leucorrhée, le catarrhe de vessie, etc., lorsque les muqueuses sont dans un état de relâchement, d'atonie complet, et que leur sécrétion semble se perpétuer avec cet état.

Récolte. « Le Pin à pignons fleurit au mois de mai; cependant les fruits, qui sont produits entre les écailles des cônes, appelés pomme de pin, mettent souvent plusieurs années à mûrir. Pour recueillir ces fruits, on étend les cônes à terre sur des toiles. On choisit le commencement du printemps et le temps qui précède le lever du soleil. Au bout de peu de jours, les écailles s'ouvrent par la chaleur, et en secouant un peu les pignons sortent » (Gauthier).

PRÉPARATIONS, DOSES.

Émulsion (d'amande de pin) : on la prépare comme celle avec les amandes douces.

Décoction (fruits entiers récents) : 30 à 60 gr. par kilog. d'eau; préparation peu usitée.

Infusion (bourgeons) : 20 à 30 gr. par kilog. d'eau.

Sirop (de bourgeons de pin) : 30 à 125 gr. en potion.

Le pin fournit des *substances résineuse* dont il est parlé plus loin.

Pin maritime (*Pinus maritima*), *Pin de Bordeaux*. Cette variété du genre Pin (165, A) est commune sur les bords de la Méditerranée, dans les provinces méridionales, les terrains sablonneux des Landes, etc. Son tronc est élevé, rameux; ses feuilles sortent par paires d'une même gaîne, offrant à leur base une écaille dont le sommet est réfléchi. — Les cônes sont ovoïdes, allongés, courtement pédonculés, souvent opposés 2 à 2; le sommet des écailles est renflé et se termine par une sorte de pointe ou crochet.

Ce que nous venons de dire sur les propriétés et usages du Pin à pignons s'applique entièrement au Pin maritime. Nous devons ajouter seulement que les amandes de ce dernier sont plus petites, moins dures, mais qu'elles ont une odeur térébenthacée bien plus prononcée et très désagréable, qui les fait très rarement employer.

Pin sauvage (*Pinus sylvestris*). Il est très répandu dans toutes les parties montagneuses de la France. Feuilles d'un vert glauque; cônes pendants, coniques, assez petits, etc.

Les trois variétés de Pins dont il vient d'être question, et quelques autres encore, tels que le *Pin mugho*, le *Pin de Venise* (V. Mélèze), produisent, ainsi que les sapins (V. ce mot), et la famille des Térébenthacées, des matières résineuses connues sous les noms de térébenthine, goudron, poix, colophane, baumes, dont il nous reste à faire l'histoire importante.

Térébenthine.

La térébenthine est une substance demi-liquide, visqueuse, d'une odeur résineuse forte et pénétrante, d'une saveur amère et âcre, insoluble dans l'eau, soluble dans l'alcool, l'éther et les huiles, qui découle, sous forme de suc résineux, volatil, soit spontanément, soit d'incisions faites aux pins, aux

sapins, au mélèze et autres végétaux de la famille des Térébenthacées.

Dans le commerce on en distingue plusieurs espèces, suivant leur origine que nous venons d'indiquer. 1° La *térében-*
thine de Venise est celle produite par le mélèze : c'est la plus
rare à l'état de pureté, parce que c'est la plus estimée ; comme
ses caractères ne sont pas très nettement fixés, la spécula-
tion ne se fait pas faute de la sophistiquer. 2° La *térébenthine*
de Bordeaux provient du pin maritime ; elle est plus colorée,
épaisse, d'une odeur désagréable et d'une saveur âcre et nauséuse. 3° La *térébenthine de Strasbourg*, qui découle du sapin
commun, est peu colorée, très fluide, transparente, d'une
odeur agréable qui rappelle celle du citron. 4° Les *térébenthines*
de Ohio, du Canada, appartiennent aux Térébenthacées.

Plusieurs auteurs ont analysé les térébenthines ; ils les ont
trouvées composées d'une résine dissoute dans une huile volatile. Cette huile, qui peut être séparée des principes dis-
sous, est l'essence de térébenthine dont nous faisons l'histoire un peu plus loin. Ses proportions varient de la manière
suivante :

Térébenthine de Venise	. .	18 à 25 p. 100.
— de Bordeaux	.	12 —
— de Strasbourg	.	33 —

Propriétés, usages. La térébenthine exerce sur l'économie
une action stimulante qui se porte principalement sur les
membranes muqueuses des voies urinaires et respiratoires ;
sur les premières particulièrement. Elle diminue les flux muqueux abondants et quelquefois les suppurations anciennes
qui épuisent les malades, effets reconnus dès la plus haute
antiquité. A l'extérieur, elle est employée en pommade, en
emplâtre, etc. Spécifions davantage.

1° Le catarrhe chronique de la vessie, surtout lorsqu'il ne
se complique ou ne dépend pas de calculs, de maladies de la
moelle épinière, de rétrécissement de l'urètre, ni d'affection
de la prostate, est sinon guéri, du moins toujours amélioré
par l'usage de la térébenthine. Sous l'influence de ce médica-

ment, la sécrétion muqueuse caractéristique de ce catarrhe, qui dépose au fond du vase par le refroidissement de l'urine, et qui, lorsqu'on transvase celui-ci, adhère aux parois ou s'écoule en formant une colonne non interrompue du mucus, comme du blanc d'œuf (catarrhe muqueux), ou bien la matière blanchâtre, trouble, bourbeuse, qui se mêle au liquide urinaire et offre l'aspect du pus (catarrhe muco-purulent), ces deux produits morbides, disons-nous, diminuent de quantité. Comment agit la térébenthine pour amener ce résultat? Cette question n'est pas indifférente; car à côté des avantages se trouvent des inconvénients.

Trois circonstances se présentent chez les individus soumis à la médication en question : 1° ou bien la térébenthine développe toute son action physiologique, tous ses effets généraux et particuliers, tels que excitation épigastrique, nausées, éructations, céphalalgie, stimulation de la vessie et augmentation des accidents du côté des voies urinaires; 2° ou bien l'action du médicament reste incomplète et se passe tout entière sur le tube digestif qu'elle se borne à stimuler vivement, provoque de nombreuses évacuations par haut et par bas avec la matière desquelles est rejetée la plus grande partie de ce médicament, qui n'a, pour ainsi dire, pas agi sur la vessie; 3° ou bien enfin le malade n'éprouve aucun des effets précédents; mais l'odeur de violette des urines atteste que la térébenthine a été absorbée, et, dans ce cas, elle a agi sur la muqueuse de l'appareil urinaire; elle l'a stimulée, en a d'abord augmenté la sécrétion; mais cette stimulation étant de toute autre nature que l'irritation morbide que l'on combat, elle la fait taire et se *substitue* à elle, ce qui amène bientôt une modification dans l'action sécrétoire muqueuse traduite par une diminution de son produit. C'est ainsi que MM. Trousseau et Pidoux, au livre desquels nous empruntons ces considérations, expliquent l'action de la térébenthine dans le catarrhe vésical, action qu'ils rapportent à la *médication substitutive.*

D'où il suit : 1° que la térébenthine ne doit être employée que quand les symptômes inflammatoires ont cédé, assez du moins pour que l'excitation causée par elle ne la ranime pas avec ses caractères propres ; 2° qu'il n'en faut pas cesser l'usage dès que les matières catarrho-purulentes ne se manifestent plus dans les urines, parce que les catarrhes vésicaux s'amendant presque toujours dans les temps secs et chauds, cette amélioration peut n'être que passagère, et disparaîtra peut-être au premier temps humide et froid ; que d'ailleurs il faut laisser à la térébenthine le temps de modifier la vitalité de l'organe malade. Comme conséquence, on se gardera d'attribuer à ce remède un succès ou une impuissance qui dépendent d'influences toutes différentes.

2° La térébenthine modifie les catarrhes pulmonaires chroniques, mais beaucoup moins efficacement que le catarrhe vésical. C'est surtout dans ces bronchorrhées très abondantes qui épuisent les malades âgés et cacochymes qu'elle convient ; dans les catarrhes ordinaires, on préfère les substances résineuses connues sous le nom de baumes. On s'explique maintenant comment les anciens, qui ne savaient pas distinguer les différentes affections de poitrine comme le font les médecins d'aujourd'hui, depuis la découverte de l'auscultation due à l'immortel Laënnec, ont cru que la térébenthine (ainsi que beaucoup d'autres substances d'ailleurs) guérissait la phthisie pulmonaire : c'est que pour eux tous les sujets qui expectoraient abondamment et dépérissaient étaient des tuberculeux.

3° Les autres catarrhes, tels que ceux de l'urètre et du vagin, sont moins bien modifiés par la térébenthine que par le baume de copahu, qui lui-même agit avec moins d'efficacité dans la vaginite que dans l'urétrite.

4° A l'extérieur, la térébenthine a été mise en usage comme dessiccative, détersive, antipurulente dans les plaies et les ulcères cutanés dont la cicatrisation est retardée ou empêchée par la formation exagérée du pus. C'est même la constatation de cette propriété siccative qui a donné l'idée de l'employer à l'intérieur. Elle entre dans les divers onguents usités dans le pansement des solutions de continuité et dont l'action est excitante, détersive, propre à stimuler favorablement les surfaces blafardes molles et suppurantes.

Appliquée sur la peau, la térébenthine la rubéfie et offre une ressource dans les rhumatismes musculaires, les douleurs locales, les points pleurétiques, dans la bronchite, la coqueluche, etc.—Enfin cette substance a quelquefois été employée en vapeur dans le rectum pour combattre le ténesme qui accompagne la dyssenterie.

PRÉPARATIONS, DOSES.

La térébenthine se distingue en *molle* ou pure, et en *cuite* ou privée de son huile essentielle.

Térébenthine de Venise (cuite) : 2 gr. en pilules de 20 cent. On les prend une à une toutes les 2 heures dans le catarrhe de la vessie, et on élève progressivement la quantité jusqu'à 4, 8, 12 et 16 gr. de térébenthine par jour. — La térébenthine molle se donne à moitié dose à peu près.

En *lavement* : 4 à 16 gr. délayés dans de l'eau tiède à l'aide d'un jaune d'œuf.

Onguent digestif : se prépare avec 2 parties de térébenthine, 1 jaune d'œuf et quantité suffisante d'huile d'hypéricum. On le mêle au cérat ou on l'emploie pur dans le pansement des plaies.

Huile essentielle de térébenthine.

Cette essence est le produit de la distillation de la térébenthine. C'est un liquide incolore, d'une odeur forte et pénétrante, inflammable, insoluble dans l'eau, soluble dans l'alcool, pouvant dissoudre les résines, les baumes, le camphre, les huiles essentielles. Ses usages dans les arts sont nombreux, mais c'est sous le rapport thérapeutique que nous avons à l'étudier.

L'huile essentielle de térébenthine est un médicament très désagréable à prendre, mais très actif, qu'on a recommandé dans un grand nombre de maladies, parmi lesquelles nous citerons les névralgies, la sciatique particulièrement, les convulsions et le tétanos, le ver solitaire, les coliques hépatiques, la fièvre puerpérale, les hémorrhagies, les rhumatismes, etc. — Dès le temps de Galien, l'efficacité de cette substance dans le traitement des *névralgies* avait été constatée. Récamier la tira de l'oubli dans lequel elle était tombée, en l'expérimentant dans la sciatique; puis M. Martinet publia, en

1824, un travail complet sur ce médicament, d'où découlent les conclusions suivantes :

« 1° C'est dans les névralgies sans altération du nerf que l'on obtient le plus de succès, et particulièrement dans celles qui sont idiopathiques et permanentes.

« 2° Toutes choses égales d'ailleurs, plus les caractères névralgiques sont bien dessinés, plus les douleurs sont vives, quels qu'aient été les manques de succès par d'autres moyens, plus les chances sont favorables ;

« 3° C'est dans les névralgies des extrémités inférieures et dans la sciatique plus particulièrement que ce médicament semble confirmer sa supériorité ;

« 4° Des observations prouvent cependant que l'on peut en retirer de grands avantages dans les névralgies des extrémités supérieures, alors même qu'il y aurait paralysie. » Quant à dire comment agit la térébenthine, si c'est par une action purgative, diurétique, sudorifique ou spéciale, personne n'osera le faire : il y a des faits qu'il faut accepter tels quels, et auxquels toute explication satisfaisante manque.

L'essence de térébenthine a été recommandée comme *vermifuge* par plusieurs praticiens ; on l'a administrée plus particulièrement contre le tœnia (ver solitaire) ; mais pour qu'elle réussisse, il faut qu'elle soit donnée à dose élevée (30 à 60 et 90 gr.). C'est à la pratique anglaise que nous devons les premiers essais de ce tœniafuge, qui constitue un médicament assez efficace, d'un prix minime, et qui conséquemment doit être popularisé dans la médecine des pauvres.

Un autre médecin anglais, le Dr Smith, a publié, en 1850, un mémoire sur l'emploi de l'huile essentielle de térébenthine dans le traitement des *hémorrhagies*, notamment de l'épistaxis et l'hémoptysie ; il la donne à la dose de 30 gouttes dans de l'eau édulcorée avec le sirop d'orange ou tout autre sirop aromatique.

Bien antérieurement, nos confrères d'outre-Manche, MM. Kinneir et Douglas, avaient proposé cette substance contre la *fièvre puerpérale*. Son efficacité est niée chez nous ; MM. Trousseau et Pidoux estiment que ces médecins n'ont

réussi que parce qu'ils n'ont eu affaire qu'à ces engorgements stercoraux du cœcum et de la portion sigmoïde du colon
qui occasionnent le gonflement du ventre, des coliques plus
ou moins vives, et consécutivement des entérites, des inflammations phlegmoneuses des fosses iliaques, mais non à la péritonite puerpérale proprement dite.

Ce même médicament a été employé contre le *tétanos*, l'*é-
pilepsie*, la *fièvre intermittente*, toujours par les Anglais. Comme
il est très infidèle dans ces affections, nous n'en dirons pas
davantage.

A l'extérieur, l'essence de térébenthine est employée
comme révulsive dans les névralgies, les rhumatismes chroniques. M. Em. Rousseau dit en avoir obtenu des avantages
incontestables dans le traitement des *convulsions* chez les enfants. Il a publié plusieurs observations qui démontrent son
efficacité, étant employée en frictions tout le long de la colonne vertébrale et même sur les membres simultanément. Il
ajoute que cette substance lui a été d'un grand secours dans
l'épidémie de choléra (1849). Nous engageons donc nos lecteurs à ne pas négliger un médicament si actif et si facile à se
procurer, quoique, à la vérité, fort désagréable à prendre.

PRÉPARATIONS, DOSES.

Huile essentielle de térébenthine : 50 cent. à 1 gr.; — 2 à 10 gr. comme
antinévralgique; — 10 à 60 gr. comme tœniafuge. On la prend en émulsion,
dans du lait sucré ou dans de l'eau aromatisée.

Huile essentielle de térébenthine solidifiée par la magnésie : 75 cent. à 1 gr.
dans les catarrhes pulmonaires chroniques, pour remplacer les balsamiques
dont le prix est très élevé.

Formules diverses : essence de térébenthine, 8 gr.; miel rosat, 120 gr.; 3 cuillerées de ce miel par jour contre la sciatique (Récamier).

— Huile essentielle de térébenthine, 30 gr.; sirop de gomme, 30; eau distillée de menthe, 250; contre le ver solitaire (Marc).

— Huile essentielle de térébenthine, 4 gr.; teinture de muriate de fer,
10 gouttes; à prendre dans un peu d'eau et réitérer toutes les deux heures,
mais à dose moitié moindre, contre l'épistaxis chronique (Smith).

— Huile essentielle de térébenthine, 6 gr.; infusion de roses, 225 gr.; sulfate de magnésie, 250 gr.; manne, 16 gr.; ajoutez, suivant les cas, teinture de
digitale, 6 gr.; à prendre 2 cuillerées à bouche toutes les 4 heures, dans l'hémoptysie, l'hématémèse, l'entérorrhagie.

Goudron.

Le goudron est un produit résineux, mou, tenace, brun-noirâtre, d'une odeur forte et empyreumatique, d'une saveur âcre, désagréable, qui s'obtient en brûlant les bois des pins épuisés par les incisions, de telle sorte que leur résine puisse s'écouler et être recueillie.

Cette substance est tonique, stimulante à la manière de la térébenthine, et les circonstances où on l'emploie ne diffèrent pour ainsi dire pas de celles qui réclament l'usage de cette dernière. Elle s'administre en solution dans l'eau, en fumigations et en pommade.

L'*eau de goudron* est fréquemment mise en usage dans les catarrhes pulmonaires, où elle a cet avantage sur la térébenthine, que la période inflammatoire n'est pas une contre-indication à son emploi. Cette boisson est très recommandable dans les flux muco-purulents en général, dont elle diminue l'abondance, modifie la nature, en même temps qu'elle développe l'appétit et augmente les urines. — On emploie l'eau de goudron en injections dans la vessie, pour combattre le catarrhe vésical, surtout lorsque la térébenthine prise à l'intérieur échoue. Ces injections sont encore très utiles dans les trajets fistuleux, les foyers de suppuration, dans le conduit auditif affecté de flux catarrhal à la suite de fièvres éruptives.

Les *fumigations de goudron* sont d'un emploi très fréquent dans les maladies des bronches, des poumons et du larynx, et c'est avec raison. Elles ont été très vantées, à Berlin, contre la phthisie pulmonaire; mais, sous ce rapport, elles ne méritent qu'une faible confiance. Cela n'empêche point qu'elles constituent un précieux remède pour les pauvres, qui ne peuvent se procurer les baumes de Tolu, de Benjoin, à cause de leur cherté.

Le goudron est employé en *pommade* contre le prurigo, le lichen, le psoriasis, l'eczéma, la gale. « Pour les maladies chroniques de la peau, dit M. Cazenave, l'emploi du goudron, mis assez souvent en usage, a été suivi sinon de succès merveilleux, au moins le plus ordinairement de bons résultats. Willan et Bateman l'ont recommandé contre l'ichtyose. Je l'ai vu, dans un assez grand nombre de cas, à l'hôpital Saint-Louis, employé par M. Biet dans le traitement des affections squammeuses et aussi dans celui du prurigo. J'ai vu rarement obtenir par ce moyen seul des guérisons complètes, mais souvent des améliorations promptes et positives... »

PRÉPARATIONS, DOSES.

Eau de goudron : elle se prépare de plusieurs manières : 1° en faisant infuser pendant plusieurs jours 1 partie de goudron sur 8 d'eau, filtrant et conservant dans des bouteilles cachetées; 2° en battant du goudron dans quatre fois son poids d'eau pendant quelques minutes; 3° en faisant macérer pendant 10 à 12 jours 1 partie de goudron sur 16 d'eau, ayant soin de remuer de temps en temps le mélange avec une spatule de bois. La dose à prendre est de 500 à 1000 gr. par jour, coupée avec du lait.

Fumigations de goudron : « On met évaporer à un feu doux une livre de goudron auprès du malade, en évitant qu'il ne bouille, parce que les vapeurs empyreumatiques lui seraient plus nuisibles qu'utiles. » Ou bien l'on met tout simplement dans la chambre du malade un vase contenant du goudron liquide, que l'on a soin de remuer de temps en temps avec une spatule afin de dégager une plus grande quantité de vapeur.

Pommade au goudron : elle se compose de 4 parties d'axonge et 1 partie de goudron; on y mêle quelquefois une petite portion de laudanum. Très employée contre le psoriasis, l'eczéma, la teigne, la gale, l'herpès. Il faut en continuer l'usage généralement pendant 2 ou 3 mois pour modifier avantageusement le psoriasis.

Sirop de goudron : faites digérer au bain-marie pendant 12 heures, en agitant de temps en temps, 1 partie de goudron et 1 d'eau de rivière; laissez refroidir, décantez et filtrez; ajoutez à la liqueur le double de son poids de sucre, et faites fondre à une douce chaleur. Une cuillerée à bouche de ce sirop représente un verre d'eau de goudron.

Poix.

La poix commune ou noire est une substance résineuse, molle, odorante, fusible, inflammable, se concrétant par son exposition continue à la chaleur et perdant alors sa saveur et son odeur, qui se prépare en brûlant les entailles faites aux pins et les filtres de paille qui ont servi à la préparation de la térébenthine. On appelle *poix blanche* ou *de Bourgogne* la poix purifiée, fondue au feu, et passée à travers un lit de paille.

La poix de Bourgogne s'emploie à l'extérieur pour exciter la suppuration des furoncles, et comme rubéfiante de la peau, et révulsive dans les cas de douleurs rhumatismales, de lumbago, de toux chronique ou quinteuse. L'emplâtre de poix agit dans les affections catarrhales de la poitrine, non-seulement comme excitant-révulsif, mais encore comme substance contenant de la térébenthine, laquelle se dégage et est absorbée par la peau sous l'influence de l'application continue et de la chaleur produite.

PRÉPARATIONS, DOSES.

On étend sur un morceau de peau de grandeur voulue, à l'aide d'une spatule, de la poix de Bourgogne préalablement ramollie par la chaleur pour qu'elle soit plus malléable ; puis on applique l'*emplâtre* soit sur le point douloureux, soit pour entretenir à la poitrine une excitation favorable chez les catarrheux. Quelquefois on le saupoudre d'émétique afin de le rendre plus révulsif, cas où son application devient douloureuse en 2 ou 3 jours à cause des petits boutons pustuleux que fait naître le tartre stibié.

Colophone ou Colophane.

C'est le résidu de la distillation de la térébenthine. Elle entre dans la composition de plusieurs emplâtres. On s'en sert, réduite en poudre, en application sur les piqûres de sangsues, les coupures, comme absorbant des parties aqueuses du sang, et pour faciliter ainsi la coagulation du cruor et arrêter l'hémorrhagie.

Créosote.

On donne ce nom à une huile volatile pyrogénée que Reichenbach a découverte dans le produit de la distillation du goudron. C'est un liquide un peu gras au toucher, d'abord un peu incolore, mais devenant brun sous l'influence de la lumière, dont la saveur est âcre, brûlante, très caustique, et l'odeur pénétrante, désagréable, qui rappelle celle de la fumée de certains bois. Il possède la propriété de conserver très longtemps les substances animales, ce qui lui a valu son nom, dérivé de κρέας, chair, σωρειν, conserver; et c'est à la créosote qu'elle contient, selon Reichenbach, que la fumée doit son action conservatrice sur les viandes exposées à son contact.

On a cherché à utiliser cette substance pour combattre et arrêter la mortification des os (carie) ou des parties molles (gangrène); mais on n'a obtenu que des succès douteux. Aujourd'hui elle n'est plus guère employée que contre la carie dentaire; une goutte à peine portée dans la dent creuse à l'aide d'une petite boulette de coton imbibée fait cesser la douleur instantanément. Il faut avoir soin que le liquide ne touche pas à la muqueuse, tant à cause de son action caustique que de sa saveur très désagréable.

POIREAU. *Allium porrum*, L.

Cette plante potagère, du genre Ail, famille des *Liliacées* (154, D), est cultivée dans tous les jardins; on en fait un grand usage comme aliment et comme condiment. « On prépare quelquefois des lavements avec des feuilles de poireau pour les rendre un peu stimulants dans les constipations, ou lorsqu'on veut provoquer une dérivation intestinale légère, » comme dans l'apoplexie ou la congestion cérébrale, etc.

RADIS. *Raphanus*, L.

Genre de plantes *Crucifères* (292, N), qui comprend les variétés suivantes : 1° le Radis cultivé (*R. sativus*), à racine globuleuse ou napiforme d'une couleur rose ou blanche à l'extérieur, toujours blanche intérieurement; — 2° la *petite Rave* (*R. vulgaris*), variété de la précédente, à racine globuleuse, déprimée ou oblongue, blanche, rose ou rouge; —3° le *Radis noir* (*R. niger*), *raifort des Parisiens*, à racine volumineuse, dont l'épiderme est noir, rugueux, la chair dure et très piquante. — La *Ravenelle* (*R. raphanistrum*), dont la racine est grêle, pivotante, qui infeste les moissons, et dont les graines, mêlées au blé, causent, en Suède, des épidémies cruelles d'une maladie appelée *raphanie*.

Les trois premières variétés sont employées comme alimentaires, et regardées, surtout la troisième, comme stimulantes, antiscorbutiques et digestives, pour ceux, bien entendu, dont les voies gastro-intestinales sont dépourvues de toute irritation inflammatoire.

RAIFORT SAUVAGE. *Cochlearia armoracia*, L.

Grand-Raifort, Cochléaria de Bretagne, Cranson, Cran, Moutarde des capucins, des Allemands, Moutardelle, Rave sauvage, etc.

Le Raifort (*pl.* XLII, 2) croît naturellement dans les fossés, aux bords des ruisseaux, dans les lieux humides de la France, principalement en Bretagne. On le cultive dans les jardins, où il est connu sous le nom de radis noir.

Plante vivace de la famille des *Crucifères*, genre Cochléaria (292, P) ; tige dressée de près de 1 mètre d'élévation, rameuse en haut (1), creuse, glabre, cannelée. Feuilles radicales très grandes, dressées, à longs et gros pétioles cannelés, ovales-lancéolées, un peu ondulées et d'un vert brillant; feuilles caulinaires inférieures oblongues, ordinairement pinnatifides (2) : les supérieures lancéolées, entières ou crénelées. Racine renflée, charnue.

Fleurs blanches, en grappes rapprochées en une panicule terminale, présentant les caractères du genre, s'épanouissant en juin-juillet. 4 pétales en croix, longuement unguiculés ; 6 étamines tétradynames. Silicules longuement pédicellées, subglobuleuses, à valves non carénées.

Propriétés, usages. C'est la racine que l'on emploie ; elle est inodore tant qu'elle reste intacte ; mais brisée ou divisée, elle répand une odeur vive, ammoniacale, et sa saveur est piquante, chaude, amère, brûlante, qualités qu'elle doit à une huile aussi âcre que celle de la moutarde, et qu'elle perd par la coction et la dessiccation. Cette racine active est antiscorbutique, diurétique et anti-asthmatique dans quelques circonstances, vomitive à haute dose, rubéfiante à l'extérieur, mais

(1) On n'a dessiné qu'un rameau, qui porte fleurs et fruits.
(2) La seule figurée.

avant tout elle est fortement excitante. Les feuilles ont des propriétés analogues, mais à un moindre degré.

Comme antiscorbutique, le Raifort sauvage jouit d'une réputation justement acquise, qui doit primer celle du cochléaria lui-même : aussi entre-t-il dans la bière, le vin et le sirop antiscorbutiques indiqués au *Codex*, lesquels sont prescrits journellement aux enfants scrofuleux, rachitiques, dont les actions vitales sont languissantes, etc.

Comme diurétique, cette plante a été employée avec succès par Sydenham, Hufeland et d'autres, dans les hydropisies. Sydenham en conseille particulièrement l'emploi dans les collections séreuses qui succèdent aux fièvres intermittentes. C'est un des médicaments qui ont offert le plus d'avantages dans le traitement de la néphrite albumineuse chronique pour combattre le symptôme le plus rebelle, l'infiltration séreuse. « J'ai vu, dit M. Rayer, l'hydropisie diminuer, ou même quelquefois disparaître complétement par l'action diurétique de la tisane de raifort sauvage. Plusieurs malades ont refusé de continuer cette boisson, parce qu'ils la trouvaient désagréable et qu'elle leur fatiguait l'estomac. J'en ai vu d'autres qui, malgré la persévérance avec laquelle ils en font usage, n'en ont retiré aucun soulagement. Cependant de tous les diurétiques, c'est celui dont l'usage m'a paru offrir généralement le plus de chances de succès » (*Traité des mal. des reins*). M. Martin Solon confirme cette opinion : « Nous pensons, dit-il, que le Raifort sauvage convient surtout dans les cas d'hydropisies accompagnées d'urines albumineuses lorsque l'on peut attribuer l'affection à un état blafard et atonique des reins, avec tendance au ramollissement. »

Le Raifort paraît porter quelquefois son action stimulante sur les bronches et agir comme expectorant dans les catarrhes chroniques, l'asthme pituiteux, l'engorgement des voies respiratoires.

Il agit comme purgatif et vomitif à dose élevée. Etmüller nous apprend qu'une femme hydropique fut guérie au moyen d'une infusion dans du vin blanc de la racine de Raifort avec du cresson haché et pilé dans un mortier; ce mélange la purgeait par haut et par bas. — Le Raifort serait encore avantageux dans la leucorrhée et l'aménorrhée (Brennecke), la goutte (Bergius), le rhumatisme (Cullen), l'aphonie (Lanzoni).

Enfin, employée à l'extérieur, la racine de Raifort sauvage peut remplacer la moutarde lorsqu'il s'agit d'agir révulsivement sur la peau. L'action de ce sinapisme est prompte et peut aller jusqu'à la vésication.

Récolte. Ce n'est qu'après la floraison qu'il convient de se procurer la racine de Raifort, dont l'activité est encore plus grande lorsqu'elle a atteint sa deuxième année. Si l'on se servait des feuilles, il faudrait, au contraire, les cueillir avant l'apparition des fleurs. Dans tous les cas, ces parties ne doivent être employées qu'à l'état frais. La racine est renflée, d'un blanc jaunâtre à l'extérieur, plus blanche intérieurement et fibreuse : il faut rejeter celle qui est ligneuse.

PRÉPARATIONS, DOSES.

Infusion (racine coupée par fragments) : 15 à 30 gr. par kilog. d'eau.

Digestion : 30 gr. dans un litre de bière, avec addition de sirop simple. Hufeland a constaté les vertus de ce diurétique dans les hydropisies.

Macération (8 à 16 gr. par 500 gr. de vin blanc ou de bière) : 30 à 100 gr. par jour.

Suc : 15 à 30 gr. dans du vin, comme antiscorbutique.

Sirop : c'est la préparation qui a guéri les deux cas d'aphonie (enrouement ou extinction de la voix) dont parle Lanzoni.

Teinture : 8 à 16 gr. en potion.

Racine crue : coupée par morceaux ou râpée, on en peut faire le même usage que de la moutarde pour assaisonner les aliments.

Sinapisme : racine et feuilles fraîches pilées.

ROMARIN. *Rosmarinus officinalis*, L.

Romanion, Roumanis, Encensier, Herbe-aux-couronnes, Romarin des troubadours.

Le Romarin (*pl.* XLII, 2) habite les collines pierreuses, les basses montagnes du Languedoc et de la Provence, les bords de la Méditerranée. On le cultive dans les jardins. Appartenant aux *Labiées* (219, A), il offre les caractères spécifiques que voici :

Arbuste de 2 à 3 mètres (mais plus petit dans les jardins), à rameaux nombreux, anguleux, opposés, droits, minces, de couleur cendrée ; feuilles opposées alternativement en croix, sessiles, étroites, à bords entiers roulés en dessous, blanchâtres à la partie inférieure.

Fleurs d'un bleu pâle, en verticilles ou glomérules axillaires, formant épi au sommet des rameaux, s'épanouissant au printemps. Calice à 2 lèvres, dont l'inférieure est bifide ; corolle bilabiée ; lèvre supérieure bifide, relevée ; lèvre inférieure réfléchie, à 3 lobes très profonds, dont le moyen est plus grand, arrondi ; 2 étamines plus longues que la lèvre supérieure, attachées au haut du tube de la corolle, redressées et rapprochées l'une de l'autre ; ovaire quadrilobé, style plus long que les étamines. Quatre graines nues.

Propriétés, usages. Le Romarin est célèbre dans les chants provençaux ; les anciens en tressaient des couronnes dont ils se couvraient la tête à certaines fêtes. Cette plante est très aromatique, d'une odeur forte, camphrée, agréable ; d'une saveur chaude, amère, aromatique et piquante. On peut l'employer avec avantage comme stimulant, antispasmodique et nervin, dans les atonies, les dyspepsies indépendantes de toute inflammation ; dans la chlorose, les scrofules, les affections nerveuses ou hystériques, les vertiges, les fièvres typhoïdes avec adynamie et prostration, etc. M. Cazin regarde ce remède comme un des meilleurs excitants antispasmodiques que l'on puisse opposer aux fièvres continues graves ; il dit l'avoir adopté définitivement dans le traitement de ces maladies, lorsque les symptômes ataxiques dominent ; il le joint quelquefois à l'écorce de saule ou à la racine d'angélique.

A l'extérieur, on emploie l'infusion aqueuse ou le vin de Romarin comme tonique, résolutif, antigangréneux ; on en prépare des bains fortifiants pour les enfants (**221**).

Récolte. On cueille les fleurs ou les sommités fleuries avant la floraison ; les feuilles en tout temps, parce qu'elles sont toujours vertes. On les monde et fait sécher.

PRÉPARATIONS, DOSES.

Infusion (fleurs) : 1 ou 2 pincées par kilog. d'eau. — (sommités) : 10 à 20 gr. par kilog. d'eau.

Alcoolat ou *Eau de la reine de Hongrie* : cette teinture a été considérée comme une panacée, car la superstition voulait que la reine dont elle porte le nom l'eût préparée elle-même d'après une recette que lui avait remise un ange. Elle était employée à la dose de 4 à 8 gr. en potion, ou à l'extérieur en frictions sur les parties paralysées ou affectées de rhumatisme. L'eau de Cologne l'a remplacée dans les boutiques de parfumerie, l'eau de mélisse dans les pharmacies.

Huile essentielle : 1 à 8 gouttes sur du sucre ou en potion.

Le romarin fait partie du *vinaigre des Quatre-Voleurs*, de l'*orviétan*, de l'*alcoolat de mélisse*, du *sirop de stœchas*, du *baume opodeldoch*, etc.

ROQUETTE. *Brassica eruca*, L.

Chou-Roquette.

On trouve ce végétal (*pl.* xlii, 4) dans les champs incultes, les carrières, les décombres, principalement dans le midi de la France; genre voisin du chou, famille des *Crucifères* (292, L).

Plante annuelle de 4 à 8 décim., à tige dressée, cylindrique, rameuse, rude, velue inférieurement; feuilles lyrées, pinnatipartites, glabres, un peu charnues, à lobe terminal très ample, ovale-arrondi, denté, les latéraux oblongs.

Fleurs d'un blanc bleuâtre, ou jaunâtre, en grappes terminales lâches, dressées sur un court pédoncule, paraissant en avril-juin, et une seconde fois en automne. Calice à 4 folioles droites, conniventes, allongées, dont 2 plus courtes; corolle de 4 pétales en croix, longuement onguiculés; 6 étamines tétradynames, ayant 4 petites glandes nectarifères à leur base. Silique dressée, bivalve et pluriovulée (1).

Propriétés, usages. La Roquette a une odeur forte, surtout lorsqu'on la froisse entre les doigts; une saveur piquante, âcre. Elle est stimulante, antiscorbutique. Les anciens poètes ou médecins lui ont fait une réputation d'aphrodisiaque qui n'est pas solidement établie :

Excitet ut veneri tardos Eruca maritos.

En Italie, dans le midi, ses feuilles servent d'assaisonne-

(1) Le rameau figuré porte des fleurs et des fruits.

ment : on comprend que cet usage doive avoir plus d'inconvénients dans les contrées où les ordres monastiques sont nombreux que dans toute autre, si cette plante excite les fonctions
génératrices. On l'a conseillée pour la paralysie de la langue;
mais c'est tout simplement un antiscorbutique actif, tombé
dans l'oubli. Elle ne se sèche pas.

La Roquette sauvage (*Sisymbrium tenuifolium*), *fausse Roquette*, est une plante vivace de 30 à 60 cent.; tiges rameuses, diffuses, glabres et lisses, comme les feuilles, qui sont
longues, pinnatifides, à foliole terminale allongée; *fleurs*
jaunes en grappes terminales allongées, etc. Ses propriétés
sont les mêmes; odeur forte et fétide des feuilles froissées,
douce et agréable dans les fleurs. On l'a conseillée comme
diurétique et apéritive dans l'hydropisie; comme expectorante,
incisive dans les catarrhes. Sa graine peut remplacer celle de
moutarde pour sinapismes.

SAPIN. *Pinus picea*, L. ; *Abies pectinata*, D. C.
Sapin commun, Sapin argenté.

Arbre commun dans les Vosges, en Auvergne, dans les
Alpes surtout, genre de la famille des *Conifères* (165, B), très
rapproché du pin. Ces deux genres diffèrent l'un de l'autre :
1° par leur port : les pins forment le plus souvent une tête touf-
fue, tandis que les Sapins ont une forme pyramidale ; 2° par
leurs feuilles : elles sont solitaires dans les Sapins, et non
géminées ou fasciculées comme celles des pins; 3° par leurs
organes reproducteurs : dans les Sapins, les chatons mâles sont
axillaires, simples, et leurs cônes ont des écailles planes,
minces, non renflées à leur sommet comme dans les pins.

Propriétés, usages. Le Sapin fournit les substances résineuses dont nous avons parlé à propos du pin; on en retire la
térébenthine dite de Strasbourg. Les usages dans les arts et
l'industrie de ces arbres ont déjà été signalés au § 166.

En thérapeutique, on emploie les bourgeons de Sapin dans
les affections catarrhales des bronches et des voies urinaires
surtout, dans les hydropisies, le scorbut. « L'infusion des

bourgeons de sapin s'emploie dans les mêmes circonstances que l'eau de goudron, et il est certain qu'elle jouit d'une action antiscorbutique justement célèbre. Ses propriétés diurétiques ne sont pas moins fondées. La bière sapinette ou antiscorbutique, dans la composition de laquelle entrent ces bourgeons, fait suffisamment foi de cette qualité précieuse » (Trousseau et Pidoux).

Récolte. Ce sont les boutons en chatons que l'on cueille avant leur développement, aux mois de février ou de mars. Ils ont la forme de petits cônes pointus, couverts d'écailles rougeâtres, minces, luisantes. Ils contiennent beaucoup de résine qui leur communique une odeur de térébenthine et une saveur amère résineuse. Ils se conservent très facilement secs. Seulement, dans le commerce, on les trouve souvent confondus avec ceux du *faux sapin*, espèce dont les feuilles sont éparses, nombreuses, presque tétragones, étroites et piquantes, et avec les bourgeons de quelques pins.

PRÉPARATIONS, DOSES.

Infusion : 15 à 30 gr. par kilog. d'eau.
Décoction : mêmes quantités.

SARRIETTE. *Satureia hortensis*, L.

Sarriette des jardins, Sauriette, Savourée, Sadrée.

C'est une *Labiée* (*pl.* XLII, 5) du midi de la France que l'on cultive facilement dans les jardins du Centre et du Nord. Ses caractères génériques ont été indiqués (**219**, R).

Plante annuelle de 20 à 30 cent. environ, à tige dressée raide, rameuse au sommet surtout, poilue, d'un vert rougeâtre ; à feuilles opposées, lancéolées-linéaires, atténuées à la base en un court pétiole, les jeunes pubescentes.

Fleurs d'un blanc rosé ou lilas ponctué de rouge, assez petites, disposées 2-3 à l'extrémité de pédoncules axillaires (juillet-août). Calice tubuleux, strié, à 5 dents ; corolle tubuleuse et bilabiée, à lèvre supérieure droite, échancrée, l'inférieure étalée à 3 lobes, dont le moyen est légèrement plus grand et émarginé ; 4 étamines rapprochées par paires sous la lèvre supérieure, les 2 inférieures plus longues; style sétacé à 2 stigmates recourbés.

Propriétés, usages. La Sarriette est très aromatique; son odeur est forte, pénétrante, agréable d'ailleurs, mais sa saveur est piquante, presque caustique. Elle se rapproche du thym, du serpolet, du pouliot par ses propriétés, qui sont stimulantes, toniques. On l'a employée autrefois comme antispasmodique, carminative, expectorante, vermifuge; mais aujourd'hui elle est complétement inusitée, peut-être parce qu'elle est d'un emploi assez fréquent en cuisine. Cependant cette plante paraît devoir être très utile comme vermifuge et antipsorique.

PRÉPARATIONS, DOSES.

Infusion (sommités) : 4 à 8 gr. pour 750 gr. d'eau, à prendre par tasses dans la matinée, contre les vers (F. Dubois). — 15 à 30 gr. pour 1 kilog. d'eau en lotions deux fois le jour contre la gale.

LA SARRIETTE DES MONTAGNES (*Sat. montana*) est une plante sous-frutescente à odeur aromatique pénétrante, qui peut remplacer avantageusement la précédente, mais qui est plus rare.

SAUGE. *Salvia officinalis*, L.

Sauge cultivée, Petite-Sauge, Sauge franche, Herbe sacrée, Sale, Thé de France.

La Sauge (*pl.* XLIII, 2) habite les contrées méridionales de la France; mais on la cultive dans les jardins, où elle fleurit en juin-juillet.

Plante sous-frutescente, de la famille des *Labiées* (219, B), à tige quadrangulaire, pubescente, rameuse; feuilles opposées, ovales-lancéolées, pétiolées, finement denticulées sur les bords, à surface comme chagrinée; les jeunes tomenteuses-blanchâtres.

Fleurs d'un rose lilas ou violacées, disposées en une sorte d'épi formé de verticilles ou glomérules rapprochés (juin-juillet); bractée cordiforme-aiguë à chaque fleur. Celle-ci se compose ainsi : calice tubuleux à 5 dents égales très aiguës; corolle bilabiée; lèvre supérieure en forme de casque, non comprimée; l'inférieure à 3 lobes dont le moyen est plus large, émarginé, échancré; les latéraux courts et réfléchis (1). La gorge est garnie de poils. Étamines 2, à filets très courts, articulées avec un connectif transversal qui porte à ses deux extrémités une loge fertile; 2 étamines supérieures rudimentaires ou nulles (2); style dépassant longuement la lèvre supérieure de la corolle. 4 akènes ovoïdes trigones.

Propriétés, usages. La Sauge est aromatique, chaude, tonique-stimulante, propriétés qu'elle doit à une huile essentielle, au camphre, à un principe amer, et de l'acide gallique qu'elle contient. Elle agit comme excitante, antispasmodique, emménagogue, diaphorétique, cordiale, céphalique, etc., suivant les circonstances et les doses.

Les anciens ont célébré cette plante, dont les vertus étaient au-dessus de tout éloge, ainsi que le prouve le vers suivant :

> *Cur moriatur homo cui Salvia crescit in horto?*

De nos jours, cette immense réputation est bien déchue : car voici à peu près quels sont les services réels qu'elle peut rendre. « L'infusion de sauge, dit Deslandes, provoque de la chaleur dans l'estomac, excite notablement la sécrétion urinaire, modifie le système nerveux, etc. » La Sauge était considérée comme un *alexipharmaque* ou *chasse-poison,* c'est-à-dire un agent préservatif des maladies putrides ou infectieuses. Elle peut, en effet, être employée utilement dans les affections typhoïdes à forme muqueuse. « L'infusion de sauge ou *teucrium,* disent MM. Trousseau et Pidoux, imprime plus de résistance et de stabilité au système nerveux frappé de stupeur et d'ataxie, active en même temps la circulation et rend de la fièvre aux malades, fièvre nécessaire, indispensable dans une certaine mesure, sous peine de décomposition prématurée de l'organisme, et de mort par empoisonnement miasma-

---

(1) La petite figure détachée représente la corolle fendue dans toute sa longueur entre le lobe moyen et le lobe latéral gauche.

(2) On les aperçoit sur la figure.

tique et défaut de réaction, ou sous peine de prédominance exclusive des accidents nerveux et de mort par réaction vicieuse. »

La Sauge a donc une action marquée sur le système nerveux.

Salvia confortat nervos manuumque tremorem tollit.

On l'a placée parmi les céphaliques et les nervins (V. p. 475) et on en a éprouvé les bons effets dans les tremblements des membres, les vertiges, les paralysies, les fièvres adynamiques.

Cette plante est antidiarrhéique, comme la plupart des aromatiques d'ailleurs. Quelques auteurs la regardent presque comme un spécifique contre le muguet des enfants, étant employée en tisane, lotions et gargarismes.

Elle jouit de la propriété d'activer les fonctions de la peau, d'exciter la sueur, et cependant on l'administre aussi pour arrêter les sueurs débilitantes, immodérées. Cette contradiction n'est qu'apparente : lorsque les forces vitales se concentrent à l'intérieur et qu'il n'y a pas de tendance expansive vers la peau, la Sauge, en activant la circulation, provoque ce mouvement centrifuge des courants ; que si, au contraire, les sueurs trop abondantes résultent d'un état de faiblesse générale, d'un manque de vitalité ou d'harmonie organique, la Sauge, en rétablissant l'équilibre, les fait cesser. M. Cazin, dont le nom revient chaque fois qu'il s'agit d'expérimentations sur les vertus des plantes indigènes, assure que l'infusion de Sauge administrée à froid lui a réussi pour diminuer les sueurs nocturnes et les diarrhées colliquatives des phthisiques ; il l'a aussi administrée avec succès, édulcorée avec le sirop de coing, dans les diarrhées abondantes des enfants à la mamelle.

A l'extérieur, la Sauge n'est pas moins précieuse. « Ses vertus cicatrisantes sont indubitables, disent MM. Trousseau et Pidoux, et nous avons vu plusieurs fois les ulcères atoniques des jambes se fermer, se couvrir d'un tissu cutané nouveau par l'application de compresses imbibées de vin cuit avec la Sauge et le miel, et même d'une simple décoction de Sauge. Les pansements ainsi faits sont aussi fort utiles aux ulcères scrofuleux des joues. Il est encore très certain qu'il suffit de toucher les aphthes des enfants, des femmes grosses, avec un pinceau trempé dans une décoction vineuse de Sauge pour les voir disparaître. »

« Dans les nombreuses maladies contre lesquelles je la recommande, dit Gauthier, il ne faut pas oublier que toutes les fois que les malades sont d'un tempérament sanguin, ou sont excitables, et que la maladie a un caractère inflammatoire, on doit proscrire la Sauge, dont alors les effets seraient fâcheux. Cependant les cas où elle est utile sont si fréquents qu'on peut la considérer comme une des meilleures plantes que nous connaissions. Ses propriétés ont paru si remarquables aux anciens qu'ils lui ont donné le nom de *salvus* ou *salvere*, sauver, » d'où celui de *Sauge*.

Récolte. Elle se fait au temps de la floraison pour les sommités fleuries, avant la pousse des tiges florales pour les feuilles. On trouve ces parties dans le commerce, et on les reconnaît aussi bien sèches que vertes, à l'aspect cendré et chagriné des feuilles, aux tiges carrées, surtout à l'odeur aromatique qui prend plutôt de la force qu'elle ne diminue après la dessiccation. La Sauge qui croît naturellement dans le Midi est plus active que celle qu'on cultive; cette dernière néanmoins est la seule employée.

PRÉPARATIONS, DOSES.

Infusion (feuilles) : 15 à 30 gr. par kilog. d'eau pour tisane; — 30 à 60 gr. pour même quantité d'eau, en lotions, fomentations, gargarismes toniques, antiseptiques, résolutifs.

Vin : 60 à 100 gr. — Van Swieten le prescrivait souvent contre les sueurs nocturnes qui affaiblissent les individus convalescents de fièvres. Il l'employait aussi chez les nourrices qui ont sevré pour arrêter la sécrétion du lait. Nous avons vu aussi que la menthe est antilaiteuse.

Poudre : 1 à 4 gr.

Suc : 4 à 16 gr.

Huile essentielle : 2 à 12 gouttes et plus en potion.

Quant aux autres usages externes de la Sauge, nous renvoyons au § **220**.

Le genre Sauge comprend plusieurs variétés qui jouissent de propriétés analogues. Ce sont :

La SAUGE DES PRÉS (*Salvia pratensis*), dont la tige est herbacée, dressée, haute de 3 à 8 décim.; les feuilles ovales, doublement crénelées, ridées; les radicales très amples, cordées, en rosette; les caulinaires plus petites, sessiles. — *Fleurs* bleues : calice à lèvre supérieure 3-dentée; corolle assez grande, beaucoup plus longue que le calice, etc. (mai-juillet).

La TOUTE-BONNE ou ORVALE (*Salvia sclarea*) a 4 à 8 décim.; tige dressée, très rameuse, velue, laineuse; feuilles opposées très amples, ovales-oblongues, crénelées-dentées, épaisses et rugueuses. — *Fleurs* d'un bleu lilas : calice à dents pointues; corolle grande dépassant le calice, à lèvre supérieure courbée en faulx; style dépassant de beaucoup la lèvre supérieure de la corolle (juin-août).

La SAUGE HORMIN (*Salvia horminum*) a les fleurs bleues ou pourpres, en verticilles soutenus par de larges bractées colorées qui la caractérisent. On lui a attribué des propriétés aphrodisiaques et anti-ophthalmiques qui ne sont qu'imaginaires.

La SAUGE DES BOIS (*Teucrium scorodonia*), *Germandrée sauvage,* qui est une Germandrée par conséquent, est une plante vivace, à plusieurs tiges rapprochées, de 3-6 décim., herbacées, dressées, pubescentes, rameuses en haut; feuilles opposées alternativement en croix, oblongues-cordiformes, ridées, blanchâtres à la face inférieure, dentées. — *Fleurs* jaunâtres, solitaires à l'aisselle de bractées opposées, disposées en grappes terminales, nombreuses (juillet-septembre). Corolle dont la lèvre supérieure est remplacée par 4 étamines purpurines et 1 style à stigmate bifide; 4 graines nues au fond du calice.

Elle se rapproche du scordium dont il est question ci-contre, par ses propriétés. On l'a employée comme antivénérienne et anti-hydropique, mais elle est tombée dans l'oubli.

SCORDIUM. *Teucrium scordium*, L.

Germandrée aquatique.

La Germandrée aquatique (*pl.* xxxviii, 5) croît dans les lieux marécageux, les prairies humides, au bord des étangs, des fossés.

Plante vivace, de la famille des *Labiées*, genre Germandrée (219, F), à tiges herbacées, de 1 à 6 décim., couchées, radicantes à la base, puis dressées, pubescentes, grisâtres, creuses, carrées, rameuses (1). Feuilles opposées, sessiles, oblongues, fortement dentées, d'un vert blanchâtre qui devient plus tard plus foncé.

Fleurs purpurines ou violacées, au nombre de deux dans l'aisselle des feuilles, s'ouvrant en juin-octobre. Calice petit, tubuleux, poilu, à 5 divisions lancéolées (2); corolle à lèvre inférieure trilobée, dont le lobe moyen est beaucoup plus grand, concave; lèvre supérieure remplacée par 2 dents entre lesquelles sortent les étamines et le pistil (3); 4 étamines rapprochées, parallèles. Akènes obovales, glabres.

Propriétés, usages. Le Scordium est amer; ses feuilles froissées entre les doigts répandent une odeur alliacée, ce qui engageait Rusbec à s'en servir dans la peste, ainsi que d'autres médecins dans les fièvres malignes, les typhus, les maladies contagieuses : car cette plante a joui de toute antiquité d'une réputation *antiputréfiante*. Galien raconte que les cadavres se corrompent moins vite aux lieux où elle croît.

Le Scordium est tout simplement tonique, un peu plus excitant que la germandrée; il aiguise l'appétit, facilite la digestion; et, stimulant les actions vitales, il peut agir tantôt comme carminatif, emménagogue, ou diurétique, ou anthelminthique, etc., selon les circonstances de son administration

(1) On n'a représenté qu'un rameau fleuri.

(2) On peut les compter sur la petite figure détachée représentant le pistil et le calice.

(3) L'autre figure montre la corolle ouverte par une incision longitudinale du côté de la lèvre supérieure qui manque.

et l'idiosyncrasie des sujets. Cette incertitude dans ses propriétés est sans doute la principale cause de son abandon. Cette plante entre dans la composition du *diascordium*, électuaire auquel elle a donné son nom et qu'on emploie comme tonique-astringent et légèrement calmant, car il contient un peu d'opium.

Récolte. Elle se fait pendant la floraison. En séchant, la plante perd en grande partie son odeur alliacée, quoiqu'elle se conserve assez bien du reste; s'il n'y a plus trace de cette odeur, il faut la refuser: elle est trop vieille. Le Scordium qui croît dans le Midi a probablement plus d'action que celui des autres parties de la France.

PRÉPARATIONS, DOSES.

Infusion (sommités) : 3 ou 4 pincées par pinte d'eau, à laquelle on peut ajouter un dixième de vin, comme tisane tonique, stimulante.

Suc : 15 à 30 gr.

Diascordium : vieil électuaire polypharmaque dans lequel entre le scordium ; 2 à 8 gr. enbols ou potion, comme astringent-calmant contre la diarrhée.

SCROPHULAIRE. *Scrophularia nodosa*, L.

Scrophulaire noueuse, Scrophulaire des bois, Grande-Scrophulaire, Herbe aux hémorrhoïdes.

Plante de 60 à 90 cent. (*pl.* XVII, 1), vivace, à tiges robustes, dressées, glabres, quadrangulaires, rameuses en haut(1); feuilles opposées, pétiolées, ovales-lancéolées, les supérieures moins larges, cordiformes à la base, inégalement dentées, glabres, un peu blanchâtres en dessous.

Fleurs d'un brun rougeâtre ou pourpre foncé, disposées en une panicule non feuillée formée de petites grappes opposées (juin-août), ayant les caractères assignés aux *Scrophulariacées* (212, A). Calice petit à 5 lobes arrondis, herbacés ; corolle monopétale à tube court, renflé, dont le limbe est à 4 découpures, comme bilobé : la lèvre supérieure plus longue, bilobée, l'inférieure à 3 lobes plus petits ; 4 étamines très courtes, di-

(1) Un rameau fleuri seul est figuré.

dynames, une cinquième étant avortée(1). Capsule globuleuse acuminée à 2 loges plurispermes.

Propriétés, usages. Cette plante qui est amère et d'une odeur forte, nauséeuse, a joui d'une réputation populaire très grande dans le traitement des deux maladies suivantes : 1° les scrofules, qui lui ont donné le nom qu'elle porte; 2° les hémorrhoïdes, d'où l'une de ses dénominations vulgaires. — Pour ce qui concerne la première de ces affections, nous dirons avec Gauthier : « Dans le nombre des spécifiques, aujourd'hui très restreint, on ne comprend plus la scrophulaire. Ce n'est pas qu'elle soit dépourvue d'action; elle produit au contraire une excitation n'ayant pas un caractère particulier qui la recommande plus que tout autre amer aussi actif; il vaut mieux la remplacer par le houblon et la gentiane, dont les effets ne sont pas douteux dans les écrouelles, que de continuer de donner la scrophulaire sur la foi d'un nom ou plutôt d'un titre usurpé. »

« Quant au nom d'*herbe aux hémorrhoïdes* qui lui est presque aussi souvent donné, continue Gauthier, il n'est pas mieux justifié dans la pratique. Le raisonnement le plus simple, d'ailleurs, suffirait pour l'exclure du traitement des hémorrhoïdes, même en ne la considérant que sous le rapport de son action locale. Ainsi les tumeurs hémorrhoïdales sont douloureuses ou indolentes. Dans le premier cas, la scrophulaire doit être exclue du traitement parce qu'elle est irritante; ou que, si on l'applique en cataplasme ou sous forme d'onguent, l'abondance de la graisse dans celui-ci, ou de l'humidité dans l'autre, fait qu'il n'en résulte que l'effet d'un émollient, et alors ce n'est plus la scrophulaire qui agit. »

Récolte. La Scrophulaire se trouve dans les lieux frais, les bois humides, les fossés, aux bords des rivières et des ruisseaux. On recueille la plante avant la floraison, et on arrache les racines à l'automne ou au printemps pour les sécher. Ces racines sont noueuses, rampantes, et c'est sans doute la ressemblance de leurs tubercules avec les tumeurs hémorrhoï-

(1) Ainsi que le montre la figure détachée.

dales qui a valu à la plante sa grande renommée, à tel point qu'on a assuré qu'il suffisait d'en porter sur soi pour se guérir ou se préserver des hémorrhoïdes. Sèche, la Scrophulaire reste amère, mais perd son odeur ; sa racine elle-même reste peu sapide.

PRÉPARATIONS, DOSES.

Infusion (feuilles) : 15 à 30 gr. par kilog d'eau ; — 30 à 60 gr. pour lotions. *Décoction* (racine) : mêmes doses.

On applique les *feuilles écrasées* en cataplasmes sur les tumeurs scrofuleuses.

On prépare un *onguent* en pilant les racines avec du beurre frais et en mettant le mélange pendant 15 jours à la cave dans un pot de grès bien bouché. Excellent pour la goutte, les hémorrhoïdes, les dartres, la gale (Chomel).

SCROPHULAIRE AQUATIQUE. *Scrophularia aquatica*, L.

Herbe du siège, Bétoine d'eau.

Plante vivace (*pl.* XLIII, 3), variété du genre Scrophulaire (212, A), à tiges de 5-10 décim., quadrangulaires, robustes, lisses, glabres ; feuilles opposées pétiolées, ovales-oblongues, légèrement cordées à la base, presque glabres, crénelées, un peu plus grandes que celles de l'espèce précédente.

Fleurs d'un rouge brun ou de couleur de fer, en panicule non feuillée formée de petites grappes opposées (juin-août). Calice à lobes suborbiculaires, membraneux aux bords ; corolle à limbe bilabié, lèvre inférieure trilobée ; 4 étamines fertiles, la 5e réduite à un appendice occupant la base de la lèvre supérieure, etc.

Propriétés, usages. L'Herbe du siège, ainsi appelée parce qu'on en fit usage, dit-on, lors du siège de la Rochelle, pour guérir les plaies, est amère et d'une odeur désagréable. Les propriétés sont d'ailleurs analogues à celles de la Scrophulaire noueuse, sauf qu'elles sont plus actives. Selon M. de Candolle, ses feuilles sont purgatives, vomitives même à hautes doses. Bouillies avec le séné, elles corrigent sa saveur désagréable, mais en lui en communiquant une autre très amère.

Récolte. La Scrophulaire aquatique habite les lieux humides, les fossés aquatiques : c'est là qu'il faut aller cueillir ses feuilles dans l'été, et ses racines au printemps et à l'automne.

SERPOLET. *Thymus serpillum.*

Thym-Serpolet, Pillolet.

Plante de 10 à 15 cent., à tiges nombreuses, sous-frutescentes à la base, rameuses et touffues, couchées, puis redressées dans leur partie supérieure; feuilles petites, opposées, ovales, glabres, rétrécies en forme de pétiole en bas.

Fleurs purpurines, petites, verticillées, présentant les caractères du genre Thym, famille des *Labiées* (219, K).

Propriétés. Elles ne diffèrent pas de celles du thym, auquel nous renvoyons; elles sont moins actives toutefois. Le Serpolet n'est pas sans avoir été recommandé contre une foule d'affections, soit comme stomachique, antispasmodique, expectorant, emménagogue ou anti-flatulent, etc. Il est tout cela, sans doute, et pourtant son emploi est peu répandu. — C'est un remède populaire contre les flueurs blanches par atonie générale. Linné lui attribue la propriété de dissiper l'ivresse et la céphalalgie qu'elle cause. Enfin, pour citer du merveilleux, « M. Ray, dit Chomel, rapporte qu'elle est merveilleuse pour faire recouvrer la parole aux apoplectiques, sur le témoignage du docteur Soame. »

Le Serpolet sert aux usages extérieurs auxquels on soumet les Labiées en général (220).

Cette plante se *récolte* dans l'été sur les pelouses sèches, les collines où elle est vivace. On la sèche entière et fleurie; par la dessiccation elle ne perd aucune de ses propriétés.

PRÉPARATIONS, DOSES.

Infusion (sommités fleuries) : 5 à 15 gr. par kilog. d'eau.
Poudre : 2 à 4 gr. dans du vin ou du miel.

SISYMBRE SOPHIE. *Sisymbrium sophia,* L.

Sagesse des chirurgiens, Thalictron.

Plante de 3-9 décim. (*pl.* XXII, 1), à tige dressée, rameuse en haut; à feuilles bi-tripinnatiséquées, à segments linéaires étroits entiers ou incisés.

Fleurs jaunes, présentant les caractères génériques des

Crucifères (292 , F). Pétales plus courts que le calice, parfois nuls par avortement (avril-octobre). Siliques glabres, grêles, ascendantes, à pointe très courte.

Propriétés. « La réputation de cette plante comme vulnéraire l'a fait appeler *Sophia chirurgicorum* ; on appliquait ses feuilles contuses sur les plaies ; on donnait leur décoction contre la diarrhée, le crachement de sang, la leucorrhée, etc. On employait aussi ses graines comme vermifuges, fébrifuges, antinéphrétiques, à la dose d'un gros (4 gr.)..... » (Mérat et Delens).

Récolte. Cette plante est commune dans les décombres, les carrières, sur les vieux murs et le bord des chemins, où il faut la recueillir pendant la floraison, à moins qu'on ne veuille se procurer la graine, partie qui porte plus spécialement le nom de *thalictron.*

PRÉPARATIONS, DOSES.

Infusion (plante) : 15 à 30 gr. par kilog. d'eau.

Suc : il est utile, dit-on, pour le crachement de sang, les flueurs blanches.

« *Semence* : on la donne à la dose d'un gros (4 gr.) pour arrêter les cours de ventre : c'est un remède fort familier aux pauvres, et tous les auteurs conviennent de cette propriété » (Chomel).

« Toute la *plante* pilée et appliquée extérieurement guérit les blessures et nettoie les ulcères » (*id.*).

SOUCI. *Calendula officinalis*, L.

Souci officinal, Souci des jardins.

On trouve le Souci (*pl.* XLIII, 4) dans les champs, les lieux cultivés, les terrains remués des départements méridionaux ; mais particulièrement dans les jardins où il est cultivé pour ornement. Appartenant aux *Synanthérées* (257-40, M), il présente les caractères spécifiques suivants :

Plante annuelle de 30 à 45 cent., à tige dressée, anguleuse, striée-velue, rameuse ; feuilles alternes, sessiles-embrassantes, pubescentes, oblongues-lancéolées, lâchement sinuées-dentées ; racine fusiforme, blanche, chevelue.

Fleurs jaunes, grandes, en capitules solitaires et terminaux sur de longs pédoncules, se montrant presque toute l'année ;

fleurons du centre 5-fides avec 5 étamines synanthères et style renflé supérieurement, la plupart stériles ; demi-fleurons de la circonférence femelles et fertiles ; involucre à folioles égales bisériées ; réceptacle presque plan, sans paillettes. Akènes irréguliers.

Propriétés, usages. L'odeur de cette plante est aromatique, forte, un peu vireuse, désagréable ; sa saveur est un peu amère et âcre, plus prononcée dans la racine et les feuilles que dans les fleurs. De nombreuses propriétés ont été accordées au Souci, par les habitants de la campagne surtout, qui le considèrent comme propre à pousser les sueurs, les urines, les menstrues, à guérir les scrofules, les pâles couleurs, la fièvre, etc.

Cette plante est stimulante en effet, et comme telle elle peut agir de ces différentes manières, suivant les circonstances particulières de son administration. Elle est emménagogue dans les cas d'atonie générale chez la femme ; si cette atonie est locale, elle sera plus efficace étant employée en fumigations dirigées vers ou dans le vagin, que prise en tisane.

On la prescrit encore comme antispasmodique, dans l'hystérie et les affections nerveuses qui en dépendent ; comme fondante dans la jaunisse, les scrofules ; comme fébrifuge, etc.

Le Souci est usité à l'extérieur · pilé et appliqué sur les tumeurs scrofuleuses ulcérées, il a paru les modifier avantageusement. Suivant Hecquet, les feuilles fraîches écrasées sur les verrues font disparaître ces excroissances. — Cependant c'est un médicament abandonné par des médecins.

On peut *récolter* ses fleurs pendant tout l'été, ainsi que les sommités des tiges, pour les employer fraîches, car la dessiccation leur fait perdre leurs propriétés.

PRÉPARATIONS, DOSES.

Infusion : 30 à 60 gr. par kilog. d'eau.

Suc exprimé : 100 à 150 gr.

Décoction : pour fomentations, lotions, injections.

Murlisbeck a rapporté deux cas de vomissements chroniques traités avec succès par l'*extrait* de souci à la dose de 20 centig. cinq fois par jour.

Les fleurs macérées dans du vinaigre paraissent réussir à faire disparaître les verrues.

Le Souci des champs (*Calendula arvensis*), ou *Souci de vigne*, se distingue par ses capitules beaucoup moins amples, sa tige moins élevée, ses graines hérissées d'aspérités sur le dos, etc. Ses propriétés et usages sont analogues à ceux du Souci des jardins. Les fleurs passent pour cordiales, sudorifiques. On le trouve dans les vignes, les champs, où il fleurit pendant tout l'été.

THYM. *Thymus vulgaris*, L.

Tin, Frigoule, Pote.

Le Thym commun croît spontanément dans les départements méridionaux de la France, sur les coteaux secs et rocailleux. On le cultive dans tous les jardins comme aromate.

Plante sous-frutescente petite, de la famille des *Labiées* (219), de 15 à 25 centim., à tiges rameuses, redressées, portant des feuilles opposées, sessiles, petites et roulées sur les côtés, ce qui les fait paraître linéaires-lancéolées, pubescentes en-dessous, ayant souvent à leur aisselle des fascicules de feuilles plus petites.

Fleurs roses ou purpurines, rarement blanches, en verticilles formant épis terminaux (juin-octobre), présentant les caractères assignés au genre Thym (219, K): 4 étamines didynames recourbées et divergentes; style dépassant la corolle. Quatre petits akènes.

Propriétés, usages. Chacun connaît l'arôme prononcé, agréable du Thym, si recherché des abeilles; sa saveur aromatique, amère et piquante. Cette plante est très employée dans l'art culinaire; peut-être est-ce à cause de cela que l'on met si peu d'empressement à s'en servir en médecine. Cependant elle est stimulante, tonique, stomachique, propre à relever les forces, à remonter l'estomac débilité, à remplacer avantageusement le serpolet, dont les propriétés sont moins prononcées.

A l'extérieur, on l'emploie de différentes manières, comme tonique et résolutive. Van Swieten combattait le lumbago au

moyen des fumigations de Thym dirigées sur la partie douloureuse pendant une demi-heure. — M. Cazenave a traité la
gale par des lotions avec l'infusion de Thym, et il a eu à s'en
louer. — Quant aux bains, litières, matelas, préparés avec
cette Labiée, nous renverrons le lecteur au § 224.

Récolte. Elle doit se faire en peine floraison ; on dispose la
plante mondée en guirlandes, et on la porte au séchoir.

PRÉPARATIONS , DOSES.

Infusion (sommités) : 4 à 15 gr par 500 gr. d'eau ; — 60 gr. par kilog.
d'eau, avec addition de 280 gr. de vinaigre, pour lotions contre la gale trois fois
par jour (Cazenave).

Huile essentielle : 2 à 5 gouttes en potion pour apaiser la colique venteuse,
fortifier l'estomac, pousser les mois et les urines (Chomel). — On en met sur
les dents cariées, comme celle de girofle, pour calmer l'odontalgie.

VÉRONIQUE. *Veronica officinalis,* L.

Véronique officinale, Véronique mâle, Thé d'Europe.

La Véronique (*pl.* xlix, 4) est assez abondante dans les
bois, sur les coteaux arides de toute la France.

C'est une *plante* herbacée, vivace, de la famille des *Scrophulariacées* (212, J), de 15 à 25 cent. de hauteur, à tiges presque ligneuses, couchées et rampantes à la base, redressées
supérieurement ; feuilles opposées, pétiolées, ovales-dentées,
molles, très pubescentes et d'un vert jaunâtre.

Fleurs d'un bleu pâle ou blanches rosées, à pédicelles munies de bractées, formant grappes au sommet d'un pédoncule
axillaire dépourvu de feuilles (mai-juillet). Calice à 4 divisions
velues ; corolle infundibuliforme, à 4 divisions étalées, inégales ; tube court dépassant le calice ; 2 étamines saillantes et
divergentes ; ovaire bicarpellaire ; style indivis. Capsule en
cœur surmontée du style persistant (1).

Propriétés , usages. La plante est peu odorante, mais d'une
saveur amère un peu styptique. C'est un léger tonique exci-

---

(1) La figure représente un épi portant fleurs épanouies en haut, au-dessus
des fleurs fécondées n'ayant plus de corolle, plus bas enfin des fruits, c'est-à-
dire des capsules cordiformes.

---

tant auquel on s'est plu à attribuer toutes sortes de vertus. On l'a vantée, en effet, contre les affections calculeuses, les maladies de la peau, le scorbut, les hémorrhagies, les dyspepsies, les flatuosités, et même la stérilité chez les femmes. Hoffmann la recommande dans la phthisie, le catarrhe pulmonaire, l'engoûment des bronches ; et de fait, elle agit plutôt comme expectorante, vulnéraire, que de toute autre manière ; mais son usage est à peu près abandonné.

La *récolte* se fait pendant la floraison ou après ; on doit rejeter toutes les feuilles rouges ou noires. La dessiccation ne fait rien perdre à cette plante de ses propriétés.

PRÉPARATIONS, DOSES.

Infusion : 15 à 30 gr. par kilog. d'eau.

Les paysans emploient les *feuilles* séchées en guise de thé.

La VÉRONIQUE CHAMŒDRYS, très voisine de la précédente, est inusitée. Il ne faut pas la confondre avec le *teucrium chamœdrys,* qui est la germandrée petit-chêne, plante que désigne le mot *Chamœdrys* dans le Codex.

La VÉRONIQUE BECCABUNGA est parmi les expectorants.

ANTISPASMODIQUES.

Les Antispasmodiques sont des médicaments légèrement stimulants, dont l'action se porte spécialement sur le système nerveux, qu'elle modifie de manière à faire cesser le trouble de ses fonctions et à calmer l'état spasmodique.

Mais d'abord qu'entend-on par spasmes ? Ce sont des désordres de l'innervation du système ganglionaire (Grand-sympathique), qui, bornés à la mobilité, aux fonctions des viscères intérieurs, constituent cette foule de maux connus sous le nom de *vapeurs ;* tandis que, par opposition, on appelle *convulsions* les troubles de l'action nerveuse du système cérébrorachidien (Cerveau et Moelle épinière).

L'état spasmodique est primitif ou consécutif. On doit le considérer dans les trois cas ou circonstances distinctes que voici : ou il est essentiel, sans autre altération que la sienne propre, et constituant à lui seul toute la maladie; ou il complique des affections aiguës ; ou enfin il se manifeste comme symptôme propre de certaines maladies. — 1° L'état nerveux *primitif* ou *essentiel* résulte ordinairement d'un excès de développement du système ganglionaire et de sa prédominance sous l'influence des passions et émotions morales, de la privation de matériaux nécessaires à la nutrition, d'une sorte de surexcitation ou d'atonie de la matrice chez la femme. Il a pour caractère essentiel, qui le diffère des convulsions, d'être précédé d'une sorte de vapeur (l'*aura* des auteurs) qui part des organes génitaux, abdominaux ou thoraciques. Il se présente d'ailleurs avec une très grande variété de formes et de degrés que l'on peut traduire de la manière suivante : mobilité nerveuse, impressionnabilité excessive, anxiétés, tressaillements involontaires, pleurs et rires pour la moindre cause, bouffées de chaleurs, vapeurs et spasmes, flatuosités, gastralgies, palpitations, toux convulsive, accidents de différentes sortes. Ces troubles nerveux se rencontrent très fréquemment, combinés de diverses manières chez les femmes pendant leur existence sexuelle ; et l'oisiveté, la vie molle, les passions, les abus des bains, la diète prolongée et tout ce qui excite le moral les augmentent. Or, les antispasmodiques sont propres à les combattre ; ils ont contre eux une action que rend plus sûre l'existence d'un foyer viscéral d'où part l'*aura,* tandis que, au contraire, ce sont les opiacés et les solanées vireuses qui réussissent le mieux dans les convulsions, telles que la chorée, l'éclampsie, qui ont pour point de départ l'encéphale.

2° L'état nerveux qui vient s'*ajouter aux affections aiguës* est assez rare, par la raison toute simple que la force vitale est absorbée, pour ainsi dire, dans sa réaction organique, et qu'il y a consensus d'efforts excluant la production d'actes dont le caractère est l'aberration et l'absence de phénomènes critiques ; par la raison encore que la fièvre est antipathique aux spasmes, car Hippocrate l'a dit : *febris spasmos solvit.* Toutefois, les inflammations des poumons et les fièvres malignes font exception à cette loi, et contre les complications nerveuses de ces maladies, c'est le musc qui paraît être l'antispasmodique le plus convenable. Ces complications nerveuses se montrent plus fréquentes dans les affections chroniques, surtout chez les femmes hystériques ; elles cèdent toujours d'autant plus facilement aux antispasmodiques qu'elles sont plus indépendantes de toute lésion organique.

3° Enfin, considéré comme *symptôme* de maladie aiguë, l'état nerveux n'a nullement le caractère des spasmes. Excepté l'état ataxique des fièvres graves, où le camphre et les toniques-névrosthéniques conviennent, il se rattache à une lésion déterminée du système cérébro-spinal contre lequel il faut commencer par diriger les agents thérapeutiques. Les remèdes efficaces contre les spasmes sont, par conséquent, sans effet contre le trouble nerveux symptomatique dont nous parlons.

Les Antispasmodiques n'exercent qu'une action fugace, d'un effet prompt, souvent même nul. Ils n'occasionnent pas l'assoupissement comme le font les préparations d'opium et les plantes vireuses, quoiqu'ils apaisent l'agitation dans les cas que nous venons de spécifier. Il ne faut pas les abandonner trop tôt ; il faut insister, au contraire, et les changer parce que si l'un échoue l'autre peut réussir ; si l'éther est sans effet, la valériane ou l'assa fœtida pourra accorder ce que l'on désire en obtenir. En général cependant, les médicaments antispasmodiques sont peu fidèles dans leur action, surtout lorsqu'ils sont employés, comme nous l'avons déjà dit, contre les troubles nerveux encéphalo-rachidiens ; aussi leur associe-t-on fréquemment quelque substance narcotique.

Les Antispasmodiques sont fournis par les trois règnes, mais plus particulièrement par le règne végétal et par le règne animal. Ces deux dernières sources produisent des substances qui se font remarquer généralement par leur odeur pénétrante et la grande volatilité de leurs principes actifs.

PLANTES ANTISPASMODIQUES.

Ambroisie, *sommités*.	Jasmin, *fleurs*.	Primevère, *fleurs, feuilles*.
Ballote.	Muguet, *fleurs, baies*.	Tilleul, *fleurs, écorce*.
Caille-lait, *sommités fleur*.	Oranger, *fleurs, feuilles*.	Valériane, *racine*.
Gui, *écorce*.	Pivoine, *racine, fleurs*.	Vulvaire, *sommités*.

Nous venons de faire l'histoire d'une foule de plantes classées parmi les stimulants, qui agissent aussi comme antispasmodiques : telles sont l'*Armoise*, la *Matricaire*, la *Mélisse*, le *Romarin*, la *Sauge*, la plupart des *Labiées* en un mot. — Les *éthers*, l'*alcoolat de mélisse*, certaines *gommes exotiques* qui ne sont pas de notre sujet, sont des médicaments antispasmodiques puissants.

AMBROISIE. *Chenopodium ambrosioides*, L.

Thé du Mexique, Ansérine.

Cette plante est de la famille des *Chénopodiacées*, genre Ansérine (185, A). Elle ressemble beaucoup au botrys et au bon-henry (1) par ses propriétés physiques et médicales ; elle se reconnaît à sa tige cannelée, rameuse, pubescente ; à ses feuilles oblongues ou lancéolées, entières ou sinuées-dentées ; à ses *fleurs* verdâtres en grappes axillaires munies de petites feuilles droites et entières, enfin à ses graines verticales. Elle est d'ailleurs beaucoup plus grande que le Botrys.

Propriétés. Son odeur est aromatique, très pénétrante. « Plenck l'a employée dans les maladies nerveuses, et notamment dans la chorée, avec succès ; il rapporte particulièrement 5 à 6 cas où la maladie avait résisté aux moyens ordinaires et céda à l'usage journalier de l'infusion de 2 gros (8 gr.) de cette plante dans 10 onces (300 gr. environ) d'eau à prendre par tasse soir et matin ; il l'associe à la menthe poivrée. M. Mick, médecin du grand hôpital de Vienne (Autriche), s'en est également servi avec succès dans le même cas ; il la donne conjointement avec le quinquina : ces deux praticiens obtinrent des guérisons dans l'espace de 3 semaines à 3 mois, et ont remarqué que son administration n'est jamais suivie d'aucun effet nuisible » (Mérat et Delens).

Récolte. L'Ambroisie est originaire du Mexique, mais naturalisée en France, où elle est cultivée dans les jardins, et où elle pousse même dans quelques champs du Midi. Séchée, elle

(1) Plantes figurées dans l'atlas.

doit être soigneusement préservée de l'humidité, qui lui fait perdre ses propriétés.

BALLOTE NOIRE. *Ballota nigra*, L.

Marrube noir, Marrube fétide, Ballote fétide.

Plante vivace, commune le long des haies, des chemins, d'un vert sombre, pubescent, de 50 à 80 cent. de hauteur; tiges dressées, rameuses; feuilles ovales, un peu cordées, pétiolées, ridées et crénelées. Famille des *Labiées* (249, V).

Fleurs purpurines, en verticilles multiflores, axillaires, opposés (juin-septembre). Calice nervuré, campaniforme, à limbe 5-denté, ample, à 5 plis; corolle bilabiée, à tube presque inclus dans le calice; lèvre supérieure droite, entière; lèvre inférieure à 3 lobes dont le moyen est plus grand; 4 étamines didynames saillantes, parallèles sous la lèvre supérieure. Akènes oblongs, glabres.

Propriétés. Odeur forte, désagréable, fétide, qui sans doute a fait recommander cette plante dans l'hystérie et autres affections nerveuses. Tournefort conseille de boire 3 ou 4 verres par jour de son infusion pour se garantir de la goutte. Médicament inusité de nos jours.

CAILLE-LAIT. *Gallium verum*, L.

Caille-Lait jaune, Gaillet, Petit-Muguet.

Cette *plante* (*pl.* XLIV, 1), de la famille des *Rubiacées* (243, C), a des tiges grêles, presque carrées, rameuses, hautes de 30 à 60 cent. au plus; des feuilles linéaires-étroites, à bords roulés en dessous, verticillées de distance en distance par 6 ou 8, dont la face inférieure est pubescente blanchâtre, la face supérieure luisante, rude.

Fleurs jaunes, petites et très nombreuses, disposées en une panicule allongée à rameaux multiflores opposés, les pédoncules étant munis à leur base de plusieurs feuilles florales pointues (juin-octobre). Calice à 4 dents, très petit; corolle rotacée, plane, à 4 lobes ovales-pointus; 4 étamines à anthères globuleuses ; style bifide à stigmates arrondis, sur un ovaire (1) qui se change en un fruit glabre, lisse.

Propriétés, usages. Les fleurs ont une odeur de miel qui n'a rien d'agréable ; la plante est un peu amère. On lui croyait jadis la propriété de cailler le lait (de là le nom qu'elle porte), mais Parmentier n'a pu trouver de motif légitime à cette croyance. Elle donne une teinte jaune aux fromages lorsque l'on fait infuser ses fleurs dans le lait, ainsi que le pratiquent les Anglais pour leur fromage de Chester, et on l'emploie dans la teinture des étoffes.

Le Caille-Lait est un léger stimulant, antispasmodique et sudorifique, à la manière du tilleul. On l'a recommandé contre l'épilepsie, les affections convulsives, mais on manque d'observations qui démontrent son efficacité, et on n'y croit plus. On peut en dire autant de ses propriétés anti-hémorrhagiques et antiscrofuleuses, car bien que les anciens l'aient conseillé dans l'épistaxis, et que récemment Ferramosca le loue beaucoup dans le traitement des scrofules, où il le préfère même à l'iode, le Caille-Lait n'en est pas moins un médicament à peu près sans effet, à moins qu'on ne l'emploie pour favoriser la diaphorèse et calmer l'excitation nerveuse.

Récolte. C'est dans les prairies, sur les pelouses sèches, aux bords des chemins, qu'il faut aller cueillir le Caille-Lait, lorsqu'il est en fleur, et par un beau temps. On le dispose en guirlandes, et on le fait sécher promptement ; puis on le conserve dans des boîtes à l'abri de l'humidité. En vieillissant, ses fleurs noircissent, et il perd ses propriétés.

PRÉPARATIONS, DOSES.

Infusion (sommités) : 8 à 30 gr. par kilog. d'eau, comme diaphorétique, et contre la migraine, les vapeurs, les vertiges, l'épilepsie.

Suc : à une dose aussi élevée que le malade pourra la supporter.

Poudre : 4 à 8 gr.

Le CAILLE-LAIT BLANC (*Gallium mollugo*) est plus élevé peut-être ; ses fleurs sont blanches, sur des rameaux plus étalés,

_____

(1) Représenté extrêmement grossi, ainsi que l'est la corolle à côté.

et s'épanouissent un mois plus tôt; ses feuilles sont moins linéaires, etc. Quant aux propriétés, elles ne diffèrent pas de celles du Gaillet jaune.

GUI. *Viscum album*, L.

Gui de chêne, Gui blanc, Gui commun.

Le Gui est un végétal parasite qui vient sur les poiriers, les pommiers, noyers, peupliers, tilleuls, etc., plus rarement sur les châtaigniers, les noisetiers et les chênes.

Plante à tige ligneuse polychotome, c'est-à-dire se divisant en rameaux nombreux, arrondis, articulés, portant des feuilles opposées, simples, entières, oblongues, épaisses, à nervures longitudinales, d'un vert jaunâtre. Genre type d'une famille dont nous n'avons pas fait mention, les *Loranthacées,* elle offre les caractères spécifiques suivants :

Fleurs d'un jaune verdâtre, petites, sessiles, rassemblées par 2-3 dans les bifurcations supérieures des rameaux (mars-mai). Elles sont ordinairement dioïques : aux mâles calice 4-fide, corolle nulle, 4 étamines à anthères sessiles ; aux femelles, calice très court soudé avec l'ovaire; corolle à 4 pétales charnus. Petite baie blanche monosperme, contenant une matière gluante qui favorise la reproduction de l'espèce en fixant la graine tombante sur l'arbre.

Propriétés, usages. Le Gui a été l'objet d'un véritable culte chez les anciens Gaulois; les Druides l'avaient en consécration et lui attribuaient les vertus les plus merveilleuses. Ses usages en médecine remontent donc à la plus haute antiquité, mais la plante n'en est pas plus en honneur pour cela aujourd'hui.

C'est toujours ainsi : on va d'un extrême à l'autre. Le Gui ne mérite pas l'abandon où il est, car trop d'observateurs ont parlé de ses propriétés antispasmodiques, anti-hystériques et anti-épileptiques surtout, pour qu'il n'y ait pas quelque chose de vrai dans ce qu'ils en disent. Ainsi Boerhaave affirme que ce médicament lui a souvent réussi dans les convulsions et la mobilité; Colbatch en a fait les plus grands éloges dans le traitement de l'asthme convulsif, de la chorée et de l'épilep-

35

sie; Franck en a obtenu un plein succès dans un cas de toux rebelle; et depuis, plusieurs médecins ont cité des faits analogues, tandis que d'autres ont de leur côté guéri des coqueluches, des hoquets, des danses de Saint-Gui.

Mais, si on en croit une foule d'auteurs, parmi lesquels nous citerons Théophraste, Paracelse, Matthiole, Cartheuser, Dehaen, Georget, etc., cette singulière plante ne réussirait jamais mieux que dans l'épilepsie. Cependant voici qu'un médecin non moins célèbre, Tissot, ne lui accorde pas une très grande confiance, et nous croyons que ce qu'il en dit est le plus près de la vérité. « Ce que j'ai observé des effets du gui, dit Tissot, me persuade qu'il n'est ni tout-à-fait inutile, ni fort efficace... En le conservant comme remède, il faut bien se garder de le considérer comme spécifique et de le croire capable de guérir une maladie un peu grave. »

Dans tout cela nous n'avons pas dit comment agit le Gui : c'est un tonique amer et un excitant de l'estomac et des intestins qui peut, à dose un peu élevée, provoquer des évacuations, bien qu'il renferme un principe astringent abondant; il est nauséeux au goût, un peu âcre, mais l'on ne voit là rien qui explique son action antispasmodique. Aurait-il été proposé contre l'épilepsie, parce que c'était une plante *sacrée*, seule propre à combattre cette maladie considérée aussi comme *sacrée?* Ce point de doute appelle de nouvelles expérimentations.

Récolte. On doit recueillir le Gui à la fin de l'automne, le faire dessécher avec soin, en séparer l'écorce, la pulvériser et la conserver dans un vase opaque placé dans un lieu sec. On croyait que celui du chêne était le plus efficace, mais c'est une erreur ; cette plante ne participe nullement des propriétés de celles sur lesquelles elle croît.

PRÉPARATIONS, DOSES.

Décoction (plante sèche) : 30 à 60 gr. par kilog. d'eau.
Poudre (écorce sèche) : 2 à 12 gr.
Extrait : 4 à 6 gr.
Le *gui* entre dans la *poudre de Guttète*, célèbre amalgame de pivoine, de dic-

tame, de crâne humain, de feuilles d'or, etc., etc.; considéré comme anti-
épileptique.

JASMIN. *Jasminum officinale*, L.

Arbrisseau sarmenteux (*pl.* xvii, 3), à tiges faibles se divisant en rameaux grêles, munis de feuilles opposées, ailées, à
7 folioles, dont 6 opposées par paires, et 1 impaire très allongée.

Fleurs blanches solitaires, longuement pédonculées, formant des bouquets peu fournis à la fin des rameaux (juillet-
octobre), et présentant les caractères assignés à la famille
dont elles constituent le genre type (**217**, B).

Propriétés, usages. Les feuilles sont inodores, mais les fleurs
exhalent un arôme délicieux que chacun connaît; leur saveur
est amère. Ces fleurs contiennent une huile essentielle très
employée dans l'art du parfumeur, et qu'on extrait au moyen
de l'huile d'amandes douces, non par distillation. Elles sont
données comme antispasmodiques et légèrement narcotiques;
l'essence est céphalique, cordiale : on l'emploie aussi en frictions sur les membres paralysés et dans les maladies nerveuses.

MUGUET. *Convallaria maialis*, L.

Muguet de mai, Lis des vallées.

Le Muguet (*pl.* xi, 5) vient dans les lieux humides et couverts, les bois, les taillis ; on le cultive dans les jardins.

Plante vivace de la famille des *Asparagacées* (**156**, B), composée de 2 feuilles radicales, ovales-lancéolées, amplexicaules,
finissant en bas par une espèce de pétiole formé par leur en-
gaînement, et d'une hampe grêle naissant du pied de ce bouquet de feuilles, haute de 15 à 20 cent., portant à son sommet une douzaine de fleurs.

Fleurs blanches, petites, en forme de grelot, pédonculées,
alternes, regardant du même côté, munies d'une courte bractée à la base du pédoncule, et se montrant en avril-mai. Calice
pétaloïde (périanthe simple), à limbe 6-denté; 6 étamines in-

sérées à sa base; style plus long qu'elles. Baie sphérique à 3 semences, devenant rouge à la maturité.

Propriétés, usages. On connaît l'odeur agréable des fleurs du Muguet, mais peut-être moins leur saveur, qui est amère, et que l'on retrouve dans les autres parties de la plante. On a conseillé ces fleurs comme antispasmodiques dans les convulsions, l'épilepsie, les vertiges, etc. Senckenberg père et fils ont préconisé les baies dans l'épilepsie idiopathique et les fièvres intermittentes.

Les fleurs de Muguet ont surtout été employées comme sternutatoires ; l'on prétend avoir guéri des céphalées, des fluxions chroniques aux oreilles et aux yeux par l'excitation que produit leur poudre prisée en guise de tabac, et l'écoulement nasal qu'elle entretient.

On *récolte* ces fleurs au moment où elles s'ouvrent, la racine en toute saison, car elle est vivace. En se desséchant, la plante perd de son énergie.

PRÉPARATIONS, DOSES.

Infusion (fleurs vertes) : 8 à 20 gr. par kilog. d'eau.
Extrait alcoolique : 2 gr. en pilules, purgatif.
Poudre (baies) : 2 à 16 gr. comme anti-épileptique.
— (fleurs) : quantité voulue comme sternutatoire. — Voici la composition d'une poudre sternutatoire : fleurs de muguet, 60 ; café moulu, 30 ; sucre blanc, 45.

ORANGER. *Citrus aurantium* , L.

Nous n'avons pas à refaire ici l'histoire botanique de cette plante, dont nous avons déjà parlé au chapitre de la médication tempérante, mais à étudier les *propriétés* antispasmodiques de ses fleurs et de ses feuilles.

Les fleurs de l'Oranger répandent au loin une odeur aromatique des plus suaves, mais leur saveur est amère. Elles sont légèrement stimulantes et d'une action qui se porte spécialement sur le système nerveux, dont elles calment les désordres ou la tendance à l'aberration fonctionnelle. On les emploie journellement, soit en infusion, soit plus souvent sous forme d'eau distillée, dans les cardialgies, les coliques nerveuses, l'oppression, les spasmes, et dans cette foule de maux plus ou moins réels ou imaginaires, qui, sous le titre général de *vapeurs,* font le tourment des femmes hystériques et des hommes hypochondriaques.

Les feuilles d'oranger, dont l'odeur est beaucoup moins marquée, mais par compensation la saveur plus amère, ne sont pas moins usitées que les fleurs, et dans les mêmes cas, principalement en infusion, laquelle est tonique, aromatique, en même temps qu'antispasmodique. Bue avant le repas, ou même mêlée avec le vin, elle est très propre à remédier aux accidents produits par la débilité de l'estomac et des intestins; après le repas, elle facilite la digestion, calme les maux de tête, dissipe la flatulence; enfin elle constitue une tisane très convenable dans la période algide des fièvres intermittentes, des dyssenteries et du choléra. Mais on ne doit pas oublier que cette boisson, comme l'eau de fleurs d'oranger, est un peu excitante, *échauffante,* comme dit le peuple, et qu'elle ne convient pas lorsque les voies digestives sont le siége d'une irritation *franchement* inflammatoire, ce qui, pour le dire en passant, est plus rare qu'on ne pense.

On *récolte* les fleurs et les feuilles d'oranger sur les arbres de nos serres, ou, ce qui vaut mieux, sur ceux qui croissent en pleine terre dans le Midi. Les premières doivent être dépouillées de leur calice, et demandent beaucoup de soins pour leur conservation; les feuilles doivent être choisies vertes, en bonne végétation; il faut rejeter celles qui sont jaunes, tachées ou tombées. On pourrait les employer fraîches, mais on les trouve en abondance séchées dans le commerce.

PRÉPARATIONS, DOSES.

Infusion (fleurs) : 4 à 16 gr. par kilog. d'eau.

Eau distillée (de fleurs) : on l'ajoute aux boissons par cuillerée, ou aux potions, soit comme aromate, soit comme véhicule.

Sirop (de fleurs) : on le prépare avec l'eau distillée et le sucre; il sert à édulcorer les tisanes et potions calmantes.

Infusion (feuilles) : 4 à 15 gr. par kilog. d'eau.

Poudre (de feuilles) : 2 à 8 gr.

Huile essentielle (de feuilles) : 2 à 6 gouttes.

PIVOINE. *Pæonia officinalis* , L.

Pivoine mâle, Pivoine femelle, Péone, Pione, Herbe chaste, Rose sainte.

La Pivoine (*pl.* xliv, 3) habite les prairies et les bois montueux des provinces méridionales et du centre de la France. On la cultive pour la beauté de ses fleurs, qui doublent avec une grande facilité.

Plante vivace de la famille des *Renonculacées* (500, O), haute de 60 cent. environ; tige dressée, rameuse, glabre, un peu glauque; feuilles grandes, deux fois ailées, à folioles trilobées, ou simples et ovales-lancéolées, glauques en dessous. Racines grosses, longues, fusiformes, réunies en une sorte de paquet.

Fleurs d'un rouge violacé, très grandes, solitaires et terminales (mai-juin). Calice à 5 sépales inégaux concaves, foliacés; corolle à 5 pétales très grands, ovales-obtus et concaves; 30 à 100 étamines plus courtes que la corolle, et dont plusieurs se convertissent en pétales par la culture; 2 à 5 ovaires surmontés d'autant de stigmates épais, sessiles, irréguliers et de couleur pourpre. Capsules uniloculaires, polyspermes, renflées à leur base et cotonneuses; graines noirâtres.

Propriétés, usages. L'odeur des fleurs est un peu nauséuse, forte et désagréable; leur saveur est amère-acerbe. L'odeur de la racine est aromatique, vireuse et pénétrante. La Pivoine est encore une de ces plantes qui ont été chez les anciens l'objet d'une sorte de culte; ils la traitaient de plante divine, d'émanation de la lune, et ils la croyaient propre à éloigner les mauvais esprits, à préserver des malheurs, etc. Ses vertus médicales n'étaient pas moins extraordinaires; car elle passait pour guérir les plaies les plus meurtrières, les morsures de serpents, l'épilepsie, etc. Galien lui-même pensait qu'il suffisait de la porter en amulette pour faire cesser cette dernière maladie, ce que Fernel et Willis n'ont pas craint de répéter après lui.

Malgré l'absurdité de ces contes merveilleux, il faut reconnaître que la Pivoine a quelquefois été utile dans certaines maladies nerveuses, telles que la chorée, l'éclampsie des enfants, l'épilepsie, les tremblements, l'incube ou cauchemar, selon Chomel : du moins c'est l'opinion de Gilibert, Peyrilhe, Tissot, Roques, etc. Mais il est vrai d'ajouter que cette plante fait partie de presque tous les composés antispasmodiques connus, et que c'est ce qui empêche d'apprécier au juste ses véritables propriétés ; car on devrait, disent avec raison Mérat et Delens, employer toujours la racine en décoction à l'état frais (on peut s'en procurer toute l'année), peut-être alors lui trouverions-nous ces vertus si prônées contre l'épilepsie et l'action sédative sur le système nerveux qu'on lui a accordée, ainsi que ses propriétés contre les engorgements des viscères, etc.

Récolte. Les racines de Pivoine, étant vivaces, peuvent s'arracher en toute saison pour l'usage thérapeutique. Nous ne sommes plus au temps superstitieux où les pratiques les plus extravagantes présidaient à cette récolte. Leurs tubercules sont assez riches en fécule. La dessiccation leur fait perdre une partie de leur saveur et les rend inodores. On trouve encore chez les herboristes les graines sèches, grosses comme des pois, enfilées en chapelets, et encore demandées par les femmes du peuple pour faire des colliers préservatifs des convulsions à leurs enfants.

PRÉPARATIONS, DOSES.

Infusion ou *décoction* (racine, fleurs ou graines) : 15 à 30 gr. par kilog. d'eau. Mais presque toujours c'est la racine qu'on emploie.

Suc (de la racine fraîche) : 20 à 30 gr.

Poudre (racine) : 2 à 4 gr. — (Semence) : 1 à 2 gr.

PRIMEVÈRE. *Primula officinalis*, L.

Herbe à la paralysie, Primerolle, Coucou, Oreille-d'Ours, Brayette, Brayes-de-Coucou.

Plante vivace (*pl.* XVII, 6), genre type des *Primulacées* (222, A), à souche horizontale et rameuse d'où naissent un grand nombre de fibres et une touffe de feuilles radicales, pétiolées, oblongues, obtuses, dentées, velues et ridées ; du centre de ces feuilles s'élève une hampe simple, florifère, de 1 à 3 décimètres de hauteur.

Fleurs jaunes, en sertule, à calice tubuleux 5-denté ; corolle

à peine plus longue, 5-lobées ; 5 étamines incluses; style filiforme , stigmate globuleux. Capsule uniloculaire, multivalve.

Propriétés, *usages*. Les feuilles et les fleurs de la Primevère
sont antispasmodiques à la manière du caille-lait et du tilleul.
« Comment concevoir, dit Gauthier, qu'une herbe sans odeur,
dont la saveur se perd par une simple infusion, et qui ne peut
produire aucune action stimulante, puisse guérir la paralysie
dont les causes nombreuses et si diverses cèdent avec tant de
difficulté aux moyens les plus actifs, quand elles n'y sont pas
tout-à-fait rebelles ? Cette réflexion donne la mesure de la
confiance que l'on doit accorder à la Primevère dans la paralysie , explique l'oubli dans lequel elle est tombée et excuse
les auteurs modernes de matière médicale qui n'en font plus
même mention parmi les médicaments. » — La racine de cette
plante a une odeur forte et une saveur amère et styptique :
on l'emploie en décoction dans les campagnes contre la gravelle et les vers.

On *récolte* la Primevère dans les bois, les prés, le long des
haies, pendant la floraison, c'est-à-dire en mars.

La PRIMEVÈRE-OREILLE-D'OURS , variété cultivée , n'est pas
douée de propriétés plus énergiques.

TILLEUL. *Tilia europœa* , L.

Tillau, Tillet.

Arbre connu de tous ; genre type des *Tiliacées* (322), à
feuilles alternes , arrondies-cordiformes, pétiolées, dentées
en scie, glabres en-dessus, un peu pubescentes en-dessous.

Fleurs d'un jaune tendre (*pl.* xxiv, 4), réunies 2-6 en une
petite grappe, portée sur un pédoncule commun , lequel est
soudé avec une bractée foliacée, étroite, oblongue, d'un jaune
pâle , que soutient une petite tige axillaire (mai-juin). Les caractères spécifiques des fleurs sont ceux du genre.

Propriétés, usages. Les fleurs sont les parties usitées ; elles
ont une odeur faiblement aromatique , assez agréable , due à
une huile aromatique; leur saveur est comme visqueuse, un peu
sucrée. On les emploie journellement en infusion théiforme,

soit comme antispasmodique dans les affections nerveuses, telles que l'hystérie et ses accidents, l'hypochondrie, la migraine, la cardialgie ; soit comme diaphorétiques et aromatiques, dans la diarrhée séreuse, le refroidissement, la première période des fièvres intermittentes. Plusieurs auteurs en ont parlé comme une sorte de spécifique contre l'épilepsie, nouvelle preuve du peu de crédit que doivent avoir les assertions des observateurs peu rigoureux.

Les feuilles et l'écorce du tilleul contiennent une assez forte proportion de mucilage ; elles peuvent fournir en conséquence des décoctions émollientes propres à remplacer celles des Malvacées.

Récolte. On cueille les fleurs du Tilleul d'Europe dans le mois de juillet ; on conserve presque toujours les bractées, mais c'est un tort, car elles n'ont aucune propriété, et unies aux fleurs, elles en augmentent le volume et le poids sans rien ajouter à leurs vertus (bien au contraire), si les doses ne sont pas modifiées en conséquence. La dessiccation se fait à l'étuve ou au soleil, et n'altère pas les propriétés médicamenteuses.

PRÉPARATIONS, DOSES.

Infusion (fleurs) : 1 ou 2 fortes pincées par 750 gr. d'eau. On ajoute du sucre ou un sirop, et l'on a une boisson agréable. — Il faut 4 pincées lorsque les bractées sont conservées. On joint très souvent à l'infusion quelques feuilles d'oranger, ce qui constitue la tisane de tilleul-oranger.

Eau distillée : 50 à 100 gr. comme véhicule de potions calmantes et antispasmodiques ; action très faible.

Décoction (écorce, feuilles) : 30 à 60 gr. par kilog. d'eau.

VALÉRIANE. *Valeriana officinalis*, L.

Valériane officinale, Valériane sauvage, Herbe-aux-Chats.

La Valériane officinale (*pl.* XLIV, 4) est commune dans les bois, les lieux un peu humides, au bord des eaux.

Plante vivace du groupe des *Valérianacées* auquel elle a donné son nom, comme genre-type (235, A) ; tige dressée, fistuleuse, de 1 mèt. à 1 mèt. 30 cent. de hauteur environ, simple inférieurement, striée, velue surtout en bas. Feuilles

opposées profondément pinnatifides et comme pinnées , pubescentes, les inférieures pétiolées , les supérieures sessiles.
Souche verticale tronquée , à fibres épaisses.

Fleurs d'un blanc rosé, petites, pédonculées, disposées en
cymes corymbiformes axillaires, les pédoncules se trifurquant
par 3-4, et ayant à la base des bractées linéaires (juin-octobre). Calice roulé en dedans pendant la floraison, se déroulant
en aigrette à la maturité; corolle tubuleuse, à limbe 5-lobé,
dont le tube est bossu à la base, munie d'une bractée au bas
de l'ovaire qui est infère (1): 3 étamines; style grêle à stigmate
trifide. Akène ovoïde, allongé, strié, couronné par une aigrette plumeuse due au déroulement du limbe du calice.

Propriétés, usages. La Valériane n'a qu'une odeur légère
dans ses fleurs ; elle est inodore dans ses feuilles ; mais sa racine est nauséabonde, infecte, et d'une saveur un peu sucrée
d'abord, puis âcre, amère, un peu nauséeuse. Elle contient
une huile volatile, une résine, une matière particulière, de
l'amidon, etc.

Les propriétés de la racine de Valériane ont été niées par les
uns, exaltées par d'autres. Aujourd'hui son action sur le système nerveux ne peut plus être révoquée en doute. « Les effets si bizarres et si prononcés que les chats en ressentent,
disent Trousseau et Pidoux, auraient dû le faire prévoir ;
chez ces animaux, l'odeur seule de la valériane bouleverse la
sensibilité et les fonctions musculaires; c'est aussi ce que
nous avons observé chez certaines femmes et sur nous-même,
mais à un degré bien moins remarquable. »

Ce médicament est un antispasmodique, tonique et sédatif.
On l'administre dans les spasmes, les fièvres intermittentes,
les affections vermineuses et putrides, dans l'amaurose, etc.
Etudions-le sous ces différents points de vue. — Comme antispasmodique, la Valériane est extrêmement employée contre l'épilepsie, l'hystérie et autres névroses.

(1) Ces objets se voient sur les 2 petites figures, représentant l'une une corolle entière, l'autre une corolle ouverte, de manière à faire voir le pistil et l'insertion d'une étamine.

1° *Épilepsie.* Un grand nombre d'observateurs, tels que Haller, Tissot, Sauvages, Boerhaave, sans compter les modernes, disent avoir constaté l'efficacité de cette racine dans cette affection rebelle; mais d'autres auteurs non moins recommandables lui refusent toute action efficace. Pour expliquer ces divergences d'opinion, voici les remarques judicieuses que font MM. Trousseau et Pidoux, et que nous allons reproduire analysées ou textuelles. « Sous le rapport de la gravité du pronostic, disent-ils, et par conséquent sous celui de l'efficacité des divers traitements, il est important de bien distinguer l'épilepsie de la convulsion épileptiforme. L'*épilepsie* est à elle seule une maladie, une modification particulière, grave, profonde, essentiellement chronique de l'innervation cérébro-rachidienne, s'accompagnant d'une certaine forme convulsive et apoplectique qui revient par excès plus ou moins rapprochés ; c'est là le *morbus sacer*, affection idiopathique, essentielle, presque incurable. — La *convulsion épileptiforme*, au contraire, n'est que la forme convulsive et apoplectique de l'épilepsie, moins l'épilepsie ; c'est une modification nerveuse quelconque empruntant à l'épilepsie, pour se manifester, sa forme seulement et rien que sa forme.

« L'épilepsie véritable est réfractaire à tous les traitements. Il faut faire une remarque cependant, c'est qu'il est commun de voir des épileptiques passer plusieurs mois, plusieurs années sans accès, bien qu'ils ne cessent de vivre sous le poids inamovible du mal qui n'était que diminué pour se réveiller plus menaçant et plus funeste : or, l'expérience apprend qu'une médication quelconque, même la plus insignifiante, peut suspendre ainsi le mal, le plus souvent par l'impression favorable que produit sur l'esprit du malade l'espoir du succès ; mais le mal n'est que pallié, et nous ne refusons pas à la valériane ce pouvoir palliatif. »

« Quant aux *convulsions épileptiformes* (ici nous citons textuellement), qui, par l'appareil phénoménal de l'accès lui-même, ne diffèrent en rien de l'épilepsie, elles ne sont graves qu'en raison des causes très variées dont elles dépendent. On appelle *éclampsie* celles qui surviennent chez les femmes en couches et chez les enfants; elles sont graves dans ce cas, et la valériane n'est pas alors sans action quand on peut l'administrer. Celles qui signalent l'invasion de certains exanthèmes, comme la variole, etc..., disparaissent en même temps qu'apparaît l'éruption. L'établissement des règles fait également tomber celles qui précèdent, chez quelques jeunes filles *non épileptiques,* le premier accomplissement de cette fonction, etc., etc... Dans certains cas de plaies de tête, de méningite, d'encéphalite, de tumeurs cérébrales, d'intoxication saturnine, etc... il y a des attaques épileptiformes, nous le répétons, chez des gens *non épileptiques.* Cette importante distinction rend assez bien raison des succès dont on fait honneur à la valériane *dans l'épilepsie.* Ceux qui savent combien sont identiques une attaque d'*épilepsie* chez un *épileptique,* et une attaque *épileptiforme* chez un sujet *non épileptique,* concevront très bien qu'il n'a pas toujours été possible de se défendre de l'illusion qui a induit en erreur un grand nombre de praticiens sur la valeur thérapeutique de la valériane dans l'épilepsie. Des accès d'hystérie simulant jusqu'à un certain point l'épilepsie et guéris par la valériane ont pu en abuser aussi quelques autres. On sait de même que les vers déterminent souvent dans l'enfance des convulsions épileptiformes; or, la valériane, jouissant de propriétés anthelminthiques assez actives, a pu ainsi guérir la forme épileptique en en détruisant l'occasion. Toutefois, on pourra l'administrer dans l'épilepsie surtout récente, dans le but d'en éloigner les accès et d'en atténuer la violence : c'est là tout ce qu'on peut se flatter d'en obtenir, mais il faut l'employer à hautes doses, pendant longtemps, un an et souvent plus, ou en en suspendant l'usage de distance en distance pour ne pas fatiguer l'estomac » (*loco cit.*).

2º *Hystérie.* « C'est surtout aux maladies des femmes, continuent Trousseau et Pidoux, qu'habilement maniée s'adresse la valériane; mais tellement aux maladies des femmes, que certains cas, qui chez les hommes paraîtraient, d'après les lois d'une légitime analogie, en réclamer l'emploi, y sont le plus souvent rebelles et cèdent à d'autres antispasmodiques, et que les affections des jeunes filles non pubères rentrent dans la même exception...

« Quiconque a jeté sur l'hystérie un coup d'œil véritablement médical a dû y voir une maladie mère qui empreint de son cachet et de sa nature toute la série névropathique qui s'étend depuis la *vapeur* la plus fugace jusqu'à l'accès effroyable qui avait mérité des anciens la dénomination si profondément vraie de *passion hystérique*. Cette série est composée d'accidents protéiformes, de manières d'être pathologiques propres à la femme... Ce sont ces maladies vaguement indiquées sous le nom de *spasmes*, de *vapeurs*, mieux par Tissot sous celui de maux de nerfs. Chez l'une ce sont des étouffements, des palpitations, un sentiment de strangulation, un serrement des tempes, etc., etc.; chez l'autre des battements, divers bruits dans la tête, un enchiffrènement passager, des frissons partiels, des bouffées de chaleur au visage, etc. Celle-ci se plaint d'impatiences bizarres, de crispations, hoquets, trop souvent préludes d'accidents plus violents; celle-là accuse de la dysphagie, des borborygmes, des flatuosités, des brûlements d'entrailles, une tympanite, se développant tout-à-coup et disparaissant de même, des anxiétés précordiales, des frayeurs paniques, de vraies susceptibilités. Quelques-uns résument ce tableau changeant en deux mots qui, aux yeux du praticien, en peignent d'une manière assez forte toutes les fluctuations : *J'ai mal aux nerfs, mes nerfs sont en mouvement*, etc., etc.

« Or, la valériane réussit merveilleusement à calmer ces nombreux phénomènes; et, chose étonnante, y réussit d'autant mieux qu'ils s'éloignent davantage par leur forme et leur intensité du véritable accès d'hystérie. Quant à ceux-ci, la valériane peut en éloigner les retours, en diminuer la violence, mais, nous le répétons, elle les modifie d'autant plus avantageusement qu'ils sont plus incomplets et plus bizarres... »

Les paralysies circonscrites, celle de la sensibilité surtout, les aphonies, les céphalées intenses qui succèdent aux attaques d'hystérie violentes cèdent également à l'emploi de la Valériane.

3° *Chorée*. L'efficacité de la Valériane contre la danse de Saint-Gui est attestée par plusieurs auteurs. M. Cazin qui l'a souvent essayée, dit qu'elle a presque toujours calmé les symptômes après l'usage des moyens généraux antiphlogistiques, les bains, etc.; mais il ajoute que cette névrose, d'après ses essais comparatifs, a toujours à peu près la même durée, quel que soit le traitement employé, comme sans traitement même. Cette racine est encore très utile dans les désordres nerveux qui surviennent soit après les grandes pertes sanguines, soit à la fin des fièvres adynamiques, etc.

4° *Fièvre intermittente*. Desparanches, Vaidy, Pauque, ont publié des observations qui démontrent la propriété fébrifuge de la Valériane.

5° *Vers*. Comme anthelminthique, ce médicament ne vaut pas à beaucoup près le semen-contra, ni même l'absinthe, malgré les éloges qu'en a faits Marchant.

6° *Affections diverses*. M. Rayer a guéri un jeune garçon affecté de polydipsie (sécrétion d'urine incolore, insipide, extrêmement abondante, et soif inextinguible), en lui faisant prendre de la poudre de Valériane pendant trois semaines, un mois. — La Valériane a été considérée par les anciens comme possédant une action spécifique dans certains troubles nerveux de la vision. — On en a fait des amulettes contre les vénéfices, et pour augmenter les forces viriles.

Récolte. La racine de Valériane doit se récolter au printemps, avant la pousse des tiges. Il faut donner la préférence à celle qui croît dans les lieux secs ou sur les montagnes, et la choisir grosse, bien nourrie, ayant 3 ans. Lavée et mondée, on la porte à l'étuve. Par la dessiccation, son odeur devient encore plus prononcée.

PRÉPARATIONS, DOSES.

La valériane s'administre surtout en poudre ; c'est, en effet, la préparation la meilleure. Viennent ensuite l'extrait et l'infusion. C'est un médicament d'autant plus précieux qu'aux doses les plus élevées il ne produit pour tout accident que des vertiges, des étourdissements, etc.

Poudre : 4 à 30 gr. et jusqu'à 60 contre l'épilepsie, les accidents hystériformes et les névroses essentielles. — M. Chauffard a obtenu de très heureux résultats de la valériane à très haute dose (40 à 60 gr.).

Extrait (2 sur 7 d'alcool) : 1 à 6 gr.

Eau distillée : 50 à 100 gr. en potion.

L'acide valérianique, combiné avec le zinc, forme le *valérianate de zinc*, qui est très employé en Italie surtout, où le prince Lucien Bonaparte l'a signalé comme corps nouveau, contre les névralgies faciales, à la dose de 5 à 10 cent.

La GRANDE-VALÉRIANE (*Valeriana phu*) (*pl.* xix, 1) possède des propriétés analogues, mais est rarement employée. Sa racine est de la grosseur du doigt, nue en-dessus, garnie de fibres grêles en dessous, plus grise au-dehors et moins odorante ; ses feuilles radicales sont indivises, et son fruit présente deux lignes de poils.

La VALÉRIANE DIOIQUE ou PETITE-VALÉRIANE (*Val. dioica*) a la tige moins élevée, les feuilles glabres, les fleurs dioïques, la racine plus grêle, grise, d'une odeur moins désagréable.

VULVAIRE. *Chenopodium vulvaria*, L.

Arroche fétide, Ansérine puante, Herbe-de-Bouc.

La Vulvaire (*pl.* xliv, 5) est une espèce d'ansérine (185, A) qui croît dans les lieux cultivés, dans les villages, au pied des murs, sur le bord des chemins et dans les jardins.

Plante de 2-5 décim., à tige rameuse-diffuse, couchée (1), feuilles pétiolées, les supérieures opposées, ovales-entières, d'un blanc-cendré et farineuses sur les deux faces.

Fleurs verdâtres, en grappes axillaires et terminales dressées, rapprochées en une panicule compacte au sommet de chaque rameau (juillet-octobre). Calice à 5 sépales, enveloppant le fruit ; 5 étamines ; 2 styles sessiles, etc.

Propriétés, usages. Cette plante est fétide dans toutes ses parties ; elle exhale par le froissement une odeur de poisson putréfié. Elle a été employée dans l'hystérie, la chorée, les névroses en général, mais aujourd'hui on l'a complétement abandonnée.

(1) On n'a représenté qu'une sommité fleurie.

Les cultivateurs se servent, dit-on, de sa décoction pour panser les ulcères putrides de leurs bêtes à cornes ; ils y ajoutent un peu d'eau-de-vie ou de vinaigre, qui, sans doute, constitue la partie active du médicament.

SUDORIFIQUES ET DÉPURATIFS.

On appelle *Sudorifiques* les médicaments dont l'action excitante se porte, d'une manière spéciale, constante, ou favorisée par des circonstances particulières, comme l'idiosyncrasie des sujets, vers la membrane cutanée. La plupart des excitants généraux et un grand nombre de substances diverses peuvent produire ce résultat, mais moins sûrement que les sudorifiques proprement dits.

La médication sudorifique, qui a aussi pour agents beaucoup de pratiques externes, telles que les bains chauds ou de vapeur, les frictions, etc., est surtout indiquée dans les maladies constitutionnelles, le rhumatisme, la goutte, les scrofules, la syphilis et les dartres chroniques, etc. En favorisant la tendance des courants vitaux vers la surface cutanée, elle présente à chaque instant le sang au plus vaste émonctoire de l'économie, et chaque jour, à chaque instant, un peu des produits morbides ou de la cause morbifique quelconque est éliminé.

Les Sudorifiques sont donc des *dépuratifs* lents, dont l'emploi doit durer trois, six, dix mois et plus dans les maladies constitutionnelles que nous venons de nommer. Nous parlons des sudorifiques vrais, car les excitants généraux, qui n'activent la diaphorèse que parce qu'ils excitent l'économie tout entière, ne pourraient être continués aussi longtemps sans donner lieu à des inconvénients, qui seraient encore plus grands s'il y avait habituellement de la fièvre. Les sudorifiques, quels qu'ils soient, ne sont donc point indiqués lorsqu'il y a surexcitation fébrile, parce qu'alors ils excitent davantage sans diriger les forces vitales vers la peau. Nous exceptons les cas de maladies exanthémateuses, dont la crise naturelle est un mouvement fluxionnaire cutané, mouvement

qu'on peut favoriser par quelques remèdes diaphorétiques administrés à propos et avec discernement.

Les médicaments sudorifiques sont fournis par le règne minéral et le règne végétal. Le premier ne donne guère que le soufre et l'antimoine diaphorétique ; encore le soufre agit-il sur la
peau d'une façon toute particulière et sans provoquer une véritable transpiration. Quant aux végétaux réputés sudorifiques,
ils sont extrêmement nombreux. Ils s'administrent ordinairement en infusion ou en décoction, et l'on peut dire alors que l'eau
qui sert de véhicule à leurs principes actifs devient l'agent le
plus puissant de la médication ; car l'eau simple, prise chaude,
est un puissant sudorifique, pourvu que le corps soit placé
dans le repos, le calme, et à l'abri du froid.

PLANTES SUDORIFIQUES ET DÉPURATIVES.

Astragale, *racine.*	Orme, *écorce,*	Scabieuse.
Bardane, *racine, feuilles.*	Patience, *racine.*	Souchet long, *racine.*
Buis, *bois, feuilles.*	Pensée sauvage, *l'herbe.*	Succise.
Canne de Provence, *racine.*	Rosage, *feuilles, fleurs.*	Sureau, *fleurs, feuilles,*
Douce-amère, *tiges.*	Roseau à balais, *racine.*	*écorce.*
Laîche des sables, *racine.*	Saponaire, *feuilles, tiges,*	Vipérine.
Œillet, *pétales.*	*racine.*	

On trouve des Sudorifiques dans la plupart des autres
classes : parmi les émollients, c'est la *Bourrache*, la *Violette;*
parmi les excitants, beaucoup de plantes *aromatiques;* dans
les névrosthéniques, la *Fumeterre*, etc. ; dans les narcotiques,
l'*Aconit*, etc., les purgatifs donnent l'*Hyèble;* les irritants, la
Chélidoine, la *Gratiole* à dose altérante, etc.

Les Sudorifiques sont en même temps dépuratifs puisqu'ils
purgent les humeurs par la peau. Mais les vrais dépuratifs
sont les amers, tels que la Fumeterre, la Gentiane, le Houblon, etc., plus les stimulants de la famille des *Crucifères*, tels
que le Cresson, le Cochléaria, la Passerage, la Capucine, etc.
Ils agissent sur le sang et les humeurs d'une manière tout-à-
fait différente des sudorifiques-dépuratifs, en stimulant les
actions vitales, les fonctions de l'estomac, partant en tonifiant,

36

mais non en éliminant par la peau ou tout autre émonctoire les principes morbifiques.

ASTRAGALE. *Astragalus exscapus*, L.

Astragale sans tige.

C'est une *Légumineuse* (272-73, L) qui se trouve dans les Alpes.

Plante herbacée dépourvue de tige, consistant en une touffe de feuilles à long pétiole cylindrique, portant une vingtaine de paires de folioles ovales, lancéolées, un peu velues.

Fleurs jaunes, en épi lâche au sommet d'un pédoncule, né de l'aisselle des feuilles radicales; calice cylindrique, pubescent, à cinq dents inégales; corolle deux fois plus longue que le calice.

Propriétés. La racine de l'Astragale, qui est pivotante, épaisse, brunâtre et d'une saveur amère, a été proposée par Quarin, puis par Winterln, et d'autres praticiens encore après lui, comme sudorifique contre les accidents de la syphilis constitutionnelle, tels que ulcères, exostoses, etc. Sa décoction serait encore utile dans le rhumatisme et la goutte. Aujourd'hui elle est inusitée, sans doute parce que l'observation n'a pas ratifié tous les avantages qu'on lui a attribués.

L'ASTRAGALE GLYCYPHYLLOS (*pl.* xx, 6) ou *Réglisse bâtarde* qui est des mêmes famille et genre que la précédente, a été employée avec succès par Gilibert contre les dartres, la strangurie, les coliques et autres maladies qui exigent l'usage des adoucissants. Cette *plante* a des tiges de 5-10 décim., anguleuses, glabres; feuilles à 7-13 folioles ovales-oblongues, entières, stipulées. — *Fleurs* d'un jaune verdâtre, en grappes portées sur des pédoncules axillaires plus courts que les feuilles; étendard dépassant peu les ailes, etc. (juin-juillet). On la trouve dans les bois, les buissons.

BARDANE. *Arctium lappa*, L.

Herbe-aux-teigneux, Grande-Bardane, Gloutéron.

La Bardane (*pl.* xlv, 1) croît sur les bords des chemins, dans les villages, auprès des masures, dans les lieux incultes.

Plante bisannuelle de 60 à 90 centim., famille des *Synanthérées* (257-59, E), à tige rameuse, ferme, striée, et cotonneuse; feuilles alternes, pétiolées, ovales, terminées
par une pointe, blanchâtres-tomenteuses en dessous, les inférieures très larges et longues, cordées à la base, les supérieures ovales-lancéolées, allant en diminuant de dimension.
Racine grosse, longue, fusiforme, brunâtre à l'extérieur;
blanche en dedans.

Fleurs purpurines, en capitules arrondis, solitaires et formant une panicule irrégulière feuillée. Involucre subglobuleux à nombreuses folioles imbriquées et terminées chacune
par une pointe recourbée en crochet (1); réceptacle hérissé de
soies (juin-septembre). Fleurons égaux, tous hermaphrodites,
réguliers; corolle tubuleuse à 5 dents, sortant de l'involucre.
Akènes surmontés d'une aigrette à soies courtes.

Propriétés, usages. Odeur des fleurs faible, désagréable,
saveur amère; odeur des feuilles nulle, saveur très amère;
odeur de la racine fade, nauséeuse, saveur mucilagineuse,
douceâtre.

La racine de Bardane est estimée sudorifique, dépurative
et diurétique. Sa réputation comme dépurative paraît le mieux
fondée, car on l'a préconisée contre les dartres et la syphilis
constitutionnelle, où l'on a prétendu qu'elle pouvait remplacer
la salsepareille. Ce qui paraît certain, c'est qu'un médecin,
nommé Pena, guérit le roi de France Henri III de la syphilis, en lui faisant prendre une décoction de Bardane et de
Séné dans du vin blanc: le monarque avait été traité auparavant sans succès par ses médecins ordinaires. M. Cazin dit
avoir guéri de la même manière un ancien militaire chez lequel étaient survenues des pustules au front (*corona veneris*)
et des douleurs ostéocopes très vives au tibia, après un traitement mercuriel qui fut infructueux, sans doute parce qu'il
ne fut pas bien dirigé.

Les feuilles de Bardane sont résolutives et cicatrisantes à
l'extérieur; elles détergent les ulcères, modifient avantageu-

(1) On a figuré une de ces folioles ou écailles.

sement les plaies de la teigne, d'où son nom d'*herbe aus tei-gneux*. Appliquées fraîches sur la peau, elles y déterminent une exhalation favorable et peuvent ainsi remplacer, chez lles pauvres, le papier chimique et l'emplâtre de diachylon (ou même celui de poix de Bourgogne. — Percy employait le suc de la manière indiquée ci-dessous.

Il ne faut pas compter sur l'action diurétique de la Bardane, quoiqu'elle contienne un peu de nitrate de potasse. Les se-mences agissent cependant en augmentant la sécrétion urinaire, mais on ne les emploie plus.

Récolte. La racine de Bardane se recueille au mois d'octo-bre; on la monde, on la coupe par rouelles, puis on la fait sécher à l'étuve. Il faut rejeter celle qui est ligneuse. On peut la récolter en tout temps pour l'employer fraîche.

PRÉPARATIONS, DOSES.

Décoction (racine) : 15 à 60 gr. par kilog. d'eau.

Cataplasme (feuilles pilées ou cuites) : quantité voulue.

Suc (des feuilles) : Percy le battait dans un vase d'étain avec partie égale d'huile et quelques balles de plomb; il en résultait une espèce de pommade con-tenant du plomb et de l'étain à l'état d'oxyde, qu'il employait dans le panse-ment des ulcères atoniques des jambes pour en opérer la cicatrisation.

BUIS. *Buxus sempervirens*, L.

Cet *arbrisseau*, qui croît spontanément sur les collines pier-reuses et que l'on cultive pour bordures dans les jardins, est assez connu pour que nous nous bornions à renvoyer à la famille et au genre dont il fait partie (175, C) pour l'exposé de ses caractères botaniques. Ajoutons seulement que ses *fleurs*, d'un jaune paille, se montrent au mois d'avril.

Propriétés, usages. On emploie le bois et les feuilles. Le bois est réputé sudorifique et peut remplacer le gayac dans la syphilis et les rhumatismes chroniques. Gilibert, Roques, Biett, etc., s'en sont servis dans ces maladies.

Les feuilles, d'une odeur peu agréable, nauséabonde et d'une saveur amère, sont purgatives. — Les brasseurs en mettent quelquefois dans leur bière, qui devient alors d'une amertume moins franche, et laxative.

Décoction (bois) : 30 à 60 gr. par kilog. d'eau. Il est bon de l'unir au gayac ou à d'autres sudorifiques.

— (feuilles) : 60 à 90 gr par kilog. d'eau.

Poudre (idem) : 4 gr. en pilules, bols ou électuaire.

L'*huile* qu'on retire de la distillation du bois a été vantée contre l'épilepsie. Quels sont les remèdes qu'on n'a pas essayés contre cette maladie?

CANNE DE PROVENCE. *Arundo donax*, L.

Roseau à quenouille, Roseau donax.

Plante vivace (*pl.* xlv, 3), de la famille des *Graminées* (148, K), à tige creuse (chaume), ligneuse, de 3 à 5 mètres de hauteur; feuilles longues de 60 cent. environ, étroites-lancéolées, à nervures longitudinales.

Fleurs en panicule très grande, rameuse, terminale, composée d'épillets solitaires, se montrant en août. Calice extérieur triflore à 2 balles; glume entourée de soies persistantes; 3 étamines; ovaire surmonté de 2 styles (1).

Propriétés, usages. Les racines, seules parties employées, et dont l'odeur est nulle et la saveur insipide ou douceâtre-sucrée, est à peu près inerte. On se demande d'où lui vient son immense réputation populaire d'antilaiteuse. Les nouvelles accouchées qui ne nourrissent pas se croiraient exposées au fantôme des maladies laiteuses, si elles n'avaient soin d'en prendre en décoction; ce que font également les nourrices qui sèvrent, et ce à quoi nous ne conseillons pas aux médecins de se refuser, pour ne pas s'exposer à des reproches dans le cas où il surviendrait quelque accident. La Canne de Provence agirait comme sudorifique selon les uns, selon d'autres comme diurétique : son action est plutôt dans l'eau de sa décoction.

Ce roseau croît et se *récolte* au bord des eaux, dans la Provence et le Languedoc.

_____

(1) Au bas et à droite de la plante sont deux petites figures représentant : l'une une fleur avec ses 3 étamines et ses 2 stigmates; l'autre, les pistils et l'ovaire séparés. La figure à gauche représente un épillet composé de 6 fleurs.

DOUCE-AMÈRE. *Solanum dulcamara*, L.

Morelle grimpante, Vigne sauvage, Vigne de Judée, Herbe à la fièvre, Loque, Bronde, Crève-Chien.

La Douce-Amère (*pl.* XLV, 4) se rencontre dans les haies, les bois humides, au bord des eaux, où elle grimpe souvent sur les saules, etc.

Plante vivace du groupe des *Solanacées*, genre Morelle (209, B), ayant 1 à 2 mètres d'élévation, des tiges ligneuses, sarmenteuses, qui se soutiennent sur les végétaux voisins; rameaux flexueux; feuilles alternes, lisses, pétiolées, entières, ovales-acuminées, les supérieures souvent à trois segments, dont le moyen est très ample et les latéraux beaucoup plus petits.

Fleurs violettes assez petites, en grappes pendantes au haut des tiges sur un long pédoncule, s'ouvrant pendant toute la belle saison. Calice très petit à peine 5-denté; corolle monopétale en roue à 5 divisions ovales-lancéolées, renversées en dehors, présentant à leur base 2 taches glanduleuses vertes bordées de blanc; 5 étamines dont les anthères oblongues et rapprochées forment une sorte d'ovoïde jaune qui laisse passer à son sommet le style (1). Baies ovoïdes pendantes, rouges à la maturité.

Propriétés, usages. La plante est peu odorante, ainsi que les fleurs; sa saveur, d'abord douceâtre, devient de plus en plus amère si on continue la mastication. Les jeunes tiges, que l'on emploie en médecine, ont une odeur nauséabonde, désagréable, et leur saveur justifie le nom de *Douce-Amère* en transposant les deux mots, car l'amertume se manifeste la première. Leurs propriétés sont très actives, puisqu'elles sont susceptibles de produire des effets toxiques, étant employées à haute dose. Floyer assure que 30 baies de Douce-Amère ont fait périr un chien en trois heures; mais M. Dubois, de Tournai, en a avalé jusqu'à 50 sans en être incommodé.

(1) Cette disposition est figurée très grossie sur le petit dessin détaché, où manque seulement la corolle.

La Douce-Amère est tout à la fois sudorifique, dépurative et narcotique. On l'emploie dans les rhumatismes et la goutte chroniques, la syphilis constitutionnelle, les dartres, les scrofules; les engorgements des viscères abdominaux, dans tous les cas enfin où il est nécessaire de modifier, de dépurer les humeurs. Chrichton a publié un travail fort important sur l'efficacité de ce médicament dans le traitement de la lèpre, et M. Gardner le conseille surtout dans les maladies de la peau accompagnées d'une vive irritation, telles que le prurigo, le psoriasis, l'ichthyose. C'est, suivant M. Bretonneau, de Tours, le dépuratif le moins infidèle, mais ce médecin veut qu'on en continue l'usage pendant longtemps, que l'on commence son emploi par des doses faibles et qu'on les augmente progressivement jusqu'à produire un léger trouble de la vue, des vertiges, des nausées.

La Douce-Amère a été vantée dans l'hydropisie, la pneumonie, la coqueluche, la phthisie, le cancer, la jaunisse, les obstructions, etc., etc. Mais les auteurs qui ont exalté ses propriétés, tels que Dioscoride, Matthiole, Bauhin, Boerhaave, Verlhof, Hufeland, n'avaient pas bien précisé les cas, et ils ont attribué au médicament des cures qu'il faut rapporter à d'autres influences, ou bien ce médicament a agi comme stupéfiant-calmant, ou comme évacuant par l'effet de l'idiosyncrasie des sujets ou des doses élevées auxquelles on l'a donné.

A l'extérieur, la Douce-Amère a été appliquée sur les blessures légères, les contusions; mais sous ce rapport, elle est beaucoup moins employée que les autres Solanées.

Récolte. Elle se fait en mai et juin. On doit choisir les tiges d'un an au moins, rejeter celles dont l'écorce est tout-à-fait verte ou qui sont trop anciennes. « Ces tiges sont de la grosseur d'une plume à écrire, rameuses-flexibles, d'un vert pistache à l'état frais, jaunâtres ou grisâtres à l'état sec; intérieur blanchâtre, canal médullaire prononcé, moelle d'un vert olive à l'état frais, jaunâtre à l'état sec. » Pour les faire sécher on les porte à l'étuve.

PRÉPARATIONS, DOSES.

Décoction (tiges) : 15 à 30 gr. par kilog. d'eau. Il est bon de concentrer la tisane par une douce ébullition prolongée jusqu'à réduction du tiers. C'est la meilleure préparation.

Extrait : 1 à 4 gr.

Sirop : 30 à 60 gr.

On peut employer les *feuilles* comme celles de morelle.

« Ray, savant botaniste anglais, rapporte qu'un *cataplasme* préparé avec quatre poignées de feuilles de Douce-Amère pilées et quatre onces de farine de lin, qu'on faisait bouillir dans du vin muscat ou avec du lard, appliqué tout chaud, a résous, dans une nuit, des tumeurs d'un volume très considérable et qu'il a guéri, par ce moyen, des contusions désespérées. »

LAICHE DES SABLES. *Carex arenaria*, L.

Salsepareille d'Allemagne, Salsepareille des pauvres.

Plante vivace, petite, rampante (*pl.* xlvi, 2) de la famille des *Cypéracées* (146, E), ayant une souche souterraine horizontale très longue, noueuse ; des tiges de 3 à 5 décim.; des feuilles linéaires planes. — *Fleurs* roussâtres en chaton ; épillets inférieurs formés de fleurs femelles, les supérieurs de fleurs femelles et mâles mélangées (mai-juillet).

Propriétés. La racine de la Salsepareille d'Allemagne est sudorifique. Merz, dans sa dissertation sur les succédanés de la Salsepareille, lui accorde une certaine importance et la croit propre à remplacer cette dernière dans le traitement des affections syphilitiques.

Quant à sa *récolte*, c'est dans les lieux sablonneux qu'il faut l'aller recueillir. Cette racine est rougeâtre en dehors, blanchâtre en dedans, d'une odeur très légèrement aromatique.—On la prescrit en décoction à la dose de 15 à 30 gr. par kil. d'eau.

OEILLET ROUGE. *Dianthus caryophyllus*, L.

Œillet à ratafia, Œillet à bouquet.

Cette plante vivace, dont la fleur est figurée dans l'atlas

(*pl.* xxi, 4) comme type de la famille des *Dianthacées* (284, A), a subi des métamorphoses infinies dans sa couleur, son volume et sa forme ; elle croît naturellement dans les lieux pierreux des contrées méridionales de la France, et est cultivée dans les jardins pour l'ornement.

Propriétés. L'Œillet rouge est la variété usitée en médecine ; ses pétales ont une odeur suave comparée à celle du girofle ; le reste de la plante est à peu près inodore et insipide. Ces pétales sont estimés sudorifiques, toniques et cordiaux ; mais c'est un médicament peu énergique, qui a dû être abandonné à cause de cela. Il n'est resté pour ainsi dire, dans la matière médicale, que le *sirop d'œillet*, qui sert à édulcorer les potions cordiales.

La *récolte* se fait naturellement pendant la floraison, en juin-juillet. On délivre souvent dans les boutiques les fleurs munies de leur calice ; mais les pétales doivent être mondés, car ce sont les seules parties employées.

ORME. *Ulmus campestris*, L.

Orme pyramidal, Orme commun.

Nous croyons inutile de décrire cet *arbre* que tout le monde connaît ; disons seulement qu'il appartient aux *Urticacées* (175, K) ; que ses *fleurs* verdâtres, un peu rougeâtres et très petites, s'épanouissent dès février-mars, souvent même que ses fruits mûrissent avant que les feuilles soient développées. Ces fruits consistent en des samares orbiculaires, minces, glabres, à 1 seule loge uniovulée.

Propriétés L'écorce intérieure des rameaux de cet arbre est-elle tonique-astringente ou sudorifique, ou agit-elle comme altérante? Il faudrait d'abord savoir si elle a une action réelle. Elle était tombée dans l'oubli, depuis Dioscoride, qui l'avait recommandée comme astringente, lorsque plusieurs médecins la soumirent à de nouveaux essais et prétendirent en avoir obtenu les résultats les plus heureux dans les affections dartreuses. « Alors, dit Gauthier, le débit en fut si grand que plusieurs marchands y firent fortune ; il n'y avait pas de maladie que l'on crût capable de lui résister. » Alibert fut le premier à détruire cette réputation usurpée, et aujourd'hui, l'Orme, comme médicament, est de nouveau oublié, ou à peu près.

L'écorce de l'Orme doit être détachée avant la floraison pour être conservée.

PRÉPARATIONS, DOSES.

Décoction (écorce intérieure des rameaux) : 60 à 125 gr. par kilog. d'eau réduite à la moitié par l'ébullition. Cette préparation est la meilleure; elle agirait encore plus efficacement si on l'édulcorait avec le sirop suivant.

Sirop : M. Duvergie a voulu revenir à l'usage de l'orme; il a fait préparer un sirop composé ainsi : écorce très divisée, 500 gr.; alcool, 1 litre; après 48 heures de macération à froid, on décante l'alcool, puis on le remplace par 125 gr. d'eau dans laquelle macère cette écorce encore pendant 48 heures. On distille l'alcool jusqu'à résidu de consistance sirupeuse, on y ajoute le macératé aqueux, puis du sucre et de l'eau en quantité suffisante pour faire un sirop. — On en donne de 2 à 6 cuillerées par jour dans l'eczéma chronique, surtout chez les jeunes personnes d'un tempérament lymphatique.

PATIENCE. *Rumex patientia*, L.

Patience commune, Patience des jardins, Patience officinale, Grande-Patience, Parelle, Dogue.

La Patience (*pl.* XLVI, 3) croît abondamment dans les lieux humides, et est cultivée dans les jardins de campagne, où elle est en fleurs presque tout l'été. Genre de plantes des *Polygonacées* (185, B), elle offre les caractères spécifiques suivants :

Plante de 1 m. 50 environ, à tige robuste, dressée, cannelée, un peu rameuse en haut, jaunâtre; feuilles ovales-lancéolées, très grandes et allongées, minces, mais à fort pétiole engaînant, entières, un peu ondulées, glabres. Racines très grosses, longues et pivotantes.

Fleurs verdâtres, petites, disposées en faux verticilles dépourvus de feuilles bractéales, formant des sortes d'épis terminaux (juin-août). Périanthe à 6 divisions dont les 3 internes deviennent très grandes; les 3 externes sont réfléchies; 6 étamines à anthères bilobées, ovaire à 3 styles capillaires (1). Fruit triangulaire recouvert par les folioles du calice.

Propriétés, usages. La racine de Patience a une saveur amère, un peu âpre, une odeur faible; elle contient du soufre et de l'amidon. Elle est réputée tonique, diaphorétique et dépurative. Comme tonique, on l'administre dans la débilité des voies digestives, les engorgements lymphatiques, l'ictère, l'état cachectique produit par les miasmes marécageux et les fièvres intermittentes, etc.; mais son action est faible.

C'est comme dépurative que la Patience a été le plus employée et vantée. Elle peut être utile certainement dans le traitement des maladies dartreuses, telles que l'eczéma, la teigne, la lèpre, etc.; mais dans la paralysie, l'esquinancie, la pleurésie, la dyssenterie, elle ne peut être d'aucun secours, bien que Munting ait assuré le contraire. D'autres médecins la considèrent comme apéritive et fondante : en sorte que nous n'avions pas plus de raison de la classer parmi les sudorifiques que partout ailleurs.

Wauters est encore un enthousiaste des vertus incertaines ou mal appréciées de cette plante. « Les ulcères aux jambes, dit-il, le scorbut, les éruptions cutanées et les fièvres intermittentes sont quatre maladies auxquelles les habitants peu aisés des pays marécageux sont sujets; ils trouvent sous la main un remède très approprié à ces maux dans la Patience sauvage qu'on trouve en abondance dans les fossés, le long des ruisseaux et dans les eaux stagnantes. »

Récolte. La racine de Patience peut se recueillir en toute saison, parce qu'elle est vivace. Il vaut mieux l'employer fraîche que sèche; mais si on veut la conserver, il faut l'arracher à l'automne et la choisir grosse au moins comme le doigt. On la reconnaît à son écorce brunâtre et ridée en travers, à sa couleur jaune rougeâtre à l'intérieur. On la coupe en rouelles et on la fend pour la faire sécher.

PRÉPARATIONS, DOSES.

Décoction : 30 à 60 gr. par kilog. d'eau. « Les gens de la campagne, dit

---

(1) La petite figure détachée montre, en effet, ces organes, mais non les 6 divisions du calice qui sont ôtées.

Cazin, mettent de la racine de patience dans presque toutes les tisanes : ils la regardent comme propre à purifier le sang. » — Une *forte* décoction sert en lotions sur les ulcères et pour effacer les pustules, les squames de la peau.

Pulpe : la pulpe de cette racine s'applique utilement sur les ulcères de mauvais caractère.

On en prépare dans les campagnes une *pommade* pour guérir la gale, en mêlant sa pulpe bouillie dans du vinaigre avec de la graisse de porc et des fleurs de soufre.

La PATIENCE SAUVAGE ou AIGUE (*Rumex acutus*) diffère de la précédente par ses petites dimensions, mais non par ses propriétés, qui sont les mêmes absolument.

La PATIENCE AQUATIQUE (*Rumex aquaticus*) ou *Herbe britannique, Parelle des marais, Oseille aquatique*, a des racines fort grosses, jaunâtres à l'intérieur;

La PATIENCE CRÉPUE OU FRISÉE (*R. crispus*), dont les feuilles sont frisées, la racine d'un rouge-brun au dehors;

La PATIENCE DES ALPES (*R. alpinus*), plante bisannuelle dont les proportions sont très grandes, etc.

Toutes ces espèces peuvent être substituées à celle dont nous venons de faire l'histoire.

La PATIENCE SANGUINE (*R. sanguineus*), *Oseille rouge, Sangdragon*, dont les feuilles sont rougeâtres, les pétioles et les nervures d'un rouge de sang, est plutôt astringente, acerbe, qu'apéritive ou diaphorétique, comme le *Rumex patientia*. Quelques-uns, dit Chomel, prétendent que son extrait, mis dans le nez, rétablit l'odorat.

PENSÉE SAUVAGE. *Viola tricolor*, L. *Viola arvensis*, D. C.

Violette ou Jacée tricolore, Violette des champs.

La Pensée (*pl.* XXI, 5) se trouve en abondance pendant toute la belle saison dans les champs cultivés, les moissons. Espèce du genre Violette, lequel est unique dans la famille des *Violacées*, ses caractères génériques ont été exposés au § 286.

Plante annuelle de 15 à 25 cent., à une ou plusieurs tiges rameuses, ascendantes, herbacées, glabres; feuilles radicales pétiolées, ovales, cordées à la base, les caulinaires sessiles, ovales-oblongues; stipules divisées en lobes inégaux. Racine fibreuse, chevelue.

Fleurs jaunes ou tachées de violet, solitaires, inclinées sur de longs pédoncules axillaires (mai-octobre). 5 sépales oblongs prolongés à la base; 5 pétales irréguliers, dépassant à peine le calice, l'inférieur prolongé en éperon; 5 étamines, dont 2 entrent dans la cavité de l'éperon, et ayant toutes leurs anthères réunies; stigmate sortant entre les anthères. Capsule ovale-oblongue, trigone, glabre.

Propriétés, usages. Toutes les parties de la Pensée sauvage ont une saveur amère. Cette plante jouit depuis longtemps de la réputation d'être dépurative, très utile dans le traitement des maladies de la peau, telles que teigne muqueuse, eczéma, impétigo. Elle était cependant oubliée lorsque Strack, de Mayence, constata son efficacité dans les gourmes ou croûtes de lait chez les enfants. On parlait de ses vertus d'une manière très favorable, mais voici que d'autres expérimentateurs, Chambon entre autres, vinrent déclarer n'en avoir retiré aucun résultat satisfaisant. Nous dirons pour notre compte que nous croyons à ses propriétés, mais que, pour agir efficacement, elle doit être administrée pendant un mois au moins, et à dose un peu concentrée.

La racine de Pensée sauvage est émétique, comme celle de la violette; on l'a proposée pour remplacer le quinquina, que nous devons à l'étranger.

Récolte. On peut la faire pendant toute la belle saison, si l'on veut employer la plante verte, ce qui est d'ailleurs bien préférable. Pour la conserver, il faut la sécher à l'étuve et promptement, sans quoi la végétation s'y continue.

PRÉPARATIONS, DOSES.

Décoction (l'herbe avec ou sans les fleurs) : 1 petite poignée pour 1 kilog. de lait ou d'eau.

Infusion (poudre sèche) : 2 à 4 gr. dans une tasse de lait à prendre chaque matin.

Suc (de la plante fraîche) : 60 à 125 gr.

Sirop : 30 à 60 gr. comme édulcorant.

Pendant l'usage de la pensée, l'urine prend une odeur fétide, comme l'urine de chat.

ROSAGE. *Rhododendrum ferruginum*, L.

Rosage ferrugineux, Laurier-Rose des Alpes.

Joli arbrisseau de la famille des *Éricacées* (**226**, E), qui croît dans les lieux élevés des Alpes et des Pyrénées. — Tige de 30 à 60 cent., divisée en rameaux tortus, munis à leur extrémité supérieure de feuilles ovales-lancéolées, courtement pétiolées, entières, persistantes, d'un vert foncé à leur face supérieure, velues et comme ferrugineuses en dessous.

Fleurs rouges, assez grandes (*pl.* xviii, 2), disposées en bouquets à l'extrémité des rameaux, s'épanouissant dans les mois de juin-juillet. Calice court 5-denté; corolle évasée, inclinée en bas à 5 lobes un peu inégaux, etc.

Propriétés, usages. On doit à Villars de connaître les propriétés sudorifiques de cette plante. Ce qui a porté cet auteur à la soumettre à des essais, c'est qu'il avait vu que les habitants du nord de la Russie employaient, avec une sorte de succès, les feuilles du *Rhododendrum chrysanthum,* espèce originaire de ces contrées, dans les rhumatismes chroniques, les dartres anciennes et la syphilis.

Si l'on manquait des autres sudorifiques, on pourrait donc employer le Rosage ferrugineux en infusion (feuilles et fleurs) à la dose de 4 à 8 gr. par kilog. d'eau.

ROSEAU A BALAIS. *Arundo phragmites*, L.

Plante à tiges de 1-2 mètres, dressées, robustes; feuilles lancéolées-linéaires, engaînantes, à stries fines, glabres. Rhizome traçant, émettant souvent des tiges stériles couchées. Famille des *Graminées* (**148**, K).

Fleurs rougeâtres, en panicule ample, composée de petits épis minces; épillets 4-5-flores (août-septembre); glumes carénées aiguës, l'inférieure beaucoup plus petite; glumelle inférieure plus longue que la supérieure; 3 étamines; 2 styles à stigmate simple. Semence oblongue à deux balles.

Propriétés, usages. Le Roseau à balais n'a pas d'odeur; les feuilles et les fleurs ont une saveur sucrée, ainsi que les racines qui ont des pousses succulentes. Cette racine a été conseillée comme sudorifique dans la goutte, le rhumatisme et la syphilis chroniques.

C'est au bord des eaux, des marais, qu'il faut l'aller *récolter*. Elle se vend sèche dans les boutiques, en morceaux légers, creux, de couleur jaune-paille, et à grandes rides longitudinales.

PRÉPARATIONS, DOSES.

Décoction : 30 à 60 gr. par kilog. d'eau.

On croit que cette racine entre dans la composition du fameux *rob Laffecteur*.

SAPONAIRE. *Saponaria officinalis*, L.

Saponaire officinale, Savonaire, Savonnière, Herbe à foulon.

La Saponaire (*pl.* xlvi, 4) est assez fréquente sur le bord des chemins, les berges des rivières, dans les champs, les vignes, les vallées.

C'est une *plante* de 60 cent. environ, du groupe des *Dianthacées* (**284**, C). Tiges dressées, rondes, portant des nœuds au niveau desquels elle est gonflée, et des sillons opposés à ces nouûres. De celles-ci naissent des rameaux et des feuilles opposés; ces dernières sont ovales-lancéolées, simples, glabres, marquées de 3 nervures longitudinales. Racines longues, noueuses, traçantes.

Fleurs blanches ou rougeâtres en forme d'œillet, formant des fascicules disposées en panicule, et s'épanouissant en juillet-septembre. Calice tubuleux, cylindrique, allongé, 5-denté, sans calicule; corolle à 5 pétales longuement unguiculés, à limbe étalé un peu échancré, munis ou non d'écailles au-dessus de l'onglet; 10 étamines(1); 2 styles droits. Capsule s'ouvrant au sommet par 4 valves.

Propriétés, usages. La Saponaire est inodore, sauf ses fleurs

---

(1) La petite figure de gauche représente un pétale détaché avec ses lames longitudinales, saillantes sur les côtés, et 2 étamines; celle de droite est le pistil grossi.

qui répandent une odeur assez forte et agréable; sa saveur est herbacée, amère, acerbe; la racine, d'abord douceâtre et gluante, finit par laisser de l'âcreté dans la bouche. Toutes les parties peuvent être employées. On ne s'explique pas très bien leur manière d'agir, mais on sait par expérience qu'elles sont avantageuses comme toniques-sudorifiques-dépuratives.

Les feuilles et les tiges sont usitées de préférence : 1° comme léger tonique, dans la débilité des organes digestifs, la chlorose; 2° comme apéritif, fondant, dans l'ictère, les obstructions du foie et de la rate à la suite des fièvres intermittentes ; 3° enfin, comme sudorifique et dépuratif, dans les dartres anciennes, les rhumatismes et gouttes chroniques, la syphilis constitutionnelle, etc.

La Saponaire a reçu de grands éloges, même de la part des modernes. Alibert, par exemple, la tenait en grande estime. « Il arrive souvent, dit-il, que les maladies vénériennes résistent à l'administration du mercure; les symptômes, loin de diminuer, semblent acquérir une nouvelle intensité. La saponaire, donnée dans ces circonstances, produit d'excellents effets. J'ai souvent occasion de l'administrer dans le traitement des dartres furfuracées et squammeuses, et j'ai eu lieu de me convaincre, par un grand nombre d'observations, que cette plante précieuse n'était pas assez employée par les praticiens. »

La Saponaire mousse avec l'eau comme le savon, ce qui la fait employer pour dégraisser les étoffes, blanchir le linge, et ce qui, peut-être, a fait naître l'idée de ses propriétés fondantes, parce que l'on sait que le savon les possède.

Récolte. Les sommités se recueillent en juin, les racines en septembre. Les premières, disposées en guirlandes, sont portées au séchoir; les secondes, mondées, lavées et coupées en petites parties, sont étendues sur des claies dans une étuve.

PRÉPARATIONS, DOSES.

Décoction (tiges avec les feuilles) : 30 à 60 gr. par kilog. d'eau. — (Racine) : mêmes quantités.

Suc exprimé (feuilles) : 50 à 200 gr. à prendre le matin à jeun.

Extrait : 2 à 8 gr. en pilules.

Les anciens trouvaient avantageux de bassiner les surfaces dartreuses avec sa décoction.

SCABIEUSE. *Scabiosa arvensis*, L.

Scabieuse des prés.

La Scabieuse (*pl.* xlvi, 5) est très commune dans les champs, le long des chemins, dans les prés.

Plante vivace de 30 à 50 cent. de hauteur, du groupe des *Dipsacées* (**233**, B). Tige dressée, rameuse, ronde, poilue et fistuleuse; feuilles opposées, pinnatifides, velues en dessous, les inférieures à pétiole ailé, lobe terminal plus grand que les autres, allongé.

Fleurs bleues, ou d'un rose lilas, disposées en capitules solitaires sur de longs pédoncules, paraissant en juin-août. Involucre à plusieurs folioles allongées, les internes plus étroites. Chaque fleur se compose ainsi : un calice double, l'interne à 4 dents courtes, l'extérieur dû à des poils [1]; corolle tubuleuse, plus grande à la circonférence du capitule qu'au centre, à limbe évasé divisé en 4 lobes inégaux; 4 étamines; style plus long que la corolle dans les fleurs du centre. Fruit environné par le calice extérieur et terminé par 8 soies longues et raides.

Propriétés, usages. Les feuilles de Scabieuse ont une saveur amère-astringente. Elles ont été très recommandées contre les maladies de la peau, particulièrement contre la gale, d'où lui vient même son nom, de *Scabies*. On alla plus loin : on crut à ses heureux effets dans la pneumonie, la pleurésie, la phthisie, les catarrhes; mais ses propriétés sont réellement très faibles et insignifiantes, quoiqu'on en prescrive encore très souvent l'emploi comme dépuratif, antidartreux.

On *récolte* la Scabieuse en juin ou juillet.

PRÉPARATIONS, DOSES.

Infusion : 30 à 60 gr. par kilog. d'eau.
Suc : 60 à 125 gr., seul ou avec d'autres dépuratifs.

Plus bas nous parlons de la SCABIEUSE-SUCCISE.

[1] Voir la figure détachée.

SOUCHET LONG. *Cyperus longus*, L.

Souchet, Souchet odorant.

Plante vivace de la famille des *Cypéracées* (146, A, *pl.* x, 5), à tiges de 5-10 décim., dressées, simples, triangulaires, nues; feuilles très longues, engaînantes, planes ou à peine carénées, étroites, pointues, rudes aux bords, glabres. Souche rampante.

Fleurs en épillets d'un brun rougeâtre, minces, portés sur des pédoncules longs au nombre de 5 au moins qui simulent les rayons d'une ombelle, lesquels ont à leur base un involucre de 3 à 5 feuilles beaucoup plus longues que les pédoncules florifères (juillet-septembre). Calice formé d'une écaille ovale, carénée; 3 étamines à anthères oblongues; ovaire surmonté d'un style à 3 stigmates linéaires et poilus.

Propriétés, usages. La racine du Souchet long a une odeur aromatique agréable, une saveur amère un peu astringente, tandis que la plante elle-même est à peu près insipide et inodore. Son action sur l'économie est tonique, un peu excitante, ce qui a pu la faire considérer comme stomachique, sudorifique, emménagogue, car elle est tout cela selon l'idiosyncrasie du sujet; mais en résumé on n'a pas encore déterminé ses véritables propriétés, et d'ailleurs elle est aujourd'hui fort peu employée.

Récolte. On trouve la racine de Souchet dans les lieux humides, marécageux, sur le bord des étangs, des canaux, etc. Il faut l'arracher à l'automne ou au printemps. Telle que le commerce l'offre, elle est de la grosseur d'une plume de cygne, brune, etc.

PRÉPARATIONS, DOSES.

Infusion : 30 à 60 gr. par kilog. d'eau.
Poudre : 1 à 4 gr.

SUCCISE. *Scabiosa succisa*, L.

Scabieuse succise, Mors ou Remors du Diable.

Variété de Scabieuse qui croît dans les prés un peu humides et les clairières des bois.

Plante de 60 cent. à 1 mètre et plus, à tiges dressées, rameuses en haut, arrondies, pubescentes ; feuilles pétiolées oblongues, lancéolées, opposées, sessiles, entières, velues. Racine verticale, très courte, à fibres radicales épaisses, avec une échancrure dans le milieu qui la fait paraître comme mordue, d'où le nom de *Mors du Diable*.

Fleurs bleuâtres, rarement blanches, toutes égales, à corolle à 4 divisions, réunies en tête sur un réceptacle garni de paillettes, s'épanouissant en juillet-octobre, et offrant d'ailleurs les caractères assignés au genre Scabieuse, de la famille des *Dipsacées* (255, B).

Propriétés. La Succise s'emploie dans les mêmes cas que la scabieuse des champs, dont elle possède d'ailleurs les propriétés, sauf qu'elle est un peu plus astringente et amère et que son action est, sans doute à cause de cela, un peu plus marquée. Cependant on l'a conseillée dans moins de maladies qu'elle. Elle devrait être classée parmi les astringents, plutôt que parmi les sudorifiques, mais on la suppose dépurative et voilà pourquoi nous en plaçons l'histoire ici.

PRÉPARATIONS, DOSES.

« Cette espèce de scabieuse est aussi fort bonne pour les femmes qui perdent leurs règles et qui sont tourmentées d'engorgements à la matrice, de coliques sourdes, d'écoulements de couleur suspecte. On prend une demi-poignée de feuilles et de racines sèches de cette scabieuse fort commune dans les bois ; on la fait bouillir dans 3 demi-setiers d'eau, réduits à chopine ; on en donne soir et matin un grand verre » (Chomel).

SUREAU. *Sambucus nigra*, L.

Sureau noir, Sureau commun, Grand-Sureau.

Le Sureau est un petit arbre qui croît dans les haies, les bois, les terrains gras. Comme chacun le connaît, nous pensons qu'il suffit d'avoir indiqué ses caractères génériques, en parlant de ceux de la famille des *Caprifoliacées* à laquelle il appartient (245, C), sans entrer dans les détails d'une description toujours ingrate, sinon tout-à-fait superflue, lorsqu'on n'a ni la nature ni le dessin sous les yeux.

Propriétés, usages. Disons d'abord qu'on emploie les fleurs, les baies, les feuilles, l'écorce intérieure et le liber de la racine, et que ces diverses parties ont des usages bien différents, qui nous eussent fort embarrassé pour classer la plante, si nous ne nous étions pas attaché à cette considération que les fleurs de Sureau sont usitées comme sudorifiques beaucoup plus souvent que toutes les autres parties ensemble.

Les *fleurs* de Sureau, à l'état frais, répandent une odeur nauséeuse et comme fétide; à l'état sec, leur odeur est plus faible et presque agréable. Elles sont réputées diaphorétiques, et souvent administrées, non pas dans les rhumatismes, la syphilis, etc. (elles ont une action trop faible pour cela), mais au début des rhumes et des inflammations de la gorge causés par un refroidissement; pour rappeler la transpiration cutanée, une éruption trop brusquement disparue; pour combattre le frisson initial des accès fébriles, des diarrhées, etc. Elles doivent être employées sèches, car, à l'état frais, elles relâchent le ventre, purgent et activent la sécrétion urinaire.

Les *baies* de Sureau sont sudorifiques à petite dose, et purgatives à dose plus élevée : elles ne se prennent qu'en rob, ainsi que nous le dirons en parlant des préparations.

Les *feuilles* de cet arbre sont laxatives, mais peu usitées. Wauters dit que les paysans flamands s'en servent souvent en décoction dans le lait de beurre, pour se purger. Hippocrate en faisait usage dans l'hydropisie; mais peut-être que leur efficacité tenait à une action diurétique, car, infusées dans du petit-lait ou du bouillon, ces feuilles augmentent notablement la sécrétion urinaire.

D'un autre côté, M. Cazin dit avoir vu employer avec succès, « contre les diarrhées et les dyssenteries chroniques, les feuilles de sureau récoltées au commencement de la floraison, séchées à l'ombre, pulvérisées, et infusées à la dose de 1 à 2 gr. pendant 12 à 15 heures dans 120 gr. de vin blanc, que l'on administrait chaque matin jusqu'à guérison. Ce remède que je tiens d'une dame charitable, ajoute-t-il, m'a réussi dans trois cas de diarrhée chronique, dont l'un durait depuis six mois et avait résisté à l'emploi de tous les moyens rationnellement indiqués. La poudre de feuilles de sureau, donnée à petite dose, aurait-elle sur la muqueuse gastro-intestinale une action analogue à celle de l'ipécacuanha? »

La seconde *écorce* ou l'enveloppe verte de la tige qui se trouve sous l'épiderme a une action purgative, hydragogue, que Boerhaave, Sydenham, etc., ont mise à profit pour combattre l'hydropisie. Dans ces derniers temps MM. Daumerie et Bigot, médecins belges, ont vu, dans les campagnes, des paysans employer avec beaucoup de succès un remède composé de suc de Sureau et de vin blanc.

Le docteur Vandebergh a guéri des hydropisies avec l'écorce de Sureau agissant non pas comme drastique, mais comme diurétique. Nous donnons plus bas la formule qu'il emploie.

Enfin la *racine* du Sureau est purgative comme les feuilles et l'écorce. M. Martin-Solon en a expérimenté le suc qui produit des selles liquides, faciles, dont l'effet est terminé au bout de 8 à 10 heures sans vomissement ni fatigue. Il a vu des cas non équivoques d'ascite guérir par ce moyen, qu'il préfère, comme moins fatigant, aux autres hydragogues.

Un mot maintenant sur les usages externes du Sureau. L'infusion des fleurs sèches passe pour résolutive; on l'emploie très fréquemment, en compresses imbibées, sur les inflammations superficielles de la peau, les érysipèles, l'engorgement du tissu cellulaire, l'œdème, etc. On y ajoute souvent de l'acétate de plomb (extrait de saturne) pour augmenter son action résolutive. — Les feuilles sont quelquefois appliquées soit fraîches, soit en cataplasme, cuites avec du persil, sur les hémorrhoïdes dont elles calment les douleurs, etc.

Récolte. Le Sureau fleurit au mois de juin ; c'est le moment de cueillir ses fleurs aussitôt qu'elles sont écloses; on les sèche à la manière ordinaire. Les baies se récoltent en automne, les feuilles pendant tout l'été, la seconde écorce un peu avant la floraison. On obtient celle-ci en râclant légèrement avec un couteau l'épiderme gris, puis en enlevant par lambeaux l'écorce verte qui est dessous. Il faut l'employer fraîche, car elle perd ses propriétés en séchant.

Infusion (fleurs sèches) : 2 à 10 gr. par kilog. d'eau, comme sudorifique ; — 30 à 60 gr., pour lotions, fomentations. On ajoute quelquefois une cuillerée d'extrait de saturne par litre.

Décoction (feuilles et seconde écorce) : 20 à 30 gr. par kilog. d'eau, comme purgatif hydragogue.

M. Vandebergh vante la préparation suivante comme puissant diurétique : écorce moyenne de sureau, 8 gr.; baies de genièvre, 30 gr.; faites bouillir dans quantité suffisante d'eau; passez et ajoutez 350 gr. de colature (cette décoction passée) ; rob de genièvre, 30 gr. — A prendre par cuillerée d'heure en heure.

Suc (de la racine) : 15 à 50 gr.

Extrait ou *rob* (suc épaissi des baies) : 4 à 8 gr.

VIPÉRINE. *Echium vulgare*, L.

Vipérine commune, Herbe aux vipères.

Plante bisannuelle de 30 à 60 cent. (*pl.*L, 5), de la famille des *Borraginées* (198), à tige dressée, robuste, simple, donnant naissance en haut aux rameaux de l'inflorescence, chargée de poils raides, blancs, portés sur des tubercules noirâtres. Feuilles entières, ovales-oblongues-pointues, les radicales plus grandes, atténuées en pétiole, munies de poils rudes, étalées sur la terre, les caulinaires plus étroites, sessiles-semi-amplexicaules. Racine épaisse, pivotante.

Fleurs d'un bleu tendre : grappes recourbées, foliacées, qui ont les fleurs en haut, formant dans leur ensemble une panicule feuillée (juin-septembre). Calice à 5 divisions étroites, poilu ; corolle à tube court dont la gorge est dépourvue d'appendices ; limbe à 5 lobes inégaux; 5 étamines dépassant la corolle, ainsi que le style, dont le stigmate est bifide ; 4 carpelles très rugueux.

Propriétés. A peu près inconnues. Elles se rapprochent cependant de celles de la bourrache et de la buglosse, et conséquemment sont émollientes-sudorifiques ; mais on ne les met plus en usage aujourd'hui. Cette plante, qui doit son nom aux taches de sa tige, lesquelles ont été comparées à celles de la vipère, a été proposée, sans doute d'après cette ressemblance, pour guérir les morsures de ce reptile. Sa racine a été aussi administrée contre l'épilepsie, à la dose de 2 gr. en poudre.

On trouve la Vipérine dans les bois, les champs, aux bords des routes, où elle est très commune.

DIURÉTIQUES ET APÉRITIFS.

Les Diurétiques sont des médicaments qui exercent une influence stimulante sur les reins, et augmentent la sécrétion de l'urine. Toutes les boissons, quelles qu'elles soient, sont susceptibles d'augmenter cette sécrétion, surtout étant prises en abondance et chaudes. Mais il faut distinguer trois effets différents : 1° ou bien l'urine est plus copieuse, sans autre modification qu'une diurèse en rapport avec ce que l'on a bu ; 2° ou bien elle est modifiée dans sa nature, elle est plus chargée de matériaux hétérogènes, mais non rendue plus abondante ; 3° ou enfin cette urine est notablement augmentée de quantité, et d'une manière qui contraste avec les boissons prises. Dans ce troisième cas il y a ce qu'on peut appeler une *diurèse* véritable, due à l'action spéciale de certains agents auxquels le nom de *diurétiques* convient particulièrement.

On entend par *apéritifs* les substances médicamenteuses qui facilitent la sortie des humeurs ou des principes altérés, retenus dans les voies sécrétoires. Comme les voies urinaires donnent issue à ces matières *peccantes*, selon le langage des anciens, en bien plus grande abondance que les autres, il en résulte que les médicaments qui favorisent leur action dans ce sens, produisent le deuxième effet que nous avons signalé, et méritent le nom de *diurétiques-apéritifs;* tout comme ceux, d'ailleurs, qui augmentent le flux des règles, la sécrétion biliaire, la transpiration, etc., lesquels doivent être considérés comme des apéritifs d'une autre classe.

Quant aux boissons aqueuses et plus ou moins chargées de principes mucilagineux ou acidules, qui n'augmentent la diurèse que parce qu'elles sont prises en quantité plus considérable que l'économie n'a l'habitude d'en recevoir, elles n'agissent pas comme diurétiques proprement dites, mais comme *délayantes*, et, sous ce rapport, elles favorisent singulièrement l'action de la médication diurétique, quand elle ne la remplace pas complétement.

C'est qu'en effet les diurétiques ne s'administrent pour ainsi dire qu'en dissolution dans un véhicule aqueux, qui les porte sur les reins plus directement que lorsqu'ils sont pris en poudre ou en pilules ; leur action se manifeste davantage quand les liquides ingérés sont à une température un peu chaude, et que le corps est dans une atmosphère ou un milieu qui ne favorise pas la diaphorèse, car généralement les urines diminuent en raison directe de l'abondance de celle-ci.

L'action des Diurétiques, dans les maladies chroniques, est analogue à celle des sudorifiques ; mais comme elle est plus énergique et plus rapide, elle n'a pas besoin de s'exercer aussi longtemps. D'ailleurs, ce sont des médicaments souvent actifs qui agissent en congestionnant les reins et en irritant d'abord la muqueuse gastrique. Il n'en est pas de même des délayants ni même des apéritifs.

Les diurétiques-délayants ou émollients se donnent dans les affections fébriles, inflammatoires, pour rafraîchir, tempérer la chaleur du sang : ils sont fournis, pour la plupart, par les tempérants. (V. ce mot.) — Les diurétiques-apéritifs conviennent dans les maladies qui paraissent dépendre ou s'accompagner de particules morbifiques que charrient le sang ou les humeurs, comme la goutte, les rhumatismes, le scorbut, un certain embarras des voies biliaires et urinaires, etc. — Enfin, les diurétiques-excitants, ceux qui stimulent les reins, causent une véritable dérivation sur ces organes en augmentant leur sécrétion ; tels sont le Colchique, la Scille, les baies d'Alkékenge, etc., qui trouvent leur application dans les hydropisies. Il en est qui jouissent d'une action sédative sur le système circulatoire, comme la Digitale, la Scille, etc.

Toutefois, on ne doit espérer un succès complet de l'emploi des Diurétiques en général que dans les seuls cas où l'hydropisie est idiopathique, c'est-à-dire exempte d'inflammation mal éteinte du péritoine, des plèvres ou aux autres séreuses,

selon le siége de la collection aqueuse, ou d'altérations maté-
rielles profondes du foie, du cœur ou autres viscères.

Peut-on donner des boissons abondantes dans les hydropisies? Il y a des médecins qui craignent d'en permettre
l'usage. Nous sommes de l'avis de Cullen, qu'on peut en donner à volonté toutes les fois que la quantité des urines
rendues est égale à celle des boissons. Mérat et Delens pen-
sent qu'on peut les permettre même dans le cas contraire,
d'abord pour satisfaire la soif qui est parfois considérable,
puis « parce que l'absorption cutanée saurait bien reprendre
dans l'atmosphère ce que les boissons ne lui fourniraient
pas. »

PLANTES DIURÉTIQUES ET APÉRITIVES.

Ache, *racine.*	Chardon-Roland, *racine.*	Petit-Houx, *racine.*
Alkékenge, *fruits, feuilles.*	Colchique, *bulbe, semences.*	Pimprenelle.
Arrête-bœuf, *racine.*	Genêt, *jeunes pousses fleu-*	Pissenlit.
Asperge, *racine, turions.*	*ries.*	Plantain d'eau, *racine.*
Bouleau, *feuilles, écorce.*	Genévrier, *fruits, sommi-*	Prêle, *tiges, feuilles.*
Bruyère.	*tés, bois.*	Reine-des-prés, *racine,*
Busserolle, *feuilles.*	Herniaire.	*sommités.*
Cerfeuil, *herbe.*	Hépatique.	Saxifrage, *racine.*
Cétérach.	Pariétaire.	Scille, *bulbe.*

Les classes précédentes, ainsi que celles qui suivent, renferment un grand nombre de plantes qui agissent comme diurétiques lorsqu'on emploie certaines de leurs parties, ou qu'on
les met en usage dans des circonstances idiosyncrasiques particulières. Nous citerons les suivantes : *Ail, Alliaire, Bardane,
Cerisier, Chiendent, Epine-Vinette, Digitale, Hièble, Linaire,
Raifort, Roquette sauvage, Pin* et *Sapin, Saponaire, Sureau*, etc. Les semences de *Céléri*, de *Cumin*, de *Carotte*, de
Fenouil, etc., sont des diurétiques aromatiques, etc.

ACHE. *Apium graveolens*, L.

Céleri des marais, Persil ou Céleri odorant.

L'Ache est une *Ombellifère* (248-49, D) de 60 à 90 cent., à tige dressée, ronde, glabre, fistuleuse, rameuse ; à feuilles une ou deux fois ailées, folioles larges, lobées, incisées ou dentées, luisantes, glabres. — *Fleurs* jaunâtres, petites, en ombelles terminales ou axillaires ; pas d'involucre ni d'involucelles ; rayons des ombellules courts et inégaux (juillet).

Propriétés, usages. L'odeur de cette plante, très aromatique et agréable, n'est que celle du céleri, lequel n'est autre que l'Ache cultivée. Les semences et la racine ont une saveur âcre. Cette dernière est la partie qui a été le plus employée, comme diurétique, fondante et apéritive, dans les hydropisies et les obstructions, sous des formes diverses et généralement complexes ; ce qui fait que ses propriétés réelles sont encore peu connues. On faisait des gargarismes et des tisanes avec les feuilles ; le suc surtout était très usité dans les maladies de poitrine, la fièvre intermittente, etc. Mais aujourd'hui on a oublié l'Ache en thérapeutique, et l'on connaît les usages du céleri comme plante potagère.

C'est sur le bord des ruisseaux, dans les lieux marécageux que se *récolte* l'Ache : sa racine est bisannuelle, et ses propriétés sont plus prononcées la seconde année que la première, persistant d'ailleurs après la dessiccation.

PRÉPARATIONS, DOSES.

Infusion (racine) : 30 à 60 gr. par kilog. d'eau. — Cette racine entre dans le *sirop des cinq racines*, qui est diurétique. — On peut faire prendre une *décoction* d'ache dans du lait aux individus atteints de catarrhe pulmonaire humide.

Suc (de racine et de feuilles) : 60 à 90 gr. comme diurétique ; — 125 à 150 gr. avant l'accès de fièvre, comme fébrifuge. — Ce suc est antiscorbutique et détersif en gargarisme. — On en bassine aussi les cancers et les ulcères.

Les *feuilles* ont été employées à l'extérieur pour faire passer le lait aux femmes : on en prépare un onguent en les faisant bouillir dans du saindoux avec celles de menthe par parties égales ; on passe ensuite par le tamis et on saupoudre ce qui est passé avec la poudre de semence d'ache. On applique ce remède chaud sur les mamelles (Chomel).

ALKÉKENGE. *Physalis alkekengi*, L.

Coqueret, Coquerelle.

Le Coqueret (*pl.* XLVII, 1) croît dans les bois, les champs cultivés et les vignes.

Plante vivace de la famille des *Solanacées* (209, C), ayant 30 à 50 cent. de hauteur, une tige dressée anguleuse, un peu rameuse et pubescente; des feuilles pétiolées, géminées, glabres, ovales-aiguës entières supérieurement; souche rameuse-traçante.

Fleurs blanchâtres, s'inclinant en bas, solitaires sur des pédoncules axillaires et courts, s'épanouissant en juin-septembre. Calice petit, à 5 divisions aiguës, très velu; corolle campanulée assez grande (1), à tube court et limbe large veiné-réticulé, à 5 lobes connivents; 5 étamines à anthères longues et conniventes. Baie globuleuse, d'un rouge vif, de la grosseur d'une cerise, renfermée dans le calice, qui l'enveloppe complétement et se referme de manière à former une grosse coque à 5 pans, terminée en pointe, d'une couleur rougeâtre (2).

Propriétés, usages. L'Alkékenge est inodore, d'une saveur amère et désagréable; ses fruits sont acidulés, d'une odeur un peu nauséeuse. Cette plante est un diurétique un peu calmant, un tonique amer, et surtout un fébrifuge, selon les parties employées.

Les baies de Coqueret, qui se servent, dit-on, sur les tables en Espagne, en Suisse, en Allemagne, etc., sont salutaires dans les maladies des reins et de la vessie, dans la gravelle et les hydropisies légères qui suivent les affections atoniques, les fièvres intermittentes ou les éruptions. On les a proposées comme un préservatif des accès de goutte; mais les autres fruits acidulés sont probablement tout aussi efficaces dans ce cas.

Les feuilles, les tiges et les capsules, quoique amères, peuvent aussi s'employer comme diurétiques dans les circonstances indiquées ci-dessus. M. le Dr Gendron, médecin à Château-du-Loir, leur attribue des propriétés bien plus importantes. Selon cet expérimentateur, l'Alkékenge serait un de nos meil-

---

(1) La figure détachée la représente très grosse, comparée au rameau.

(2) Cette coque, si elle était ouverte, laisserait voir à sa base la baie, qui, comparativement, est très petite.

leurs fébrifuges indigènes. « Les fièvres remittentes, les névralgies périodiques, dit-il, ont toujours été combattues avec
succès par l'alkékenge. Chez les malades atteints de fièvres
doubles-tierces ou doubles-quartes, il faut remarquer que les
petits accès ont cédé plus vite que les plus forts, à quelque
adresse que fût la médication, c'est-à-dire que le médicament
fût donné avant le petit accès ou, suivant le précepte de Torti,
avant le fort accès... Je dois avouer, ajoute cependant M. Gendron, que la médication a subi plusieurs échecs : j'ai appris à
mes dépens, ou, si l'on veut, aux dépens des malades, que de
fortes doses d'alkékenge, données une fois par jour, ne va-
laient pas des doses moindres et répétées plusieurs fois dans
les vingt-quatre heures....

« Il résulte de mes expériences que cette substance peut
être employée en toute sécurité, à quelque dose que ce soit,
avant comme après le repas, dans l'intervalle comme au début
des accès de fièvre. Si elle n'exclut pas toujours l'usage du
sulfate de quinine, elle réduit du moins son emploi trop coûteux » (GENDRON, *Journ. des conn. méd. chir.*, 1851).

MM. Dessaignes et Chautard ont soumis l'Alkékenge à
quelques essais chimiques, dans le but d'en découvrir le principe actif, qui leur est apparu sous forme d'une poudre blanche, légère, d'un goût d'abord faible, mais ensuite amer et
persistant, etc., à laquelle ils ont donné le nom de *phy-
saline*.

A l'extérieur, les feuilles de Coqueret peuvent être employées en cataplasmes comme émollientes et calmantes.

Récolte. L'Alkékenge ne doit se récolter qu'à l'époque de
la maturité des fruits. On en fait des bouquets comme c'est
l'usage dans les campagnes, et on les expose au soleil. Elle
offre de la ressemblance avec la belladone, mais ses baies
sont de couleur rouge et de saveur acide. Ces baies se dessèchent lentement, aussi est-il convenable de les séparer des
capsules et de les exposer à la chaleur de l'étuve ou du four.
En les broyant on en sépare facilement les graines, dont on
peut faire des semis.

PRÉPARATIONS, DOSES.

Baies fraîches et mûres : de 6 à 20 gr. par jour; — leur suc jusqu'à 30 gr.

Infusion (baies) : 15 à 60 gr. par kilog. d'eau.

Poudre (tiges, capsules, baies) : 4 à 16 gr. en une seule ou en plusieurs fois, dans de l'eau ou du vin, comme fébrifuge. C'est la préparation qu'emploie M. Gendron.

Vin (30 gr. de feuilles, tiges ou fruits, qu'on fait macérer pendant 8 jours dans 1 kilog. de vin) : 15 à 30 gr. comme diurétique; — 60 à 100 gr. comme fébrifuge.

Décoction (plante entière) : 60 à 120 gr. par kilog. d'eau, pour lotions, fomentations, injections calmantes.

ARRÊTE-BŒUF, *Ononis spinosa*, L.

Bugrane, Bugrane épineuse, Bougrane, Bougraine, Ononis.

C'est une *Légumineuse* (272-73, D; *pl.* xlvii, 2) qu'on trouve dans les champs incultes, les lieux stériles, les pâturages médiocres, etc.

Plante vivace à tiges de 30 à 60 cent., couchées-étalées et rameuses, à rameaux avortés-épineux, pubescentes et légèrement visqueuses; feuilles trifoliées, pétiolées, les supérieures souvent unifoliées, stipulées et finement dentées. Souche ligneuse longuement traçante.

Fleurs roses, axillaires, brièvement pédonculées, disposées en grappes feuillées terminales (juin-septembre). Calice velu à 5 divisions linéaires; corolle à étendard très ample, rayé de lignes plus foncées, dépassant les ailes; carène prolongée en bec; étamines monadelphes; style ascendant vers son tiers supérieur. Légume renflé, pubescent, dépassé par les divisions du calice.

Propriétés, usages. La racine de Bugrane a très peu d'odeur, une saveur douce et sucrée; le reste de la plante est inodore et presque insipide. Dès les temps les plus reculés, la racine a été employée comme diurétique, apéritive. Galien et Dioscoride parlent de ses avantages dans les calculs vésicaux. Bergius dit l'avoir administrée avec le plus grand succès dans l'ischurie provenant de la présence des calculs dans la vessie, comme si les diurétiques, quels qu'ils soient, pouvaient quelque chose contre la pierre! D'autres médecins ont prétendu s'en être bien trouvés dans le traitement de l'hydrocèle, quoique cette hydropisie soit, de toutes, la plus rebelle aux médications internes ; Plenck, Meyer, Schneder, en ont conseillé l'usage dans l'engorgement du testicule. Son emploi doit être circonscrit aux cas d'épanchements séreux, d'engorgements du foie, de jaunisse, de chlorose, etc.

Récolte. On peut arracher la racine d'Arrête-Bœuf en tout temps. Elle est longue, de la grosseur du doigt, blanche en dedans, si forte et si tenace qu'elle arrête, dit-on, la charrue, d'où le nom de la plante.

PRÉPARATIONS, DOSES.

Décoction (racine) : 30 à 60 gr. par kilog. d'eau.
Poudre : 4 gr.
Cette racine fait partie des *cinq racines* apéritives.

ASPERGE. *Asparagus officinalis*, L.

Cette plante, qui croît spontanément dans les terrains légers, est cultivée dans tous les jardins potagers et, par suite, connue de tout le monde. Elle appartient à la famille des *Asparagacées*, à laquelle elle a donné son nom (156, A).

Fleurs d'un jaune verdâtre, petites, unisexuées et presque toujours dioïques ; 6 étamines incluses, 1 pistil avorté : voilà pour les mâles ; dans les femelles, ovaire à 3 loges biovulées, style trigone et 3 stigmates.

Propriétés, usages. Les racines de l'Asperge sont vivaces, et donnent naissance chaque année à de jeunes pousses, appelées *turions*, qui constituent un aliment recherché. Ces parties sont utilisées en médecine. — Les *racines* sont mucilagineuses, un peu amères, et s'emploient comme diurétiques et apéritives, dans les obstructions des viscères abdominaux, la jaunisse, etc.

Les *jeunes pousses* ont aussi une action très prononcée sur la sécrétion rénale, puisqu'elles communiquent à l'urine l'odeur forte et désagréable qui a frappé l'odorat de tous ceux qui ont fait usage de cet aliment. Mais c'est surtout comme sédatives de la circulation qu'elles méritent d'être mentionnées. Un homme étranger à la médecine, Fourrier, secrétaire de l'Académie des sciences, affecté d'hypertrophie du cœur, se sentant soulagé toutes les fois qu'il mangeait des asperges, conçut l'idée d'en préparer un sirop, ce qui lui procura le même soulagement. Dès lors les médecins s'emparèrent de ce fait et expérimentèrent le nouveau médicament, qui parut ralentir les battements du cœur. Broussais en fit un pompeux éloge, parce qu'il agissait comme sédatif puissant, sans irriter l'estomac comme la digitale, ni stupéfier le système nerveux comme l'opium ou l'acide hydrocyanique. Ensuite, le sirop de pointes d'asperges fut essayé par MM. Piorry, Emery, Fouquier, Andral, Serres, etc., dans les hypertrophies du cœur et les hydropisies qui en dépendent, dans la suractivité des organes, la phthisie pulmonaire et les catarrhes bronchiques, toujours avec des avantages plus ou moins marqués.

PRÉPARATIONS, DOSES.

Décoction (racine) : 30 gr. par kilog. d'eau. — Cette racine entre dans les bouillons, les apozèmes dits apéritifs, et dans le *sirop des cinq racines* apéritives.

Sirop (de pointes d'asperges) : 30 à 60 gr. en potion, comme sédatif de l'action du cœur et comme diurétique.

BOULEAU. *Betula alba*, L.

Cet *arbre,* de la famille des *Bétulacées* (171, B), se trouve dans les terrains les plus secs, les plus sablonneux et les plus rocailleux, sur la cime des montagnes les plus escarpées, où du reste ce n'est plus qu'un arbrisseau rabougri. — Ses *fleurs* (*pl.* XIII, 4) sont monoïques, en chatons mâles, allongés, géminés, pendants au sommet des ramifications de la tige ; chatons femelles solitaires placés au-dessus des premiers, etc.

Propriétés. Les *feuilles* de Bouleau dont la saveur est amère, astringente, ont été prônées comme diurétiques et vermifuges. — La *sève*, qui découle d'incisions faites au tronc au printemps, a été préconisée dans les maladies des voies urinaires. — L'*écorce* a été administrée contre les fièvres d'accès.

« Dans les régions glacées du nord de l'Europe et de l'Asie, on fait, avec l'écorce intérieure de bouleau, qui est tendre ;

succulente et d'une couleur rougeâtre, des espèces de galettes qui sont, avec le poisson fumé et salé, presque la seule nourriture des habitants pendant les longs hivers qui désolent ces contrées » (Ac. Richard).

BRUYÈRE. *Erica vulgaris*, L.

Sous-arbrisseau très rameux, à tiges tortueuses, rapprochées en touffe; feuilles persistantes, opposées, étroitement imbriquées sur 4 rangs. — *Fleurs* d'un rose purpurin, rarement blanches, munies de 6 feuilles florales, imbriquées et formant un involucre régulier appliqué sur le calice; calice scarieux, pétaloïde; corolle petite, cachée par le calice (juin-septembre. (Voir le § 226, D.)

Propriétés. « Cet arbrisseau, très connu dans nos bois stériles et dans les Landes, a joui non-seulement de la réputation d'être un bon lithontriptique, mais aussi de guérir les coliques, d'augmenter le lait des nourrices. Rondelet, au rapport de Clusius, se servait avec efficacité d'une huile préparée par infusion avec les fleurs de bruyère, contre les dartres du visage. Tabernemontanus assurait, en outre, que ses fleurs en fomentation apaisaient la goutte. Tournefort conseillait contre la même maladie un bain de vapeur avec la bruyère » (Mérat et Delens).

BUSSEROLE. *Arbutus uva ursi*, L.

Arbousier, Bousserole, Buxerole, Raisin d'ours.

Arbuste de 30 à 60 cent. (*pl.* xxix. 1), à tiges faibles, formant une touffe (1), couchées, rameuses, rougeâtres; feuilles à court pétiole, ovales, mais plus larges au sommet où quelques-unes sont faiblement ébauchées, entières, épaisses, luisantes et solides comme celles du buis, auxquelles elles ressemblent d'ailleurs.

Fleurs blanches, disposées en une sorte de capitule terminal et incliné, accompagnées de 3 petites bractées (avril-mai).

_____

(1) Une seule tige a été représentée.

Calice très petit, à 5 divisions arrondies, étalées; corolle urcéolée, rétrécie de la base au sommet, limbe à 5 divisions réfléchies en dehors; 10 étamines attachées à la base de la corolle, incluses, plus courtes que le pistil, qui fait saillie hors
du limbe; anthères rouges, surmontées de 2 appendices aigus; ovaire globuleux à 5 loges multiovulées. Baie de la grosseur d'un pois, d'un rouge plus ou moins foncé.

Propriétés, usages. On ne trouve pas d'odeur à la Busserole,
mais une saveur amère et styptique. Ses feuilles ont été employées tantôt comme diurétiques dans les maladies des voies
urinaires, tantôt comme toniques-astringentes dans la diarrhée
atonique, les flueurs blanches, etc. — La réputation de l'*Uva
ursi* a été très grande comme apéritif, lithontriptique : on lui
attribuait la propriété de guérir le catarrhe vésical, les ulcérations des reins, et même de dissoudre les calculs vésicaux.
Le docteur Bourne, d'Oxford, a écrit en 1805 qu'il avait guéri
seize phthisiques par l'usage de la poudre des feuilles. Tout
ce qu'on a dit sur cette plante est empreint d'une exagération très grande: pourtant elle peut être utile dans la cys-
tirrhée, pour diminuer le catarrhe de vessie, augmenter la
sécrétion urinaire, et peut-être, comme l'a remarqué Cullen,
pour modifier les symptômes de la pierre; mais voilà tout.

Récolte. La Busserole croît principalement dans le Midi,
aux lieux stériles et élevés; ses feuilles étant toujours vertes,
peuvent être cueillies en toute saison : il faut avoir soin cependant de choisir les plus jeunes. On les trouve séchées dans
le commerce.

PRÉPARATIONS, DOSES.

Décoction (feuilles) : 15 à 30 gr. par kilog. d'eau réduite du quart.

Poudre : 2 à 8 gr. — Bourne en donnait aux phthisiques 40, 60, 75 cent.
à 1 gr. 3 fois par jour dans du lait.

Baies : on les mange crues et on en fait des confitures dans le Midi.

CERFEUIL. *Scandix cerefolium*, L.

C'est la plante potagère de ce nom que l'on cultive dans
tous les jardins, dont les tiges dressées, rameuses, striées,
glabres, fistuleuses, atteignent 30 à 50 cent.; et dont les feuil-

les sont plusieurs fois ailées, à folioles pinnatifides, etc.—Appartenant aux *Ombellifères* (248-52;A), ses *fleurs* sont blanches, petites, en ombelles latérales et presque sessiles; pas d'involucres, mais involucelles, etc. (mai-juin).

Propriétés. Le Cerfeuil, dont tout le monde connaît l'odeur et la saveur, est légèrement stimulant, diurétique et résolutif. On prescrit le suc de ses feuilles à l'intérieur comme apéritif, désobstruant, contre l'ictère, les engorgements du foie, etc. Mais c'est principalement à l'extérieur que cette plante est employée, soit en cataplasmes ou en lotions contre les hémorrhoïdes, les engorgements laiteux, les démangeaisons des organes génitaux, l'ophthalmie.

PRÉPARATIONS, DOSES.

Infusion : 30 à 60 gr. par kilog. d'eau ou de petit-lait.

Décoction : mêmes proportions.

Suc dépuré : 50 à 100 gr., pris seul ou dans du petit-lait.

Feuilles cuites (dans de l'eau ou du lait) : on en fait un cataplasme qu'on applique sur les tumeurs hémorrhoïdales, les mamelles engorgées. — Ce cataplasme a paru très avantageux à Delval, placé à nu sur les paupières et aidé de lotions avec la décoction de cerfeuil, dans l'ophthalmie. — Le moyen qui a le plus souvent réussi à M. Dubois, de Tournai, contre les douleurs hémorrhoïdales, c'est d'exposer la partie malade à la vapeur d'une décoction très concentrée de cerfeuil.

Feuilles pilées : l'application extérieure de cerfeuil est un remède domestique dans les contusions, les plaies légères, les coupures, mais non très utile.

Le CERFEUIL MUSQUÉ (*Scandix odorata*) ou *Cerfeuil odorant, C. d'Espagne, Cicutaire odorante, Fougère musquée,* qui a les fleurs un peu plus grandes, les ombelles terminales, les tiges plus fortes, l'odeur plus aromatique et prononcée, peut remplacer le Cerfeuil commun, pourvu qu'on tienne compte de son activité qui est plus énergique.

Le CERFEUIL SAUVAGE (*Chœrophyllum sylvestra*) qui croît naturellement dans les prés, et qui ressemble beaucoup à la ciguë, partage les propriétés délétères des poisons âcres et ne peut, sans danger, être substitué aux deux espèces précédentes.

CÉTÉRACH. *Ceterach officinarum*, L.

Doradille, Cétérach.

Cette *Fougère* (159, E), qui croît sur les murailles humides exposées au nord, a été préconisée par Morand comme diurétique, lithontriptique dans les maladies des reins et de la vessie, la gravelle ; M. Bouillon-Lagrange l'a employée trois fois contre la gravelle, le catarrhe vésical et la dysurie. Cette plante, suivant d'autres, est expectorante ; mais nous la croyons plutôt douée de propriétés astringentes ; parce que sa saveur est légèrement acerbe, laissant un arrière-goût de suif. Nous renvoyons d'ailleurs aux considérations générales sur les usages des Fougères (140).

CHARDON-ROLAND. *Eryngium campestre*, L.

Panicaut, Chardon-Rouland, Chardon à cent têtes.

C'est une *Ombellifère* (248-54, *pl.* xix, 6) qui a beaucoup de ressemblance avec un chardon, et que l'on trouve dans les lieux incultes, où elle fleurit pendant toute la belle saison.

Plante vivace de 30 à 50 cent. de hauteur ; tige dressée, striée, blanchâtre, rameuse dès la base, ce qui lui donne l'aspect globuleux ; feuilles coriaces, à nervures saillantes, d'un vert glauque ; les radicales pétiolées, trilobées, à lobes pinnatifides et épineux ; les caulinaires plus petites, moins incisées, amplexicaules.

Fleurs blanches, en capitules multiflores, serrés, munis d'un involucre de 6-7 longues folioles épineuses, et disposés en corymbe ou ombelle simple (juillet-septembre). Chaque fleur, munie à sa base d'une petite coiffe écailleuse, se compose d'un calice à 5 divisions en pointe, d'une corolle à 5 pétales, de 5 étamines, d'un ovaire infère et de 2 styles. Fruits hérissés de petites écailles imbriquées.

Propriétés, usages. La racine du Panicaut est inodore comme le reste de la plante ; sa saveur est aromatique, amère. On l'a employée à titre de diurétique dans l'hydropisie, la gravelle, l'ictère, et comme désobstruante dans certains engorgements des viscères abdominaux. Toutefois son action est très faible. — Comme elle perd sa saveur amère par l'ébullition, les campagnards, dans certains cantons, en font un aliment.

La *récolte* se fait en tout temps, lorsqu'on veut employer la racine fraîche ; au printemps ou à l'automne lorsqu'on veut la sécher. Cette racine est perpendiculaire, très longue, brune en dehors et blanche en dedans.

PRÉPARATIONS, DOSES.

Décoction : 40 à 50 gr. par kilog. d'eau.

COLCHIQUE. *Colchicum autumnale*, L.

Colchique d'automne, Safran des prés, Safran bâtard, Mort-Chien, Tue-Chien, Veilleuse, Veillote, Chenarde.

Le Colchique (*pl.* xlvii, 3) est de la famille des *Colchicacées*, dont il constitue le genre type (**152, A**); il habite les prairies et les pâturages humides.

Plante vivace consistant en un bulbe à tunique d'un brun rougeâtre, donnant naissance, en automne, à des fleurs non accompagnées de feuilles. Ces feuilles ne se développent qu'au printemps suivant ; elles sont grandes, ovales-lancéolées, rassemblées plusieurs en faisceau, amplexicaules à leur base, dressées autour des capsules qui paraissent en même temps qu'elles.

Fleurs d'un lilas tendre, grandes, belles, au nombre de 2-3, s'allongeant en un tube de 6 à 10 centim., mince, blanc, lequel s'ouvre en un périanthe simple, infundibuliforme, à 6 divisions ovales-allongées (août-octobre). 6 étamines insérées à la gorge du périanthe, à filets filiformes et anthères vacillantes ; 3 styles filiformes surmontant 3 carpelles soudés entre eux à la base et libres au sommet. Capsule triloculaire en maturité aux mois de mai-juin ; graines nombreuses, arrondies dans chaque capsule.

Propriétés, usages. « Lors de la floraison, dit Gauthier, la racine de colchique n'a presque pas d'odeur, et seulement une saveur un peu amère et féculente, tandis que, pendant l'été, son odeur est forte, piquante, et sa saveur très âcre et presque corrosive. Les autres parties de la plante n'offrent rien de remarquable si on les cueille en automne ; mais elles partagent les qualités de la racine quand on les prend au printemps ou en été. »

Le Colchique est vénéneux. Les animaux le laissent intact dans les prairies ; mais s'ils en mangent dans les étables mêlé à d'autres herbes, ils en sont très incommodés ; ils en éprouvent un flux de ventre qui très souvent les fait périr en leur causant une vive inflammation intestinale. Cette plante produit des accidents analogues chez l'homme en bonne santé, des ardeurs d'entrailles et des selles sanguinolentes. On a vu des enfants, séduits par la beauté de ses fleurs, en porter à la bouche, les mâcher et en être très incommodés. Toutes les parties sont douées de propriétés vénéneuses, dues à deux alcalis végétaux, la *vératrine* et la *colchicine*. Cette dernière substance, qui se tire principalement des semences, est si active qu'un dixième de grain a suffi pour faire périr un chat de six semaines.

Le Colchique d'automne était employé en médecine dans la plus haute antiquité. Alors on lui attribuait une foule de propriétés qu'il ne possède réellement pas : on le porta même au cou en guise d'amulette, pour se préserver des maladies contagieuses. Le premier qui fit des expériences de quelque valeur sur ce médicament fut le célèbre médecin de Vienne, Storck. Ayant observé qu'il rendait l'urine plus abondante, il l'employa contre l'hydropisie ; et comme cette maladie se lie souvent à des troubles graves de la respiration, il le conseilla dans l'asthme humide, les catarrhes avec embarras des bronches. L'expérience n'a pu sanctionner les essais de Storck dans l'hydropisie par la raison que cette affection dépend de causes trop diverses pour que dans toute circonstance le même médicament puisse lui convenir. Quant à l'asthme et à l'engoûment muqueux des voies aériennes, la scille mérite certainement la préférence dans leur traitement.

Aujourd'hui, ce n'est guère que contre la goutte et le rhumatisme qu'on emploie le Colchique. Les médecins anglais ont été les premiers à vanter ses heureux effets dans ces affections rebelles et douloureuses. Dans ces derniers temps encore, le docteur Williams, de Londres, a administré le vin de Colchique à 35 malades, la plupart atteints des formes les plus cruelles du rhumatisme chronique, et il dit avoir été étonné de l merveilleuse promptitude avec laquelle les douleurs ont été enlevées, le calme, le sommeil et la liberté des mouvements sont revenus. En France, on ne partage pas cet engoûment. Soit qu'on redoute l'action irritante et même toxique de ce médicament, soit qu'on doute de ses vertus, toujours est-il qu'on montre en général peu d'empressement à le mettre en usage. Il est certain cependant que le vin de Colchique a la propriété de conjurer et d'abréger les accès de goutte, ainsi que la durée des rhumatismes; mais il faut dire que cette préparation est susceptible de varier beaucoup dans ses effets suivant les soins qu'on y a apportés, et surtout le plus ou moins d'activité de la plante, qui diffère beaucoup d'elle-même sous ce rapport.

Ainsi, le Colchique est antigoutteux et antirhumatismal. Il est plus que douteux qu'il s'attaque à la diathèse, qu'il détruise la prédisposition aux nouvelles attaques. Mais n'est-ce pas déjà beaucoup qu'il combatte celles du moment? Maintenant, que ce soit par une action spéciale, hyposthénisante, selon l'école italienne, ou par un effet révulsif ou purgatif (le plus ordinairement, d'après M. Walson, l'amélioration marche parallèlement avec une action très marquée sur le tube digestif), qu'il produise ce résultat, peu nous importe : il réussit souvent, ne le négligeons pas. Constatons seulement qu'il augmente la quantité d'urée et d'acide urique dans l'urine, et partant qu'il diminue les principes excitants du sang.

La *vératrine* est le principe actif du Colchique, poison redoutable qui n'était employé qu'à l'extérieur, en pommade, contre les névralgies. M. Piédagnel a expérimenté cet alcaloïde dans le rhumatisme articulaire aigu, surtout dans le goutteux, avec des succès marqués.

Le Colchique a été administré dans le prurigo, l'hystérie,

le tétanos, le choléra, etc. ; mais l'expérience commune n'a pas encore confirmé les résultats annoncés.

Récolte. Le bulbe et le fruit, parties employées, se recueillent à la fin du printemps. Pour être conservé, le bulbe doit être soumis à la dessiccation, qui altère peu ses propriétés, et conservé dans un vase bien clos.

PRÉPARATIONS, DOSES.

Teinture alcoolique (bulbes) : on fait macérer pendant quelques jours 1 partie de bulbe de colchique sec dans 4 parties d'alcool à 56 degrés; on passe et on filtre. — On en donne de 50 cent. à 1 gr. et plus chaque jour.

Vin (bulbes) : faites macérer pendant 10 à 12 jours 1 partie de bulbes secs dans 16 parties de vin de Malaga. — On en prescrit 5 à 10 gouttes par jour.

Teinture (semences) : semences, 60 ; alcool, 500 ; on fait macérer pendant 8 jours, et l'on filtre. — La dose est de 1 à 5 gr. en potion ou dans de la tisane de bourrache.

Vin (semences) : semences de colchique, 1 ; vin de Malaga, 16. — On en donne 8 à 10 gouttes dans une tasse de thé ou de tisane plusieurs fois par jour. — Les préparations avec les semences sont les plus actives : aussi, lorsqu'on ne spécifie pas, ce sont celles des bulbes que l'on délivre dans les officines. — « Il est indispensable d'insister sur ce point important, que le colchique, comme la digitale, plus qu'elle peut-être, est un médicament dont il faut se défier, dont il faut craindre la brusque puissance toxique, et qu'il est indispensable de manier avec réserve et prudence » (Bouchardat).

Vératrine : pilules d'un demi-centig. chacune : le premier jour 3, 1 le matin, 1 à midi, 1 le soir; augmenter d'une pilule chaque jour et aller jusqu'à 6. C'est donc 5 cent. au plus à prendre par 24 heures (Piédagnel).

GENÊT A BALAI. *Genista scoparia*, L.

Sous-arbrisseau de 1 à 2 mètres, très rameux, à rameaux dressés, effilés, glabres, munis de feuilles ovales, pubescentes, les supérieures très petites et sessiles, les inférieures plus grandes, pétiolées et trifoliées. Famille des *Légumineuses* (272-73, A).

Fleurs jaunes, grandes, axillaires, solitaires, rapprochées en grappes terminales (avril-juin). Calice à 2 lèvres courtes; corolle à étendard suborbiculaire, réfléchi, dépassant les ailes et la carène ; 10 étamines monadelphes. Légume comprimé, velu-hérissé sur les bords, contenant 8-12 semences.

Propriétés, usages. Le Genêt à balai a peu de saveur et

d'odeur; les jeunes pousses sont amères. Cette plante est
diurétique et purgative; ses semences seraient émétiques,
suivant Peyrilhe. Elle était surtout conseillée dans l'hydropisie ; comme elle purge plus sûrement qu'elle n'augmente la
sécrétion urinaire, les avantages qu'elle a procurés doivent
être rapportés à son action dérivative, qui la fait réussir
aussi contre les dartres et d'autres maladies encore. —
« 15 à 20 gr. de fleurs sèches de genêt bien conservées, in-
fusés dans un demi-litre d'eau, voilà (dit M. Bouchardat) une
préparation employée par M. Royer, et qui m'a rendu des
services dans quelques cas d'albuminurie » (*Ann. de thérap.*).

A l'extérieur on peut appliquer, comme résolutif, les branches tendres, les fleurs et les gousses en décoction ou en
cataplasme sur les tumeurs scrofuleuses, les abcès froids. Le-
vret considérait comme un puissant résolutif la lessive de
cendres de genêt ou de sarment, qu'il employait en fomentations et en douches, pour dissiper les engorgements lymphatiques et laiteux des mamelles. M. Cazin dit avoir retiré des
avantages marqués de ce moyen dans tous les cas où les
bains et douches alcalins sont indiqués.

Récolte. Le Genêt à balai croît abondamment dans les bois
et les pâturages secs; c'est là qu'on peut, aux mois de mai et
juin, aller cueillir ses jeunes pousses pour les sécher et les
conserver. La dessiccation ne change que la couleur des fleurs,
qui se perd un peu. Autrefois on employait toutes les parties de la plante.

PRÉPARATIONS, DOSES.

Décoction (fleurs et herbe) : 30 à 60 gr. par kilog. d'eau. — Voici une tisane composée : sommités fraîches de genêt, 15 gr.; baies de genièvre, 15 ; racine de pissenlit, 15 : eau, 750. Faites réduire par l'ébullition à 500 gr.; passez et édulcorez.

Infusion (semences en poudre) : 2 à 4 gr. dans un verre de vin blanc pendant une nuit; elle agit comme diurétique, purgative ou éméto-cathartique,
selon la dose administrée.

Vin (cendre de genêt) : 30 à 45 gr. en infusion à froid dans 1 kilog. de vin
blanc ou de bon cidre. — On en donne 60 à 90 gr. 2 ou 3 fois par jour comme
diurétique.

« La *lessive de cendre de genêt* (30 à 45 gr. par kilog. d'eau) se prend par ver-

rées dans l'hydropisie, la gravelle sans irritation phlegmasique des reins, l'albuminurie, les engorgements viscéraux, dans tous les cas, en un mot, où le
bi-carbonate de potasse est indiqué » (Cazin).

Scoparine : on donne ce nom au principe diurétique actif du genêt. La dose
est de 25 à 30 cent. pour les adultes. Son action diurétique commence à se
montrer 12 heures après l'ingestion, et la quantité d'urine rendue est alors
doublée.

Le GENÊT DES TEINTURIERS (*Genista tinctoria*) ressemble
beaucoup au précédent par ses caractères physiques et médi-
camenteux. Ses fleurs sont également jaunes, mais en épis
droits plus garnis et terminaux, s'épanouissant d'ailleurs un
peu plus tard ; ses rameaux sont droits, striés, munis de feuilles alternes, lancéolées, éparses. C'est de cette variété que
Peyrilhe a fait l'histoire, en n'indiquant le Genêt à balai que
pour la suppléer.

Le GENÊT GRIOT (*Spartium purgans*), qui se trouve dans les
départements du Midi, est formé de tiges dressées très rameuses, à rameaux presque nus, les plus jeunes soyeux ; feuilles alternes, petites, lancéolées ; fleurs jaunes, latérales et
solitaires. Cet arbuste jouit de propriétés purgatives plus prononcées que les deux précédents, mais n'est pas employé.

GENÉVRIER. *Juniperus communis*, L.

Genièvre, Potron, Pétrot.

Le Genévrier (*pl.* XLVII, 4) appartient aux *Conifères* (165, A);
il croît sur les montagnes pierreuses, dans les terrains montueux, stériles, incultes, et présente les caractères suivantes:

Arbrisseau de 1 à 2 mètres, très rameux-diffus, à écorce rugueuse et rougeâtre ; feuilles verticillées par 3, linéaires, subulées, piquantes, glabres, toujours vertes.

Fleurs dioïques, en petits chatons axillaires solitaires, ovales ;
les mâles en chatons formés de 3 verticilles à 3 écailles, avec
une fleur au-dessous de chaque écaille et une terminale, composées chacune de 3-4 anthères sessiles ; fleurs femelles en
chatons plus petits, arrondis, composés de 3 écailles concaves, soudée dans leur partie inférieure, et portant ordinaire-

ment chacune à leur base un ovule dressé, atténué en un col ouvert au sommet. Fruit globuleux, charnu (c'est l'involucre qui s'est accru), noir, de la grosseur d'un pois, renfermant 3 petits noyaux triangulaires.

Propriétés, usages. Le Genévrier occupe un rang fort distingué dans la matière médicale indigène; on utilise ses fruits, ses sommités et son bois. — Les *baies* de genièvre ont une saveur aromatique, résineuse, amère, chaude, et sont employées 1° comme stimulantes-toniques, stomachiques dans les affections scorbutiques et cachectiques, les débilités de l'estomac, les engorgements des viscères abdominaux; 2° comme modifiant les sécrétions muqueuses, dans les catarrhes, la leucorrhée, la blennorrhagie, le catarrhe de vessie, etc.; 3° comme diurétiques surtout, dans les hydropisies, les calculs, la gravelle, etc. Demangeon a publié, en 1806, deux observations constatant l'efficacité de ces baies sur l'appareil urinaire : il s'agissait de deux enfants, l'un de 18 mois, l'autre de 3 ans, qui, affectés de la pierre, rendirent de petites concrétions après deux ou trois jours de l'usage d'une infusion d'une poignée de ces baies fraîches dans une pinte de décoction d'orge. « J'ai vu, dit M. Cazin, des leucorrhées anciennes avec débilité des voies digestives, traitées inutilement par divers moyens, céder à l'usage d'une forte infusion aqueuse ou vineuse de baies de genévrier, dont les propriétés me semblent, au reste, tout-à-fait semblables à celles de la térébenthine et des autres résineuses. J'associe souvent à ce médicament la racine d'aunée et celle d'angélique. Dans les hydropisies, les engorgements viscéraux et les cachexies qui suivent ou accompagnent les fièvres intermittentes, je l'emploie seul, ou mêlé avec la gentiane, la bryone, l'absinthe, la petite-centaurée, l'eupatoire d'Avicenne, la calcitrape ou la digitale, selon les indications et l'état du malade. »

On obtient par la distillation des baies une huile essentielle ayant beaucoup de rapport avec l'essence de térébenthine, et dont on met 5-20 gouttes dans une potion diurétique, emménagogue ou carminative. — Dans le Nord on distille ces baies préalablement fermentées, pour obtenir une liqueur alcoolique d'une saveur et d'une odeur aromatique prononcées, dont le peuple peu aisé fait usage.

Ce que nous venons de dire des baies peut s'appliquer aux *sommités*, qui exhalent, ainsi que l'arbre tout entier, une odeur aromatique, résineuse, plus prononcée encore lorsqu'on les brûle, ce qui les a fait employer pour parfumer des lieux insalubres.

Le *bois* du Genévrier est sudorifique; on l'a vanté comme pouvant remplacer le gayac dans la syphilis, le rhumatisme, la goutte, les maladies de la peau, etc. — La *sandaraque* est une résine qui découle du tronc du Genévrier auquel on a pratiqué des incisions, mais plutôt du *thuya*, autre arbre de la même famille.

Ses *cendres*, infusées dans du vin blanc, fournissent une boisson très diurétique qui, dit-on, a fait disparaître des anasarques rebelles aux moyens ordinaires.

L'emploi extérieur du Genévrier est usité dans plusieurs cas. Les fumigations de baies sont efficaces pour combattre l'atonie générale, les hydropisies consécutives aux fièvres éruptives. On imprègne des flanelles de leur vapeur pour en faire des frictions stimulantes, toniques. La décoction, en lotions, est réputée résolutive, détersive, dans les engorgements froids, œdémateux, les ulcères atoniques et scorbutiques.

Récolte. « Les fruits du genévrier restent verts pendant deux ans; ce n'est qu'à la troisième année qu'ils mûrissent et deviennent d'un brun noirâtre. C'est à cause de la lenteur de leur maturité qu'on voit constamment sur les genévriers des fruits verts et des mûrs. La récolte de ces fruits se fait dans les mois d'octobre et de novembre; on les sèche facilement en les étendant clair-semés dans un grenier et les remuant souvent. On doit choisir les graines de genièvre grasses, bien nourries, noires, luisantes, pesantes, d'un goût sucré et un peu âcre. Elles doivent être aussi récentes que possible, parce qu'il est prouvé qu'avec le temps elles perdent leur arôme et leurs vertus. » (Cazin).

Infusion (baies) : 15 à 30 gr. par kilog. d'eau. — Cette boisson communique à l'urine une odeur de violette, preuve de son action sur les reins.

Extrait (baies récentes, 1 ; eau, 4) : 1 à 2 gr. en pilules.

Décoction (bois ou copeaux) : 60 gr. par kilog. d'eau, comme sudorifique. — On s'en est servi aussi à l'extérieur pour déterger les ulcères sordides.

Baies entières : les paysans en avalent souvent 15 ou 20 pour favoriser la digestion et la sécrétion urinaire. En Suède, on en prépare une espèce de *bière* qui passe pour jouir de propriétés antiscorbutiques. — Chomel a vanté contre la teigne un *onguent* préparé avec ces baies bien pilées et de la graisse. — On fait des frictions contre la gale avec la poudre de ces baies et les fleurs de soufre.

Infusion (cendres du bois): 150 gr. dans 1 kilog. de vin blanc, comme puissamment diurétique.

Fumigations : on met des baies entières ou réduites en poudre sur des charbons ardents ; on imprègne de la vapeur soit une flanelle avec laquelle on fait des frictions, soit les draps du lit au moyen de la bassinoire.

Le Genièvre oxycède (*Juniperus oxycedrus*) ou *Cade*, qui croît dans le midi de l'Europe, en Sibérie, etc., fournit le produit dont il est fait mention ci-dessous.

Huile de cade.

C'est un liquide oléagineux, brunâtre, d'une odeur goudronneuse et d'une saveur âcre, que l'on retire du *Juniperus oxycedrus*. Cette huile, qu'on emploie surtout dans la médecine vétérinaire, a été pour M. Serre, d'Alais, l'objet d'expérimentations dans la thérapeutique humaine. C'est principalement dans les maladies de la peau et l'ophthalmie scrofuleuse que ce médecin en a essayé l'emploi. Selon lui, la gale récente cède à trois ou quatre onctions d'huile de cade ; si elle est ancienne, elle en réclame davantage, mais elle guérit non moins sûrement. Les dartres les plus rebelles n'auraient pas de remède plus efficace que ces mêmes onctions, qui ont réussi contre une dartre lichénoïde rebelle jusque-là à tous les moyens employés, faites tous les deux jours pendant six semaines.

C'est surtout dans l'ophthalmie scrofuleuse que M. Serre dit avoir obtenu les plus beaux résultats : il applique de cette huile pure sur la paupière inférieure tous les deux jours. Il lui a suffi, chez les enfants, de faire des onctions sur le front, les tempes, les pommettes, ou bien encore sur les paupières, sans toucher à leur bord libre. C'est en 1846 que M. Serre a publié ces résultats; nous ne savons si d'autres essais sont venus les confirmer.

HERNIAIRE, *Herniaria glabra*, L.

Turquette, Herniole, Herbe du Turc.

La Turquette appartient à une famille assez peu importante, les *Amaranthacées*, dont nous n'avons pas indiqué les caractères. Elle est commune dans les terrains sablonneux, les champs en friche, le bord des étangs, etc.

Plante annuelle petite, de 5 à 20 cent., à tiges nombreuses, grêles, couchées sur la terre, rameuses et florifères dès la base; feuilles oblongues, petites, opposées, stipulées, glabres.

Fleurs vertes très petites, agglomérées dans les aisselles de feuilles, glomérules latéraux et entremêlés de feuilles (mai-septembre). Calice pétaloïde à 5 divisions; 5 étamines; 2 styles courts. Capsule petite, monosperme, indéhiscente, enveloppée par le calice persistant.

Propriétés, usages. Odeur et saveur à peu près nulles; par conséquent propriétés très faibles. Croirait-on cependant qu'on a préconisé cette plante comme astringente, diurétique, lithontriptique, anti-ophthalmique, propre à guérir les morsures des serpents venimeux, et surtout les hernies, d'où son nom d'*Herniaire?*... C'est tout simplement un diurétique-émollient à la manière du chiendent.

On peut faire la *récolte* de la Herniaire pendant tout l'été; on la sèche entière et on la conserve à l'abri de l'humidité.

PRÉPARATIONS, DOSES.

Infusion ou *décoction* (plante entière) : 1 ou 2 poignées par kilog. d'eau.

On appliquait la *plante contuse* sur les hernies pour les guérir. Voici ce que dit le crédule Chomel de cette prétendue propriété : « Le nom que cette plante porte marque sa principale vertu, qui est par rapport aux hernies; en effet, elle guérit les descentes, appliquée en cataplasme sur l'aine après avoir fait la réduction; il faut en même temps en faire boire 2 onces du *suc*, ou 4 onces de *l'eau distillée.* »

La HERNIAIRE VELUE (*H. hirsuta*), qui ne diffère de cette

plante que par ses tiges et ses feuilles velues, peut la remplacer complétement.

HÉPATIQUE. *Marchantia polymorpha*, L.

Hépatique des fontaines, Hépatique officinale, Marchantie étoilée ou variée, Marchantie polymorphe, Herbe de hallot, Herbe aux poumons, etc.

Cette plante (*pl.* ix, 4), de la famille des *Hépaticées* (154), croît dans les lieux sombres et humides, sur l'écorce des arbres, entre les pavés des cours, sur la margelle intérieure des puits, etc. Elle se présente sous forme d'expansions ou de croûtes vertes, étalées, divisées en lobes allongés, offrant à sa face supérieure des ponctuations légèrement saillantes, et à l'inférieure des radicelles très menues. Sur la face supérieure se montrent des conceptacles sessiles, en forme de coupe, contenant les sporidies ou capsules, et des conceptacles mâles en forme d'ombrelles dont le contour offre 8 lobes peu marqués, arrondis-obtus.

Propriétés, usages. Avant de les indiquer, disons que le nom d'*Hépatique* a été donné à cette plante parce qu'on la croyait propre à guérir les maladies du foie, et en même temps rappelons qu'il n'y a pas de *médicaments hépatiques* proprement dits, c'est-à-dire ayant une action spéciale sur l'organe de la sécrétion biliaire, quoique les anciens en aient formé une classe à part qui se composait principalement de l'aloès, de l'aigremoine, de l'eupatoire, de l'anémone des bois et de toutes les substances plus ou moins fondantes ou désobstruantes, comme le mercure doux, la rhubarbe, le savon, certaines eaux minérales, etc.

L'Hépatique des fontaines, autrement dit la Marchantie polymorphe, jouit d'une réputation diurétique apéritive et fondante très anciennement établie. On s'en sert surtout à l'extérieur, en cataplasmes. M. Sorht, médecin d'Edimbourg, assure l'avoir employée avec succès pour faire couler les urines et amener par là la guérison de différentes espèces d'hydropisies. Le Dʳ Levrat Perroton a combattu des gravelles qui avaient résisté à divers traitements, au moyen de la décoction concentrée de *marchantia conica*, qui est très voisine de l'espèce *polymorpha* par ses propriétés et ses caractères physiques. M. Gensoul, son collègue à Lyon, emploie depuis longtemps le même végétal à titre de diurétique (*Abeille médicale*, 1844). Les observations de ces médecins méritent une sérieuse attention, bien que toutes les espèces de Marchantie soient considérées généralement aujourd'hui comme dénuées de vertus médicamenteuses, opinion que vient corroborer l'absence d'odeur et de saveur dans ces végétaux.

Récolte. « L'hépatique des fontaines peut être récoltée dans toutes les saisons, mais préférablement dans l'été, la plante étant alors mieux nourrie. Après en avoir séparé les feuilles mortes, on la fait sécher à l'étuve ou au soleil, et on la conserve dans un lieu sec, à l'abri du contact de l'air. »

PRÉPARATIONS, DOSES.

Décoction : 30 à 60 et 90 gr. par kilog. d'eau.

Infusion : 60 gr. dans 1 kil. de vin blanc. — M. Cazin a administré 100 gr. de ce vin deux fois par jour, dans deux cas d'anasarque qui furent guéris par ce moyen.

Les *cataplasmes* d'hépatique se préparent, d'après la méthode de M. Sorht, en faisant bouillir pendant 12 heures 2 poignées de la *marchantia hemisphœrica* dans l'eau ; on la broie ensuite à l'aide d'un pilon, et on y joint une quantité égale de farine de graine de lin, pour former un cataplasme qu'on étend sur le ventre des malades affectés d'hydropisie. — M. Gensoul emploie l'espèce *conica*, ainsi que nous l'avons déjà dit.

PARIÉTAIRE. *Parietaria officinalis*, L.

Pariétaire officinale, Perce-Muraille, Casse-Pierre, Paritoire, Herbe des murailles, Herbe de Notre-Dame, Espargoule, Vitriole, Panatage.

La Pariétaire (*pl.* xLVIII, 4) est commune dans toute l'Europe, au pied et dans les fentes des vieux murs, où elle est vivace. Elle appartient aux *Urticacées* (175, E).

Plante polygame, de 20 à 70 cent., à tiges ascendantes, cylindriques, rameuses, cassantes, un peu velues ; feuilles alternes, pétiolées, entières, ovales-oblongues, velues, un peu rudes sur les deux faces.

Fleurs verdâtres, très petites, réunies dans un involucre commun de plusieurs folioles situés à l'aisselle des feuilles, au nombre de 3 à 5, dont 1 femelle et les autres hermaphrodites (juin-octobre). La fleur femelle occupe le milieu, composée d'un calice monosépale tubuleux à 4 divisions aiguës et rapprochées, et d'un ovaire libre, uniloculaire, terminé par un stigmate poilu; les fleurs mâles ont de plus 4 étamines incluses, à filets recourbés et élastiques, qui se redressent lorsqu'on les touche avec une pointe (1). Akène ovoïde, lisse, petit, enveloppé par le calice, qui se referme sur lui.

Propriétés, usages. Saveur herbacée, un peu salée, parce que la plante contient une quantité très notable de nitrate de potasse; odeur nulle. Action émolliente, rafraîchissante et diurétique.

La Pariétaire est d'un emploi fréquent, populaire; on l'administre pour augmenter la sécrétion urinaire et guérir par là l'hydropisie; comme émolliente et diurétique dans la gravelle, la colique néphrétique, les affections fébriles, les rétentions d'urine, etc. On en prépare des cataplasmes émollients.

Les anciens s'en servaient pour guérir la fièvre intermittente; Dioscoride l'appliquait comme résolutive sur les tumeurs goutteuses. Enfin on a vanté ses prétendues propriétés anticalculeuses, par cette considération sans doute qu'elle croît entre les pierres et qu'elle les *brise* pour y végéter. Les modernes, Barbier et Cazin entre autres, ne voient dans cette plante qu'un médicament presque inerte. — On assure, disent Mérat et Delens, que, répandue sur les tas de blé, elle en écarte les charançons.

Récolte. On peut employer la Pariétaire fraîche pendant tout l'été; celle qui a poussé au bas des murailles est préférable comme émolliente; celle des décombres, des fentes de murs, est plus riche en sel de nitre et partant plus diurétique. Elle doit être séchée promptement et à l'étuve, si on veut la conserver.

(1) Les deux petites figures détachées représentent : l'une, 1 fleur femelle avec son calice ouvert pour faire voir le pistil; l'autre, un glomérule de 5 fleurs, dont 4 hermaphrodites à calice étalé (on ne voit bien que les 2 qui sont placées en avant), et 1 femelle au centre, avec son calice fermé. On remarquera que les étamines sont recourbées sur elles-mêmes, et qu'il y en a une de redressée dans la fleur de droite.

Infusion : 15 à 30 gr. par kilog. d'eau.

Décoction : mêmes quantités.

Suc exprimé : 30 à 100 gr.

Eau distillée : « On en fait prendre, dit Chomel, à la dose de 2 onces, avec autant de lis, 1 once d'huile d'amandes douces et autant de sirop de limon, pour la colique néphrétique ; ce remède m'a souvent réussi. »

PETIT-HOUX. *Ruscus aculeatus*, L.

Houx-Frelon, Fragon, Fragon piquant, Myrte sauvage ou épineux, Housson, Brusc, Buis piquant.

Arbuste d'environ 60 cent. à 1 mètre ; tiges rameuses, striées, vertes, flexibles, munies de feuilles alternes nombreuses, ovales-allongées en pointe piquante (*pl.* XLVIII, 3), presque sessiles, entières, épaisses, fermes, d'un vert foncé. Famille des *Asparagacées* (156, D).

Fleurs blanches, petites, solitaires et sessiles dans l'aisselle d'une petite écaille sur le milieu de la face supérieure des feuilles. Elles sont dioïques, composées d'un calice pétaloïde à 6 divisions ovales, dont 3 plus petites, étroites et pointues : dans les mâles il y a, au milieu, un godet formé par les filets staminaux réunis, muni de 6 anthères réunies sur son bord (1) ; dans les femelles, ce godet est sans anthères ou celles-ci sont avortées (2) ; ovaire, style et stigmate obtus contenus dans le godet (3). Baie globuleuse, rouge, à 3 graines. Les fleurs paraissent deux fois, en mai-juin et en septembre.

Propriétés, usages. La racine, seule partie employée, est sans odeur, ainsi que le reste de la plante ; sa saveur, d'abord douceâtre, devient amère en la mâchant plus longtemps. Elle a été mise au nombre des diurétiques, puisqu'elle a fait partie des racines apéritives, et on l'a prescrite dans les hydropisies, les maladies des voies urinaires, et aussi comme apéritive ou fondante dans les obstructions, la jaunisse, la chlorose, les

(1) Voir la petite figure de droite, qui est dépourvue de son calice.

(2) Voir la petite figure de gauche.

(3) Ce pistil est figuré au-dessus du godet mâle.

tumeurs scrofuleuses. Aujourd'hui c'est un médicament inusité. — En Corse, dit-on, on torréfie les graines de *Ruscus*
et on les emploie en guise de café, dont elles auraient le goût.
— On peut manger au printemps les rejetons comme on
mange les asperges.

Récolte. Le Petit-Houx croît dans nos bois, à l'ombre, ressemblant à un petit myrte. Sa racine, qui est d'un blanc
fauve, formée d'une souche irrégulière hérissée de longues
radicules, s'arrache en septembre pour être séchée et conservée. Il faut la choisir pesante, compacte.

PRÉPARATIONS, DOSES.

Décoction (racine) : 30 à 60 gr. et plus par kilog. d'eau.
Infusion à froid : 60 à 100 gr. dans 1 litre de vin blanc.

PIMPRENELLE. *Poterium sanguisorba*, L.

C'est une *Rosacée* (264-67, D) qui croît dans les prairies
élevées, les pâturages montueux, les lieux incultes, au bord
des chemins, et que l'on cultive fréquemment dans les jardins
potagers.

Plante vivace, herbacée, de 40 à 90 cent. (*pl.* xxx, 5), à
tiges dressées, sillonnées, anguleuses, un peu rameuses en
haut ; feuilles imparipinnées à 11-17 folioles arrondies et dentées, d'un vert glauque en dessous, munies de stipules dentées.

Fleurs verdâtres mêlées de pourpre, disposées en épis terminaux subglobuleux très compactes, se montrant tout l'été.
Ces fleurs sont ordinairement polygames, les femelles à la partie supérieure de l'épi, les mâles et les hermaphrodites au-
dessous. Dans celles-ci les étamines dépassent le calice qui
est à 4 divisions, caduc, et sont pendantes après la fécondation ; dans les femelles il y a 2 styles à stigmate en pinceau.
Deux akènes enveloppés par le calice induré-hérissé.

Propriétés, usages. Les feuilles de Pimprenelle sont odo-
rantes-aromatiques, d'une saveur amère, un peu styptique et
poivrée. Elles sont usitées comme condimentaires sur les salades. On les a vantées comme diurétiques, astringentes, et

vulnéraires. On leur a trouvé, à ce qu'il paraît, des propriétés galactophores, c'est-à-dire propres à activer la sécrétion du lait, étant appliquées sur les seins d'une nourrice.

La Pimprenelle est à la fois *apéritive* et *astringente ;* Chomel concilie ces deux vertus opposées en faisant le raisonnement suivant : « Une plante est réputée apéritive lorsqu'elle a la propriété de diviser et d'inciser les matières qui sont arrêtées dans les intervalles des fibres de nos viscères et de leur procurer la fluidité nécessaire pour rentrer dans le torrent des liqueurs par la voie de la circulation ou pour s'échapper, par l'insensible transpiration, par les pores de la peau. Cette même plante devient astringente lorsqu'ayant dissipé et emporté les obstructions, comme je viens de l'expliquer, elle donne lieu aux fibres de reprendre leur ressort, lequel, étant rétabli dans son état naturel, resserre les embouchures des veines et des vaisseaux capillaires. » Ceci est de la théorie faite d'imagination.

PISSENLIT. *Leontodon taraxacum*, L.

Dent de lion.

Plante vivace acaule, de la famille des *Synanthérées* (237-41, E); feuilles toutes radicales, longues, profondément découpées, à lobes inégaux ; souche épaisse terminée en racine pivotante. — *Fleurs* jaunes en capitules terminaux, solitaires sur des pédoncules radicaux (hampes) nus, fistuleux (avril-octobre). Involucre à folioles linéaires bisériées, les extérieures étalées, les internes ne se renversant qu'à la maturité des graines ; réceptacle nu ; demi-fleurons hermaphrodites, quinquéfides ; 5 étamines synanthères, laissant passer un style à 2 stigmates roulés en dehors. Akènes surmontés d'une aigrette.

Propriétés, usages. Le Pissenlit est sans odeur ; sa saveur est amère, due à un suc blanchâtre dans lequel la chimie a découvert du nitrate de potasse, des sels de chaux, etc. Le nom qu'il porte indique les propriétés qu'on lui suppose : on l'a recommandé en effet comme diurétique et apéritif dans

les hydropisies, les obstructions et la jaunisse. C'est en même
temps un léger tonique. et dépuratif à la manière de la chicorée, indiqué dans les débilités de l'estomac, à la fin des fièvres muqueuses, dans les affections scorbutiques, dartreuses, etc. Le grand Frédéric, d'après le conseil de Zimmer-
mann, en fit usage pendant longtemps pour une hydropisie de
poitrine, et en éprouva du soulagement.

On consomme beaucoup de Pissenlit en salade ; les paysans
ont foi dans ses vertus et l'emploient dans toutes les maladies.
C'est un médicament presque oublié aujourd'hui, après avoir
été trop préconisé autrefois.

On *récolte* cette plante en toute saison dans les prairies,
où elle croît en abondance, et on l'emploie toujours fraîche.
Les racines et les feuilles sont usitées ; il faut les choisir bien
développées.

PRÉPARATIONS , DOSES.

Décoction et infusion (racine) : 30 à 60 gr. par kilog. d'eau.
Suc exprimé (feuilles) : 50 à 125 gr.
Extrait : 1 à 10 gr. en pilules.
On en prépare des bouillons, des salades.

PLANTAIN D'EAU. *Alisma plantago*, L.

Fluteau, Fluteau plantaginé, Fluteau-Trigone, Pain de crapaud.

Plante vivace (*pl.* x, 3), de la famille des *Alismacées* (142, A),
à tige dressée, nue, cylindrique, haute de 40 à 50 cent., simple en bas, divisée supérieurement en rameaux florifères verticillés et formant une sorte de panicule rameuse. Feuilles
radicales disposées en rosette, ovales-oblongues, un peu
cordiformes, à 5-7 nervures longitudinales, et à long pétiole
engaînant.

Fleurs de couleur rose pâle, nombreuses, petites (juin-
septembre). Calice à 6 divisions étalées dont 3 internes pétaloïdes ; ordinairement 6 étamines ; carpelles nombreux formant autant de capsules monospermes, indéhiscentes.

Propriétés, usages. La racine de Plantain d'eau a été préconisée par Dehaen comme diurétique, propre à remplacer le
raisin d'ours ; par Wauters pour combattre l'hématurie, les

douleurs néphrétiques, la rétention d'urine. Cependant cette plante a de l'âcreté : Haller la croyait vésicante, et pourtant il l'appliquait sur les hémorrhoïdes. On lit dans l'*Encyclopédie botanique* qu'elle empoisonne les bestiaux, et ailleurs que les Kalmouks en mangent les tubercules. De nouvelles expériences sont donc nécessaires.

Surtout au sujet de ses propriétés anti-hydrophobiques, prônées par Lewshin, qui affirme que depuis 25 ans (il écrivait cela en 1817) qu'on fait usage de la poudre de l'*Alisma plantago* contre la rage, en Russie, son efficacité ne s'est jamais démentie. Sans se prononcer sur les faits publiés, Orfila conseille de donner aux personnes affectées de cette épouvantable maladie, immédiatement après les avoir cautérisées, deux prises, à 3 heures d'intervalle, de 24 grains (1 gr. 30) de la racine de cette plante : à cette dose, dit-il, le remède est sans danger et peut-être serait-il de quelque utilité (*Toxicol.*, 3e édition).

On *récolte* la racine du Plantain d'eau pendant l'été, on la fait sécher à l'ombre et puis on la pulvérise. On la trouve dans les lieux aquatiques, marécageux, au bord des étangs, etc.

PRÉPARATIONS, DOSES.

Poudre (de la racine) : 2 à 4 gr., soit infusée dans du vin, soit amalgamée avec un sirop ou sous forme de bols. 2 ou 3 doses suffiraient pour guérir l'hydrophobie déjà déclarée.

PRÊLE. *Equisetum arvense*, L.

Queue de cheval, Queue de renard.

La famille des *Equisétacées* est composée uniquement du genre Prêle (138, A), végétaux vivant dans les prés et les champs humides.

Plante vivace (*pl.* x, 1) à tiges creuses, striées : les unes stériles[1], de 30 à 45 cent., plus grêles, à cannelures profondes, munies aux articulations de verticilles de 10-12 feuilles

___
[1] Figure *d*.

ou rameaux longs et articulés; les autres fructifères (1), plus
grosses, paraissant les premières au printemps, simples, nues,
droites, hautes de 20-25 cent. environ, renflées, à gaînes plus
larges et à dents plus profondes et plus aiguës, dépourvues de
rameaux verticillés, se détruisant après la maturité de l'épi.
Fructification en épi terminal, conique, ventru, jaune, formé
de capsules ombiliquées contenant des globules à filets élastiques, etc.

Usages. « La propriété diurétique des espèces du genre
Prêle, dit Richard, a été connue des médecins les plus anciens; mais on y avait fait peu d'attention. Cependant le professeur Lenhossec, de Vienne, a tenté de nouvelles expériences avec ces végétaux, et a de nouveau constaté leur propriété
diurétique, qui serait beaucoup plus développée dans les espèces *E. hyemale* et *E. limosum* que dans les autres.

L'*Equisetum hyemale* renferme une forte proportion de silice, ce qui le rend propre, étant sec, à polir les bois et les
métaux.

PRÉPARATIONS, DOSES.

La plante doit être employée sèche plutôt que fraîche, en décoction, à la dose
de 8 à 12 gr. par 500 gr. d'eau. On en donne toutes les 2 heures 1 ou 2 cuillerées aux enfants, et de 100 à 200 gr. aux adultes. Ces végétaux n'ont rien
d'irritant pour les voies digestives. Ils ont été mis en usage aussi comme astringents dans les hémorrhagies.

REINE DES PRÉS. *Spirea ulmaria,* L.

Ulmaire, Spirée-Ulmaire, Ormière, Vignette, Herbe aux abeilles, Petite-Barbe-de-Chèvre.

La Reine des prés (*pl.* xxxii, 3) orne nos prairies, nos bois
humides, le bord des eaux. On la cultive quelquefois dans les
parterres où elle est simple ou double.

Plante herbacée, vivace, haute de 1 mètre environ, de la
famille des *Rosacées*, genre Spirée (264-66, A). Tige dressée,
ferme, anguleuse et glabre, simple, donnant naissance supérieurement aux rameaux de l'inflorescence. Feuilles grandes,
fortement nervurées, stipulées à la base du pétiole, ailées, à

(1) Figure *a.*

5-9 paires de folioles ovales dont les dents sont denticulées, la terminale plus ample, presque trilobée; petites folioles dentées entre les grandes: toutes les feuilles sont vertes en dessus, pubescentes et blanchâtres en dessous. Souche à fibres radicales non renflées.

Fleurs blanches, petites, très nombreuses, disposées en corymbes multiflores terminaux (juin-juillet). Calice 5-lobé-réfléchi pourvu de calicule; corolle à 5 pétales arrondis; étamines nombreuses; 5-8 carpelles glabres contournés en spirale les uns autour des autres; autant de capsules oblongues.

Propriétés, usages. L'odeur des fleurs est assez prononcée, mais douce et agréable; celle de la plante nulle; la saveur des feuilles et de la racine est un peu acerbe. La Spirée-Ulmaire était considérée par les uns comme un astringent léger, par d'autres comme un faible sudorifique, lorsque M. Obriot, curé de Trémilly (Haute-Marne), vint affirmer qu'elle réussissait parfaitement dans les hydropisies. « Pour moi, dit-il, qui ai commencé à en connaître les propriétés vers 1810, elle est diurétique, sudorifique, vulnéraire, dessiccative, rafraîchissante; efficace dans les hydropisies, utile pour les femmes au retour de l'âge, utile encore dans les gastralgies et la goutte » (*Extrait d'une lettre* écrite à l'auteur). Nous ne savons si M. Obriot a fait une étude particulière de la médecine, et nous ne voulons pas faire remarquer ce qu'il y a de contradictoire dans les propriétés qu'il attribue à la Reine des prés; mais un médecin des hôpitaux de Lyon, M. Tessier, a voulu en expérimenter l'action diurétique; et, en attendant le jugement de l'Académie de médecine, qui est saisie de la question, nous rapporterons ce que le *Bulletin de thérapeutique* a dit de ses essais : « Chez un détenu de la prison de Perrache affecté d'hydropisie liée à une affection des voies digestives, M. Tessier, après avoir inutilement eu recours aux autres médicaments connus et employés dans ce cas, prescrivit la décoction de la Reine des prés à la dose d'un litre par jour. Dès le troisième jour, le malade urinait plus que de coutume. On continua le médicament, et son effet se prononça davantage encore. Au bout de seize jours, l'usage de la plante est suspendu, et aussitôt l'urine devient moins abondante. On revient à la même tisane, et la sécrétion urinaire augmente de nouveau. En somme, cette plante fut administrée pendant dix semaines, et grâce à son action persistante, le liquide disparut sans que le malade en éprouvât aucune fatigue.

« M. Tessier cite plusieurs autres cas d'hydropisie, plusieurs variétés de cette maladie dans lesquels la même plante a produit des résultats semblables. De ces divers faits il est résulté, pour M. Tessier, cette opinion, que la Spirée-Ulmaire jouit de propriétés diurétiques incontestables; qu'elle est aussi un peu astringente et tonique, qu'elle est agréable au goût et ne produit ni fatigue de l'estomac, ni aucun trouble dans les fonctions du système nerveux. Il paraît que toutes les parties de la plante, la racine, la tige et les fleurs, sont douées des mêmes vertus; cependant les fleurs ont semblé moins actives que les autres parties. La Reine des prés croît en mars et avril pour fleurir en mai et juin. »

PRÉPARATIONS, DOSES.

La Spirée-Ulmaire est employée en *décoction* (1 litre par jour); en *infusion* aqueuse ou vineuse ; sous forme de *sirop* et de *teinture alcoolique.*

SAXIFRAGE. *Saxifraga granulata*, L.

Saxifrage blanche ou granulée, Casse-Pierre, Perce-Pierre, Rompt-Pierre.

Plante herbacée de 30 cent. environ (*pl.* xx, 2), de la famille des *Saxifragacées* (258, A), à tige dressée, grêle, pubescente, peu rameuse ; feuilles radicales à long pétiole en rosette lâche, réniformes, velues ; celles de la tige plus petites, lobées, sessiles, cunéiformes; les florales 3-lobées ou linéaires. Souche donnant naissance à des bulbilles nombreuses mêlées aux fibres radicales.

Fleurs blanches, assez grandes, en corymbe terminal, courtement pédicellées (avril-juin). Calice 5-fide, soudé avec l'ovaire, persistant; corolle à 5 pétales ovales-obtus; 10 étamines ; ovaire à 2 carpelles; 2 styles. Capsule biloculaire, bicorne.

Propriétés, usages. La Saxifrage a une saveur herbacée, un peu amère et acerbe, une odeur nulle. Les anciens la croyaient puissamment diurétique, propre à broyer la pierre dans la vessie (d'où son nom), sans doute à cause de la ressemblance de ses racines tuberculeuses avec des calculs. De nos jours on l'a complétement oubliée. — Elle croît dans les pâturages, les endroits découverts des bois sablonneux, aux lieux arides. Ses parties les plus actives sont sans doute les racines.

La SAXIFRAGE DE SIBÉRIE (*Saxifraga crassifolia*), à feuilles obovales très amples, épaisses, persistantes, à fleurs d'un beau rose, etc., est fréquemment cultivée dans les parterres. On a conseillé d'employer ses feuilles pour remplacer celles du lierre, dont l'odeur est désagréable, et celles de poirée qui se dessèchent promptement, dans le pansement des vésicatoires et des cautères.

SCILLE. *Scilla maritima*, L.

Scille officinale, Scille maritime, Grande-Scille, Scipoule, Squille rouge, Charpentaire, Ognon marin.

La Scille (*pl.* XLVIII, 5) croît sur les bords sablonneux de l'Océan et de la Méditerranée, près de Quillebœuf en Normandie (Hanin); elle est très commune sur les plages maritimes de la Sicile. De la famille des *Liliacées*, tribu des *Scillées* (154, F), elle présente les caractères spécifiques suivants :

Plante bulbeuse, de 66 cent. à 1 m.; « bulbe ovoïde, arrondi, de la grosseur des deux poings, formé intérieurement de tuniques charnues et blanches, recouvert extérieurement de membranes minces d'une couleur brune foncée. Les feuilles sont radicales, lisses, luisantes, d'un vert foncé, ovales, lancéolées, aiguës, un peu onduleuses. La hampe, qui pousse toujours avant les feuilles, est droite, élancée, simple. »

Fleurs blanches, pédonculées, formant un long épi terminal en couvrant la moitié supérieure de la hampe, accompagnées chacune d'une bractée linéaire, et s'ouvrant en août. Calice pétaloïde à 6 divisions profondes, presque étalées; 6 étamines à peu près aussi longues que le calice, à la base duquel elles sont insérées; style terminé par un stigmate obscurément trilobé. Capsule trigone, triloculaire, trivalve.

Propriétés, usages. Le bulbe de Scille, à l'état frais, a une odeur vive, pénétrante, une saveur âcre et amère; les émanations qui s'en échappent irritent les yeux et les fosses nasales. Son principe actif, appelé *scillitine*, est âcre, volatil; selon M. Tilloy, pharmacien à Dijon, la scillitine n'est qu'un mélange de sucre incristallisable et de deux matières, l'une extrêmement âcre, l'autre très amère : il y a, en outre, dans la Scille de la gomme, du tannin, des sels, etc.

La Scille est un médicament d'une grande énergie; à hautes doses, elle agit à la manière des poisons nartico-âcres, en irritant fortement les organes digestifs et portant dans le système nerveux une perturbation profonde. Mais, à dose plus faible, elle agit comme diurétique et expectorante. Un mot sur ces deux modes d'action.

« La propriété diurétique de la scille est encore plus évidente que l'expectorante. Nous avons peu de substances qu'on puisse lui comparer sous ce rapport; pendant son administration, les urines augmentent en quantité, sans doute par suite de son action sur le système urinaire, dont elle redouble l'activité. Aussi est-ce un des moyens dont on a fait le plus fréquemment usage dans les hydropisies et de beaucoup préférable aux drastiques. Toutes les fois que l'accumulation séreuse ne tient pas à un vice organique indestructible, la scille le dissipe. Dans la leucophlegmasie, l'ascite, l'hydrothorax, etc., on l'emploie fréquemment, sinon toujours, avec un succès complet, du moins constamment avec un soulagement du malade » (Mérat et Delens). Pour expliquer les bons effets de cette plante, on ne considère généralement que son action sur la sécrétion urinaire; mais, selon l'école italienne, l'augmentation de cette sécrétion serait secondaire à l'influence exercée sur la circulation centrale. « La scille, dit M. Dieu, en réprimant l'action du cœur et des artères, en détruisant l'éréthisme des extrémités capillaires des artères, qui sécrètent alors moins de liquide; en conjurant la phlogose des veines, qui reprennent ainsi leur faculté absorbante; en anéantissant, en un mot, la condition pathologique, cause efficiente de la collection de la sérosité; détermine la cessation de la sécrétion morbide, permet aux veines d'absorber le liquide sécrété et de le transporter dans le torrent circulatoire; le sang est à son tour dépouillé de son excès de sérum, soit par l'émonctoire rénal, soit par le système cutané. »

La Scille est un puissant expectorant. Administrée à doses petites et renouvelées, elle se montre d'une utilité incontestable dans les bronchites chroniques, l'asthme humide, vers la fin des pneumonies, toutes les fois enfin qu'il y a des crachats visqueux, une expectoration peu facile, et que d'ailleurs la fièvre a cessé : c'est ainsi un médicament *incisif*, c'est-à-dire propre, selon le langage des anciens, à diviser les molécules morbifiques pour en faciliter l'expulsion, surtout à favoriser l'exhalation et l'expuition des mucosités bronchiques. Elle apaise aussi la toux, favorise l'absorption des liquides épanchés, hâte la résolution, et lors même qu'il y a de l'inflammation ou des tubercules pulmonaires, elle soulage encore en calmant l'état phlegmasique des organes.

Récolte. On y procède en automne. « On n'emploie que les écailles du bulbe, lorsqu'elles ont été préalablement desséchées; on rejette les plus extérieures, qui sont sèches, et les plus intérieures qui sont presque inertes. Leur couleur est rosée quand elles sont sèches : on les désigne alors communément sous le nom de *squammes de scille.* »

PRÉPARATIONS, DOSES.

Poudre (scille séchée à l'étuve) : 15 à 40 centig., en pilules ou autrement. Il ne faut augmenter la dose que progressivement, car elle occasionne quelquefois des vomissements et de la cardialgie. On peut l'associer à un narcotique ou à un aromatique pour prévenir ces effets.

Poudre composée (poudre dite incisive) : scille pulvérisée, 1 partie; soufre lavé, 2; sucre, 3; mêlez. On en donne de 10 à 25 cent.

Oxymel scillitique (préparé avec le miel et le vinaigre scillitique) : 8 à 30 gr. dans de la tisane ou une potion favorable à la diurèse ou à l'expectoration.

Vin (scille, 1; vin de Malaga, 16): on fait macérer pendant 12 jours. Employé surtout à l'extérieur.

Décoction : employée à l'extérieur comme diurétique, au moyen d'applications de flanelles imbibées et recouvertes de taffetas gommé. Ce moyen est précieux lorsque l'état des voies digestives s'oppose à l'administration de la scille à l'intérieur.

EXPECTORANTS, BÉCHIQUES, INCISIFS.

Ces trois expressions désignent généralement les substances médicamenteuses dont l'action se porte sur la muqueuse broncho-pulmonaire. Mais il y a une distinction à faire entre leurs manières d'agir, qui ont chacune leurs indications particulières.

Les *expectorants* sont des excitants qui provoquent la sortie des matières muqueuses des voies aériennes, lorsque celles-ci sont affaiblies et manquent de la force nécessaire pour chasser les mucosités épaisses, visqueuses, abondantes qui les obstruent.

Les *incisifs* ne sont que des expectorants dont l'action, suivant les auteurs, serait plus efficace pour diviser en quelque sorte les molécules à expulser et en faciliter le glissement, tout en donnant au poumon la force nécessaire pour l'exécution d'une facile expectoration. Cette théorie n'est que spécieuse, il n'y a pas *incision*; et lors même qu'elle aurait lieu, on ne pourrait former une classe de médicaments incisifs, qui seraient, en effet, tantôt les émollients, tantôt les vomitifs ou les purgatifs, tantôt les expectorants ou les apéritifs, etc. Néanmoins le mot est resté, et l'on considère la Scille, l'Ipécacuanha, le Polygala, le Colchique, etc., comme des incisifs puissants.

On donne le nom de *béchiques* aux médicaments doux, émollients et calmants qui apaisent la toux, les irritations de poitrine, et facilitent, par leur humidité et leurs propriétés mucilagineuses, le glissement et l'expulsion des matières bronchiques sécrétées. Tels sont la gomme, le lait, les infusions pectorales mucilagineuses, les légers opiacés, etc.

« Comme aucun médicament ne va dans la poitrine, leur action a été expliquée par la sympathie de l'estomac sur le poumon, au moyen du nerf pneumogastrique qui se rend aux deux viscères, ou par la continuité d'action des médicaments, qui, des muqueuses pharyngée, œsophagienne, gastrique, se prolonge jusqu'à celle qui revêt les bronches, ou enfin par la circulation, comme à toutes les autres parties du corps. Quel que soit leur mode d'agir, il est certain que ces médicaments facilitent d'une manière non équivoque l'expectoration, c'est-à-dire que lorsqu'ils sont donnés, surtout à l'époque de coction de la maladie, il y a une plus grande quantité de crachats projetés hors des voies aériennes. Les médicaments gazeux, pénétrant seuls dans la poitrine, pourraient être appelés des *expectorants directs* » (Mérat et Delens).

Il ne faut pas croire que les expectorants, considérés en général, soient indiqués par cela seul qu'il y a toux : il y a des toux sans expectoration, qui dépendent, non d'une affection des bronches ou des poumons, mais de l'action sympathique de viscères plus éloignés et souffrants sur ces organes : dans ces cas, les expectorants sont inutiles et peut-être nuisibles. Et même dans les maladies des voies aériennes il faut distinguer : au début de la bronchite, lorsque la sécrétion muqueuse est encore enchaînée par l'acuité de l'inflammation, il n'y a pas de crachats à expectorer ; ce sont alors les adoucissants, les émollients, les *béchiques,* qui conviennent. Un peu plus tard, la période de coction survenant, et avec elle l'accumulation des crachats dans les bronches, il convient de recourir aux *expectorants ;* et si les mucosités sont tenaces, filantes, si le sujet est asthmatique, suffoqué par leur abondance, il faut employer les *incisifs,* parmi lesquels l'ipécacuanha à dose vomitive jouera le plus grand rôle, surtout chez les vieillards et les enfants, dont les organes pulmonaires manquent de la force suffisante pour expulser les crachats.

PLANTES EXPECTORANTES ET BÉCHIQUES.

Arum, *racine, feuilles.*	Lierre terrestre, *sommités.*	Pulmonaire, *sommités fleu-*
Bolet odorant.	Lichen d'Islande.	*ries.*
Capillaire de Montpellier.	Lichen pulmonaire.	Sauve-vie.
Chou rouge, *feuilles.*	Marrube, *sommités, feuilles.*	Tussilage, *fleurs.*
Doradille.	Phellandre, *semences.*	Velar, *feuilles.*
Hyssope, *sommités fleuries.*	Polygala, *sommités, rac.*	

On trouve dans les autres classes : 1° comme béchiques, la *Mauve,* la *Violette,* le *Pied-de-Chat,* le *Bouillon blanc,* la *Bu-*

glosse, etc..., etc... ; 2° comme expectorants, la *Scille* en première ligne, l'*Aunée*, le *Lis*, l'*Ognon*, l'*Ail*, la plupart des *Labiées*, beaucoup de *Crucifères*, les *Iris*, les *plantes vomitives*, etc. On a des expectorants qui, au lieu de provoquer l'expectoration, agissent plutôt en diminuant la quantité des mucosités à sortir : tels sont la *Térébenthine*, le *Goudron*, les *bourgeons de Peuplier*, les *baumes* exotiques. On possède en outre des expectorants minéraux : le kermès, le soufre doré d'antimoine, le sulfure de potasse, etc.

ARUM. *Arum maculatum*, L.

Pied-de-Veau, Gouet, Gouet commun, Raquette.

Plante vivace de 15 cent. environ (*pl.* x, 4), famille des *Aracées* ou *Aroïdées* (245, A), consistant en une hampe qui porte une spathe d'un vert-jaunâtre, ventrue à la base, rétrécie au-dessus de ce renflement, puis ouverte en forme de cornet dans sa partie supérieure, détruite à la maturité des fruits. Feuilles très amples, longuement pétiolées, sagittées, entières, lisses, luisantes, d'un beau vert, marquées de taches noires, ou non tachées, détruites comme la spathe à la maturité. Racine tubériforme, blanche, assez grosse.

Fleurs en spadice ; ce spadice, contenu dans la spathe, qui est de moitié plus longue, supporte de nombreux ovaires nus, jaunâtres, qui en garnissent la base ; au-dessus est un anneau formé de beaucoup d'anthères sessiles et tétragones ; au-dessus encore, un autre anneau de petits filaments vrillés disposés sur deux rangs comme ceux qui séparent aussi les anthères des ovaires ; la partie supérieure du spadice, nue et renflée en massue, passe du jaune-rougeâtre au violet, et tombe lorsque les ovaires se convertissent en baies, lesquelles sont arrondies, d'un rouge vif, succulentes, disposées en un épi serré, qui seul reste à l'automne.

Propriétés, usages. L'Arum est une plante âcre dont on a utilisé la racine et les feuilles, et qui aurait pu trouver sa place plus naturellement peut-être parmi les irritantes. Elle est donc expectorante. En effet, la racine est employée utilement comme incisive, résolutive, dans les pneumonies chroniques, l'asthme humide, sur la fin de la coqueluche; quelquefois on la donne comme purgative et diurétique dans les hydropisies.

Les feuilles sont plus actives que les racines; appliquées fraîches sur la peau, elles font lever des ampoules, et l'on peut s'en servir contuses comme de vésicant.

Cette plante est d'un emploi dangereux : il y a des exemples d'enfants morts pour en avoir mangé, et Orfila a empoisonné des chiens en leur faisant avaler la racine fraîche. Cette racine contient cependant une grande quantité de fécule, mais en même temps un suc laiteux très âcre, caustique, brûlant, qui disparaît presque complétement par la dessiccation et la décoction prolongée, ce qui a permis de mettre à profit la partie nutritive dans les temps de disette.

Récolte. Le Gouet-Pied-de-Veau croît dans les haies, les bois, les buissons, les terrains gras et ombragés, où il est en floraison en avril-mai. Ses feuilles, caduques, ne peuvent être récoltées qu'avant la fructification, qui a lieu en août-octobre; ses racines s'arrachent au printemps et à l'automne. Celles-ci ne se font pas sécher, puisqu'elles n'ont plus d'action alors; mais trop récentes, elles peuvent causer des accidents si l'on manque de prudence dans leur emploi. Les plus actives sont celles de l'année.

PRÉPARATIONS, DOSES.

Poudre (racine) : 2 à 4 et 8 gr. dans de la tisane ou en électuaire. Elle produit souvent des évacuations alvines, quelquefois même le vomissement.

On applique sur la peau les *feuilles fraîches* ou la *racine* coupée en tranches minces, pour produire la vésication. — Ces feuilles, cuites dans une feuille de chou, sous la cendre, avec celles d'oseille, puis incorporées dans du saindoux, constituent une pommade maturative (Cazin).

BOLET ODORANT. *Boletus suaveolens*, L.

Ce *Champignon* (150-51) croît sur les vieux troncs du saule; son odeur agréable rappelle celle de la vanille ou de l'iris; sa saveur est un peu amère. — On l'a conseillé comme balsamique, un peu excitant, dans la phthisie pulmonaire, à la dose de 1 à 4 gr. en poudre. Il a été employé aussi dans certaines affections nerveuses. Les Lapons, suivant Linné, s'en servent comme d'aphrodisiaque.

CAPILLAIRE. *Adianthum capillus veneris*, L.

Capillaire de Montpellier, Adianthe, Cheveux-de-Vénus.

Le Capillaire est une *Fougère* (139, G) qui croît en abondance dans les lieux humides et couverts des départements du midi de la France.

Plante vivace sans tige et sans fleurs (*pl.* XLIX, 1), composée de la manière suivante : souche longue comme le doigt, de la grosseur d'un tuyau de plume, oblique, comme poilue à la surface, munie en-dessous de radicules chevelues, donnant naissance en dessus aux pétioles. Feuilles radicales à pétiole commun : ce pétiole, mince, luisant, nu dans la moitié de sa longueur, se garnit ensuite de nombreuses folioles alternes, glabres, lobées, pétiolulées, dont une pour chaque pétiole partiel dans le haut, 2 ou 3 sur le pétiolule dans le bas.—*Fructification* sous forme de petits grains dans le repli du bord supérieur des folioles [1].

Propriétés, usages. Le Capillaire est peu odorant, et d'une saveur amère, quelque peu âcre, qui se perd par la dessiccation. Il nous vient cependant du Midi dans cet état pour les usages thérapeutiques, et il n'est pas sans action. C'est un médicament d'un emploi vulgaire en quelque sorte dans les maladies des bronches et des poumons. « Il rend plus facile, dit Gauthier, la toux sèche, l'expectoration, calme l'ardeur de la poitrine, le sentiment d'âcreté dans la gorge qui excite la toux, et convient dans les rhumes aigus et les inflammations de poitrine. » Quoiqu'on en ait dit, il n'a jamais guéri aucune phthisie pulmonaire, pas même dissipé les engorgements chroniques du ventre.

(1) Les trois petites figures détachées montrent : l'une, le repli marginal fermé ; l'autre, le repli ouvert et laissant voir les spores ; le troisième, enfin, les grains fructifères. Objets grossis.

La *décoction* de cette plante est béchique-adoucissante lorsqu'elle est peu forte; tonique-expectorante, lorsqu'elle est plus concentrée.

Le *sirop* de capillaire est extrêmement usité pour édulcorer les tisanes pectorales.

CHOU ROUGE. *Brassica oleracea*, L.

Variété du chou cultivé (292, I), qui sert à la fois comme aliment et comme médicament.

Propriétés. Le Chou rouge est légèrement stimulant, antiscorbutique, comme toutes les *Crucifères* (295). Il ne diffère pas du chou ordinaire par ses propriétés; mais comme il est moins commun dans les cuisines et qu'il offre quelques singularités de caractères physiques, cela a suffi pour qu'on l'ait cru doué de plus de vertus. Il passe pour pectoral : on le joint aux bouillons béchiques que l'on donne contre l'enrouement, les catarrhes chroniques, la phthisie; on en fait un sirop non moins employé dans les mêmes circonstances, etc.

Les feuilles de Chou sont appliquées fraîches sur les vésicatoires pour les faire suppurer; les campagnards les appliquent encore avec succès sur les points de côté ou les douleurs de tête, après les avoir fait chauffer un peu; elles sont vulnéraires, détersives, dans le pansement des plaies, de la teigne etc. « Tragus affirme que les personnes qui se nourrissent de chou rouge ont une urine capable de guérir les fistules carcinomateuses et les ulcères rongeants. Camerarius assure que les feuilles de chou, bouillies dans du vin, sont admirables pour les ulcères de la peau, et même pour la lèpre!... »

Nous n'avons pas à parler des usages culinaires de ce légume : il est très substantiel; chacun sait qu'il nourrit le pauvre et souvent le riche, mais il exige une cuisson complète qu'on n'obtient qu'au bout de plusieurs heures. On l'accuse de développer des gaz, ce qui peut tenir à son défaut de cuisson. Les anciens, qui avaient la nourriture végétale en grand honneur, en faisaient encore un plus grand cas que nous.

DORADILLE. *Asplenium.*

C'est le nom commun d'un genre de *Mousses* (159, D) qui étaient vantées autrefois contre une foule de maladies, particulièrement comme béchiques, expectorantes, ou comme diurétiques et astringentes. Etant sans saveur et presque sans odeur, on peut dire qu'elles sont sans propriétés thérapeutiques.

HYSSOPE. *Hyssopus officinalis,* L.

Hysope, Hysope officinale.

L'Hyssope (*pl.* xlix, 2) se trouve sur les murailles des vieux châteaux, les fissures des rochers, dans les montagnes et sur les collines des départements méridionaux. On la cultive quelquefois dans les jardins.

Plante vivace, sous-frutescente, de 20 à 50 cent., de la famille des *Labiées* (219, G). Tiges droites, rameuses, finement pubescentes et d'un vert clair, ligneuses en bas, rapprochées en touffe; feuilles opposées, sessiles, souvent munies à leur aisselle de fascicules de feuilles plus petites, ovales-oblongues-pointues, entières, d'un vert foncé, marquées d'une grande quantité de points glanduleux sur les deux faces. Racine grosse, ligneuse, fibreuse, traçante.

Fleurs bleues, disposées en verticilles axillaires soutenus par des bractées, lesquels forment épi au haut et sur un seul côté de la tige (juillet-septembre). Calice tubuleux, allongé, violacé, strié, à 5 dents aiguës; corolle tubuleuse, bilabiée : lèvre supérieure redressée, un peu échancrée; l'inférieure à 3 lobes étalés, dont 2 latéraux plus petits, entiers, celui du milieu plus grand, échancré, à lobes divergents; 4 étamines didynames, écartées les unes des autres, saillantes, ainsi que le stigmate, qui est bifide. Quatre akènes.

Propriétés, usages. L'Hyssope est une plante aromatique dont on emploie les sommités à titre de tonique, stomachique, stimulant et surtout d'expectorant, dans l'atonie du canal intestinal, pour activer soit la sécrétion urinaire, soit la menstruation, soit la diaphorèse, suivant les circonstances et la direction que l'on veut imprimer à ses propriétés stimulantes, le plus souvent pour faciliter l'expectoration chez les catar-rheux et les asthmatiques.

La réputation de l'Hyssope comme expectorante, incisive, est pour ainsi dire populaire, et méritée d'ailleurs. Ce médi-cament agit, dans les bronchites chroniques et les bronchor-rhées, soit en excitant les organes respiratoires affaiblis et leur donnant la force de se débarrasser des mucosités qui ob-struent les canaux aériens, soit en tonifiant la membrane mu-queuse sécrétante, en la modifiant de telle sorte qu'elle cesse de fournir la matière des crachats. Mais nous insistons sur ceci : que son emploi ne peut avoir toute son efficacité lors-qu'il existe de la réaction, une fièvre plus ou moins marquée.

L'Hyssope, de même que le romarin, l'aurone, etc., peut agir comme vermifuge, et Rosenstein cite un cas où son ad-ministration détermina l'expulsion d'un grand nombre de vers lombrics.

A l'extérieur, cette plante est tonique, résolutive, vulné-raire; elle est excellente, employée en sachet ou en décoc-tion, pour résoudre les ecchymoses en général, celles des pau-pières particulièrement.

La *récolte* peut se faire avant la floraison pour les feuilles, mais on préfère les sommités fleuries. Celles-ci sont reconnais-sables encore, à l'état sec, par la manière dont sont tournées les fleurs et par les rameaux un peu carrés du haut. La des-siccation, qui diminue un peu l'odeur de la plante, n'ôte rien à sa saveur un peu amère, piquante et camphrée.

PRÉPARATIONS, DOSES.

Infusion : 8 à 16 gr. par kilog. d'eau; — 30 gr. par kilog. d'eau, pour lotions, injections, gargarismes.

Eau distillée : 30 à 100 gr., comme véhicule de potion.

Sirop : 30 à 60 gr. en potion.

LIERRE TERRESTRE. *Glecoma hederacea*, L.

Glécome, Lierret, Lierrette, Herbe de Saint-Jean, Rondeïte, Couronne de terre, Gondolle, etc.

Dans les haies, les forêts, le long des murs, se trouve cette *Labiée* (**219**, P), *plante* vivace de 30 c. au plus (*pl.* XLIX, 3), à tige grêle, un peu carrée, rude et velue, rampante à sa base et jetant des racines, dressée à sa partie supérieure; feuilles opposées, pétiolées, arrondies-cordiformes-obtuses, crénelées, base du pétiole velu. Racines rampantes, stolonifères, fines, blanchâtres.

Fleurs bleuâtres ou roses, rarement blanchâtres, en verticilles de 2-3 à l'aisselle de chaque feuille (mars-mai). Calice tubuleux, cylindrique, strié, à 5 dents aiguës; corolle beaucoup plus longue, bilabiée : lèvre supérieure courte et bifide; lèvre inférieure à 3 lobes, dont les 2 latéraux sont courts et entiers, le moyen échancré à son milieu (1); 4 étamines didynames situées sous la lèvre supérieure, à anthères didymes et rapprochées 2 à 2 en forme de croix; style un peu plus long qu'elles, à stigmate bifide. Quatre akènes ovoïdes, finement ponctués.

Propriétés, usages. Toute la plante répand une odeur aromatique non désagréable, qui devient plus prononcée lorsqu'on l'écrase; sa saveur est un peu amère et légèrement acerbe. C'est un tonique stimulant qui porte principalement son action sur les organes respiratoires, et qu'on emploie généralement dans les maladies de poitrine, quoiqu'il soit loin d'avoir toutes les propriétés qu'on s'est plu à lui prêter. Le Lierre terrestre n'est rien de plus qu'un léger excitant, dont l'infusion facilite l'expectoration dans les catarrhes pulmonaires chroniques, les embarras des bronches, l'asthme humide, encore ne convient-il pas tant qu'il y a sécheresse, chaleur, irritation. Quant aux nombreuses guérisons de phthisies qu'auraient obtenues Willis, Morton, Rivière, Sauvage et plusieurs autres médecins recommandables, elles se rapportaient sans doute à des bronchites chroniques. Nous ne parlerons pas non plus des prétendues vertus lithontriptiques, fébrifuges et antidyspeptiques du Glécome.

Récolte. Il faut recueillir le Lierre terrestre avant le mois de juin pour le conserver, et le choisir peu élevé, bien touffu,

---

(1) Ce lobe moyen est divisé en deux, sur la figure détachée, pour faire voir l'intérieur de la corolle et les étamines.

à peine fleuri, croissant dans les lieux secs et élevés, plutôt que bas et humides. On sèche la plante entière, que l'on conserve ensuite à l'abri de l'humidité. La dessiccation n'altère pas ses propriétés.

PRÉPARATIONS, DOSES.

Infusion : 10 à 25 gr. par kilog. d'eau.
Suc : 30 à 80 gr.
Sirop : 25 à 60 gr. en potion.
Eau distillée : 30 à 100 gr. en potion.

LICHEN D'ISLANDE. *Lichen islandicus*, L.

« Ce Lichen est foliacé, d'une consistance sèche et comme cartilagineuse, formant des touffes serrées (*pl.* L, 1), composées de plusieurs ramifications dressées et entrelacées. Il est d'un rouge foncé à sa base, d'un gris blanchâtre à la partie supérieure; sa hauteur est de 7 à 10 centim. Il offre quelquefois des cils sur les bords de ses découpures. Les fructifications sont des espèces d'écussons situés obliquement sur le bord des lobes de la fronde, et d'une couleur pourpre foncée. Il croît sur la terre, les rochers des montagnes, dans les Vosges, les Alpes, en Islande, dans l'Amérique septentrionale, etc. »

Propriétés, usages. Le Lichen d'Islande est inodore, sa saveur est amère. Il contient une très grande quantité de fécule unie au principe amer, plus de la gomme, une matière insoluble amilacée et des sels de potasse et de chaux. Les habitants de l'Islande s'en servent comme d'aliment, après l'avoir dépouillé de son amertume par des lavages répétés, ou par le procédé suivant, dû à Berzélius, qui réussit plus complétement: on verse une solution aqueuse de sous-carbonate alcalin (32 gr. pour 12 kil. d'eau) sur 500 gr. de Lichen d'Islande moulu; on abandonne le mélange à lui-même pendant 24 heures, on décante, on fait macérer de nouveau dans l'eau pendant le même espace de temps, et l'on fait sécher. On obtient ainsi une pâte entièrement privée d'amertume et très nourrissante.

Le Lichen d'Islande est très employé en thérapeutique soit

privé de son amertume, comme adoucissant, béchique, analeptique, dans les différentes affections de poitrine et d'entrailles; soit associé à son principe amer, comme tonique, expectorant, dans les catarrhes chroniques, la phthisie pulmonaire, l'hémoptysie, ainsi que dans les diarrhées, les atonies. D'après Murray, il adoucit la toux, améliore l'expectoration, calme la fièvre hectique, diminue les sueurs nocturnes; mais, attendu sa faculté nutritive, il ne peut convenir dans la période aiguë et fébrile des maladies.

Récolte. Rien de particulier à dire, si ce n'est qu'il faut séparer le Lichen des corps étrangers, des mousses, etc., et qu'en séchant il durcit encore davantage. Dans le commerce, on le mêle souvent à d'autres espèces du même genre.

PRÉPARATIONS, DOSES.

Décoction : 15 à 30 et 60 gr. par kilog. d'eau réduite à 700 gr. Le lichen doit conserver toute son amertume au moment d'être employé; car c'est dans elle que réside toute l'action thérapeutique; par conséquent, il ne faut ni le faire macérer, ni le laver préalablement; une trop longue ébullition décompose aussi le principe amer.

Gelée (lichen, 100 gr.; eau de fontaine, 1 kil.; faites bouillir jusqu'à réduire à 1 tiers; passez, évaporez jusqu'à consistance de sirop épais; ajoutez sucre blanc, 30 gr., et aromatisez).

LICHEN PULMONAIRE. *Lichen pulmonarius*, L.

Pulmonaire de chêne, Thé des Vosges.

Pour toute description de cette plante, nous renvoyons à la famille des *Lichénacées*, et au dessin qui la représente (152, B; *pl.* IX, 3).

La Pulmonaire croît sur les troncs d'arbres, particulièrement du chêne et du hêtre. Elle est inodore, et d'une saveur un peu amère et acerbe. On l'employait beaucoup autrefois dans les catarrhes chroniques, la phthisie, le crachement de sang, mais le Lichen d'Islande l'a fait oublier. Elle se donnait en infusion, en sirop et en poudre. Il convient de jeter la première infusion pour corriger son amertume.

MARRUBE. *Marrubium vulgare*, L.

Marrube blanc, Marrube commun.

Le Marrube (*pl.* XL, 1) est fort commun aux lieux incultes, sur le bord des routes, des fossés, dans les décombres.

Plante de 40 à 60 cent., à tiges rameuses, carrées, velues, blanchâtres ; à feuilles opposées, pétiolées, surtout les inférieures (1), ovales-aiguës, cotonneuses, épaisses et crépues, blanchâtres en dessous. Famille des *Labiées* (249, O).

Fleurs blanches, petites, en glomérules serrés aux aisselles des feuilles, accompagnées de bractées subulées, se montrant tout l'été. Calice tubuleux, velu, à 10 dents subulées, dont 5 plus petites alternativement. Corolle bilabiée ; lèvre supérieure dressée, bifide, à lobes rapprochés-parallèles ; l'inférieure à 3 lobes obtus, dont les 2 latéraux sont petits, quelquefois nuls par avortement ; 4 étamines incluses, parallèles, les 2 inférieures un peu plus longues ; style plus long quoique court aussi ; stigmate à 2 lobes inégaux.

Propriétés, usages. L'odeur du Marrube est aromatique, agréable, comme musquée ; sa saveur est chaude et un peu âcre. On emploie les feuilles et les sommités fleuries comme un stimulant dont l'action se porte, suivant les circonstances, sur les organes pulmonaires, vers la peau ou la matrice, etc. En effet, cette plante est expectorante, sudorifique, emménagogue, selon qu'au moment de son administration, la nature tend à se débarrasser par les bronches, les sueurs ou les menstrues, de principes dont l'expulsion, qui doit rétablir l'équilibre fonctionnel, ne se fait pas parce qu'il y a manque d'énergie organique : car ce moyen, étant stimulant, serait nuisible dans les cas où les organes seraient dans une disposition contraire, c'est-à-dire le siége d'une véritable inflammation. Le Marrube convient encore dans les cachexies, la chlorose, les scrofules, les fièvres marécageuses, etc. Gilibert l'estime *une des meilleures plantes d'Europe*.

(1) Elles manquent au dessin, car on n'a représenté qu'une sommité fleurie ou rameau florifère.

M. le Dr Furnari prétend que c'est un des médicaments que l'on peut employer avec le plus de succès contre les affections arthritiques et rhumatismales : il le donne en infusion ou en extrait. Cet extrait est une matière particulière qu'il nomme *marrubine*.

Bien qu'il convienne dans presque toutes les maladies atoniques, le Marrube est surtout efficace dans les catarrhes pulmonaires chroniques, l'asthme humide, la phthisie même, et voilà pourquoi nous lui avons donné place parmi les expectorants.

A l'extérieur, on peut employer son infusion comme tonique, antiseptique et détersive, dans les engorgements œdémateux, les ulcères sordides, la gangrène, etc.

Récolte. Elle peut se faire avant ou pendant la floraison : il vaut mieux néanmoins cueillir la plante avant que les tiges florifères se développent. Séchée, elle se reconnaît à ses tiges quadrangulaires, munies de beaucoup de feuilles qui sont alors ridées et courbées en dessus, de manière que leur face inférieure qui est blanche-tomenteuse devient la plus apparente. L'odeur est faible, mais la saveur reste la même.

PRÉPARATIONS, DOSES.

Infusion (sommités ou feuilles) : 15 à 30 gr. par kilog. d'eau ; — 30 à 60 gr. pour l'extérieur.

Extrait : 1 à 4 gr.

Poudre : 1 à 4 gr.

Sirop : 30 à 60 gr.

Vin (30 gr. pour 1 kilog. de vin blanc) : 60 à 100 gr.

PHELLANDRE. *Phellandrium aquaticum*, L.

Œnanthe, Phellandre aquatique, Fenouil d'eau, Ciguë aquatique, Ciguë-Phellandre, Millefeuille aquatique, Persil des fous.

Le Phellandre aquatique (*pl.* LIV, 4) habite les lieux humides, les mares, le bord des étangs et des ruisseaux, où il fleurit dans le mois de juillet.

Plante de plus d'un mètre, de la famille des *Ombellifères*, genre Œnanthe (**248-49**, C). Tige dressée, cylindrique, striée, grosse, rameuse, creuse intérieurement, dont la partie inférieure est renflée, marquée de nœuds d'où naissent des fibres radicales verticillées. Feuilles pétiolées, décomposées, pinnées, à folioles pinnatifides, glabres, d'un vert foncé.

Fleurs blanches, en ombelles terminales, sans involucre, mais involucelles de 7-8 petites folioles (juillet-septembre). Calice à 5 dents; corolle à 5 pétales cordiformes réfléchis en dedans; 5 étamines; fruit ovale, strié, couronné par les 2 stigmates et les dents du calice (1).

Propriétés, usages. Le Phellandre n'est odorant que quand on le froisse entre les doigts; sa saveur est aromatique, chaude, rappelant, ainsi que son odeur, celle du persil. C'est une plante très active, délétère même, qui se rapproche de la grande-ciguë. On la dit très nuisible aux chevaux, auxquels elle cause une paraplégie lorsqu'elle se trouve mêlée dans le foin en proportion quelque peu considérable. Cependant son usage thérapeutique a commencé d'abord dans la médecine vétérinaire.

Nous ne pourrions préciser la classe de médicaments où le Phellandre doit trouver sa place : est-il narcotique, excitant, altérant, ou diurétique? Tout ce que nous savons, c'est qu'on l'a employé dans les catarrhes pulmonaires, l'asthme, les scrofules, le scorbut, certaines maladies nerveuses, l'hydropisie, la fièvre intermittente, surtout dans la phthisie pulmonaire. Ce n'est que dans cette dernière affection qu'il a donné lieu à des essais suivis et de quelque valeur.

Hertz, de Berlin, fut un des premiers à en proclamer l'efficacité. Thuessinck, en Hollande, Franck, à Wilna, Hufeland, Hanin, et une foule d'autres, affirment en avoir obtenu les meilleurs résultats dans les toux chroniques, la phthisie ulcéreuse, les fontes tuberculeuses, la consomption pulmonaire (ce sont leurs expressions, qui ne prouvent certainement pas l'existence réelle de la maladie incurable qu'elles désignent). Mais Thompson est plus près de la vérité lors-

(1) La tige florifère figurée porte aussi des fruits; l'on voit de plus un fruit détaché.

qu'il dit que ce médicament ne guérit pas la phthisie bien confirmée, qu'il en arrête seulement les progrès.

M. Michéa a publié, en 1848, trois faits remarquables à l'appui de l'efficacité des semences de Phellandre dans plusieurs affections de poitrine, telles que la phtisie, l'asthme et le catarrhe pulmonaire. M. Sandras, un an après, écrivait ceci : « On ne peut, à cause de l'obscurité des signes réels de la phthisie commençante, être sûr que c'est bien cette maladie que l'on a enrayée. Comme médecin, j'ai, grâce au phellandre, éprouvé quelquefois une vive satisfaction en voyant revenir à la vie commune des malades qui réunissaient à mes yeux toutes les probabilités de la phthisie commençante; mais, comme homme de science, je me garderais bien de soutenir que mon diagnostic probable ait été posé sur une tuberculisation réelle dans les cas où le phellandre employé au début m'a réussi. » Voilà qui s'appelle parler en homme sage.

En résumé, il paraît indubitable que les semences de Phellandre retardent les progrès de la phthisie pulmonaire; que, quand cette maladie est à une période avancée, les malades se sentent mieux dès qu'ils en font usage. « Ils se conservent merveilleusement, dit M. Sandras, sous tous les rapports pendant des mois qui, sans ce traitement, seraient dévolus à la consomption. » Si le Phellandre n'enraie pas la fonte des tubercules, disent MM. Trousseau et Pidoux, au moins il calme la toux et rend l'expectoration plus facile et moins abondante. « Il faut reconnaître, dit le Dr Rothe, de Guhran, que ce médicament contient des principes narcotiques doux qui calment comme l'opium, sans donner lieu aux effets consécutifs désagréables qui accompagnent l'administration de ce dernier. »

Nous ne parlerons pas des autres usages du Phellandre, parce qu'on manque de faits capables d'en démontrer les avantages dans les hydropisies, le scorbut, le cancer, l'asthme, la coqueluche, l'hypochondrie, voire même dans la fièvre intermittente, où ce médicament a été mis au-dessus du quinquina par Ernsting.

Infusion (semences) : 4 à 16 gr. par kilog. d'eau.

Poudre : 1 à 8 gr. en électuaire ou en pilules. M. Sandras donne 1 gr. tous les soirs, ou matin et soir, suivant les cas ; il n'a pas été au-delà de 2 gr. Quand elle est prise une heure avant le repas ou deux heures après, elle ne trouble ni les digestions ni aucune autre fonction, et peut être supportée sans fatigue pendant des mois entiers.

Sirop : 2 à 4 cuillerées à bouche par jour. — M. Michéa donne la préférence à cette préparation.

Il convient souvent, dit M. Cazin, d'associer au phellandre les balsamiques, le lichen d'Islande, les fleurs d'arnica, les feuilles d'hyssope ou de marrube blanc, ou bien encore le quinquina, etc.

POLYGALA. *Polygala vulgaris*, L.

Laitier Herbe au lait, Polygalon.

Genre type des *Polygalacées* (520, A; *pl.* xxiv, 3), le Polygala présente les caractères suivants :

Plante vivace de 10 à 30 cent., à tiges herbacées, droites ou rampantes, formant touffes ; feuilles alternes, étroites-lancéolées, sessiles, les inférieures plus courtes que les supérieures.

Fleurs bleues le plus souvent, disposées en grappes terminales lâches, s'ouvrant en mai-juillet. Calice à 5 divisions, dont 2 très grandes en forme d'ailes, souvent colorées comme la corolle, et constituant la partie la plus apparente de la fleur. Corolle de 5 pétales soudés en tube à leur base : 2 de ces pétales sont égaux et forment une sorte de lèvre supérieure bifide ; 1 autre pétale, découpé en lanières extrêmement étroites, forme comme une lèvre inférieure ; les 2 autres pétales sont latéraux. Étamines 8, diadelphes, renfermées dans une sorte de carène concave formée par le pétale inférieur. Style simple, dilaté, à stigmate concave et comme à 2 lèvres, dont la supérieure est dressée et beaucoup plus longue. Capsule comprimée, cordiforme.

Propriétés, usages. L'odeur du Polygala est presque nulle ; sa saveur est amère, et comme sucrée dans les racines et les fleurs (Gautlier). Cette plante a été indiquée comme pectorale, expectorante ; on l'a beaucoup vantée dans le traitement

de la phthisie pulmonaire. Elle passe aussi pour être sudorifique, stomachique et légèrement émétique. Les anciens
pensaient qu'elle augmentait le lait des bestiaux; cependant
Rochefort dit qu'on la prescrit dans les maladies laiteuses...
De nouveaux essais doivent être tentés sur les propriétés
médicamenteuses du Polygala commun, qui a moins de réputation que l'espèce suivante, avec laquelle d'ailleurs il est souvent confondu.

Le POLYGALA AMER (*Polygala amara*) (*pl.* XLIX, 5) est moins
élevé, ses tiges sont nombreuses, étalées-redressées, glabres, ses feuilles inférieures obtuses, les supérieures lancéolées, alternes, etc. — *Fleurs* bleues, rarement blanches, en
grappes terminales (1), etc. Capsules cordiformes, comprimées, s'ouvrant en 2 valves.

Propriétés. Toutes les parties de cette plante, la racine surtout, qui est vivace, rameuse, blanchâtre, sont d'une amertume très prononcée. C'est un médicament tonique dont
l'action se porte principalement sur les organes respiratoires;
mais si la dose en est quelque peu élevée, il provoque presque constamment la purgation, ce qui le rend utile dans
certaines hydropisies dépendantes d'un embarras de la circulation centrale, surtout quand il y a en même temps embarras des bronches, hydrothorax, etc. Coste et Wilmet prétendent qu'ils en ont retiré les plus grands avantages dans la
phthisie pulmonaire; mais rien ne prouve qu'ils aient eu affaire à de véritables tuberculeux; d'ailleurs, ils associaient le
Polygala au lait, aux mucilagineux et même à la saignée.

Suivant Gauthier, le Polygala amer, étant le plus actif, ne
doit être administré que dans les cas où manque toute la réaction fébrile, tandis que le *Polygala vulgaris* peut être donné
dans les diverses phases des affections de poitrine.

Récolte. Le Polygala est commun sur les pelouses élevées,
les coteaux calcaires, dans les bois montueux, les bruyères,
les prairies sèches. L'espèce commune fleurit un mois plus

(1) Ces grappes sont constituées sur la planche par des fleurs et des fruits.

tard que l'amère, et on la récolte pendant la floraison. On arrache la racine de l'autre en hiver et au commencement du printemps. On vend habituellement les deux espèces l'une pour l'autre; comme aussi l'on ne craint pas de les mélanger au *Polygala senega* (P. de Virginie), dont les propriétés sont plus actives, ce qui constitue une véritable sophistication de ce dernier. Cependant, si l'on en croit Bodart, on peut remplacer la plante exotique par l'indigène. « Pourquoi, dit-il, aller chercher le Polygala en Virginie, tandis que la nature a placé son congénère auprès de nous, le *P. vulgaris?* »

PRÉPARATIONS, DOSES.

Polygala vulgaris. — *Infusion* (semences) : 30 à 60 gr. par kilog. d'eau. On coupe cette tisane, préalablement édulcorée, avec le lait.

Polygala amara. — *Décoction* (racine) : 30 gr. par kilog. d'eau. — *Poudre* : 50 cent. à 2 gr., comme purgatif.

On peut faire les préparations dans le lait ou le vin, et y joindre des substances béchiques ou amères, selon que l'on se sert de l'une ou de l'autre variété.

PULMONAIRE. *Pulmonaria officinalis.*

Herbe aux poumons, Herbe de cœur, Herbe au lait de Notre-Dame, Pulmonaire des bois, Pulmonaire officinale.

Plante de la famille des *Borraginées* (198, G; *pl.* L, 2), s'élevant à 30 cent. Tige simple, anguleuse, couverte de poils rudes. Feuilles oblongues-aiguës, marquées de taches ou plaques blanchâtres, surtout en vieillissant; les radicales sont en rosette, rétrécies en pétiole; les caulinaires plus étroites, sessiles, semi-amplexicaules, toutes velues.

Fleurs bleues (il y a une variété à fleurs rouges, une autre à fleurs blanches, une troisième non maculée), réunies plusieurs ensemble en haut de la tige, sur de courts pédoncules, s'épanouissant en avril. Calice à 5 divisions; corolle infundibuliforme, à gorge dépourvue d'appendices, à 5 lobes; 5 étamines. Ovaire 4-carpellaire; 4 fruits agglomérés, uniloculaires, monospermes.

Propriétés, usages. La Pulmonaire est inodore, insipide, ou du moins sa saveur est mucilagineuse, légèrement nitreuse, et à peine styptique. On l'a recommandée comme adoucissante et béchique (aussi devrait-elle figurer parmi les émollients) dans les inflammations des bronches et des poumons, l'hémoptysie, la phthisie pulmonaire. Ses propriétés sont très peu marquées, niées même par certains auteurs; mais les habitants de la campagne croient qu'elle a été donnée à l'homme pour prévenir et guérir les maladies des poumons, par la raison que ses feuilles sont marquées de taches semblables à celles que présentent ces organes. — On dit que cette plante est potagère dans le nord de l'Europe.

Récolte. La Pulmonaire croît sur les hautes montagnes; on la trouve aussi sur le bord des chemins et dans les prairies. Le moment de la recueillir est celui de la floraison. Séchée, elle devient noirâtre, fragile, un peu plus astringente; tandis que verte, elle est mucilagineuse et émolliente, distinction qu'il ne faut pas oublier.

PRÉPARATIONS, DOSES.

Décoction (fleurs et feuilles vertes) : 30 gr. par kilog. d'eau, comme pectorale adoucissante. — (plante sèche) : mêmes quantités, comme légèrement astringente dans l'hémoptysie.

« Les campagnards, dit M. Cazin, composent, avec la pulmonaire, le chou rouge, quelques ognons blancs, du mou de veau et une suffisante quantité de sucre candi, un bouillon que j'ai moi-même employé avec beaucoup de succès dans les affections de poitrine, surtout quand elles sont accompagnées d'un état fébrile, de difficulté d'expectorer, d'irritation bronchique, de douleurs, etc. »

SAUVE-VIE. Asplenium ruta muraria, L.

Rue de muraille, Doradille des murs.

C'est une *Fougère* (159, D) dont les racines chevelues poussent des feuilles nombreuses, en touffe, de 50 cent. à 1 mètre (compris le long pétiole), pinnatiséquées, coriaces, ressemblant un peu à celles de la Rue : folioles cunéiformes, lobées, incisées, ayant 2 ou 3 lignes de fructification très petites.

Cette plante, qui croît dans les vieux murs, les rochers, est inodore et d'une saveur un peu acerbe. Autrefois vantée dans une multitude de maladies, elle est aujourd'hui abandonnée. Il paraît cependant que son nom menteur lui vaut encore l'honneur d'être récoltée par les herboristes, chez lesquels le peuple va la demander quelquefois. La seule propriété qu'on puisse supposer à la Rue des murailles c'est d'être légèrement astringente et apéritive.

TUSSILAGE. *Tussilago farfara*, L.

Pas-d'Ane, Herbe de Saint-Quirin, Taconnet, Procheton.

Le Tussilage (*pl.* L, 3) croît dans les lieux humides ou inondés l'hiver, les terrains argileux, les endroits incultes, aux bords des chemins. Il fait partie des *Synanthérées* (**237-40**, H).

Plante vivace, de 10 à 20 cent., à tiges simples, fistuleuses, cotonneuses, chargées d'écailles rougeâtres, pointues, glabres en dehors. Feuilles très amples, suborbiculaires-cordées, longuement pétiolées, toutes radicales, sinuées-anguleuses-denticulées, tomenteuses-blanchâtres en-dessous, ne paraissant qu'après la floraison. Souche épaisse à rhizomes charnus, traçants.

Fleurs jaunes, en capitules solitaires à l'extrémité des tiges, paraissant avant les feuilles, en mars-avril. Fleurons tubuleux, 5-fides, hermaphrodites au centre, avec 5 étamines synanthères ; demi-fleurons à la circonférence nombreux, sur plusieurs rangs, à languette linéaire ; stigmate bifide. Involucre formé d'un rang de folioles glabres, étroites, longues, vertes, soutenues à la base par quelques petites bractées courtes, qui sont comme un second rang de folioles étalées ; réceptacle presque plan. Akènes surmontés d'une aigrette à soies capillaires très longues et très fines (1).

Propriétés, usages. Les fleurs de Pas-d'Ane sont peu odorantes ; toutes les parties de la plante possèdent une saveur amère et acerbe : le sulfate de fer communique à leurs différentes préparations une couleur noire qui décèle la présence du tannin.

Les fleurs sont légèrement toniques et expectorantes, em-

(1) Les deux petites figures détachées les représentent. On les voit aussi, ces aigrettes, formant une tête globuleuse sur le capitule de gauche, après la fécondation et la disparition des corolles, tandis que le capitule de droite représente les fleurs épanouies ; le capitule du milieu est vu avant l'épanouissement.

ployées depuis des siècles dans les maladies de poitrine, surtout dans les catarrhes chroniques, lorsqu'il s'agit de ranimer
la vitalité des poumons et de faciliter l'expectoration sans
craindre de réveiller le mouvement fébrile. Hippocrate faisait
usage de la racine.

On a beaucoup vanté le Tussilage dans le traitement des affections scrofuleuses ; Fuller, Peyrilhe, Cullen, Bodard, Baumes, s'en sont très bien trouvés. Selon ce dernier, « c'est un
très bon remède contre les obstructions des glandes, les
éruptions cutanées et surtout contre la toux scrofuleuse et
les affections des poumons, même lorsque la fièvre a commencé à s'établir. » Il paraît cependant qu'Alibert, sous les
yeux duquel cette plante a été administrée dans diverses affections scrofuleuses, n'en a obtenu aucun résultat. M. Cazin
n'a pas été plus heureux dans deux cas où il a voulu se convaincre, dit-il, consciencieusement de son efficacité dans ces
maladies. — En somme, le Tussilage est un expectorant, béchique et tonique qui n'est pas à dédaigner ; mais comme antiscrofuleux, on ne doit lui accorder qu'une faible confiance.

Récolte. Elle se fait en mars et avril pour les fleurs ; dans
l'été pour les feuilles ; en automne et au printemps, avant la
floraison, pour les racines, qui s'étendent dans les jardins
d'une manière incommode. On fait sécher les fleurs à l'étuve.
« Avant de les enfermer, il faut s'assurer si leur dessiccation
est complète, car elles conservent souvent un fond d'humidité qui les détruit très promptement. »

PRÉPARATIONS, DOSES.

Infusion (fleurs) : 15 à 30 gr. par kilog. d'eau.

Suc (des feuilles) : 60 à 90 gr. Baumes l'employait.

Sirop : 30 à 60 gr., comme édulcorant.

On fait des *cataplasmes* émollients-résolutifs avec les feuilles pilées, crues ou
cuites.

Les *feuilles* sèches se fument comme du tabac, pour combattre la toux,
l'asthme, etc.

VELAR. *Erysimum officinale*, L.

Velar officinal, Herbe au chantre, Sisymbre officinal, Erysimum, Moutarde des haies,
Tortelle, Sinapi.

L'Herbe au chantre (*pl.*L, 4) croît naturellement autour des masures, sur le bord des chemins, au lieux incultes. Appartenant aux *Crucifères*, genre Sisymbre (**292**, F), il offre les caractères spécifiques suivants :

Plante annuelle de 30 à 80 décim., dressée, rameuse supérieurement, rude-velue, rameaux étalés. Feuilles pétiolées : les radicales et inférieures roncinées-pinnatipartites à 5-11 lobes oblongs, dentés, le terminal plus ample ; les supérieures hastées à lobes étroits, le terminal oblong-allongé.

Fleurs jaunâtres, très petites, disposées en épis le long des rameaux (mai-septembre). 4 sépales ; 4 pétales en croix plus longs que le calice ; 6 étamines dont 2 plus courtes. Siliques velues, oblongues-coniques, étroitement appliquées sur la tige (1).

Propriétés, usages. Les feuilles du Velar ne sont point âcres ni piquantes comme celles de la plupart des autres Crucifères ; leur odeur est nulle. On les emploie comme toniques-expectorantes dans le catarrhe pulmonaire chronique, où leur réputation est presque populaire. Mais c'est surtout dans les enrouements, les aphonies, que leurs propriétés ont été le plus exaltées : de là même le nom vulgaire d'*Herbe aux chantres* donné à la plante.

La préparation usitée en pareil cas était le sirop. Dans ses lettres à Boileau, Racine en parle de la manière suivante : « Le sirop d'Érysimum n'est point assurément une vision. M. Dodard, à qui j'en parlai il y a trois jours, me dit et m'assura en conscience que M. Morin, qui m'a parlé de ce remède, est sans doute le plus habile médecin qui soit dans Paris et le moins charlatan. Ce médecin m'a assuré que si les eaux de Bourbonne ne vous guérissaient pas (de votre extinction de voix); il vous guérirait infailliblement. Il m'a cité l'exemple du

_____

(1) Ainsi qu'on les voit sur la figure.

chantre de Notre-Dame, à qui un rhume avait fait perdre entièrement la voix depuis six mois, et il était prêt à se retirer. Ce médecin l'entreprit, et avec une tisane d'une herbe qu'on appelle, je crois, Érysimum, il le tira d'affaire. En telle sorte que non-seulement il parle, mais il chante et a la voix aussi forte qu'il l'ait jamais eue. J'ai conté la chose aux médecins de la cour; ils avouent que cette plante d'Érysimum est très bonne pour la poitrine. »

Vicat prétend, de son côté, avoir guéri par l'usage du sirop d'Érysimum un enrouement qui était survenu chez un prédicateur, et qui avait résisté pendant longtemps à tous les remèdes qui avaient été employés.

On *récolte* le Velar en mai et juin pour l'employer frais. Cette plante, comme presque toutes les Crucifères, ne devrait point être séchée; mais comme elle est moins succulente que beaucoup d'autres, elle peut subir la dessiccation sans trop perdre de ses propriétés. Quand on se propose de la conserver, il faut la cueillir le plus tard possible.

PRÉPARATIONS, DOSES.

Infusion (feuilles vertes) : 30 à 60 gr. par kilog. d'eau. Boisson expectorante, antiscorbutique.

Décoction (feuilles sèches) : mêmes quantités et propriétés.

Suc : 15 à 30 gr.

Sirop simple : 30 à 90 gr., dans les mêmes cas que le suivant.

Sirop de Lobel (sirop d'érysimum composé) : Lobel l'employait contre les enrouements, les aphonies, les maux de gorge.

« Le sirop d'érysimum était très employé dans le siècle dernier; on l'a abandonné dans la médecine urbaine, comme tant d'autres préparations d'une utilité incontestable, pour le remplacer par d'autres moins efficaces et d'un prix plus élevé. Ne vaudrait-il pas mieux, dit M. Cazin, et nous sommes tout-à-fait de son avis, lui rendre sa place dans nos officines que d'y perpétuer des dépôts coûteux de sirops de Lamouroux, de nafé d'Arabie, etc., que le charlatanisme accrédite, et que l'on emploie autant par habitude que par conviction? »

EMMÉNAGOGUES.

Les Emménagogues sont des substances médicamenteuses qui jouissent de la propriété d'exciter l'écoulement menstruel. Ces médicaments agissent par une action spéciale sur l'utérus, considéré en tant que centre de l'exhalation des règles ; mais cette action peut être contestée, attendu que cet organe n'a pas, comme la peau ou les reins par exemple, une fonction continue qui n'a besoin, pour être excitée, que d'une occasion légère.

Les Emménagogues ont cela de singulier qu'ils ne s'emploient que dans le sexe féminin ; qu'ils ne peuvent être utiles que dans la période moyenne de la vie, c'est-à-dire dans l'âge sexuel, et qu'enfin ils ont pour but de congestionner un organe, d'y appeler le sang, au lieu de l'en éloigner, comme on s'efforce de le faire dans presque toutes les autres maladies internes. Ces médicaments sont donc appelés à remédier au défaut d'évacuation menstruel ; mais il importe, avant de les mettre en usage, de distinguer la véritable cause de l'absence de cette évacuation parmi le grand nombre de celles de toute nature qui peuvent jouer un rôle dans cet état en apparence très simple, mais au fond très complexe. Or, les états morbides qui mettent habituellement obstacle à l'exercice de la fonction en question sont l'éréthisme nerveux soit général, soit local ; les états de souffrance de la matrice (inflammation chronique, ulcération, déviations) ; les affections aiguës ou constitutionnelles des organes importants, la chlorose et l'anémie, ou au contraire la pléthore et la trop grande plasticité du sang.

Tant que dure le trouble organique qui dérange la menstruation, c'est en vain qu'on emploie les Emménagogues ; pour que ceux-ci réussissent, il faut que préalablement on ait fait cesser ce trouble. Très souvent la nature se charge de ce soin ; mais alors, ne faisant pas les choses à demi, elle provoque aussi l'apparition des règles sans le secours d'aucun médicament stimulant : comme quoi, ici et dans la majorité des cas, les médications sont des superfluités.

Mais lorsque l'obstacle est levé, et que la matrice, restant engourdie ou dans l'atonie, manque du coup de fouet nécessaire pour réveiller ses habitudes fonctionnelles, les Emménagogues deviennent réellement utiles, pourvu qu'ils n'irritent pas un estomac enflammé ou à peine remis d'un état phlegmasique plus ou moins prononcé.

On distingue les Emménagogues en directs et en indirects. Les premiers sont des excitants qui tendent à fluxionner la matrice par une action spéciale : ils sont moins nombreux qu'on ne croit. Les seconds sont ceux qui facilitent l'écoulement des règles sans provoquer de fluxion utérine, mais en faisant cesser le spasme général ou local, la rigidité de l'organe, ou bien en tonifiant l'économie, en redonnant au sang ses éléments naturels et proportionnels, en un mot en combattant précisément les affections morbides énumérées ci-dessus comme causes de l'aménorrhée. Par conséquent, tous les agents thérapeutiques peuvent être considérés comme des emménagogues, du moment qu'ils tendent à faire disparaître des états morbides dont la présence seule mettait obstacle à l'apparition des règles.

Mais les Emménagogues proprement dits, directs, sont, outre ceux que nous désignons ci-dessous et dont nous allons faire l'histoire spéciale, l'*Absinthe*, l'*Armoise*, la *Matricaire*, le *Marrube blanc*, la *Camomille*, l'*Aristoloche*, les *Baies de Genièvre*, la *Nielle*, et une foule d'autres plantes qui ont été étudiées dans les classes précédentes, principalement parmi les stimulants généraux.

PLANTES EMMÉNAGOGUES.

Cataire, *sommités fleuries*.	Rue, *feuilles*.	Safran, *stigmates*.
Polytric.	Sabine, *feuilles*.	Seigle ergoté.

CATAIRE. *Nepeta cataria*, L.

Herbe aux chats, Chataire, Menthe de chat.

Plante vivace de 60 cent. environ (*pl.* LI, 1); tige dressée, carrée, rameuse, d'un vert glauque; feuilles opposées pétiolées, ovales-cordiformes, fortement dentées, pubescentes-blanchâtres en dessous. Les caractères de la fructification sont ceux des *Labiées* (**219**, S).

Fleurs blanches ou purpurines, ponctuées de rouge, disposées en verticilles ou glomérules rapprochés en épis terminaux serrés (juillet-septembre). Calice tubuleux, 5-denté, multi-nervuré, tomenteux; corolle à tube étroit, mais à limbe brusquement dilaté, bilabié: lèvre supérieure droite, échancrée, un peu concave; lèvre inférieure étalée, trilobée, à lobe du milieu très grand, arrondi, crénelé; 4 étamines parallèles sous la lèvre supérieure., les 2 inférieures plus courtes; style à stigmate bifide. Quatre akènes ovoïdes et lisses.

Propriétés, usages. La Cataire a une odeur aromatique forte qui plaît singulièrement aux chats, lesquels se roulent dessus, la vautrent et l'abreuvent de leur urine. Sa saveur est forte, amère, piquante. Cette plante est aromatique, tonique, excitante à la manière de la menthe, du marrube, etc. Elle paraît agir davantage sur le système nerveux, témoin l'effet qu'elle produit sur les chats. On l'a conseillée comme emménagogue, surtout lorsque l'absence des règles dépend du spasme de l'utérus, car ses usages ont été plus fréquents dans l'hystérie, les vapeurs, la chlorose, que dans les autres affections morbides, telles que les catarrhes chroniques, l'asthme, etc. Hoffmann l'estime autant que la mélisse pour les vapeurs hystériques.

Récolte. L'Herbe aux chats croît dans les lieux pierreux et frais, les haies, les buissons, les villages. On en met près des ruches pour en éloigner les rats, qui sont très friands de miel. On peut la récolter pendant tout l'été. Son emploi médical est peu usité.

PRÉPARATIONS, DOSES.

Infusion (sommités fleuries) : 15 à 30 gr. par kilog. d'eau. — *Infusion vineuse* pour l'usage externe, en fomentations, injections vaginales, etc.

POLYTRIC. *Polytricum commune*, L.

Perce-Mousse.

Cette *Mousse* (155; *pl.* IX, 5) croît à l'ombre sur les rochers, contre les vieilles murailles, dans les puits, aux bords des fontaines et des ruisseaux.

Propriétés. Cette plante est inodore, d'une saveur presque nulle, et cependant les anciens l'estimaient sudorifique, apéritive, emménagogue, etc. Nous l'eussions passée sous silence, si, dans ces derniers temps, on n'eût essayé de la tirer de l'oubli dans lequel elle était tombée. En effet M. Bonnafoux, médecin à Confolens, a publié dans la *Revue médicale* (1836) le résultat de ses essais sur l'action emménagogue du Polytric. Entre autres observations, on en trouve une qui tendrait à prouver que la chlorose et même des affections plus graves ne seraient pas un obstacle à la réussite du médicament. « Une demoiselle de 20 ans, dont les règles étaient supprimées depuis une année, était arrivée à un état chlorotique d'autant plus alarmant que le poumon droit était le siège d'une affection fort grave. Elle prit pendant deux mois la décoction de Perce-Mousse, et bientôt ses règles reparurent. L'état du poumon s'était en même temps fort amélioré. »

PRÉPARATIONS, DOSES.

Décoction : 4 gr. par 500 gr. d'eau, jusqu'à réduction d'un tiers, donnée avec du lait en 3 fois dans la journée. Continuer pendant 1 ou 2 mois.

RUE. *Ruta graveolens*, L.

Rue odorante, Rue commune, Rue des jardins, Rue puante, Rue sauvage.

La Rue (*pl.* LI, 2) croît naturellement dans les lieux montueux et arides des contrées méridionales de la France ; on la cultive dans les jardins.

Arbuste d'environ 1 mètre de hauteur, à tige rameuse dès sa base ; rameaux supérieurs herbacés, glauques ; feuilles éparses, alternes, 2 fois ailées, glauques, à folioles cunéiformes, un peu épaisses et charnues ; toute la plante est parsemée de points glanduleux contenant une huile volatile très odorante.

Fleurs jaunes, en corymbe paniculé rameux (juin-août) Ses caractères sont ceux des *Rutacées* (508) : calice à 4 divisions aiguës, étalé ; corolle à 4 pétales (quelquefois 5) ovales, à bords sinués, relevés en forme de cuiller ; 8 ou 10 étamines saillantes, insérées à la base d'un disque hypogyne jaunâtre (1). Ovaire fendu en 4 ou 5 parties, rugueux et glan-

---

(1) La figure détachée représente une fleur sans pétales : le calice, les 8 étamines, le disque et l'ovaire 4 ou 5-lobé.

duleux à sa surface ; style central plus court que les étamines ; stigmate simple. Capsule globuleuse à 4 ou 5 côtes rugueuses, s'ouvrant par leur partie supérieure et interne (1).

Propriétés, usages. La Rue se fait remarquer par son odeur forte, stimulante, désagréable, et par sa saveur âcre et piquante. On l'a employée dès la plus haute antiquité dans l'aménorrhée, les affections nerveuses et d'autres affections encore que nous allons passer en revue tout à l'heure.

La Rue est emménagogue ; elle exerce une action congestive utérine qui peut être très avantageuse dans l'aménorrhée chlorotique ou par atonie, mais qui aurait des effets fâcheux dans les cas où la matrice serait le siége d'un état phlegmasique. Donnée à une dose un peu forte et continuée pendant longtemps, elle peut d'ailleurs enflammer le canal intestinal, la matrice, et par suite donner la mort. Cette plante est une de celles que certaines filles emploient pour faire disparaître les preuves d'une coupable conduite. Pline connaissait ses propriétés abortives, car il en défendait expressément l'usage aux femmes enceintes.

La Rue a été préconisée dans l'hystérie, l'hypochondrie et l'épilepsie ; mais les éloges qu'en ont faits les anciens sous ce rapport n'ont pas trouvé faveur auprès des modernes. — Galien la recommandait contre les flatuosités ; — Hippocrate la considérait comme résolutive, diurétique et alexitère, etc.

Les usages extérieurs de la Rue se sont multipliés. Des lavements avec sa décoction constituent un bon remède contre les *ascarides vermiculaires.* — La poudre et la décoction de cette plante tuent les *poux.* — De l'huile dans laquelle on a fait infuser de la Rue peut détruire fort bien l'insecte de la *gale.*

« Les feuilles de Rue, broyées et appliquées sur la peau, produisent une rubéfaction. C'est ce qui a fait employer cette plante en épithème sur les carpes (poignets) contre les *fièvres intermittentes.* On s'est servi, dit-on, avec quelque succès de l'introduction du suc de Rue, plus ou moins étendu d'eau, dans

---

(1) On voit sur la plante figurée un fruit dont les 4 parties se séparent, et d'autres fruits moins avancés.

le conduit auditif, pour remédier à des *surdités* atoniques ou nerveuses. » Les Romains, et Roseistein, après eux, cherchaient à *fortifier la vue* en faisant arriver sur les yeux la vapeur de la Rue.

Récolte. La Rue sauvage est plus active que celle que l'on cultive. Il faut récolter les tiges munies de beaucoup de feuilles avant que les fleurs soient ouvertes. Leur dessiccation, qui ne diminue en rien pour ainsi dire leurs propriétés, doit être faite avec soin et complétement. — Les semences sont aussi employées.

PRÉPARATIONS, DOSES.

Infusion : 2 à 10 gr. par kilog. d'eau ; édulcorer et prendre par tasses. — 10 à 30 gr. par kilog. d'eau, pour lotions, fomentations, fumigations, injections, etc.

Poudre : 50 cent. à 3 gr. en bols ou pilules. — Quantité suffisante pour saupoudrer les ulcères.

Sirop : 15 à 30 gr. comme édulcorant.

Extrait : 50 cent. à 2 gr.

Huile essentielle : 10 à 50 cent. sur du sucre ou en potion.

SABINE. *Juniperus sabina*, L.

Genévrier, Sabinier, Savinier.

La Sabine (*pl.* II, 3) appartient au genre Genévrier, famille des *Conifères* (165, E), et croît naturellement aux lieux secs et pierreux du midi de la France.

Arbrisseau d'environ 4 mètres de hauteur, à feuilles extrêmement petites, squammiformes, dressées, imbriquées sur la tige, opposées, ovales-aiguës, non épineuses.

Fleurs dioïques : chatons portés sur de petits pédoncules recourbés et écailleux ; organes de la fructification comme dans le genévrier. Fruits pisiformes, ovoïdes, charnus, d'un bleu noirâtre, renfermant un ou deux petits noyaux.

Propriétés, usages. Il y a une analogie de propriétés entre la Rue et la Sabine. Les feuilles de cette dernière sont douées d'une saveur amère et âcre, d'une odeur forte, aromatique, rappelant la térébenthine, parce que, en effet, elles contiennent beaucoup de résine et d'huile volatile. Administrées à hautes doses, elles déterminent les accidents des substances irritantes, tels que inflammation de l'estomac, vomissements, coliques, déjections mélangées de sang, accélération du pouls, etc.; à doses modérées, elles portent spécialement leur action sur l'utérus et conviennent dans beaucoup de cas.

Les propriétés emménagogues de la Sabine sont plus marquées que celles de la rue. Son action va quelquefois jusqu'à déterminer de fortes congestions irritatives de la matrice et de violentes ménorrhagies : son emploi doit donc être proscrit non-seulement lorsqu'il y a présomption de grossesse, mais encore lorsque l'absence des règles se rattache à un état d'éréthisme et d'irritation de la matrice. Tout le monde est d'accord sur ce point, excepté M. Dieu, qui conteste à cette plante toute vertu abortive (*Mat. méd.*, t. 3, p. 258).

La Sabine provoque des hémorrhagies utérines; cependant plusieurs auteurs la regardent comme un remède très efficace contre les ménorrhagies. Il y a là quelque chose de contradictoire sans doute; et pourtant on comprend très bien que dans les cas d'hémorrhagie par inertie de la matrice, la Sabine, comme stimulant spécial, agisse sur cet organe à la manière du seigle ergoté, c'est-à-dire en faisant cesser l'atonie qui favorise l'écoulement sanguin, et provoquant la contraction des fibres musculaires et par suite l'occlusion des vaisseaux béants. Sauter et M. Aran sont parvenus à arrêter des pertes au moyen de cette pratique, et à empêcher des fausses couches imminentes.

La Sabine a été mise en usage par divers médecins contre la goutte chronique (Hufeland), le rhumatisme (Brera), l'ischurie des femmes en couches (Rau), les fièvres intermittentes (Gilibert), la blennorrhagie passée à l'état chronique (Sauvan), etc. ; mais ces médications n'ont point été répétées de manière à fixer l'attention sur elles. C'est peut-être un tort.

Cette plante est plus connue comme vermifuge. « Ray donnait le suc des feuilles mêlé avec du lait et un peu de sucre ; Bulliard prescrit les feuilles cuites dans du lait. Un cataplasme de son et de décoction de sabine, appliqué sur l'abdomen, a suffi, chez un enfant de trois ans, pour obtenir l'expulsion de treize lombrics dans l'espace de trois jours. »

A l'extérieur on a employé, en outre, la Sabine en poudre pour raviver les ulcères blafards ; la décoction en lotions, injections ; l'huile essentielle, contre les douleurs névralgiques, etc.

PRÉPARATIONS, DOSES.

Poudre (feuilles) : 50 cent. à 1 gr. en bols, pilules ou électuaire. — Quantité voulue comme cathérétique.

Infusion : 1 à 8 gr. par kilog. d'eau. — 15 à 30 gr. pour lotions antipsoriques (contre la gale).

Extrait : 50 cent. à 1 gr.

Huile volatile : 4 à 10 gouttes en potion.

On prépare une *pommade* en mêlant 2 parties de poudre avec 5 parties d'axonge ou de cérat.

SAFRAN. *Crocus sativus*, L.

Safran cultivé.

Le Safran (*pl.* LI, 4) est de la famille des *Iridacées* (160, B). — *Plante* de 15 à 20 centim., formée d'un bulbe arrondi, gros comme le pouce, brun à l'extérieur, blanc et charnu en dedans ; feuilles radicales dressées, étroites, linéaires, creusées en gouttières, vertes en dessus et blanches en dessous.

Fleurs violettes, marquées de veines purpurines, grandes, portées chacune sur une hampe courte qui sort du milieu des feuilles (septembre-octobre). Périanthe calicinal à long tube et six divisions : à la base des trois externes s'attachent les 3 étamines ; style long, simple en bas, partagé supérieurement en trois divisions portant 3 stigmates renflés, roulés en cornet, de couleur jaune, qui dépassent les étamines. Ovaire arrondi auquel succède une capsule ovale à 3 loges.

Propriétés, usages. « La substance répandue dans le commerce sous le nom de safran du Gâtinais, n'est que la partie supérieure du style et les stigmates du *crocus sativus*, et peut-être de quelques autres espèces confondues et cultivées avec lui. Le safran est d'une couleur jaune rougeâtre, d'une odeur forte assez agréable, d'une saveur un peu amère et piquante… Il doit être placé parmi les médicaments stimulants et antispasmodiques. A petite dose, il excite les différentes fonctions, tandis qu'il en pervertit la marche quand il est administré à des doses un peu considérables, telles que 3 à 5 grammes. Il détermine alors tous les symptômes et tous les accidents de l'ivresse, une congestion cérébrale plus ou moins forte, le délire, etc. » (A. Richard).

Le Safran passe pour tonique, stimulant, antispasmodique, sédatif, et surtout emménagogue ; toutefois, ses propriétés ont été singulièrement controversées. Il s'administre à petites doses comme stomachique. A doses plus élevées, il devient antispasmodique et sédatif, propre à combattre l'hystérie, les spasmes, les coliques nerveuses, l'hypochondrie, etc. Cette substance exerce une action spéciale sur l'utérus; c'est un médicament en quelque sorte populaire, auquel les femmes ont souvent recours pour rappeler leurs règles. Les considérations auxquelles nous nous sommes livré en parlant de la médication emménagogue sont applicables ici.

Nous n'en finirions pas si nous voulions passer en revue tous ces usages thérapeutiques et économiques auxquels on a soumis le Safran. On l'a vanté contre la chlorose (M. Dieu); à l'extérieur, comme résolutif, anodin, pour dissiper les engorgements, calmer les vomissements nerveux, guérir les gerçures du sein. Roque a cru lui trouver une propriété aphrodisiaque. — On se sert du Safran pour préparer des couleurs fines, et colorer une foule de produits dans les arts. On a donné le nom de *polychroïte* à sa matière colorante, qui a été extraite par MM. Bouillon-Lagrange et Vogel.

Récolte. La plante, originaire d'Orient, est cultivée en grand dans plusieurs départements de la France, surtout en Gatinais. Le Safran (stigmates) est une substance assez chère ; aussi n'est-il pas rare de la trouver sophistiquée dans le commerce. Quand il est de bonne qualité, il est homogène, d'un beau rouge, ni trop mou ni trop sec, d'une odeur aromatique pénétrante, colorant fortement la salive en jaune doré, etc.

PRÉPARATIONS, DOSES.

Infusion théiforme : une pincée ou 1 gr. pour 1 tasse d'eau ; ou bien 2 à 3 gr. par kilog. d'eau bouillante.

Poudre : 1 à 2 gr.

Sirop : 30 gr. en potion.

Teinture : on en prépare une très active en faisant digérer pendant 5 ou 6 jours 30 gr. de safran dans 500 d'alcool.

On met du safran sur les *cataplasmes* pour les rendre anodins et résolutifs.

Cérat safrané (2 à 4 gr. pour 32 gr. de cérat) : employé contre les gerçures, les excoriations, dans le pansement des brûlures, etc.

Le safran entre dans le *vin d'opium composé* (laudanum de Sydenham), les *pilules de cynoglosse,* l'*élixir de Garus,* l'*élixir de longue-vie,* les *pilules de Rufus ;* dans divers emplâtres, etc.

SEIGLE ERGOTÉ. *Sphacelia segetum*, LÉVEILLÉ.

Ergot de Seigle, Seigle ergoté, Clou de Seigle.

L'ergot de Seigle (*pl.* LI, 5) est un *Champignon* d'un genre particulier, nommé *Sphacélie* (150, B). La Sphacélie, suivant M. Fée, se développe à la base de la fleur des Graminées. Elle se présente d'abord sous la forme de filaments qui se dirigent de bas en haut et atteignent bientôt le sommet de l'ovaire : il résulte de là que la masse ergotée est complétement recouverte par le champignon. Selon M. Léveillé, cette production est à la fois formée par le grain malade et par un champignon parasite qui en occupe le sommet.

« Le seigle ergoté se présente sous forme de grains plus ou moins allongés, cylindracés, obtus, marqués d'un sillon longitudinal sur un de leurs côtés, ordinairement plus ou moins arqués, offrant de 1 à 3 cent. de longueur. Leur couleur est brune, violacée, un peu pulvérulents, d'une odeur assez désagréable ; leur texture est compacte. »

Propriétés, usages. « Le seigle ergoté donne lieu à des accidents très graves lorsqu'il se trouve mélangé en quantité notable dans les farines de seigle ou de froment : ces accidents sont des vertiges, des étourdissements, la gangrène des extrémités, et même la mort. On a donné le nom d'*ergotisme* à la série d'accidents que provoque le seigle ergoté. Tantôt cette substance agit plus spécialement sur le système nerveux ; dè là le nom d'*ergotisme convulsif*. Tantôt, au contraire, l'un des phénomènes prédominants est la gangrène, qui s'empare des extrémités, et particulièrement des extrémités inférieures ; c'est à cette variété qu'on a donné le nom de *ergotisme gangréneux*. On trouve dans les auteurs un grand nombre de relations des épidémies que l'usage du seigle ergoté a souvent provoquées. Dans tous les cas, ce sont des accidents graves, qui souvent compromettent la vie des malades. » Nous ne dirons rien des épidémies d'ergotisme qui se manifestent quelquefois parmi les populations peu aisées, dans les années très humides, où le seigle est envahi par l'ergot ; épidémies dont on a d'ailleurs singulièrement exagéré les effets fâcheux.

Généralement une substance quelconque jouit de propriétés d'autant plus puissantes que son action physiologique sur les organes est plus marquée : voilà pourquoi le Seigle ergoté est un médicament actif, précieux, héroïque ; et, par contre, pourquoi aussi les plantes qui, presque sans odeur ni saveur, ne modifient que faiblement l'action physiologique des organes, ne produisent que des effets thérapeutiques à peu près nuls. De toutes les vertus de l'Ergot de seigle, la plus puissante et la plus incontestable est, sans contredit, celle de solliciter les contractions de la matrice dans le cas d'inertie de cet organe pendant ou après l'accouchement. Elle était bien connue des matrones et de quelques charlatans ; mais aucun travail sérieux n'avait été publié sur ce sujet, lorsque, en Amérique, l'attention fut éveillée par le Dr Stearns. Presque en même temps Desgranges, de Lyon, puis Chaussier, Goupil, et, en Angleterre, Davies et Clark constataient les propriétés obstétricales du Seigle ergoté, et publiaient des mémoires où tous les faits venaient confirmer les assertions des médecins américains. Aujourd'hui cet agent a remporté tous les suffrages, sauf ceux de quelques médecins routiniers et entêtés.

On emploie ce médicament (que nous plaçons ici à cause de son action sur l'utérus, et non à cause de ses propriétés emménagogues) dans plusieurs cas qui sont, par rang d'importance au point de vue de l'utilité démontrée : l'inertie de la matrice dans l'accouchement, la délivrance tardive, la présence de caillots dans la matrice, les hémorrhagies utérines, certaines paralysies, certaines aménorrhées, leucorrhées, hémorrhagies, céphalalgies, etc.

Le Seigle ergoté convient dans le travail de l'enfantement lorsque, le col utérin étant suffisamment dilaté, le volume de la tête du fœtus proportionné aux dimensions du bassin, l'enfant dans une position naturelle qui ne fasse pas obstacle à son expulsion, la tête descendue dans le petit bassin, etc., il ne manque, pour que l'accouchement se termine, que des douleurs utérines. Alors, en effet, cet agent est tout puissant; son action est prompte, de peu de durée, mais souveraine; au bout de 10 à 15 minutes elle se manifeste, et après une heure ou deux elle est complétement épuisée. Les douleurs provoquées sont vives, longues, presque permanentes. Ayant fait un relevé des observations publiées jusqu'en 1835, le Dr Bayle a trouvé que sur 1,176 cas d'accouchements ralentis ou empêchés par l'inertie de la matrice, 1,051 ont été plus ou moins promptement terminés par l'emploi du Seigle ergoté; dans 11, le médicament a échoué; dans 14, le succès a été modéré.

Mais il s'est élevé une grave question dont a été saisie l'Académie de médecine il y a peu de temps de par l'autorité supérieure, à savoir . si l'administration de l'Ergot est ou non exempte de tout danger pour la mère et pour l'enfant. La première conclusion du rapport que fut chargé de faire M. Danyau fut celle-ci : « Le Seigle ergoté, quels que soient d'ailleurs les avantages attachés à ce précieux médicament, peut, quand il est imprudemment administré, déterminer la mort de l'enfant et des lésions plus ou moins graves chez la mère. »

L'Ergot est encore indiqué lorsque l'arrière-faix (délivre, placenta) tarde à sortir, et que la matrice ne se contracte pas pour l'expulser, ce dont on s'assure par le palper hypogastrique. — Dans ce cas, le délivre devient, par sa présence, cause d'hémorrhagies plus ou moins abondantes, contre lesquelles le même agent est encore administré avec plein succès, parce qu'il resserre les fibres utérines, rapproche les parois des vaisseaux béants et favorise l'expulsion des caillots retenus dans l'organe.

Le Seigle ergoté n'agit pas aussi efficacement dans les ménorrhagies indépendantes de la grossesse et de l'accouchement. Cependant son emploi procure des résultats avantageux, et d'après les expériences tentées par MM. Trousseau et Maisonneuve, dans aucun cas l'hémorrhagie ne s'est montrée rebelle à son action, quel qu'ait été, du reste, l'état de l'utérus.

La manière d'agir de l'Ergot semble éloigner toute idée de propriété emménagogue. Pourtant ce médicament a été recommandé dans l'aménorrhée; on l'a aussi employé contre la leucorrhée; mais ces maladies dépendent de causes trop diverses pour que cet agent, pas plus qu'aucun autre, puisse avoir une action spéciale contre elles.

Le Seigle ergoté paraît être un agent excitateur de la moelle épinière. Ducros, de Marseille, cite plusieurs cas de paraplégie guéris par l'usage de cette substance; Barbier, d'Amiens, Payan, ont publié des faits analogues. Allier a obtenu des résultats avantageux de l'administration de l'Ergot dans des cas où la vessie avait perdu sa contractilité par suite, non d'une lésion de la moelle, mais de la distension immodérée de ses tuniques due à l'accumulation de l'urine.

Un agent aussi puissant a dû être essayé dans une foule de maladies ; c'est effectivement ce qui a été fait, avec des résultats très divers, dans les pertes séminales, les fièvres intermittentes, les épistaxis, les hémoptysies, les céphalalgies, l'hystérie, la chlorose, la diarrhée et la blennorrhagie chroniques, etc. — Enfin l'Ergot de seigle a été considéré comme provoquant aux plaisirs de l'amour.

Récolte. Rien de particulier à dire, si ce n'est que l'on fait sécher l'Ergot à l'étuve, et qu'on le pulvérise au moment même de l'administration, sans quoi il perd ses propriétés actives. L'Ergot entier est lui-même fort altérable; il est nécessaire de le conserver dans des flacons bien secs et bouchés exactement. Il faut le renouveler tous les ans.

Poudre : 30 à 60 centig., 4 à 8 fois par 24 heures.

Infusion (ergot concassé) : 4 gr. pour 500 gr. d'eau, à prendre par tasse de 2 en 2 ou de 4 en 4 heures. — La *décoction* se prépare avec des quantités pareilles et se prend de même.

L'ergot peut être administré sans danger plusieurs jours de suite.

STERNUTATOIRES, ERRHINS, PTARMIQUES.

Ces expressions désignent les corps solides, liquides ou gazeux qui, dirigés dans les fosses nasales, provoquent l'irritation de la muqueuse olfactive, et par suite la sternutation avec sursécrétion de ses follicules. Mérat et Delens proposent de donner le nom de *sternutatoires* aux substances qui déterminent l'éternûment; celui de *ptarmiques* à celles qui se bornent à entretenir une fluxion locale et à produire un flux muqueux plus ou moins abondant; enfin les *errhins* comprendraient tous les médicaments, irritants ou autres, employés dans les maladies des fosses nasales. Ces distinctions n'ont pas d'importance dans la pratique; car on comprend, en effet, que l'habitude, l'idiosyncrasie du sujet, le plus ou moins de force de l'agent employé, pourront faire de celui-ci tantôt un sternutatoire, tantôt un ptarmique.

On emploie les sternutatoires : 1º pour produire des secousses brusques, des mouvements subits d'expiration, afin de combattre l'asphyxie et la syncope, de provoquer la rupture des abcès des amygdales, l'expulsion des fausses membranes, et quelquefois une hémorrhagie nasale. L'effet qu'ils produisent pourrait être fatal aux individus disposés à l'apoplexie, aux épistaxis, à la hernie, ou affectés d'anévrisme du cœur ou des gros vaisseaux, comme aussi ils doivent être évités chez les femmes enceintes, où ils pourraient déterminer l'avortement.

2º Ces agents thérapeutiques sont plus souvent mis en usage pour établir une irritation dérivative sur la muqueuse nasale dans le but de combattre certaines affections chroniques, telles que les céphalées, les fluxions oculaires et auriculaires, l'amaurose; et, dans ces cas, les contre-indications sus-indiquées n'existent plus, puisque les brusques secousses de l'éternûment ne sont plus produites.

PLANTES STERNUTATOIRES.

Les plantes de cette classe sont assez nombreuses, si on les considère sous le rapport spécial de l'action irritante qu'elles peuvent exercer sur les fosses nasales ; mais si on les envisage sous d'autres points de vue, leur propriété sternutatoire se montre trop limitée dans ses applications pour qu'on les sépare des autres groupes, où elles sont plus employées comme émétiques ou purgatives, comme irritantes ou vésicantes, ou même comme narcotiques. Le *Tabac*, l'*Euphorbe*, le *Cabaret*, l'*Hellébore*, le *Muguet*, la *Marjolaine*, la *Bétoine*, la *Ptarmique*, etc., sont réputés sternutatoires. Nous n'avons à parler que des deux dernières plantes, que nous avons oubliées plutôt que réservées pour cette classe.

Il est inutile de faire remarquer que l'ammoniaque, le chlore, les acides en général, les gaz irritants, les moyens mécaniques, comme le chatouillement de la luette, les corps étrangers, etc., sont très propres à provoquer la sternutation.

BÉTOINE. *Betonica officinalis*, L.

Cette *Labiée* (249, M) croît dans les taillis, sur la lisière des bois, où ses fleurs se montrent tout l'été.

Plante vivace de 30 à 60 cent. (*pl.* LV, 4), à tige simple, droite, carrée, raide, pubescente, ne portant qu'une ou deux paires de feuilles (opposées) dans ses deux tiers supérieurs. Feuilles la plupart radicales, à très long pétiole, ovales-oblongues, cordées à la base, à dentelures mousses, ridées, un peu velues ; les supérieures plus étroites, à court pétiole, puis subsessiles. Racine noueuse, brunâtre, de la grosseur du petit doigt, munie de beaucoup de fibres.

Fleurs purpurines, en verticilles très rapprochés, formant un épi serré, interrompu (juin-septembre). Calice tubuleux, poilu en dedans, à dents acérées ; corolle bilabiée, à tube allongé, beaucoup plus long que le calice ; lèvre supérieure

42

entière, dressée; l'inférieure presque plane, à 3 lobes, 2 latéraux petits et arrondis, un moyen plus grand, entier. Etamines 4, didynames, plus courtes que la corolle, presque cachées par les poils glanduleux de celle-ci; anthères moirâtres. Ovaire quadrilobé, glabre; style simple, stigmate bifide. Quatre semences brunes au fond du calice.

Propriétés, usages. Odeur aromatique faible; saveur amère, légèrement acerbe et comme salée. Cette plante est stimulante. Elle a jadis été employée pour guérir la pulmonie, la paralysie, la rage, mais évidemment elle a été, comme tant d'autres, l'objet d'un engoûment que rien ne légitime. Aujourd'hui elle est tout-à-fait négligée. Cependant sa racine est émétique et purgative; ses feuilles et ses fleurs ont été mises en usage à titre de sternutatoires; et les seules préparations qu'on en fasse, c'est une poudre que l'on prise, seule ou mêlée avec d'autres poudres ptarmiques, pour combattre les maux de tête nerveux.

On peut *récolter* la Bétoine pendant toute la belle saison; elle a plus de force néanmoins lorsqu'elle est soumise à la dessiccation avant la floraison.

PTARMIQUE. *Achillea ptarmica.*

Achillée ptarmique, Herbe à éternuer.

Plante à tiges de 40 à 80 cent., dressées, simples, rameuses en haut; feuilles linéaires-lancéolées, très finement dentées, sessiles, glabres. Famille des *Synanthérées*, genre Achillée (257-40, T).

Fleurs blanches en capitules disposés en corymbes terminaux, irréguliers; demi-fleurons au nombre de 8-12; involucre hémisphérique à folioles entourées d'un rebord scarieux, brunâtre (juillet-septembre).

Propriétés. Cette plante est douée d'une odeur aromatique et d'une saveur âcre. Ses feuilles ont une analogie d'action avec celles de la Pyrèthre; ses racines mâchées provoquent l'éternûment et la salivation.

Elle croît aux lieux humides. On cultive quelquefois sous

le nom de *Bouton-d'Argent* une variété de cette espèce à fleurons tous ligulés (demi-fleurons).

SIALAGOGUES OU MASTICATOIRES.

Les Sialagogues sont des substances qui, introduites dans la bouche et soumises ou non à la mastication, augmentent les flux salivaires et muqueux de cette cavité.

L'augmentation provoquée de ces liquides a pour but : 1° de remédier à une affection des parties glanduleuses ou membraneuses de la bouche, à l'engorgement et à l'infiltration de la glande parotide, par exemple, en produisant une expuition plus grande du fluide qu'elle sécrète, pourvu que cet engorgement tienne au manque de vitalité et de tonicité; 2° d'opérer une sorte de dérivation propre à détourner un état fluxionnaire siégeant aux yeux, aux oreilles, au nez, au cerveau, au larynx, au poumon même, à remédier à la paralysie de la langue, à la migraine, à la céphalalgie, au rhumatisme des enveloppes du crâne, etc.

Il ne faut pas confondre les *Sialagogues* avec les *Salivants*: ces derniers, qui sont fournis par les préparations mercurielles, sont donnés moins pour produire la salivation que pour agir soit spécifiquement sur le virus syphilitique, soit comme altérants dans certaines affections plus ou moins graves, telles que le croup, le rhumatisme aigu, la péritonite, la pleurésie, la fièvre cérébrale, dans lesquelles alors la salivation témoigne de l'intolérance de l'économie pour le remède.

Les Sialagogues sont des stimulants aromatiques ou des irritants plus ou moins âcres. Parmi les premiers sont les racines d'*Angélique*, de *Livèche*, d'*Impératoire*, etc.; parmi les seconds nous trouvons le *Tabac*, la *Ptarmique*, la *Passerage*, la *Pyrèthre*, le *Raifort*, le *Cresson de Para*, etc. Toutes ces plantes ont été étudiées ou le seront, et nous y renvoyons le lecteur.

Nous n'avons pas cité les plantes exotiques, telles que le Cardamome, le Bétel, le Poivre, le Gingembre, etc., qui sont des masticatoires puissants, mais très rarement employés, ainsi du reste que les masticatoires indigènes.

APHRODISIAQUES.

On nomme ainsi, de Αφροδιτη, Vénus, les médicaments que l'on suppose propres à exciter ou à rappeler les désirs vénériens. Il n'existe pas de véritables aphrodisiaques, ayant pour effet spécial de ranimer les désirs amoureux ou plutôt de redonner la puissance virile, car les désirs peuvent exister sans la faculté, et celle-ci est précisément ce que l'on demande aux agents en question.

Pour les constitutions froides, molles, les tempéraments lymphatiques, chez les sujets faibles, etc., le meilleur aphrodisiaque est la cessation des causes qui ont produit la faiblesse, jointe à une nourriture tonique-analeptique, réglée d'ailleurs sur l'état idiosyncrasique des organes digestifs. Les aphrodisiaques varient donc comme les causes de l'anaphrodisie : à ce point que ce qu'il y a de mieux à faire pour rappeler le plus promptement les désirs, lorsqu'ils ont été épuisés par l'abus, c'est de se condamner à la continence plus ou moins rigoureuse, plutôt que de recourir au *phosphore* et aux *cantharides*, dont l'action se porte bien en effet sur les organes générateurs, mais pour y produire non le résultat qu'on en attend, mais un véritable état morbide, et quelquefois des accidents graves.

PLANTES APHRODISIAQUES.

Beaucoup de plantes aromatiques ou stimulantes sont réputées telles : ce sont, entre autres, la *Roquette*, la *Moutarde*, le *Céleri*, l'*Ail*, les feuilles de *Chanvre*, la *Gratiole*, le *Safran*, le *Seigle ergoté*, le *Bolet odorant*, le *Stramoine;* et, parmi les végétaux exotiques, la Cannelle, la Muscade, le Girofle, le Macis, etc. — L'*Ambre gris,* le *Musc,* le *Phosphore* et surtout les *Cantharides* sont les médicaments dont on a le plus vanté les propriétés aphrodisiaques.

Nous ferons suivre ces courtes généralités de l'histoire de l'*Oronge*, de la *Sauge hormin,* de la *Truffe* et de la *Verveine*, qui n'ont pas été comprises dans les groupes précédents.

Puis, par opposition, nous étudierons l'*Agnus castus* et le *Nénuphar*, qui passent au contraire pour anti-aphrodisiaques, c'est-à-dire pour calmants des élans érotiques.

ORONGE. *Amanita aurantiaca*, L.

Ce *Champignon* dont nous avons indiqué les caractères principaux (150-51, F), et qui croît dans les bois, surtout dans le midi de la France, bien qu'il ne soit pas rare aux environs de Paris, est comestible, délicieux. Les Romains l'estimaient beaucoup et lui attribuaient, comme au genre *Fongus* en général, des vertus aphrodisiaques.

La *fausse Oronge*, qui lui ressemble beaucoup, est vénéneuse, ainsi que nous l'avons déjà fait remarquer. M. Paulet, d'Évreux, en a conseillé la poudre contre les ulcères cancéreux. Le Dr Reinhard, en Allemagne, l'a essayé contre l'épilepsie, la paralysie et plusieurs autres maladies graves. Ces essais n'ont point été répétés en France.

SAUGE HORMIN. *Salvia horminum*, L.

« Cette variété de Sauge (249, B) est annuelle, haute de plus de 60 cent., terminée par des épis grêles, des fleurs bleues ou pourpres verticillées et soutenues par de longues bractées, ovales-pointues, agréablement colorées. Ce sont ces bractées qui la caractérisent : elles forment une touffe à la fin de la tige, où elles se trouvent sans fleurs. Les feuilles sont pétiolées, opposées, plus larges en bas, obtuses, plus étroites et sessiles en haut, vertes sur les deux faces. »

Cette plante répand une odeur agréable qui rappelle celle du baume de Tolu. En Autriche et en Angleterre, on s'en sert comme aromate. On lui attribuait des propriétés aphrodisiaques, antispasmodiques, cordiales, anti-ophthalmiques, que depuis très longtemps on ne met plus à profit.

TRUFFE. *Tuber cibarium*, P.

La Truffe est un *champignon* souterrain (150, F) qui se trouve dans le midi de la France et la Bourgogne, où on le récolte à la fin de l'automne. C'est un aliment agréable, recherché des gourmets, un condiment délicieux qu'on met dans les ragoûts, les sauces, les pâtés, et dont on farcit des volailles pour leur communiquer un goût exquis. — On a attribué aux truffes des propriétés aphrodisiaques qu'il est douteux qu'elles possèdent. Un médecin italien aurait même voulu prouver, dit-on, que les naissances étaient plus nombreuses dans les années qui correspondent à leur abondance.

La TRUFFE DU PIÉMONT (*Tuber griseum*) est également très recherchée, quoiqu'elle soit, sous le rapport de sa conservation et des usages qu'on en fait pour embaumer les volailles, bien inférieure à celle du Périgord ; mais elle a un goût alliacé fort estimé des habitants du Midi. On la dit aussi très aphrodisiaque.

VERVEINE. *Verbena officinalis*, L.

Verveine officinale, Herbe sacrée.

Genre type de la petite famille des *Verbénacées* (215, A), la Verveine (*pl.* XVII, 3) est une *plante* herbacée de 50 à 80 cent., à tiges dressées, raides, glabres, carrées, un peu rameuses, à rameaux ouverts et opposés ; feuilles opposées, oblongues ou ovales, hérissées de quelques poils, profondément incisées, à lobes crénelés ou dentés.

Fleurs d'un violet pâle, petites, solitaires à l'aisselle de petites bractées, disposées en épis lâches, grêles, mais très longs (juin-octobre). Calice à 5 dents ; corolle tubuleuse, limbe à 5 lobes ; 4 étamines didynames, non saillantes. Ovaire 4-loculaire ; styles soudés en un style terminal indivis.

Propriétés, usages. La Verveine, aux yeux des anciens, jouissait de propriétés merveilleuses ; les druides la faisaient entrer dans l'eau lustrale et s'en servaient pour prédire l'avenir. Le nom d'*herbe sacrée* lui vient de ce que les prêtres l'employaient pour nettoyer les autels avant les sacrifices ; celui de *Verveine*, dérivé d'*herba Veneris*, rappelle ses vertus aphrodisiaques, car on la croyait propre à rallumer des feux près de s'éteindre.

Nous n'énumérerons pas les maladies très diverses que cette plante guérissait jadis, et contre lesquelles elle n'a aucune puissance aujourd'hui, non qu'elle soit dégénérée, mais parce que la crédulité, les préjugés et la superstition se sont évanouis. La Verveine est légèrement amère, tonique-astringente, un peu rubéfiante à l'extérieur. Le peuple l'emploie très souvent en cataplasme sur les points de côté, les douleurs rhumatismales, et en topique sur la tête contre la migraine. Ainsi employée, elle a paru très utile à M. Dubois, de Tournai, et à beaucoup d'autres avant lui.

Récolte. La Verveine est commune sur le bord des chemins, dans les lieux incultes. Il faut la cueillir avant la floraison, choisir les tiges bien garnies de feuilles, et pour que celles-ci restent vertes les sécher promptement.

PRÉPARATIONS, DOSES.

Cataplasme (feuilles) : on fait cuire les feuilles écrasées dans du vinaigre, et on applique sur les parties douloureuses. On peut essayer ce moyen, qui procure réellement du soulagement dans les pleurodynies, le lumbago, les maux de tête. Le peuple a une grande confiance dans ce moyen.

La VERVEINE ODORANTE OU A TROIS FEUILLES (*Verbena tryphilla*) a des tiges beaucoup plus élevées, des feuilles verticillées par 3, sessiles, oblongues, entières, glabres, rudes sur les bords. — *Fleurs* d'un gris de lin et violettes, en panicule terminale par de petites grappes opposées 3 à 3 ou axillaires. Calice à 4 divisions ouvertes et arrondies (juillet-août). — Cette plante, qui ne se produit en France que par la culture, est douée d'une odeur de citron que le frottement développe davantage, et d'une saveur amère, un peu piquante et aromatique. Ses sommités servent à préparer une infusion théiforme qui peut remplacer celle de mélisse, de feuilles d'oranger et de tilleul, etc.

PLANTES ANTI-APHRODISIAQUES.

Comme, en thérapeutique, on n'a pas établi une classe spéciale de médicaments anaphrodisiaques, et que cependant il est des agents qui semblent calmer les désirs vénériens, du

moins qui ont joui de cette réputation, tels que l'*Agnus castus*
et le *Nénuphar*, nous ne trouvons pas de moment plus favorable pour parler de ces plantes que celui où nous venons de
donner la définition des aphrodisiaques. — Il est d'autres
substances qu'on a considérées comme susceptibles d'amortir
les feux de la concupiscence : telles sont les semences froides
des *Cucurbitacées*, les *acidules*, les *mucilagineux*, le *Lupulin*
(V. Houblon), la *Grande-Ciguë* (V. ces mots).

AGNUS CASTUS. *Vitex agnus castus*, L.

Gattilier, Poivre sauvage, Petit-Poivre.

Arbrisseau de la famille des *Verbenacées* (245, B), « à tronc
nu du bas, ou en buisson formé de beaucoup de branches
flexibles, carrées, un peu pubescentes, rougeâtres aux extrémités; feuilles ressemblant au chanvre, opposées, pétiolées,
à 5-7 folioles allongées, pointues, entières, cotonneuses en
dessous avec une nervure moyenne sur les deux faces.

Fleurs violettes ou purpurines, verticillées, en épis nus, terminaux (juillet-août). Calice court, 5-denté, cotonneux; corolle
à tube deux fois plus long, limbe à 6 découpures inégales;
4 étamines didynames saillantes; filets à 2 stigmates, etc.

Propriétés, usages. Odeur aromatique forte, agréable; saveur amère, âcre et comme poivrée; les semences possèdent
ces qualités encore à un plus haut degré. Elles étaient particulièrement employées, le croirait-on, pour émousser les désirs vénériens, malgré leur action véritablement stimulante.
Mais autrefois les préjugés, la superstition, une absurde tra-
dition, décidaient des vertus qu'il fallait attribuer aux plantes.
Il serait curieux cependant de pouvoir remonter à l'origine de
cette croyance qui s'était emparée des femmes d'Athènes,
qu'en formant leur couche avec des feuilles d'*Agnus castus*,
elles deviendraient plus fortes dans la chasteté.

Nous ne dirons rien de la *récolte* du Gattilier, si ce n'est
qu'il croît naturellement dans les lieux humides, le long des
courants d'eau dans le midi de la France, et que, dans les
autres parties, on ne l'obtient que par la culture.

NÉNUPHAR. *Nymphœa alba*, L.

Nénuphar blanc, Lis des étangs, Blanc d'eau, Volet, Lune d'eau, Baratte, etc.

Plante aquatique, vivace, du groupe des *Nymphéacées* (298, A),
à rhizome souterrain, rameux, donnant naissance à des tiges,
ou mieux à des pétioles longs qui conduisent chacun à la surface de l'eau une feuille grande, arrondie-cordiforme, à limbe
coriace et entier.

Fleurs blanches, très grandes (*pl.* XXII, 4), solitaires, nageantes au haut d'un gros pédoncule (juin-septembre). Calice
à 4 sépales libres, herbacés ou colorés; corolle à pétales très
blancs, au nombre de 15 environ, insérés sur deux rangs au
moins sur toute la surface externe et inférieure de l'ovaire;
les intérieurs plus courts et paraissant finir en se changeant
en étamines. Celles-ci, en nombre indéfini, hypogynes, paraissent quelquefois s'insérer à la surface de l'ovaire par la
soudure de leur partie inférieure avec un disque très développé. Stigmate sessile. Fruit ressemblant assez à une capsule de pavot.

Propriétés, usages. Odeur presque nulle dans les fleurs,
désagréable dans les feuilles; celles-ci ont une saveur un peu
amère, moins prononcée que la racine. Cette racine contient
une grande quantité de fécule, unie à un principe un peu âcre
et narcotique. Ses propriétés médicamenteuses sont mal déterminées : c'est un astringent pour les uns, un rubéfiant
pour d'autres; quelques auteurs prétendent avoir arrêté des
fièvres intermittentes en en appliquant des tranches épaisses
et fraîches sur la plante des pieds.

Les fleurs paraissent posséder une vertu narcotique et sédative. Depuis la plus haute antiquité, on leur a attribué une
action anti-aphrodisiaque qui les a fait employer pendant
longtemps dans les cloîtres et les couvents pour réprimer les
désirs vénériens, et même, prétendait-on, pour abolir la faculté génératrice. Cette erreur, comme tant d'autres, s'est
dissipée au flambeau de l'observation et des connaissances
physiologiques.

Récolte. Elle peut se faire en toute saison pour la racine, qui est très grosse, et que l'on coupe par rouelles pour la sécher. Les feuilles se cueillent dans leur temps; leurs propriétés disparaissent presque entièrement après la dessiccation. On n'emploie de nos jours ni les graines ni les feuilles.

PRÉPARATIONS, DOSES.

Décoction (racine) : 15 à 30 gr. par kil. d'eau. On peut doubler la dose, surtout si on emploie la racine sèche.

Sirop (fleurs) : c'est le *sirop de nymphœa*, employé comme émollient, calmant, anti-aphrodisiaque.

Le NÉNUPHAR JAUNE (*Nymphœa lutea*) est plus petit; il a 5 sépales au lieu de 4 ; ses pétales sont jaunes; il habite plutôt les eaux courantes. Du reste, il possède les mêmes propriétés que le Nénuphar blanc.

EXCITATEURS OU TÉTANIQUES.

Les médicaments désignés sous ce nom sont des stimulants énergiques dont l'action se porte sur les centres nerveux (moelle épinière, cerveau), et qui donnent lieu à des contractions musculaires spasmodiques, brusques, passagères, parfois d'une grande violence. On emploie les agents excitateurs, dont le nombre est d'ailleurs très restreint, pour réveiller la motilité dans les parties paralysées, rappeler le mouvement ou augmenter sa force. Toutefois, il faut distinguer les cas. Si la paralysie dépend d'une lésion cérébrale ou spinale, lésion physique, matérielle comme l'on dit, dépendante soit d'une hémorrhagie, soit d'une inflammation ou d'une violence extérieure, etc., les excitateurs ne conviendront pas tant que cette même altération matérielle ne sera pas guérie, tant que l'épanchement ne sera pas résorbé ou la déchirure de la pulpe nerveuse cicatrisée. Dans les paralysies réputées idiopathiques, *sine materia*, selon le langage des auteurs, telles que celles qui surviennent quelquefois chez les hystériques et les cataleptiques, chez les individus soumis à certaines émanations fortement odorantes, ou qui travaillent, manient le plomb, comme les fabricants de blanc de céruse, les peintres en bâtiments, etc., dans ces sortes de paralysies, disons-nous, les excitateurs peuvent être employés dès le début, à moins de contre-indication particulière du côté des voies digestives, et ils y produisent généralement de bons effets ; tandis que, dans les cas précédents, leur utilité est toujours très bornée et même contestable, lors même que l'on a lieu de croire dissipés les désordres matériels dont elles étaient la conséquence.

Les médicaments excitateurs, à l'exception du phosphore qui peut entrer en effet dans cette catégorie, sont fournis par le règne végétal; ils nous viennent des Indes ou du Nouveau-Monde. Tels sont la *Noix vomique*, la *Fève de Saint-Ignace*, le *Bois de Couleuvrée* et l'*Upas tieuté*, qui font partie des *Apocynées* (204) et dont les principes actifs, nommés *strychnine* et *brucine*, constituent des poisons d'une extrême activité.

Quant à nos plantes indigènes, il n'y a guère que le *Seigle ergoté* et l'*Arnica* qui produisent quelques effets analogues à ceux des tétaniques; mais il en a été question ailleurs. Restent les *Sumacs* (*Rhus toxicodendron* et *Rhus radicans*) qui, bien que végétaux exotiques, peuvent trouver place ici, par la raison qu'on les cultive soit dans le midi de la France, soit dans les serres.

SUMAC VÉNÉNEUX. *Rhus toxicodendrum*, L.

Les deux espèces mentionnées par Linné sous les noms de *Rhus radicans* et *Rhus toxicodendron*, groupe des *Térébinthacées* (277), n'en forment qu'une seule pour la description dans les auteurs modernes : seulement il y a cette différence que dans la première les folioles sont glabres, tandis qu'elles sont pubescentes dans la seconde.

Arbrisseau dioïque parvenant à une grande hauteur dans son pays natal (Virginie, Canada); mais, dans notre climat, n'ayant que des tiges rampantes divisées en nombreux rameaux grimpants qui s'attachent aux arbres au moyen de sortes de suçoirs. Feuilles alternes, longuement pétiolées, trifoliées, à folioles ovales entières, les deux latérales à court pétiole partiel.

Fleurs verdâtres, petites, dioïques (*pl.* XXI, 1), en petites grappes axillaires dressées (juillet-août). Les fleurs mâles, beaucoup plus grandes que les femelles, se composent d'un calice petit 5-parti ; corolle à 5 pétales ovales, plus longs que les sépales, recourbés en dehors de la fleur ; 5 étamines saillantes, insérées au pourtour d'un disque périgyne ; fleurs femelles, 3-4 fois plus petites ; 1 ovaire globuleux uniloculaire, entouré d'un disque périgyne ; style court trifide. Petite drupe : un seul noyau uniloculaire et monosperme.

Propriétés, usages. Cet arbrisseau a des qualités nuisibles Il suffit de toucher ses feuilles pour que la main se couvre d'ampoules en peu de temps, tant est âcre le suc blanchâtre et résineux qu'elles contiennent ; les émanations elles-mêmes occasionnent des accidents très graves, déterminent une éruption pustuleuse sur tout le corps des personnes qui y sont exposées pendant quelques instants, etc. Orfila a reconnu par ses expériences que les feuilles et l'extrait du Sumac vénéneux, ingérés dans l'estomac, agissent à la manière des poisons âcres ; qu'ils enflamment la muqueuse ; et puis, étant absorbés, exercent une action stupéfiante sur le système nerveux.

Cette plante vénéneuse est recommandée, à doses altérantes, contre les dartres invétérées, l'épilepsie, les paralysies. M. Bretonneau assure avoir retiré de bons effets du *Rhus radicans* dans les paraplégies consécutives à des commotions traumatiques de la moelle épinière (coups, chutes, efforts), n'entraînant pas de lésions organiques. C'est en considération de cette propriété (qu'on estimera tétanique ou altérante) que nous avons placé ici l'histoire de ce médicament, dont l'emploi, toutefois, doit être surveillé.

PRÉPARATIONS, DOSES.

Extrait (préparé avec les feuilles fraîches et contuses) : 1 gr. deux ou trois fois dans la journée ; cette dose est ensuite portée jusqu'à 4 et 8 gr. par 24 heures. M. Dufresnoy, de Valenciennes, fait les plus grands éloges de ce médicament, et dit qu'il lui a presque constamment réussi.

M. Bretonneau fait préparer l'extrait avec le suc non dépuré de la plante et l'administre en pilules (extrait de *rhus rad.*, 5 gr. ; excipient inerte, quantité suffisante : faites 25 pilules). On commence par une pilule et on augmente d'une tous les jours jusqu'à ce qu'on soit arrivé à 16 chez les adultes.

Poudre (des feuilles) : 25 cent.; augmenter de la même quantité de jour en jour (Trousseau).

ALTÉRANTS OU FONDANTS.

Il est des médicaments qui exercent une action latente, peu sensible, mais continue, sur les humeurs de l'économie, en vertu de laquelle ils les modifient, les dénaturent, les *altèrent* et les rendent moins aptes à la nutrition interstitielle qui leur est propre, et, par conséquent, à la génération de produits accidentels ou de phlegmasies : on les appelle *altérants*. — Dans certaines circonstances, ces mêmes médicaments agissent de manière à rendre l'absorption plus active : alors on leur donne le nom de *fondants*.

Les Altérants s'emploient dans les cas où l'organisme est profondément et sourdement atteint, non par quelque maladie plus ou moins localisée, ostensible, facile à démontrer, mais par un état général particulier qui nécessite une modification générale de la crase des humeurs. Sans doute les évacuations opérées au moyen de la saignée et des purgatifs constituent d'excellents altérants; mais ces agents débilitants qui sont très utiles dans les affections aiguës, ont l'inconvénient, dans les maladies chroniques, de détruire les éléments réparateurs du sang et de ne pouvoir être employés long-temps sans danger. C'est pour obvier à ces inconvénients qu'on a cherché d'autres remèdes capables de modifier profondément l'économie sans trop affaiblir la tonicité des tissus.

Les vrais altérants se tirent du règne minéral; ils sont d'ailleurs en petit nombre. En tête de la liste se trouve le mercure; puis viennent l'or, l'iode, le baryum, l'arsenic, les alcalins, le nitrate de potasse. Les maladies ou mieux les états diathésiques qui en réclament l'emploi sont la syphilis constitutionnelle, les scrofules, les dartres, les inflammations pseudo-membraneuses, le cancer, le rhumatisme et la goutte. L'usage de ces substances doit être surveillé, non-seulement à cause de leur action immédiate, mais encore parce que leurs effets se continuent pendant un certain temps après qu'on en a cessé l'administration, et qu'il importe de suspendre celle-ci dès que quelque signe fâcheux se manifeste.

Les altérants se prennent en grande partie parmi les contro-stimulants ; seulement tel médicament, comme le mercure, par exemple, agira comme contro-stimulant à dose élevée, et comme altérant ou fondant à doses fractionnées.

On trouve quelques contro-stimulants parmi les plantes, mais pas d'altérants pour ainsi dire. Cependant toutes celles qui sont douées de propriétés énergiques et qui agissent de telle façon qu'elles ne produisent aucun effet diurétique, sudorifique ou purgatif, etc., quoiqu'elles modifient sensiblement l'économie, toutes ces plantes, disons-nous, doivent être considérées, du moins dans les cas spéciaux que nous signalons, comme des altérants. Il résulterait de cette manière d'envisager la question que nous aurions à étudier beaucoup de plantes altérantes, si ces mêmes végétaux n'avaient des usages plus nombreux, plus importants, soit comme évacuants, soit comme rubéfiants ou irritants, etc. Il nous suffit, du reste, d'avoir défini ce genre de médication et d'avoir mis le lecteur sur la voie d'une explication satisfaisante, sinon parfaitement rigoureuse, relativement à certains effets thérapeutiques qui n'ont en apparence aucun rapport avec les propriétés de leurs agents.

Néanmoins, voici une petite liste de plantes que nous considérerons spécialement comme altérantes, bien qu'elles aient d'autres usages non moins importants que nous ferons connaître également.

PLANTES ALTÉRANTES.

Bois-Gentil, *écorce.*
Chélidoine, *racine, feuilles.*
Dompte-Venin, *racines, feuilles.*
Frêne, *feuilles.*
Gratiole, *herbe fleurie, rac.*
Pulsatille, *feuilles.*
Vermiculaire, *feuilles.*

L'*Aconit,* la *Ciguë,* l'*Orme,* le *Garou,* la *Clématite,* etc., sont encore des altérants dans certains cas.

BOIS-GENTIL. *Daphne mezereum*, L.

Mézéréon, Faux-Garou, Lauréole femelle, Lauréole gentille, Bois d'oreille, Merlion.

Sous-arbrisseau de 50 cent. à 1 mètre, à tige rameuse; feuilles alternes, ovales-lancéolées, entières, glabres, d'un vert foncé un peu glauque en dessous, ne se développant qu'après les fleurs, non persistantes.

Fleurs roses, en fascicules 2-3-flores le long des rameaux, au-dessous du bouquet terminal des jeunes feuilles (*pl.* xiv, 4), se montrant en février-mars, avant ces dernières. Caractères des *Daphnacées* (**181**, A); calice pétaloïde infundibuliforme, à limbe 4-fide, pubescent, caduc; 8 étamines incluses; style court à stigmate en tête. Fruit rouge.

Propriétés. Ce sont celles du Daphné-Garou (V. Garou); mais cet arbuste est plus particulièrement employé à l'intérieur comme altérant ou sudorifique. M. Cazenave en fait l'éloge dans le traitement des dartres chroniques; Hufeland l'a mis en usage avec succès contre les douleurs ostéocopes, le gonflement des os, administré seul ou avec le mercure.

Les baies sont purgatives; les paysans russes se purgent en en prenant une trentaine; Villers affirme que, dans le Dauphiné, les campagnards imitent cette pratique, mais qu'ils n'en avalent que 8 à 10 seulement.

Récolte. Le Bois-Gentil habite les bois montagneux du Midi, et on le cultive dans quelques jardins. Il ne faut employer que l'écorce du tronc de l'arbre et des branches principales; elle est mince, roussâtre ou d'un brun pâle.

PRÉPARATIONS, DOSES.

Décoction (écorce) : 4 à 8 gr. par kilog. d'eau qu'on réduit du tiers. Il faut en surveiller l'action sur les voies digestives.

Extrait : Leroux, pharmacien à Vitry-le-Français, prépare un extrait alcoolique de mézéréon, qui, employé en frictions, agit, selon lui, de la même manière que l'huile de croton tiglium.

Les usages externes du bois-gentil sont entièrement semblables à ceux du garou.

La LAURÉOLE (*Daphne laureola*) est un sous-arbrisseau très voisin, de 50 à 80 cent., qui diffère du Mézéréon par ses

feuilles persistantes ; ses fleurs d'un jaune verdâtre, disposées en petites grappes axillaires ; son fruit noir ; sa floraison
qui a lieu en mars-avril. Il se trouve plus communément dans
les jardins. Il peut remplacer le Bois-Gentil et le Garou.

CHÉLIDOINE. *Chelidonium majus*, L.

Grande-Chélidoine, Eclaire, Grande-Eclaire, Pelougne, Herbe d'hirondelle.

La Grande-Eclaire (*pl.* LVIII, 5) croît naturellement dans
les lieux incultes, auprès des vieux murs, au milieu des décombres, dans les lieux pierreux secs ou humides. Étant du
groupe des *Papavéracées* (294, B), elle offre les caractères botaniques suivants :

Plante vivace de 60 à 90 cent. ; tige cylindrique, rameuse,
cassante, rougeâtre, parsemée de poils mous, épars ; feuilles
alternes, pétiolées, pinnatifides, à lobes arrondis, incisés et
dentés, contenant un suc laiteux et jaunâtre.

Fleurs jaunes, rassemblées plusieurs ensemble à la partie
supérieure des ramifications de la tige (1), se montrant depuis
avril jusqu'en septembre. Calice à 2 sépales caducs, un peu
colorés ; corolle à 4 pétales ouverts, plans, entiers, plus
étroits à la base ; beaucoup d'étamines égales ; ovaire libre,
allongé ; stigmate bilobé. Silique allongée et grêle de 2-4 cent.
s'ouvrant en 2 valves qui se détachent de la base au sommet.

Propriétés, usages. La Chélidoine est inodore, mais toutes
ses parties renferment un suc jaunâtre qui en découle facilement lorsqu'on les incise ou qu'on les écrase, suc doué d'une
odeur forte, nauséabonde, d'une saveur âcre et amère, irritant fortement les organes digestifs. Les animaux auxquels
Orfila en a fait prendre ont succombé au bout de peu de temps
en offrant les accidents propres aux poisons narcotico-âcres.

Administrée à doses modérées, cette plante agit comme excitante, diurétique, purgative ou altérante. On l'a beaucoup
employée dans un temps dans l'hydropisie, l'ictère, les en-

(1) Le dessin représente un rameau florifère portant une ombelle de fleurs
en boutons et, à son extrémité, une fleur épanouie accompagnée de trois autres
non écloses.

gorgements viscéraux, les fièvres intermittentes, les dartres, les scrofules, la syphilis, la goutte, etc. Elle a pu être efficace dans les hydropisies et l'ictère par ses propriétés diurétiques ou purgatives ; mais si elle a eu quelque succès dans les autres affections que nous venons de nommer, c'est sans doute par l'effet d'un mode d'action tout différent, pour lequel les modernes ont inventé le mot *altérant*. Récamier regardait la Chélidoine comme ayant une influence particulière sur les engorgements indolents de la rate. Il savait d'ailleurs qu'avant lui Sennert et Gilibert en avaient obtenu de bons résultats dans ces affections.

Mais disons la vérité, la Grande-Éclaire a toujours été considérée plus particulièrement comme purgative. C'est à ce titre sans doute qu'elle a mérité la confiance de Linné, de Murray, de Bodard, de Biett, et dès la plus haute antiquité celle de Dioscoride, de Galien, etc., comme plante anti-ictérique. Si elle guérit l'ictère par le fait seul de la purgation qu'elle provoque, tous les autres purgatifs en peuvent faire autant ; ils auront même l'avantage, pour la plupart, d'être moins irritants ; que si, au contraire, on lui attribue une vertu particulière, spéciale, on est forcé de la rattacher à une propriété altérante. Cette réflexion se rapporte surtout à l'emploi de la Chélidoine dans les dartres, les affections scrofuleuses et dartreuses d'origine syphilitique, emploi qui a été tenté avec succès par Biett et M. Cazin.

Cette plante est mise en usage à l'extérieur pour détruire les cors et les verrues, pour préparer des pédiluves irritants, des collyres substitutifs, pour déterger, modifier avantageusement les ulcères sordides, échauffer, enflammer les tumeur froides et en amener la résolution, etc.

Récolte. La Chélidoine est beaucoup plus active croissant sur les vieux murs et dans les endroits secs que dans les lieux ombragés et humides. On en emploie la racine, l'herbe et les fleurs. Il ne faut pas la choisir trop jeune, ni trop grande, ni après la floraison. Autant que possible on doit l'employer fraîche, parce que la dessiccation lui enlève son suc, qui est surtout la partie active. On croit généralement que ses propriétés sont plus énergiques dans la racine.

Infusion ou *décoction* (feuilles) : 15 à 30 gr. par kil. d'eau. L'infusion est d'un beau jaune clair et n'a rien d'âcre. On peut la donner comme laxative pour rétablir les forces digestives.

Décoction (racine) : 10 à 15 gr. par kilog. d'eau. Galien administrait cette racine dans du vin blanc pour la guérison de l'ictère ; Forestus la faisait bouillir dans la bière. Ces préparations ont été employées par M. Cazin dans l'hydropisie et les embarras atoniques des viscères ; par Gilibert dans l'ictère ; par Linné dans les fièvres intermittentes.

Suc exprimé (de la plante) : 1 à 4 gr. dans de l'eau sucrée ou du miel. Wendt a conseillé le suc de la racine depuis 4 grains jusqu'à 20 (20 cent. à 1 gr. 10 cent.) « Au printemps et à l'automne, dit M. Cazin, je n'emploie que le suc de la racine, et en hiver je donne l'extrait de la plante entière, dont je forme des pilules de 10 cent. Je commence par en donner 2 ; puis j'arrive progressivement jusqu'à 10, et je continue cette dose jusqu'à la guérison. » Ce médecin parle du traitement des dartres, contre lesquelles il a encore employé avec succès des pilules composées avec l'extrait de chélidoine et le calomel, ainsi que contre les affections scrofuleuses, les engorgements du foie, les constipations opiniâtres dues à l'inertie des intestins.

Le *suc* de chélidoine, mêlé avec de l'eau ou du miel, a été employé en collyre, en injections et lotions excitantes. On l'applique pur sur les verrues et les cors pour les détruire ; mais son action caustique est trop faible ; il ne fait qu'enflammer les parties.

DOMPTE-VENIN. *Asclepias vincetoxicum*, L.

Asclépiade blanche.

Le Dompte-Venin (*pl.* LVI, 2) se montre dans les bois sablonneux ou pierreux, les lieux secs, les coteaux incultes, où il fleurit depuis mai jusqu'en août.

Plante vivace de 4-8 décim. de hauteur, à tiges dressées, simples, feuillées, glabres ; à feuilles opposées, ovales-lancéolées, entières, un peu coriaces. Appartenant aux *Asclépiadacées*, elle offre les caractères déjà indiqués (202).

Fleurs blanchâtres, petites, disposées en corymbes sur des pédoncules axillaires (mai-août). Calice à 5 divisions lancéolées ; corolle à 5 lobes un peu épais, obtus, glabres, ouverts en étoile ; 5 étamines alternes à filets soudés en un tube qui entoure l'ovaire, et munis chacun d'un appendice en forme de cornet recouvrant l'anthère correspondante, etc.

Propriétés, usages. Voici une plante dont les effets thérapeutiques sont peu connus, parce qu'ils varient suivant les doses auxquelles on l'administre et les maladies qu'on veut combattre. Quelques auteurs l'indiquent comme alexitère, mais ce prétendu *dompte-venin* paraît être lui-même un poison, puisque les chiens sur lesquels Orfila l'a expérimenté en sont morts, avec l'estomac enflammé. C'est donc un irritant.

Le Dompte-Venin peut être employé comme purgatif, et même comme vomitif, car Coste et Wilmet conseillent de le substituer à l'ipécacuanha. « Sa racine donnée en décoction à petite dose a été utile dans l'anasarque survenue à la suite de la scarlatine, où elle a agi comme *diurétique* ou *diaphorétique*. » Je souligne ces deux mots pour en faire voir l'antagonisme.

L'action altérante de cette plante est la seule admissible dans ce passage de Gilibert : « Quelques auteurs, dit-il, condamnent l'usage de cette racine. Cependant la décoction, que nous avons souvent ordonné à haute dose, n'a jamais causé le moindre accident : nous l'avons trouvée utile dans les dartres, les anasarques, les écrouelles, la chlorose et la suppression des règles ; elle augmente sensiblement le cours des urines... » Le même auteur ajoute ceci : « Extérieurement elle déterge les ulcères et arrête les progrès du vice scrofuleux. » Les paysans emploient les feuilles comme résolutives dans les engorgements lymphatiques et glanduleux, etc.

Récolte. La racine de Dompte-Venin peut se cueillir depuis l'automne jusqu'au printemps ; elle est blanchâtre, munie de beaucoup de fibres rameuses, d'une odeur forte et désagréable et d'une saveur amère, âcre et nauséeuse, tandis que le reste de la plante est à peu près inodore et beaucoup moins sapide. La dessiccation fait perdre à cette racine la plus grande partie de ses qualités.

PRÉPARATIONS, DOSES.

Décoction (racine) : 15 à 30 gr. par kilog. d'eau.
Extrait : 1 à 4 gr. en électuaire ou en pilules, etc.

Poudre (feuilles) : 1 gr. 50 cent. à 2 gr. Employée comme vomitif par les habitants du pays de Liége (Wilmet).

FRÊNE. *Fraxinus excelsior*, L.

Nous revenons sur l'histoire du Frêne (voir page 351) pour signaler ses propriétés antirhumatismales, exaltées tout récemment par le D⁣ʳ Deffis, entre autres, qui raconte qu'étant atteint depuis quatre ans d'un rhumatisme au genou et à l'épaule causant des douleurs violentes, surtout pendant la nuit, il a été débarrassé de ces douleurs après quinze jours de l'usage de la décoction de *feuilles de frêne*. Une foule d'autres rhumatisants n'ont eu, comme lui, qu'à se louer de cette médication.

PRÉPARATIONS, DOSES.

« Les feuilles de frêne doivent être cueillies lorsqu'elles laissent suinter une espèce de gomme visqueuse (selon les climats c'est au mois de mai ou de juin). On fait sécher ces feuilles à l'ombre; on en prend 32 gr., qu'on fait bouillir dans un litre d'eau pendant un quart d'heure. On ajoute ensuite une pincée de menthe poivrée. — On boit un verre de cette tisane, sucrée ou non, matin et soir, voilà tout. L'usage doit durer pendant 20 jours ou un mois. »

GRATIOLE. *Gratiola officinalis*, L.

Herbe à pauvre homme, Grâce-de-Dieu, Centauroïdes, Séné des prés.

La Gratiole (*pl.* LVI, 5) fait partie de la famille des *Scrophulariacées* (242, G) et se trouve dans les prairies humides, les lieux marécageux, aux bords des ruisseaux.

Plante vivace de 30 à 45 cent., à tiges simples, glabres, noueuses, rondes, avec 2 sillons alternativement opposés entre chaque paire de feuilles. Feuilles opposées, sessiles, semi-amplexicaules, ovales-lancéolées, un peu épaisses, dentées, glabres, trinervées, d'un vert jaunâtre.

Fleurs d'un blanc jaunâtre ou rosé, axillaires et solitaires sur des pédoncules minces, assez longs (juin-septembre). Calice à 5 divisions linéaires, muni à la base de 2 bractées lancéolées redressées qui ont été considérées comme 2 autres sépales ; corolle tubuleuse, beaucoup plus longue que le calice ; irrégulièrement bilabiée, quadrifide à 2 lèvres : lèvre supérieure relevée et échancrée, l'inférieure à 3 lobes arrondis ;

4 étamines dont 2 fertiles insérées au haut du tube, 2 inférieures presque avortées. Ovaire simple, ovoïde, pointu à son
sommet; style oblique, épaissi en haut; capsule biloculaire,
polysperme.

Propriétés, usages. La Gratiole est sans odeur, mais sa saveur est amère, nauséabonde, désagréable. Son action est irritante, énergique; sa racine passe pour être émétique, le reste
de la plante est violemment purgatif. Comme on le suppose
bien, elle a été employée dans le traitement des hydropisies,
des anasarques et des affections vermineuses ; elle a paru encore utile, comme moyen dérivatif, dans la goutte, le rhumatisme, les affections cérébrales chroniques, etc. Les habitants
de la campagne en font un fréquent usage pour se purger, et
ne se méfient pas assez de son action irritante qui leur cause
des accidents plus souvent qu'elle ne leur procure d'avantages.

La Gratiole agit comme altérante, donnée à petite dose,
dans les cachexies, les dartres chroniques, la syphilis. Cette
plante, au rapport de Kostreivski, a été très utile dans les ulcères vénériens, les nécroses, les caries, les tuméfactions
chroniques des testicules, les douleurs ostéocopes (Desruelles).
Stoll et Dehaen ont plusieurs fois associé la Gratiole au sublimé dans la curation des syphilides (Rayer). Muhcbeck regarde l'extrait de cette plante comme un remède bien préférable à l'opium dans le *delirium tremens* aigu. Donnée en
lavement chez les femmes, la Gratiole, suivant M. Bouvier,
peut donner lieu à une sorte de nymphomanie (*Journal de
Médecine*, vol. 54).

Récolte : avant ou pendant la floraison. La plante perd peu
de ses qualités par la dessiccation ; il vaut mieux l'employer
sèche, parce qu'en outre elles est moins dangereuse, etc.

PRÉPARATIONS, DOSÉS.

Infusion ou *décoction* (plante sans la racine) : 8 à 16 gr. dans 200 gr. d'eau
environ, à prendre en une ou deux fois pour purger. Il vaut mieux en diminuer
la dose et ajouter de la manne. On dit qu'elle purge plus sûrement infusée
dans du petit-lait. Les campagnards la font bouillir sans mesurer les quantités ;
mais ils en éprouvent souvent des accidents.

Poudre (racine) : 50 cent. à 1 ou 2 gr., comme vomitive. Action inconstante, moyen abandonné.

Extrait : 10 cent. matin et soir, en augmentant peu jusqu'à ce qu'il survienne des évacuations, comme moyen altérant. — Stoll et Swediaur employaient la formule suivante contre les dartres et la syphilis invétérée : extrait de gratiole, 12 gr.; rob de sureau, 90 gr.; sublimé corrosif, 15 cent. Faites un électuaire dont la dose est de 4 gr. tous les matins.

PULSATILLE. *Anemona pulsatilla* L.

Anémone pulsatille, Coquelourde, Herbe au vent, Fleur de Pâques, Teigne-Œuf, Passe-Fleur, Passe-Velours.

L'Anémone pulsatille (*pl.* lviii, 4), encore très connue sous le nom de *Coquelourde*, habite les lieux arides, les bois sablonneux, les prés secs, etc., où elle fleurit dès le mois d'avril.

Plante vivace de la famille des *Renonculacées* (500, D), couverte de longs poils soyeux, à tige de 10 à 40 cent., cylindrique, velue, uniflore. Feuilles radicales pétiolées, composées de folioles plusieurs fois pinnatifides, à segments très étroits, linéaires, aigus; 3 caulinaires formant un involucre éloigné de la fleur.

Fleurs d'un bleu violet (1 seule à l'extrémité de chaque tige), grandes, un peu penchées (avril-juin). Calice corolliforme de 5 à 15 sépales, velus-soyeux; pas de corolle; involucre composé de feuilles sessiles, divisées en segments linéaires; étamines nombreuses; carpelles nombreux étalés, groupés sur un réceptacle hémisphérique, et terminés par le style qui est quelquefois longuement accru, plumeux (1).

Propriétés, usages. La Pulsatille est, comme les autres Anémones, une plante extrêmement âcre, vésicante, qui, ingérée dans l'estomac, à forte dose, cause tous les accidents d'un empoisonnement par les substances corrosives, et, appliquée à l'extérieur, irrite, rubéfie et même ulcère la peau. Le célèbre médecin de Vienne, Storck, soumit cependant ce médicament dangereux à des essais suivis. C'est l'*Anémone des prés* qu'il employa, parce que cette variété, d'ailleurs

(1) Ainsi que le montre la petite figure détachée.

très voisine de notre Pulsatille, se présentait plus facilement
à lui. Il l'administra dans l'amaurose, la cataracte, les taies
de la cornée, la paralysie, les ulcères opiniâtres, la syphilis et
surtout les dartres, où certainement elle n'agissait guère autrement que comme altérante, d'autant mieux que c'est dans ces
dernières affections qu'elle a offert les résultats les plus favorables. La préparation que préférait Storck était l'extrait, qui,
nous devons le dire, ne s'est pas montré aussi utile entre les
mains des autres expérimentateurs, tels Richter, Bergius, etc.
Cependant Bonnel de la Brageresse a depuis essayé de prouver que le meilleur moyen de combattre le vice dartreux,
c'est de faire usage de l'extrait de Pulsatille, médicament qui
aurait procuré de grands avantages à Joachim Deramen, dans
le traitement d'une maladie d'une autre nature, la coqueluche.

Les paysans ont l'habitude de s'entourer les poignets de
feuilles pilées de Coquelourde pour se guérir de la fièvre intermittente; ces applications ne sont pas sans danger si elles
durent trop longtemps. C'est d'ailleurs une manière de remplacer les sinapismes et les vésicatoires, si on avait un pressant besoin de ceux-ci et qu'ils manquassent.

Récolte. Elle doit se faire un peu avant la floraison, afin que
la plante soit douée de toutes ses propriétés. Celles-ci vont
donc en diminuant, et, après la dessiccation, elles sont comparativement très faibles. N'oublions pas qu'à l'état frais la
Pulsatille est extrêmement active, et qu'il importe de l'employer avec prudence.

PRÉPARATIONS, DOSES.

Infusion (feuilles) : 8 à 12 gr. par kil. d'eau. Cette boisson a été donnée dans
les engorgements des viscères abdominaux, l'hydropisie, etc.

Extrait : Storck l'employait à la dose de 1 à 2 grains (5 à 10 cent.), jusqu'à
1 gr. en augmentant progressivement. — Deramm en administrait de 1/4 de
grain à 1 grain 1/2 (1 à 7 cent.), suivant l'âge du sujet, dans la coqueluche :
il prétend avoir prescrit ce remède pendant dix ans à tous les malades affectés
de coqueluche qu'il a eu à soigner, et n'avoir échoué qu'une seule fois.

Les vétérinaires appliquent souvent les *feuilles* pilées de coquelourde sur les
ulcères sanieux, atoniques ou gangréneux des chevaux.

VERMICULAIRE. *Sedum acre*, L.

Sedon âcre, Petite-Joubarbe, Vermiculaire brûlante, Pain d'oiseau, Orpin brûlant,
Poivre de muraille, etc.

La Vermiculaire brûlante (*pl.* LIX, 5) appartient aux *Crassu-lacées*, genre Orpin (**262**, A). Elle pousse abondamment sur les chaumières, les vieux toits, dans les bois, etc. — C'est une *plante* vivace de 8 à 15 cent., à tiges nombreuses, glabres, ordinairement rapprochées en touffe (1), les florifères divi-sées au sommet en 2 ou 3 branches courtes, arquées ; feuilles ovales, coniques, obtuses, sessiles, épaisses, vertes dans la jeunesse, blanchâtres ou rougeâtres en vieillissant, appliquées contre la tige. Souche rameuse, émettant des tiges radicantes à la base, les unes florifères, les autres stériles.

Fleurs jaunes, presque sessiles, en 2-3 épis courts recour-bés et rapprochés en corymbe terminal (juin-juillet). Calice à 5 divisions, quelquefois 4 ou 6 ; corolle à 5 pétales lancéolés, ouverts ; 10 étamines (en nombre double des pétales, 8, 10 ou 12) ; 5 carpelles devenant autant de capsules polyspermes.

Propriétés, usages. La Petite-Joubarbe est sans odeur, mais sa saveur est piquante, poivrée, et son suc est très irritant, caus-tique, au point que deux chiens auxquels Orfila en fit pren-dre 125 gram. moururent en 24 heures, présentant à l'autopsie la muqueuse stomacale d'un rouge de feu. Comme tous les irri-tants, cette plante détermine des évacuations par le haut et par le bas. Cependant elle a paru avantageuse à quelques expéri-mentateurs dans l'hydropisie, les fièvres intermittentes, le scorbut, les scrofules, la chorée, et particulièrement l'épilep-sie. Linné rapporte qu'en Suède, pour guérir la fièvre, on en prend la décoction dans de la bière une heure avant l'accès ; qu'on se sert encore avec avantage de cette boisson, qui produit souvent un ou plusieurs vomissements, contre les affections scorbutiques. Gilibert recommande le suc de *Sedum acre* dans la chlorose, l'ictère, l'empâtement des viscères abdominaux, où sans doute il le donnait à doses fractionnées, altérantes.

(1) Une seule est conservée sur la figure, à côté des autres qui sont coupées.

Toutefois nous ne conseillons pas l'usage de ce remède dans ces dernières maladies, parce que, neuf fois sur dix, elles dépendent d'un état inflammatoire chronique que l'on risque de convertir en phlegmasie aiguë dont les conséquences pourraient être très graves.

Mais c'est principalement contre l'épilepsie qu'on a employé la Vermiculaire. Des observations qui ont été publiées par Laubender, Ischorn, Peters, etc., en Allemagne, par Fauverge, Godier et d'autres en France, on peut conclure, disent Mérat et Delens : 1º que cette plante a presque toujours été utile contre cette maladie ; 2º qu'elle a le plus souvent éloigné les accès et diminué leur intensité ; 3º que quelques malades ont été complétement guéris. Quant à la question de savoir si le *Sedum acre* doit ses succès à une sorte de dérivation sur le canal intestinal ou à tout autre mode d'action, les expérimentateurs ne s'expliquent pas à cet égard, mais nous inclinons à lui accorder, dans l'épilepsie particulièrement, une propriété altérante.

La Vermiculaire a été mise en usage à l'extérieur pour guérir les affections cancéreuses, les ulcères sanieux, les plaies gangréneuses, le charbon ; pour résoudre les engorgements scrofuleux, détruire les cors, etc. Marquet, de Nancy, la vante beaucoup contre le cancer et la teigne : il dit l'avoir employée avec succès dans cette dernière affection, pilée et appliquée sur les parties malades pendant quarante ans, sur quantité de sujets où elle a toujours bien réussi (*Obs.*, etc., Paris, 1750). — En somme, c'est un médicament qui appelle de nouveaux essais dans le traitement de l'épilepsie, du cancer et de la teigne.

PRÉPARATIONS, DOSES.

Décoction (feuilles) : une poignée dans 1 kil. de bière réduite à moitié, divisée en plusieurs tasses, à prendre contre la fièvre, le scorbut (Linné).

Suc : 4 à 8 gr. dans du vin ou du lait, comme diurétique, apéritif, fondant, altérant dans l'ictère, les obstructions (Gilibert).

Poudre (plante séchée au four) : 50 à 75 cent., mêlée avec du sucre, en augmentant progressivement la dose jusqu'à 2 gr., contre l'épilepsie. Continuer pendant 2 ou 3 mois.

QUATRIÈME CLASSE DE MÉDICAMENTS.

DES NARCOTIQUES ET SÉDATIFS.

Les médicaments connus sous ces noms, et encore désignés par les dénominations de *stupéfiants, calmants, anodins, hypnotiques,* ont pour effet de modifier les centres nerveux et leurs conducteurs (cerveau, moelle épinière, nerfs, grand-sympathique), de telle sorte qu'ils diminuent ou même abolissent leurs fonctions. La sensibilité, la motilité et l'intellect lui-même sont frappés de stupeur lorsqu'on en fait usage à dose un peu élevée. Cependant les résultats sont bien différents les uns des autres, selon les quantités ingérées et les substances employées.

En effet, administrés à très faibles doses, les narcotiques n'agissent guère que localement en diminuant la sensibilité et l'irritabilité des tissus avec lesquels ils sont mis en contact. A des doses un peu plus fortes, ils étendent leur action au système nerveux; un état de calme général bientôt suivi de sommeil, se produit; et si la quantité absorbée est plus considérable encore, on voit survenir le *narcotisme,* c'est-à-dire le cortége des phénomènes suivants : pesanteur de tête, obscurcissement de la vue, affaiblissement de l'intelligence et des forces musculaires, prostration, sommeil profond, tantôt calme avec ronflement, tantôt agité. Dans d'autres cas, céphalalgie, vertiges, hallucinations, mouvements convulsifs, puis inégalité du pouls et de la respiration, etc.

D'autre part, la pratique démontre qu'à certains agents de cette classe il est donné de stupéfier telle portion du système nerveux, et à certains autres, au contraire, d'en augmenter l'action. Ainsi, tandis que le plan musculaire des intestins est comme frappé d'insensibilité et de contractilité par l'opium, il semble augmenter son mouvement péristaltique sous l'influence de la belladone et du stramonium; tandis que les solanées provoquent un délire bruyant, expansif, et une agitation musculaire considérable, les papavéracées, au contraire, jettent l'esprit dans un anéantissement profond.

Toutefois, si les divers narcotiques n'exercent pas une action identique sur la contraction musculaire et l'intelligence, tous agissent sur les centres nerveux de manière à calmer la douleur; et c'est chose très heureuse et très importante, puisque l'élément douleur devient souvent une cause de fluxions, d'irritations, de spasmes, de convulsions, de maladies nerveuses de toutes sortes.

Il y a trois manières principales d'employer les narcotiques : 1° l'application directe ou locale externe; 2° l'administration indirecte ou interne; 3° l'administration mixte. Leur usage bien dirigé est suivi des plus heureux effets dans une foule d'états nerveux, tels que le *delirium tremens*, la chorée, le tétanos, les spasmes, les toux convulsives, la coqueluche, les gastralgies; dans les affections douloureuses en général, les névralgies, les rhumatismes; dans les fièvres accompagnées de symptômes nerveux; dans la dernière période de la phthisie pulmonaire, du cancer et des cachexies, pour procurer du calme et du sommeil, etc.

Mais les narcotiques sont contre-indiqués toutes les fois que la faiblesse du malade est très grande, qu'il y a disposition aux congestions cérébrales, à une constipation opiniâtre. On ne doit les employer qu'avec ménagement dans les inflammations aiguës des organes intérieurs, seulement quand la violence de la douleur est de nature à épuiser les forces du malade, parce que, tendant à annihiler la sensibilité, ils favoriseraient par là même la terminaison par gangrène.

La plupart des narcotiques sont des végétaux dont l'odeur est vireuse, et qui doivent leur activité à la présence d'un principe particulier de la nature des alcalis organiques; d'autres, dont l'odeur n'est pas moins caractéristique, contiennent de l'acide hydrocyanique pour principe actif. Nous parlerons de ces divers agents.

PLANTES NARCOTIQUES ET SÉDATIVES.

Aconit, *feuilles, racine.*	Coquelicot, *pétales.*	Jusquiame, *feuilles.*
Belladone, *racine, feuilles.*	Cynoglosse, *racine.*	Laitue vireuse, *suc épaissi.*
Ciguë, *feuilles, racine, sem.*	Digitale, *feuilles.*	Laurier-Cerise, *feuilles.*

Laurier-Rose, *feuilles*.	Parisette, *feuilles, ra-*	Stramoine, *feuilles, se*
Morelle, *rameaux pourvus*	*cine.*	*mences.*
de fruits.	Pavot, *capsules*.	Tabac, *feuilles*.

ACONIT. *Aconitum napellus*, L.

Napel, Capuchon, Coqueluchon, Tue-Loup, Pistolets, Madriellet.

L'Aconit (*pl.* LII, 1) croît dans toute l'Europe, particulièrement dans les lieux ombragés et humides des Alpes, des Pyrénées, des Vosges, du Jura. On le cultive dans les jardins pour la beauté de ses fleurs. Il appartient à la famille des *Renonculacées* (300, N) et présente les caractères spécifiques suivants :

Plante vivace à tiges d'environ un mètre, dressées, simples, glabres, cylindriques; feuilles alternes, pétiolées, partagées jusqu'à la base en 5 ou 7 lobes allongés, profondément découpés en lanières étroites et aiguës.

Fleurs bleues, grandes, très irrégulières, disposées en grappes allongées, terminales [1], ayant des pédoncules munis supérieurement de 2 bractéoles et s'ouvrant depuis juillet jusqu'en septembre. Calice pétaloïde irrégulier formé de 5 sépales inégaux, pubescents en dedans; un supérieur en forme de capuchon, convexe en dessus, concave en dessous; deux latéraux plans, inégalement arrondis; deux inférieurs plus petits, ovales, entiers. Corolle formée de 2 pétales irréguliers, à long onglet, canaliculés, terminés supérieurement par une espèce de petit capuchon creux, obtus et recourbé à son sommet, offrant antérieurement à son ouverture une petite languette roulée en dessus : ces 2 pétales sont dressés et cachés sous le sépale supérieur. Environ 30 étamines d'égale grandeur, beaucoup plus courtes que le calice, à filets serrés les uns contre les autres. Ovaire à 3 carpelles surmontés de 3 filets. Trois capsules allongées. Racine allongée, noirâtre, en forme de navet, d'où le nom de *napel*, dérivé de *napus*.

[1] Le dessin représente une de ces grappes à l'extrémité d'un rameau, derrière laquelle se trouve représentée une feuille dont l'extrémité pétiolée est tournée en haut.

Propriétés, usages. L'Aconit est de toutes les renonculacées la plus vénéneuse; ses feuilles et ses racines sont douées d'une extrême âcreté. Orfila a reconnu par ses expériences que le suc des feuilles, introduit dans l'estomac, le rectum ou le tissu cellulaire, détermine des accidents graves suivis bientôt de mort, et que la racine agit encore avec plus de force. Cependant cette plante n'est pas généralement consi- dérée comme irritante; elle est plutôt stupéfiante pour beau- coup d'auteurs.

Le professeur Fouquier n'a reconnu dans aucune de ses pré- parations la propriété narcotique qu'on lui a attribuée; mais nous trouvons dans l'ouvrage de MM. Trousseau et Pidoux la conclusion opposée que voici: « De tout ce que nous venons de dire, il résulte que l'aconit exerce sur l'économie une action stupéfiante en vertu de laquelle il peut calmer les douleurs névralgiques et rhumatismales : cette propriété toutefois, il la possède à un moindre degré que d'autres substances dont l'emploi est en quelque sorte trivial. » En tout cas, il est certain que l'*aconitine*, principe actif de la plante, découvert par Brandes, est un poison très actif, qui porte son action principalement sur le système nerveux.

On est donc fort peu d'accord sur les propriétés thérapeu- tiques de l'Aconit-Napel, et ce qui le prouve encore, c'est qu'on l'a proposé tour-à-tour contre un grand nombre de maladies de nature bien différente, telles que le rhumatisme articulaire aigu (Lombard), le rhumatisme non fébrile (Fou- quier), les névralgies (Hufeland, Fleming), la migraine (Bur- ger), la syphilis constitutionnelle et les dartres (Cazenave), les affections cancéreuses (Storck), les fièvres intermittentes (Baldinger), l'aménorrhée (West de Soulz), la phthisie pul- monaire (Portal), etc.

D'après les nombreux essais de Fouquier, le seul fait constant de l'Aconit serait une augmentation de la sécrétion urinaire : de là son emploi dans l'hydropisie, le rhumatisme et la goutte chroniques. Mais dans ces deux dernières affec- tions, suivant d'autres auteurs, ce médicament agirait en provoquant la diaphorèse : de là encore d'autres essais dans le traitement des maladies de la peau et des syphilides.

L'Aconit a surtout été essayé dans les névroses. Il a été mis en usage avec un certain succès par Kappeler pour guérir l'épilepsie, les convulsions et la paralysie, surtout celle qui est la suite des attaques d'apoplexie. Les douleurs qui accompagnent la syphilis constitutionnelle ont aussi été combattues par ce médicament, etc.

Un volume ne suffirait pas pour la simple énumération des expériences auxquelles a donné lieu l'Aconit comme agent diurétique, sudorifique, narcotique ou altérant, et cependant que reste-t-il d'acquis à la pratique? Presque rien, si ce n'est que ce médicament est encore mal connu, que ses préparations sont presque toujours mal faites ou altérées, que toutes les opinions sont dissidentes à son égard, qu'enfin on ne peut compter sur son action, outre qu'il commande une grande prudence dans son administration.

Récolte. L'Aconit se récolte dans le mois de juin, une fois mondé et disposé en guirlandes, on le porte au séchoir. Il est plus actif dans le Midi que dans le Nord; la dessiccation lui fait perdre de ses propriétés.

PRÉPARATIONS, DOSES.

Poudre (feuilles, racine) : 2 cent. à 1 gr., en augmentant progressivement (rarement employée).

Extrait : mêmes doses. — Beaucoup de praticiens l'associent au mercure dans le traitement des syphilides cutanées.

Teinture alcoolique : 5, 20, 30 gouttes, jusqu'à 4 gr. — Fleming a traité 44 névralgies par cette teinture : 17 ont guéri radicalement; 13 n'ont obtenu qu'un soulagement momentané. Sur 42 cas de douleurs dentaires traitées par le même médicament, soit en frictions sur les gencives, soit en l'introduisant dans la cavité de la dent malade, il y a eu 27 guérisons immédiates, 7 soulagements et 7 résultats nuls. Dans la migraine, ce médicament lui a procuré 10 cas de guérison sur 15 (Bouchardat, *Ann. de thér.*, 1847).

La teinture d'aconit a été essayée dans le but de prévenir ou de guérir l'infection purulente. M. Chassaignac a repris ces essais, qui ne sont pas encore assez nombreux pour être concluants.

Aconitine (principe actif de la plante). M. Turnbull, de Londres, l'a mise en usage sous cette forme : aconitine, 5 cent.; poudre de réglisse, 1 gr.; sirop, quantité suffisante : faites 14 pilules, dont 1 toutes les 3 heures.

La *plante*, appliquée fraîche, a quelquefois réussi à M. Cazin pour apaiser des douleurs que rien ne pouvait calmer ; mais, continuée, cette application peut rubéfier la peau.

Les AUTRES ESPÈCES D'ACONIT diffèrent peu quant à l'usage médical ; cependant leur action toxique est moins prononcée, à part celle de l'*Aconit féroce*.

BELLADONE. *Atropa belladona*, L.

Belle-Dame, Morelle furieuse, Morelle marine, Guignes de côtes, Permenton, etc.

La Belladone (*pl.* LII, 2), dont le nom signifie belle dame, parce que les femmes romaines employaient son suc pour s'embellir la peau, est très répandue dans toute l'Europe ; on la trouve dans les bois taillis, les haies, les jardins abandonnés, le long des murs et des décombres, sur les coteaux couverts, où elle fleurit pendant tout l'été. Ses caractères l'ont fait classer parmi les *Solanacées* (209, A).

Plante herbacée vivace, haute de 90 cent. à 1 mét. 30 c., à tige dressée, rameuse, un peu velue et d'un vert rougeâtre ; feuilles alternes, les supérieures géminées, assez amples, ovales-aiguës et atténuées en pétiole, entières, presque glabres ou pubescentes en dessous, d'un vert sombre.

Fleurs d'un pourpre obscur ou livide, solitaires ou géminées à l'aisselle des feuilles, pédiculées, assez grandes et penchées, se montrant depuis juin jusqu'en août-septembre. Calice campanulé à 5 divisions ; corolle en forme de cloche, allongée, dont le limbe offre 5 divisions courtes et obtuses ; 5 étamines plus courtes que la corolle ; pistil plus long qu'elles, à stigmate en tête. Baie biloculaire, prenant à sa maturité le volume d'un gros pois, noirâtre, accompagnée du calice persistant qui s'étale alors en étoile.

Propriétés, usages. La Belladone est une des plantes les plus importantes de la matière médicale, quoiqu'elle soit vénéneuse. Elle est douée d'une odeur vireuse et d'une saveur nauséeuse, un peu âcre. On emploie toutes ses parties, mais principalement la racine, dont les propriétés sont plus énergiques et plus sûres. Administrée à doses un peu fortes, elle produit des vertiges, des nausées, la dilatation des pu-

pilles, du délire, l'injection de la face, des hallucinations
visuelles, quelquefois l'aphonie, enfin le coma et la mort.
Ajoutons cependant que cette dernière terminaison de l'empoisonnement par la Belladone n'est pas aussi fréquente
qu'on l'a dit.

Comme agent thérapeutique, la Belladone fut d'abord administrée pour calmer les douleurs, celles du cancer particulièrement, et pour procurer du calme et du sommeil. Plus
tard on lui reconnut d'autres propriétés, celles par exemple
de combattre la rigidité spasmodique des muscles, l'état de
spasme et de contraction des autres organes, de dilater la
pupille, de préserver de la scarlatine, etc. Si bien qu'en ce
moment il est acquis à la science que cette plante est utile
dans les états morbides qui suivent :

1° *Névralgies*. De tous les médicaments employés contre le
symptôme douleur, disent MM. Trousseau et Pidoux, il n'en
est pas qui nous ait semblé plus efficace que la Belladone. Mais
ici il faut soigneusement distinguer les cas : dans les douleurs
internes, l'opium est évidemment plus efficace, mais il n'en
est plus de même pour les douleurs externes, et en effet tout le
monde s'accorde à considérer cette plante, employée en poudre à l'intérieur, ou en extrait à l'extérieur, comme un excellent moyen de combattre les névralgies en général, et spécialement celles de la face.

2° *Névroses*. La Belladone a été préconisée dans le traitement des toux nerveuses, de l'asthme, des convulsions, de la
coqueluche et de l'épilepsie. C'est dans ces deux dernières
affections qu'elle a donné lieu aux essais les plus persévérants. Hufeland la considère comme un spécifique contre la
coqueluche, et Guersant, Trousseau, etc., lui accordent aussi
une très grande confiance. Comme anti-épileptique, elle s'est
acquis encore une assez grande renommée. P. Debreyne, de
la Grande-Trappe, a annoncé en 1843 qu'il avait administré
l'extrait de la Belladone à près de 200 épileptiques, et qu'il
ne lui est pas arrivé peut-être de l'avoir donné sans obtenir
des effets avantageux. Nous dirons que beaucoup d'autres expérimentateurs, tels que Ferrus, Leuret, Guyault, Leguy, etc.,

ont amélioré l'état de beaucoup d'épileptiques par l'emploi de ce médicament; mais de guérisons, personne n'en cite pour ainsi dire.

3° *Constrictions spasmodiques.* Aucun agent ne peut remplacer la Belladone lorsqu'il s'agit de remédier à certaines contractions de canaux ou de muscles, dues à un état nerveux ou inflammatoire ; elle est en effet d'une grande utilité pour faire cesser le spasme de l'urètre dans la blennorrhagie, le resserrement trop prononcé du col de la matrice pendant l'accouchement, la constriction du col de la vessie ou du corps de cet organe, ce qui cause la rétention d'urine dans le premier cas, l'incontinence au contraire dans le second; enfin pour favoriser la dilatation du canal inguinal dans la hernie étranglée, et permettre aux viscères échappés de leur cavité naturelle d'y rentrer.

4° *Ophthalmies.* La Belladone est souvent employée pour dilater la pupille, dans le but soit de détruire les adhérences de l'iris avec le cristallin, soit de rendre plus facile et la sortie de ce dernier lorsqu'on pratique l'opération de la cataracte par extraction et les manœuvres du chirurgien dans l'opération par abaissement.

Enfin la Belladone est un remède préservatif de la *scarlatine,* étant administrée de la manière indiquée ci-dessous. — Il est beaucoup d'autres affections contre lesquelles on l'a mise en usage, mais, à cet égard, rien de bien constaté.

Nous ne parlons pas de ses applications externes sous forme de fomentations, d'injections, de pommades calmantes ou narcotiques, etc., employées contre les ulcères cancéreux, les douleurs névralgiques aiguës, les fissures, etc.

Récolte. On se procure les feuilles dans le mois de juin, les fruits et les sommités dans le mois d'août, les racines en septembre. Ces substances, mondées, se sèchent à l'étuve, les unes disposées en guirlandes, les autres coupées en rouelles, car les racines sont grasses et longues. Les baies ressemblent un peu à la cerise ou à la guigne, et comme leur saveur est douceâtre et sucrée, elles ont donné lieu à de nombreux empoisonnements chez les enfants.

PRÉPARATIONS, DOSES.

Poudre (feuilles) ; 2 à 5 cent., et progressivement jusqu'à 20, 30, 40 cent et plus par jour, de manière à produire de légers vertiges, ce qui est, selon la plupart des auteurs, la condition de son efficacité ou du moins de son action la plus marquée. — La *poudre de la racine* peut se donner aux mêmes doses, mais il ne faut pas oublier qu'elle est plus active. — On roule les *feuilles sèches* dans du papier pour préparer des *cigarrettes* que l'on fait fumer aux asthmatiques et aux phthisiques.

Extrait aqueux : 5 cent. à 1 gr., en pilules ou potion. — Pour l'extérieur, 1 à 2 gr. soit seul, soit incorporé dans 8 à 16 gr. d'axonge en frictions sur la peau, les fissures douloureuses de l'anus ou du sein, les ulcères cancéreux.

Teinture alcoolique : 4 à 16 gouttes. — Comme préservatif de la scarlatine, on donne 6 à 8 gouttes par jour pendant tout le temps de l'épidémie.

Infusion ou *décoction* (feuilles, sommités) : 30 à 60 gr. par kilog. d'eau, pour lotions, injections, etc.

Atropine (alcali végétal extrait de la belladone, principe actif de cette plante dont il représente au plus haut degré les propriétés actives) : demi-cent. par jour.

Teinture (d'atropine) : 1 goutte dans un demi-verre d'eau comme prophylactique de la scarlatine chez un enfant de 5 ans ; 2 gouttes à 10 ans ; 3 à 15.

CIGUE. *Conium maculatum*, L.

Grande-Ciguë, Ciguë maculée, Ciguë de Socrate, Grande-Cocuë, Fenouil sauvage.

La Grande-Ciguë (*pl.* LII, 3) est très commune dans les lieux incultes et un peu frais, parmi les décombres, près des habitations, etc., où elle fleurit au milieu de l'été. Elle fait partie du groupe des *Ombellifères* (248-50, A) et présente les caractères que voici :

Plante bisannuelle herbacée de 1 mètre et plus de hauteur, à tige robuste, arrondie, très fistuleuse, rameuse, glabre, parsemée de taches d'un pourpre violacé ou brunâtres, surtout en bas (1). Feuilles grandes, trois fois ailées, à folioles pinnatifides dentées et pointues, lisses, glabres, d'un vert peu foncé, quelquefois maculées.

Fleurs blanches, petites, en ombelles terminales de 10-12 rayons ; involucre de 4-5 folioles réfléchies, comme couchées sur le pédoncule ; involucelles aiguës soudées ensemble par leur base (juin-août). Calice très petit, entier ; corolle à 5 pé-

_____

(1) On n'a figuré qu'un rameau fleuri et une feuille de la partie inférieure de la tige.

tales en cœur, réfléchis en dessus ; 5 étamines écartées entre les pétales et un peu plus longues qu'eux ; 2 styles courts sur un ovaire qui se change en un diakène globuleux, lequel offre 5 côtes saillantes, crénelées sur chacune de ses deux moitiés latérales.

Propriétés, usages. La Grande-Ciguë exhale une odeur herbacée, vireuse et désagréable, surtout lorsqu'on la froisse entre les doigts ; sa saveur est peu marquée, un peu âcre pourtant. C'est un poison narcotico-âcre qui, dans la Grèce, fut employé comme supplice légal, et que la mort de Socrate a rendu célèbre. Douée de propriétés très énergiques dans les pays méridionaux, elle est beaucoup moins active dans les contrées septentrionales. Dans notre climat cependant, elle est encore assez redoutable, quoiqu'elle ait rarement causé la mort chez l'homme : elle produit des vertiges, de la céphalalgie, de l'anxiété, des nausées, et, à plus forte dose, l'assoupissement, la stupeur, le délire, la syncope, etc. Certains animaux évitent de la manger, d'autres au contraire, comme les chèvres et les moutons, peuvent la brouter, dit-on, impunément.

L'emploi de la Ciguë en thérapeutique remonte à la plus haute antiquité. Cette plante était cependant très négligée, lorsque Storck fixa sur elle au plus haut degré l'attention du monde médical. Etant depuis retombée dans une sorte d'oubli, dernièrement MM. Devay et Guilliermond ont tenté de la réhabiliter. Quoi qu'il en soit, on l'a fortement recommandée pour guérir le cancer, les scrofules, les engorgements lymphatiques, la coqueluche, la syphilis, la teigne, l'ophthalmie scrofuleuse, les névralgies et d'autres maladies encore.

Affections cancéreuses. Il n'était bruit dans le siècle dernier que des guérisons obtenues par le célèbre médecin de Vienne, dans les maladies cancéreuses, au moyen de l'extrait de Ciguë. Il fallait bien que tant d'heureux résultats tinssent aux qualités de la préparation ou de la plante, car les essais de Storck, répétés en France par A. Petit, Pinel, Alibert, etc., ne répondirent pas à l'espoir qu'ils avaient fait concevoir. Il résulte en effet du travail de MM. Devay et Guilliermond que les soins extrêmes que prenait Storck pour préparer son extrait étaient la condition principale du succès.

Scrofules. Quarin, Cullen, etc., croient que c'est surtout dans les maladies scrofuleuses et lymphatiques que la Ciguë est véritablement efficace. D'après un relevé fait par Bayle, sur 43 cas traités par ce médicament, il y a eu 34 guérisons, 4 améliorations et 5 insuccès. Baudelocque employait, à l'hôpital des Enfants, l'extrait de Ciguë contre les scrofules, depuis la dose de 10 cent. jusqu'à un gr. et plus; lorsqu'il survenait des vertiges, il suspendait le remède, purgeait l'enfant, puis recommençait.

Engorgements divers. L'emplâtre de Ciguë est d'un emploi fréquent, presque populaire, pour résoudre les tumeurs scrofuleuses, même celles, a-t-on dit, de nature squirrheuse. Les engorgements des ganglions mésentériques, cervicaux, etc., ont aussi cédé à l'usage interne et externe de la plante en question.

Coqueluche, névroses. En 1781, Schlesinger employa avec succès la Ciguë dans une épidémie de coqueluche très grave qui régna en Pologne. Bon nombre ont imité son exemple, et M. Cazin dit que la poudre de feuilles (2 à 5 cent. 3 fois par jour) lui a réussi plusieurs fois; cependant il préfère encore la poudre de belladone, comme tous les praticiens d'ailleurs. — Les *névralgies*, les *toux convulsives*, l'*épilepsie*, ont été combattues avec des résultats très divers à l'aide de ce médicament.

Dartres, teigne. Ce sont les premières maladies qui aient été traitées par la Ciguë, employée sous diverses formes tant à l'intérieur qu'à l'extérieur; c'est même en contestant les résultats de cette plante dans ces affections, que Storck fut conduit à la donner dans le cancer. L'idée de l'employer dans la *syphilis* constitutionnelle dut naître en même temps; et Bayle a réuni 27 cas d'ulcères vénériens dans diverses parties du corps, dont 20 ont été guéris, 3 améliorés, et 4 seulement sont restés sans changement.

Phthisie. La Ciguë a fait place, dans le traitement de cette maladie, à une plante voisine, le phellandre. Cependant,

M. Trousseau en recommande encore les cataplasmes sur la
poitrine. « Ce moyen si simple, dit-il, calme la toux et rend
l'expectoration plus faible, en même temps qu'il tempère les
douleurs de poitrine, si communes chez les phthisiques. »

Arrêtons-nous ici dans la longue énumération des maladies
auxquelles on a opposé la Ciguë, parce que, en allant plus
loin, nous ne lui trouverions qu'une efficacité de plus en plus
contestable. Et même, en considérant les divergences d'opinions, les résultats contradictoires, la difficulté d'obtenir de
bonnes préparations, on est porté à douter de l'utilité de
cette plante, malgré les nombreux travaux auxquels elle a
donné lieu et les éloges qu'on lui a prodigués.

Quant à la *récolte*, il ne faut pas attendre que la floraison
soit passée : les mois de mai et de juin sont les plus convenables pour la faire. Autant que possible, on doit employer
la Ciguë verte; si on veut la conserver, la dessiccation doit
s'opérer à l'étuve et à l'abri du contact de la lumière. En
séchant elle perd beaucoup de son poids, reste fragile et conserve son odeur particulière, comparée à celle de la souris.

PRÉPARATIONS, DOSES.

Poudre (feuilles) : 5 à 10 cent. et plus en potion.

— (racine fraîche) : depuis 20 cent. jusqu'à 8 gr. par jour.

Extrait de suc non dépuré (feuilles) : Storck le donnait d'abord à la dose de
5 cent. matin et soir, et il augmentait graduellement jusqu'à 4 et 6 gr. par
jour. Quelquefois il se servait de la poudre fraîche au lieu de l'extrait. Il préparait ce dernier en faisant évaporer le suc exprimé des feuilles fraîches, puis
cuire jusqu'à consistance de sirop, et épaissir par l'addition de la poudre de
feuilles sèches pour en former des pilules.

Infusion ou *décoction* (racine ou semences) : 50 cent. à 8 gr. pour 500 gr. d'eau.

Conicine, principe actif de la ciguë, d'une action toxique des plus énergiques, qui sert de base à un sirop proposé par MM. Guilliermond et Devay. Selon
ces expérimentateurs, comme la conicine réside presque tout entière dans les
fruits de la ciguë, et que le reste de la plante en est très pauvre, ces fruits
doivent désormais remplacer toutes les préparations jusqu'ici employées en médecine : aussi proposent-ils surtout les pilules ainsi composées : fruits de ciguë
récemment pulvérisés, 1 gr.; sucre et sirop, quantité suffisante pour faire une
masse pilulaire qu'on divise en 100 pilules, dont on donne 2 à 10, 16 et 20 par
jour, en augmentant progressivement.

Pour l'usage externe :

Décoction (plante entière) : 30 à 60 gr. par kilog. d'eau pour lotions, fomentations, et même pour bains, dans des affections cancéreuses (Hufeland, etc.).

Feuilles contuses : 10 à 15 gr. par kilog. de cataplasme, ou appliquées seules. On les mélange avec la pulpe de carotte, pour le cancer ulcéré des mamelles.

Suc en onguent : 1 partie sur 4 d'axonge, pour frictions, onctions, emplâtres.

Emplâtre de ciguë : résine, 470 ; poix blanche, 220 ; cire jaune, 320 ; huile de ciguë, 64 ; feuilles vertes de ciguë, 1000 ; gomme ammoniaque, 250 (Codex). Employé comme fondant sur les tumeurs de différente nature susceptibles de résolution.

La Ciguë vireuse (*Cicuta virosa*), *Ciguë* ou *Cicutaire aquatique* (*pl.* lii, 5), qui habite le bord des ruisseaux dans le nord et l'est de la France, est une *plante* de 70 à 90 cent., à tige dressée, rameuse, fistuleuse, arrondie, glabre ; feuilles grandes, à segments lancéolés, étroits, aigus, dentés ; les inférieures à pétiole très long, fistuleux. Racine grosse, de forme et de volume variables, fournissant des radicules latérales, nombreuses.

Fleurs blanches en ombelles à rayons nombreux ; involucre nul ou à une seule foliole ; involucelles de plusieurs folioles linéaires, assez longues (juillet-août).

Cette Ciguë est la plus délétère. On ne l'emploie plus en médecine, quoique plusieurs auteurs l'aient préconisée comme plus efficace que la grande. Sa racine a été quelquefois recueillie en guise de celle du Panais, ce qui a été suivi d'accidents funestes. Il paraît cependant que, par la dessiccation, elle perd toute son énergie.

La Petite-Ciguë ou Etuse (*OEthusa cynapium*) est une *plante* annuelle de 60 cent. au plus, à tige dressée, rameuse, striée, glabre, creuse, munie de feuilles tripinnées, à folioles étroites, aiguës, incisées. — *Fleurs* blanches en ombelles planes de 15-20 rayons inégaux étalés, ceux de la circonférence plus longs. Pas d'involucre ; involucelles de 4-5 folioles linéaires rabattues (juillet).

Cette plante jouit des mêmes propriétés que la Grande-Ciguë ; et, comme elle ressemble beaucoup au persil, que d'ailleurs elle croît dans les jardins, les lieux cultivés, près des vieux murs, elle est plus à redouter à cause des méprises auxquelles elle peut donner lieu. Du reste elle est sans usages en médecine.

On peut donc confondre les ciguës avec le cerfeuil et le persil. Voici le résumé synoptique des principaux caractères qui distinguent ces plantes.

CIGUES.	CERFEUIL.
Feuilles trois fois ailées ;	Feuilles trois fois ailées ;
Folioles aiguës, incisées ;	Folioles élargies et courtes ;
Odeur vireuse, nauséuse, désagréable.	Odeur aromatique agréable, rappelant
	celle de l'anis.

PERSIL.

Feuilles inférieures deux fois ailées ;
Folioles larges, trilobées, cunéiformes ;
Odeur aromatique très agréable.

COQUELICOT. *Papaver rhœas*, L.

Pavot rouge, Ponceau, Coq, Coprose.

Rien n'est commun dans les moissons et les champs cultivés comme cette *plante* herbacée, annuelle, de la famille des *Papavéracées* (**294** A) (*pl.* XXII, 2), dont la tige dressée et rameuse de 30 à 60 cent. est hérissée de poils raides ; feuilles pinnatipartites à lobes oblongs lancéolés et dentés, velues.

Fleurs d'un rouge éclatant, grandes, terminales et solitaires, portées sur de longs pédoncules hérissés de poils raides (mai-juillet). Calice à 2 folioles ovales, concaves et caduques, muni de poils ; corolle à 4 grands pétales avec une tache noire à la base. Grand nombre d'étamines à filets filiformes et anthères noirâtres ; 8-12 stigmates disposés en rayons et soudés sur un plateau qui déborde le sommet de l'ovaire dépourvu de style. Capsule subglobuleuse, glabre, s'ouvrant au sommet sous le multiple stigmate ; petites semences purpurines.

Propriétés, usages. Odeur vireuse, désagréable dans les fleurs, nulle dans le reste de la plante ; feuilles et pétales à peu près insipides. On n'emploie que les pétales qui sont émollients, sudorifiques, un peu anodins, dans les inflammations de poitrine, les toux sèches et quinteuses, la coqueluche, etc. On conteste la propriété sédative au Coquelicot; cependant les mémoires de l'Académie des sciences ont fait connaître, il y a plus d'un siècle, les vertus calmantes de ses capsules, et, suivant Boulduc, l'extrait qu'on en retire aurait les avantages de l'opium sans en avoir les inconvénients.

On *récolte* les pétales du Coquelicot pendant le temps que dure la floraison. Il faut les sécher aussitôt après les avoir cueillis, en les étendant avec soin sur du papier, sans les froisser, et les portant à l'étuve. S'ils sèchent bien, leur couleur rouge vif se change en rouge terne; dans le cas contraire, ils noircissent. On les conserve en lieu sec dans des vases clos.

PRÉPARATIONS, DOSES.

Infusion (pétales) : 4 à 16 gr. par kilog. d'eau.

Sirop : 30 à 60 gr., pour édulcorer les tisanes.

Extrait (capsules) : 2 à 4 gr.

« Chomel affirme qu'une *décoction* faite avec 12 têtes de coquelicot, une poignée d'orge et 2 onces (60 gr.) de réglisse pour 3 pintes d'eau (1500 gr.) est très utile dans les affections de poitrine; que l'extrait qu'on en prépare, administré à la dose de 2 à 4 gr., est anodin et procure un sommeil fort doux. »

CYNOGLOSSE. *Cynoglossum officinale*, L.

Langue de chien.

La Cynoglosse (*pl.* LIII, 1) croît dans les lieux secs, sablonneux, pierreux, incultes et aux bords des chemins. Elle appartient à la famille des *Borraginées* (198, B).

Plante bisannuelle de 40 à 80 cent.; tige herbacée, dressée, rameuse au sommet, velue et très feuillée; feuilles alternes, entières, oblongues-lancéolées, pubescentes-tomenteuses, grisâtres sur les deux faces, les inférieures un peu pétiolées, les supérieures sessiles, semi-amplexicaules, souvent étroites.

Fleurs d'un rouge violacé, disposées en grappes non feuillées, axillaires et terminales (mai-juillet). Calice 5-fide, ouvert, pubescent; corolle hypocratériforme presque rotacée, à limbe 5-lobé, à gorge formée par 5 écailles convexes; 5 étamines incluses 4 carpelles déprimés, style persistant, stigmate échancré. Tétrakène aplati, hérissé de poils rudes.

Propriétés, usages. La racine de Cynoglosse est adoucissante, mucilagineuse ; elle passe généralement pour jouir d'une action sédative, grâce à la réputation des pilules qui portent son nom (*pilules de cynoglosse*), lesquelles doivent leur propriété narcotique et calmante à l'opium qui entre dans leur composition.

On *récolte* cette racine, qui est grosse, longue, charnue, d'une odeur vireuse et d'une saveur fade, comme la plante entière, lorsque celle-ci est à sa deuxième année et non fleurie. Les feuilles sont préférables la première année avant l'apparition de la tige. La racine sera coupée par petits fragments et séchée promptement.

PRÉPARATIONS, DOSES.

On n'emploie que la préparation connue sous le nom de *pilules de cynoglosse.* Elles contiennent environ le huitième de leur poids d'extrait d'opium ; on les donne pour calmer les irritations de poitrine et d'entrailles, combattre l'insomnie, la toux des phthisiques, les diarrhées, etc., à la dose de 1 ou 2 prises le soir principalement.

Décoction (racine) : 30 à 60 gr. par kilog. d'eau.

DIGITALE. *Digitalis purpurea*, L.

Digitale pourprée, Gant de Notre-Dame, Gantelée, Gantelet, Doigtier, Pétrole, Gandio.

La Digitale (*pl.* LIII, 2) est très commune dans les bois, les pâturages, les terrains sablonneux des environs de Paris où elle fleurit au milieu de l'été. On trouve l'énoncé de ses caractères génériques dans la famille des *Scrophulariacées* (212, C) : voici ses caractères propres.

Plante bisannuelle à tige herbacée, simple, droite, velue, de 60 à 90 cent. de hauteur. Feuilles alternes, oblongues-lancéolées, crénelées, ridées ; les inférieures très amples, pétiolées, formant touffe, à face supérieure verte, face inférieure tomenteuse.

Fleurs d'un rose purpurin, disposées en un bel épi terminal, penchées d'un côté de la tige (juin-août). Calice à 5 folioles lancéolées, pédicule muni d'une bractée ; corolle campanulée ou tubuleuse ventrue, munie à l'intérieur de poils longs et tigrée de taches brunes; limbe obscurément bilabié, ayant la lèvre inférieure à 3 lobes courts, arrondis, la supérieure tronquée; 4 étamines plus courtes que la corolle (1), anthères à 2 lobes; style à stigmate bifide. Capsule ovale presque tomenteuse, dépassant peu le calice (2).

Propriétés, usages. La Digitale n'est pas odorante, du moins elle l'est fort peu; sa saveur est très amère, un peu âcre. Son principe actif est la digitaline, dont nous parlerons plus bas. C'est un poison narcotico-âcre à dose élevée; elle irrite l'estomac d'abord, puis, étant absorbée, elle cause des vertiges, des nausées, des troubles de la vue, de la somnolence ou du délire, des déjections alvines abondantes, etc.

Employée dans un but thérapeutique, la Digitale est sédative, diurétique ou contro-stimulante suivant les cas où on l'administre.

1° C'est comme *sédative* qu'elle a été trouvée utile dans la phthisie pulmonaire, les catarrhes, la folie, l'épilepsie, la coqueluche, et surtout qu'elle est employée tous les jours pour modérer l'action du cœur. Elle a amélioré certaines affections de poitrine ayant les apparences de la phthisie, mais n'a jamais guéri celle-ci. Cox, médecin d'un hospice d'aliénés en Angleterre, l'avait employée avec tant de succès qu'il ne considérait comme incurables que les aliénations mentales qui avaient résisté à son usage. M. Foville dit en avoir retiré aussi des avantages marqués dans certaines occasions.

Mais c'est dans les affections du cœur que la Digitale est employée le plus souvent. Néanmoins, il y a une distinction importante à faire : « Toutes les fois, quelle qu'en soit la cause, qu'il y a hypertrophie avec ou sans dilatation des cavités du cœur, que les contractions ventriculaires sont énergiques, etc... l'usage de la digitale est indiqué; mais, dans ce que Corvisart appelait les anévrismes passifs par rapport aux premiers qu'il nommait actifs, toutes les fois que les ca-

---

(1) Cette corolle est coupée et raccourcie dans la figure détachée qui montre les étamines.
(2) On voit deux de ces capsules au bas de l'épi.

vités du cœur sont en même temps amincies, flasques, et que,
presque dès le début, les infiltrations sont considérables
ainsi que le froid des extrémités, l'asphyxie, la teinte violacée, etc... la digitale, en enrayant davantage les mouvements du cœur, accroît l'état pathologique, et voilà pourquoi
nous avons dit plus haut que c'était surtout au début des hypertrophies qu'il convenait de l'employer » (Trousseau et
Pidoux). — L'action sédative de la Digitale est moins sûre et
moins marquée dans les palpitations nerveuses que dans celles
qui dépendent d'une lésion organique du cœur. « Dans ces
cas, disent les mêmes auteurs, les palpitations ne sont pas
dues primitivement à un état vital, mais à un état organique,
et qu'ainsi le médicament sédatif à modéré sans peine les ma-
nifestations d'activité d'un organisme à la sédation duquel
rien ne s'oppose, tant que la lésion n'est pas considérable au
point de rendre presque impossible la circulation... »

2° En qualité de médicament *diurétique*, la Digitale est très
utile dans les hydropisies, soit essentielles, soit symptomati-
ques, d'une hypertrophie active du cœur ; dans ces dernières,
elle agit tout à la fois et en modérant l'impulsion du cœur,
favorisant la libre circulation du sang, et en activant la sécrétion urinaire ; mais, du reste, tous les auteurs s'accordent
à la considérer comme un remède puissant dans les divers
épanchements séreux qui peuvent se développer, pourvu
qu'ils ne soient pas enkystés.

3° Enfin la Digitale est considérée par les partisans de la
méthode rasorienne comme *contro-stimulante*. On l'a donc
administrée dans les fièvres et les inflammations viscérales
pour modérer le stimulus, et agir sur lui comme le ferait la
saignée, sauf la déperdition du sang que l'on évite. Nous l'avons
déjà dit, la théorie du contro-stimulisme trouve peu de partisans en France, en dehors de l'emploi du tartre stibié et de
quelques autres sels. Cependant, le praticien éclairé ne doit
pas juger trop précipitamment ; il peut fort bien essayer dans
les pneumonies et les fièvres une plante qu'il sait puissante
pour ralentir les mouvements du cœur, modérer la chaleur et

pousser aux urines, trois conditions très favorables, ce nous semble, à l'effet contro-stimulant.

Nous aurions encore beaucoup de choses à dire sur l'emploi de la Digitale dans les hémorrhagies, les fièvres intermittentes, les affections scrofuleuses, les engorgements des glandes, etc.; mais les résultats obtenus dans le traitement de ces affections ne sont pas tels qu'on doive préférer cette plante à une foule d'autres dont l'efficacité est mieux démontrée.

Récolte. Elle se fait en juin ou en septembre : la première est préférable. Il faut choisir la plante qui croît dans les lieux élevés et à découvert comme étant la plus active. Les feuilles sont mondées, disposées en guirlandes et portées au séchoir. Elles sont tout-à-fait inodores après la dessiccation, qui doit être faite avec soin, complète. Il faut les tenir en lieu sec et les renouveler tous les ans.

PRÉPARATIONS, DOSES.

Infusion (feuilles) : 50 cent. à 1 et même 4 gr. par kilog. d'eau, comme diurétique ; — 4 à 12 gr., comme contro-stimulant.

Poudre : 10, 20, 40 à 50 cent.; comme sédative; — 60 cent. à 1 gr. 50 c., comme contro-stimulante. — La poudre doit être verte et d'une odeur de foin. Les premières doses accélèrent souvent la circulation au lieu de la ralentir; mais bientôt la sédation succède : on évite cette excitation en commençant par des doses faibles. — On peut adjoindre le fer à la digitale dans les anévrismes passifs, les palpitations chlorotiques, etc.

Teinture alcoolique : 12, 24 à 36 gouttes en potion ou dans de la tisane. — Quantité voulue en frictions, pour augmenter la diurèse et combattre l'hydropisie, l'œdème

Teinture éthérée : 8, 12 à 20 gouttes.

Sirop : 30 à 50 gr. en potion ou dans une tasse de tisane. Préparation très employée.

Remède contre l'épilepsie : feuilles de digitale récentes, 3 onces et demie; broyez dans un mortier; ajoutez 500 gr. de forte bière; faites infuser pendant 7 heures et passez. — 125 gr. de cette infusion (Sharkey). Méthode à surveiller.

Digitaline : principe actif de la digitale, d'une action toxique très énergique, qu'on emploie cependant très souvent dans les maladies du cœur et les hydropisies, à la dose de 1 à 3 granules (chaque granule est de 1 milligr.).

JUSQUIAME. *Hyosciamus niger*, L.

Jusquiame noire, Jusquiame commune, Hanebane, Potelée, Porcelet, Herbe-aux-Engelures, Mort-aux-Poules.

La Jusquiame noire est une plante bisannuelle d'un vert sombre, visqueuse (*pl.* LIII, 3), qui croît aux bords des chemins pierreux, sur les décombres, autour des villages, dans les champs en friche, et qui présente les caractères des *Solanacées* (200, F).

Tige de 30 à 80 cent., robuste, dressée, rameuse(1), d'un vert grisâtre, couverte de longs poils glanduleux. Feuilles alternes, grandes, pétiolées au bas de la tige, semi-amplexicaules en haut, molles, à découpures pointues, velues.

Fleurs jaunâtres, à gorge marquée de pourpre et à limbe veiné de lignes brunes anastomosées en réseau, assez grandes, disposées en grappes courtes, unilatérales, feuillées, roulées en crosse au sommet (mai-juillet). Calice campanulé, velu, persistant, à 5 divisions courtes; corolle en entonnoir, à 5 lobes inégaux, obtus, ouverts; 5 étamines un peu saillantes hors du tube(2), à filets un peu arqués. Capsule renfermée dans le tube du calice, biloculaire, operculée; graines grisâtres.

Propriétés, usages. Toute la plante répand une odeur forte, vireuse, désagréable; saveur fade et nauséabonde dans les feuilles, un peu sucrée dans la racine, etc. Action vénéneuse analogue à celle de la belladone ou mieux du stramoine, se manifestant principalement par des dérangements cérébraux singuliers, qui paraissent avoir été observés de tout temps, car Arétée dit que la Jusquiame rend insensé.

Storck, cet infatigable expérimentateur, a mis cette plante en honneur de son temps. Il la trouvait surtout avantageuse contre les névroses, telles que la manie, l'épilepsie et la paralysie. D'autres l'ont donnée dans les convulsions, le téta-

(1) La figure ne représente qu'une sommité fleurie.

(2) La figure détachée semble indiquer le contraire; mais il faut remarquer que les lobes sont représentés redressés.

nos, les palpitations de cœur, l'hypochondrie, les tremblements des membres; mais aujourd'hui ce n'est guère que
dans les névralgies qu'on l'emploie sous forme d'extrait, soit
à l'intérieur, soit à l'extérieur.

L'usage externe de la Jusquiame noire a été très répandu
anciennement, en cataplasmes sur les articulations goutteuses, en collyre contre les ophthalmies, en collutoire contre
l'odontalgie. On faisait fumer les graines en les projetant sur
des charbons ardents, pour apaiser les douleurs de dents; les
feuilles fraîches étaient appliquées sur la tête pour calmer les
céphalalgies, etc.

L'école italienne emploie cette plante comme hyposthénisante, contro-stimulante dans les phlogoses des centres nerveux et des autres viscères.

Récolte. On doit y procéder un peu avant la floraison. La
dessiccation se fera avec soin et promptement, parce que les
feuilles sont épaisses, enduites d'un duvet visqueux. La racine se trouve aussi dans le commerce; comme elle ressemble
à celle de la chicorée, elle a causé plus d'une fois des accidents par suite des méprises auxquelles elle a donné lieu,

PRÉPARATIONS, DOSES.

Poudre (feuilles) : 5 à 20 cent.

Extrait : 5 à 15 cent. — 50 cent. à 4 et 8 gr. par jour, comme hyposthénisant (Rasori). — Cet extrait fait partie des *pilules de Méglin,* si fréquemment
mises en usage contre les névralgies, le tic douloureux surtout. — M. Cazin le
propose pour remplacer l'extrait d'opium, avec cet avantage qu'il ne constipe
pas, pour suppléer celui de belladone lorsqu'il s'agit de dilater la pupille, etc.

Huile de jusquiame : quantité suffisante en onctions et embrocations calmantes.

Les *feuilles* de jusquiame servent à préparer des *cataplasmes,* des *lotions, injections* et *fomentations* anodines. — On les applique aussi à l'état frais.

La JUSQUIAME BLANCHE (*Hyosciamus albus*) ne diffère pas plus
de la noire par ses propriétés médicales, qui sont cependant
moins actives, que par ses caractères botaniques. Cette plante
est moins élevée; ses feuilles sont obtuses, moins allongées,
plus velues; ses fleurs sont d'un blanc jaunâtre, plus petites,
ne s'épanouissant qu'au mois d'août.

LAITUE VIREUSE. *Lactuca virosa*, L.

Laitue sauvage, Laitue papavéracée, Laitue fétide, Lerceron.

Elle habite les lieux arides, le long des haies, parmi les décombres, etc.

Plante bisannuelle de 80 cent. à 1 m. 50 c. (*pl.* LIII, 4 (1)), de la famille des *Synanthérées*, tribu des *Chicoracées* (237-41, I). Tige dressée, simple, paniculée au sommet, glabre et glauque. Feuilles semi-amplexicaules, les inférieures très grandes, ovales-allongées, denticulées, glauques en dessous avec des épines sur la nervure moyenne, les supérieures plus petites, aiguës, pinnatifides.

Fleurs jaunes en panicules rameuses à l'extrémité des branches (juin-juillet). Involucre cylindrique, formé d'écailles lancéolées, imbriquées, les externes plus courtes; réceptacle plan, nu, alvéolé, recevant 20-25 demi-fleurons hermaphrodites à languette tronquée et denticulée au sommet; 5 étamines à anthères réunies; style à 2 stigmates. Fruit ellipsoïde couronné par une aigrette soyeuse formée de poils blancs nacrés et articulés (2).

Propriétés, usages. Odeur vireuse, désagréable, prononcée. La plante fournit un suc laiteux très abondant, d'une saveur âcre et amère, qui exerce une action stupéfiante sur l'économie. C'est, en effet, un narcotique que l'on peut comparer à la jusquiame et aux autres Solanées. On en a préparé un extrait que l'on a préconisé dans les nombreux cas où l'opium est indiqué (V. Pavot), et que quelques auteurs ont aussi vanté dans l'hydropisie ascite, la jaunisse, les engorgements viscéraux, etc.

On *récolte* la Laitue vireuse un peu avant la floraison pour en retirer l'extrait que l'on prépare en épaississant le suc au bain-marie.

----

(1) Elle représente le haut d'une branche chargée de fleurs et de boutons, et une feuille inférieure.

(2) Voir la petite figure détachée.

Extrait : 40 à 50 cent. en plusieurs fois dans la journée; ou bien 10 cent. toutes les 2 heures.

Vaidy s'est bien trouvé de ce médicament pour calmer les douleurs violentes de l'estomac ; il n'a point, comme l'opium, l'inconvénient d'arrêter les évacuations alvines.

Cependant il est peu employé aujourd'hui, et ce n'est pas sans raison peut-être, car on n'est pas d'accord sur les doses. Orfila prétend, en effet, que, pour amener des résultats notables, il doit être administré à la dose de 4 gr. et même davantage.

LAURIER-CERISE. *Prunus laurocerasus*, L.

Laurier-à-Lait, Laurier-Amandier.

Arbrisseau du groupe des *Rosacées* (264-68, B) de 5 à 8 mètres, originaire des bords de la mer Noire, réussissant bien dans le midi de la France. Tronc rameux, lisse, noirâtre ; feuilles persistantes, luisantes, coriaces, etc.

Fleurs blanches en grappes axillaires, dressées et longues, auxquelles succèdent des fruits ovoïdes ressemblant à des guignes, mais plus petits (*pl.* LIII, 5).

Propriétés. Les feuilles, les fleurs et les noyaux du Laurier-Cerise répandent un arôme particulier dû à la présence de l'acide hydrocyanique et d'une huile volatile qui sont de violents poisons stupéfiants. On a cependant recommandé l'infusion et l'eau distillée des feuilles dans la phthisie, l'asthme, les engorgements du foie, les maladies nerveuses, les toux quinteuses, les palpitations du cœur ; et à l'extérieur dans les inflammations cutanées, le prurit des affections dartreuses, les brûlures, l'engorgement laiteux des mamelles, etc.

Quant à la *récolte* des feuilles du Laurier-Cerise, c'est pendant le mois de juillet que, sous le climat de Paris, elles paraissent posséder la plus grande proportion de principes actifs.

Eau distillée (feuilles) : 4 à 16 gr. en potion. A cette dose, on avait cru lui trouver une action toxique ; mais de nouvelles expériences, tentées surtout par M. Robert, pharmacien à Rouen, et Fouquier, ont démontré qu'on pouvait en donner jusqu'à 120, 250 gr. et plus dans un seul jour, sans que les malades en éprouvassent aucun effet marqué. Son usage est donc incertain ; aussi l'abandonne-t-on de plus en plus. — On s'en sert pour aromatiser le lait.

Huile essentielle : 1 à 5 gouttes. — 50 cent. à 1 gr. mêlée à 15 gr. d'huile d'olive ou d'amandes douces pour onctions.

LAURIER-ROSE. *Nerium oleander*, L.

Nérion.

Le Laurier-Rose appartient aux *Apocynées*, où sont indiqués ses caractères génériques (204, B; *pl.* LIII, 5). Croissant spontanément dans la partie méridionale de l'Europe, on le trouve dans le midi de la France, aux environs d'Hyères, et cultivé en caisse dans tous les jardins.

Propriétés. L'écorce et les feuilles de cet arbrisseau ont une odeur désagréable, une saveur âcre et amère. Toutes les parties de la plante sont vénéneuses : ses seules émanations ont suffi pour occasionner des accidents graves de la nature de ceux que déterminent les poisons stupéfiants. Il serait donc très dangereux de coucher dans une pièce renfermant un Laurier-Rose.

On a administré ce végétal à l'intérieur dans les dartres, la syphilis ; mais son action délétère et peu utile d'ailleurs l'a fait abandonner. La décoction des feuilles dans l'huile est quelquefois employée contre la gale et certaines affections dartreuses.

MORELLE. *Solanum nigrum*, L.

Morelle noire, Morelle officinale, Morette, Mourette, Crève-Chien, Herbe aux magiciens Raisin de loup.

La Morelle (*pl.* LIV, 1) est commune dans les lieux cultivés, les décombres, au bord des chemins, le long des murs, etc. Ses caractères génériques ont été indiqués aux *Solanacées* (209, B). Voici maintenant les spécifiques.

Plante annuelle de 20 à 60 cent.; tige rameuse, glabre, dressée; rameaux diffus, rudes sur les angles ; feuilles ovales-pointues, pétiolées, sinuées ou lâchement dentées, molles et succulentes, d'un vert foncé, un peu plus pâles en dessous.

Fleurs blanches, petites, en petites ombelles pendantes,

45

3-6-flores, sur un pédoncule commun (juin-octobre). Calice petit à 5 dents, persistant; corolle à 5 divisions ovales-aiguës qui s'ouvrent en rosette, puis se recourbent sur le calice[1]; 5 étamines; style filiforme à stigmate obtus. Baies globuleuses, luisantes, d'abord vertes, jaunâtres, puis rouges et noires.

Propriétés, usages. La Morelle a une odeur vireuse et une saveur douceâtre. Les opinions ont varié sur son mode d'action : cela tient à ce qu'on n'a pas assez tenu compte des parties qu'on a employées. En effet, les feuilles et les tiges ne sont guère qu'émollientes, tant qu'elles sont jeunes surtout; on les a même fait servir d'aliment. Plus tard on y remarque une propriété narcotique, qui est surtout prononcée dans les fruits; mais ceux-ci n'ont jamais occasionné la mort, comme ceux de la belladone, avec lesquels on peut les confondre.

La Morelle n'est usitée qu'en décoction (30 à 100 gr. par kil. d'eau), pour lotions, injections, fomentations, cataplasmes, etc., dans le traitement des phlegmasies, des cancers de matrice, des dartres vives, des hémorrhoïdes, des ulcères douloureux, etc.

La *récolte* doit se faire à l'automne et lorsque les fruits sont en maturité, si l'on veut obtenir de cette plante une action calmante, narcotique. On la fait sécher à l'étuve; ses propriétés sont plus manifestes après la dessiccation.

MOURON ROUGE. *Anagallis arvensis*, L.

Cette plante a déjà fait le sujet d'un article (V. p. 304). Si nous y revenons, c'est d'abord pour compléter sa description en renvoyant à la figure qui la représente (*pl.* xxvii, 1), figure qui montre une extrémité de tige munie d'une fleur ouverte, de boutons et de fruits portés sur des pédoncules arqués réfléchis, tandis que les pédoncules florifères sont redressés;

---

[1] Le dessin représente une ombelle de 6 fleurs, dont 4 en boutons et 2 ouvertes de manière à montrer le dernier degré de l'épanouissement dans l'une.

ensuite, c'est parce que le Mouron, donné à certaine dose, exerce sur l'économie une action analogue à celle des poisons narcotico-âcres, et qu'il peut donner la mort.

PARISETTE. *Paris quadrifolia*, L.

Herbe à Paris, Pariette, Raisin de renard, Étrangle-Loup, Morelle à 4 feuilles.

Plante herbacée de 30 cent. au plus. (*pl.* LIV, 2), de la famille des *Asparagacées* (156, C). Racine en souche horizontale, traçante, soutenant une tige unique, dressée, simple, arrondie, ferme, feuillée au sommet seulement. Feuilles au nombre de 4, sessiles, disposées en croix au haut de la plante, ovales, entières, glabres, à 3 nervures ramifiées.

Fleur verdâtre, assez grande, solitaire sur un pédoncule terminal (juillet-août). Périanthe à 8 divisions presque libres; 4 externes calicinales ovales-allongées; 4 internes plus étroites, alternant dans l'intérieur des premières; étamines 8 à anthères allongées et attachées à la partie moyenne du filet; ovaire supère de 4 carpelles, 4 styles et 4 stigmates. Fruit noirâtre, tétragone à 4 loges(1).

Propriétés, usages. La Parisette a une odeur vireuse, narcotique et désagréable. C'est un poison pour certains animaux, notamment les chiens et les poules. On l'a employée dans les fièvres intermittentes, l'aliénation mentale, l'épilepsie, la coqueluche, mais tout reste encore douteux dans l'appréciation de ses propriétés. Ce qu'on remarque de plus tranché dans ses effets, c'est son action vomitive, à laquelle on devrait sans doute ses faibles succès dans les fièvres intermittentes. Si elle a été utile dans l'épilepsie, la coqueluche, c'est comme narcotique et antispasmodique, à moins qu'on ne l'ait administrée à doses altérantes.

De nouveaux essais doivent donc être entrepris sur cette plante médicamenteuse, que l'on trouve d'ailleurs assez rarement dans les bois et les lieux ombragés, où elle est vivace.

(1) Ce fruit occupe le centre de la fleur sur la plante figurée; la fleur détachée donne une idée plus exacte des proportions de l'ovaire.

PRÉPARATIONS, DOSES.

Poudre (racine) : 1 gr. 30 cent. à 4 gr., comme vomitive.

— (feuilles) : 6 cent. à 1 gr. 30 cent., progressivement, comme narcotique, antispasmodique, altérante.

— (fruits) : 30 à 60 cent. et plus.

PAVOT. *Papaver somniferum*, L.

Pavot blanc, Pavot des jardins, Pavot somnifère.

Le Pavot (*pl.* LIV, 3) est originaire de l'Orient ; naturalisé dans toute l'Europe, il est cultivé dans les jardins pour l'agrément, et dans le nord de la France pour l'huile qu'on extrait de ses graines. Genre type des *Papavéracées* (294, A), il présente les caractères suivants :

Plante annuelle à tige cylindrique, simple, forte, glabre, de 60 cent. à 1 mètre de hauteur et plus ; feuilles alternes, amplexicaules, glauques, à dents inégales sinuées ou ondulées.

Fleurs pourpres, violettes, panachées ou blanches, grandes, terminales et solitaires, inclinées sur la tige avant leur épanouissement, qui a lieu en juin-septembre. Calice à 2 sépales herbacés et glabres ; corolle à 4 pétales marqués à l'onglet d'une tache violette. Étamines très nombreuses, à filets blancs et anthères jaunes ; stigmates 8-15, disposés en rayons et soudés sur un plateau qui déborde le sommet de l'ovaire[1]. Capsule globuleuse-oblongue, uniloculaire, glabre, s'ouvrant par des pores au-dessous du plateau stigmatifère lobé. Semences, petites, réniformes, blanchâtres, extrêmement nombreuses, insérées sur 8 à 14 demi-cloisons ou trophospermes.

Propriétés, usages. Le Pavot a une odeur nauséabonde et une saveur amère et âcre. On emploie ses capsules comme calmant, anodin, narcotique, pour remplacer l'opium dans les nombreux cas où ce dernier est indiqué. Les graines servent à la préparation de l'huile d'œillette, qui n'est pas non plus sans utilité en médecine. Devant parler de l'opium en particulier et de l'huile de pavot, nous pouvons passer de suite aux préparations des capsules.

(1) Ces objets se voient sur la figure détachée dépourvue de pétales.

Mais avant, un mot sur la *récolte*. Plus on s'approche du Midi, plus les pavots ont d'activité; le plus ou moins de chaleur et de lumière qu'ils reçoivent, la qualité de la terre, la culture, etc., modifient aussi beaucoup leurs propriétés. Dans tous les cas, il vaut mieux les récolter avant la maturité parfaite des graines. Les capsules se sèchent facilement, et il n'est aucunement nécessaire qu'elles contiennent leurs graines pour les usages de la thérapeutique.

PRÉPARATIONS, DOSES.

Décoction (capsules ou têtes) : 1 ou 2 têtes coupées en quatre, et dont on a jeté les graines, par kilog. d'eau, pour injections, lavements, fomentations, etc. — Les *injections* d'eau de pavot se font dans le vagin pour calmer les coliques utérines, les douleurs du cancer de la matrice, etc. — Les *lavements* s'administrent dans les cas de dyssenterie, de diarrhées, de coliques, etc. — Les *fomentations* trouvent leur application dans les irritations cuisantes de la peau, le prurit des parties génitales, l'inflammation des organes du bas-ventre, etc.

L'*infusion* de capsules de pavot est employée à l'intérieur, par le peuple, contre les rhumes, les douleurs d'estomac, les coliques. — Les nourrices ont la fâcheuse habitude quelquefois d'en ajouter à la bouillie des enfants pour calmer leurs coliques ou les faire dormir. Il est résulté de nombreux empoisonnements de cette pratique dictée par l'ignorance ou le désir d'être plus libre des soins de l'allaitement.

Sirop diacode ou de *pavot blanc* (16 p. d'extrait alcoolique de pavot dans 125 d'eau distillée, le tout mêlé à 1500 de sirop simple) : ce sirop est précieux en ce qu'il exerce une action sédative très prononcée, sans donner lieu à cette excitation, cette stimulation si fréquemment observées avec les opiacés proprement dits. On le donne à la dose de 8, 16, 32 gr. et plus, en potion, contre les rhumes, les toux nerveuses, les affections nerveuses, les douleurs d'estomac et d'entrailles, les coliques accompagnées de cours de ventre.

Extrait alcoolique : il n'est employé que pour la préparation du sirop diacode. « Nous croyons savoir, dit M. Martin-Lauzer, qu'il entre dans des préparations secrètes pour la toux, et particulièrement dans des pâtes pectorales, ce qui est une addition moins dangereuse que celle de la morphine. »

Opium.

L'opium est le suc épaissi fourni par les capsules du pavot blanc auxquelles on pratique des incisions. Cette récolte se fait en Asie-Mineure, en Perse, en Égypte et dans l'Inde. En France, néanmoins, on ne trouve guère que trois espèces commerciales de ce produit : 1° l'opium de Smyrne, qui est le plus pur et le plus riche en morphine ; 2° l'opium de Constantinople ; 3° celui d'Égypte, qui a reçu le nom de *thébaïque*, nom que portent encore certaines préparations pharmaceutiques. Ajoutons à ces trois espèces principales l'opium indigène, qui doit nous occuper spécialement.

L'*opium indigène* est celui que l'on récolte en France d'après le procédé usité en Asie-Mineure. L'idée première de cette récolte appartient à Belon ; Loiseleur Deslongchamps fut ensuite un des premiers à s'occuper d'expériences, et l'on sait que M. Aubergier se livre depuis plusieurs années, dans le Cantal, à des essais suivis qui ont donné des résultats très encourageants et un produit aussi riche en morphine que opium de Smyrne, lequel en contient 15 à 17 pour 100. On craint seulement que les frais de culture et d'extraction ne soient tels que l'opium indigène ne puisse jamais lutter avec avantage sur la place avec l'opium exotique.

Les principes trouvés dans l'opium sont très nombreux : parmi eux nous ne citerons que la morphine, la narcotine et la codéine, parce que ce sont les plus importants en thérapeutique. Nous ajouterons encore qu'en thèse générale on peut dire qu'un opium est d'autant plus pur qu'il a une odeur plus forte, plus vireuse, une saveur âcre, amère et nauséeuse.

La *morphine* est une matière blanche solide, en aiguilles prismatiques, insoluble dans l'éther et dans l'eau, inodore, d'une saveur très amère, etc., qui constitue le principe actif de l'opium. On l'emploie en médecine combinée avec un acide sous les noms d'*acétate*, d'*hydrochlorate* et de *sulfate de morphine*. Tous ces sels ont une saveur amère et agissent sur l'économie de la même manière que l'opium, mais avec beaucoup plus d'énergie.

La *narcotine* et la *codéine* sont deux autres alcalis de l'opium auxquels des praticiens ont donné une certaine importance en les employant isolés aux usages médicaux.

Propriétés, usages. L'opium est le type des narcotiques. Son ingestion à forte dose produit la somnolence, le coma, le collapsus moral et physique, parfois des nausées et des vomissements, des mouvements convulsifs, la contraction des pupilles (la belladone, la jusquiame, le stramoine, produisent, au contraire, la dilatation), et lorsque la mort en est l'effet, on trouve à l'autopsie les vaisseaux cérébraux engorgés, les poumons engoués, rouges, violacés, le cœur plein d'un sang noir; le corps se putréfie facilement, etc. Quelquefois cependant on ne trouve aucune lésion, surtout lorsqu'on a employé quelque sel de morphine.

L'opium se consomme en très grande quantité dans tout l'Orient pour produire une sorte d'ivresse et des sensations agréables, comme on fait du chanvre dans l'Inde, du tabac en Europe, etc. C'est de plus un des plus précieux agents de la matière médicale. Un volume ne nous suffirait pas pour traiter de ses usages thérapeutiques avec tous les détails qu'ils comportent; aussi nous bornerons-nous à une simple mention.

L'opium excite le système circulatoire en même temps qu'il est sédatif pour le système nerveux. S'il émousse la sensibilité, calme la douleur et produit le sommeil, il élève aussi le pouls; il l'accélère dans l'état de santé, mais le régularise, au contraire, s'il était accéléré auparavant. Par suite de cette influence sur la circulation, il favorise le mouvement des fluides vers la périphérie, et, faisant cesser le spasme de la peau, relâchant les orifices vasculaires par son action narcotique, il devient sudorifique. Chez les individus très excitables, il augmente souvent l'excitation, au lieu de calmer, parce que sa propriété sédative a beaucoup moins de prise sur ces idiosyncrasies que sa faculté stimulante.

D'où il suit que l'action de l'opium n'est pas aussi simple qu'on peut le croire, et que ses effets ne peuvent être sûrement déterminés *a priori*. Néanmoins, considérant les choses en général, on prescrit ce médicament dans les affections nerveuses, telles que les névralgies, les gastralgies, l'hystérie, l'éclampsie, les convulsions, la chorée, dans le *delirium tremens*, où son action est puissante, le tétanos, et dans tous les cas où l'élément douleur prédomine, que cette douleur soit purement nerveuse ou la conséquence de l'inflammation, du cancer surtout, etc. L'opium combat l'insomnie, mais à condition que cet état ne se rattache pas à une affection cé-

rébrale grave, qu'il dépend, au contraire, de la faiblesse ou
d'une affection douloureuse. Il est d'une précieuse ressource
dans la phthisie, les toux quinteuses, l'emphysème pulmonaire, l'asthme, les dyssenteries et diarrhées, les maladies
des organes génito-urinaires, en un mot, dans presque toute
la pathologie, outre qu'il constitue le correctif presque indispensable de certains médicaments actifs que l'économie
tolérerait plus difficilement, ou même pas du tout, sans son
adjonction, tels que le mercure, le tartre stibié, etc.

Cependant l'opium est contre-indiqué dans les inflammations viscérales aiguës, avant l'emploi des saignées surtout;
dans la tendance du sang à la putridité (fièvres malignes graves, *purpura hemorrhagica,* empoisonnements par les venins
et les matières putrides, etc.); dans la vieillesse affaiblie avec
tendance à la stase du sang; chez les sujets affectés d'hémorrhagie ou d'inflammation au cerveau ; chez les nouveau-
nés que la dentition tourmente ou qui sont agités, menacés
de convulsions, etc. — Terminons ces généralités, que com-
plètent d'ailleurs les indications du Pavot (p. 709), par l'exposé des diverses préparations auxquelles on a soumis l'opium.

PRÉPARATIONS, DOSES.

Opium brut (opium du commerce) : 5 à 10 cent. et plus en pilules ou potion
Extrait (opium purifié, extrait thébaïque, aqueux ou gommeux): 1, 2, 3, 4 et
5 centig. et plus. C'est la préparation la plus employée, soit en pilules, en potion ou en pommade.
Laudanum de Sydenham (vin d'opium composé) : 10 à 20 gouttes à l'intérieur
ou en lavement; — quantité voulue à l'extérieur sur un cataplasme émollient
ou en frictions. Préparation très en vogue.
Laudanum de Rousseau (vin d'opium obtenu par la fermentation) : 4 à 10 gouttes à l'intérieur. 7 gouttes équivalent à 5 cent. d'extrait, tandis qu'il en faut
18 gouttes du laudanum de Sydenham.
Sirop d'opium (sirop d'extrait d'opium) : 15 à 30 gr. en potion. Cette dernière dose contient 5 cent. d'extrait. Très usité.
Sirop de karabé : c'est le sirop précédent auquel on ajoute 2 gouttes d'esprit
volatil de succin par 30 gr. Assez usité.
Morphine (acétate ou *hydrochlorate*) : 1 à 3 cent. en pilules ou potion.—5 cent.
par la méthode endermique, c'est-à-dire sur la surface d'un vésicatoire.
Sirop de morphine : 15 à 30 gr. en potion.
Sirop de codéine : 30 gr. Médicament cher, très employé chez les enfants.

Huile de pavot.

Huile d'œillet, Huile d'œillette, Huile blanche.

Cette huile se prépare avec les semences du pavot somnifère, variété à graine noire que l'on cultive en grand dans le Nord pour cet usage. On en fait un commerce considérable, soit pure, soit mélangée avec l'huile d'olive, pour la préparation des aliments. Elle est inodore, d'une saveur douce, ténue, légère, ne se coagulant qu'à 10 degrés au-dessous de zéro; l'huile d'olive, au contraire, a la saveur du fruit qui la fournit, et se congèle à 6 degrés au-dessus de zéro.

L'huile d'œillette (mot dérivé d'*olivetto* ou *olietto*, petite huile) pourrait se donner comme purgative pour remplacer celle de ricin. On en met souvent 2 à 4 onces dans un lavement pour le rendre laxatif. M. Dubois, de Tournai, propose de la substituer à l'huile de foie de morue, qui est si répugnante à prendre, pour combattre les affections rachitiques et scrofuleuses. Sur 22 enfants affectés de rachitisme qu'il a soumis à l'usage d'huile d'œillette, 12 ont été guéris après un traitement de 3 mois et demi (terme moyen); 3 ont obtenu une amélioration très grande, voisine de la guérison; 3 n'ont éprouvé qu'une amélioration passagère; chez les autres, la médication a été sans effet. M. Dubois ne croit pas que l'huile de morue doive son succès à l'iode, parce qu'elle n'en contient que 18 centig. par litre. « Si cela est vrai, dit-il, pourquoi recourir à cette manière dégoûtante et trois fois détestable d'administrer ce médicament? »

L'huile d'œillette se donne à la dose de 1, 2, 3 ou 4 cuillerées à bouche par jour.

STRAMOINE. *Datura stramonium*, L.

Pomme épineuse, Pomme du diable, Pommette, Herbe du diable, Herbe aux sorciers, Chasse-Taupe, Endormie, Stramonium, etc.

La Pomme épineuse (*pl.* LIV, 5) croît dans les lieux incultes, dans les décombres, aux environs des jardins et des villages, où elle fleurit pendant tout l'été. Elle appartient aux *Solana-cées* (209, H).

Plante annuelle d'un mètre de hauteur environ ; tige forte, dressée, diffuse, cylindrique, creuse, rameuse, glabre [1] ; feuilles alternes, pétiolées, assez grandes, molles, ovales-acuminées, sinuées-anguleuses, à dents larges et aiguës, d'un vert foncé, blanchâtre en dessous.

Fleurs blanches ou violettes, très grandes, axillaires et solitaires sur de longs pédoncules (juin-septembre). Calice longuement tubuleux à 5 dents pointues ; corolle infundibuliforme très allongée, à 5 plis longitudinaux, à 5 lobes courts brusquement acuminés ; 5 étamines incluses ; ovaire couvert de petites pointes ; style filiforme, stigmate en fer à cheval glanduleux. Capsule de la grosseur d'un œuf de poule, hérissée de pointes fortes et piquantes, offrant à sa base les restes du calice ; 4 loges contenant des semences noires.

Propriétés, usages. Odeur forte, vireuse, saveur un peu amère, âcre, nauséuse ; action narcotico-âcre sur l'économie, analogue à celle de la belladone, mais plus délétère ; car elle produit un délire furieux, la cécité, la paralysie, et enflamme l'estomac, etc. On cite beaucoup d'histoires d'empoisonnements par cette plante, les uns produits par imprudence ou méprise, les autres dus à des desseins criminels. Il y a eu des bandits, connus sous le nom d'*endormeurs*, qui se servaient de ce végétal pour dépouiller les voyageurs ou violer les femmes sans obstacle. Ils mêlaient au breuvage, au vin surtout, l'infusion, ou bien offraient du tabac mélangé de leur poudre. Les sorciers et les enchanteurs en faisaient prendre aux amants et aux crédules pour produire chez eux des hallucinations et des plaisirs imaginaires.

Jusqu'à Storck, qui la soumit à ses curieuses investigations, le Stramoine n'avait pour ainsi dire pas été employé en médecine. Frappé de son action sur le cerveau, ce célèbre médecin l'essaya dans les maladies chroniques de cet organe,

---

[1] On a représenté l'extrémité d'un rameau portant une fleur, un fruit et des feuilles.

telles que la folie, l'épilepsie et la chorée. Les résultats qu'il obtint furent de nature à encourager les praticiens, et de tous côtés on se mit à répéter ses essais. De nombreuses observations furent publiées par Bergius, Schneider, Amelung, Barton, etc., tendant à démontrer son efficacité dans la manie. Le champ de l'expérimentation s'étendit bientôt aux névralgies, à l'asthme, au rhumatisme chronique, etc.

Le Stramonium a paru très efficace dans le traitement des névralgies, particulièrement du tic douloureux : c'est le médicament qui a le mieux réussi, dans ces cas, à MM. Trousseau et Pidoux, qui l'emploient surtout à l'extérieur. — Ces médecins en ont encore retiré de plus grands avantages dans les spasmes de la poitrine et des bronches, spécialement dans l'asthme essentiel. Le mode d'administration qu'ils préfèrent est l'aspiration de la fumée au moyen de la pipe ou mieux de la cigarrette. Dans la phthisie et les catarrhes, ces fumigations sont très efficaces pour calmer la toux et l'oppression. — La teinture de stramonium a paru très utile à Zollickoffer dans le rhumatisme chronique. Lebreton a préconisé l'extrait de semences à dose croissante jusqu'au délire, contre les rhumatismes articulaires aigus, et sa méthode a eu l'honneur d'obtenir l'approbation de M. Trousseau.

D'après les essais de Moreau (de Tours), le Stramonium serait une sorte de spécifique contre l'élément hallucination dans la folie, pourvu qu'on insiste sur son usage, et qu'on en élève progressivement la dose jusqu'à commencement d'intoxication : il agirait alors comme remède substitutif ou homœopathique, puisque, dans l'état physiologique, il détermine précisément une sorte de délire sensorial. — Cette plante, à dose élevée, serait un puissant aphrodisiaque, suivant Maly et Faber; ce qu'il y a de certain, dit M. Michéa, c'est que, chez environ 10 aliénés auxquels j'ai fait prendre depuis 5 jusqu'à 25 cent. d'extrait de datura par jour, j'ai observé deux fois que ce moyen produisait une disposition extrême aux jouissances vénériennes. Cependant Maly prétend guérir la nymphomanie en donnant de 2 en 2 heures 5 gouttes de teinture alcoolique de cette plante : ici encore faudrait-il admettre une action homœopathique?

On *récolte* les feuilles de Stramoine au mois de juillet pour en préparer l'extrait ou les soumettre à la dessiccation.

PRÉPARATIONS, DOSES.

Extrait (de semences et de feuilles) : depuis 25 millig. jusqu'à 40 cent. par jour, en augmentant progressivement. — On en prépare une *pommade* (2 gr. pour 60 d'axonge) et un *liniment* (2 gr. pour 125 d'huile d'olive), qu'on emploie en frictions contre les névralgies.

Poudre (feuilles) : 5 à 30 cent. Peu usitée.

Teinture : 10 à 15 gouttes en potion.

Fumigations : on mêle les feuilles sèches avec parties égales de feuilles de sauge, et l'on fume soit avec une pipe, soit avec une cigarrette de papier. La dose de feuilles doit être de 75 centig. pour chaque pipe ou cigarrette : on commence par une demi-cigarrette pour aller jusqu'à deux par jour. Si du vertige se manifeste, il faut suspendre ce moyen ; si, au bout de quinze jours, ces fumigations ne soulagent pas, il faut les cesser définitivement. Pour les hommes qui font usage habituel du tabac, on mêle le datura au tabac lui-même. — On peut faire brûler les feuilles sur des charbons ardents, et en répandre la fumée dans la chambre du malade.

Infusion ou *décoction* : 20 à 60 gr. par kil. d'eau pour l'usage externe.

TABAC. *Nicotiana tabacum*, L.

Nicotiane, Tabac à larges feuilles, Herbe à la reine, Herbe à l'ambassadeur, Herbe du Grand-Prieur, Herbe à tous maux, Herbe de Sainte-Croix, Herbe sacrée, Tournabone, Petun, etc.

Le Tabac est de la famille des *Solanacées* (209, G; *pl.* LV, 1). Originaire du Mexique, il fut importé en Europe par Jean Nicot, ambassadeur de François II, de Portugal, qui en envoya, dit-on, les premières graines à Marie de Médicis en 1560.

C'est une *plante* de 1 m. 30 à 1 m. 60 c., à tige dressée, forte, rameuse, creuse, pubescente ; feuilles très amples, alternes, sessiles-embrassantes, ovales-allongées-pointues, molles, un peu glutineuses, d'un beau vert.

Fleurs jaunâtres-purpurines en panicules lâches terminales (juillet-août). Calice ovale à 5 dents aiguës, velu ; corolle infundibuliforme, à tube renflé-allongé, limbe rougeâtre à 5 lobes pointus, présentant un pli longitudinal ; 5 étamines aussi longues que la corolle; style à stigmate échancré. Capsule embrassée par le calice, bivalve; graines très petites.

Propriétés, usages. Le Tabac (nous parlons de la plante telle qu'on la recueille et non de celle qu'on soumet dans les manufactures à des préparations qui lui communiquent des qualités irritantes), le Tabac, disons-nous, n'a qu'une faible odeur tant qu'il est vert; ses feuilles sont amères et âcres. C'est une plante délétère à la manière de la belladone et du datura stramonium, sauf qu'elle a moins d'énergie comme narcotique, mais davantage comme irritante. On en retire une huile empyreumatique douée d'une activité telle, qu'une seule goutte déposée sur la langue d'un chat le fait périr en quelques minutes.

Le Tabac est peu employé comme médicament; cependant on l'a vanté dans les affections nerveuses, l'asthme, l'hydropisie, la hernie étranglée, la gale, etc., sous forme de fumigations, de lotions, de pommades, d'applications directes des feuilles et de lavements. Rarement on le fait prendre à l'intérieur.

On sait combien est répandu l'usage du Tabac à priser et à fumer, usage qui serait souvent salutaire, à titre de sternutatoire et de sialagogue, s'il était ménagé, mais qui n'a plus que des inconvénients du moment que l'économie s'est habituée à ses effets et qu'il a émoussé la sensibilité des organes qui en reçoivent l'impression. Ce côté de l'histoire du Tabac appartient à l'hygiène, et nous nous garderons bien de nous y arrêter après tout ce qui a été écrit sur les inconvénients de cette herbe âcre, puante et sale, qui épuise la santé et la bourse de tant d'individus, en les rendant infects d'haleine et de vêtements.

PRÉPARATIONS, DOSES.

Infusion (feuilles) : 1 à 2 gr. par 500 gr. d'eau pour l'usage interne, comme vermifuge; ou en lavement, à dose double, contre la hernie étranglée (Pott). Rarement employée.

Teinture (Fowler) (30 gr. par 500 gr. d'eau; on laisse macérer 1 heure au bain-marie; on exprime 120 gr. de cette infusion, à laquelle on ajoute 60 gr.

d'alcool rectifié) : 40 gouttes de cette teinture et plus deux fois par jour, dans l'hydropisie.

Décoction : 60 gr. par 500 gr. d'eau, pour l'usage externe, en lotions contre la gale, les poux et morpions : moyen d'un emploi vulgaire dans les campagnes, et qui peut causer des accidents si la peau est dénudée, comme dans la teigne, les excoriations, etc.

Poudre : 2 gr. pour 30 d'axonge ; pommade employée aux mêmes usages que la décoction.

Feuilles fraîches : Boerhaave les appliquait sur le front et les tempes dans les douleurs névralgiques, sur les articulations goutteuses et rhumatisantes, pour calmer la douleur.

Fumée de tabac : elle a été conseillée en lavement contre l'asphyxie par submersion, l'iléus et la hernie étranglée. Ce moyen, qui nécessite l'emploi d'un appareil particulier, trouve rarement son application et n'est pas sans danger.

Le Tabac rustique (*Nicotiana rustica*) a une tige de 60 cent. à 1 m., rameuse, pubescente, des feuilles pétiolées, ovales-obtuses, un peu épaisses. — *Fleurs* d'un jaune verdâtre ; corolle tubuleuse-hypocratériforme, à divisions obtuses ; capsule subglobuleuse, etc. — Cette plante, que l'on dit avoir été la première naturalisée en Europe, et qui est subspontanée çà et là sur les décombres, a une odeur forte, vireuse, nauséabonde, et une saveur âcre, piquante, qui sont pourtant moins prononcées que dans l'espèce précédente. Tout ce qui a été dit de cette dernière lui est applicable.

CINQUIÈME CLASSE DE MÉDICAMENTS.

DES ÉVACUANTS.

Les Évacuants considérés en général comprennent tous les médicaments qui sollicitent la sortie d'humeurs ou de matières étrangères hors des organes ou des vaisseaux qui les contiennent : par conséquent, les vomitifs, les purgatifs, les expectorants, les sialagogues, les sudorifiques, les diurétiques, les emménagogues, les carminatifs, les émissions sanguines, etc., constituent des moyens d'évacuation. Mais il n'est pas d'usage de donner autant d'extension à ce mot, et dans la pratique on entend communément par *évacuants* les substances qui provoquent des évacuations gastro-intestinales par le haut ou par le bas. Les vomitifs, les purgatifs et les éméto-cathartiques constituent les agents de la médication évacuante.

VOMITIFS.

Les moyens qu'on emploie pour produire le vomissement sont de deux sortes : les uns agissent mécaniquement, telle est la titillation de la gorge; d'autres exercent une action thérapeutique directe et spéciale sur la muqueuse gastrique, comme l'émétique, l'ipécacuanha et toutes les plantes indigènes proposées pour suppléer ces deux substances, et que nous allons bientôt passer en revue. Il est d'autres causes encore au vomissement, comme la migraine, une affection morale, la gastralgie, etc.; mais nous n'avons pas à nous en occuper, non plus que du mécanisme de cet acte physiologique, sujet d'ailleurs très controversé.

Si les *Vomitifs* (encore appelés *émétiques*) constituent des remèdes héroïques dans beaucoup de circonstances, nul doute aussi qu'ils n'offrent souvent de graves inconvénients ; il importe donc de préciser les cas où ils sont indiqués et ceux où il faut les proscrire.

Le but principal et pour ainsi dire banal des émétiques, c'est l'évacuation de la *bile*, des *saburres* ou *humeurs peccantes*, selon le langage des anciens. Les saburres consistent dans un enduit pâteux qui tapisse la surface muqueuse de l'estomac et même des intestins, et qui est dû à une sécrétion vicieuse de cette membrane. Cette altération de sécrétion, qui constitue l'*embarras gastrique*, dépend tantôt de l'abus d'aliments grossiers ou de mauvaise qualité, de liqueurs alcooliques, de boissons sapides, de mets trop succulents, etc.; tantôt et plus souvent encore d'une irritation inflammatoire du canal intestinal. Elle s'annonce par des éructations acides et nidoreuses, des vomituritions, de l'inappétence, un enduit blanchâtre de la langue, de la soif avec désir des boissons aigrelettes, le tout accompagné ou non de mouvement fébrile et de cépha-

lalgie sus-orbitaire. Or, le moyen par excellence de dissiper
l'embarras gastrique, c'est le vomitif. Comment agit celui-ci?
Ce n'est pas seulement en provoquant l'expulsion de l'enduit,
en en débarrassant l'estomac, car les aliments pourraient en
faire autant en l'entraînant et nettoyant les surfaces; selon
MM. Trousseau et Pidoux, l'émétique (ils parlent surtout du
tartre stibié) agit en même temps comme médicament substitutif, c'est-à-dire qu'il provoque une irritation artificielle qui
se substitue à celle dont dépend l'état saburral.

Les Vomitifs constituent des agents thérapeutiques énergiques : par leur moyen on évacue l'estomac, on sollicite la
sortie de la bile de ses canaux, l'on transforme tout l'appareil digestif en un centre fluxionnaire auquel viennent se
rendre les liquides abondants provenant du foie, du pancréas,
des follicules muqueux et des exhalants intestinaux, etc., ce
qui explique l'abondance des matières vomies, et l'on épure
la masse du sang. Mais ce qui surtout fait leur succès, c'est
le grand mouvement qu'ils impriment à l'économie, d'où résulte que la circulation capillaire devient plus libre, que les
sueurs et les urines sont plus abondantes, que les selles se
régularisent, l'appétit devient meilleur, etc. Pour le vulgaire
le vomitif est le moyen d'évacuer la bile; pour le médecin,
c'est un excitant général qui produit de grands effets par une
sorte de perturbation dont, à la vérité, on ne peut prévoir
tous les résultats, ce qui précisément rend circonspect à son
égard. Le vomitif produit encore un effet sédatif favorable à
la disparition de certaines congestions, même de celles de la
muqueuse gastro-intestinale, par les lipothymies et la demi-
syncope dont il s'accompagne. Il convient enfin dans toutes les
maladies compliquées d'état saburral, dans la fièvre bilieuse, la
fièvre intermittente, la dyssenterie, la péritonite puerpérale,
la métrorrhagie, et même l'apoplexie, quand l'embarras gastrique est bien évident. L'indication des évacuants se présente encore plus souvent lorsque ces affections règnent sous
forme épidémique.

Quant aux contre-indications, ce sont les hernies, les congestions cérébrales, les écoulements critiques survenant na-

turellement, et surtout l'état inflammatoire de l'estomac. Cependant nous dirons que cette dernière circonstance n'est pas un motif de proscrire le vomitif d'une manière absolue, à moins qu'il n'y ait douleurs épigastriques vives, fièvre intense ou altération organique, par cette considération que le remède peut agir *substitutivement,* comme nous l'avons dit plus haut, pour guérir l'irritation.

PLANTES VOMITIVES OU ÉMÉTIQUES.

Asaret, *racine, feuilles.*	Narcisse des prés, *bulbe.*	Violette, *racine.*
	fleurs.	

Nous avons beaucoup d'autres plantes qui peuvent fournir, au besoin, les moyens de satisfaire aux indications vomitives. Nous citerons l'*Arroche,* le *Colchique,* le *Dompte-Venin,* le *Genêt,* la *Gratiole,* le *Lierre grimpant,* le *Muguet,* le *Raifort,* la *Roquette,* la *Scille,* la *Vermiculaire,* etc. — Nous n'avons pas besoin de rappeler que le *Tartre stibié* et l'*Ipécacuanha* sont les deux vomitifs par excellence.

ASARET. *Asarum europœum,* L.

Cabaret, Asarine d'Europe; Oreille d'homme, Oreillette, Rondelle, Nard sauvage, Girard-Roussin.

Le Cabaret (nom qui vient de l'usage qu'en faisaient les ivrognes pour se faire vomir) (*pl.* LV, 3) habite les lieux ombragés, dans le midi de la France et même aux environs de Paris, où il fleurit au printemps. Ses caractères l'ont fait classer parmi les *Aristolochiacées* (179, B).

Plante vivace, très basse, à rhizome traçant, sans tiges apparentes ou à tiges très courtes qui se bifurquent en deux longs pétioles terminés par une feuille. Feuilles réniformes, assez amples, longuement pétiolées, coriaces, vertes et luisantes en dessus, d'un vert pâle et un peu pubescentes en dessous.

Fleurs d'une pourpre noirâtre, petites, solitaires, naissant à la bifurcation des pétioles près de terre et sur un court pédoncule (avril-mai). Calice campanulé velu au dehors, dont le limbe est à 3 lobes droits et pointus ; pas de corolle. Étamines 12, à filets courts, libres, insérés sur le disque qui revêt le sommet de l'ovaire ; style court ; stigmate à 6 lobes disposés en étoile (1) ; capsule surmontée du limbe du calice persistant, à 6 lobes polyspermes, etc.

Propriétés, usages. L'Asaret exhale de toutes ses parties et surtout de sa racine une odeur très pénétrante, comparée à celle du poivre. Sa saveur est amère, âcre et nauséabonde. Ses propriétés vomitives sont connues depuis des siècles, et on en faisait un fréquent usage avant la découverte de l'ipécacuanha. Maintenant les médecins l'abandonnent, mais les habitants des campagnes, qui conservent religieusement les traditions populaires, continuent de l'employer pour se faire vomir et se purger.

La racine de cette plante est considérée comme le meilleur succédané de l'ipécacuanha ; l'action émétique de ses feuilles n'est pas moins prononcée suivant Loiseleur-Deslongchamps et beaucoup d'autres expérimentateurs. Ce médicament a mérité les suffrages d'Etmuller, de Fernel, de Linné, de Rivière, de Willis, de Coste et Wilmet, etc., qui se sont presque tous accordés pour le mettre sur le même rang que l'écorce brésilienne. Il paraît, cependant, que d'autres praticiens ont eu à se plaindre de l'inconstance, de l'irrégularité et même de la violence de son action. M. Cazin, qui s'est donné pour mission de défendre nos médicaments indigènes, répond à cette attaque en disant que si cela est, c'est que le remède a été administré sans précaution, à dose trop forte ou lorsqu'il y avait contre-indication à son emploi ; que, d'ailleurs, l'ipécacuanha lui-même n'est pas constant dans ses effets.

Le Cabaret est, de plus, anthelminthique et sternutatoire. Les vétérinaires, dans les campagnes, s'en servent pour purger les poulains farcineux. — Nous ne parlerons pas de ses

(1) Les deux figures détachées montrent : l'une, les trois lobes de la fleur étalés pour faire voir de face les organes sexuels ; l'autre, la fleur, à laquelle on a coupé le calice au niveau du disque épigyne, ce qui permet de voir les étamines dans le sens de leur longueur et le stigmate qui les couronne.

propriétés diurétiques et fondantes, qui n'ont jamais été bien constatées.

Récolte. Elle doit se faire au printemps avant la floraison ou à l'automne pour la racine ; pendant tout l'été pour les feuilles. Cette racine est de la grosseur d'une plume, grise, marquée de distance en distance de nodosités d'où partent des fibres blanchâtres ; elle contient, entre autres principes, une matière brune vomitive et une huile volatile camphrée. Séchée à l'air libre, elle diffère peu de l'état frais ; son odeur est plus faible, et sa saveur aromatique presque agréable. Elle doit être renouvelée deux fois par an. On pense généralement qu'au bout de six mois elle devient purgative, puis diurétique et enfin inerte.

PRÉPARATIONS, DOSES.

Poudre (racine ou feuilles) : 1 à 2 gr., comme vomitif. — « J'ai employé cette poudre, dit M. Cazin, à la dose de 10, 15, 20 cent., comme altérante, dans la bronchite chronique, la coqueluche, et surtout dans la diarrhée. Elle m'a réussi aussi bien que l'ipécacuanha. Je la mêle quelquefois à la belladone pour combattre la coqueluche. » — La racine en poudre est un excellent remède pour le farcin des chevaux ; on leur en donne depuis 15 jusqu'à 30 gr., mêlée avec du son mouillé (Chomel).

Infusion : les paysans en font infuser 6 à 15 feuilles dans de l'eau bien pure pour prendre le matin à jeun avec un peu de miel ou de cassonade. — L'infusion de 4 à 16 gr. de la racine dans 500 gr. de vin blanc se donnait autrefois comme vomitif assez sûr.

Le cabaret entre dans la composition de la *poudre sternutatoire de Saint-Ange*.

NARCISSE DES PRÉS. *Narcissus pseudo-narcissus*, L.

Narcisse des bois, Narcisse sauvage, Faux narcisse, Aiault, Porillon, Fleur de coucou, Jeannette, Clochette des bois, haudon.

Plante bulbeuse vivace, de la famille des *Amaryllidacées* (188, C; *pl.* XII, 2); ognon oblong, de la grosseur du pouce et luisant. Tige de 30 cent. environ, à 2 angles saillants, nue, uniflore; feuilles radicales allongées en forme de lame d'épée, au nombre de 5-6, lisses, vertes, plus courtes que la tige.

Fleurs d'un jaune soufré, grandes, solitaires et penchées sur la hampe, renfermées avant leur développement dans une spathe monophylle qui s'ouvre sur le côté et persiste ensuite (mars-avril). Périanthe tubuleux jusqu'à la moitié de sa longueur où il se divise en deux limbes : l'extérieur à 6 languettes ovales-lancéolées ; l'intérieur (couronne) campanulé, de la longueur des divisions, d'un beau jaune, lobé au sommet d'une manière inégale et ondulée. Étamines 6, insérées au tube au-dessous de la couronne; style un peu plus long qu'elles, terminé par un stygmate trifide. Capsule subglobuleuse trigone.

Propriétés, usages. Les bulbes et les fleurs de Narcisse sont employés en médecine : ils n'ont presque aucune odeur; mais la saveur est amère, un peu âcre dans les premiers, comme sucrée et assez agréable dans les secondes. Bien que classée parmi les vomitifs, cette plante est plus souvent employée comme antispasmodique, antidiarrhéique, etc.

La propriété vomitive du bulbe de Narcisse a été reconnue par Pline, Dioscoride, Galien, Clusius. Niée depuis, elle s'est manifestée ensuite par l'effet d'une méprise : l'ognon en question ayant été pris pour un poireau et mis dans la soupe, les personnes qui en mangèrent eurent des vomissements considérables. Loiseleur-Deslongchamps trouva cette propriété faible et jeta encore une fois le médicament dans le discrédit.

Les fleurs de Narcisse jouissent aussi de la faculté de produire le vomissement, ainsi que l'ont constaté Veillechèze, Armet, Lejeune, Orfila. Cependant, Loiseleur la croit encore très peu énergique, et M. Caventou, qui a expérimenté la poudre et l'extrait sur lui-même, n'a pu obtenir d'effet vomitif. En présence d'assertions si contradictoires le jugement reste en suspens : les préparations ont-elles été mal faites, la plante varie-t-elle de propriétés suivant le sol où elle croît?... En tout cas de nouveaux essais doivent être tentés.

Mais ces mêmes fleurs paraissent exercer une action prononcée sur le système nerveux dont la découverte est encore due au hasard : Une demoiselle de Valenciennes, vaporeuse, et attaquée de convulsions, ayant passé la nuit dans une chambre où se trouvaient un grand nombre de fleurs de Narcisse, se réveilla calme et sans avoir été prise de ses attaques. Le Dr Dufresnoy fit recommencer l'expérience, qui répondit à son attente, et lorsque, trois jours après, les fleurs ayant été retirées, il vit les accidents se renouveler chez la malade, il ne put douter alors des effets.

Dufresnoy fit préparer un extrait qu'il administra, comme antispasmodique, à des épileptiques. Depuis, le Narcisse a été souvent employé par d'autres médecins dans la coqueluche, la chorée, l'épilepsie, où ses succès, du reste, n'ont pas été très convaincants.

On doit encore au hasard de connaître la propriété anti-diarrhéique du Narcisse. Loiseleur-Deslongchamps, à qui l'on doit un travail complet sur cette plante et ses variétés, ayant donné comme vomitif 2 gram. 60 cent. de la poudre de fleurs à une femme qui avait une diarrhée depuis huit jours, celle-ci n'eut aucun vomissement, mais son dévoiement cessa pour ne plus revenir. Ce médicament a été mis en usage avec avantage par Lejeune, dans une épidémie de dyssenterie. — Enfin, Loiseleur a constaté dans le Narcisse une propriété fébrifuge qui n'a guère été mise à profit, que nous sachions, depuis les expériences de ce savant médecin botaniste.

Pour ne pas laisser le lecteur dans une indifférence trop grande, terminons en disant que M. Cazin, dont l'opinion est généralement basée sur des expériences, a adopté dans sa pratique le Narcisse « comme vomitif doux et expectorant analogue à l'ipécacuanha; » il s'en est très bien trouvé dans les affections catarrhales pulmonaires, dans l'asthme et dans quelques diarrhées chroniques.

On *récolte* les bulbes en tout temps, les fleurs pendant la floraison naturellement. On trouve le Narcisse dans les prés et les bois.

PRÉPARATIONS, DOSES.

Infusion (fleurs) : 1 à 3 gr. par 125 gr. d'eau, par cuillerées dans la coqueluche.

Poudre (feuilles et fleurs) : 1 à 8 gr. dans de l'eau, contre la diarrhée, la fièvre intermittente.

— (bulbes) : 1 gr. 50 cent. à 2 gr., comme vomitif.

Extrait : 10 à 30 cent. et plus, dans l'épilepsie, la coqueluche, la chorée. — A la dose de 4 à 6 gr., cet extrait tue les chiens en enflammant l'estomac (Orfila).

VIOLETTE. *Viola odorata*, L.

Nous n'avons pas à revenir sur la description de cette plante, que nous avons placée parmi les émollients (V. p. 318). Nous voulons signaler ici les propriétés vomitives de sa racine, dont l'analogie avec celle de l'ipécacuanha s'étend aux caractères physiques comme aux vertus thérapeutiques. Cette racine agirait, suivant Linné, Coste et Wilmet, comme vomitive et comme purgative en même temps; elle serait, par conséquent, *éméto-cathartique*. Mais les expérimentateurs ne sont guère d'accord sur les doses, ce qui prouve que le médicament n'a pas une action bien sûre.

Les racines des autres espèces, telles que la VIOLETTE DE CHIEN (*Viola canina*), la VIOLETTE TRICOLORE ou *Pensée sauvage* (*pl.* XXI, 5), ont des propriétés analogues à celles de la Violette odorante. Ces racines n'ont besoin que d'être étendues à l'air pour sécher en peu de jours. — Leur principe actif est la *violine*, alcaloïde doué d'une action émétique très prononcée.

PRÉPARATIONS, DOSES.

Poudre (racine) : 2 à 4 gr. selon les uns, 4 à 8 gr. selon d'autres.

Décoction (racine entière) : 8 gr. pour 150 gr. d'eau réduite du tiers.

La *Violine* se donne à la dose de 30 à 60 centig.

PURGATIFS.

Médicaments qui provoquent les déjections alvines, sollicitent la diarrhée. On les distingue en laxatifs, cathartiques et drastiques.

Les *laxatifs*, encore appelés *minoratifs*, sont généralement des substances douces et émollientes qui provoquent des évacuations plutôt en relâchant ou affaiblissant les intestins qu'en les irritant, et dont l'effet ne s'accompagne jamais de symptômes d'excitation. Les plus employées sont, parmi les indigènes, les *huiles d'olive*, de *ricin* et d'*amandes douces*, la *manne*, les *pruneaux*, etc; puis viennent la *casse*, les *tamarins*. — Les laxatifs conviennent lorsque l'on veut rendre le ventre libre, purger doucement sans irriter le canal intestinal : leur usage est donc permis dans toutes les inflammations, même dans celles des viscères abdominaux accompagnées de constipation.

Les *cathartiques* ou *purgatifs* proprement dits sont des médicaments plus actifs qui produisent la diarrhée en stimulant la membrane muqueuse intestinale, augmentant la sécrétion de ses follicules, provoquant le flux biliaire dans le duodénum et augmentant le mouvement péristaltique du canal digestif, ce qui cause les coliques dont ils s'accompagnent. Ce sont des substances excitantes dont l'ingestion cause une sensation de chaleur interne, de dégoût, des borborygmes, des nausées, puis souvent des phénomènes généraux, tels que chaleur, élévation du pouls, soif. Mais à ces phénomènes succèdent bientôt, d'une manière secondaire : 1° le ralentissement de la circulation par suite de l'évacuation des matières alvines et de l'augmentation des fluides sécrétés et expulsés ; 2° l'accroissement de l'absorption, comme conséquence naturelle de la diminution qu'a éprouvée la masse des humeurs en circulation ; 3° l'augmentation de la sécrétion biliaire et de plus la liberté rendue à l'écoulement de la bile dans ses canaux ; 4° une action révulsive tendante à détourner le sang de la tête, du cœur et de la poitrine, et à diminuer l'impulsion du sang vers ces viscères. C'est en effet pour obtenir un ou plusieurs de ces résultats que l'on administre les purgatifs dans les fièvres, les hydropisies, les maladies du foie, les affections catarrhales, les dartres, les engorgements glandulaires, les ophthalmies, les fluxions, les congestions cérébrales et une foule d'autres états morbides qu'il serait trop long d'énumérer.

Les purgatifs sont fournis par les minéraux et les végétaux. Les premiers sont constitués par des sels neutres à base de potasse, de soude ou de magnésie. Ils agissent spécialement, mais d'une manière passagère, sur l'estomac et les intestins grêles, très faiblement sur le gros intestin, ce qui fait que leur emploi n'est pas suivi de constipation comme cela a lieu pour certaines substances végétales, et qu'au contraire, dans les cas où il existe une diarrhée d'embarras intestinal (état saburral), ils la font cesser en évacuant les saburres ou bien en substituant, dans d'autres circonstances, leur irritation propre à celle qui entretient le dévoiement.

Les purgatifs fournis par le règne végétal agissent généralement avec plus d'énergie; ils sont aussi plus irritants pour les intestins. Ils doivent leur action à des résines, des matières gommo-résineuses ou des principes extractifs amers. — C'est parmi eux que se trouvent les *drastiques* et les *hydragogues*, médicaments purgatifs dont l'action est le plus énergique. Voici par ordre alphabétique les plantes indigènes qui fournissent des médicaments purgatifs, et dont nous avons à tracer l'histoire.

PLANTES PURGATIVES.

Actée, *racine.*	Fusain, *fruits.*	Momordique, *fruit, racine.*
Anagyre, *feuilles.*	Globulaire, *feuilles.*	
Baguenaudier, *feuilles.*	Hellébore, *racine.*	Nerprun, *fruits.*
Belle-de-Nuit, *racine.*	Hellébore blanc, *racine.*	Pêcher, *feuilles, fleurs.*
Bourgène, *écorce.*	Hièble, *racine, écorce,*	Pigamon, *racine.*
Bryone, *racine.*	*fleurs.*	Polypode.
Coloquinte, *fruit.*	Iris, *racine.*	Prunier, *pruneaux.*
Coronille, *feuilles.*	Lierre grimpant, *baies,*	Rhapontic, *racine.*
Eupatoire, *racine, feuilles.*	*feuilles.*	Ricin, *fruits.*
Euphorbe, *semences, suc,*	Lin purgatif.	Soldanelle.
racine.	Liseron, *feuilles, racine.*	Tam.
Faux-Ebénier, *pousses.*	Mercuriale, *herbe.*	Velvote.

Un grand nombre d'autres végétaux fournissent des médicaments purgatifs : ce sont entre autres la *Moutarde blanche,* l'*Agaric blanc,* le *Genêt à balai,* la *Gratiole,* la plupart des *plantes irritantes,* celles de la classe des *émétiques,* etc.

ACTÉE. *Actæa spicata,* L.

Actée en épi, Herbe de Saint-Christophe, Christophoriane, Herbe aux poux.

Plante vivace de la famille des *Renonculacées* (500, I; *pl.* LV, 2), de 40 à 80 cent., dressée, à tige le plus souvent simple, nue en bas, portant 1 à 3 feuilles supérieurement;

feuilles 2-3-pinnatiséquées, à long pétiole, segments du premier ordre longuement pétiolulés, ovales-incisés-dentés, d'un vert foncé en dessus, blanchâtre en dessous.

Fleurs blanches, petites, régulières, en 1-2 grappes compactes, la principale opposée à la feuille supérieure, l'autre axillaire souvent avortée (1) (mai-juin). Calice à 4 sépales pétaloïdes caducs; pétales 4, atténués en un long onglet; étamines nombreuses; 1 carpelle. Fruit bacciforme noir, à la maturité.

Propriétés. Cette plante est d'une saveur âcre et amère; ses feuilles froissées entre les doigts répandent une odeur désagréable. Sa racine, dont l'âcreté est très prononcée, est un purgatif violent, comparé à l'hellébore noir pour son action sur les organes digestifs. Ses baies sont un poison pour les chiens : elles paraissent agir à la manière des narcotico-âcres, car Linné les a vues exciter un délire furieux suivi de mort. La plante fraîche tue les poules et les canards. On a pourtant exagéré son action toxique, car Orfila a souvent administré sa décoction à la dose de 4 à 6 onces (125 à 185 gr.) sans produire le moindre accident. Mais il paraît que l'Actée ne cause des effets toxiques qu'à l'état frais et à haute dose.

Cette plante est peu usitée en médecine, du moins à l'intérieur, à cause de l'incertitude où l'on est relativement à ses véritables effets. Si l'on en croit Lejeune, de Verviers, elle calme la toux des phthisiques. On peut s'en servir pour guérir la gale et faire périr les poux.

C'est dans les bois touffus et montueux que croît l'Actée; on peut récolter sa racine vivace en toute saison pour l'employer fraîche.

PRÉPARATIONS, DOSES.

Infusion (racine sans doute?) : 2 gr. pour 500 gr. d'eau; elle calme la toux opiniâtre des phthisiques; et, sans affaiblir les sécrétions comme l'opium, elle leur cause un bien-être qui n'est point à dédaigner » (Lejeune).

Décoction : 30 à 60 gr. par kilog. d'eau, pour lotions antipsoriques et antipédiculaires.

_____

(1) La figure ne représente qu'une grappe de fleurs épanouies et de boutons.

ANAGYRE. *Anagyris fœtida*, L.

Bois puant, Anagyre fétide.

Arbrisseau de la Provence et du bassin de la Méditerranée, appartenant aux *Légumineuses* (272). Son bois, son écorce surtout, ont une odeur désagréable lorsqu'on les frotte (Bois puant), et toute la plante partage cette odeur quand on la secoue.

Les anciens lui attribuaient une grande énergie. Ses semences font vomir suivant Dioscoride et Pline. Elles purgent aussi d'après Peyrilhe. Loiseleur-Deslongchamps a expérimenté les feuilles, qui sont un purgatif doux, à la dose de 12 à 30 gr. en décoction.

BAGUENAUDIER. *Colutea arborescens*, L.

Colutier, faux Séné, Séné d'Europe, Séné vésiculeux, Arbre à vessies.

Arbrisseau du midi de l'Europe, cultivé pour l'ornement dans tous les jardins, à cause de son port agréable, de ses feuilles composées de 11 à 12 folioles, imparipinnées, oblongues-arrondies, d'un vert blanchâtre, subpubescentes en dessous ; stipules libres.

Fleurs jaunes ou veinées de rouge, disposées en grappes axillaires (juin-juillet), composées comme il a été dit à la famille des *Légumineuses* (272-73, N). 10 étamines dont 9 enveloppant le pistil ; style à stigmate crochu. Légume vésiculeux, glabre, fermé au sommet, éclatant avec bruit par la pression ; semences noirâtres.

Propriétés, usages. Les feuilles de Baguenaudier, dont la saveur est un peu âcre, sont purgatives. Boerhaave, Gesner, Bartholin, Garidel, les considèrent comme très propres à remplacer le séné, mais celui-ci a l'immense avantage sur elles de produire autant d'effet à une dose six ou sept fois moindre. Leur usage toutefois ne peut être suivi d'aucun accident, et, suivant Coste, il ne laisse pas de faiblesse dans le canal intestinal après l'effet purgatif.

La *récolte* de ces feuilles se fait au milieu de l'été ou en septembre. On les monde et les sèche à l'ombre. Souvent on les mêle avec le séné dans un but de sophistication qui n'a d'ailleurs pas d'inconvénients pour la santé. Les gousses du Baguenaudier ont été proposées comme succédané des follicule du séné; mais elles sont encore moins purgatives que les feuilles.

PRÉPARATIONS, DOSES.

Infusion (feuilles) : 30 à 90 gr. pour 500 gr. d'eau. Suivant Coste et Wilmet, l'infusion purge mieux que la décoction. — Bodard ajoutait à cette préparation : racine de réglisse verte effilée, 30 gr.; semences de fenouil sucré d'Italie, 2 pincées: à prendre 3 verres chaque matin à 2 ou 3 heures d'intervalle pendant deux jours de suite.

Fumées avec la pipe ou en *cigarrettes*, les feuilles du baguenaudier font couler une grande quantité de sérosités nasales (Coste et Wilmet).

BELLE-DE-NUIT. *Mirabilis jalapa*, L.

Faux Jalap, Nictage du Pérou.

Plante vivace de 40 à 60 cent., abondamment cultivée dans nos jardins où elle fleurit depuis le mois de juin jusqu'à la fin de la belle saison et se resème seule très facilement. Genre type des *Nyctaginées*, ayant les *fleurs* rouges (*pl.* xv, 1), jaunes, blanches ou panachées, grandes, rassemblées plusieurs ensemble en espèces de bouquets axillaires et terminaux, présentant les caractères spécifiés au § 187.

Propriétés. Les feuilles de la Belle-de-Nuit sont inodores, d'une saveur un peu vireuse et piquante; la racine, qui est fusiforme, noirâtre en dehors, blanche en dedans et que l'on recueille au commencement de l'hiver pour la conserver, est seule employée en médecine comme purgative. On l'a proposée comme succédané du jalap, mais son action est beaucoup moins sûre, quoiqu'elle excite fortement les intestins et qu'elle réunisse en sa faveur des expériences concluantes. Le jalap est d'un prix si peu élevé que tout le monde pourrait s'en procurer facilement; mais l'imprévoyance sera toujours si grande à l'endroit de la santé, qu'il est bon de faire connaître toutes les ressources que nous offrent les plantes, mêmes les plus humbles et les moins actives.

Poudre (racine) : 2 à 4 gr. dans un verre d'une boisson quelconque. — On l'a quelquefois employée à titre de *désobstruant* et de *vermifuge*.

BOURGÈNE. *Rhamnus frangula*, L.

Bourdain, Aune noir, Bois noir, Nerprun-Bourdaine.

Arbrisseau de la famille des *Rhamnacées*, genre Nerprun (256, A ; *pl*. xx, 1), très rameux, à écorce noirâtre tachetée de blanc ; feuilles obovales-elliptiques, entières, pétiolées, glabres et lisses surtout en dessous et d'un vert clair.

Fleurs d'un blanc verdâtre, petites, hermaphrodites, en fascicules peu fournis dans l'aisselle des feuilles (août-septembre). Calice tubuleux à 5 divisions pointues ; pour corolle 5 pétales petits, comme écailleux, concaves, alternant avec les sépales et opposés aux 5 étamines qui sont comme logées dans leur concavité ; style indivis. Baie arrondie, rouge d'abord, noire à la maturité, contenant 3 noyaux coriaces-cartilagineux.

Propriétés, usages. Odeur et saveur nulles dans les fleurs et les feuilles ; écorce intérieure un peu amère et nauséeuse. Celle-ci est un purgatif assez violent qui n'est guère mis en usage que par les campagnards dans l'hydropisie, les fièvres intermittentes, les affections vermineuses. Les baies sont purgatives comme celles du nerprun, mais beaucoup moins ; les habitants de la campagne s'en servent aussi pour se procurer des évacuations. —C'est avec le bois de la Bourdaine qu'on prépare le charbon employé à la fabrication de la poudre à canon. —On retire une teinture jaune de l'écorce.

Récolte. C'est pendant la floraison que l'on sépare l'écorce moyenne pour la faire sécher. Verte, cette écorce agit, dit-on, comme vomitif, celle de la racine est plus active. On trouve la Bourgène dans les endroits humides des bois, taillis, rochers.

Infusion (écorce sèche) : 15 à 30 gr pour 500 gr. d'eau.

Décoction : voici la préparation qu'emploie Gumprecht : écorce sèche et vieille, 45 gr.; écorce d'orange coupée menu, 8 gr.; eau commune, 2 litres; faites bouillir pendant 2 heures, et vers la fin de la décoction ajoutez : écorce d'orange, 12 à 15 gr.; semences de cumin concassées, 12 gr. A prendre 60 gr. environ de cette décoction le soir en se couchant, pour obtenir 2 ou 3 évacuations alvines le lendemain matin. On augmente la dose si l'on veut produire plus d'effet.

La décoction en *lotions* guérit la gale, suivant Coste et Wilmet.

L'ALATERNE (*Rhamnus alaternus*) est un arbrisseau très voisin du précédent, fréquemment cultivé dans les parcs, où il se distingue à ses feuilles épaisses, coriaces, alternes, entières ou dentées, épineuses, toujours vertes; à ses fleurs dioïques en panicules très courtes, axillaires, etc. Ses baies, dont les oiseaux sont friands, sont purgatives; ses feuilles, que les merles picotent l'hiver, sont un peu astringentes. — Son bois sert dans l'ébénisterie.

BRYONE. *Bryonia alba*, L.

Bryone blanche, Bryone dioïque, Couleuvrée, Navet du diable, Navet galant, Vigne blanche.

La Bryone (*pl.* IV, 5) est une *Cucurbitacée* (**231**, D) très commune dans les haies, les buissons, se confondant avec eux et en remplissant les vides par ses feuilles et ses tiges volubiles dirigées en tous sens.

Plante vivace, à racine pivotante, grosse, blanche et charnue; à tige grêle, grimpante, herbacée, anguleuse, glabre, rude, longue de 2 à 4 mètres, munie de vrilles très longues tournées en spirale et naissant avec les pétioles. Feuilles alternes pétiolées, palmatilobées à 5 lobes anguleux-sinués, dont l'impair est le plus grand, rudes et hérissées de poils courts.

Fleurs d'un blanc verdâtre, assez petites, dioïques, en grappes pauciflores sur un pédoncule axillaire assez long pour les mâles, plus court pour les femelles (juin-juillet). *Mâles* : 10 à 12, calice campanulé soudé avec la corolle, excepté dans sa partie supérieure qui offre 5 dents aiguës; corolle campanulée à 5 divisions profondes, ovales-obtuses; étamines 5, réunies en 3 faisceaux par leurs filets; anthères linéaires. *Femelles* : 4-5, ovaire globuleux, infère; style court profondément tripartit, dont les divisions s'élargissent supérieurement en stigmates subbifides. Baie globuleuse, rougeâtre, pisiforme; 3-6 graines.

Propriétés, usages. La plante est insipide et inodore, mais la racine est douée d'une saveur extrêmement amère, nauséabonde. Cette racine, qui est la seule partie employée, renferme une grande quantité de fécule, une huile volatile concrète, de la résine, quelques sels et de la *bryonine*, qui est le principe actif. C'est un purgatif énergique très anciennement connu, car Hippocrate en fait mention. De notre temps les médecins le négligent, mais en revanche les habitants de la campagne l'emploient souvent, soit pour eux ou leurs bestiaux : selon Vittet, ils purgent avec la Bryone les bœufs qu'ils veulent engraisser. Il ne paraît pas, néanmoins, qu'on soit parfaitement édifié sur le degré d'énergie de cette plante, car les uns disent qu'elle irrite fortement le canal intestinal, d'autres, au contraire, tels que Burtin, Loiseleur-Deslongchamps, Mérat et Delens, la regardent comme exempte de danger, et expriment le regret qu'elle ne soit pas plus usitée par les hommes de l'art, qui seuls peuvent apprécier les indications de son emploi.

Quoi qu'il en soit, on cite parmi les maladies que guérit la Bryone, l'hydropisie, les obstructions du bas-ventre, l'épilepsie, l'hystérie, les paralysies atoniques, le rhumatisme chronique, les fièvres intermittentes, etc. ; mais combien d'observations cite-t-on pour chaque cas ? est-on sûr que la guérison ait été l'effet du médicament? le diagnostic de ces maladies était-il rigoureusement établi? n'a-t-on pas causé dans d'autres circonstances analogues plus de mal que de bien? c'est ce qu'il serait important de savoir. Encore une fois, la Bryone peut être utile, mais à condition d'être maniée par des mains prudentes et exercées. —Pour M. Cazin, c'est de plus un diurétique, ou un incisif et expectorant selon les cas. —Appliquée fraîche sur la peau, elle la rubéfie et peut causer la vésication.

Récolte. La racine de Couleuvrée étant vivace peut être employée fraîche toute l'année. Pour la conserver il faut la recueillir à l'automne ou dans l'hiver : on la coupe par fragments que l'on enfile en chapelet pour la faire sécher à l'étuve. Elle conserve une très grande amertume après la dessiccation, mais son volume a considérablement diminué.

Poudre (racine sèche) : 1 à 2 gr. — Burtin l'administrait aux hydropiques à la dose de 50 cent. à 1 gr. 60 cent.; il la trouvait, comme le jalap, exempte de danger. — On l'administre encore pour faire vomir, d'autres fois pour faciliter l'expectoration, comme l'on fait de l'ipécacuanha et du kermès (Cazin).

Infusion : 4 à 8 gr. pour 125 gr. d'eau. — Boerhaave considère ce médicament comme émétique et purgatif. Il faisait macérer une demi-once à 1 once (15 à 30 gr.) de la racine sèche dans 2 litres de vin « Si, dit-il, on prend une once de ce vin, on purge par haut et par bas, et de cette manière on guérit souvent l'hydropisie. »

« Poiret dit qu'en Allemagne et en Suède les paysans creusent la racine de bryone fraîche et y versent de la bière, qui devient émétique et purgative dans l'espace d'une nuit. »

COLOQUINTE. *Cucumis colocynthis*, L.

La Coloquinte est originaire de l'Orient, naturalisée et cultivée en France. Elle appartient à la famille des *Cucurbitacées*, genre Cucumère (**254**, B; *pl.* LVI, 1).

Plante annuelle, herbacée, à tige couchée, ou grimpante sur les corps élevés auxquels elle s'attache au moyen de vrilles, cylindrique, charnue, cassante, couverte de poils très rudes; feuilles à long pétiole poilu, à 5 lobes dentés, obtus (celui du milieu plus grand), offrant des poils rudes sur les nervures.

Fleurs d'un jaune orangé, monoïques, solitaires et axillaires. *Mâles* : calice hérissé de poils rudes et blancs, à 5 divisions étroites et libres : corolle campanulée, ouverte, à 5 lobes terminés en pointe, ayant le fond tapissé d'un bourrelet jaunâtre; 5 étamines dont 4 soudées 2 à 2 et 1 libre. *Femelles* : ovaire infère, ovoïde; style trifide à son sommet avec 3 stigmates bifides; calice et corolle (1). Fruit globuleux, jaune, de la grosseur d'une orange, recouvert d'une écorce dure, coriace, glabre; graines nombreuses au milieu d'une pulpe blanche et spongieuse.

Propriétés. Ce fruit est d'une saveur extrêmement amère, comme *Chicotin* l'on peut bien dire, puisque ce nom est celui qu'il portait autrefois. On le trouve dans le commerce dépouillé de son enveloppe crustacée. C'est un des plus violents purgatifs à cause de la grande quantité de matière résineuse qu'il contient. Les anciens en ont connu la puissante énergie, car on lit dans Dioscoride que les lavements préparés avec cette substance donnent lieu à des déjections sanguinolentes.

La Coloquinte est donc un médicament dont il ne faut user qu'avec une très grande prudence. Cependant on a vanté ses heureux effets dans les hydropisies passives, les maladies soporeuses, la léthargie, l'apoplexie, la manie, la colique saturnine, toutes les fois qu'il faut agir énergiquement pour produire des évacuations qu'on n'obtient pas par d'autres moyens, ou pour agir révulsivement. On s'en est servi aussi comme vermifuge, emménagogue, désobstruant, antigoutteux, et il y a des auteurs qui en font le plus grand éloge, ce qui prouve qu'on a tort peut-être de l'oublier.

PRÉPARATIONS, DOSES.

Poudre (pulpe bien pulvérisée) : 20 à 60 cent. soit seule ou associée à la gomme adragante.

Teinture : 20 cent. à 1 gr. dans un véhicule approprié.

Extrait : 5 à 40 cent. en pilules.

On applique la *pulpe* sur l'ombilic comme purgative et vermifuge.

CORONILLE. *Coronilla emerus*, L.

Cette plante, comme ses voisines (272-73, O), qui sont vivaces, et qui ont des feuilles imparipinnées, stipulées, des fleurs disposées en ombelles portées sur de longs pédoncules axillaires ou terminaux, jouit d'une propriété purgative. « Les

(1) Le dessin représente une fleur épanouie, une fleur en bouton et le fruit en maturité.

gens de la campagne se purgent avec les folioles de la coronille (séné bâtard, faux séné). Je puis assurer, dit M. Cazin,
qu'elles font autant d'effet que le séné, en augmentant la dose
d'un tiers environ. »

EUPATOIRE. *Eupatorium cannabinum*, L.

Eupatoire d'Avicenne, Eupatoire commune, Eupatoire à feuilles de chanvre, Herbe de
Sainte-Cunégonde.

Joli végétal vivace (*pl.* xvii, 3) commun aux lieux humides,
aux bords des eaux tranquilles, de la famille des *Synanthérées*,
tribu des *Corymbifères* (257-40, A).

Plante de 80 cent. à 1 mètre 20, à tiges dressées, pubescentes, souvent rougeâtres; feuilles opposées, divisées en
3 segments lancéolés et dentés, pubescentes. Racine oblongue, blanchâtre, un peu fibreuse.

Fleurs purpurines, en capitules cylindriques-oblongs, très
nombreux, disposés en un corymbe terminal serré (juillet-septembre). Fleurons peu nombreux avec un involure commun
imbriqué, tous tubuleux, 5-fides et hermaphrodites; style très
saillant, bifide (1). Akènes presque cylindriques, à 4-5 côtes,
surmontés d'une aigrette à soies disposées sur un seul rang.

Propriétés, usages. Odeur à peu près nulle, à moins qu'on
n'écrase la plante; saveur très amère et persistante. Les auteurs sont loin d'être d'accord sur les propriétés médicales
de l'Eupatoire, qui est diurétique, apéritive pour ceux-ci,
purgative pour ceux-là, tonique et stimulante pour d'autres.
Mais il faut tenir compte des parties employées et de l'époque
où a été faite la récolte. Il paraît démontré aujourd'hui que
les feuilles agissent à la manière des toniques, et que les
racines sont évacuantes à la manière de la rhubarbe, c'est-à-
dire qu'elles purgent sans débiliter. Néanmoins, cette plante
paraît être tombée dans un oubli qui ne semble pas prêt de
finir, et cela parce que les opinions ont été trop contradictoires

(1) Le dessin consacré à cette plante représente une extrémité de tige portant un corymbe de capitules en fleurs, accompagné de fruits sur d'autres rameaux; un capitule de 5 fleurons détaché, un fleuron seul et enfin une graine
surmontée d'une aigrette.

sur son compte. Au demeurant, ce n'est pas un grand dommage, puisqu'on peut la remplacer par d'autres végétaux mieux connus et plus certains dans leur action, tels que la fumeterre, la centaurée, comme amers et toniques, ou l'hellébore, la gratiole, etc., comme purgatifs.

On doit *récolter* la plante un peu avant la floraison, et la racine au printemps. Cette racine se trouve rarement dans le commerce ; elle est de la grosseur du petit doigt au plus, entourée de beaucoup de radicules ; son odeur est nulle, mais sa saveur amère et piquante persiste après la dessiccation.

PRÉPARATIONS, DOSES.

Infusion ou *décoction* (feuilles) : 30 à 60 gr. par kilog. d'eau. Tonique ; et comme apéritive dans les engorgements abdominaux, la chlorose, l'hydropisie, etc. (Tournefort et Boerhaave).

— (racine) : 30 à 60 gr. par kilog. d'eau, de vin ou de bière. — Chambon de Montaux dit s'être procuré plusieurs évacuations avec quelques coliques assez modérées, en prenant une infusion à froid d'une once environ (30 gr.) de racine fraîche coupée par tranches, dans 4 onces (125 gr.) de vin.

EUPHORBE ÉPURGE. *Euphorbia latyris*, L.

Épurge, Catapuce, Purge, Catherinette.

Plante annuelle, lactescente, de 60 à 120 cent. ; tige raide, dressée, robuste, rameuse au sommet, se divisant en 4 rameaux plusieurs fois dichotomes (*pl.* xiv, 1), formant une ombelle qui a 4 feuilles pour involucre ou collerette (1). Feuilles opposées, les paires alternant en croix, sessiles, oblongues-lancéolées, entières, glabres, fermes, vertes et luisantes en dessus, glauques en dessous ; feuilles de l'involucre de même forme que les caulinaires (2), celles des rayons constituant des bractées ovales-aiguës, cordées à la base, opposées.

Fleurs d'un jaune verdâtre, monoïques : plusieurs mâles et une femelle renfermées dans un involucre caliciforme mono-

_____

(1) La figure représente la naissance de l'ombelle, dont 3 rayons sont coupés, et un seul est conservé.

(2) On ne peut les voir sur la planche.

phylle, globuleux, placé dans les bifurcations des rayons de l'ombelle (juin-juillet). Feurs *mâles* 10-20, constituées chacune par une seule étamine et insérées vers la base de l'involucre, étamines inégales; fleur *femelle* longuement pédicellée au centre de l'involucre (1) et entourée par les fleurs mâles; pédicelle élargi au-dessous de l'ovaire, à élargissement lobé (calice?); 3 styles à stigmate bifide. Capsule saillante hors de l'involucre, subglobuleuse, trilobée, à 3 coques monospermes.

Propriétés, usages. Toutes les parties de la plante sont à peu près sans odeur et sans saveur, sauf la racine qui a de l'âcreté. Mais on n'emploie que les graines, qui, grosses comme le chènevis et rugueuses, contiennent une huile blanchâtre, transparente, inodore et presque insipide, et sont fortement purgatives, propriété que Dioscoride avait déjà signalée. Les paysans seuls en font usage, parce qu'elles se trouvent sous leur main pour ainsi dire, et que les médecins répugnent à employer un médicament aussi actif, qui devient en outre infidèle si on prive les graines de leur capsule.

Il n'en est pas de même de l'*huile d'épurge*. Plusieurs expérimentateurs, Calderini, Barbier, d'Amiens, entre autres, assurent qu'elle purge sans coliques ni ténesme, et qu'elle peut remplacer l'huile de croton tiglium, surtout chez les sujets délicats et les enfants. M. Dieu voudrait que son usage fût plus répandu, car, dit-il, le prix en est si peu élevé que, dans les hôpitaux, chaque purgation coûterait à peine un quart de centime. — La racine et l'écorce sont purgatives, mais à un moindre degré.

A l'extérieur, l'huile d'épurge détermine une éruption à la peau comme celle du croton tiglium. (V. ce mot.) Les feuilles fraîches avec lesquelles on frotte cette membrane produisent de la rubéfaction. Les usages externes appartiennent surtout à l'Euphorbe des marais dont il est parlé ci-dessous.

L'Euphorbe épurge croît le long des routes, des haies des

---

(1) La figure détachée montre cet involucre ouvert et développé pour faire voir cette fleur et les étamines.

jardins, au voisinage des vieux châteaux, dans les lieux ombragés, etc.

PRÉPARATIONS, DOSES.

Semences : 6 à 12, comme cathartique ou drastique. Elles ne conviennent qu'aux sujets robustes et exempts de toute irritation gastro-intestinale, dans l'hydropisie surtout. — Les paysans qui veulent produire un grand effet, dit M. Cazin, les mâchent longtemps sans les avaler. C'est un remède dangereux s'il n'est employé avec prudence.

Huile d'épurge : 20 à 75 cent. — M. Martin-Solon l'a administrée avec succès à la dose de 1 gr. 25 cent. jusqu'à 4 gr. et plus dans plusieurs cas d'albuminurie chronique; mais nous ne conseillerons à personne d'imiter cette pratique, à moins d'une surveillance attentive.

Pour *frictions* révulsives, 1 à 2 gr. dans les névralgies sur le trajet du nerf douloureux, sur la partie supérieure de la poitrine, dans la coqueluche, etc.

EUPHORBE DES MARAIS (*Euphorbia palustris*) ou *Tithymale des marais, Grande-Esule* [1]. Cette espèce, très voisine de la précédente et qui habite les lieux marécageux, les prairies tourbeuses, etc., a une racine très épaisse, une tige d'un mètre environ, donnant naissance à un grand nombre de rameaux la plupart stériles; l'ombelle est irrégulière, à rayons nombreux 1-2 fois bi-trifurqués, souvent dépassée par les rameaux stériles. Feuilles oblongues-lancéolées, atténuées à la base, éparses : celles de la collerette ou involucre en verticille irrégulier; celles des rayons (bractées) oblongues-obtuses, colorées en jaune lors de la floraison, qui a lieu en mai-juillet. Capsule profondément 3-lobée, chargée de tubercules, etc.

La Grande-Esule est sans odeur, mais sa saveur est âcre, très irritante, due au suc qu'elle contient en abondance et qu'elle laisse écouler à la moindre incision ou contusion; suc gommo-résineux qui, appliqué sur la peau, l'irrite, l'enflamme et produit des boutons, des pustules, et même la vésication si le contact est prolongé : aussi bien s'en sert-on quelquefois pour produire l'action des vésicatoires et des sinapismes, ou

[1] Cette plante avait été désignée au crayon du dessinateur; mais quoique sa figure manque, on la reconnaîtra facilement en comparant sa description avec celle de la précédente qui a été représentée.

pour donner de l'activité à ces préparations. On l'a aussi conseillée pour détruire les verrues, cautériser les surfaces teigneuses et les plaies de mauvaise nature, etc.; mais cet usage externe demande une certaine prudence, car de l'inflammation et des abcès peuvent en résulter. — Quant à l'emploi de cet Euphorbe à l'intérieur, il offre encore plus d'inconvénients : il peut causer un véritable empoisonnement à la manière des caustiques, si la dose est trop forte ou le remède mal administré : il vaut donc mieux s'en abstenir.

EUPHORBE CYPARISSE (*Euphorbia cyparissias*) ou *E. à feuilles de cyprès, Tithymale*. Plante vivace qui croît aux lieux arides, parmi les rochers des bois, et dont le port a de la ressemblance avec celui du cyprès. Tiges de 20 à 50 cent., rapprochées en touffes, donnant naissance au-dessous de l'ombelle à des rameaux la plupart stériles. Feuilles linéaires éparses, entières, glabres, celles des rameaux stériles, très étroites, rapprochées en pinceau. Ombelle à rayons nombreux, grêles, 1-2 fois bifurqués; feuilles de l'involucre de même forme que les caulinaires; bractées libres, plus large que longues, capsule à lobes finement chagrinés sur le dos. Floraison en juin-septembre.

Cet Euphorbe est un purgatif irritant comme ses congénères. La poudre de l'écorce de sa racine, à la dose d'un gramme, produit plusieurs vomissements et plusieurs selles (Loiseleur-Deslongchamps).

EUPHORBE-ÉSULE (*E. Esula*), d'*esu*, âcre, en celtique. L'Esule a de 30 à 80 cent.; tiges dressées donnant souvent naissance, au-dessous de l'ombelle, à des rameaux la plupart florifères; feuilles oblongues-lancéolées, sessiles, éparses. Ombelle à rayons nombreux, 1-2 fois bifurqués; feuilles de l'involucre oblongues; bractées ovales-triangulaires, souvent jaunes lors de la floraison, etc. — Cette espèce est rare : la linaire lui ressemble, mais elle manque de suc laiteux, de là cette phrase :

Esula lactescit, sine lacte linaria crescit.

EUPHORBE RÉVEIL-MATIN (*E. helioscopia*). Le Réveil-Matin,

encore appelé *Tithymale*, est une *plante* annuelle de moins de 30 cent., à tige dressée, ronde, lisse; à feuilles alternes, en spatule, finement dentées, glabres. Ombelle à 5 rayons 2-3-fides; involucre à 5 folioles ovales, dentées, grandes; bractées opposées ou ternées, etc. (floraison en juillet). Son nom lui vient de ce qu'en se frottant les yeux avec son suc, il en résulte de la douleur, de l'inflammation qui cause l'insomnie. Son emploi contre les verrues et les poireaux est populaire. Il ne faut cependant pas en abuser.

FAUX ÉBÉNIER. *Cytisus laburnum*, L.

Cytise des Alpes.

Arbre ou *arbrisseau* de la famille des *Légumineuses* (272-73, F), planté dans les promenades publiques, quelquefois naturalisé dans les bois et les haies, à feuilles trifoliées, pétiolées, folioles ovales-oblongues. — *Fleurs* jaunes en grappes axillaires pendantes qui se montrent au printemps. — Les pousses sont purgatives, et même vomitives suivant MM. Tollard et Vilmorin. Les graines contiennent une matière (*cytisine*) qui, à la dose de 40 cent., agit fortement sur le système nerveux en produisant des vertiges, des convulsions spasmodiques, etc.

FUSAIN. *Evonymus europæus*, L.

Bonnet de prêtre, Bonnet carré.

Arbrisseau de nos haies et taillis, très rameux, à rameaux opposés; feuilles oblongues, acuminées, finement dentées, à court pétiole, glabres; famille des *Rhamnacées* (256). — *Fleurs* blanchâtres, petites, en cymes pauciflores au sommet de pédoncules axillaires (mai). Calice à 4 divisions étalées, arrondies; 4 pétales oblongs; 4 étamines insérées sur un disque épigyne. Capsule à 4 lobes obtus, quadrangulaire et dont la forme imite un bonnet carré, rose à la maturité qui a lieu en août-septembre.

Propriétés. « Il existe dans l'écorce, les feuilles et les fruits du Fusain un principe âcre éméto-cathartique et drastique.

Si les médecins ont différé d'opinion sur les effets de cette plante, c'est parce que son énergie est plus ou moins prononcée suivant la saison où elle est recueillie. Au printemps, il n'en faut qu'une petite dose pour provoquer le vomissement, tandis que dans d'autres saisons elle est moins active. Les jeunes pousses, surtout, sont drastiques à un tel degré qu'on ne les emploie presque jamais à l'intérieur : elles sont mortelles pour les moutons, les chèvres et même les vaches, quand elles produisent une vive inflammation sans évacuations ou qu'elles superpurgent jusqu'à déterminer une violente inflammation du tube digestif » (Cazin). — On prépare avec le bois de ce végétal le crayon qui porte son nom, et aussi du charbon pour la poudre à canon.

PRÉPARATIONS, DOSES.

Fruits : les Anglais en prennent 3 ou 4 pour se purger (Coste et Wilmet).

Décoction (jeunes tiges) : employée à l'extérieur comme détersif sur les ulcères sordides, atoniques, gangréneux. On peut la mêler avec la décoction de noyer.

— (fruits) : 15 à 30 gr. par kil. d'eau; elle est d'un usage populaire contre la gale.— Les vétérinaires font cette décoction dans du vinaigre pour guérir la gale des chiens et des chevaux.

Poudre (fruits) : répandue sur la tête, elle fait périr les poux.

GLOBULAIRE TURBITH. *Globularia alypum*, L.

Globulaire, Globulaire purgative, Turbith blanc, Séné des Provençaux.

Cette plante (*pl.* LVI, 4) est assez commune dans les lieux arides et pierreux du midi de la France, dans la Provence, le Languedoc, aux environs de Montpellier, etc. Elle a donné son nom à la famille des *Globulariacées* (193).

Sous-arbrisseau de 70 cent. à 1 mètre au plus; tige dressée, très rameuse, rameaux glabres, anguleux (1); feuilles alternes, peu grandes, en spatule, entières, quelquefois tridentées au sommet, terminées par une petite pointe aiguë, raide, ayant une nervure au milieu, étant d'un vert glauque.

Fleurs bleues, en tête arrondie, solitaire et terminale, sou-

(1) Un seul rameau a été figuré portant un capitule de fleurs

tenue par un involucre de folioles imbriquées, et dont le réceptacle est garni de paillettes. A chaque fleur : calice tubuleux, à 5 divisions aiguës, poilu ; corolle à 5 divisions inégales au limbe, comme bilabiée, dont la lèvre inférieure est tridentée (1) ; 4 étamines à filets libres, attachés sur la corolle. Ovaire uniloculaire, style filiforme. Akène muni d'une pointe à la base due au style persistant, renfermé dans le calice persistant lui-même (2).

Propriétés, usages. La Globulaire turbith est amère; ses feuilles sont employées comme purgatives. Les propriétés de cette plante paraissent avoir été inconnues des anciens. Bauhin lui donna le nom d'*herbe terrible,* qu'elle porta longtemps aux environs de Montpellier ; mais on croit qu'il avait confondu avec elle l'*alypum* de Dioscoride, car, au contraire, elle purge sans produire ni irritation, ni nausées, ni coliques, et peut remplacer avantageusement le séné. On l'a employée comme hydragogue et fébrifuge dans les hydropisies et les fièvres marécageuses, mais elle n'est pas assez active ni d'une façon ni de l'autre pour être très efficace dans ces maladies.

La Globulaire est tout simplement un purgatif ordinaire qui exerce en même temps une action tonique, comme la rhubarbe et le séné. Nous nous étonnons, du reste, qu'elle ne soit pas plus connue et demandée dans le commerce des plantes.

PRÉPARATIONS, DOSES.

Décoction (feuilles sèches) : 12 à 30 gr. par kilog. d'eau. L'ébullition doit durer 8 à 10 minutes afin que l'eau puisse s'emparer de toutes les parties actives de la plante.

La GLOBULAIRE VULGAIRE (*Globularia vulgaris*)(*pl.* xv, 4), *Glob. commune, Marguerite bleue, Boulette,* est très commune sur les pelouses sèches, les coteaux calcaires, les clairières des bois montagneux, dans toute la France. C'est une *plante* herbacée à tiges solitaires ou peu nombreuses, de 10 à 40 cent.,

(1) La fleur détachée est privée de la moitié supérieure de sa corolle pour faire voir l'insertion des étamines.

(2) L'autre figure détachée montre cette disposition du fruit.

dressées, simples ; feuilles radicales nombreuses, en rosette, obovales, mucronées, entières, les caulinaires beaucoup plus petites, lancéolées-oblongues.—*Fleurs* bleues en capitule solitaire et terminal (mai-juin). Calice hérissé à 5 divisions lancéolées ; corolle à 5 divisions, les 3 inférieures plus longues (1), etc.

On a proposé cette variété pour remplacer la précédente, mais elle est beaucoup moins active. Cependant les avis sont partagés à cet égard, car M. Cazin affirme qu'elle lui a toujours bien réussi, en augmentant toutefois la dose d'un tiers.

HELLÉBORE NOIR. *Helleborus niger*, L.

Rose de Noël, Rose d'hiver, Hellébore à fleurs roses, Herbe de feu.

Plante vivace de 30 cent. au plus, plutôt moins, composée de hampes florifères (*pl.* LVII, 2), de feuilles toutes radicales, longuement pétiolées, grandes, divisées en 8-9 digitations ovales-oblongues, dentées, ouvertes comme une main, coriaces. Racine grosse comme le doigt, noirâtre, se divisant en plusieurs branches.

Fleurs d'un blanc rosé, grandes ou solitaires et terminales, au nombre de deux, sur des hampes nues qui sortent de la racine avant les feuilles et portent supérieurement 1-2 bractées : elles s'épanouissent dès la fin de décembre et se rattachent par leurs caractères à la famille des *Renonculacées* (300, J). Calice à 5 divisions ouvertes, grandes, colorées ; pour corolle 10-12 pétales en cornets beaucoup plus courts que le calice, d'un jaune verdâtre. Étamines très nombreuses ; 6-8 carpelles réunis au centre, autant de styles.

Propriétés, usages. L'Hellébore noir est presque sans odeur, et sa saveur n'est pas très âcre; cependant c'est une plante vénéneuse à haute dose, dont la racine agit à la manière des purgatifs drastiques les plus énergiques. On l'a vantée considérablement dans l'hydropisie, et l'on connaît la réputation

(1) Cette corolle forme comme 2 lèvres : la supérieure bipartite, l'inférieure tripartite plus grande. (Voir la figure détachée.)

des pilules hydragogues de Bacher, qui doivent leurs vertus anti-hydropiques à cette racine.

L'Hellébore exerce une action particulière sur le système nerveux, outre sa propriété évacuante. Cette action n'est point encore bien appréciée, quoiquelle fût connue des anciens, qui avaient même une grande confiance en elle pour guérir la folie. Les historiens et les poètes ont célébré les cures merveilleuses obtenues par l'*Helléborisme* (on désignait ainsi l'ensemble de la médication assez compliquée). Si les modernes ont abandonné ce médicament comme infidèle, c'est peut-être parce que l'Hellébore de l'Orient jouissait de plus de vertus, ou que les préparations employées jadis étaient supérieures. Quoi qu'il en soit, il est difficile d'admettre qu'il n'y eût rien de vrai dans tant d'éloges; et de fait, on comprend parfaitement que l'action perturbatrice de l'Hellébore sur le cerveau, jointe à la dérivation qu'il exerce sur le canal intestinal, soit efficace dans certains cas d'aliénation mentale accompagnée d'une sorte de torpeur, d'inertie du tube digestif.

La manière d'agir de l'Hellébore dans la lèpre, l'éléphantiasis, les dartres rebelles, la chorée, la goutte, l'hypochondrie, la léthargie, l'épilepsie, les fièvres intermittentes rebelles, etc. (car on l'a employé dans toutes ces affections de nature si différente), lui fait supposer une action complexe qui tient de propriétés à la fois purgatives, excitantes, emménagogues et altérantes. Ce dernier mot, dont il a été donné la définition ailleurs (V. page 669) est là sans doute pour cacher notre ignorance, mais du moins il laisse à réfléchir et à espérer.

A l'extérieur l'Hellébore est un irritant énergique et même un vésicant. Suivant M. Dubois, de Tournai, ses fleurs seraient beaucoup plus rubéfiantes que la racine et les feuilles.

Récolte. On peut recueillir la racine d'Hellébore noir en automne; mais cette substance nous est ordinairement envoyée sèche de la Suisse. Sa dessiccation demande beaucoup de soins et de promptitude. Si l'on veut compter sur son efficacité, dit M. Cazin, il faut l'employer à l'état frais; car, sèche et ancienne, elle est privée de ses principes actifs, outre que dans le commerce on la trouve souvent mêlée avec plusieurs autres racines. Ainsi qu'on le voit, l'action des médicaments varie suivant une foule de circonstances, et son incertitude vient encore compliquer les problèmes thérapeutiques où tant d'*inconnues* se rencontrent.

PRÉPARATIONS, DOSES.

Infusion ou *décoction* (racine) : 2 à 8 gr. par kilog. d'eau. Cette dose peut être mise dans un verre d'eau bouillante que l'on fait prendre en une ou deux fois.

Poudre : 35 à 40 cent. comme altérant, diurétique, emménagogue ; — 75 cent. à 1 gr. 50 cent. au plus comme purgatif, dans de l'eau, du vin, ou un électuaire.

Extrait : 60 à 75 cent. en pilules.

Teinture : 20 à 40 gouttes en potion.

Pilules de Baker : 1 ou 2 par jour comme tonique ; 3 à 5 comme drastique.

Les vétérinaires emploient l'hellébore pour entretenir les sétons aux chevaux, guérir le farcin, etc.

HELLÉBORE FÉTIDE (*H. fœtidus*), *Pied-de-Griffon*, à cause de la forme de ses feuilles. On le trouve dans les lieux pierreux, au bord des chemins, des bois où il est vivace et fleurit en février-mai. Tiges de 30 à 70 cent. qui persistent pendant l'hiver, dressées, robustes, nues inférieurement où elles présentent les cicatrices des feuilles détruites, feuillées supérieurement, se partageant en rameaux florifères. — *Fleurs* vertes rougeâtres, terminales, penchées, en ombelles, avec des bractées ovales, entières, sessiles, etc. (300, J).

On emploie rarement cette plante, dont l'odeur est fétide et la saveur âcre et amère. Ce que nous avons dit de la précédente lui est d'ailleurs applicable. Ses feuilles sont réputées vermifuges ; on les prescrit fraîches, en infusion, à la dose de 4 gr. pour 1 ou 2 verres d'eau ; sèche en poudre, 60 à 75 centigrammes.

HELLÉBORE VERT (*H. viridis*). Tiges annuelles de 30 à 50 cent., dressées, un peu rameuses supérieurement, feuillées seulement à partir des rameaux ; feuilles radicales longuement pétiolées, celles des rameaux et les florales sessiles, palmatipartites. — *Fleurs* vertes 2-5, un peu penchées, etc. (mars-avril).

Suivant Allioni, cette espèce doit être préférée à l'Hellébore noir comme étant plus active, ayant plus de ressemblance avec l'Hellébore des anciens, et se trouvant plus facilement aux lieux ombragés et pierreux, etc.

HELLÉBORE BLANC. *Veratrum album*, L.

Vératre, Vératre blanc, Varaire, Vraire, Varasco.

Cette plante (*pl.* XI, 3) n'est pas de la même famille que les précédentes, quoiqu'elle en porte le nom. Elle croît dans les pâturages des hautes montagnes de l'Auvergne, des Vosges, du Jura, des Alpes, des Pyrénées, etc. Ses caractères indiquent qu'elle se classe parmi les *Colchicacées* (152, B).

Tige simple, dressée, épaisse, creuse, un peu velue, haute de plus d'un mètre; feuilles engaînantes, grandes, ovales, entières et plissées. Racine de la grosseur du pouce, fusiforme, peu longue, mais pourvue de radicules grosses et allongées.

Fleurs d'un blanc verdâtre, nombreuses et disposées en panicules; feuille florale étroite à chaque panicule; petite bractée soutenant chaque fleur qui est pédicellée; floraison en juillet-août. Périanthe ouvert à 6 divisions oblongues, lancéolées; 6 étamines; 3 styles courts à stigmate simple sur 3 carpelles distincts qui deviennent 3 capsules allongées plurispermes.

Propriétés, usages. Poison âcre, susceptible d'enflammer les organes et de donner la mort. On prétend qu'autrefois les Espagnols trempaient leurs flèches dans son suc pour tuer les animaux; Matthiole en a vu périr des moindres blessures faites avec des instruments qui en étaient imprégnés; les poules, les souris, les mouches, etc., périssent s'ils mangent ou boivent de sa décoction, etc. (Mérat et Delens).

La racine du Vératre a fourni à l'analyse chimique une matière grasse, du gallate acide de *vératrine*, une matière colorante jaune, de l'amidon et de la gomme. C'est un purgatif et un vomitif d'une extrême énergie, qu'on n'emploie d'ailleurs presque jamais, et avec raison, quoique Roques pense que ses propriétés vénéneuses ne sauraient être un motif de réprobation, lorsque, dit-il, on met en usage tous les jours les poisons métalliques les plus violents.

Mais à l'extérieur ce médicament a des usages plus fréquents, parce qu'il offre de moins graves inconvénients, bien que Gohier rapporte que les frictions faites avec la décoction de la racine du Vératre blanc sur des chiens galeux les aient jetés dans un assoupissement léthargique, avec vomissements et hurlements d'un ton plaintif, etc.

Nous ne dirons rien de la *récolte* de l'Hellébore blanc, sinon que sa racine nous est envoyée sèche de la Suisse. Faisons remarquer que les auteurs assignent la même origine à l'Hellébore noir du commerce et qu'il y a confusion dans l'histoire de ces deux plantes, qui n'ont de ressemblance pourtant que dans leur redoutable énergie. Les anciens se servaient du Vératre sous le nom d'Hellébore blanc, nom que nous avons eu tort peut-être de lui conserver; Castilli prétend même que leur Hellébore ordinaire n'était que cette plante.

PRÉPARATIONS, DOSES.

Poudre (racine) : 20 à 30 cent. à l'intérieur.

Décoction : 10 à 12 gr. par kilog. d'eau, pour lotions contre la gale, les poux.

Biett préparait une *pommade* antipsorique avec 4 gr. de poudre de racine d'hellébore blanc, 30 gr. d'axonge et 2 gouttes d'essence de bergamotte ; frictions matin et soir : 40 galeux ont été guéris sans accidents en 13 jours (durée moyenne).

La *vératrine* est le principe actif de l'hellébore blanc comme des autres colchicacées ; il a été question déjà de ses usages. (V. Colchique.)

HIÈBLE. *Sambucus ebulus*, L.

Yèble, Petit-Sureau, Sureau hièble.

Plante très voisine du sureau et généralement connue, à tiges herbacées de plus d'un mètre de haut, à feuilles glabres de 5-11 segments finement dentés, avec stipules foliacées.—*Fleurs* blanches, purpurines en dedans, en corymbe, à odeur d'amandes amères, etc.

Propriétés, usages. Odeur vireuse plus prononcée que dans

le sureau; saveur amère, nauséeuse. Les fleurs sont anodines et diaphorétiques; la racine, l'écorce et les fruits (semences) sont plus particulièrement employés comme purgatifs. Les feuilles sont également évacuantes, mais on les emploie le plus souvent à l'extérieur, en cataplasmes, sur les engorgements articulaires, glanduleux, les entorses, les contusions pour en amener la résolution. Quant à l'énumération des maladies contre lesquelles on a proposé l'Hièble, elle se trouve à l'histoire du sureau, car l'analogie de ces deux plantes s'étend à leurs propriétés médicamenteuses, sauf pourtant que l'Hièble est plutôt considéré comme purgatif, et le sureau comme émollient résolutif et diaphorétique. Les médecins font d'ailleurs un rare usage de ces médicaments pour purger.

Pour la *récolte*, nous renvoyons encore au sureau. Les baies s'emploient fraîches, converties en rob; elles sont à peu près sans action lorsqu'on les sèche.

PRÉPARATIONS, DOSES.

Infusion (fleurs) : 4 à 8 gr. par kilog. d'eau. Rarement employée.

— (racine ou écorce) : 15 à 30 gr. par kilog. d'eau ou de vin blanc. Elle agit comme diurétique ou comme purgative selon les doses, et est efficace dans l'anasarque et les autres hydropisies.

Suc (de la racine ou de l'écorce) : 10 à 30 gr., selon l'effet que l'on veut produire.

Rob préparé avec les baies : 15 à 60 gr.

Électuaire (semences pilées et mêlées avec du miel) : 2 à 4 gr. le matin à jeun.

« Prenez 2 livres de *feuilles* fraîches, pilez-les, les faites bouillir dans 1 livre de beurre de mai, jusqu'à ce que l'herbe soit sèche et grésillée; passez-les avec expression : vous en faites un onguent excellent pour la goutte » (Chomel).

IRIS. *Iris germanica*, L.

Iris germanique, Iris des jardins, Flambe, Glayeul, Flamme, *Iris nostras*.

L'Iris germanique (*pl.* LVII, 1) croît naturellement sur les vieux murs, les rocailles, les décombres, les toits de chaume; on le cultive dans les jardins.

Plante vivace à tige de 50 à 80 cent., nue, lisse, 2-3 flore, spathes herbacées dans la partie inférieure; feuilles ensiformes, très aiguës et longues, engaînantes à la base. Racine tubéreuse, grosse, charnue, blanchâtre, émettant de sa partie inférieure beaucoup de petites racines creuses.

Fleurs d'un bleu violet veiné, très grandes, 2 à 6 au bout de la tige, la supérieure terminale, les inférieures pédonculées (avril-mai). Les fleurs sont munies à la base de bractées persistantes en forme de spathe. Périanthe à 6 divisions, dont 3 extérieures renversées, portant à leur centre une traînée de poils jaunes pétaloïdes, 3 alternes dressées, plus petites. Étamines 3, dont les anthères sont appliquées contre la face inférieure des 3 stigmates, lesquels sont comme trois lames ressemblant à des pétales oblongs recourbés en dehors. Capsule à 3 angles.

Propriétés, usages. Les fleurs de cette jolie plante ont une odeur douce et agréable ; la racine, qui est la partie employée, est inodore à l'état frais, agréablement odorante étant séchée ; sa saveur est âcre et nauséeuse, diminuant un peu par la dessiccation. Elle est purgative et même émétique. Etmuller, Rivière, Sennert, etc., vantent son suc dans l'hydropisie, mais il est très irritant et cause des coliques assez fortes. Nous ne conseillons pas de l'employer, d'autant que nous possédons beaucoup d'autres purgatifs indigènes.

On peut préparer des pois à cautère avec la racine de l'Iris germanique. — En province on en met dans la lessive pour donner au linge une odeur agréable.

PRÉPARATIONS, DOSES.

Suc exprimé (de la racine) : 15 à 60 gr.

Infusion à froid : Storck, de Mayence, conseille de prendre préférablement au séné 4 onces (125 gr.) d'eau macérée pendant une nuit sur 4 onces de sa racine râclée. On peut remplacer l'eau par le vin.

Poudre : comme sternutatoire.

IRIS DES MARAIS (*Iris pseudo-acorus*), *Glayeul des marais, Iris jaune, Planche d'eau* ou *bâtarde,* etc. (*pl.* XII, 3). Cette plante croît dans les lieux marécageux, aux bords des étangs, des rivières, des fossés. Tige de 50 à 90 cent., rameuse, pluriflore, un peu fléchie en zigzag aux nœuds où les feuilles s'engaînent; feuilles radicales, égalant environ la longueur

de la tige (¹), toutes en lame d'épée. — *Fleurs* jaunes au som
met de la tige ou des rameaux ; spathes à bractées lancéolées-
aiguës (²), s'ouvrant en juin-juillet. Les divisions du périanthe ne présentent pas de poils au milieu comme dans l'espèce précédente ; stigmates oblongs, élargis au sommet, à
lobes incisés, denticulés (³).

La racine du Glayeul des marais est au moins aussi active
que celle de l'Iris *nostras*. Elle est, suivant quelques auteurs,
tonique, astringente ou purgative selon les doses, par conséquent on l'a conseillée contre les scrofules, la dyssenterie et
les hydropisies. Nous croyons, toutefois, son usage rarement
opportun : c'est un médicament irritant, dont les propriétés
thérapeutiques n'offrent pas des avantages qui compensent
les inconvénients qui peuvent résulter de son emploi. — « En
Écosse, les montagnards font bouillir cette racine dans de
l'eau avec de la limaille de fer et en fabriquent une encre
assez bonne. » — « Guyton de Morveau a présenté les semences de cette plante comme fébrifuges et susceptibles de
remplacer, étant torréfiées, le café. »

IRIS FÉTIDE (*Iris fœtidissima*), *Iris gigot, Glayeul puant, Spatule*. Croît dans les bois, aux bords des chemins herbeux.
Tige de 40 à 60 cent., anguleuse d'un côté, pluriflore ; feuilles
très coriaces, les radicales nombreuses, lancéolées, assez
larges, plus longues que la tige, exhalant par le frottement
une odeur fétide. — *Fleurs* bleuâtres veinées, plus petites que
dans l'espèce précédente ; périanthe externe ne présentant
pas non plus de poils (juin-juillet).

Les racines et les semences de l'Iris fétide ont été employées à titre de purgatif et d'altérant dans l'hydropisie et
les scrofules. Tout ce que nous venons de dire des espèces
précédentes est applicable à celle-ci. Les gens de la campagne se purgent quelquefois avec le suc exprimé de la
racine fraîche.

(1) Elles manquent sur le dessin.
(2) La figure représente une fleur encore renfermée dans sa spathe.
(3) Ces stigmates ont été figurés extrêmement grossis.

LIERRE GRIMPANT. *Hedera helix*, L.

Lierre grimpant ou commun, Lierre à cautère, Lierre des poètes.

Arbrisseau de grandeur très variable, à tiges sarmenteuses rampantes ou grimpantes ; feuilles toujours vertes, luisantes, coriaces, pétiolées, les inférieures cordées à la base, à 3-5 lobes, celles des rameaux florifères, entières, atténuées, ovales-acuminées (*pl.* xix, 5).

Fleurs d'un vert jaunâtre en ombelles sub-globuleuses multiflores (septembre-octobre). Calice très court adhérent par la base à l'ovaire, 5-denté au limbe ; corolle à 5 pétales ouverts ; 5 étamines ; ovaire infère, style très court.

Propriétés, usages. Plante inodore ; feuilles légèrement aromatiques par le frottement, d'une saveur amère, résineuse ; baies acerbes et amères.

Les baies du Lierre ont été conseillées comme émétocathartiques et fébrifuges ; elles sont d'une action violente et abandonnées aujourd'hui.

Les feuilles ont quelquefois été employées comme excitantes, emménagogues, et à l'extérieur comme détersives dans le pansement des ulcères atoniques, sanieux. Mais le seul usage qu'on en fasse maintenant, c'est de les appliquer fraîches sur les cautères pour y entretenir de la fraîcheur et en même temps une légère excitation nécessaire à la suppuration. Sous ce dernier rapport, elles ne valent pas les papiers ou toiles préparés qui se vendent dans les pharmacies.

On peut préparer des espèces de pois à cautères avec le bois mou, spongieux et légèrement excitant du Lierre, bois dont les anciens faisaient des vases, propres, suivant eux, à laisser filtrer l'eau mêlée au vin.

Récolte. Les fruits de cet arbrisseau ne sont en maturité qu'en janvier-mars ; les feuilles se cueillent en toute saison.

PRÉPARATIONS, DOSES.

Infusion (feuilles) : 2 à 6 gr. par 500 gr. d'eau. Elle se donnait plus particulièrement contre le rachitisme et l'atrophie des enfants. — (baies) : 2 à 4 gr. par 500 gr. d'eau pour purger.

Décoction : 10 à 15 gr. par kilog. d'eau, pour l'usage externe.

Poudre (feuilles et baies desséchées) : 60 à 80 cent. — (feuilles seules) : 1 à 2 gr., comme tonique-excitant.

Baies (entières ou concassées) : on se purge quelquefois dans les campagnes avec 10 ou 12 de ces baies.

Gomme de lierre (résine que fournit le tronc de l'arbre dans le midi de la France) : employée autrefois comme astringente, résolutive, et aussi pour tuer les poux, arrêter la chute des cheveux, la carie dentaire, etc.

LIN PURGATIF. *Linum catharticum*, L.

Lin cathartique, Lin sauvage, Linet.

Plante annuelle de 15-25 cent. environ, à tige grêle, ronde, glabre, 2-3 fois divisée au sommet; feuilles opposées, entières, ovales, glabres. — *Fleurs* blanches, petites, longuement pédicellées, présentant les caractères de la famille et du genre (310, A) (mai-septembre).

Propriétés. Pas d'odeur; saveur amère, nauséeuse, désagréable. Purgatif doux et d'un effet assez sûr, qui n'est que rarement employé en France, ce dont se plaignait Linné, plus usité en Angleterre, en Suède, etc.

Cette plante est assez commune dans les prés secs, les clairières des bois, sur le bord des chemins humides.

PRÉPARATIONS, DOSES.

Infusion (tiges et sommités) : 8 à 15 gr. par kilog. d'eau ou de petit-lait. Coste et Willemet ont vu survenir des évacuations assez fréquentes chez un homme qui l'avait prise à la dose de 8 gr. pour 125 gr. de véhicule.

Poudre (feuilles sèches) : 4 gr. en électuaire ou dans du vin (Linné).

LISERON. *Convolvulus sepium*, L.

Liseron des haies, Grand-Liseron, Lisette, Manchette de la Vierge.

Plante vivace, genre type de la famille des *Convolvulacées* (196, A; *pl.* xv, 5), à tiges volubiles, grêles, atteignant souvent plusieurs mètres de longueur; feuilles pétiolées, alternes, ovales-acuminées, cordées-subsagittées, à lobes obliquement tronqués-sinués. Racine longue, menue.

Fleurs blanches, très grandes, sur des pédoncules axillaires uniflores très longs (juin-octobre). Calice à 5 sépales, soutenu par 2 bractées qui le dépassent ; corolle infundibuli-forme, campanulée, à 5 plis ; 5 étamines plus courtes que la corolle ; style filiforme, stigmate bifide. Capsule biloculaire, 4-sperme, indéhiscente.

Propriétés, usages. Le Grand-Liseron est sans odeur ; ses feuilles et surtout ses fleurs sont amères ; sa racine un peu âcre. Celle-ci a fourni à M. Chevallier, qui l'a analysée, une résine dont les propriétés sont analogues à celles du jalap et de la scammonée. Déjà Tragus considérait cette plante comme une espèce de scammonée sauvage, moins nuisible que celle des boutiques. Des autorités imposantes l'ont depuis vantée comme préférable à la plupart des autres purgatifs dans l'hy-dropisie. Cependant de nos jours les médecins n'y ont plus recours.

Récolte. On trouve le Liseron dans les haies, les buissons, où il est commun : c'est aux mois de juillet et d'août qu'il faut le cueillir pour le conserver ou en extraire le suc. « Les feuilles de cette plante séchées à l'ombre, dit M. Cazin, pulvérisées et mêlées avec le miel et le vin cuit, conservent longtemps leurs facultés purgatives, ou du moins une grande partie de ces facultés. »

PRÉPARATIONS, DOSES.

Infusion (feuilles contuses) : 6 à 12 gr. dans 500 gr. d'eau.
Suc épaissi : 1 à 2 gr.

« Les commères prétendent que, pour faire percer un clou en 24 heures, il n'y a qu'à broyer entre les doigts quelques feuilles de grand-liseron et de les appliquer dessus. »

Le PETIT-LISERON ou LISERON DES CHAMPS (_Convolvulus ar-vensis_), _Liseron des vignes, Petit-Liset, Clochette, Campanette,_ paraît doué des mêmes propriétés que le Grand-Liseron. Tiges rampantes ou grimpantes atteignant 1 mètre, anguleuses, minces ; feuilles à pétioles moins longs, hastées, lisses. — _Fleurs_ d'un blanc rosé ; 2 bractées plus petites, éloignées de la fleur, etc.

La SOLDANELLE est un autre Liseron dont nous faisons l'his-toire plus loin.

MERCURIALE. *Mercurialis annua,* L.

Mercuriale officinale ou annuelle, Foirole, Foirande, Foiraude, Caquenlit, Ortie bâtarde, Cagarelle, Rinberge.

La Mercuriale est une herbe dioïque très commune dans les lieux cultivés, les jardins, les décombres, le long des murs, des haies, etc., où elle fleurit tout l'été. Elle appartient aux *Euphorbiacées* (*pl.* LVII, 3).

Plante annuelle de 20 à 50 ou 60 cent.; tige dressée, herbacée, anguleuse, rameuse à rameaux opposés, glabre et lisse; feuilles opposées, pétiolées, ovales-lancéolées, lâchement dentées, glabres, molles; racine blanche, petite, fibreuse.

Fleurs verdâtres, dioïques : dans l'individu *mâle* elles sont petites, par petits paquets espacés formant des sortes d'épis nus, axillaires, grêles, longuement pédonculés; calice à 3 sépales concaves, ovales-pointus, étalés; corolle nulle; 8-12 étamines, quelquefois plus, à filets libres assez longs, anthères didymes. Dans l'individu *femelle* fleurs réunies par 2, sur des pédoncules courts et axillaires : calice corolliforme à 3 divisions profondes; ovaire hérissé de pointes, surmonté de 2 styles frangés en dedans, à stigmate pointu, et accompagné de 1-3 filets d'étamines avortées. Capsule à 2 coques monospermes, hispides (1).

Propriétés, usages. Saveur herbacée, fade, comme visqueuse et un peu âcre; odeur faible mais désagréable, fétide. La Mercuriale fait partie des plantes émollientes et relâchantes; elle est connue surtout pour son action laxative depuis les temps les plus reculés : Hippocrate, dit-on, en recommanda l'usage au roi Antigone pour se purger; Dioscoride, Galien, Oribase, l'employaient habituellement à titre de purgatif, etc. Il est probable, cependant, que son nom aurait disparu des ouvrages de matière médicale, si on n'en avait pas fait un miel (*miel mer-*

(1) Les 3 figures détachées font voir tous ces détails; celle de gauche représente une fleur mâle grossie; celle du milieu une fleur femelle; la troisième, à droite, le fruit.

curial), qui est une assez bonne préparation pour rendre les lavements laxatifs, et qu'on emploie très souvent. Cela ne veut pas dire qu'elle serait oubliée des gens du peuple, qui en font encore un assez fréquent usage en tisane, lavements et cataplasmes.

Les propriétés de cette plante ne sont cependant pas encore parfaitement déterminées, puisque Desbois, de Rochefort, l'indique comme un assez bon diurétique; Linné, comme un hypnotique; d'autres, comme un emménagogue, un désobstruant; enfin, dans certaines parties de l'Allemagne on la mange en guise d'épinards. Si nous ajoutons qu'on lui a attribué des vertus imaginaires, telles que de favoriser la conception, de décider le sexe de l'enfant, de guérir les dartres, les hydropisies, etc., nous ferons croire presque qu'elle n'est bonne à rien, précisément parce qu'elle est propre à trop de choses.

Récolte. La Foirole étant une des herbes les plus communes dans les jardins négligés, cela dispense de la faire sécher, d'autant mieux qu'on lui ôterait ses propriétés. Il faut la cueillir avant la floraison, ou toujours rejeter toute celle qui est montée à graine ou qui commence à jaunir.

PRÉPARATIONS, DOSES.

Décoction (plante sans la racine) : une poignée pour 1 kilog. d'eau, comme tisane purgative. M. Dubois, de Tournai, dit connaître une dame qui n'a point de meilleur remède pour vaincre la constipation à laquelle elle est sujette que la décoction dont il s'agit. — Cette décoction peut être employée en lavement.

Extrait : 4 à 8 gr. à l'intérieur ; 16 gr. en lavement (Lemolt).

Miel mercurial : on le prépare dans toutes les pharmacies. A la dose de 60 à 120 gr., dans un lavement, il produit un effet assez énergique ; mais comme les pharmaciens y mêlent assez souvent du séné, cet effet ne peut être rapporté à la mercuriale seule.

La MERCURIALE VIVACE (*mercurialis perennis*) est une plante vivace, à tiges simples, dressées, de 20 à 40 cent. ; feuilles pubescentes sur les deux faces. Fleurs femelles à long pédoncule. Capsule plus grosse que dans la Mercuriale annuelle; floraison en mars-mai. Tels sont les caractères distinctifs de cette espèce, qu'il ne faut pas confondre avec là précédente parce que son action vénéneuse est à craindre.

MOMORDIQUE. *Momordica elaterium*, L.

Momordique élastique, Momordique piquante, Momordique purgative, Concombre d'âne, Concombre sauvage.

C'est une *Cucurbitacée* (**251**, C) (*pl.* xviii, 5) qui croît aux lieux stériles et pierreux des contrées méridionales de la France. — Plante vivace, hispide, sans vrilles, dont le nom spécifique veut dire ressort, parce que son fruit indéhiscent, de la grosseur d'une noix, hispide, se détache subitement au point de jonction avec le pédoncule, au moindre contact, lors de sa maturité, en lançant au loin ses graines. On emploie le suc de ses fruits et la racine.

Propriétés, usages. Toutes les parties du Concombre sauvage ont une saveur très amère. Le suc épaissi des fruits, ou extrait connu généralement sous le nom d'*Elatérium*, est une substance extrêmement amère, âcre, qui agit à la manière des purgatifs les plus énergiques. Ce médicament est peu usité chez nous, mais il paraît qu'il n'en est pas de même en Angleterre où le Dʳ Thompson s'en sert comme du meilleur de tous les hydragogues. Il a procuré entre les mains de Bright deux guérisons de néphrite albumineuse compliquée d'hydropisie. — Gilibert a vu 4 grains (20 centig.) d'élatérium chasser le ver solitaire.

La racine de Momordique est un purgatif assez doux, suivant Loiseleur-Deslongchamps. — Du temps de Pline, on l'appliquait cuite dans du vinaigre sur les tumeurs goutteuses.

PRÉPARATIONS, DOSES.

Extrait ou *élatérium* : 2 à 15 cent. 2 ou 3 fois par jour en observant ses effets (Vaidy). — Gilibert a vu chasser le ver solitaire avec 20 cent. de ce produit.
Racine desséchée : 2 à 3 gr. (Loiseleur).
L'élatérine, principe actif de l'élatérium, serait, suivant Bird, un purgatif bien préférable à l'élatérium lui-même dans tous les cas où les drastiques sont indiqués, tels que les hydropisies essentielles, les maladies cutanées : 3 millig. toutes les 2 ou 3 heures.

NERPRUN. *Rhamnus catharticus* , L.

Nerprun cathartique, Nerprun purgatif ou officinal, Noirprun, Épine de cerf, Bourg-Épine.

Le Nerprun (*pl.* LVII, 4) habite les bois, les taillis humides, les haies, où il fleurit au commencement de l'été.

Arbrisseau dioïque de la famille des *Rhamnacées* (256, A), pouvant s'élever à la hauteur de 2 et 3 mètres ; tige très rameuse, rameaux souvent opposés et terminés en pointe épineuse à leur sommet ; feuilles opposées, pétiolées, ovales-aiguës, dentées, glabres, d'un vert clair en dessous.

Fleurs d'un jaune verdâtre, dioïques, petites, réunies en général plusieurs ensemble le long ou au sommet des rameaux latéraux qui sont courts, et à l'aisselle des feuilles (1), s'ouvrant en mai-juin. Calice tubuleux à sa base, à limbe 5-lobé, étalé ; corolle à 4 pétales dressés, très petits et linéaires ; 4 étamines dans les fleurs mâles ; ovaire globuleux, à style quadrifide au sommet dans les fleurs femelles. Pour fruit, nuculaine noir, globuleux, indéhiscent, contenant 2-4 noyaux durs, ovales.

Propriétés, usages. Le Nerprun n'a pas d'odeur. Ses baies, qui sont seules employées, ont une odeur peu agréable lorsqu'on les écrase, et une saveur âcre, amère et nauséabonde. Elles ont été reconnues comme purgatives par le père de la médecine. Les habitants de la campagne en font un fréquent usage, prises en nature, pour se purger. Les médecins y ont aussi recours très souvent, mais sous forme de sirop, soit dans les hydropisies essentielles, les dartres chroniques, la colique de plomb ; soit pour agir révulsivement sur le canal intestinal dans les cas d'apoplexie, de manie, etc. ; car, en effet, le Nerprun est un drastique d'une action aussi sûre qu'énergique.

Suivant Homberg, les grives qui se nourrissent de ses fruits acquièrent une propriété purgative ; d'après Mizauld,

(1) Le rameau représenté porte des fruits ; mais on peut voir une fleur mâle dans la petite figure détachée de gauche ; dans celle de droite un fruit divisé de manière à montrer ses 4 noyaux.

les fruits des cerisiers ou pruniers greffés sur cet abrisseau deviennent évacuants. — La couleur usitée en peinture sous le nom de *vert de vessie* se prépare avec les baies de Nerprun.

C'est en octobre qu'on *récolte* les fruits, qui sont noirs, de la grosseur d'un pois, lisses et brillants, et que l'on doit employer à l'état frais.

PRÉPARATIONS, DOSES.

Sirop (fait avec le suc des baies) : 30 à 60 et 80 gr. dans une potion ou dans de la tisane. Ce sirop est d'un emploi très fréquent, et la seule préparation que prescrivent les médecins.

Suc : 15 à 30 gr.

Décoction : 4 à 12 gr. pour 250 gr. d'eau.

Les paysans se purgent en avalant 10 à 20 *baies* avec le potage. Il vaut mieux les prendre seules, et, afin de prévenir les coliques qu'elles déterminent habituellement, avaler par-dessus un verre de décoction de racine de guimauve miellée.

Gilibert prétend que 2 baies prises chaque matin éloignent les accès de goutte.

PÊCHER. *Amygdalus persica*, L.

Arbre originaire de la Perse abondamment cultivé en Europe et connu de tout le monde. Ses caractères génériques se trouvent exposés aux *Rosacées* (264-68, D).

Propriétés, usages. Les fleurs et les feuilles sont usitées en médecine, principalement à titre de purgatif, quoiqu'elles soient susceptibles de développer une action vénéneuse due à l'acide prussique qu'elles contiennent, si on les prend en trop grande quantité. On a encore conseillé les feuilles comme diurétiques (Dower), anthelminthiques (Willemet), fébrifuges (Burtin), etc. La seconde écorce infusée dans du vin blanc sert dans les campagnes à couper la fièvre.

« Les feuilles de pêcher perdent de leur vertu par la dessiccation ; cependant les feuilles à peine développées, récoltées au printemps, séchées avec soin et enfermées ensuite dans des boîtes, ainsi que le pratiquaient Coste et Willemet, ont conservé, dit M. Cazin, une énergie constatée par leur effet purgatif et vermifuge. »

Infusion (feuilles) : 30 à 45 gr. par 50 gr. d'eau ou de lait, comme purgatif, anthelminthique, etc. — (fleurs sèches) : 15 à 30 gr. par 500 gr. d'eau.

Sirop (de fleurs) : c'est un purgatif doux très employé chez les enfants à la dose de 15 à 30 gr.

On a vanté la poudre de noyaux de pêches contre la fièvre intermittente, par suite du besoin qu'ont certains hommes de courir au merveilleux, à l'obscur, dès qu'ils touchent à la vérité, au simple, au naturel.

PIGAMON. *Thalictrum flavum*, L.

Pigamon jaunâtre, Fausse-Rhubarbe, Rhubarbe des pauvres, Rue des prés, Pied-de-Milan.

C'est une *Renonculacées* (500 , G; *pl.* lvii, 5) qui croît dans les prés tourbeux ou marécageux, les endroits humides et ombragés.

Plante herbacée, vivace, à tige dressée, sillonnée, de 60 à 150 cent. de hauteur ; feuilles alternes bi-tripinnatiséquées, à pétiole élargi à sa base, à segments 2-3-lobés ; feuilles supérieures à segments étroits, linéaires.

Fleurs jaunâtres, en bouquets compactes au sommet des rameaux, dressées (juin-juillet). Calice à 4 ou 5 sépales colorés, caducs ; corolle nulle ; étamines en grand nombre, dépassant le calice, dressées ; 4-10 carpelles sur un réceptacle étroit ; style court, persistant.

Propriétés. La racine de Pigamon, qui est jaunâtre, rampante, inodore, d'une saveur douce mêlée de quelque amertume, ayant quelque rapport avec celle de la rhubarbe, est estimée purgative ; les feuilles sont laxatives. C'est un médicament peu employé d'ailleurs, quoiqu'on l'ait encore prescrit comme diurétique, apéritif, désobstruant. — D'un autre côté, Tournefort dit que, de son temps, les racines étaient usitées contre la diarrhée. —Cette plante sert pour les teintures en jaune.

« J'ai employé, dit M. Cazin, la décoction des racines à la dose de 25 gram. dans 500 gram. d'eau en décoction ; elle a provoqué de trois à cinq selles sans coliques. Ce purgatif doux peut trouver son application dans la médecine rurale. »

POLYPODE. *Polypodium vulgare*, L.

Polypode de chêne, Polypode commun.

Cette *Fougère* (159, A) se rencontre sur les vieux murs, le tronc des vieux chênes. Ses feuilles, longues de 20 à 50 cent., sont longuement pétiolées, pinnatipartites, à lobes alternes, oblongs-lancéolés, obtus, presque entiers ou finement dentés, un peu confluents à la base, etc. Sa racine, qui est noueuse, cassante, d'une saveur sucrée, est réputée purgative, désobstruante et vermifuge depuis Hippocrate, mais à peu près abandonnée de nos jours. Suivant M. Cazin, elle convient parfaitement pour purger les enfants, qui la prennent sans répugnance en décoction à cause de sa saveur sucrée; elle est aussi de quelque utilité dans les affections catarrhales pulmonaires. — 60 à 100 gram. par kilogr. d'eau.

PRUNIER. *Prunus domestica*, L.

Nous ne voulons point parler de cet arbre ni de ses variétés que tout le monde connaît, et dont les caractères génériques ont, d'ailleurs, été indiqués aux *Rosacées* (264-68, A). Nous devons dire seulement qu'il fournit un médicament laxatif dans ses fruits séchés au four, lesquels sont connus sous le nom de *pruneaux*.

Les pruneaux constituent un aliment léger, agréable, qui, de plus, a l'avantage de rendre le ventre libre lorsqu'on les mange cuits. Le *jus de pruneaux*, c'est-à-dire l'eau qui les a fait cuire, est purgatif pour certaine personnes, à la dose d'un demi-verre. Quelquefois on y ajoute un peu de séné ou de jalap pour augmenter son action. On ne se sert pas des beaux fruits pour cet usage : on préfère ordinairement les petits pruneaux noirs (*pruneaux à médecine*), qui fournissent un jus plus foncé en couleur, et d'une propriété relâchante et purgative plus marquée. Mais souvent on prépare une tisane plus légère en faisant bouillir 6 à 10 pruneaux dans une livre d'eau qu'on édulcore avec du miel ou du sucre. Moyen très convenable chez les personnes irritables, les enfants, les femmes, et dans les irritations gastro-intestinales.

RICIN. *Ricinus communis*, L.

Palma-Christi, Kiki.

Le Ricin est originaire de l'Inde et de l'Afrique où il se montre à l'état d'arbre de 10 à 15 mètres ; cultivé en Europe, il n'est plus qu'herbacé et annuel, présentant les caractères génériques des *Euphorbiacées* (175, B) et les spécifiques dont suit l'exposé (*pl.* LVIII, 1).

Plante de 1 à 2 mètres, à tige dressée, cylindrique, fistuleuse, rameuse, glabre ; feuilles alternes, palmées, à 7-9 lobes ovales-lancéolés, dentés et glabres ; pétiole long, gros et creux, stipulé à la base.

Fleurs monoïques, disposées en épis allongés terminaux qui portent les fleurs femelles au sommet, les mâles à la base (juillet-août). *Mâles* : calice à 5 divisions ovales-aiguës, réfléchies ; étamines extrêmement nombreuses dont les filets forment plusieurs faisceaux grêles et rameux dans leur partie supérieure (1) ; pas de rudiment d'ovaire. *Femelles* : calice à 5 divisions étroites, lancéolées, caduc ; ovaire globuleux, libre, chargé de tubercules terminés par une pointe extrêmement fine et acérée ; style court terminé par 3 stigmates profondément bifides, velus, plumeux. Capsule globuleuse, à 3 côtes saillantes, arrondies, glauques et chargées d'épines, 3 loges monospermes ; graine ovale-oblongue, dure, grisâtre, ombiliquée, luisante, tachetée de rougeâtre, du volume d'un petit haricot.

Propriétés, usages. La plante est sans odeur, sa saveur est un peu amère et vireuse. Les semences fournissent une huile grasse qui est la seule partie de ce végétal dont on fasse usage. Convenablement préparée et fraîche, cette huile est un pur-

(1) La figure détachée montre 9 petits faisceaux qu'il faut considérer comme formés chacun de plusieurs filets ; à chacun d'eux correspond un groupe d'anthères qui en cachent les divisions..

gatif doux, dénué d'âcreté, qui ne produit pas de coliques. On l'administre dans tous les cas où l'on veut provoquer des évacuations alvines sans produire d'irritation dans le canal intestinal, et surtout sans augmenter celle qui existe déjà. Elle convient dans la péritonite, la métrite, la hernie étranglée, l'inflammation de l'estomac et des intestins accompagnée de constipation opiniâtre ; pour procurer la liberté du ventre, évacuer les vers lombrics après l'administration du vermifuge, outre qu'elle est elle-même anthelminthique ; pour décider la convalescence sur la fin des maladies aiguës avec tendance à la constipation, etc. Mais, nous le répétons, elle ne convient dans ces divers cas qu'autant qu'elle est récente, douce, de bonne qualité enfin.

Les fruits du Ricin agissent plus énergiquement : ils produisent souvent des vomissements en même temps que des selles. — Les feuilles sont émollientes, et non vénéneuses ou âcres comme on l'avait cru.

Récolte. On prépare l'huile de Ricin par le moyen de l'expression ou par l'eau bouillante ; par ce dernier procédé elle perd un peu de son âcreté ; mais elle devient, avec le temps, rance, irritante et drastique. La meilleure est celle qui a une saveur douce, une odeur nulle, qui est incolore, limpide, peu visqueuse. Quand elle est rougeâtre, d'une odeur nauséabonde et d'une saveur très âcre, c'est qu'elle est vieille ou sophistiquée. Comme l'alcool la dissout facilement à froid et ne dissout pas les autres huiles fixes avec lesquelles on la mélange, on se sert de ce liquide pour s'assurer de sa pureté. Nous donnons le conseil de ne s'adresser, pour ce médicament, que dans les pharmacies qui peuvent en avoir le plus grand débit.

PRÉPARATIONS, DOSES.

L'*huile de ricin* se donne à la dose de 15 à 60 gr., soit pure, soit dans du bouillon, ou du thé, ou de la tisane de fougère. « La meilleure manière de la faire prendre consiste à en préparer une sorte d'émulsion dans un jaune d'œuf ou avec de la gomme, un sirop ou toute autre substance capable de la rendre miscible au liquide aqueux qui lui sert de véhicule ; en outre, pour empêcher le vomissement qu'elle produit quelquefois, on ajoute à la préparation de l'eau de menthe ou de fleurs d'oranger » (Gauthier).

Cinq ou six *semences* agissent comme drastiques : on les a recommandées à ce titre dans la goutte, la sciatique, l'hydropisie.

On fait des *cataplasmes* émollients avec les feuilles de ricin.

SCEAU DE NOTRE-DAME. *Tamnus communis*, L.

Tame, Tamisier ou Tamier, Vigne noire, Couleuvrée noire, Vigne sauvage, Racine vierge
Herbe aux femmes battues.

Plante vivace à tige grêle, sarmenteuse, volubile, atteignant 20-30 cent.; feuilles alternes, à long pétiole, ovales, cordées, acuminées, luisantes. —*Fleurs* d'un blanc jaunâtre ou verdâtre, petites, en grappes axillaires, grêles, assez lâches (mai-juillet). Le reste comme il a été dit au genre (**156**, E). Les baies en maturité sont rouges, de la grosseur d'une petite cerise.

Propriétés. La racine de cette plante, qui est tubéreuse, noire, âcre et amère, est réputée purgative et diurétique à petite dose. Nettoyée et écrasée, elle est estimée résolutive, propre à dissiper les traces des contusions, d'où le nom fort peu galant d'*herbe aux femmes battues* donné à la plante. — Dans certains pays on en accommode les jeunes pousses en salade. « Les guérisseurs de campagne, dit M. Cazin, font manger les premières pousses de cette plante comme les asperges, pour *diminuer la rate* pendant ou après les fièvres intermittentes. »

Le Sceau de Notre-Dame croît dans les haies, les lieux ombragés, les taillis, buissons, bois humides.

SOLDANELLE. *Convolvulus soldanella*, L.

Liseron-Soldanelle, Chou marin.

Plante vivace à tiges rameuses, étalées sur la terre, pliantes, de 25 cent. de long environ (*pl.* LVIII, 2); feuilles alternes, longuement pétiolées, irrégulièrement réniformes, cordées à la base, lisses, glabres, un peu épaisses et succulentes.

Fleurs d'un rose un peu foncé, rayées de blanc, grandes, solitaires sur de longs pétioles axillaires qui se terminent par deux bractées embrassant le calice. Quant aux autres caractères, ce sont ceux du genre Liseron (**196**, A).

Propriétés, usages. Pas d'odeur, mais saveur âcre, amère et salée. Quoiqu'elle fût connue des anciens pour un bon purgatif hydragogue, cette plante était oubliée des médecins lorsque Loiseleur-Deslongchamps soumit ses feuilles, ses racines et la résine qu'on en retire à une série d'expériences. Toutes ces parties provoquent des évacuations alvines, et ont été proposées pour remplacer le jalap. Néanmoins son usage est négligé, d'abord parce qu'elle ne croît que sur les côtes et dans les plages maritimes, ensuite parce qu'on peut la suppléer par d'autres purgatifs tout aussi sûrs et plus faciles à se procurer.

PRÉPARATIONS, DOSES.

Décoction (feuilles sèches) : 15 à 30 gr. par 500 gr. Effet peu constant.

Poudre (racine) : 50 à 60 cent. Préparation plus sûre et même énergique.

Résine de soldanelle : 75 cent. à 1 gr. 20 cent. Effets semblables à ceux des meilleurs purgatifs (Loiseleur-Deslongchamps).

Suc : les habitants des bords de la mer se purgent en en prenant une cuillerée environ dans du bouillon ou une tasse d'eau miellée.

VELVOTE. *Antirrhinum elatine*, L.

Élatine, Véronique femelle, Linaire auriculée ou bâtarde, Muflier auriculé.

Plante annuelle de la famille des *Scrophulariacées*, genre Linaire (212, E), très commun dans les champs. Tiges nombreuses de 20 à 50 cent., couchées, rameuses, poilues; feuilles alternes, oblongues, entières, velues.

Fleurs jaunes et noirâtres, solitaires et axillaires, pédoncules capillaires, longs, poilus (juillet-octobre). Calice à 5 divisions; corolle comme dans la linaire, à lèvre supérieure d'un violet foncé en dedans; éperon légèrement arqué; anthères noirâtres. Capsule subglobuleuse.

Propriétés. Plante inodore, mais d'une saveur très amère, dont les usages sont à peu près inconnus ou abandonnés. On la dit purgative.

ÉMÉTO-CATHARTIQUES.

Médicaments qui provoquent des évacuations par le haut et par le bas simultanément. Comme ils sont presque toujours composés d'émétique et d'un sel neutre, nous n'avons pas à nous y arrêter, nous qui ne nous occupons que des végétaux. Cependant nous avons vu, en traitant des purgatifs, que certaines plantes, telles que l'*Hellébore blanc,* les baies du *Lierre,* l'écorce de la racine de *Bourgène*, agissent à la manière des éméto-cathartiques, surtout lorsqu'on en élève la dose. L'indication de ces agents est fournie par l'état saburral de l'estomac et des intestins.

SIXIÈME CLASSE DE MÉDICAMENTS.

DES IRRITANTS.

Nous comprenons dans cette classe les végétaux qui, appliqués sur les tissus vivants, y déterminent l'irritation, la rubéfaction, la vésication et même la cautérisation. Ils se distinguent par conséquent en *rubéfiants,* en *vésicants*, et en *caustiques.* Ces trois sous-classes ne désignent point des médicaments qui diffèrent de nature, elles n'expriment, au contraire, que des différences de degré dans le mode d'action; aussi, avant de faire l'histoire de chacun de ses agents thérapeutiques, croyons-nous devoir commencer par celle des indications générales qu'ils remplissent.

RUBÉFIANTS.

Ce sont des agents thérapeutiques que l'on applique sur la surface cutanée pour y produire de la rougeur, c'est-à-dire une augmentation de calorique et l'appel d'une plus grande quantité de sang et de vitalité. On les met en usage dans le but de déplacer, par l'irritation qu'ils causent, une irritation morbide fixée sur un organe important, ou de remplacer un état d'excitation interne par une stimulation externe plus prononcée mais infiniment moins grave.

Les rubéfiants s'emploient, par conséquent, pour détourner les congestions sanguines, réchauffer la surface cutanée dans la période algide des fièvres et du choléra, pour combattre la prostration des forces et les autres symptômes qui caractérisent l'état adynamique. Quelquefois on a pour but en s'en servant, de guérir, par leur application directe, d phlegmasies locales, en déterminant une inflammation analogue qui se substitue à l'irritation primitive, ce qui constitu le genre de médication connue sous le nom de *substitutive*.

ÉPISPASTIQUES OU VÉSICANTS.

On nomme ainsi les agents de révulsion qui, irritant d'abord la peau à la manière des rubéfiants, exercent bientôt une action plus puissante et déterminent une inflammation vive accompagnée d'une sécrétion de sérosité, laquelle s'amasse sous l'épiderme, le soulève, et donne naissance à des vésicules ou ampoules appelées *phlyctènes*, analogues à celles des brûlures légères. Outre l'irritation locale qu'ils produisent et les effets *révulsifs* qui en sont la conséquence, ces agents modifient la masse des humeurs ; ils tendent à la diminuer et à la débarrasser des mauvais principes qu'elle peut contenir, ce qui donne lieu à la médication *spoliative;* de plus, ils exercent une action *stimulante* sur divers appareils organiques plus ou moins éloignés du point d'application, quelquefois même sur toute l'économie, soit par l'effet des connexions sympathiques, soit par suite de l'absorption de leurs principes actifs.

CAUSTIQUES.

Substances énergiques qui agissent chimiquement sur les parties vivantes, désorganisent leur structure et les convertissent en une véritable gangrène, c'est-à-dire en une partie privée de vie que l'on nomme *eschare*. C'est pour cela qu'ils ont reçu le nom d'*escharotiques*, tandis qu'on les désigne sous celui de *cathérétiques* lorsqu'ils se bornent à produire une vive irritation et la formation d'une eschare très superficielle.

« On se sert particulièrement des cathérétiques pour détruire les chairs mollasses de certains ulcères, pour aviver les plaies indolentes ou réprimer les bourgeons qui se forment à la surface des plaies, ou pour déterminer dans les kystes une inflammation adhésive, etc. »

« On emploie les escharotiques pour établir des exutoires surtout dans les cas où il convient de produire une puissante dérivation ; pour arrêter les progrès de certaines affections gangréneuses, telles que l'anthrax et la pustule maligne ; pour détruire le cancer, ouvrir certains abcès indolents ; pour empêcher l'absorption du virus déposé à la surface des plaies envenimées, etc. »

En général, les caustiques bornent leur action à la partie sur laquelle on les applique, mais comme ils appartiennent presque tous au règne minéral, il en est qui sont susceptibles d'être absorbés et de causer un véritable empoisonnement : tels sont le sublimé corrosif et les préparations arsenicales.

Les véritables caustiques ne se trouvent donc pas parmi les végétaux. Ce n'est pas qu'il n'y ait des plantes extrêmement irritantes, mais leur action, bien que suffisante pour produire la vésication, ne peut déterminer la mortification des tissus, à moins de causer auparavant de graves désordres inflammatoires, ce qui manque le but qu'on se propose, car les meilleurs caustiques sont ceux dont l'effet est si rapide que l'inflammation ne se développe qu'après la formation de l'eschare.

En résumé, les irritants sont appliqués au corps de l'homme dans le but : soit de transporter sur un autre point une phlegmasie séjournant sur quelque organe important (*révulsion*) ; soit de substituer une phlegmasie thérapeutique à une autre morbide (*substitution*) ; soit de solliciter un flux continu des éléments du sang et une sorte de dérivation (*spoliation*) ; soit de produire une réaction utile pour combattre la concentration des forces vitales (*excitation*) ; soit, enfin, de modifier profondément la vitalité des tissus ou de détruire les parties malades ou atteintes par la gangrène, le cancer ou un virus (*cautérisation*).

PLANTES RUBÉFIANTES ET VÉSICANTES.

Anémone, *feuilles, racine.*	Dentelaire, *racine, feuilles.*	Persicaire, *plante entière.*
Clématite, *tiges, feuilles.*	Garou, *écorce, feuilles.*	Renoncule, *plante entière.*

Parmi les stimulants, les évacuants, les contro-stimulants, les toniques, les évacuants et même les narcotiques, nous avons rencontré un bien plus grand nombre de plantes rubéfiantes ou vésicantes que nous ne venons d'en citer. Voici les principales par ordre alphabétique : *Ail, Alliaire, Arum, Bryone Chélidoine, Euphorbes, Hellébores, Mézéréon, Moutarde, Nénuphar, Ortie, Piment, Pulsatille, Raifort sauvage, Roquette, Rue, Sedum âcre, Verveine,* etc.

Puisque ces plantes n'ont pas été ajoutées à la liste précédente, c'est, pense-t-on avec raison, parce qu'elles ont d'autres propriétés plus importantes, et naturellement l'on sera porté à croire que celles dont l'histoire va suivre ne sont employées qu'à l'extérieur. Ce serait pourtant une erreur de le penser : leurs usages internes sont moins importants, mais encore sont-ils assez fréquents. D'où il résulte que nous eussions pu omettre la classe des irritants, d'autant mieux qu'elle ne se compose guère, dans la pratique ordinaire, que des vésicatoires, de la moutarde, de quelques substances chimiques et du calorique. Mais nous avons tenu à être fidèle au plan que nous avons adopté, à être complet, malgré la difficulté que nous avions prévue d'arriver à une classification thérapeutique des plantes bien nette et bien précise.

ANÉMONE. *Anemona nemorosa*, L.

Anémone des bois, Sylvie, Renoncule des bois.

L'Anémone-Sylvie est une *Renonculacée* (500, D ; *pl.* LVIII, 3) qui se trouve abondamment dans les bois un peu couverts, dont elle fait l'ornement au printemps.

Plante vivace de 30 cent. au plus, pubescente ; tige simple; feuilles radicales pétiolées, dressées, à 3 folioles digitées, quelquefois nulles par avortement (1).

Fleurs blanches, rosées en dehors, solitaires et un peu penchées sur le pédoncule, qui est radical, muni de 3 feuilles verticillées, pétiolées, semblables aux feuilles radicales et formant un involucre. Carpelles velus, nombreux, imbriqués, disposés en capitule; styles très courts. Fruits ovoïdes, comprimés, pubescents, terminés à leur sommet par une petite pointe recourbée.

Propriétés. Ce sont celles des renoncules et de l'anémone pulsatille : action rubéfiante et corrosive, qui a été mise à profit pour agir révulsivement, pour remplacer la moutarde et les vésicatoires, etc., modifier profondément les surfaces malades dans les dartres et la teigne principalement. — Usage interne dangereux.

PRÉPARATIONS, DOSES.

Les *feuilles* et les *racines* appliquées à nu sur la peau sont vésicantes et peuvent même produire en très peu de temps les effets d'un cautère. — Ces applications se font quelquefois aux poignets, parmi les campagnards, pour faire cesser la fièvre.

M. Dubois, de Tournai, dit que de tous les rubéfiants indigènes, c'est celui dont il a fait le plus fréquent usage. Comme la plante ne peut être obtenue fraîche en toute saison, il la fait macérer dans le vinaigre, précaution qui lui conserve toute l'année ses propriétés âcres et vésicantes.

Suivant Chomel, les feuilles et les fleurs écrasées et appliquées deux fois par jour sur la tête guérissent la teigne en peu de jours. Cette pratique a pu réussir quelquefois, mais nous croyons qu'elle est susceptible de causer de graves accidents.

CLÉMATITE. *Clematitis vitalba*, L.

Clématite des haies, Clématite brûlante, Aubevigne, Vigne blanche, V. de Salomon, Herbe aux gueux, Viorne, Berceau de la vierge.

Ce végétal, de la famille des *Renonculacées* (500, F), est très commun dans toute la France; il croît dans les haies, les buissons, le long des murailles; on le cultive aussi dans les jardins pour garnir les palissades, les berceaux.

---

(1) Le dessin ne représente point ces feuilles radicales; on voit seulement les trois feuilles caulinaires qui forment une sorte d'involucre à la fleur.

Plante à tige sarmenteuse (*pl.* LIX, 1) de longueur variable, rameaux très allongés, grimpants, anguleux. Feuilles opposées, imparipinnées, à pétiole commun très long, qui se roule en vrille à son extrémité ; folioles 5, ovales-aiguës, grossièrement incisées ou dentées.

Fleurs blanches, disposées en une sorte de cyme sur un pédoncule commun, axillaire, qui, d'abord simple, se trifurque plusieurs fois avant de porter des fleurs (juin-août). 4 sépales pétaloïdes, étalés, elliptiques-obtus, tomenteux ; point de corolle ; étamines nombreuses, dressées, un peu plus courtes que le périanthe ; carpelles en nombre indéfini ; style persistant, plumeux. Fruits surmontés d'une longue queue chargée de poils blancs et soyeux[1].

Propriétés, usages. La plante est inodore, mais ses fleurs répandent une odeur assez agréable ; sa saveur est d'une grande âcreté, comme brûlante si l'on continue la mastication. Ses feuilles, appliquées fraîches et pilées sur quelques parties du corps, déterminent une vive inflammation suivie de phlyctènes qui se crèvent et s'ulcèrent. Il n'est donc pas étonnant qu'on s'en serve dans les campagnes en guise de vésicatoire. Bodard dit que l'écorce est propre à faire des cautères, comme celle du garou. On a encore employé la Clématite pour guérir la gale, et comme rubéfiante dans le rhumatisme et la goutte chronique. — Les mendiants se font venir des ulcérations aux jambes pour exciter la compassion publique, en se frottant avec cette plante, ulcérations peu douloureuses et peu graves, mais pourtant d'un aspect repoussant.

La Clématite a été conseillée à l'intérieur comme drastique dans l'hydropisie, comme modificateur profond (on dit maintenant *altérant*) dans la lèpre, la syphilis constitutionnelle, les scrofules, la fièvre quarte, le cancer, etc. Mais ce médicament n'a jamais joui d'une grande faveur, malgré qu'il ait été l'objet d'essais nombreux. — Les expériences de Storck concernaient surtout la *Clématite droite*, plante qui n'a pas

(1) La figure détachée représente ces fruits longuement aigrettés.

plus de 1 mètre 30 cent., dont les fleurs sont en panicules ombellées, souvent à 5 sépales, les feuilles à 7 folioles, etc.

Récolte. Elle doit se faire avant la floraison, bien que les fleurs soient douées aussi d'une grande action. L'âcreté diminue considérablement ou même disparaît dans la plante soumise à la dessiccation ou à l'ébullition.

PRÉPARATIONS, DOSES.

Infusion (feuilles, fleurs) : 5 à 12 gr. par 500 gr. d'eau, comme diaphorétique, ou altérant, ou comme purgatif.

Extrait (de clématite droite) : 3 à 10 cent. en pilules comme antisyphilitique, antidartreux et anticancéreux (Storck).

On emploie les frictions avec la *plante pilée associée avec un peu d'huile d'olive* pour guérir la gale (Vicary). — On fait bouillir dans de l'huile d'olive de la *deuxième écorce* nouée dans un linge. Quand on veut s'en servir, on chauffe le vase qui contient ces substances, puis auprès d'un feu clair on se frotte tout le corps avec le nouet. Deux, trois ou quatre frictions produisent une éruption générale très abondante qui devient assez pénible; mais en 8 ou 10 jours on est débarrassé par ce moyen d'une gale qui serait même très invétérée (Wauters).

DENTELAIRE. *Plumbago europœa*, L.

Dentelaire d'Europe, Herbe au cancer, Malherbe.

Plante vivace du midi de la France, de la famille des *Plombaginacées* (**191**, A) (*pl.* LVI, 3), à tiges dressées, hautes de 50 à 60 cent., ramifiées, striées; feuilles alternes, amplexicaules, ovales, allongées, aiguës, rudes au toucher avec des poils courts et des dentelures très fines sur les bords. Racine pivotante, rameuse.

Fleurs violettes, agglomérées en bouquets terminaux, accompagnées de 3-4 petites bractées (août-septembre). Calice tubuleux, hérissé de poils glanduleux, à 5 dents étroites, et 5 angles; corolle infundibuliforme, 5 lobes ovales-obtus au limbe; 5 étamines de la longueur du limbe, un peu saillantes[1]; ovaire surmonté d'un style quinquéfide au sommet. Capsule renfermée dans le calice qui la recouvre en totalité.

---

[1] On les croirait incluses sur la figure détachée parce que les lobes de la corolle sont redressés.

Propriétés, usages. Odeur nulle; saveur âc~, et brûlante, un peu amère. La racine paraît être la partie la plus active; elle contient une matière grasse, épaisse et solide. Pilée et appliquée sur la peau, cette plante détermine une inflammation ulcéreuse à la manière de la Clématite; mais elle n'a guère été employée que pour guérir la gale. Rondelet dut la connaissance de ses propriétés antipsoriques à un berger qui se servait de la racine écrasée et détrempée avec de l'huile d'olive pour guérir ses chiens ou ses chèvres de la gale. Selon Sumeire, la Dentelaire offrirait de grands avantages et serait même préférable au soufre et aux mercuriaux, témoignage confirmé par ceux d'Alibert, de Bouteille, etc. Elle irrite bien la peau, mais on peut éviter cet inconvénient qui n'a d'ailleurs rien de grave, en se servant de la préparation de Sumeire. (V. les doses.)

Peyrilhe a administré ce médicament violent à petite dose à l'intérieur comme éméto-cathartique; Wedel voulait substituer cette racine à celle de l'ipécacuanha, mais personne n'a suivi l'exemple de ces médecins, et la Dentelaire est oubliée aujourd'hui. Pourtant il faut se rappeler qu'on l'emploierait avantageusement pour préparer des cataplasmes rubéfiants ou même produire la vésication dans les cas où l'on manquerait de moutarde et de cantharides. Sa racine a la propriété d'augmenter l'action des glandes salivaires, et, dit-on, d'engourdir la douleur de dents, ce qui lui a valu le nom de *Dentelaire.*

Quant à la *récolte*, nous dirons qu'il est préférable d'employer cette plante à l'état frais; que cependant on la trouve séchée dans le commerce sous la forme de longs fuseaux rougeâtres, presque ligneux, etc.

PRÉPARATIONS, DOSES.

Liniment de Sumeire : versez une livre d'huile d'olive bouillante sur deux ou trois poignées de racine de dentelaire pilée; agitez pendant quelques minutes, pressez en exprimant le marc, qu'on met dans un nouet de linge dans lequel on ajoute un peu de sel. Avec ce nouet, qu'on trempe dans l'huile bien chaude, on frotte matin et soir toute la superficie du corps des galeux. « Il y a plus de quarante ans, dit Sumeire (en 1779), qu'un charlatan enseigna cette manière de se servir de la de...faire ; depuis elle a toujours été pratiquée, du moins dans ce pays, avec un succès qui ne se dément jamais. On prétend, ajoute-t-il, que cette plante n'est pas moins bonne pour la teigne. » — Le professeur Delpech pensait que les bons effets du remède de Sumeire étaient dus à l'huile seule.

GAROU. *Daphne gnidium*, L.

Sain-Bois, Bois d'oreille.

Arbuste de la famille des *Daphnacées* (181, A) (*pl.* LIX, 2), qui croît dans les lieux secs et arides des contrées méridionales de la France, et qu'on cultive dans beaucoup de jardins, où il a besoin de l'orangerie dans le Nord. Tige de 70 cent. à 1 mètre, rameuse presque à la base; feuilles nombreuses, éparses, lancéolées, atténuées dès la base, presque mucronées au sommet, lisses et glabres.

Fleurs blanchâtres, petites, rassemblées en paquets, soutenues par un pédoncule commun et qui forment une panicule à l'extrémité des rameaux (juillet-août). Du reste, mêmes caractères que dans le mézéréon.

Propriétés, usages. La plante est inodore, mais ses fleurs ont un parfum doux et agréable. Toutes les parties du végétal et surtout l'écorce sont douées d'une excessive âcreté.

Cette *écorce* est employée comme vésicante dans tous les cas où sont indiqués les vésicatoires, qu'elle peut suppléer jusqu'à un certain point. Dans quelques provinces on en introduit une petite portion à travers le lobe de l'oreille, afin d'y déterminer une excitation suppurante et dérivative, favorable dans les maux d'yeux, les gourmes, les accidents de la dentition et autres affections. Mais c'est principalement pour l'entretien des vésicatoires, sous forme de pommade, qu'on la met en usage.

L'écorce de Garou a été employée à l'intérieur par les anciens et quelques modernes, tels que Russel, Wright, Swediaur, etc., pour guérir les dartres anciennes, les engorgements squirrheux, les syphilides; son administration réclame une grande surveillance, et l'expérience n'a pas prononcé sur son utilité, que nous regardons comme plus douteuse encore que celle du mézéréon.

Loiseleur-Deslongchamps a expérimenté les *feuilles*, qu'il a trouvées douées d'une vertu purgative assez marquée. Il les a administrées aussi contre les maladies cutanées, soit seules, soit conjointement avec d'autres moyens.

Les anciens se servaient des *baies* pour se purger.

Quant à la *récolte*, c'est au printemps et à l'automne qu'on recueille l'écorce de Garou, laquelle nous est envoyée du Midi et se trouve dans le commerce en fragments plus ou moins longs, rougeâtres à l'extérieur, grisâtres en dedans, et offrant dans le sens des fibres des filaments soyeux et brillants. Le temps semble ne diminuer en rien sa causticité. Mérat et Delens disent qu'un très petit morceau pris sur une branche de végétal, conservé depuis plus de dix ans dans leur herbier, leur a brûlé la bouche jusqu'au lendemain.

PRÉPARATIONS, DOSES.

A l'extérieur : « Pour opérer une vésication avec le garou, on prend l'écorce telle qu'on la trouve dans le commerce ; on en coupe un morceau de la longueur que l'on désire ; on la met tremper une heure dans l'eau ou le vinaigre, puis on l'applique par sa face interne (l'externe a plus de force si on ôte l'épiderme), en la recouvrant d'un peu de sparadrap qui la fixe et d'une bande de toile. Au bout de vingt-quatre heures, la peau a rougi, on sent de la cuisson et de la chaleur, mais la vésicule n'est bien formée qu'après quarante-huit heures... On voit, à la lenteur de l'action de cette écorce qu'elle ne peut servir d'épispastique que dans les cas non urgents. On l'accuse parfois d'être très douloureuse, de causer des ulcères profonds, ce qui tient à ce que quelques personnes laissent à chaque pansement l'écorce ou en remettent de nouvelle : méthode blâmable et à rejeter » (Mérat et Delens).

On prépare la *pommade au garou* par l'infusion de l'écorce dans de l'huile à laquelle on ajoute de la cire, ou dans de l'axonge. Celle qui se fait en mêlant 2 gr. de poudre de cette écorce dans 15 gr. d'onguent suppuratif (Leroy), ou 4 gr. dans 30 d'axonge (Morellot), est moins bonne en ce que la poudre est une cause d'irritation sur une plaie. La pommade au garou convient mieux que celle dans laquelle entrent les cantharides pour panser les vésicatoires, surtout chez les personnes irritables, nerveuses ou sanguines, dont les plaies s'enflamment facilement ; mais sa préparation demandant beaucoup de soins, peu de pharmacies en sont pourvues où la délivrent bien fraîche, autre condition de sa bonne qualité.

A l'intérieur : en décoction, 15 à 30 gr. de feuilles pour 500 gr. d'eau. Purgatif, altérant. — 8 gr. de la racine dans 1500 gr. d'eau réduite à 1 kil.; à prendre dans les vingt-quatre heures, chaque jour, contre les dartres, les syphilides, etc.

PERSICAIRE ACRE. *Polygonum hydropiper*, L.

Poivre d'eau, Renouée âcre ou brûlante, Persicaire âcre, Curage, Piment d'eau.

La Persicaire-Poivre d'eau (*pl.* xiv, 5), ainsi nommée de ce que ses feuilles ressemblent à celles du pêcher, et à cause de sa saveur poivrée, est très commune dans les lieux humides, les fossés, aux bords des eaux, etc. Elle est de la famille des *Polygonacées*, genre Renouée (185, A).

Plante annuelle de 30 à 80 cent.; tige dressée, rameuse souvent dès la base; feuilles lancéolées, atténuées en un court pétiole.

Fleurs d'un blanc rosé, en épis grêles presque filiformes, lâches, avec des petites bractées écailleuses, arqués, pendants (juillet-octobre). Calice à 4 sépales, chargé de points glanduleux. Point de corolle. 6 étamines incluses; pistil bifide. Graine renfermée dans le calice.

Propriétés. Le Poivre d'eau est sans odeur, mais sa saveur est âcre, piquante, poivrée. Appliquée fraîche sur la peau, cette plante est, dit-on, rubéfiante et vésicante; on l'a employée aussi comme détersive sur les ulcères atoniques; comme résolutive en lotions, gargarismes; comme antipsorique, sialagogue, etc. Mais en résumé, c'est un médicament peu connu qui demanderait de nouveaux essais. C'est plutôt à l'intérieur qu'on l'a mis en usage à titre de diurétique et lithontriptique; et pour guérir la cachexie, la jaunisse, la chlorose. — Bulliard dit que dans les campagnes on se sert des graines du Poivre d'eau en place de poivre. — Cette plante teint les laines en jaune.

Les vétérinaires emploient la Persicaire âcre beaucoup plus souvent que les médecins; ils en usent pour déterger les ulcères qui surviennent à la couronne du sabot, et dans les gonflements lymphatiques des articulations, après l'application du feu (Cazin).

Récolte. Elle peut se faire pendant tout l'été, même au moment de la fructification, car les graines ajoutent à l'action irritante de la plante. Celle-ci perd une grande partie de ses qualités par la dessiccation. Il vaut donc mieux l'employer à l'état frais.

PRÉPARATIONS, DOSES.

Infusion (plante entière) : 5 à 15 gr. par kilog. d'eau, à l'intérieur, comme diurétique, etc. Rarement employée. — 15 à 30 gr. par kilog. d'eau en lotions détersives, antipsoriques, antiscorbutiques, résolutives, etc.

Poudre (feuilles) : 1 à 4 gr. à l'intérieur, en pilules.

Suc : 2 à 4 gr. dans une boisson appropriée.

PERSICAIRE DOUCE (*Polygonum persicaria*). Cette plante ressemble beaucoup à la précédente ; elle en diffère par ses fleurs roses, assez grosses, en épis oblongs, cylindriques, compactes et dressés, par l'absence de points glanduleux sur le calice et de saveur poivrée, etc. — On l'a considérée comme astringente, détersive et antiseptique, propre à guérir la goutte vague, le rhumatisme, le scorbut, la jaunisse, la diarrhée, les flueurs blanches, etc. Mais il existe une grande confusion dans les auteurs, causée par la ressemblance des différentes espèces de Persicaire, que l'on a prises l'une pour l'autre le plus souvent.

PERSICAIRE AMPHIBIE (*Persicaria amphibium*). Tiges submergées, rameuses, radicantes, nageantes ou terrestres (car il y a la variété *natans* et la *terrestre*) ; feuilles pétiolées, ovales-oblongues. — *Fleurs* roses, disposées en épis compacts, oblongs, cylindriques, solitaires et terminaux. Étamines saillantes, style bifide (juin-septembre).

La Persicaire amphibie possède une racine qu'on estime sudorifique [1], propre à remplacer la salsepareille (Burtin). Coste et Willemet disent qu'ils lui ont vu guérir des dartres anciennes dont on eût peut-être inutilement attendu la guérison de la salsepareille. Dans plusieurs provinces, les herboristes et les épiciers la vendent pour cette dernière. Elle présente l'avantage d'être moins chère, et peut-être est-elle tout

[1] Cette plante, pas plus que la précédente, ne devrait figurer dans la classe que nous étudions ; elles ne s'y trouvent qu'à cause de leur ressemblance avec la persicaire âcre, car leurs propriétés sont tout autres.

aussi efficace. M. Cazin l'a expérimentée ; il dit qu'au moyen de sa décoction concentrée (100 gr. pour 1500 gr. d'eau réduite à 1 kilog.), prise pendant un mois à la dose de 4 verres d'heure en heure le matin, il a guéri une large dartre syphilitique chez un ouvrier de trente ans qui, un an auparavant, avait subi un traitement mercuriel mal dirigé.

RENONCULE ACRE. *Ranonculus acris*, L.

Renoncule des prés, Bouton d'or, Grenouillette, Patte-de-Loup, Herbe à la tâche, Jauneau, Codron, Clair-Bassin.

Ce végétal, qui a donné son nom à la famille des *Renonculacées* (300, A), croît spontanément dans les prés et lieux humides, sur la lisière des bois, où il est assez commun et fleurit au milieu de l'été. — On cultive dans les jardins une variété à fleurs doubles sous le nom de *Bouton d'or*.

Plante vivace de 35 à 70 cent. (*pl.* LIX, 3); tige dressée, un peu velue, rameuse et fistuleuse ; feuilles velues, les radicales à long pétiole élargi à son insertion sur la racine, palmatipartites, à 3-5 lobes incisés, dentés ; les caulinaires à lobes plus étroits et à pétiole plus court, les supérieures subsessiles, à 3 découpures linéaires. Souche simple, presque horizontale, fibres radicales naissant de sa face inférieure.

Fleurs d'un beau jaune doré, sur des pédoncules minces, non sillonnées, terminant les rameaux (mai-juillet). Calice à 5 divisions un peu redressées, ovales, pubescentes (1); corolle à 5 pétales ovales-arrondis, un peu onguiculés, munis au dessus de l'onglet d'une fossette nectarifère ; étamines nombreuses, plus courtes que les pétales; beaucoup de carpelles glabres, lisses, à stigmates courbés au sommet. Autant de fruits rendus pointus par la persistance du stigmate.

Propriétés, usages. La Renoncule âcre est inodore ; sa saveur est corrosive. Tout ce que nous allons dire de ses usages en médecine pourra s'appliquer aux autres variétés, dont les principales sont mentionnées ci-dessous.

(1) La figure détachée le représente, ainsi que les étamines et les carpelles, sans les pétales.

Donc, la plupart des Renoncules exercent une action rubéfiante, vésicante, caustique même sur les parties avec lesquelles on les met en contact. L'inflammation qu'elles développ-
pent à la peau est bientôt suivie d'une éruption de nombreuses
vésicules remplies d'une sérosité âcre, qui se convertissent en
véritables ulcères si le contact se prolonge; toutefois, ces phénomènes sont moins douloureux qu'on serait porté à le croire,
et ils se dissipent assez promptement sous l'influence des
adoucissants, principalement de l'application des feuilles de
bouillon-blanc écrasées (M. Dubois, de Tournai). Ces plantes,
en conséquence, sont très propres à remplir, dans la médecine
rurale surtout, une foule d'indications qui réclament l'emploi
des révulsifs externes qu'on n'a pas toujours sous la main. Si
les médecins en ont pour ainsi dire abandonné l'usage, c'est
qu'ayant été employées quelquefois sans prudence et sans
discernement, elles ont occasionné des accidents inflammatoires et gangréneux, qu'il était facile d'éviter, et dont on
s'est d'ailleurs exagéré la gravité.

Les Renoncules ont été appliquées sous forme de teinture,
de macération dans l'huile, d'eau distillée, de feuilles fraîches pilées, etc., soit sur les poignets pour guérir la fièvre
intermittente (Sennert), les maux d'yeux, ou sur les régions
affectées de douleurs rhumatismales chroniques, soit pour
guérir la sciatique, les maux de tête invétérés, etc. — On a
renoncé à l'usage interne de végétaux aussi âcres, et l'on a
eu parfaitement raison.

Quant à la *récolte*, on doit la faire avant la fructification si
l'on veut que la plante jouisse de toute son énergie. Il est
presque inutile de dire qu'il faut l'employer à l'état frais.

PRÉPARATIONS, DOSES.

Plante pilée : en application sur les parties que l'on veut irriter, rubéfier, enflammer ou corroder. Il n'est pas toujours facile de limiter l'action des renoncules, et c'est là leur plus grand inconvénient. Voici le moyen que propose
M. Dubois, de Tournai : «On prend une planchette de bois de grandeur variable, de quelques lignes d'épaisseur; on pratique à son centre une ouverture pro-
portionnée à l'étendue de la plaie que l'on veut établir; ensuite on colle sur
l'une de ses faces, au moyen de la colle de Flandre, un morceau de toile peu

serrée. Quand on veut se servir de ce petit instrument, on l'applique sur la peau par la face qui est recouverte de toile, l'on place dans son ouverture une certaine quantité de renoncule écrasée, et on retient le tout en place au moyen d'une bande roulée. »

D'après le Dr Polli, la *macération* de la renoncule dans l'huile pendant six jours, appliquée sur la peau à une température de 60 degrés, produit une rubéfaction prompte ; — la *teinture alcoolique* faite à froid est très active ; — l'*eau distillée* est la préparation la plus énergique ; elle peut donner lieu à une mortification superficielle, précédée de phlyctènes. C'est surtout dans la sciatique que ce médecin italien emploie ces agents : il affirme que, dans 30 cas environ qu'il a traités, il n'en a pas vu un seul qui s'y soit montré rebelle.

RENONCULE SCÉLÉRATE (*Ranonculus sceleratus*), *Renoncule des marais, Grenouillette d'eau, Herbe sardonique, Mort-aux-Vaches* (pl. LIX, 4). *Plante* annuelle de 25 à 70 cent. ; tige dressée, fistuleuse, rameuse, épaisse, striée ; feuilles radicales, pétiolées, glabres, 3-5 lobées, à lobes obtus, incisés ; les caulinaires sessiles, lancéolées, incisées sur les bords, les supérieures tout-à-fait entières. — *Fleurs* jaunes assez petites et nombreuses, formant une sorte de panicule foliacée, lâche ; pétales dépourvus d'écaille au devant de la fossette nectarifère ; carpelles très nombreux ; fruits extrêmement petits et nombreux, formant un capitule ovoïde qui s'allonge après la floraison.

Cette espèce, qui croît abondamment sur le bord des étangs et des marais, où elle fleurit en mai-août, est une des plus actives, et il paraîtrait que ses fleurs seraient les parties les plus énergiques. On dit qu'elle cause des empoisonnements qui provoquent un rire particulier, comme sardonique, d'où l'un de ses noms vulgaires. Son suc étendu de beaucoup d'eau a été proposé comme diurétique ; quant à ses usages externes, ce sont ceux de l'espèce précédente.

RENONCULE BULBEUSE (*Ranunculus bulbosus*), *Bassinet, Clair-Bassin, Pied-de-Coq, Pied-de-Corbin, Rave de Saint-Antoine* (pl. XXII, 5). *Plante* vivace de 30 cent. environ ; racine bulbifère, donnant naissance à une ou plusieurs tiges dressées, rameuses, velues, striées ; feuilles velues, les radicales pétiolées, à pétiole dilaté à sa partie inférieure, triséquées avec

lobes trilobés et dentés, les caulinaires subsessiles, les supérieures divisées en segments linéaires entiers. — *Fleurs* jaunes assez grandes, solitaires sur chaque division de la tige
(mai-août) ; calice velu, réfléchi sur le pédoncule ; pétales
ovales, arrondis, obtus. Fruits lisses et glabres, à bec
courbé au sommet comme les carpelles, réunis en tête arrondie.

Cette plante croît dans les pâturages, les haies, les bois,
les lieux humides. Son bulbe paraît être la partie la plus corrosive. Pilé et appliqué sur la peau, il y détermine la vésication plus sûrement et avec moins de douleur que les cantharides, suivant Haller. Les mendiants l'emploient souvent pour
se faire venir des ulcères à la peau, et se donner un titre de
plus à la charité publique. On s'en est servi pour empoisonner les rats, et on a vu des enfants périr pour en avoir
mangé. Cependant il paraît qu'on peut en retirer une fécule
douce.

RENONCULE FLAMMULE (*Ranonculus flammulus*), *Flammette*,
Petite-Douve, *Petite-Flamme*. On trouve cette espèce sur le
bord des mares et des ruisseaux. Racine fibreuse, tige de
33 cent. environ, un peu couchée, fistuleuse et rameuse ;
feuilles lancéolées, aiguës, denticulées et glabres, atténuées
en un pétiole allongé, amplexicaule.—*Fleurs* jaunes, solitaires
et terminales (juin-octobre) ; calice velu ; corolle assez petite ;
carpelles et fruits lisses à bec court.

Cette espèce est une des plus âcres du genre. On a employé ses feuilles et surtout ses fleurs qui sont plus actives,
pour remplacer les cantharides dans l'établissement des vésicatoires. Leur application sur les poignets aurait, suivant
de graves autorités, produit de bons effets dans les fièvres
intermittentes.

RENONCULE-FICAIRE (*Ranonculus Ficarius*), *Ficaire*, *Petite-
Chélidoine*, *Herbe aux hémorrhoïdes* à cause de ses racines
composées de granulations, etc. Tige de 10 à 20 cent. ;
feuilles épaisses, luisantes, crénelées, à pétiole dilaté inférieurement. — *Fleurs* jaunes, à pédoncules allongés (avril-

mai). 3 sépales; 6 pétales; carpelles nombreux en capitule globuleux, à bec presque nul.

Cette plante habite les endroits humides ou ombragés de nos haies. Fraîche, elle est vénéneuse, âcre; cuite, on peut, à ce qu'il paraît, la manger comme les épinards. Racines âcres et vénéneuses. Usages thérapeutiques abandonnés.

Les espèces *thora, arvensis, reptans,* sont également douées de propriétés très irritantes. La première, qui croît sur les hautes montagnes de la France, est si vénéneuse que, si l'on en croit des historiens, les Gaulois en empoisonnaient le fer de leurs flèches.

SEPTIÈME CLASSE DE MÉDICAMENTS.

DES SPÉCIFIQUES.

Malgré leurs analogies de caractères et de propriétés, les médicaments diffèrent les uns des autres par l'odeur, la saveur et l'action sur l'économie : par conséquent ils constituent des modificateurs spéciaux, et peuvent être considérés comme autant de spécifiques.

Cependant, pour mériter cette dénomination, il faudrait que leurs effets fussent constants, déterminés et prévus dans des cas bien définis, ce qui est le parfait contraire de ce que nous voyons chaque jour. Les anciens, qui avaient plus de foi que nous dans les propriétés médicamenteuses des plantes ; qui pensaient que les *simples* avaient chacune une mission thérapeutique spéciale, admettaient un grand nombre de spécifiques. Mais les progrès de la physiologie et de l'étude des phénomènes morbides, venant ruiner pièce à pièce les fondements de leurs doctrines médicales, ont réduit presque à zéro le nombre des médicaments réputés spécifiques.

Aujourd'hui ce mot est encore consacré pour désigner certaines substances qui ont une action spéciale, toujours identique, sur la cause essentielle de maladies bien déterminées dont elles préviennent ou arrêtent le développement. Mais cette interprétation est presque sans limites et devient, par conséquent, sans portée, puisque le caustique qui détruit une gangrène, l'amputation qui coupe court aux progrès d'une nécrose ou d'un cancer, etc., peuvent être considérés comme des remèdes spécifiques.

D'autres auteurs ont pensé qu'il fallait appliquer cette qualification aux seuls moyens propres à guérir les maladies dites spécifiques, c'est-à-dire dues à des causes particulières capables de reproduire invariablement les mêmes effets, sous le nom de *virus*. Mais la difficulté ne fait que s'accroître, parce que, d'une part, toutes les maladies spécifiques n'ont pas des remèdes spécifiques, comme la morve, la pustule maligne, la rougeole, la gale, et, d'autre part, certaines affections non spécifiques, telles que la fièvre intermittente, les névralgies à type intermittent, etc., se guérissent parfaitement au moyen du sulfate de quinine, qui présente, dans ces cas, toutes qualités pour la spécificité.

On dit chaque jour : *L'action spéciale de ce médicament s'exerce sur tel organe et de telle manière ; tel médicament a la propriété spéciale de guérir telle maladie ;* mais, comme les effets des agents thérapeutiques sont subordonnés aux dispositions organiques de l'économie, et que le médicament peut agir de vingt manières différentes chez vingt individualités distinctes, il en résulte que nul ne peut être considéré comme spécifique dans l'acception rigoureuse du mot. Si tout est relatif dans le monde ; s'il n'y a rien d'absolu en dehors du domaine des mathématiques pures, à plus forte raison doit-on admettre qu'en thérapeutique il n'y a que des modificateurs dont l'action est variable comme les idiosyncrasies qui la subissent. Voilà pourquoi, dit Deslandes, pour être bon praticien, c'est peu que d'être savant de science écrite, il faut, de plus, avoir eu le temps de se faire une matière médicale et avoir assez de jugement pour bien l'appliquer ; voilà aussi pourquoi un malade est généralement mieux traité par un bon médecin que par plusieurs.

Quoi qu'il en soit, à l'exemple de presque tous les auteurs de matière médicale, nous reconnaissons une classe de médicaments spécifiques, qui se compose des *antidotes*, des *anti-syphilitiques*, des *fébrifuges*, des *absorbants* et des *anthelminthiques*.

Substances que l'on administre, dans les cas d'empoisonnement, pour neutraliser les effets de l'agent toxique. Les antidotes sont presque toujours des préparations chimiques qui ont pour but de former une combinaison insoluble et inoffensive avec la partie active du poison ingéré. Les principaux sont la magnésie en suspension dans l'eau pour les acides ; l'hydrate de peroxyde de fer à haute dose pour l'arsenic ; l'eau albumineuse (15 blancs d'œufs dans 2 kilogr. d'eau) pour le sublimé, le vert-de-gris ; la décoction de noix de galle ou de quinquina pour le tartre stibié ; le sulfate de potasse ou de soude pour les sels de plomb ; le lait pour les sels d'étain ; le sel de cuisine pour les sels d'argent, etc. Il faut, avant de les employer, faire vomir au moyen de l'eau tiède, de la titillation de la luette, rarement au moyen de l'émétique, qui ne convient que dans les empoisonnements par les substances non corrosives.

Les empoisonnements par les végétaux nuisibles ne reconnaissent, pour ainsi dire, point de neutralisants. On les combat par les vomitifs (eau chaude, titillation de la luette, émétique), par les éméto-cathartiques, si l'on a lieu de croire que le poison est passé dans les intestins ; puis par des boissons appropriées, et autres soins rationnels commandés par les circonstances. — Puisque nous sommes sur ce sujet, voici le traitement sommaire des empoisonnements par les plantes narcotiques, les irritantes et les champignons.

Pavot et *Opium*, *Belladone*, *Ciguë*, *Digitale*, *Stramonium*, *Tabac*. Faire vomir d'abord ; opposer l'infusion concentrée de café contre le narcotisme ; administrer la décoction de noix de galle ; ensuite boissons acidules, etc.

Champignons. D'abord éméto-cathartique (20 cent. d'émétique, et 16 à 20 gr. de sulfate de soude dans 2 kilogr. d'eau, à prendre par verrées) ; ensuite purgatif doux (huile de ricin

et sirop de fleurs de pêcher, de chaque 30 gr.). Si c'est insuffisant, potion éthérée, eau vinaigrée, lavement de tabac.

Le sel marin (sel de cuisine) peut être employé à haute
dose (50 gr. en solution) comme éméto-cathartique; ce moyen
est d'autant plus précieux qu'il se trouve partout.

Plantes âcres et irritantes. Provoquer le vomissement à
l'aide de l'eau tiède, de la titillation de la luette ; lavements,
fomentations, potions huileuses, camphrées et éthérées.

ANTISYPHILITIQUES.

Les médicaments considérés comme spécifiques dans la
maladie vénérienne et ses accidents sont les préparations
mercurielles, les préparations d'or et d'iodure de potassium.
Les *plantes sudorifiques*, que l'on a tant vantées, ne sont que
des adjuvants du traitement. Employées seules et sans le secours des substances minérales ci-dessus nommées, ces plantes
paraissent avoir produit des guérisons certaines d'accidents
constitutionnels ; cependant la plupart des auteurs leur refusent cette puissance, et conseillent d'employer concurrem-
ment les vrais antisyphilitiques, pratique généralement suivie
aujourd'hui.

FÉBRIFUGES OU ANTIPÉRIODIQUES.

Les fièvres à type intermittent résultent de causes acci-
dentelles dont l'effet peut être annihilé par certains médicaments auxquels on a donné le nom de *Fébrifuges*, mais qui
sont mieux désignés sous celui d'*Antipériodiques*, puisqu'au
lieu de chasser la fièvre, ils s'opposent à ses retours plus ou
moins réguliers.

Le type des fébrifuges est le *quinquina*, et surtout ses alcaloïdes, la *quinine* et le *sulfate de quinine*. Ces substances sont
vraiment héroïques, spécifiques, dans les pyrexies par cause
miasmatique marécageuse. Comment agissent-elles ; pourquoi leur action antipériodique est-elle nulle dans les fièvres
continues? Pour répondre à ces questions, il faudrait entrer

dans des considérations sur l'étiologie et la nature des fièvres qui nous conduiraient beaucoup trop loin, et que l'on peut trouver d'ailleurs dans notre Anthropologie.

Nous nous bornerons à citer les principales plantes indigènes qui passent pour fébrifuges et propres à remplacer jusqu'à un certain point les préparations de quinquina.

Ces plantes sont par ordre alphabétique les suivantes : *Absinthe*, *Alkékenge*, *Arnica*, *Camomille*, *Centaurée*, *Chausse-Trappe*, *Chêne*, *Gentiane*, *Germandrée*, *Matricaire*, *Saule*, la plupart des *amers*, des *irritants*, etc.

Les fébrifuges peuvent être administrés d'emblée, sans préparation préliminaire aucune. Quelquefois cependant, pour assurer le succès du médicament, il est indiqué soit d'évacuer les saburres gastro-intestinales, soit de diminuer l'intensité des accès et la masse du sang par une saignée. Dans tous les cas il faut le faire prendre le plus longtemps possible avant le retour de l'accès, tout en attendant la fin du précédent, et en continuer l'usage pendant plusieurs jours, en ayant soin d'y revenir encore de temps en temps si le malade demeure dans des lieux marécageux, où la fièvre est endémique.

Le printemps et l'automne sont fertiles en fièvres intermittentes plus ou moins tenaces ou éphémères. Celles-ci se dissipent souvent d'elles-mêmes après quelques accès qui suffisent à éliminer le principe morbifique : c'est dans ces cas que les fébrifuges indigènes les plus insignifiants ont semblé des médicaments héroïques, parce qu'on leur a attribué l'honneur de guérisons dues aux seuls efforts de la nature.

Quant aux fièvres plus graves, les unes sont susceptibles de se prolonger des semaines, des mois, des années même, cédant pour un temps variable à l'action du sulfate de quinine, et étant presque toujours réfractaires à nos fébrifuges indigènes ; les autres, au contraire, ont une marche tellement rapide et occasionnent des symptômes si insolites et si graves, qu'elles se terminent par la mort au troisième accès, quelquefois même au second, si on n'a pas été assez perspicace pour reconnaître la nature *pernicieuse* de la maladie, et assez prévoyant pour administrer le sulfate de quinine à très haute dose (1 à 2 et même 4 gram. en un jour).

ABSORBANTS.

Médicaments destinés à absorber l'humidité des parties ou à se combiner avec divers principes. Ils se distinguent en internes et en externes. Les premiers sont des matières calcaires (pierres d'écrevisses, corail, écailles d'huîtres, craie) ou des terres alumineuses, bolaires, magnésiennes, ou enfin des matières alcalines, les sous-carbonates de soude ou de potasse par exemple : ces deux derniers sels, ainsi que la magnésie calcinée et son sous-carbonate, sont même aujourd'hui presque les seuls en usage pour neutraliser en quelque sorte les acides et les humeurs âcres.

Les absorbants externes sont constitués par certaines substances végétales pulvérisées, employées pour absorber les écoulements sanguins, ichoreux, les suintements des parties excoriées, etc. ; tels sont le *son*, l'*amidon*, la *sciure de bois*, la *colophane*, le *Bolet amadouvier* (amadou), le *Lycoperdon*, le *Lycopode*, etc.

BOLET AMADOUVIER. *Boletus ignarius*, L.

Polypore, Agaric de chêne, Agaric des chirurgiens, Polypore amadouvier.

Ce *Champignon* (150-51, C) croît sur le tronc du chêne, du pommier, etc. On en prépare l'amadou. Pour cela on le dépouille de son écorce et de sa partie tubuleuse ; on coupe sa substance intérieure par tranches minces ; on la bat à coups de maillet sur un billot de bois, ensuite on la fait tremper dans une dissolution de nitrate de potasse, et on la fait sécher.

L'amadou est fréquemment employé pour arrêter les hémorrhagies, étant appliqué sur les coupures, les plaies légères ou les piqûres de sangsues. Il agit en absorbant la partie aqueuse du sang, et facilitant ainsi la coagulation de la partie cruorique.

On en recouvre quelquefois les parties affectées de douleurs rhumatismales, goutteuses ou névralgiques, à la surface desquelles il provoque une transpiration favorable, étant recouvert lui-même d'une flanelle. — Plusieurs autres Bolets, tels que le *Bolet ongulé*, le *Bolet faux amadouvier*, etc., peuvent servir aux mêmes usages.

LYCOPERDON. *Lycoperdon bovista*, Bull.

Vesce-de-Loup, Vesce-de-Loup des bouviers, Boviste.

Ce *Champignon* (150, C, D) croît dans les bois, surtout ceux de haute futaie. Sa grosseur moyenne est celle de la tête d'un homme (*Vesce-de-Loup gigantesque*); sa chair d'abord blanche, devenant ensuite d'un jaune verdâtre ou d'un gris brun, se transforme en une poussière olivâtre.

Cette poussière a été employée comme hémostatique-absorbante, dans les hémorrhagies traumatiques et même pour arrêter les flux hémorrhoïdaux trop abondants. « Le plus simple, le plus excellent styptique que je connaisse, écrit Helvétius, est celui qu'on appelle Vesce-de-Loup, qui est une espèce de champignon qui arrête le sang d'une manière surprenante, et qui, par dessus cela, ne fait nulle douleur, ni eschare, comme les vitrioles; ce qui, à mon avis, doit le rendre préférable à tous les autres styptiques. »

Les témoignages en faveur de la propriété hémostatique du Lycoperdon gigantesque sont aussi imposants que nombreux, et l'on s'étonne qu'un tel remède ait pu tomber dans un oubli aussi complet.

Toutes les espèces du même genre ont entre elles la plus grande analogie de caractères et de propriétés, et peuvent être employées aux mêmes usages :

PRÉPARATIONS, DOSES.

Poudre de lycoperdon : On l'introduit dans le vide opéré par l'avulsion d'une dent pour arrêter l'hémorrhagie. — On en fait renifler dans l'épistaxis trop abondante. — Une pincée appliquée sur une coupure de rasoir, de canif ou de couteau, etc., arrête l'écoulement du sang. — Félix Plater l'introduisait dans le rectum pour faire cesser le flux hémorrhoïdal immodéré. — On prétend que cette poudre peut arrêter le sang fourni par des artères d'un certain volume.

LYCOPODE. *Lycopodium clavatum*, L.

Lycopode en massue, Herbe aux massues, Herbe à la plique, Pied, Patte ou Griffe-de-Loup, Soufre végétal.

Genre unique des *Lycopodiacées* (137, A). Ce végétal (*pl.* ix, 6) habite les coteaux boisés, les bruyères, etc.

La poussière que renferment ses spores est jaune, inodore et insipide, très fine et très légère; elle s'enflamme subitement lorsqu'on la projette sur les charbons ardents, propriété qu'on a mise à profit, dans les théâtres, pour imiter les éclairs, etc.

Il n'est pas de nourrice qui ne connaisse les usages qu'on fait du Lycopode pour absorber les humidités des excoriations auxquelles sont sujets les enfants potelés dont la peau est fine, irritable. Cette poudre est employée de même chez les adultes replets. — On l'a administrée à l'intérieur contre la diarrhée et la dyssenterie avec fièvre, à la dose de 4 gr. dans 125 gr. d'eau de fenouil, associée à une quantité suffisante de gomme et de sirop.

La poudre de Lycopode sert, en pharmacie, pour rouler les pilules et les bols; afin de s'opposer à leur adhérence.

ANTHELMINTHIQUES OU VERMIFUGES.

On entend par ces expressions les médicaments qui détruisent et expulsent les vers. Ceux qui font périr ces animaux devraient s'appeler *vermicides;* ceux qui les expulsent doivent conserver le nom de *vermifuges.*

Tous les purgatifs sont vermifuges; quelques-uns d'entre eux sont en même temps vermicides. Ils ne peuvent être considérés généralement comme anthelminthiques, puisque s'ils chassent les vers, c'est en provoquant une abondante sécrétion intestinale et une augmentation du mouvement péristaltique, non en exerçant sur eux une action toxique.

Une foule de substances sont employées contre les vers : les uns les blessent et les tuent par leurs pointes (limaille d'étain, poils du *Dolichos Soja,* etc.); d'autres les font périr par une sorte d'indigestion (mucilagineux, mousse de Corse, Fougère, etc.) ; celles-ci les asphyxient (huiles) ; celles-là, en nombre beaucoup plus considérable, les empoisonnent (amers, huiles essentielles, substances âcres, résines, éthers, mercuriaux, etc.), sans compter les purgatifs et les vomitifs qui les expulsent sans les tuer.

Les vermifuges doivent s'administrer autant que possible en nature. Mais leur saveur étant généralement désagréable et répugnante pour les enfants, on a cherché à la masquer en préparant des bonbons, biscuits, pastilles de différentes sortes, qui en contiennent bien les principes actifs, mais dont l'action est souvent rendue moins sûre par la présence du sucre, lequel favorise plutôt le développement des vers qu'il ne leur nuit. Leur dose doit être aussi élevée que possible si l'on veut être certain de l'effet qu'on cherche à produire.

PLANTES ANTHELMINTHIQUES.

Ansérine anthelminthique.	Grenadier, *écorce de la rac.*	Santoline, *feuilles.*
Belvédère.	Mousse de Corse.	Staphisaigre.
Cyclame, *racine.*	Pied-d'Alouette, *sommités*	Tanaisie.
Fougère, *racine.*	*fleuries.*	

Parmi les autres végétaux indigènes qui peuvent être employés contre les vers, nous citerons les suivants : *Absinthe, Ail, Alliaire, Aunée, Bryone, Camomille, Coriandre, Euphorbe, Genévrier, Gentiane, Hellébore, Olivier, Osmonde, Pêcher, Ricin, Rue, Sabine, Scordium, Tabac, Valériane,* et toutes les *plantes amères.*

ANSÉRINE ANTHELMINTHIQUE. *Chenopodium anthelminthicum*, L.

Végétal de l'Amérique du Nord, cultivé avec facilité dans nos jardins (*pl.* xxviii, 1 (1), de la famille des *Chénopodiacées* (185, A).

(1) C'est par erreur que cette figure n'a pas été placée parmi les anthelminthiques.

Vermifuge très usité aux États-Unis. Il est probable, disent Mérat et Delens, qu'il est bien supérieur à la plupart de ceux dont nous nous servons, et comme nous pouvons nous le procurer frais avec une grande facilité, il est à désirer que son usage devienne vulgaire.

PRÉPARATIONS, DOSES.

Suc : une cuillerée à bouche aux enfants ; un petit verre aux adultes, avec la précaution d'en continuer l'usage quelque temps.

Décoction (plante) : une poignée dans une pinte de lait.

Huile essentielle : 6 à 8 gouttes dans une potion appropriée pour un enfant.

BELVÉDÈRE. *Chenopodium scoparia*, L.

Plante du même genre que la précédente. « La forme allongée et pressée des rameaux de cette espèce non odorante, dont on fait des balais, lui a fait donner son nom spécifique ; sa verdure agréable lui a valu son appellation française-italienne (Belle à voir). Elle est spontanée en Italie et dans le midi de la France, et se cultive dans les jardins... On la dit anthelminthique, et c'est un des médicaments les plus précieux aux yeux des Japonais » (Mérat et Delens).

CYCLAME. *Cyclamen europæum*, L.

Cyclame d'Europe, Pain de pourceau.

Plante vivace, sans tige, de la famille des *Primulacées* 222 ; *pl.* LX, 4), à souche charnue, subglobuleuse-déprimée, munie en dessous de beaucoup de fibres déliées ; feuilles toutes radicales, épaisses, ovales-arrondies, cordées à la base, entières, tachées de blanc en dessus, rougeâtres en dessous, glabres, portées sur de longs pétioles émanant du centre de la racine.

Fleurs rouges, rosées ou blanches, solitaires et penchées sur des pédoncules radicaux de 10 à 12 cent. de long (septembre). Calice à 5 divisions pointues ; corolle monopétale, dont le tube court a son orifice tourné en bas, et dont les 5 lobes sont réfractés de manière à ce que leur extrémité pointue regarde en haut ; 5 étamines courtes ; stigmate pointu les dépassant un peu.

Propriétés, usages. La racine de Cyclame (appelée *Pain de pourceau*) est sans odeur, mais sa saveur est amère, âcre, puis brûlante, si on continue la mastication. C'est un drastique violent, qui produit chez les sujets les plus robustes des superpurgations, des selles sanguinolentes, des gastro-entérites, et chez les femmes enceintes, dit-on, l'avortement. On a abandonné l'usage interne d'un médicament aussi violent, mais on l'emploie, sous forme d'onguent ou de pommade, en frictions sur le ventre, soit pour expulser les vers, soit pour produire des évacuations. On prétend que ces applications, faites sur l'épigastre, ont la propriété de provoquer le vomissement ; sur les reins, d'augmenter la sécrétion urinaire, etc.

Quant à la *récolte*, l'automne est l'époque de la faire. Le Cyclame se trouve dans les bois et les montagnes du midi de la France. Il était connu des anciens, et son suc servait, dit-on, à empoisonner les flèches. Il est plus actif à l'état frais que sec ; cependant sa racine se trouve dans les boutiques sous forme de tubercules durs, brunâtres, raboteux, ressemblant à des figues desséchées. On prétend que par l'ébullition ou la torréfaction, elle perd toute âcreté pour devenir douce et presque inerte.

Le peu d'accord des auteurs sur les doses auxquelles il faut administrer le Cyclame provient des différences dans les propriétés de cette plante, suivant son état de dessiccation plus ou moins grande. C'est ce qui a fait renoncer à son usage interne, et pourtant, suivant Gilibert, « c'est un de ces médicaments précieux que la pratique des médecins anodins a chassés des boutiques, qui offre cependant de grandes ressources dans les maladies chroniques. »

PRÉPARATIONS, DOSES.

Décoction (racine fraîche) : 4 à 12 gr. pour 500 gr. d'eau.

Poudre : 25 à 50 cent., et même 1 gr., selon le degré de dessiccation.

L'*onguent d'Arthanita* était composé de cyclame mélangée avec des poudres ou infusée avec des graisses ; on l'employait en onctions ou frictions autour du nombril pour expulser les vers, et même pour purger.

EUPATOIRE DE MÉSUÉ. *Achillea ageratum*, L.

Achillée visqueuse.

Plante de la famille des *Composées* (257-40, T), croissant en Italie et dans le midi de la France, etc., à tiges droites, peu rameuses, cotonneuses; feuilles sessiles, allongées, dentées, blanchâtres et visqueuses, les radicales pétiolées et ailées. *Fleurs* jaunes en corymbes terminaux très serrés; à demi-fleurons fort petits, se montrant à la fin de l'été. Involucre très cotonneux, pédoncules forts et gros, etc.

Propriétés. Odeur forte, surtout dans les fleurs; saveur amère, piquante. La viscosité de cette plante y indique un principe particulier; son arôme y décèle des propriétés actives; cependant elle est inusitée, après avoir été vantée vaguement dans les obstructions du ventre et les affections vermineuses.

PRÉPARATIONS, DOSES.

Infusion (sommités) : une petite poignée pour 500 gr. d'eau, comme vermifuge.

On a conseillé de frotter le nombril avec l'huile dans laquelle cette plante a infusé pour faire périr les vers chez les enfants.

FOUGÈRE FEMELLE. *Pteris aquilina*, L.

Ptéris, Porte-Aigle, Grande-Fougère femelle.

Cette *Fougère* (159, H) (*pl.* LX, 1) est commune dans les lieux sablonneux et humides, les terres légères. « Souche perpendiculaire, fusiforme, simple, noire, blanchâtre intérieurement, offrant sur sa coupe transversale une figure noirâtre formée par la section des faisceaux vasculaires et représentant un double aigle héraldique. Les frondes sont très grandes, hautes quelquefois de 1 à 2 mètres; elles sont 3 ou 4 fois ailées; les pinnules sont fort nombreuses, petites, ovales-allongées, un peu aiguës; celles qui terminent chacune des divisions principales de la fronde sont lancéolées, toutes entières. Les fructifications forment une ligne continue bordant toutes les divisions des frondes, dont le tégument est formé par le bord même replié en dessous » (Richard).

Propriétés. On a quelquefois employé comme vermifuge la souche de cette fougère, qui a une saveur âpre et peu agréable et qui contient en même temps une certaine quantité de fécule. On lui préfère généralement l'espèce suivante qui n'est pas du même genre.

La PETITE-FOUGÈRE FEMELLE (*Aspidium filix fœmina*) (**159**, C) a été employée également contre les vers.

FOUGÈRE MALE. *Nephrodium filix mas*, L.

Plante sans tige de la famille des *Fougères* (**159**, B)(*pl.* LX, 2), commune dans les lieux ombragés et humides, etc. Souche souterraine de la grosseur du pouce, noueuse, brune et écailleuse à l'extérieur, blanchâtre en dedans. Feuilles grandes à pétiole court, brun et couvert d'écailles, hautes d'environ 50 cent.; ovales-lancéolées, deux fois ailées; folioles alternes, rapprochées les unes des autres, profondément pinnatifides, plus longues au milieu et diminuant à l'extrémité de la feuille jusqu'à ne produire qu'une pointe; pinnules de ces folioles nombreuses, dentées, confluentes. — Sores arrondis, réniformes, ombiliqués, rassemblés sur deux rangs à la base des pinnules des deux tiers supérieurs de la foliole (1).

Propriétés, usages. La racine de Fougère mâle passe depuis les temps les plus reculés pour vermifuge. On a beaucoup trop exalté ses propriétés, surtout dans le traitement du tœnia ou ver solitaire. Il y a près de quatre-vingts ans, le gouvernement français acheta d'une dame Nouffer la connaissance d'un remède secret contre le ver solitaire; ce remède, qui avait pour base la racine de Fougère, fut abandonné presque dès qu'il fut connu, sans doute parce qu'il ne répondit pas aux espérances qu'on en avait fait concevoir. Le remède de ma-

(1) Les quatre figures détachées représentent : 1º une foliole montrant les soies à la base des pinnules; 2º un sore détaché, grossi; 3º une capsule entière; 4º une autre capsule se rompant et laissant échapper les spores.

dame Nouffer n'est pas un spécifique certainement (il y en a si peu, surtout parmi les médicaments connus dans leur composition). Cependant nous l'avons employé deux fois avec succès. Mais, lors même qu'il réussirait plus souvent, cela ne prouverait nullement en faveur des propriétés tœniafuges de la Fougère mâle, attendu que cette plante y est trop faible à côté des drastiques qui l'accompagnent. Elle obtient des succès plus certains lorsqu'on l'administre sous forme d'extrait, comme nous le dirons tout à l'heure.

La racine de Fougère mâle a été employée comme apéritive, désobstruante et légèrement astringente : on a été jusqu'à croire qu'elle activait les menstrues, la sécrétion laiteuse, le travail de l'enfantement. — Les feuilles servent à composer des couches pour les enfants rachitiques.

Récolte. On peut arracher la racine en tout temps pour l'employer fraîche (ce qui est préférable), mais il vaut encore mieux la recueillir dans l'été. Avant de la faire sécher, il faut avoir soin de la bien monder. On la trouve dans les boutiques en fragments plus ou moins volumineux, reconnaissables aux grosses écailles imbriquées qui les recouvrent extérieurement, à leur couleur rougeâtre à l'intérieur, etc. Si elle n'a plus de saveur, c'est qu'elle est trop vieille, il faut alors la rejeter.

PRÉPARATIONS, DOSES.

Décoction (racine) : 30 à 45 gr. par kilog. d'eau.

Poudre : 8 à 16 gr. en 2 ou 3 doses.

Extrait alcoolique : 1 à 2 gr. en pilules.

Extrait résineux obtenu par l'éther : 50 cent. à 1 gr. en pilules, prises en deux fois, le matin et le soir. Remède très efficace contre le ver solitaire qu'il tue promptement et expulse doucement. Il chasse les ascarides sans les faire mourir, tandis qu'il est un poison pour le tœnia (Peschier, Libers).

Oléo-résine : 30 à 40 gouttes. Cette préparation chasse le bothryocéphale à anneaux larges, et n'a point d'action contre le tœnia commun.

Remède de Mme Nouffer. Prendre la veille au soir une panade. Le matin 12 gr. de poudre de racine de fougère mâle délayée dans 190 gr. de tisane de fougère; deux heures après un des bols suivants : calomélas et racine de scammonée, de chaque 50 cent.; gomme gutte, 30 cent.; confection d'hyacinthe, quantité suffisante pour 3 bols, dont 1 pour les enfants, 2 pour les personnes délicates, 3 pour les adultes vigoureux, à un quart d'heure d'intervalle.

GRENADIER. *Punica granatum*, L.

Ayant fait le sujet d'un article précédent (V. p. 326), cette plante ne figure ici qu'à cause de ses propriétés anthelminthiques. Les anciens employaient l'écorce de sa racine contre le tœnia ; Dioscoride, Pline, Celse, etc., nous l'apprennent. Cependant il y avait quatorze siècles qu'on ne parlait plus de cet excellent tœniafuge en Europe, lorsque Buchanam, médecin anglais, exerçant à Calcuta, fit connaître les heureux effets qu'on en obtenait dans l'Inde. Les essais de Breton en Angleterre, de Gomez en Espagne, puis ceux tentés en France par Mérat, etc., confirmèrent bientôt les assertions de Buchanam ; dès lors le Grenadier fut généralement considéré comme le meilleur remède à opposer au ver solitaire, et les faits qui ont été consignés depuis dans les annales de la science viennent à l'appui de cette opinion.

L'écorce de racine du Grenadier sauvage doit être préférée à celle du Grenadier cultivé, mais cette dernière est aussi très bonne et presque toujours employée d'ailleurs. Elle est plus efficace fraîche que sèche.

« Cette écorce est parfois sophistiquée avec celle du buis, et surtout celle d'épine-vinette ; la première est blanche et très amère, tandis que celle du Grenadier est grise en dehors, jaune en dedans et à peine amère : celle d'épine-vinette est jaune des deux côtés. »

PRÉPARATIONS, DOSES.

« *Décoction* (écorce de la racine *fraîche*) : 30 gr. dans 750 gr. d'eau réduite à 500, à prendre en 3 doses à une heure de distance l'une de l'autre. Il ne faut administrer ce remède que lorsque le malade rend actuellement des anneaux de tœnia, parce qu'on a remarqué que le ver est alors plus sûrement évacué. » — Mérat faisait acheter un grenadier vivant de 8 à 10 ans au moins, et il en faisait séparer l'écorce de la racine chez le malade même, le jour ou le lendemain du jour où les anneaux du tœnia étaient expulsés, pour l'employer comme il vient d'être dit. Quand toutes les précautions sont bien prises (écorce fraîche et non sèche, pure et non sophistiquée ; choix du moment où des fragments du ver viennent d'être expulsés, etc.), le succès est certain, suivant Mérat.

Poudre : 60 cent. toutes les demi-heures pendant 3 heures de suite (Barton). Moyen moins sûr.

Extrait alcoolique : 16 à 24 gr. Préparation proposée par Deslandes comme étant plus efficace encore que la décoction, mais pourtant peu usitée.

MOUSSE DE CORSE. *Fucus helminthocorton*, L.

Mousse de mer, Varec vermifuge, Coralline de Corse.

Plante marine de la famille des *Algues* (126-28, A) qui croît sur les côtes de la Méditerranée et de l'île de Corse. Elle consiste en une petite touffe de quelques centim. de hauteur, d'un roux fauve, d'une consistance comme cartilagineuse, composée de fibres entremêlées, tenaces, ayant pour base une petite callosité dure (*pl.* LX, 3). Les *fructifications* sont des tubercules situés sur les côtés des rameaux et sessiles (1).

Propriétés, usages. Odeur marécageuse, désagréable ; saveur salée sans amertume. L'emploi de ce varec contre les vers était connu des anciens, et pourtant il n'y a pas un siècle qu'il est répandu en France. La Mousse de Corse, à la vérité, semble regagner le temps perdu, car c'est aujourd'hui un des vermifuges les plus utiles chez les enfants, auxquels elle convient, en effet, par son innocuité sur les organes digestifs. Elle n'expulse pas toujours les ascarides, encore moins le tœnia, mais elle tue constamment les lombrics, et l'on peut dire qu'elle est douée d'une action vermicide spécifique.

Les fièvres vermineuses, c'est-à-dire les fièvres causées par la présence des vers, sont rares ; elles existent comme conséquence de l'irritation gastro-intestinale due à ces animaux ou comme complication d'autres phlegmasies, plutôt que comme phénomène sympathique pur et simple. Par conséquent, du moment qu'il y a réaction générale dépendante d'un état phlegmasique de la muqueuse intestinale, c'est cet état qui doit attirer l'attention, et les vermifuges stimulants, toniques ou purgatifs, ne doivent venir qu'après l'emploi des émollients. Cependant, comme il n'est pas toujours facile de résister aux désirs des parents qui, croyant que tout dépend

(1) Elles sont rendues visibles sur la figure détachée qui représente une des tiges grêles divisée en dichotomies irrégulières.

des vers, veulent en débarrasser tout de suite leurs enfants sans souci du reste, on peut mettre en usage la Mousse de Corse qui, heureusement, ne paraît pas susceptible d'augmenter l'irritation, et qui, nous le répétons, est précieuse sous ce rapport.

Récolte. « Les recherches de M. de Candolle ont prouvé que la *Mousse de Corse* du commerce n'est point un médicament homogène formé par une seule plante, mais qu'au contraire c'est un mélange de différentes espèces de varec, de céramions et de corallines. Cependant, comme le varec vermifuge y prédomine, on rapporte en général la Mousse de Corse à cette plante. »

PRÉPARATIONS, DOSES.

Décoction : 4 à 15 gr. dans 250 gr. de lait sucré ou d'eau.

Poudre : 1 gr. pour les enfants au-dessous de six ans; 2 à 4 gr. après cet âge. On la fait prendre dans de l'eau, du lait, du bouillon ou du vin; on en saupoudre du pain que l'on recouvre de beurre, de miel, de confitures. Les pharmaciens en préparent des biscuits, des dragées, etc.

PÉTASITE. *Tussilago petasites*, L.

Herbe aux teigneux.

Plante vivace des *Synanthérées*, incomplétement dioïque, à tiges de 20 à 50 cent., herbacées, pubescentes, cotonneuses, chargées d'écailles membraneuses; feuilles toutes radicales, en rosette, longuement pétiolées, ne paraissant qu'après la floraison, devenant très grandes.

Fleurs rougeâtres, en capitules disposés en une grappe oblongue(mars-avril). Involucre à 1-2 rangs de folioles; réceptacle plan, demi-fleurons tubuleux, nombreux, tous femelles, à l'exception de quelques mâles placés au centre, ou tous mâles, sauf quelques-uns femelles à la circonférence; stigmates des fleurs stériles, courts, obtus.

Propriétés. Les racines de cette plante sont amères, un peu âcres, et réputées vermifuges, sudorifiques, astringentes; leur infusion a été conseillée dans les fièvres éruptives, les catarrhes, etc.; on les a appliquées écrasées pour résoudre les

tumeurs, modifier les ulcères. Les fleurs passent pour pectorales, comme celles du tussilage. — Médicament d'ailleurs
oublié, et peu convenablement placé dans la classe des vermifuges.

PIED-D'ALOUETTE. *Delphinium consolida*, L.

Pied-d'Alouette sauvage ou des champs, Dauphinelle des prés, Dauphinelle-Consoude.

Plante annuelle qui croît en abondance dans les moissons.
Tiges rameuses, diffuses, pubescentes, hautes de 30 à
60 cent.; feuilles presque sessiles, découpées en lanières
étroites, peu nombreuses.

Fleurs bleues (variétés roses et blanches), irrégulières, en
épis lâches au haut des rameaux (*pl.* xxix, 3), s'ouvrant en
juin-août, et présentant des caractères assignés au genre
(500, L).

Propriétés. Elles sont mal déterminées, et d'ailleurs sans
usages à peu près en médecine. Les sommités fleuries ont cependant été administrées contre les vers, les obstructions, la
rétention d'urine. Cette plante doit son nom de *consolida* à
ses prétendues vertus vulnéraires. On en a beaucoup vanté
l'infusion pour collyres astringents dans les ophthalmies. —
Les semences sont employées en teinture contre l'asthme, en
Angleterre.

Les fleurs de Pied-d'Alouette fournissent une couleur bleue
qu'on a fixée au moyen de l'alun comme teinture.

SANTOLINE. *Santolina chamæcyparissus*, L.

Garderobe, Aurone femelle, Santoline à feuilles de cyprès, Cyprès des jardins, Petite-Citronnelle.

Plante du midi de l'Europe, cultivée en bordures dans nos
jardins, de la famille des *Composées*, tribu des *Corymbifères*
(257-40). Tiges ligneuses de 60 cent. de haut, très ramifiées,
à rameaux dressés, grêles, tomenteux, blanchâtres; feuilles
linéaires, sessiles, cotonneuses, blanchâtres, dentées aux
bords sur 4 rangs; apparence d'un *petit cyprès*.

Fleurs jaunes, disposées en gros capitules terminaux,

solitaires sur des pédoncules longs, dont l'ensemble forme des corymbes (juillet-août), etc.

Propriétés. Odeur forte, pénétrante; saveur très amère, aromatique et piquante. Cette plante est réputée vermifuge, à la manière des amers; comme ceux-ci, elle est stomachique, tonique, propre à remédier à la débilité de l'estomac, à l'abondance des flueurs blanches, etc. On l'a encore employée dans les affections nerveuses telles que l'hystérie; dans les obstructions du foie et de la rate, dans la pleurésie, probablement sans qu'on se soit bien rendu compte de sa manière d'agir ni de ses effets, car elle ne peut réunir tant de vertus.

Elle doit à son odeur forte d'être souvent placée dans les garde-robes pour en masquer les émanations désagréables, ainsi que dans les hardes pour les préserver des insectes.

La Santoline se *récolte* avant la floraison pour l'usage de la pharmacie.

PRÉPARATIONS, DOSES.

Infusion (feuilles sèches) : 8 à 15 gr. pour 500 gr. d'eau. Vermifuge tonique convenable pour les enfants dont le canal intestinal est affaibli et la constitution froide, etc.

Poudre : 1 à 6 gr.

Huile essentielle : 10 à 15 gr. — Il paraît qu'on en fait usage avec succès contre le tœnia. On peut augmenter cette dose, car le Dr Pierquin en a donné jusqu'à 4 gr. par jour, et il dit que dix ans d'expérience lui font regarder cette substance comme un vermifuge immanquable.

STAPHISAIGRE. *Delphinium staphysagria*, L.

Dauphinelle staphisaigre, Herbe aux poux, Mort aux poux.

Plante de 30 à 60 cent.; tige dressée, arrondie, velue, un peu rameuse; feuilles alternes, pétiolées, grandes, divisées en 5, 7-9 lobes profonds, lancéolés, presque glabres en dessus, pubescents en dessous. — Famille des *Renonculacées*, genre Dauphinelle (300, L).

Fleurs bleues, à pédoncules velus, munis de 3 bractées linéaires, formant des épis lâches, terminaux (juin-juillet). Calice à 5 divisions, inégales, velues; la supérieure terminée par un court éperon recourbé en dessous. Corolle à 4 pétales dis-

51

tincts, irréguliers, dont 2 éperonnés; 15 étamines au moins; 3 styles courts surmontant 3 carpelles, qui deviennent 3 capsules.

Propriétés, usages. Les graines de Staphisaigre, seules parties de la plante employées, sont d'une saveur très âcre, qui produit un sentiment de cuisson dans la bouche, suivi d'une abondante expuition de salive. Elles constituent un poison violent pour l'homme et les animaux, et cependant leur usage intérieur a été essayé soit pour chasser les vers, purger ou faire vomir. Mais on a, avec juste raison, abandonné ce médicament dangereux.

Aujourd'hui ce n'est qu'à l'extérieur qu'on emploie ces semences pour détruire les poux, guérir la gale, et encore cet usage est-il rare, timide, tant on craint l'irritation qu'elles produisent au cuir chevelu.

Récolte. La Staphisaigre croît naturellement dans le midi de la France; on est obligé de la cultiver dans l'intérieur. Ses graines mûrissent en automne; elles sont grisâtres, irrégulièrement triangulaires, comprimées; on les trouve dans le commerce.

PRÉPARATIONS, DOSES.

Poudre (semences) : 50 cent. à 1 gr. à l'intérieur, contre les vers ou pour produire des évacuations. Moyen totalement abandonné comme dangereux.

A l'extérieur, cette *poudre* est employée, soit seule pour saupoudrer la tête, soit en *pommade* (8 gr. sur 24 de cérat ou d'axonge), pour faire des onctions sur cette partie afin de détruire les poux.

Décoction : 32 gr. de poudre de staphisaigre dans 1500 gr. d'eau, à laquelle on ajoute 1 gr. 20 cent. d'opium. Roques dit avoir employé avec succès cette décoction en lotions sur plus de 600 galeux. M. Cazin l'a mise en usage avec avantage dans la phthiriase ou maladie pédiculaire.

Delphine : c'est le principe actif des semences de staphisaigre; ses propriétés sont fort analogues à celles de la vératrine. Turnbull a expérimenté cette substance alcaloïde très vénéneuse : il l'a administrée, à la dose de 2 millig. à 5 cent. en pilules, dans les névroses, les névralgies, les rhumatismes, la goutte l'amaurose, la surdité, etc. Mais son usage est resté à l'état d'essais.

TANAISIE. *Tanacetum vulgare*, L.

Herbe aux vers, Barbotine, Herbe amère, Herbe de Saint-Marc.

La Tanaisie (*pl.* LX, 5) est commune dans les prés, les lieux incultes, humides, pierreux, sur les berges des rivières, etc., où elle fleurit dans l'été. Elle appartient aux *Synanthérées* (**257-40**, Q).

Plante vivace de 60 cent. à 1 m. et plus, à tiges dressées, robustes, glabres, simples en bas, donnant naissance en haut aux rameaux de l'inflorescence. Feuilles pinnatiséquées, à segments oblongs, allongés, pinnatifides, décurrents sur la côte moyenne ou rachis, qui est ainsi ailé, lobé.

Fleurs jaunes, en capitules hémisphériques, nombreux et disposés en corymbes rameux très compacts (juillet-septembre). Involucre à folioles glabres, scarieuses au sommet; réceptacle convexe, dépourvu de paillettes [1]. Fleurons tous tubuleux : les femelles très petits, trifides à la circonférence [2]; les mâles hermaphrodites, quinquéfides [3], occupant le centre en grand nombre, à 5 étamines synanthères. Akènes couronnés d'un rebord membraneux.

Propriétés, doses. La Tanaisie est d'une odeur forte dans toutes ses parties, d'une saveur nauséeuse très amère. C'est un tonique, excitant, qui passe pour vermifuge, fébrifuge, antispasmodique et emménagogue, etc. — On a employé les semences à l'intérieur, ainsi que la plante en infusion et en cataplasmes sur le ventre, pour expulser les vers lombrics. — La Tanaisie peut remplacer l'absinthe dans les maladies atoniques, la chlorose, les fièvres intermittentes, etc. Les paysans s'en servent assez souvent pour couper la fièvre. — Son odeur pénétrante et désagréable l'a fait employer dans l'hystérie, les coliques spasmodiques, la gastralgie, la chorée et autres affections nerveuses. — Enfin on l'a préconisée, nous ne sa-

[1] Ces objets se voient sur la figure détachée qui représente un capitule dépourvu de fleurons.

[2] Voyez la petite figure du milieu qui montre un fleuron femelle très grossi.

[3] Voir la figure de droite.

vons à quel titre, dans la goutte, l'hydropisie, la rage, etc.

Employée à l'extérieur, en fomentations et cataplasmes, cette plante s'est montrée utile comme résolutive, détersive, antiseptique.

Récolte. Elle se fait, pour les fleurs, au mois d'août ; pour les graines, un ou deux mois plus tard. La plante se sèche ordinairement en fleurs, sans les racines ni même les tiges ; elle conserve assez bien ses qualités après la dessiccation. —Coste et Willemet affirment que la semence de Tanaisie, dont ils vantent les propriétés anthelminthiques, se vend dans les pharmacies de la Lorraine pour le Semen contra. Wauters la préfère à ce dernier, qui, le plus souvent, contient diverses substances avec lesquelles on le falsifie.

PRÉPARATIONS, DOSES.

Infusion (sommités fleuries) : 4 à 15 gr. par kilog. d'eau bouillante. On la donne comme anthelminthique, antispasmodique, sudorifique, emménagogue, carminative. — (graines) : 8 à 16 gr. pour 500 gr. d'eau ou de lait, comme vermifuge.

Poudre (sommités fleuries) : 4 à 8 gr. — (graines) : 1 à 4 gr. Elle s'emploie plus rarement. Cependant Schenkius rapporte qu'un enfant, affecté de fièvre, et auquel on fit prendre de la semence de tanaisie avec du sirop violat, rendit plus de 100 vers longs d'un pied, et fut délivré de sa maladie.

Cataplasme (feuilles) : appliqué sur le bas-ventre, il est vermifuge. Geoffroy, médecin de l'Hôtel-Dieu de Paris, rapporte qu'ayant fait appliquer de la tanaisie sur le ventre d'un individu affecté de maladie grave, il évacua 32 lombrics et fut sauvé (Mérat et Delens).

Les *lavements* préparés avec cette plante et le lait sont considérés par Hoffmann comme un des meilleurs moyens pour détruire les ascarides.

SUPPLÉMENT.

ÉPIAIRE. *Stachys sylvatica*, L.

Stachys des bois, Ortie puante.

Plante à tige de 50 cent. à 1 m., dressée, simple, poilue, quadrangulaire ; feuilles opposées, pétiolées, ovales-pointues, cordées à la base, dentées, ridées et velues.

Fleurs purpurines, présentant les caractères des *Labiées* (219, X), disposées en glomérules 3-4-flores soutenus chacun par une bractée, et rapprochés en épi terminal (juin-août). Calice velu, glanduleux, corolle le dépassant longuement, tachée de blanc à la gorge, etc.

Propriétés. L'Ortie puante exhale en effet une odeur désagréable, qui disparaît presque tout-à-fait après la dessiccation. Dans les campagnes on la considère comme propre à pousser les urines et les règles. Son odeur l'a fait soupçonner antispasmodique : elle possède sans doute des propriétés qui ne sont pas à dédaigner, et pourtant son usage est abandonné. — Son infusion dans l'huile était recommandée, dans d'autres temps, pour la rupture du tendon d'Achille.

Cette plante croît dans les bois couverts et humides.

Un mot sur deux autres plantes du même genre.

ORTIE ROUGE (*Stachys palustris*). Plante vivace de près d'un mètre, à tige dressée, simple, rude sur les angles, hérissée de poils raides ; feuilles oblongues-lancéolées, très longues, cordées à la base, dentées, subsessiles. — *Fleurs* purpurines ou roses, en glomérules 3-6-flores, rapprochés en épi terminal, le reste comme dans l'espèce précédente.

Cette plante, qui croît au bord des eaux et qui a été considérée comme fébrifuge, n'est intéressante que par les tubercules de sa racine, lesquels contiennent une fécule dont on peut retirer de l'amidon et qu'on peut mêler au pain en temps de disette.

CRAPAUDINE (*Stachys recta*). Plante de nos pelouses sèches; fleurs tachées de noir sur un fond blanc, en glomérules 2-4-flores, dont les supérieurs sont rapprochés en épis feuillés; tube de la corolle dépassant à peine le calice ou même plus court. — Elle passe pour excitante et vulnéraire.

ONOPORDE. *Onopordum acanthium*, L.

Onopordon, Pet-d'Ane, Chardon-Acanthe.

Plante bisannuelle des *Synanthérées*, tribu des *Carduacées* (157-59, D), à tige élevée, grosse, robuste, épineuse, dont les larges feuilles, épineuses, ont quelque ressemblance avec celles de l'Acanthe. — *Fleurs* purpurines en capitules globuleux, solitaires, ou 2-3 à l'extrémité de la tige et des rameaux (juin-septembre). Involucre à folioles lancéolées, terminées par une épine robuste; réceptacle nu, alvéolé. Fleurons égaux, hermaphrodites.

Propriétés. Le suc de cette plante a été vanté par plusieurs expérimentateurs pour guérir les ulcères cancéreux de la face. Borellus prétend avoir guéri par ce moyen un paysan qui portait un chancre aux narines; Stahl assure même s'être guéri en 14 jours d'un chancre commençant à la face, lequel avait résisté à tout autre médicament. Nous pourrions citer d'autres témoignages en faveur de l'Onopordon dans ces maladies; mais ce qui fait douter de ses vertus anticancéreuses, c'est qu'Eller observe qu'il échoue dans le cancer du sein, parce que, dit-il, cette affection a plus de malignité. Il est plus raisonnable de croire que les ulcères de la face qui ont cédé à son usage n'étaient point de nature cancéreuse. — Suivant Poiret, la décoction de la racine serait *spécifique* dans les blennorrhagies commençantes.

Le réceptacle des fleurs de l'Onopordon est susceptible d'être mangé comme celui de l'artichaut; la racine jaune et les tiges écorcées sont aussi alimentaires. — Cette plante fait les délices des ânes, auxquels elle cause des vents, au dire de Pline.

FIN DE LA SECONDE PARTIE.

MÉMORIAL THÉRAPEUTIQUE

ou

TABLE DES PRINCIPALES MALADIES CITÉES DANS L'OUVRAGE.

NOTA. Cette table rapproche les plantes employées dans les mêmes maladies. Comme il y a des distinctions importantes à faire sous le rapport de leurs propriétés, parfois fort douteuses, il convient, avant de les employer, de consulter leur article spécial. On pourra remarquer quelques omissions peu importantes, mais les médicaments principaux sont désignés, et l'on aura plutôt à éliminer qu'à ajouter.

A

ABAISSEMENT DE MATRICE. — Les Astringents et Toniques.

ABCÈS. — *Inflammatoires.* (V. *Phlegmons.*)—*Froids.* Ail, Arum, Bryone, Concombre sauvage, Dompte-Venin, Lis, Moutarde, Ognon, Oseille. (V. *Tumeurs froides, Engorgements scrofuleux.*)

ABEILLES (piqûres d'). — *Pour s'en préserver :* Matricaire.

AIGREURS D'ESTOMAC. — Camomille, Gentiane, Oranger, Petite-Centaurée. (V. *Gastralgie.*)

ALBUMINURIE. — Euphorbe-Epurge, Raifort sauvage, Scille.

ALIÉNATION MENTALE. — Digitale, Hellébore, Jusquiame, Parisette, Stramoine, les Drastiques.

ALOPÉCIE. — Aurone citronnelle, Tabac.

AMAUROSE. — Aconit, Aristoloche, Arnica, Basilic, Belladone, Ciguë, Coquelourde, Delphine, Iris des marais, Lavande, Pulsatille, Sumac vénéneux.

AMBLIOPIE. V. *Amaurose.*

AMÉNORRHÉE. — Absinthe, Angélique, Aristoloche, Armoise, Arnica, Bryone, Cataire, Camomille, Camphrée, Genévrier, Lavande, Maroute, Marrube, Marum, Matricaire, Mélisse, Menthe, Ortie brûlante, Polytric, Pouliot, Romarin, Rue, Sabine, Safran, Sauge, Seigle ergoté, Serpolet, Stœchas, Tanaisie, etc.

AMYGDALITE. — V. *Angine.*

ANAPHRODISIE. — Ail, Bolet odorant, Céleri, Chanvre, Gratiole, Moutarde, Orchis mâle, Oronge, Ortie (urtication), Roquette, Sauge-Hormin, Safran, Seigle ergoté, Truffe, Verveine.

ANASARQUE. — Camphrée, Cochléaria, Digitale, Hièble, Sauge, Scille, Scordium. (V. *Hydropisie.*)

ANÉVRISME. — Asperge, Digitale.

ANGINE. — *Période d'irritation :* Figuier, Guimauve, Jujube, Lin, Mûrier, Orge, Pommier, Réglisse.—*Période de déclin et état chronique :* Aigremoine, Aspérule,

Aune, Bistorte, Cassis, Chêne, Géranion, Raifort, Ronce, Rosier, Sauge, Vélar. — *Ang. gangréneuse :* Citronnier, Chêne, Saule.

ANGINE DE POITRINE. — Belladone, Jusquiame, Laitue vireuse, Pavot, Stramoine.

ANKYLOSE. — Mauve, Safran, Vigne (marc de raisin), les Emollients et Résolutifs.

ANOREXIE. — V. *Inappétence.*

ANTHRAX, — Lis. (V. *Furoncle.*)

APHONIE. — Raifort sauvage, Valériane, Vélar. (V. *Angine.*)

APHTHES. — *Avec irritation :* Guimauve, Joubarbe, Lin, Orge. — *Atoniques :* Chèvrefeuille, Cochléaria, Noyer, Persicaire, Ronce sauvage, Roses de Provins.

APHONIE. — Raifort, Vélar. (V. *Enrouement.*)

APOPLEXIE. — Hellébore, Lavande, Marum, Mélisse, Moutarde, Nerprun, Ortie brûlante, Romarin, Tabac, les Purgatifs et les Rubéfiants.

ASCARIDES. — V. *Vers.*

ASCITE. — Chélidoine, Eupatoire d'Avicenne, Euphorbe - Epurge, Laitue vireuse, Orme pyramidal. (V. *Hydropisie, Obstructions.*)

ASPHYXIE. — Lavande, Mélisse, Menthe, Tabac.

ASSOUPISSEMENT. — Moutarde, les Rubéfiants, Sauge.

ASTHME. — *Nerveux ou convulsif :* Belladone, Coquelicot, Jusquiame, Laitue vireuse, Laurier-Cerise, Mélisse, Pavot, Oranger, Pomme épineuse, Safran, Valériane. — *Humide ou pituiteux :* Ail, Aristoloche, Arnica, Arum, Aunée, Botrys, Camphrée, Cochléaria, Colchique, Hyssope, Marrube, Marum, Menthe, Raifort, Sauge, Scille, Scordium, Serpolet, Véronique.

ATONIE. — Les Toniques-névrosthéniques. — *Atonie de l'estomac :* Absinthe, Acore, Aunée, Camo-

mille, Chardon bénit, Chicorée, Coriandre, Gentiane, Houblon, Lichen d'Islande, Menthe, Oranger, Petite-Centaurée, Rhapontic, Sauge, Trèfle d'eau.

AVORTEMENT. — *Pour le prévenir :* Belladone, Opium.

B

BLENNORRHAGIE. — *Aiguë :* Chanvre, Groseillier, Guimauve, Lin, Melon, Nénuphar, Onopordon, les Emollients. — *Cordée :* Belladone. — *Chronique :* Chêne, Fraisier, Genévrier, Peuplier, Rose de Provins, Quintefeuille, Sapin, Térébenthine, les Astringents.

BLENNORRHÉE. — V. *Blennorrhagie.*

BLESSURES. — Dictamne de Crète, Herbe du siége, Sisymbre Sophie. (V. *Coupures.*)

BOUFFISSURES. — V. *OEdème.*

BRONCHITE. — V. *Catarrhe pulmonaire.*

BRONCHORRHÉE. — Arum, Aunée, Genévrier, Marrube blanc, Térébenthine.

BRULURES. — Carotte, Coignassier, Consoude, Cynoglosse, Groseille (gelée), Guimauve, Joubarbe, Morelle, Ognon, Peuplier, Pomme de terre.

BUBONS PESTILENTIELS. — Ognon, Pétasite, Scille.

C

CACHEXIE. — V. *Chlorose, Cancer, Phthisie, Scrofules,* etc.

CALCULS. — *Biliaires :* Chicorée, Chiendent, Oseille, Pissenlit, huile de Térébenthine. — *Urinaires :* Cerises (queues de), Chiendent, Marchantie, Pariétaire, Saxifrage, etc., les Diurétiques.

CANCER. — Aconit, Belladone, Carotte, Cerfeuil, Ciguë, Clématite, Dentelaire, Douce-Amère, Jusquiame, Mandragore, Onoporde, Orme, Sedum âcre, Vermiculaire.

CARCINOME. — V. *Cancer*.

CARDIALGIE. — V. *Gastralgie*.

CARIE DENTAIRE. — Créosote.

CARREAU.—Carotte, Chêne (café de glands), Osmonde. (V. *Scrofules*.)

CATALEPSIE. — Valériane.

CATARACTE. — Belladone, Chélidoine, Ciguë, Euphraise, Staphisaigre (delphine).

CATARRHE PULMONAIRE.—*Aigu:* Bouillon blanc, Bourrache, Coquelicot, Figuier, Mauve, Pavot, Pied-de-Chat, Polygala, Pommier, Pulmonaire, Réglisse, Tussilage, Violette, etc. — *Chronique :* Acore, Ail, Arum, Angélique, Aunée, Bétoine, Botrys, Cataire, Chou rouge, Cochléaria, Goudron, Hyssope, Ivette, Lichen d'Islande, Lichen pulmonaire, Lierre terrestre, Marrube, Marum, Menthe, Millepertuis, Origan, Pin à pignons, Sapin, Sauge, Scille, Serpolet, Stœchas, Térébenthine.

CATARRHE DE LA VESSIE. —Busserole, Capillaire noir, Cétérach, Cochléaria, Genévrier, Goudron, Herniaire, Lin, Millepertuis, Peuplier, Térébenthine, Réglisse, Verge d'or.

CATARRHE UTÉRIN. — V. *Leucorrhée*.

CAUTÈRES (pansement des). — Gentiane, Iris, Lierre, Marronnier, Oranger.

CÉPHALALGIE NERVEUSE.—Aconit, Bétoine, Jusquiame, Marum, Matricaire, Mélisse, Menthe, Oranger, Pomme épineuse, Pouliot, Rue, Tabac à priser, Tilleul, Valériane, Véronique, Verveine, les Sternutatoires.

CHAIRS FONGUEUSES. — Euphorbe des marais, Sedum âcre.

CHANCRES DOULOUREUX. — Carotte, Guimauve, Morelle, Pavot. (V. *Syphilis*.)

CHARBON.— Les Irritants caustiques.

CHAUDEPISSE. — V. *Blennorrhagie*.

CHLOROSE.—Angélique, Arnica, Arrête-Bœuf, Aspérule, Aunée, Fraxinelle, Gentiane, Genévrier, Houx, Impératoire, Marrube, Marum, Menthe, Romarin, les Amers.

CHOLÉRA.—Camomille, Mélisse, Menthe, Moutarde, Pavot, Tilleul; les Stimulants dans la période algide; les Emollients dans la réaction.

CHORÉE. — V. *Danse de Saint-Guy*.

CHUTE DU VAGIN OU DU RECTUM. — Chêne, Grenadier, Roses de Provins, les Astringents.

CHUTES. — V. *Contusions*.

CLOUS. — V. *Furoncles*.

COLIQUES D'ESTOMAC.—V. *Gastralgie*.

COLIQUES HÉPATIQUES. — Huile essentielle de Térébenthine, Opium. (V. *Calculs biliaires*.)

COLIQUE NÉPHRÉTIQUE.—Pariétaire, Plantin d'eau, les Diurétiques.

COLIQUES NERVEUSES.—V. *Entéralgie*.

COLIQUES VENTEUSES. — Aneth, Angélique, Anis, Aunée, Camomille, Coriandre, Cumin, Fenouil, Impératoire, Laurier, Orval, Rue, Valériane.

COMMOTION CÉRÉBRALE. — Arnica, Mélisse; les Irritants dérivatifs.

CONGESTIONS. — Moutarde; les Rubéfiants.

CONSTIPATION. — Avoine, Cerisier, Mercuriale, Olivier (huile), Orge, Prunier, Ricin, les Purgatifs.

CONSTRICTIONS SPASMODIQUES. — Belladone.

CONTUSIONS. — Arnica, Balsamite odorante, Cerfeuil, Douce-Amère, Hièble, Menthe, Persil, Sceau de Salomon, Sceau de Notre-Dame, Vigne vierge, les Astringents résolutifs.

CONVALESCENCE. — Centaurée (Petite-), Fumeterre, Germandrée, Lichen, Orchis, Pommier, Prunier, Romarin.

CONVULSIONS. — Armoise, Ambroisie, Ballote, Belladone. Caille-Lait, Ciguë, Jusquiame, Gui, Muguet, Narcisse des prés, Oranger, Pivoine, Primevère, Romarin, Tilleul, Valériane.

COQUELUCHE. — Aconit, Belladone, Camphrée, Ciguë, Coquelicot, Digitale, Gui. Jusquiame, Narcisse, Parisette, Pivoine, Pulsatille, Serpolet, Stramoine, Thridace.

CORS. — Joubarbe, Vermiculaire, les Irritants.

CORYZA. — Sureau.

COUCHES (femmes en). — Millefeuille, Tilleul.

COUPEROSE. — Lavande. (V. Dartres.)

COUPS. — V. Chutes.

COUPURES. — Consoude, Joubarbe, Millefeuille, Orpin.

COURS DE VENTRE. — V. Dévoiement.

CRACHEMENT DE SANG. — Bouillon blanc, Bourse à pasteur, Bugle, Coignassier, Consoude, Guimauve, Lin, Mauve, Ortie, Pervenche, Pied-de-Chat, Phellandre, Pourpier, Pulmonaire, Roses de Provins, Salicaire, Scolopendre. (V. Hémorrhagie.)

CROUP. — Belladone, Digitale.

CROUTES LAITEUSES. — Bardane, Fumeterre, Pensée, Scabieuse.

CYSTITE. — Citrouille, Guimauve, Lin, Pariétaire, Peuplier, Térébenthine. (V. Catarrhe vésical.)

D

DANSE DE SAINT-GUY. — Aconit, Ambroisie, Armoise, Arnica,

Pomme épineuse, Valériane; les Antispasmodiques.

DARTRES. — Aunée, Bardane, Beccabunga, Bois-Gentil, Buis, Chanvre, Chélidoine, Ciguë, Coquelourde, Dompte-Venin, Douce-Amère, Fumeterre, Garou, Genêt à balai, Goudron, Gratiole, Houblon, Mézéréon, Moutarde blanche, Napel, Orme, Patience, Pensée, Pulsatille, Rosage, Saponaire, Scabieuse, Sumac, Trèfle d'eau, etc.

DÉBILITÉ. — V. Atonie.

DÉLIVRANCE. — Pour la favoriser : Millepertuis.

DÉMANGEAISON. — V. Prurit.

DELIRIUM TREMENS. — Gratiole, Jusquiame, Opium.

DENTITION. — Guimauve.

DÉVOIEMENT. — V. Diarrhée.

DIABÈTE. — Citron (suc), Opium, Térébenthine.

DIARRHÉE. — Avec irritation : Blé (amidon), Consoude, Guimauve, Lin, Orge, Réglisse. — A la fin de l'irritation : Airelle, Argentine, Benoîte, Bistorte, Coignassier, Eglantier, Epine-Vinette, Grenadier, Groseillier, Inule, Lichen. — Avec atonie : Busserole, Camomille, Camphrée, Centaurée, Chêne, Gentiane, Menthe, Millefeuille, Quintefeuille, Rhapontic, Romarin, Ronce, Roses de Provins, Sauge, Saule, Scolopendre, Sureau (feuilles), Tormentille, les Astringents. — Séreuse ou par refroidissement : Mélisse, Tilleul, Oranger, Pavot.

DIGESTION DIFFICILE. — V. Dyspepsie.

DOULEUR. — Aconit, Belladone, Ciguë, Cynoglosse, Jusquiame, Laitue vireuse, Parisette, Pavot, Safran, Stramonium.

DYSMÉNORRHÉE. — Millefeuille, Les Antispasmodiques et les Narcotiques. (V. Aménorrhée.)

DYSPEPSIE — Par irritation in-

flammatoire: Chicorée, Grenadier, Groseillier, Guimauve, Orchis, Salep, les Emollients. — *Par irritation nerveuse*: Mélisse, Oranger, Pavot, Tilleul, Valériane. — *Paratonie*: Angélique, Anis, Botrys, Camomille, Cochléaria, Coq, Genévrier, Gentiane, Mélisse, Méum, Moutarde, Origan, Rhapontic, Sauge, Serpolet, Trèfle d'eau. — *Accompagnée de flatuosités* : Aneth, Anis, Cumin, Fenouil. (V. *Coliques venteuses*.)

DYSSENTERIE. — *Pendant l'irritation* : Bouillon blanc, Consoude, Groseillier, Guimauve, Herbe aux puces, Lin, Nénuphar, Orge, Pourpier ; les Emollients et les Calmants. — *Après l'irritation* : Argentine, Berle, Bugle, Eglantier, Filipendule, Frêne, Grenadier, Lichen, Millefeuille, Narcisse, Ortie dioïque, Potentille, Renouée, Rhapontic, Ronce, Salicaire, Sanicle, Scolopendre, Tormentille, Verge d'or.

DYSPNÉE. — Belladone, Iris de Florence.

DYSURIE. — Chiendent, Lin, Pariétaire. (V. *Cystite*.)

E

ECCHYMOSES. — Arnica, Chêne, Fenu grec, Hyssope, Laurier, Menthe, Safran, Saule, Vigne vierge, les Astringents.

ECLAMPSIE. — V. *Convulsions, Epilepsie*.

ECOULEMENT. — V. *Blennorrhagie, Leucorrhée, Catarrhe*.

ECROUELLES. — V. *Scrofules*.

ECORCHURES. — V. *Plaies*.

ECZÉMA. — V. *Dartres*.

EFFLORESCENCES CUTANÉES. — Concombre.

ELÉPHANTIASIS. — Fumeterre, Hellébore, Orme pyramidal, Patience aquatique ; les Altérants et les Sudorifiques.

EMBARRAS GASTRIQUE. — Cerisier, Citronnier, Grenadier, Groseillier, les Emétiques.

EMPOISONNEMENT. — Oseille. (V. *Antidotes*, page 785.)

ENFLURES. — V. *Phlegmon, Œdème*.

ENGELURE. — Jusquiame, Platane.

ENGORGEMENT — *des glandes* : Ciguë ; — *des mamelles* : Cerfeuil, Ciguë, Cumin, Dompte-Venin, Menthe, Persil, Pervenche ; — *des testicules* : Ciguë, Cumin, Lis ; — *des amygdales* : Noyer, Ronce, les Astringents ; — *des glandes salivaires* : Pyrèthre, les Masticatoires ; — *de la rate* : Chélidoine, les Fébrifuges ; — *du foie*: Arrête-Bœuf, Bardane, Germandrée, Marrube blanc, Origan, Pissenlit. — (V. *Obstructions*.)

ENGOUEMENT DES BRONCHES. — V. *Bronchorrhée*.

ENROUEMENT. — Chou rouge, Guimauve, Herbe aux puces, Poireau, Raifort, Pommier, Vélar.

ENTÉRALGIE. — V. *Gastralgie*.

ENTÉRITE. — Les Emollients.

ENTORSE. — Vigne (eau-de-vie).

EPANCHEMENT. — V. *Hydropisie, Pleurésie*.

EPILEPSIE. — Aconit, Armoise, Belladone, Bryone, Buis, Ciguë, Digitale, Gui, Hellébore, Muguet, Narcisse des prés, Parisette, Pivoine, Pomme épineuse, Rue, Sedum âcre, Sumac vénéneux, Tanaisie, Valériane, Vermiculaire.

EPISTAXIS. — V. *Saignement de nez*.

ERUPTIONS FÉBRILES. — Bourrache, Mauve, Scorsonère, Violette.

ERYSIPÈLE. — Aconit, Amidon, Lierre, Sureau.

ESCHARE DU SACRUM. — Sauge. (V. *Gangrène*.)

ESQUINANCIE. — V. *Angine*.

ETOURDISSEMENTS — *sanguins* :

les Rubéfiants et les Purgatifs; — *nerveux :* Mélisse, Oranger, Romarin, les Céphaliques ou nervins.

EXANTHÈMES. — *Pour les rappeler :* Bourrache, Sureau, Moutarde, les Sudorifiques.

EXCORIATIONS. — Amidon, Lycopode.

EXPECTORATION ABONDANTE. — *Pour la favoriser :* Aunée, Hyssope, Lichen, Lierre terrestre, Marrube blanc, les Expectorants.

F

FIÈVRES CATARRHALES. — V. *F. muqueuses.*

FIÈVRES CONTINUES — *adynamiques* ou *typhoïdes :* Angélique, Arnica, Germandrée, Impératoire, Lavande, Menthe, Romarin, Scordium; — *bilieuse :* Chicorée, Epine-Vinette, Fraisier, Groseillier, Laitue, Oranger, Orge, Pourpier; — *muqueuse :* Angélique, Arnica, Centaurée (Petite-), Chicorée, Germandrée, Sauge, Stœchas; — *soporeuse :* Moutarde, Tabac.

FIÈVRES ÉRUPTIVES. — Bourrache, Mauve, Millefeuille, Pétasite, Violette. (V. *Exanthèmes.*)

FIÈVRES INTERMITTENTES. — Absinthe, Acore, Ail, Alkékenge, Armoise, Arnica, Artichaut, Benoîte, Bistorte, Camomille, Centaurée, Chausse-Trappe, Chêne, Chicorée, Coquelourde, Gentiane, Germandrée, Globulaire, Hellébore, Hêtre, Houx, Lilas, Maroute, Matricaire, Menthe, Napel, Narcisse, Noyer, Olivier, Ortie dioïque, Peuplier, Platane, Saule, Scordium, Seigle, Tanaisie, Trèfle d'eau, Vermiculaire.

FIÈVRES MUQUEUSES. — Angélique, Chicorée, Germandrée, Petite-Centaurée.

FIÈVRES VERMINEUSES. — V. *Vers.*

FISSURE A L'ANUS. — Belladone, Bistorte.

FISTULES. — V. *Ulcères fistuleux.*

FLATUOSITÉS. — *Par atonie :* Aneth, Angélique, Anis, Camomille, Carvi, Centaurée, Coriandre, Cumin, Fenouil, Gentiane, Menthe, Meum, Oranger, Origan, Sauge, Serpolet.

FLEURS ou FLUEURS BLANCHES. — V. *Leucorrhée.*

FLUX. — V. *Diarrhée, Hémorrhoïdes, Hémorrhagie.*

FOLIE. — V. *Aliénation mentale.*

FRACTURES. — Avoine (balle), Froment (amidon, dextrine).

FURONCLE. — Lis, Ognon, Tormentille.

G

GALE. — Aunée, Actée, Bourgène, Chélidoine, Clématite, Dentelaire, Douce-Amère, Fumeterre, Fusain, Genévrier, Goudron, Gratiole, Hellébore noir, Lierre, Menthe, Noyer, Olivier (huile), Patience, Rue, Scabieuse, Sarriette, Staphisaigre, Tabac, Thym, Trèfle d'eau.

GALACTIRRHÉE. — Aune, Menthe.

GANGRÈNE. — Chêne, Citronnier, Noyer, Saule, Scordium.

GASTRALGIE. — Anis, Calament, Camomille, Fenouil, Menthe, Peuplier (charbon), Rhapontic, etc.; les Antispasmodiques, les Narcotiques ou les Emollients, suivant qu'il y a absence ou présence d'inflammation.

GENCIVES GONFLÉES. — Cochléaria, Cresson, Raifort. (V. *Scorbut.*)

GERÇURES DU SEIN. — Belladone, Carotte, Coignassier, Grande-Consoude, Jusquiame, Lis, Morelle, Pavot (opium), Peuplier.

GLAIRES. — Arum, Gentiane, Origan, les Expectorants.

GOITRE. — Varec.

GONORRHÉE. — V. *Blennorrhagie.*

GOUTTE. — Absinthe, Aconit, Acore, Aristoloche, Arnica, Ballote, Bardane, Bétoine, Bon-Henri, Buis, Camomille, Centaurée (Grande-), Clématite, Colchique, Consoude, Douce-Amère, Frêne, Fumeterre, Gentiane, Germandrée, Gratiole, Ivette, Safran, Saponaire, Trèfle d'eau.

GOUTTE SEREINE. — V. *Amaurose.*

GRAVELLE. — Busserole, Carotte, Houx, Marchantie, Pariétaire, Raifort, Sapin, Scolopendre, les Diurétiques. (V. *Calculs.*)

H

HALLUCINATION. —Pomme épineuse.

HÉMATURIE. — Aigremoine, Bourse à pasteur, Pêcher, Tormentille.

HÉMIPLÉGIE. — V. *Paralysie.*

HÉMOPTYSIE. — V. *Crachement de sang.*

HÉMORRHAGIE — *active :* Argentine, Bourse à pasteur, Consoude, Digitale, Groseillier, Guimauve, Ortie blanche, Ortie piquante, Plantain, Scolopendre;— *passive :* Acore vrai, Benoîte, Bistorte, Centaurée, Chêne, Ergot de seigle, Patience aquatique, Quintefeuille, Rose de Provins, Salicaire, Saule, Souchet long, Tormentille, Verge d'or; les Toniques astringents. — *A l'extérieur :* Bolet amadouvier, Lycoperdon, Millefeuille, les Absorbants.

HÉMORRHOIDES. — Belladone, Bouillon blanc, Cerfeuil, Joubarbe, Jusquiame, Lin, Linaire, Morelle, Orpin, Peuplier, Stramonium, Scrophulaire. — *Hém. supprimées :* Ognon.

HÉPATITE — *aiguë :* les Emollients et les Tempérants ; — *chronique,* V. *Obstructions.*

HERNIE—*étranglée :* Belladone, Jusquiame, Tabac.

HOQUET.—Aneth, Gui, Menthe.

HYDROPISIE. — Les Diurétiques et les Purgatifs : Aconit, Ail, Alkékenge, Arrête-Bœuf, Aunée, Asperge, Bryone, Cerfeuil, Cerisier, Chiendent, Colchique, Coronille, Digitale, Euphorbe, Genêt, Genévrier, Glayeul, Globulaire, Gratiole, Hellébore noir, Hièble, Houx, Iris, Mercuriale, Millepertuis, Nerprun, Pissenlit, Pariétaire, Poivre d'eau, Raifort, Reine des prés, Sapin, Scille, Soldanelle, Trèfle d'eau, Vermiculaire, etc.

HYPOCHONDRIE. — *Selon la nature inflammatoire, atonique ou spasmodique des symptômes :* Aunée, Botrys, Bourrache, Camomille, Chardon-Roland, Chicorée, Cochléaria, Fenouil, Germandrée, Glayeul, Gratiole, Hellébore, Laitue, Laurier, Lierre terrestre, Marrube noir, Matricaire, Mélisse, Menthe, Moutarde, Oranger, Passerage, Phellandre, Pouliot, Rue, Saponaire, Tilleul.

HYSTÉRIE. — Anserine-Botrys, Armoise, Ballote, Balsamite, Belladone, Camomille, Cataire, Citronnelle, Coriandre, Fenouil, Gui, Impératoire, Lavande, Maroute, Marrube noir, Marum, Matricaire, Mélisse, Menthe, Oranger, Pivoine, Romarin, Rue, Safran, Tanaisie, Tilleul, Valériane.

I

ICTÈRE. — *Par irritation, spasme :* Carotte, Cerfeuil, Chanvre, Chicorée, Chiendent, Digitale, Oseille, les Emollients. — *Par obstruction du foie :* Artichaut, Arrête-Bœuf, Asperge, Aunée, Chélidoine, Fumeterre, Germandrée, Houx, Ivette, Laitue vireuse, Livèche, Marrube, Patience, Pissenlit, Poivre d'eau, Saponaire.

INAPPÉTENCE. — *Par atonie :* Centaurée, Chicorée, Fumeterre, Germandrée, Hyssope, Impératoire, Mélisse, Menthe, Oranger.

INCONTINENCE NOCTURNE D'U-

RINE. — Belladone, Chêne, Ortie, Tormentille.

INDIGESTION. — Camomille, Mélisse, Oranger, Tilleul, Véronique.

INERTIE DE LA MATRICE. — Ergot de seigle.

INFILTRATION SÉREUSE — *des convalescents :* Centaurée, Gentiane, les Toniques; — *du poumon :* Concombre sauvage, Marrube blanc, Marum, Scille; — *du tissu cellulaire :* Chêne, Gratiole, Laurier, Lavande, Serpolet, Sauge, Sureau, les Diurétiques et les Purgatifs. (V. *Hydropisie.*)

INFLAMMATIONS. — Les Emollients ; — *de la peau :* Amandier (amandes amères), Guimauve, Pomme de terre (fécule), Jusquiame, Morelle, Froment (son, amidon); — *des voies génito-urinaires :* Amandier (amandes douces), Chanvre, Chiendent, Lin, Navet, Pariétaire, Raisin d'ours ; — *des yeux :* Euphraise, Mélilot, Plantain; — *de poitrine :* Capillaire, Chiendent, Figuier, Mauve, Pied-de-Chat, Polygala, Pulmonaire, Violette, etc.; — *de la gorge :* les Astringents; — *internes :* les Emollients et les tempérants.

INSOMNIE. — Coquelicot, Cynoglosse, Jusquiame, Laitue, Nénuphar, Pavot.

IRITIS. — Belladone.

IRRITATIONS — *inflammatoires :* les Emollients ; *nerveuses :* les Antispasmodiques.

ISCHURIE. — V. *Dysurie.*

IVRESSE. — Amandier (amandes amères), Chou, Ognon, Sauge, Serpolet, Vigne (vinaigre).

J

JAUNISSE. — V. *Ictère.*

L

LAIT. — *Pour en augmenter la sécrétion :* Bruyère, Fenouil, Lentille, Nielle, Pimprenelle; — *pour le faire passer :* Aune, Bryone, Canne de Provence, Lierre, Menthe, Noyer, Persil, Sauge; — *lait répandu,* V. *Rhumatisme chronique.*

LARMOIEMENT. — Euphraise, Mélilot, Muguet.

LÈPRE. — Chou rouge, Clématite, Fumeterre, Scabieuse, les Altérants et les Dépuratifs. (V. *Dartres.*)

LÉTHARGIE. — Hellébore, Moutarde, Ortie piquante.

LEUCORRHÉE. — Absinthe, Aigremoine, Argentine, Aunée, Benoîte, Bistorte, Chêne, Ergot de seigle, Genévrier, Lamier blanc, Lavande, Menthe, Millefeuille, Ortie brûlante, Ortie dioïque, Poivre d'eau, Raifort sauvage, Rosier, Serpolet.

LUMBAGO. — Thym. (V. *Rhumatisme, Névralgie.*)

M

MALADIES DU CŒUR. — Asperge, Digitale.

MANIE. — V. *Aliénation mentale.*

MAUX DE GORGE. — V. *Angine.*

MAUX DE TÊTE. — V. *Céphalalgie.*

MÉLANCOLIE. — Balsamite, Buglosse, Laitue.

MÉTRORRHAGIE. — Seigle ergoté. V. *Hémorrhagie.*

MÉNORRHAGIE. — V. *Pertes utérines.*

MÉTÉORISME. — V. *Flatuosités.*

MIGRAINE. — Matricaire. (V. *Céphalalgie, Névralgie.*)

MILIAIRE. — Bourrache, Mauve, Violette. (V. *Fièvres éruptives.*)

MORSURES VÉNIMEUSES. —

MUGUET. — Joubarbe, Sauge.

N

NÉPHRITE. — Eglantier, Guimauve, Lin, Pariétaire. (V. *Albuminurie, Calculs.*)

NÉVRALGIES. — Aconit, Belladone, Ciguë, Jusquiame, Mélisse, Morelle, Peuplier, Pomme épineuse, Salicine, Térébenthine (essence), les Narcotiques.

NÉVROSES. — Ansérine fétide, Armoise, Ballote, Balsamite odorante, Belladone, Jusquiame, Laitue, Mélisse, Millefeuille, Oranger, Rue, Tilleul, Valériane, les Antispasmodiques.

NYMPHOMANIE. — Laitue, Menthe, Nénuphar.

O

OBSTRUCTIONS DES VISCÈRES ABDOMINAUX. — Arnica, Artichaut, Arum, Asperge, Aunée, Bryone, Cabaret, Camphrée, Chardon-Roland, Ciguë, Coquelourde, Douce-Amère, Fumeterre, Genévrier, Gentiane, Germandrée, Gratiole, Hellébore, Houx, Jusquiame, Napel, Patience, Persicaire, Persil, Raifort, Saponaire, Sauge, Scille, Scolopendre, Scordium, Souci, Tanaisie, Trèfle d'eau, Verge d'or.

ODONTALGIE. — Aconit, Buis, Dentelaire, Garou, Persicaire, Stramoine, Pyrèthre, Tabac.

ODORAT AFFAIBLI. — Basilic.

ŒDÈME. — V. *Infiltration, Hydropisie.*

OPHTHALMIE. — Belladone, Bluet, Chèvrefeuille, Euphraise, Guimauve, Mélilot, Plantain, Pommier, Rosier, Safran, Souci, Vigne (sève); — *scrofuleuse*: Chélidoine, Ciguë, Jusquiame, Garou, Genévrier (huile de cade), Noyer, Pied-d'Alouette, Sumac vénéneux.

P.

PALES COULEURS. — V. *Chlorose.*

PALPITATIONS DE CŒUR. — *Par hypertrophie* : Digitale; — *nerveuses*: Buglosse, Mélisse, Menthe, Oranger, Scolopendre.

PANARIS. — Bouillon blanc, Fenu grec, Lin, Lis, Morelle, Ognon, Orpin, Ricin, Sceau de Salomon, Tormentille.

PARALYSIE. — Aristoloche, Arnica, Bétoine, Bryone, Cabaret, Coquelourde, Impératoire, Moutarde, Ortie piquante, Roquette, Sauge, Seigle ergoté.

PARAPLÉGIE. — Seigle ergoté, Sumac vénéneux. (V. *Paralysie.*)

PARAPHYMOSIS. — Belladone.

PÉDICULAIRE (maladie). — V. *Poux.*

PÉRIPNEUMONIE. — V. *Pneumonie.*

PÉRITONITE PUERPÉRALE. — Térébenthine.

PERTES — *de semence (par stimulation)* : Agnus castus, Nénuphar, Laitue (thridace); *(par atonie)* : Benoîte, Chêne, Gentiane; — *utérines* : Ortie. (V. *Leucorrhée, Hémorrhagie.*)

PETITE VÉROLE. —

PHLEGMONS. — Fenu grec, Figuier, Guimauve, Lin, Lis, Morelle, Ognon, Poireau, les Emollients.

PHTHISIE PULMONAIRE. — Actée, Belladone, Capillaire, Chou rouge, Ciguë, Digitale, Goudron, Lichen, Lierre terrestre, Phellandre, Pavot (opium), Polygala amer, Pulmonaire, Putiet, Scille, Véronique, Violette, etc.

PHTHIRIASIS. — V. *Poux.*

PIERRE. — V. *Calculs.*

PLAIES. — V. *Coupures, blessures.*

PLEURÉSIE. — Les Emollients. (V. *Pleurodynie.*)

PLEURODYNIE. — Avoine, Moutarde, Poix de Bourgogne, Verveine, les Rubéfiants.

PNEUMONIE. — *Aiguë* : Avoine, Chardon bénit, Douce-Amère, Figuier, Guimauve, Lin, Mauve, Violette, etc., les Adoucissants et les Expectorants ; — *chronique* : Arum, Polygala, Scille.

POINT DE COTÉ. — V. *Pleurodynie.*

POITRINE (maladies de). — V. *Catarrhe pulmonaire, Phthisie, Pneumonie.*

POLLUTIONS NOCTURNES. — Benoîte, Vigne (vinaigre). (V. *Pertes.*)

POLYPES DES FOSSES NASALES. — Marum.

PORRIGO. — V. *Teigne.*

POURRITURE D'HOPITAL. —

POUX. — Actée, Fusain, Lycopode, Selage, Persil, Rue, Staphisaigre, Tabac.

PRIAPISME. — Belladone, Menthe, Nénuphar.

PRURIGO. — Amandier (amandes amères), Belladone, Blé (son), Cerfeuil, Concombre, Hellébore blanc, Goudron, Laurier-Cerise, les Emollients, Tempérants, Narcotiques. (V. *Dartres.*)

PRURIT. — V. *Prurigo.*

PSORIASIS. — V. *Dartres.*

PTYALISME. — Marrube blanc, Lin.

PUPILLE (*pour dilater la*). — Belladone, Jusquiame, Morelle.

PURPURA. — Oseille.

R.

RACHITISME. — Fougère, Garance, Houblon, Lierre, Pavot (huile), Polypode, Osmonde, Trèfle d'eau. (V. *Scrofules.*)

RAGE. — Belladone, Bétoine, Garou, Genêt des teinturiers, Plantain d'eau.

RECTUM (chute du). — V. *Chute.*

RELACHEMENT DES ORGANES GÉNITAUX. — Alchimille, Laurier, Myrte.

REPERCUSSIONS. — Garou, Ortie piquante, Moutarde; les Sudorifiques.

RÉTENTION — *des règles* (V. *Aménorrhée*) ; — *d'urine* : Chanvre, Chardon bénit, Lin, Seigle ergoté, etc.; les Diurétiques. (V. *Dysurie.*)

RÉTRACTIONS MUSCULAIRES. — Belladone, Guimauve, Vigne (marc).

RHUMATISME — *aigu* : Aconit, Artichaut, Belladone, Bardane, Coquelicot, Douce-Amère, les Emollients;—*chronique* : Aconit, Arnica, Arum, Bryone, Camphre, Ciguë, Clématite, Colchique, Douce-Amère, Frêne, Garou, Genévrier, Gratiole, Hièble, Lavande, Marrube, Menthe, Mézéréon, Moutarde, Ortie piquante, Pensée, Raifort, Rosage, Sabine, Safran, Sauge, Sureau, Tanaisie, Vigne (marc).

RHUME. — V. *Catarrhe.*

ROUGEOLE — *régulière* : Bourrache, Busserole, Coquelicot, Mauve, Violette, etc.; — *suite de la rougeole* : Aunée, Hyssope.

S.

SAIGNEMENT DE NEZ — Ortie. (V. *Epistaxis.*)

SALIVATION. — Marrube.

SCARLATINE. — Bourrache, Coquelicot, Mauve, Violette, etc.; — *pour s'en préserver* : Belladone.

SATYRIASIS — Les Antispasmodiques.

SCIATIQUE. — Aconit, Ciguë, Hellébore, Ivette, Passerage, Térébenthine (essence de); les Rubéfiants.

SCORBUT. — Ail, Airelle, Angélique, Avoine, Beccabunga, Bourse à pasteur, Citronnier, Capucine, Cardamine, Cochléaria, Cresson, Fumeterre, Genévrier, Gentiane, Germandrée, Groseillier, Marum, Moutarde, Ognon,

Oseille, Passerage, Pomme de terre, Raifort, Roquette, Roseau aromatique, Sapin, Trèfle d'eau.

SCROFULES. — Angélique, Aunée, Chêne, Ciguë, Cochléaria, Douce-Amère, Fougère, Gentiane, Houblon, Noyer, Orme, Phellandre, Raifort, Romarin, Scrofulaire, Souci, Trèfle d'eau.

SPERMATORRHÉE. — V. *Pollutions.*

SPASMES. — V. *Convulsions.*

SQUIRRHE.—Aconit, Ciguë, Clématite, Mandragore.

STRANGURIE — Carotte, Guimauve, Lin, Lycopode, Olivier, Pariétaire, Pourpier.

SUEURS DES PHTHISIQUES. — Agaric blanc, Bolet du mélèze, Sauge.

SYNCOPES. — Marum, Mélisse, Pouliot, Romarin.

SYPHILIDES. — Aconit. (V. *Syphilis.*)

SYPHILIS. — Bardane, Buis, Ciguë, Clématite, Dompte-Venin, Douce-Amère, Garou, Genévrier, Houblon, Laiche des sables, Lobélie, Noyer, Orme, Pulsatille, Renouée amphibie, Roseau à balai, Saponaire, Sauge des bois, Sureau.

T.

TAIES DE LA CORNÉE. — Chélidoine, Pulsatille, Rue.

TEIGNE. — Bardane, Bouillon blanc, Ciguë, Dentelaire, Douce-Amère, Euphorbe des marais, Lierre, Pensée, Sabine, Scabieuse, Tabac, Vermiculaire. (V. *Dartres.*)

TOENIA. — V. *Vers.*

TIC DOULOUREUX. — V. *Névralgie.*

TOUX — *sèche par irritation* : Avoine, Bouillon blanc, Capillaire, Coquelicot, Figuier, Guimauve, Herbe aux puces, Pommier, Réglisse ; — *humide par atonie* : Aunée, Chou rouge, Centaurée

(Grande-), Hyssope, Iris de Florence, Lierre terrestre, Lis, Marrube, Origan, Poireau, Polygala, Roquette, Scille, Tussilage, Velar; — *spasmodique* : Belladone, Ciguë, Cynoglosse, Jusquiame, Pomme épineuse, Pavot. (V. *Coqueluche.*)

TREMBLEMENTS NERVEUX. — Sauge.

U.

ULCÉRATIONS DES GENCIVES. — Chêne, Sauge, les Astringents et les Antiscorbutiques.

ULCÈRES — *atoniques* : Aunée, Bardane, Bryone, Chélidoine, Chêne, Clématite, Cochléaria, Dentelaire, Menthe, Noyer, Roses de Provins, Saule, Sauge, Tormentille, Trèfle d'eau, Vermiculaire; — *douloureux* : Belladone, Ciguë, Guimauve, Lin, Morelle, Pavot ; — *fongueux, putrides, scorbutiques* : Carotte, Sabine, Patience aquatique, etc. (V. *Scorbut, Scrofules, Cancer.*)

V

VENTS. — V. *Flatuosités.*

VAPEURS. — V. *Hystérie, Spasmes.*

VERMINE. — V. *Poux.*

VERRUES. — Chélidoine, Euphorbe des marais, Souci.

VERS. — Absinthe, Ail, Ambroisie, Ansérine anthelminthique, Balsamite odorante, Camomille, Centaurée, Coriandre, Courge, Cyclame, Eupatoire de Mésué, Fougère, Frêne, Fumeterre, Gentiane, Glayeul, Gratiole, Grenadier, Hellébore fétide, Lin purgatif, Marrube blanc, Matricaire, Mousse de Corse, Noyer, Olivier, Oranger, Pêcher, Raifort, Ricin, Rue, Sabine, Santoline, Scordium, Tanaisie, Valériane.— *Ver solitaire* : Courge, Fougère, Grenadier, Mûrier.

VERTIGES. — Doronic, Lavande, Mélisse, Muguet, Pouliot, Romarin, Sauge.

VÉSICATOIRES. — *Pour les former*: Clématite, Dentelaire, Garou, Persicaire âcre, Renoncule ; — *pour les panser* : Chou rouge, Lierre, Poirée.

VOMISSEMENTS. — Aneth, Belladone, Camomille, Ciguë, Coignassier, Groseillier, Mélisse, Menthe, Oranger, Safran, Stœchas.

Y

YEUX (maladie des). — Bluet, Euphraise, Mélilot, Vigne (sève). — (V. *Ophthalmie*.)

Z

ZONA. — Amidon, Pavot, etc.

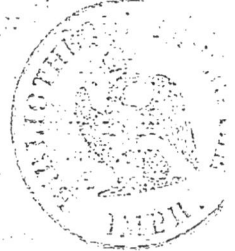

PREMIÈRE TABLE ALPHABÉTIQUE.

FAMILLES, TRIBUS, GENRES ET ESPÈCES

Mentionnés dans le Cours de Botanique.

Les mots en grandes capitales désignent les Familles ; les noms de Tribus sont en grandes capitales précédées d'une astérisque ; les noms de Genres français sont en petites capitales ; ceux des Variétés sont en romain ; les noms latins sont en caractères italiques.

Nota. Table alphabétique des plantes médicinales ci-contre.

DEUXIÈME TABLE ALPHABÉTIQUE

PLANTES MÉDICINALES INDIGÈNES

ET MÉDICATIONS

Les noms de plantes sont en romain, et les synonymies en plus petit caractère ; les mots en italiques désignent les produits naturels et pharmaceutiques ; les classes de médicaments sont en grandes capitales ; leurs subdivisions sont en petites capitales.

---

(1) Chacun de ces chapitres est suivi de la liste des plantes de la classe en question, quand il y a lieu.

PARIS — Impr. LACOUR, rue Soufflot, 15.

TRAITÉ

DES

PLANTES MÉDICINALES

INDIGÈNES

PRÉCÉDÉ D'UN

COURS DE BOTANIQUE

PAR

ANTONIN BOSSU

Docteur en médecine de la Faculté de Paris, médecin de l'hospice Marie-Thérèse,
Bureau de bienfaisance du 10e arrondissement, Membre titulaire de la Société de Médecine
pratique de Paris, auteur de l'*Anthropologie*, du *Nouveau Compendium médical*, etc.

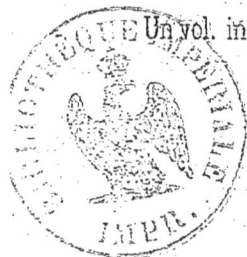

Un vol. in-8 accompagné d'un Atlas de 60 planches.

ATLAS

DE 60 PLANCHES GRAVÉES SUR ACIER

présentant les organes des végétaux, les caractères de chaque famille, et 270 plantes
(en tout près de 1100 figures)

essins par MM. Hocquart et Maubert; gravures par MM. Hocquart et Clergé.

PARIS

CHEZ L'AUTEUR, RUE DE SEINE, 31
ET J.-B. BAILLIÈRE, RUE HAUTEFEUILLE, 19.

1854

Te 142
Te 150

Paris. — Imprimerie A. LACOUR, rue Soufflot, 16.

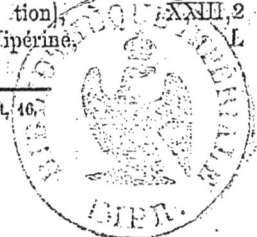

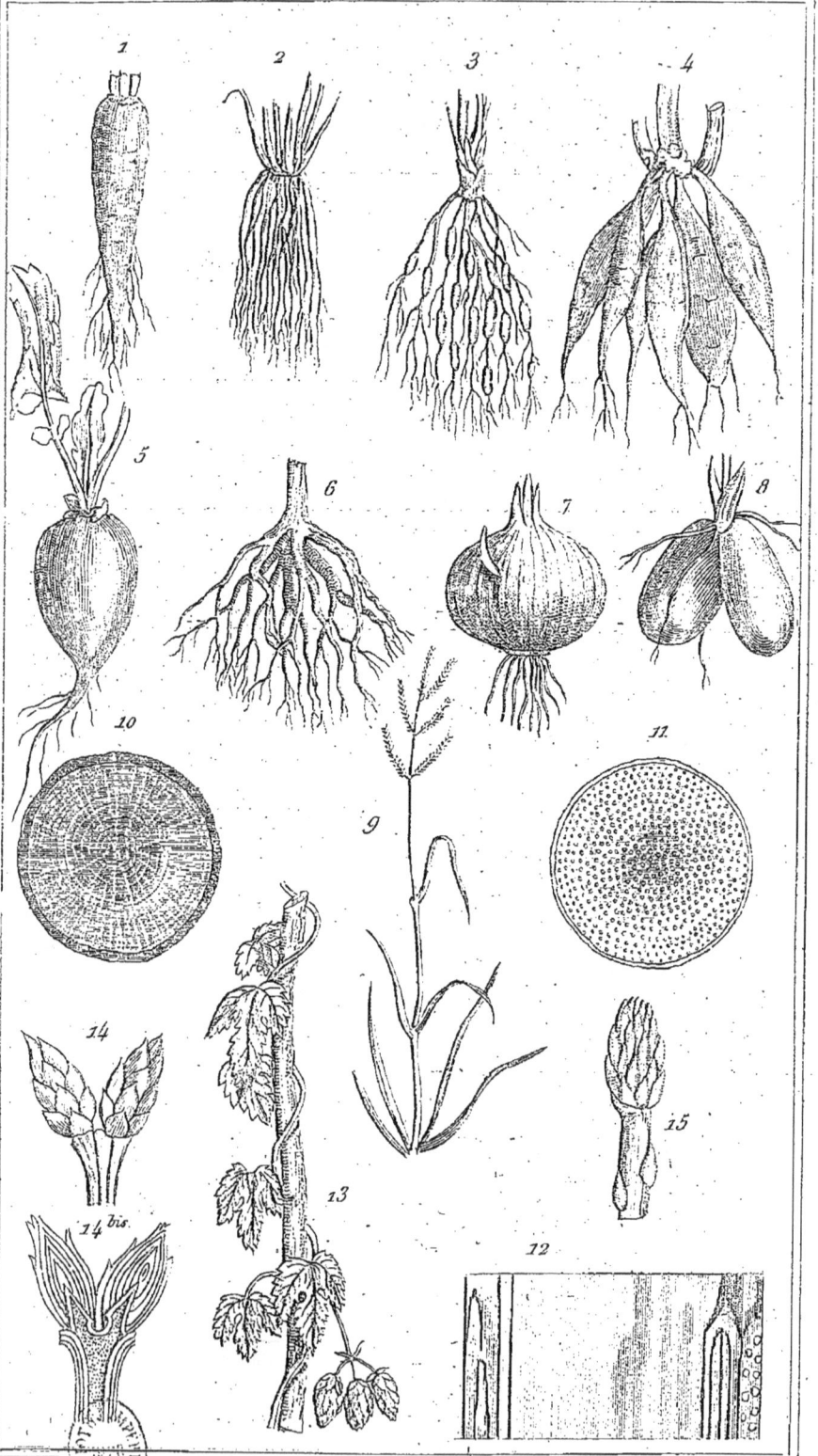

Racines, Tiges, Bourgeons.

Pl. II.

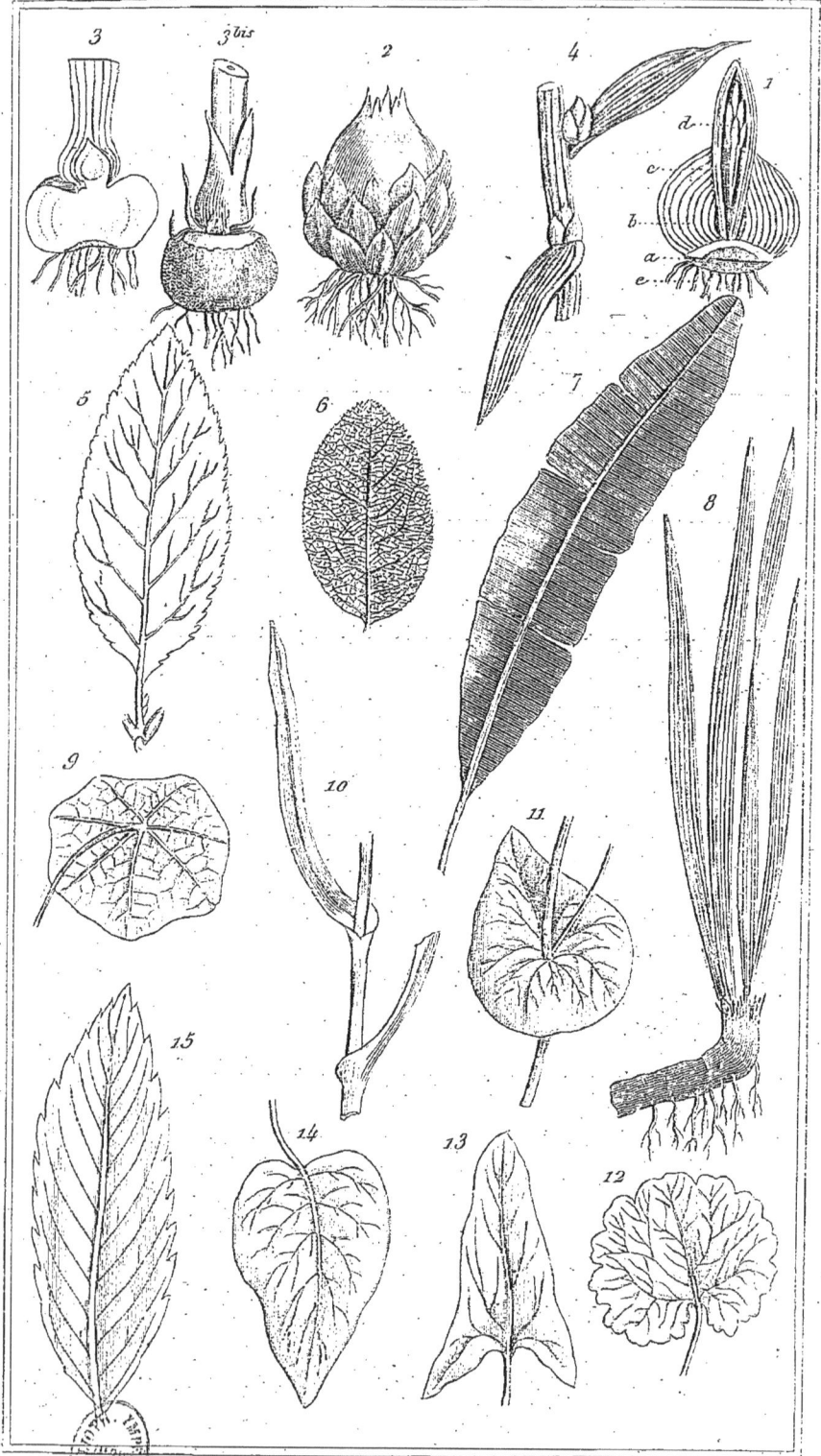

Bulbes, Bulbilles, Feuilles simples.

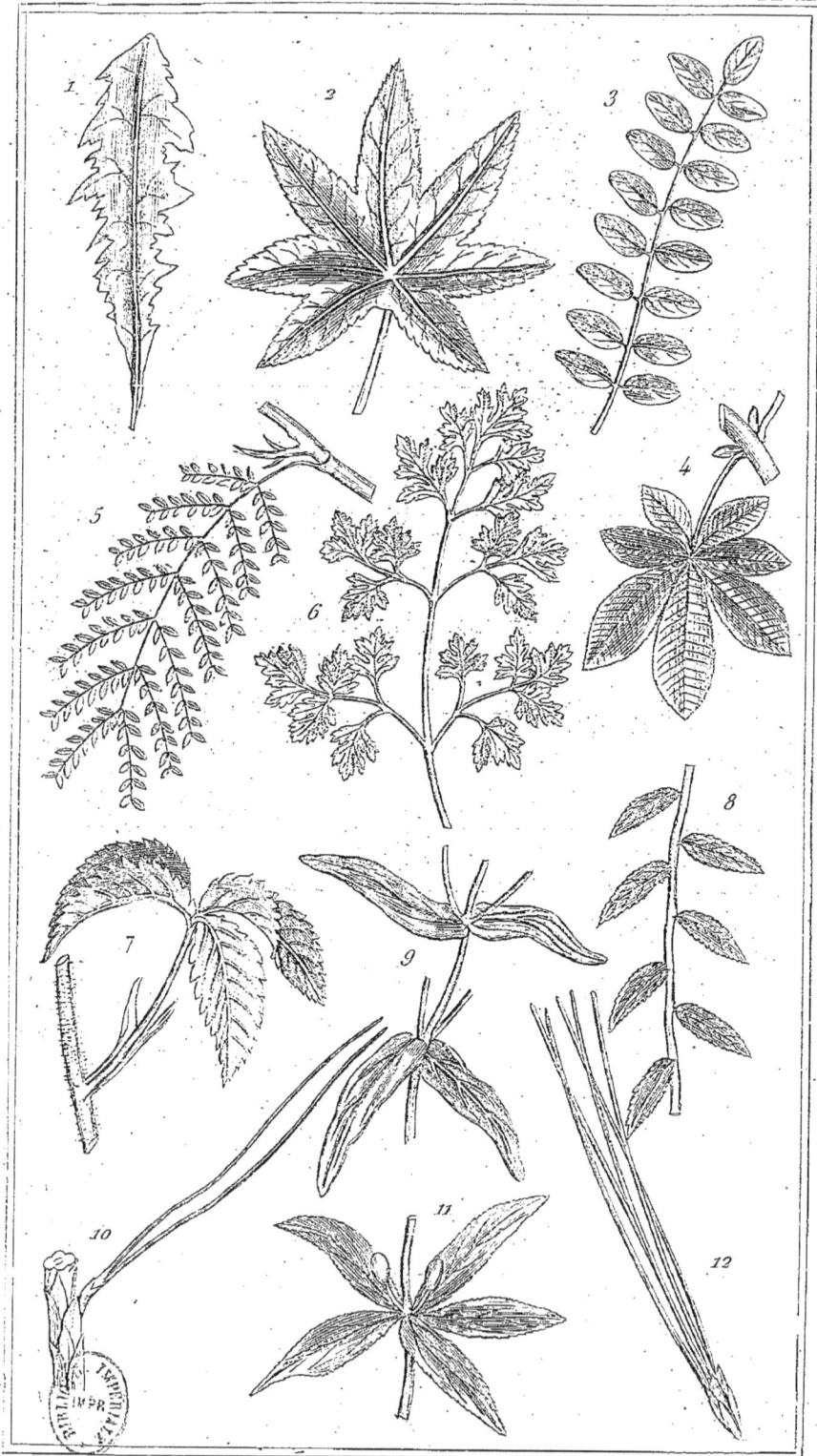

Feuilles composées.

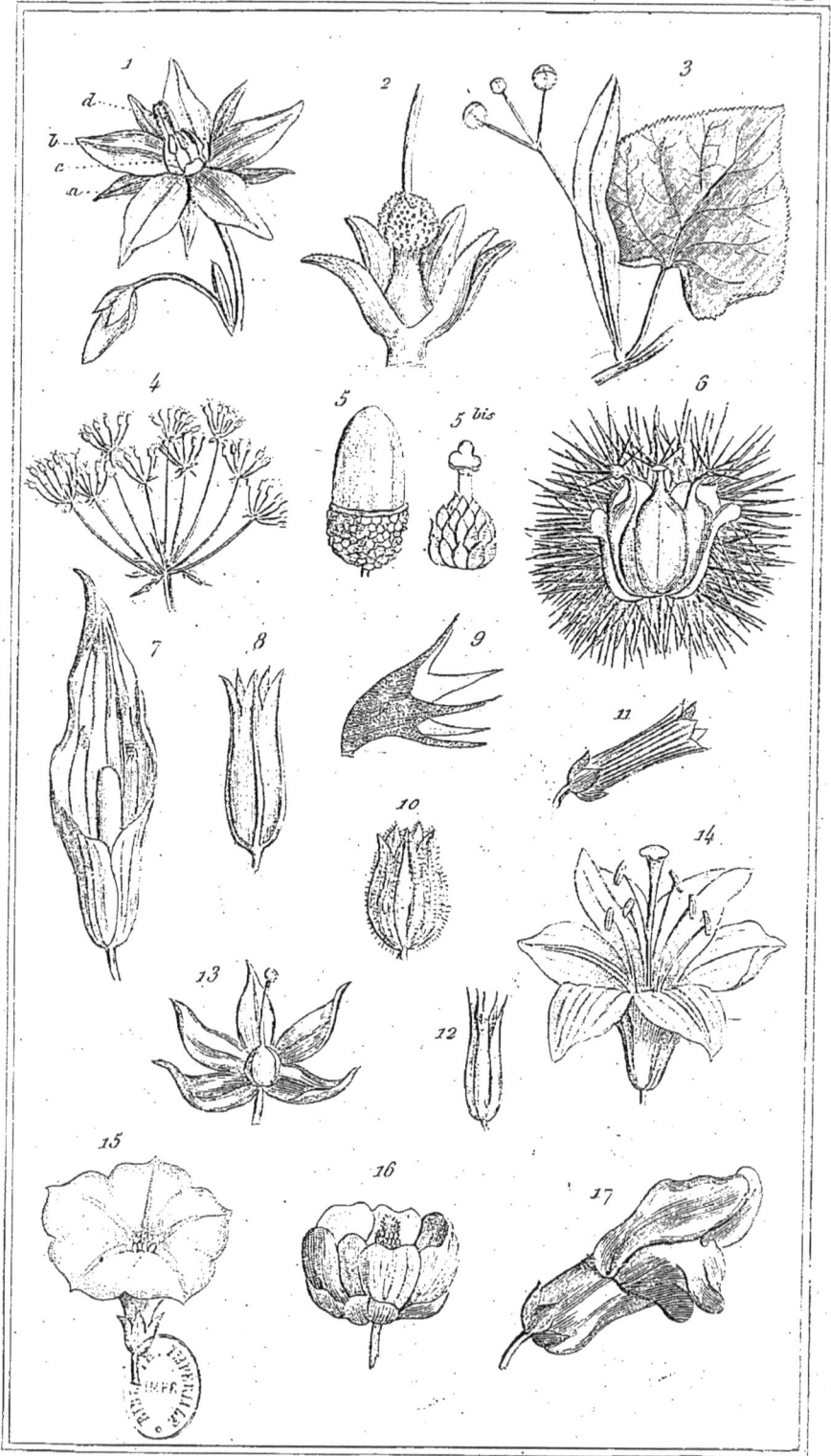

Verticille de la Fleur, Gynophore, Bractée, Involucres,
Cupule, Spathe, Calices.

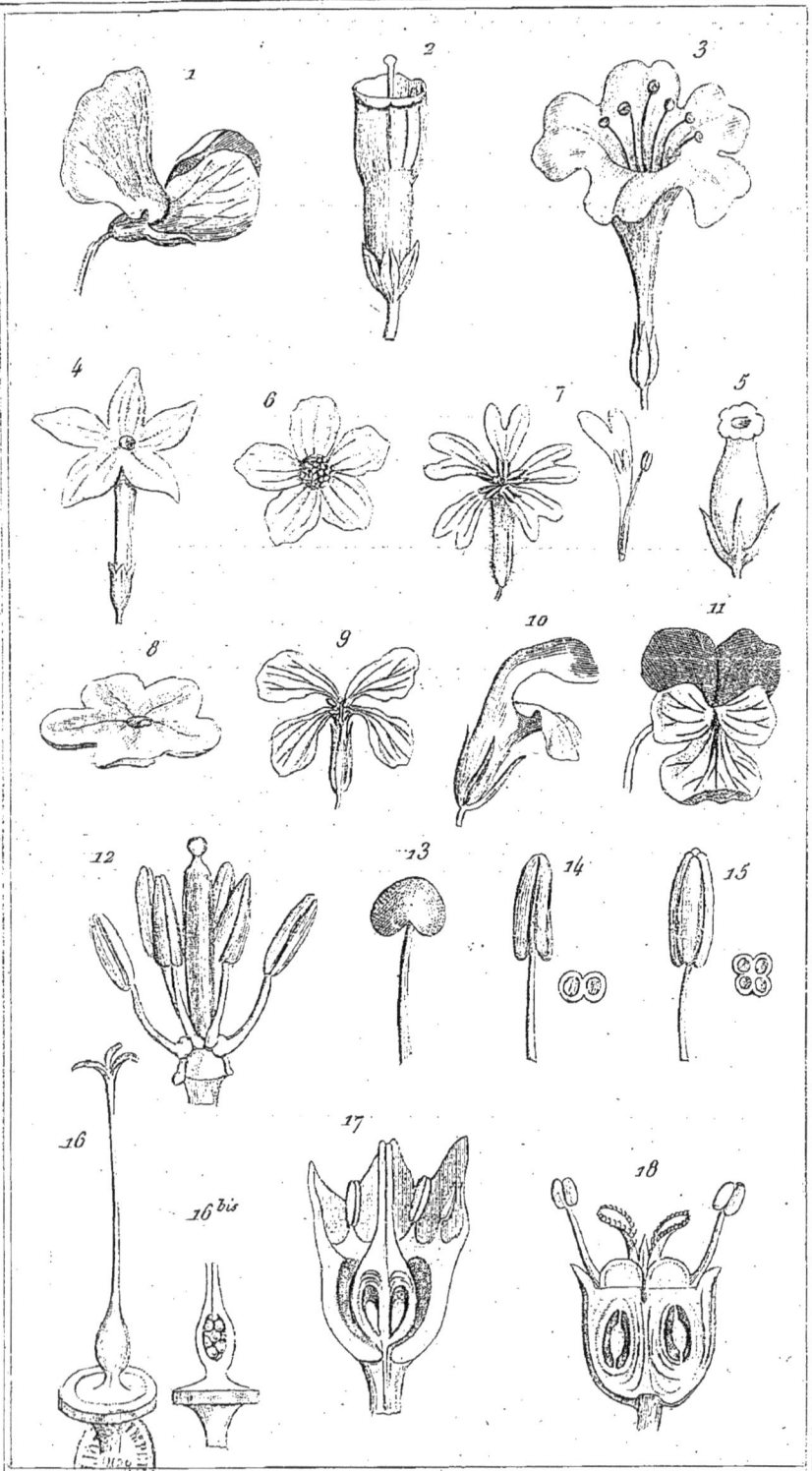

PL. V.

Corolles, Etamines, Pistil, Anthères, Disques et Ovaires

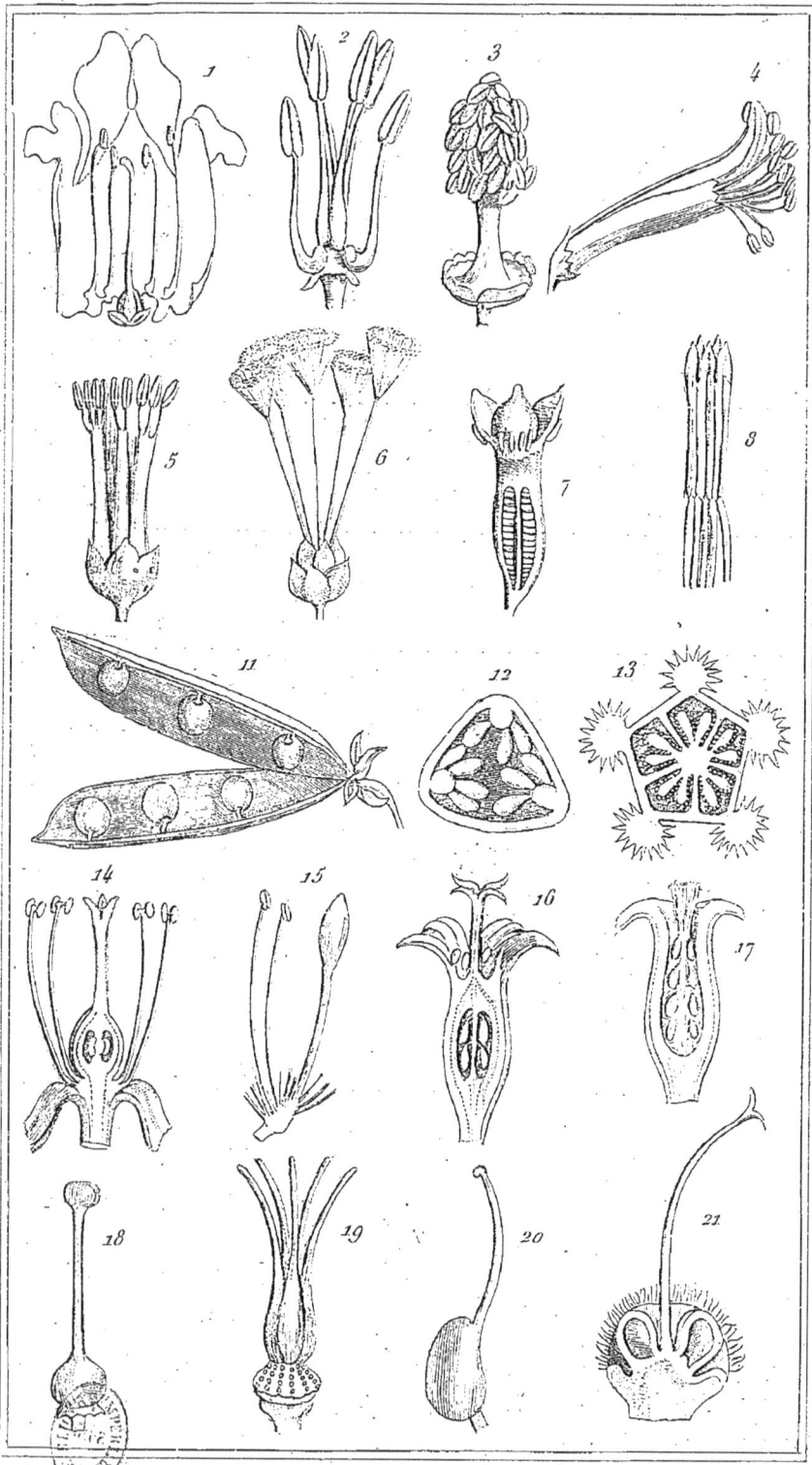

Etamines soudées, Placentas, Ovaires, Pistils.

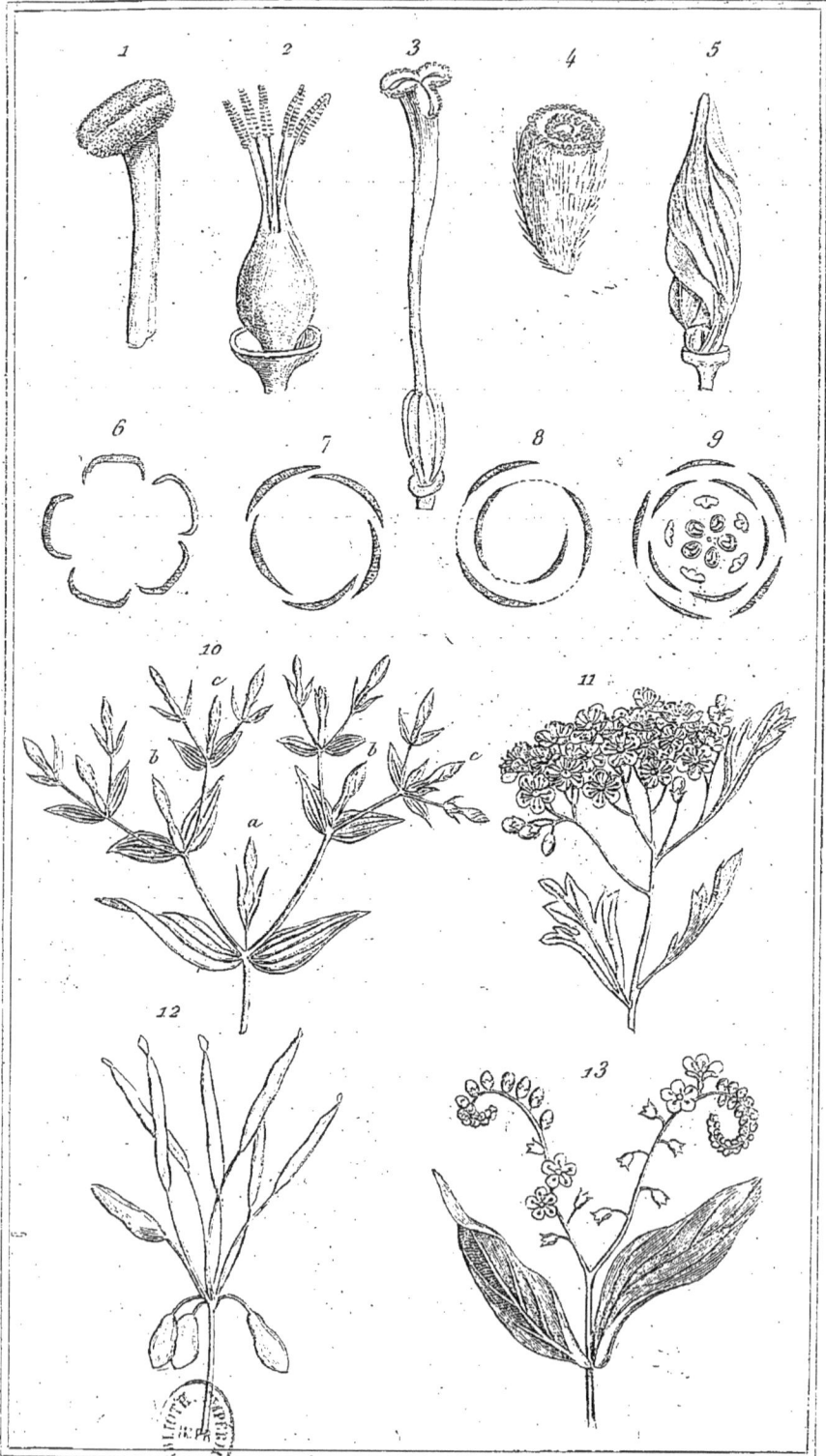

Stigmates, Préfloraisons, Cymes.

Paris. Imp. Acad. Gres. r. St Jacques. 88.

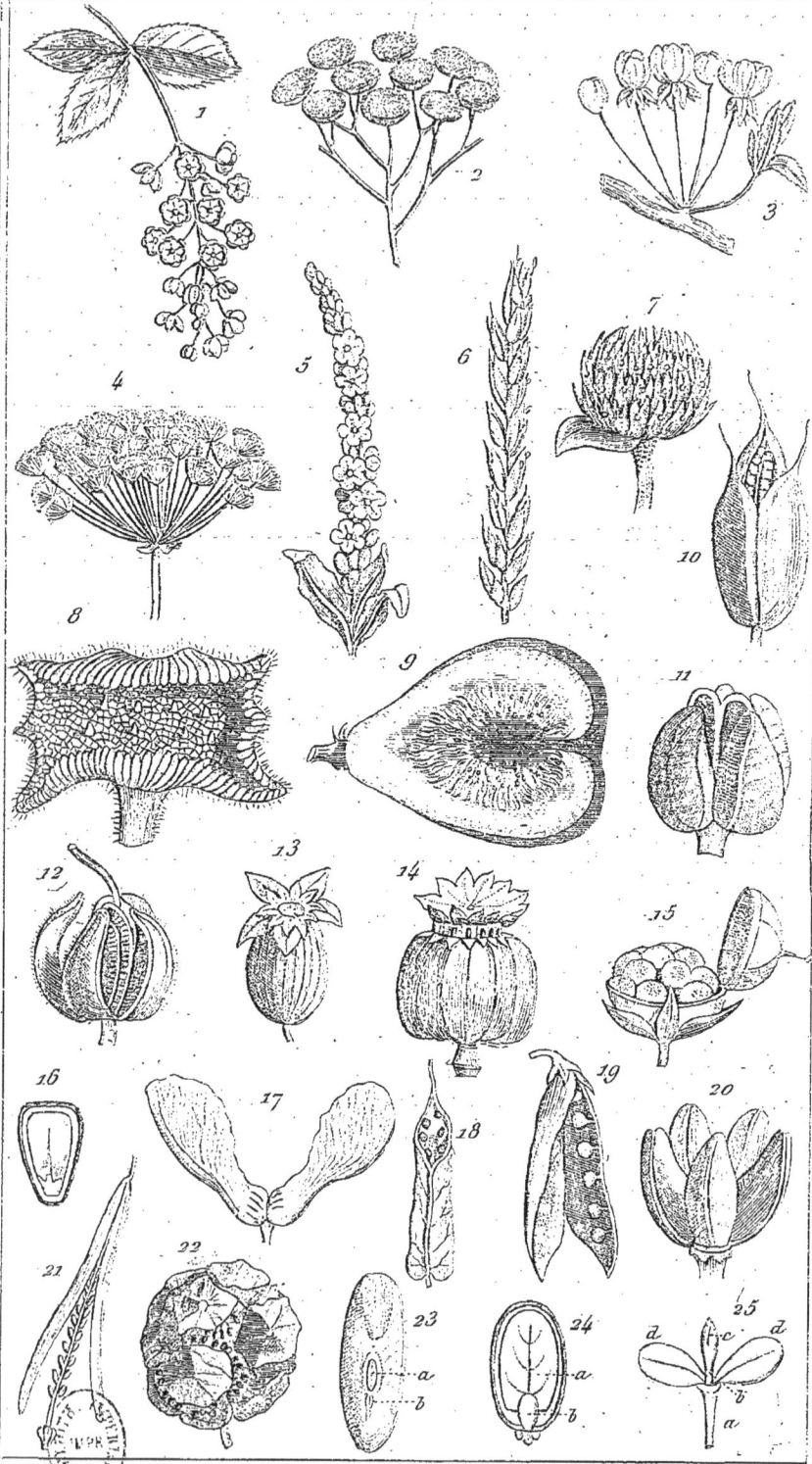

Grappe, Corymbe, Ombelles, Epis, Capitule, Sycone, Déhiscences.
Akènes, Samare, Gousse, Silique, Graines, Embryons.

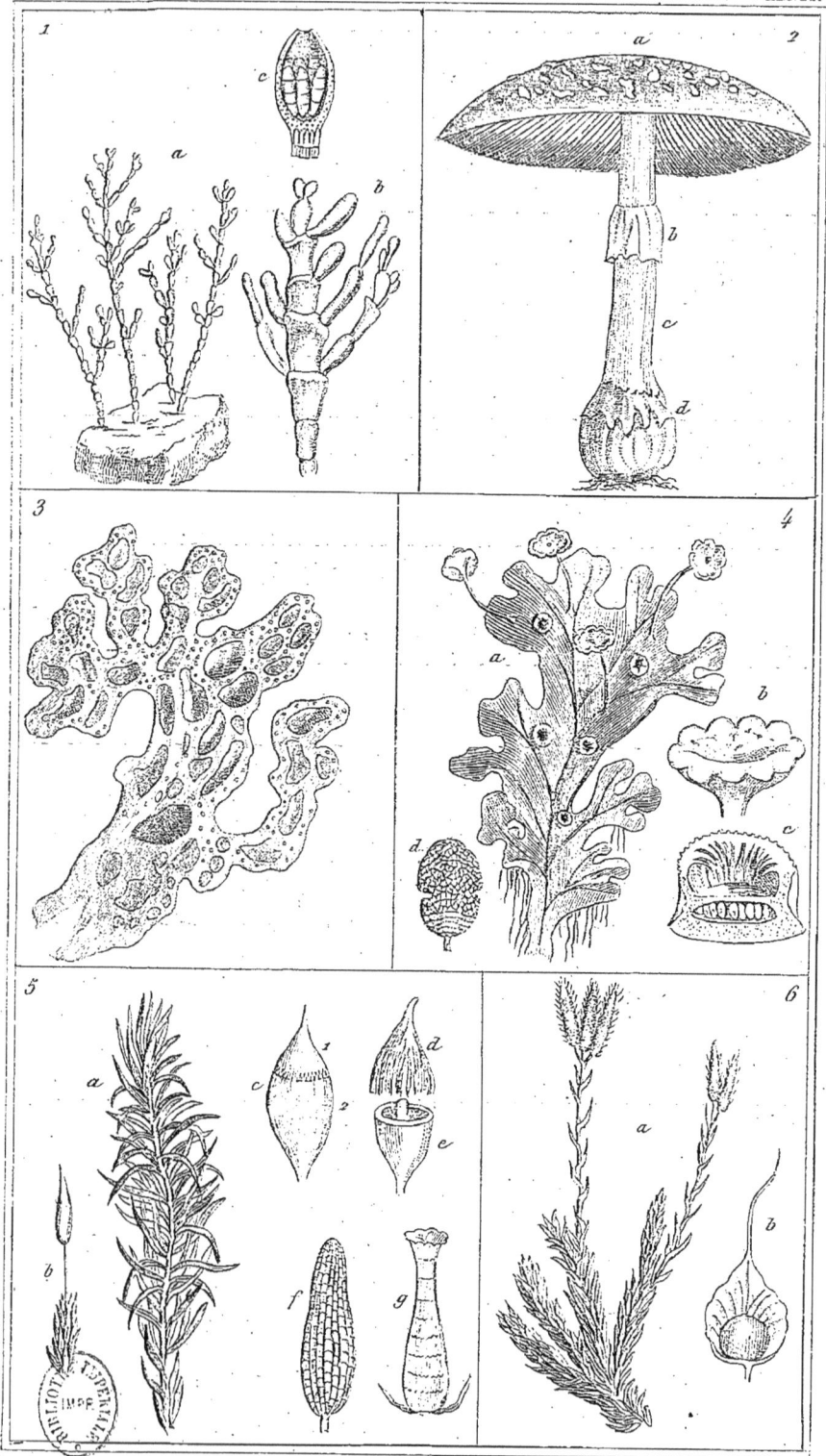

1. Algues.   2. Champignons.   3. Lichénacées.   4. Hépaticées.
5. Mousses.   6. Lycopodiacées.

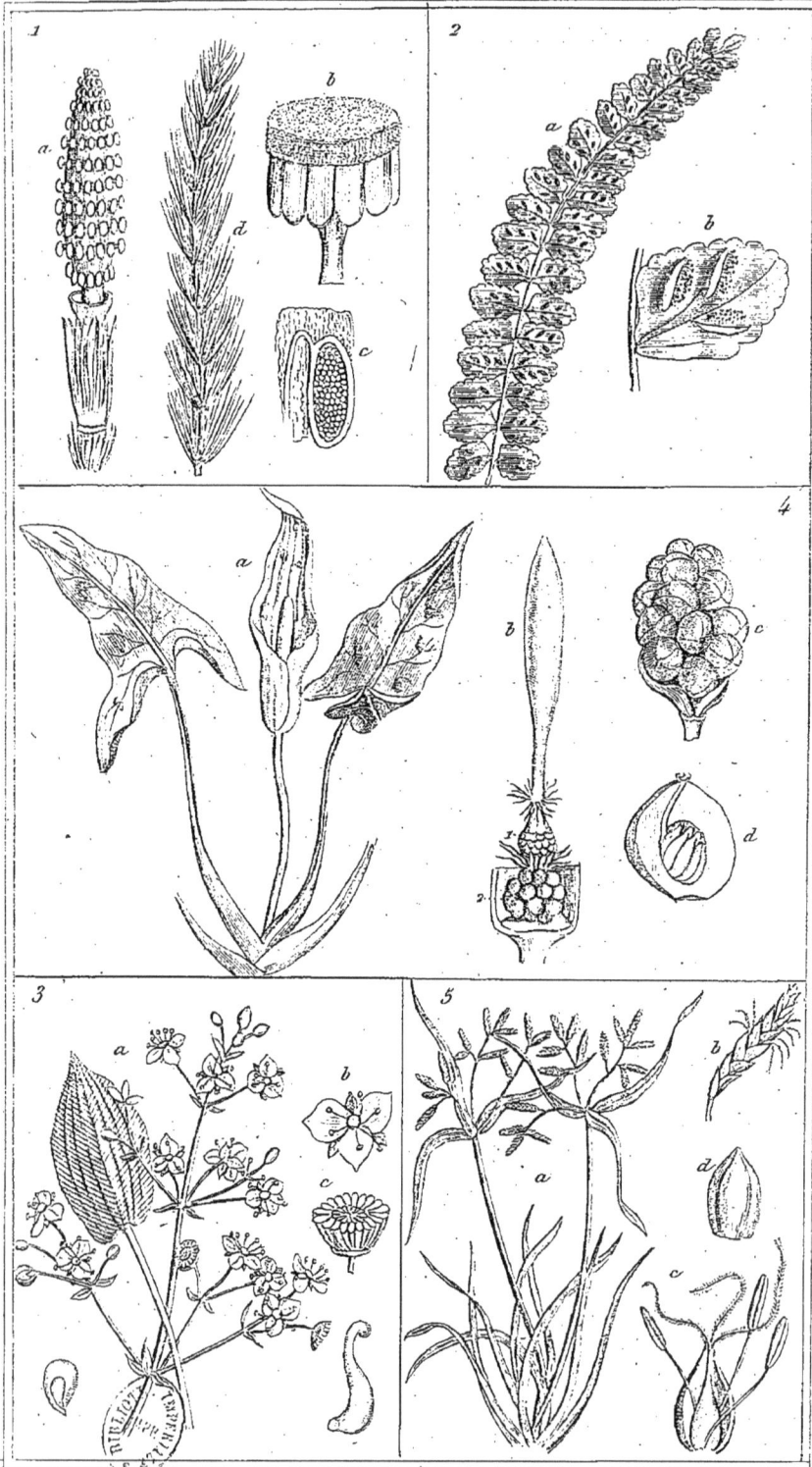

Pl. V.

1. Equisétacées   2. Fougères   3. Alismacées

4. Aracées   5. Cypéracées

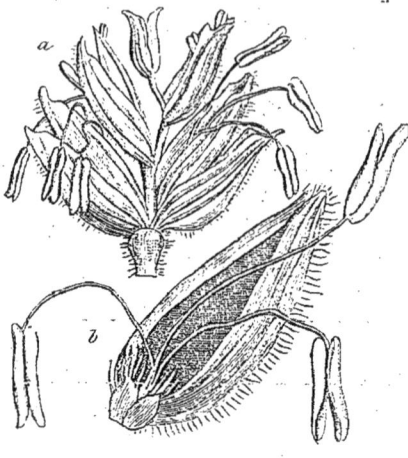

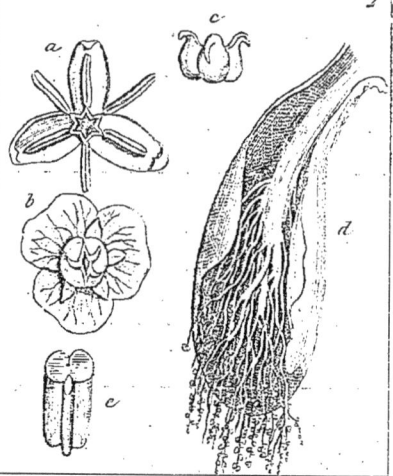

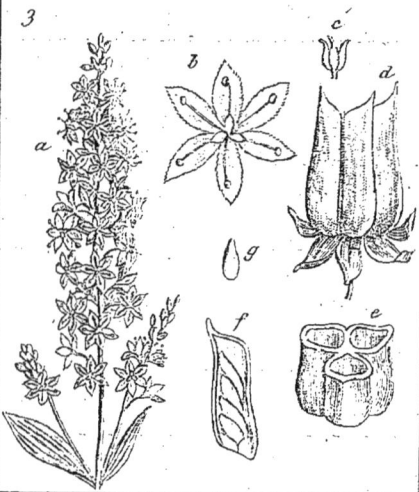

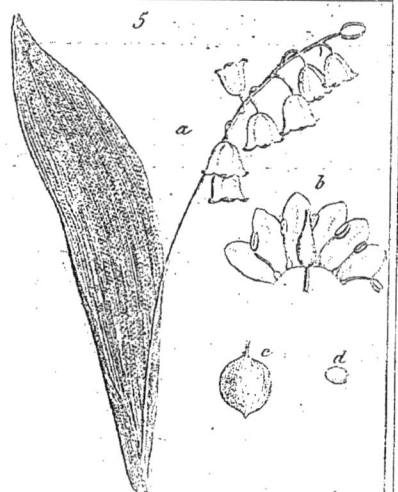

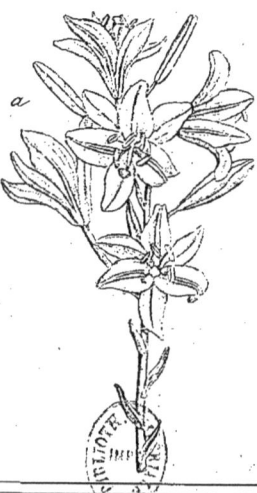

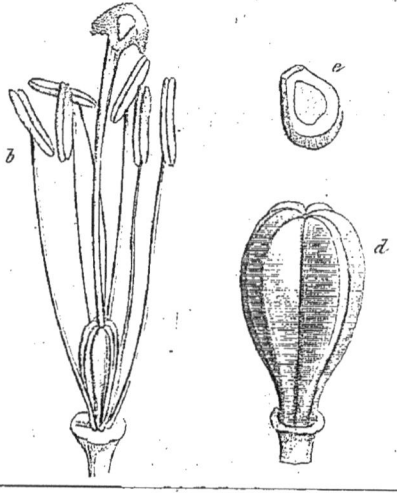

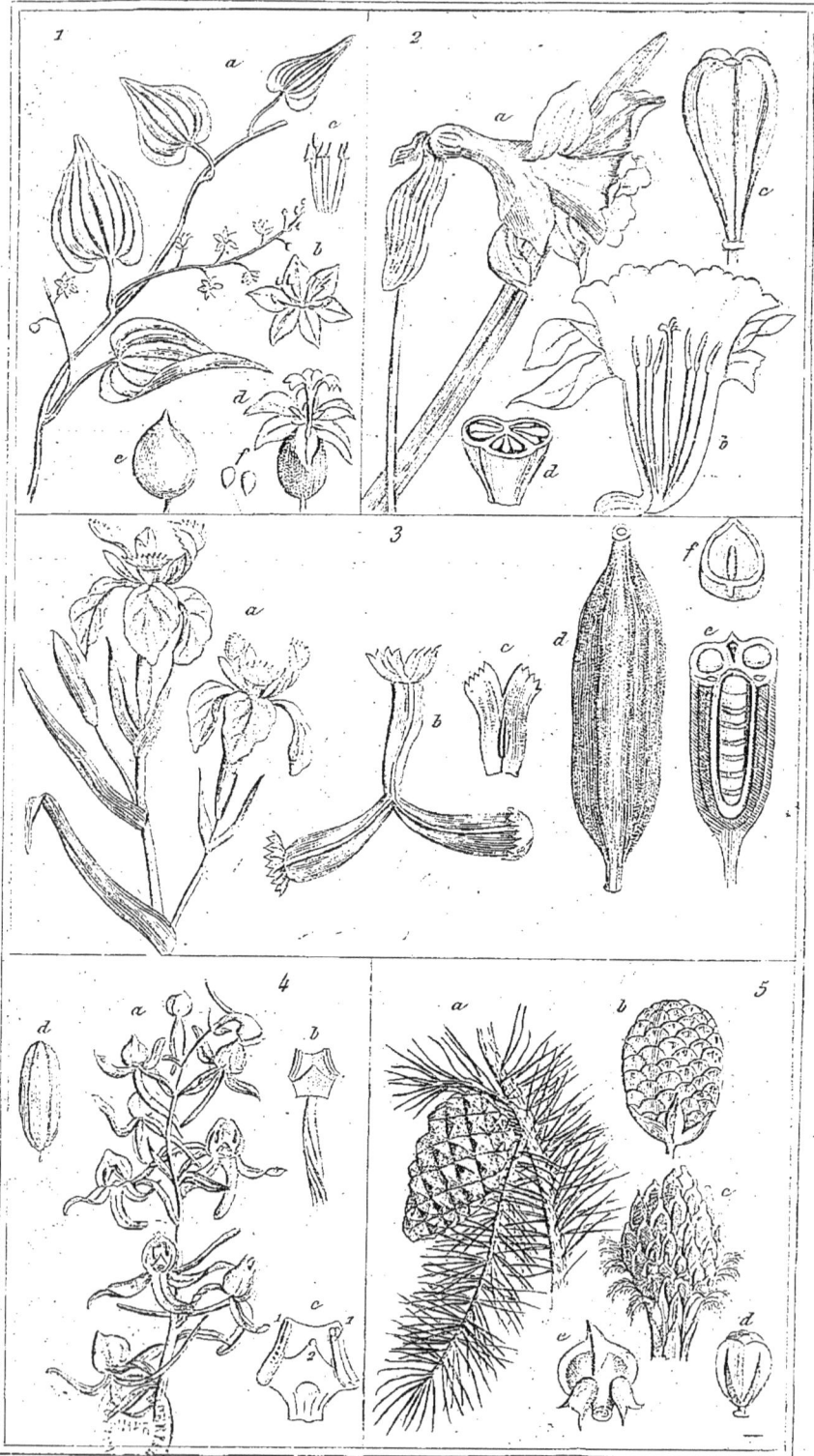

1. *Dioscoréacées*   2. *Amaryllidacées*   3. *Iridacées*
4. *Orchidacées*   5. *Conifères*

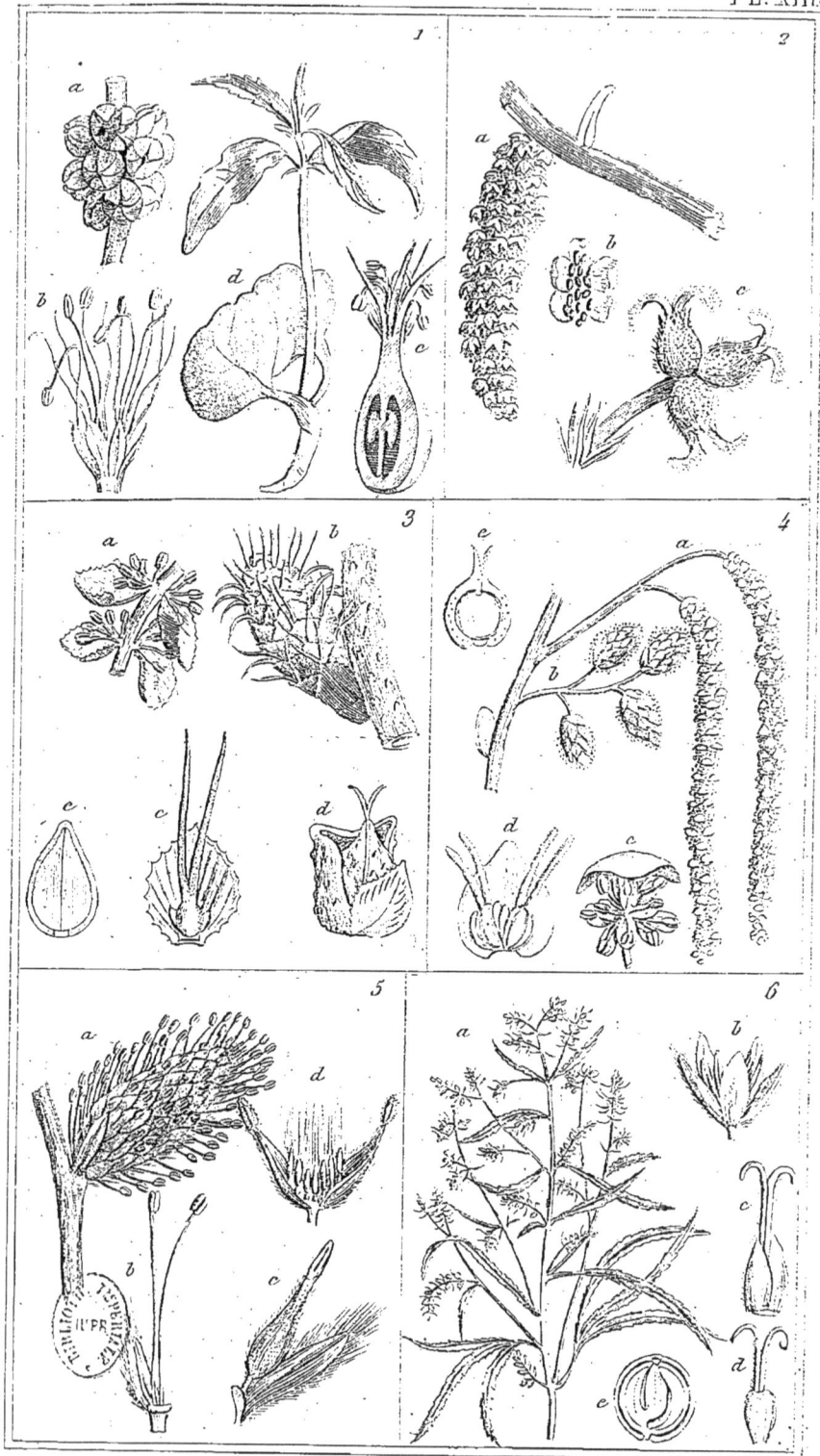

PL. XIII.

1. Cupulifères   2. Juglandées   3. Myricacées
4. Bétulacées   5. Salicacées   6. Urticacées

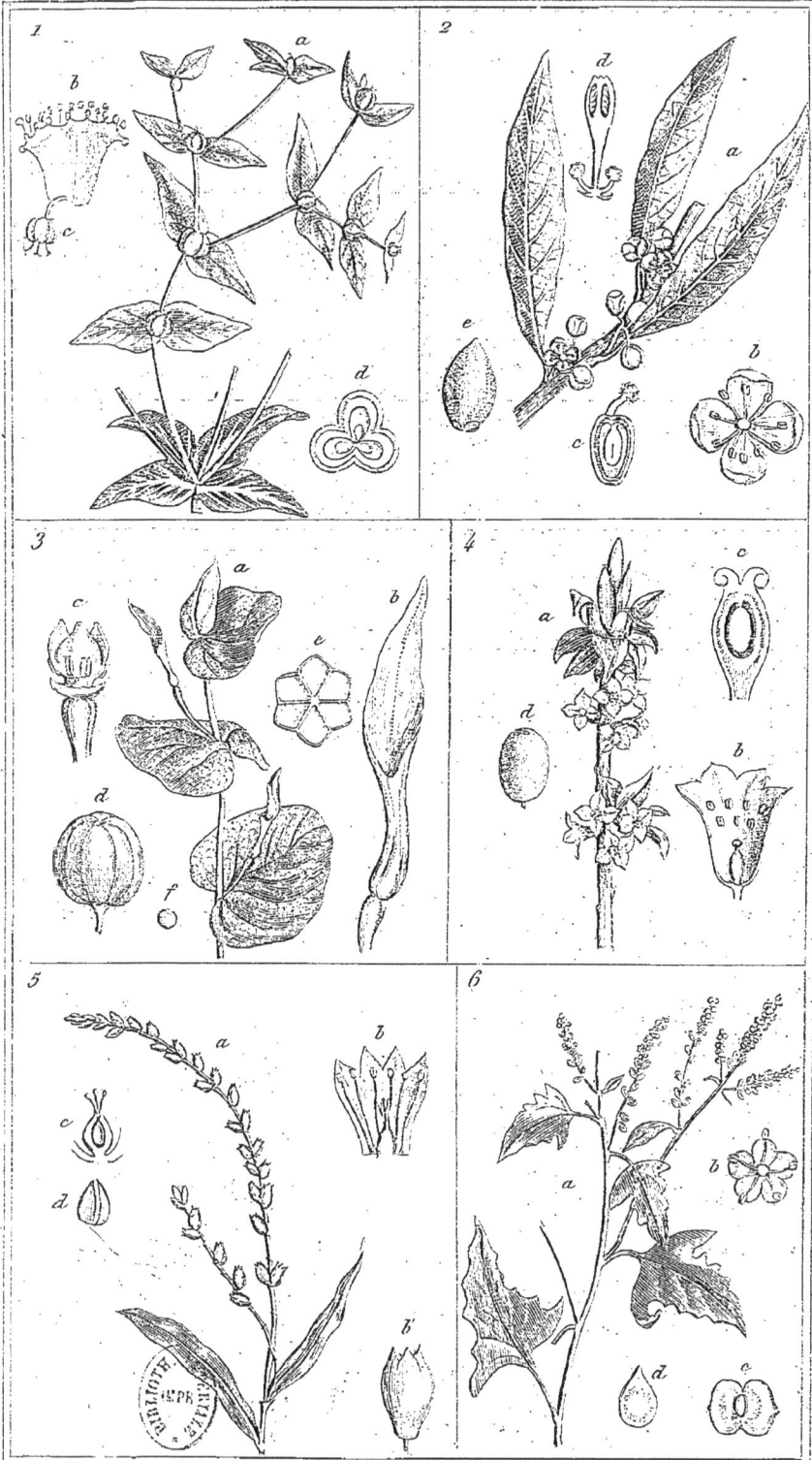

1. *Euphorbiacées*   2. *Lauracées*   3. *Aristolochiacées*
4. *Daphnacées*   5. *Polygonacées*   6. *Chénopodiacées*

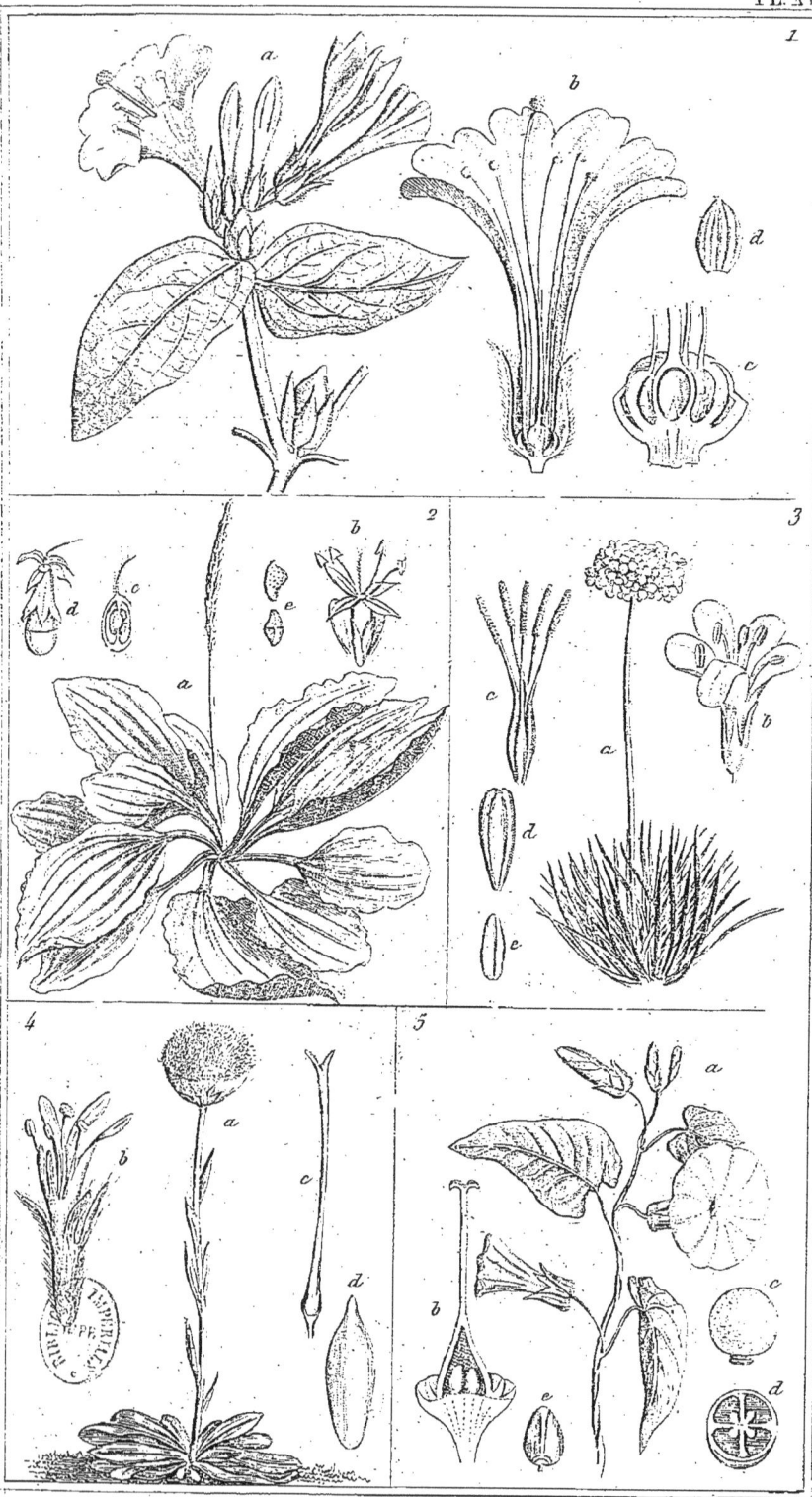

1. *Nyctaginacées*   2. *Plantaginacées*   3. *Plombaginacées*
4. *Globulariacées*.   5. *Convolvulacées*.

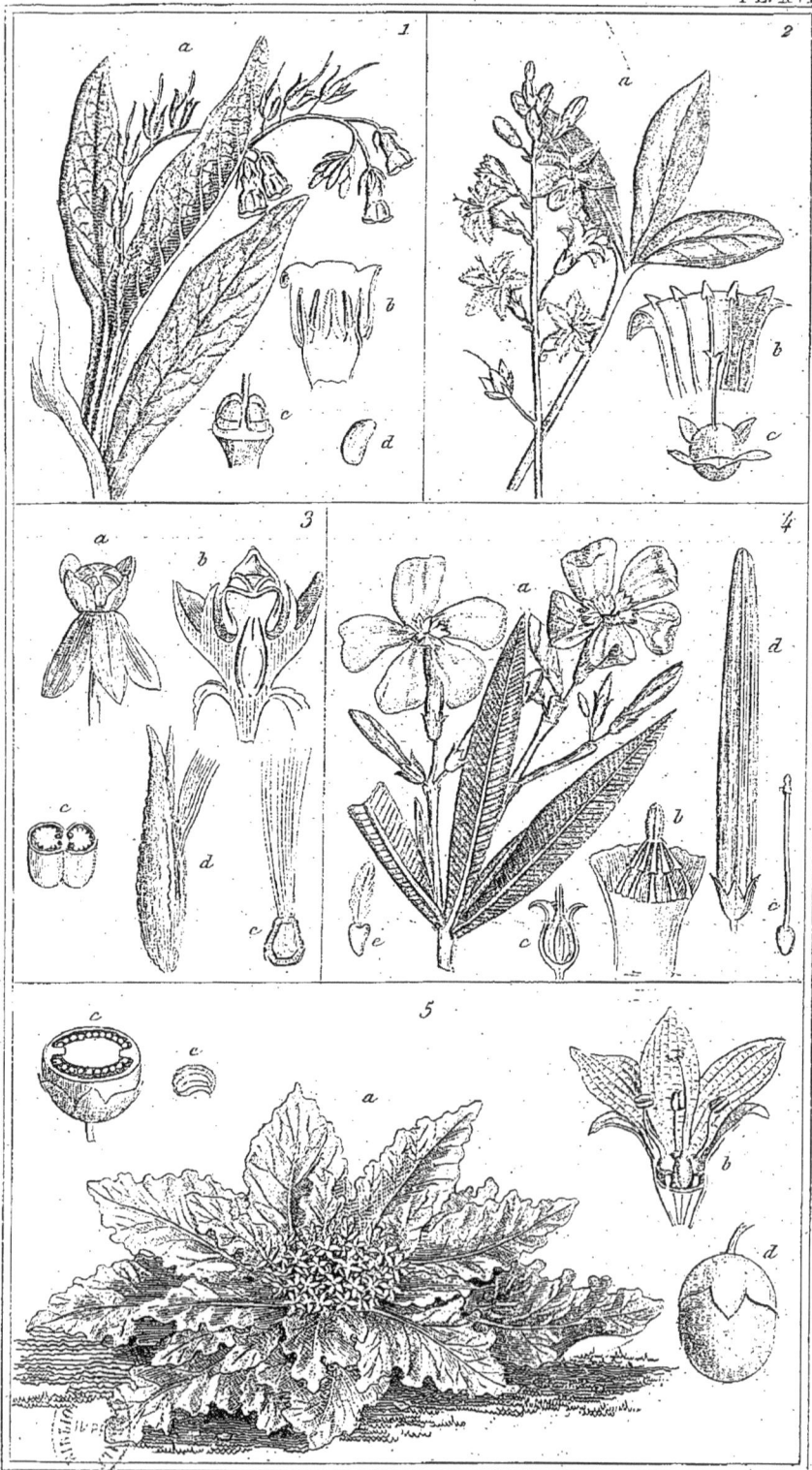

PL. XVI.

1. Borraginées   2. Gentianacées   3. Asclépiadacées
4. Apocynées   5. Solanacées

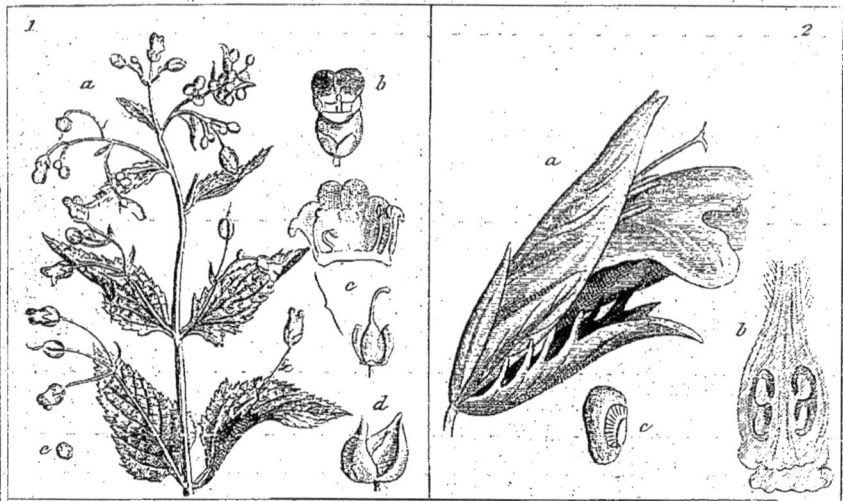

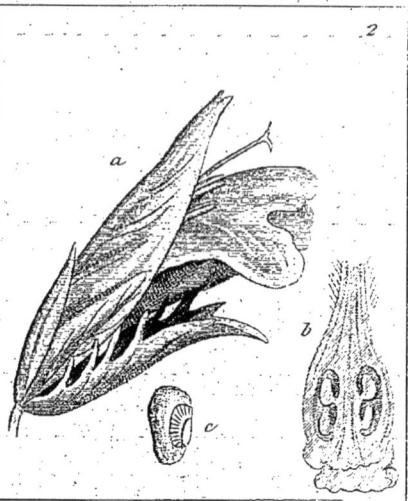

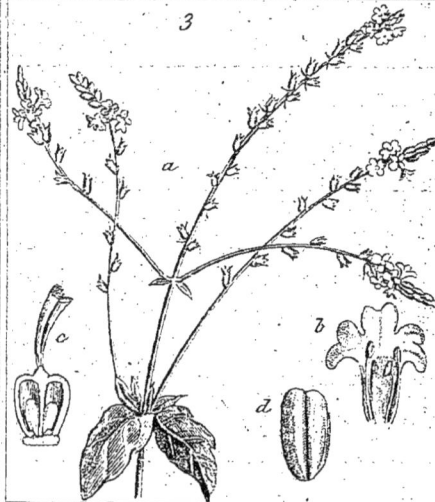

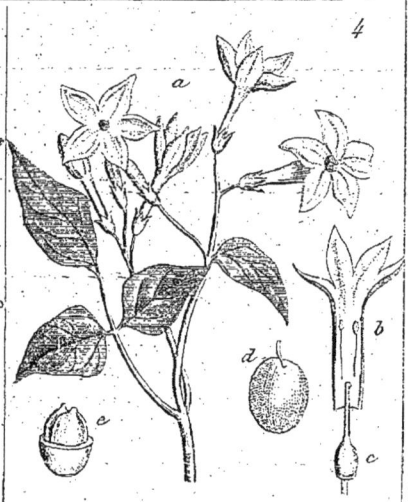

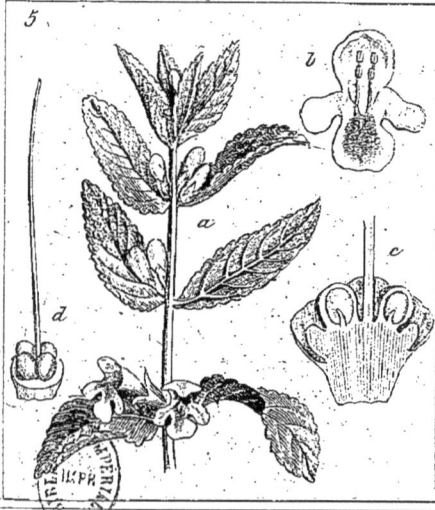

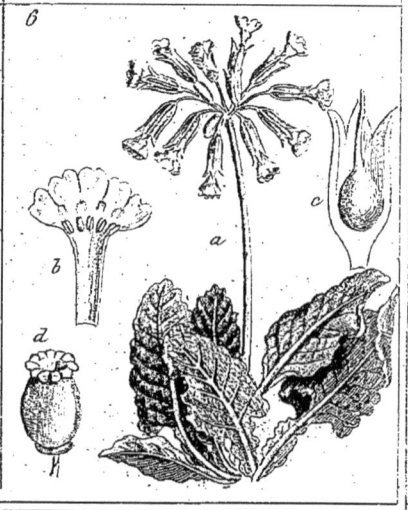

1. *Scrophulariacées*   2. *Acanthacées*   3. *Verbénacées*
4. *Jasminacées*   5. *Labiées*   6. *Primulacées*

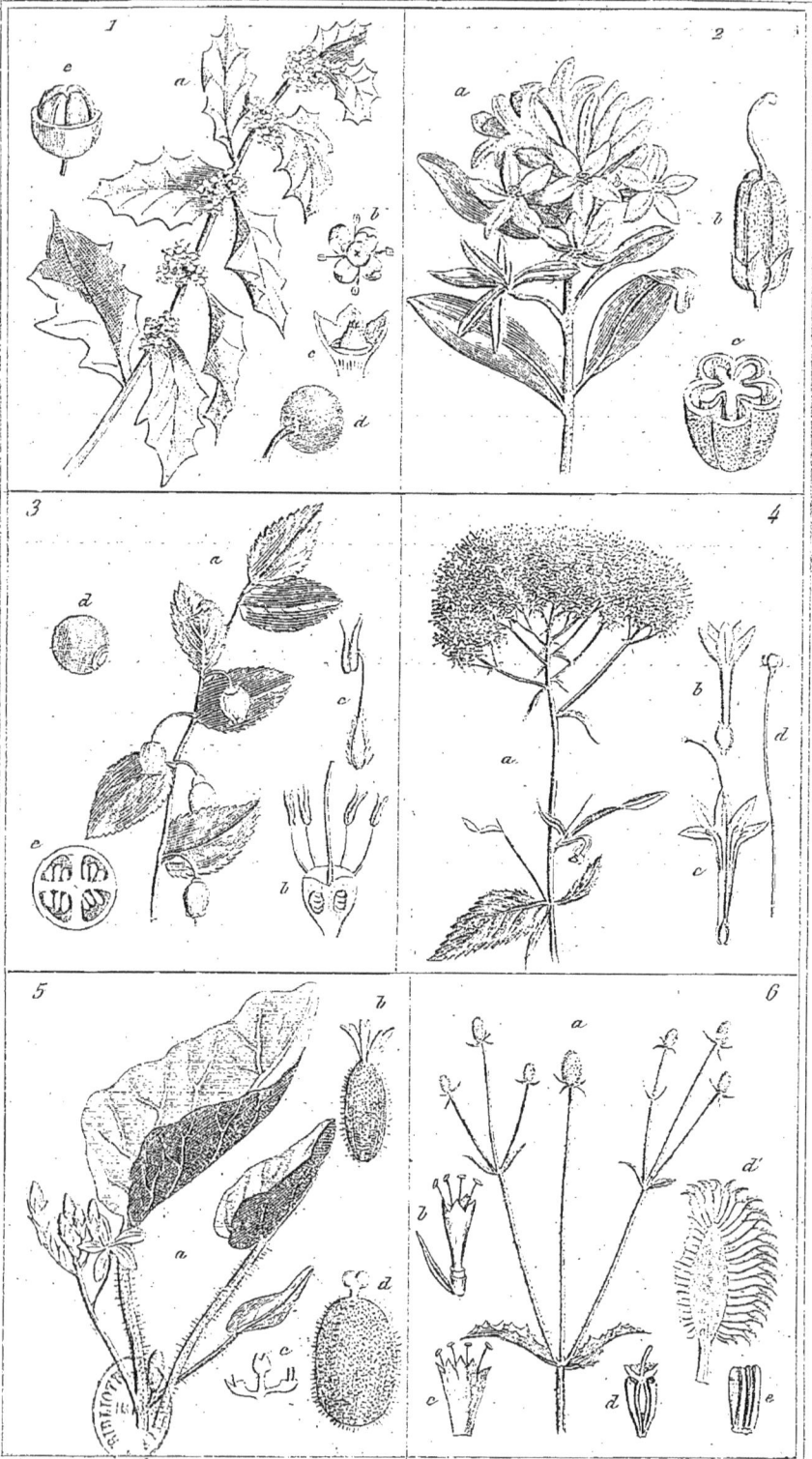

1. *Aquifoliacées*   2. *Ericacées*   3. *Vacciniacées*
4. *Campanulacées*   5. *Cucurbitacées*   6. *Dipsacées*

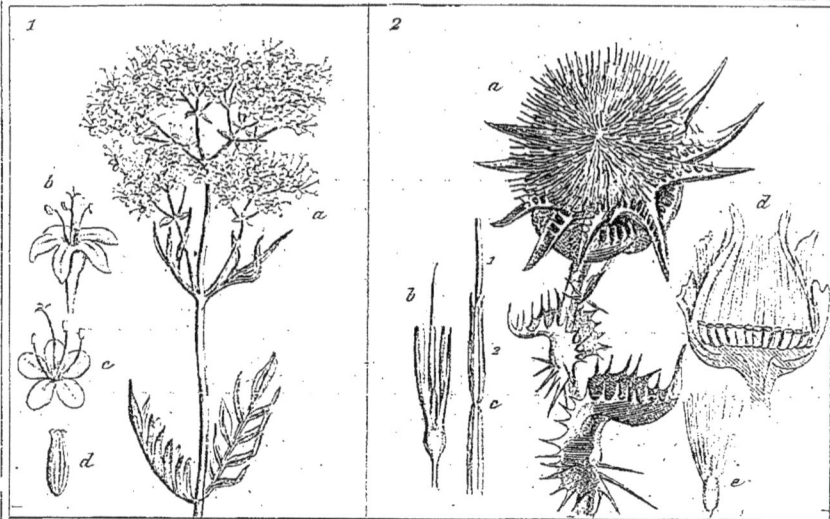

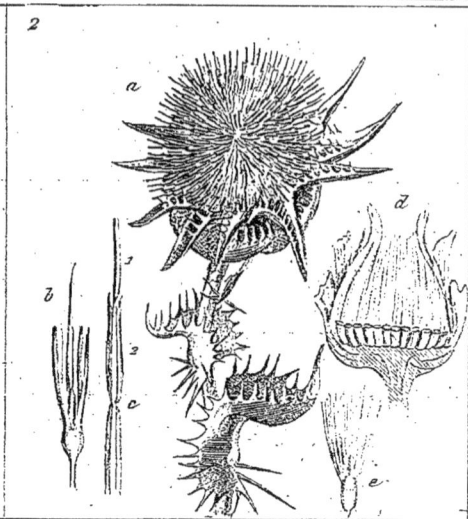

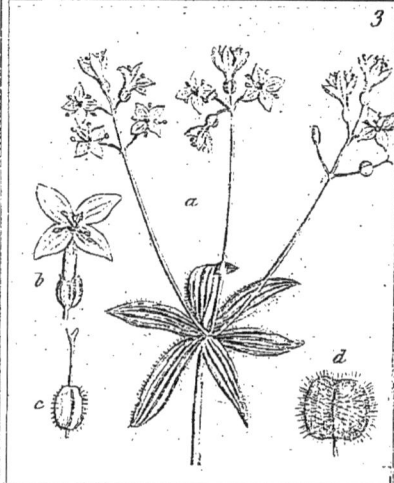

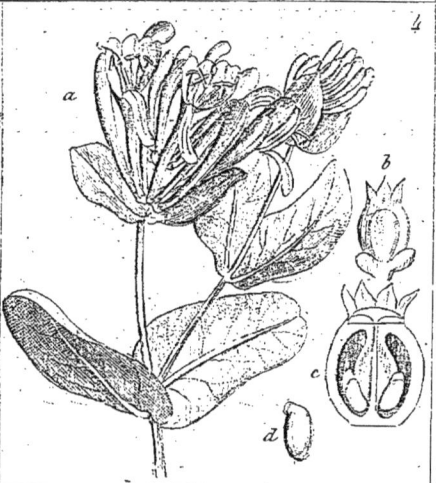

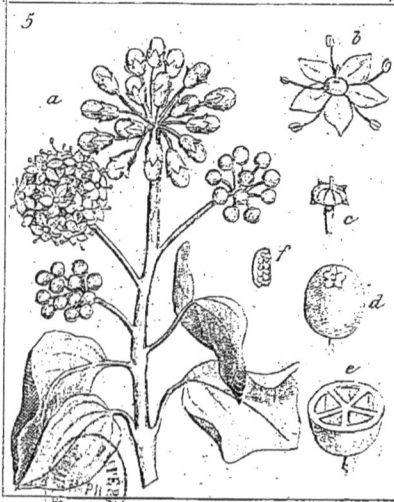

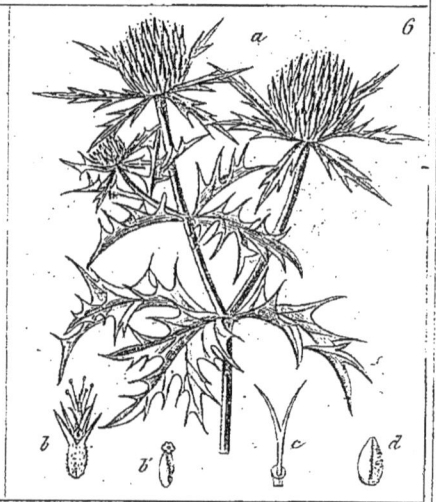

1. *Valérianacées*   2. *Synanthérées (Composées)*   3. *Rubiacées*
4. *Caprifoliacées*   5. *Hédéracées*   6. *Ombellifères*

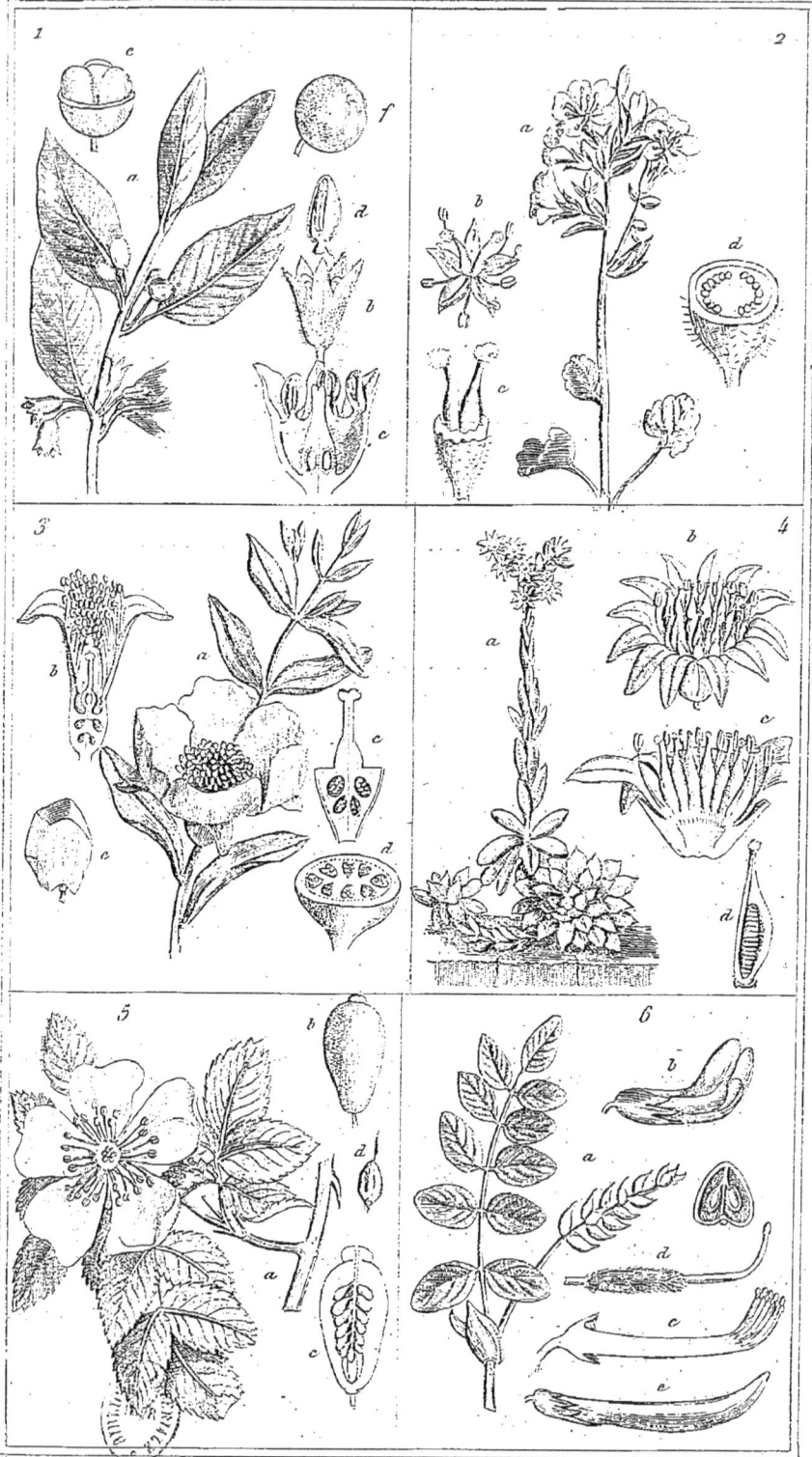

1. *Rhamnacées*   2. *Saxifragacées*   3. *Myrtacées*
4. *Crassulacées*   5. *Rosacées*   6. *Légumineuses*

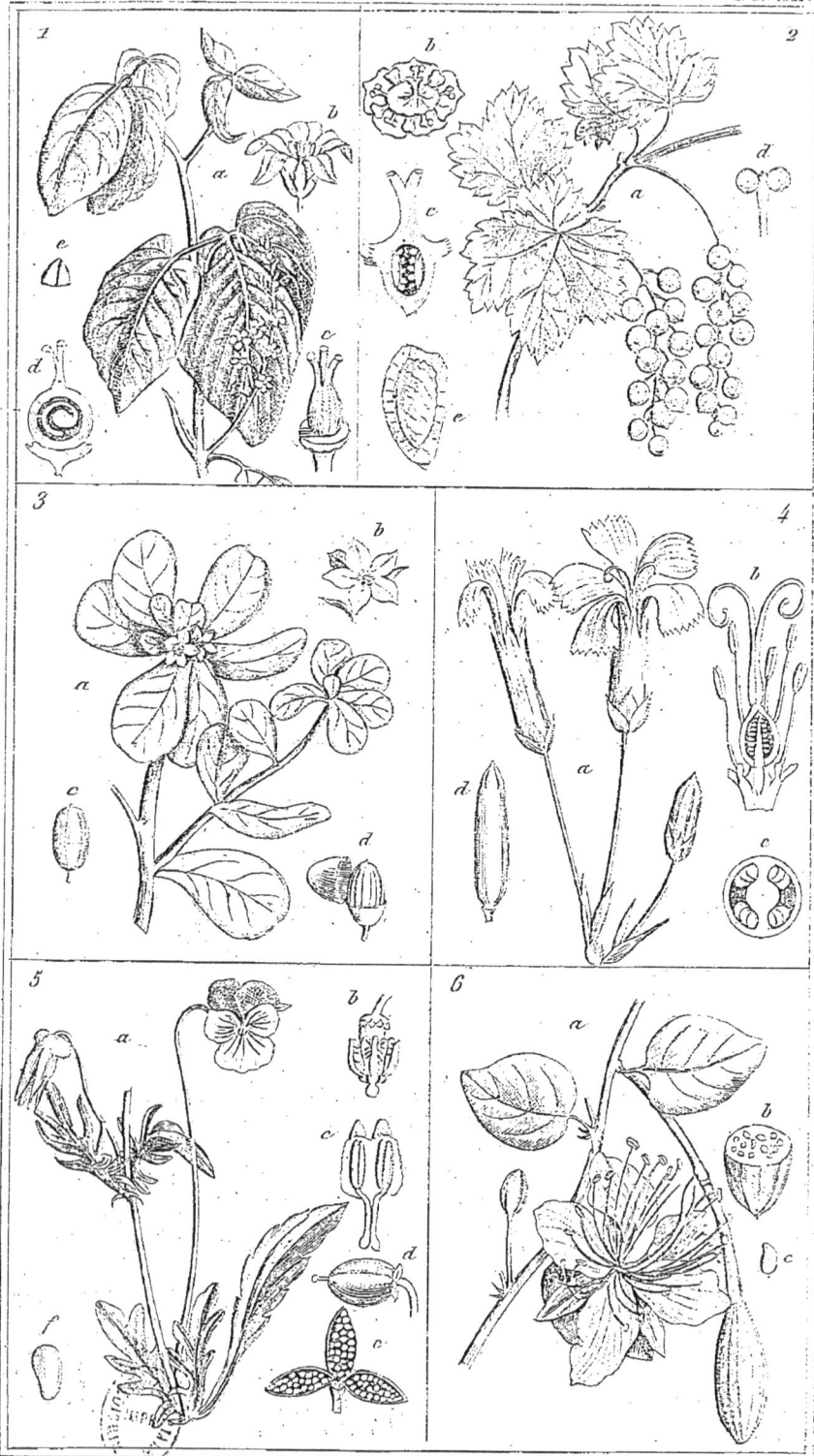

1. *Térébinthacées*   2. *Ribésiacées*   3. *Portulacées*

4. *Dianthacées*   5. *Violacées*   6. *Capparidacées*

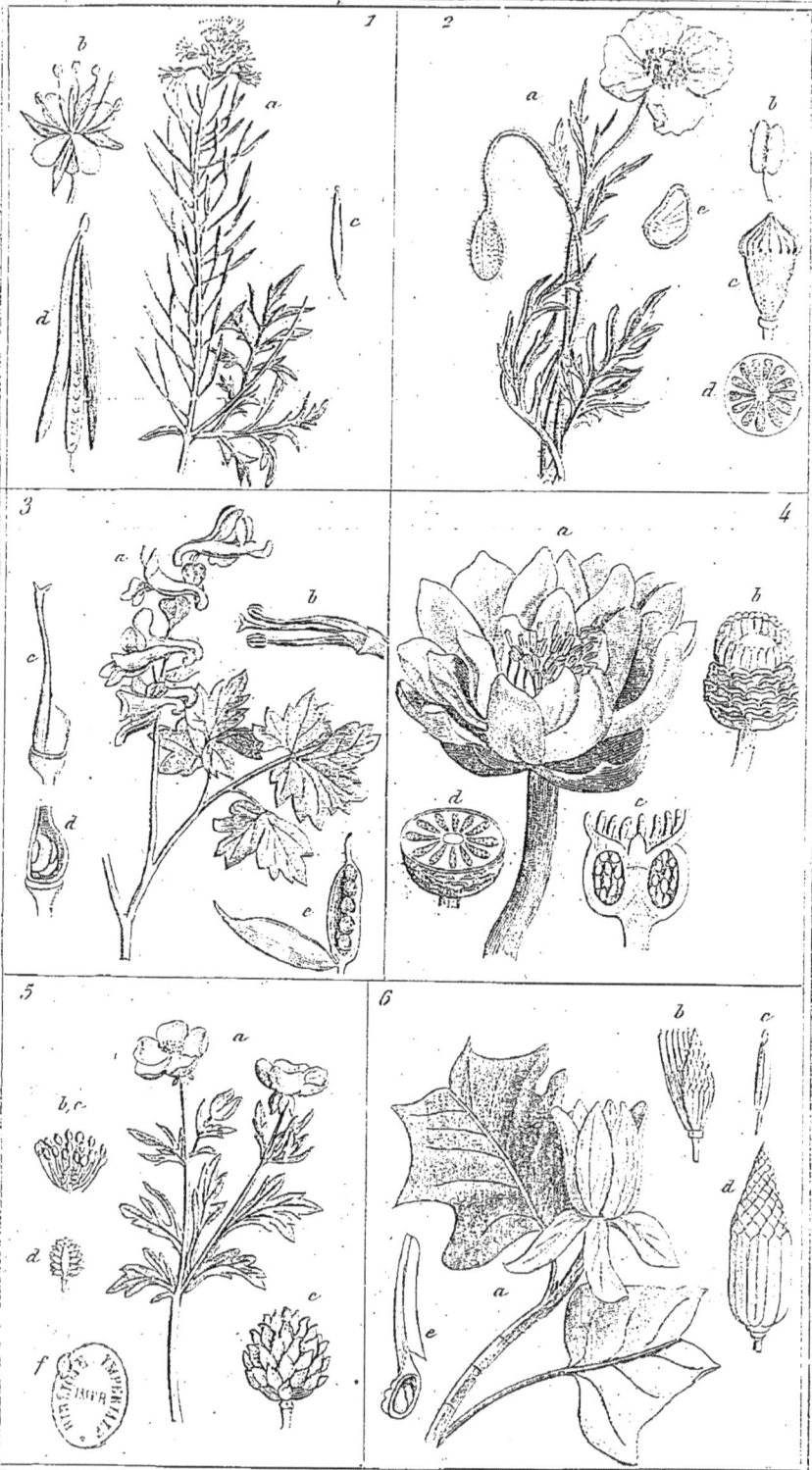

1. *Crucifères*   2. *Papavéracées*   3. *Fumariacées*
4. *Nymphéacées*   5. *Renonculacées*   6. *Magnoliacées*

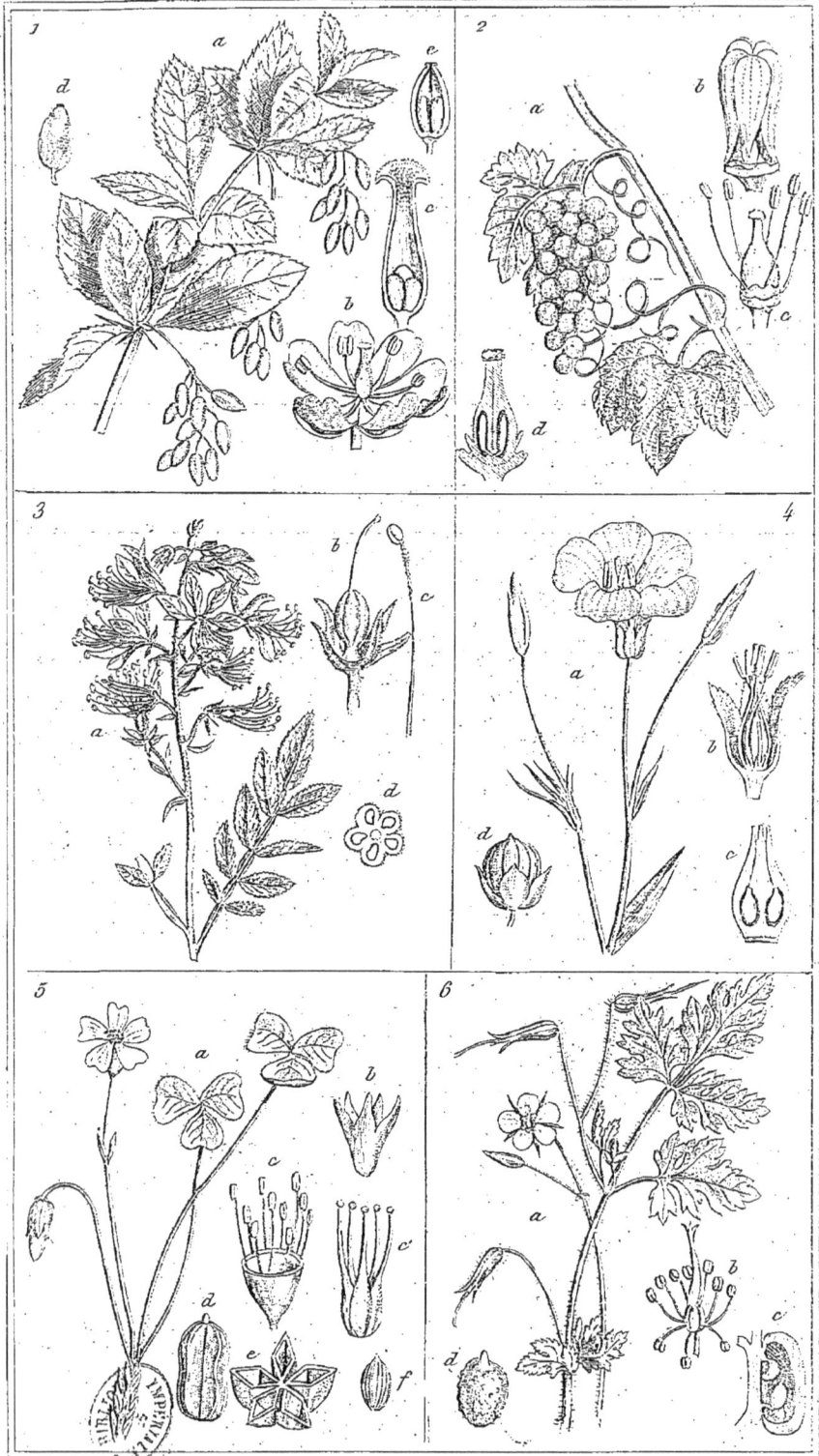

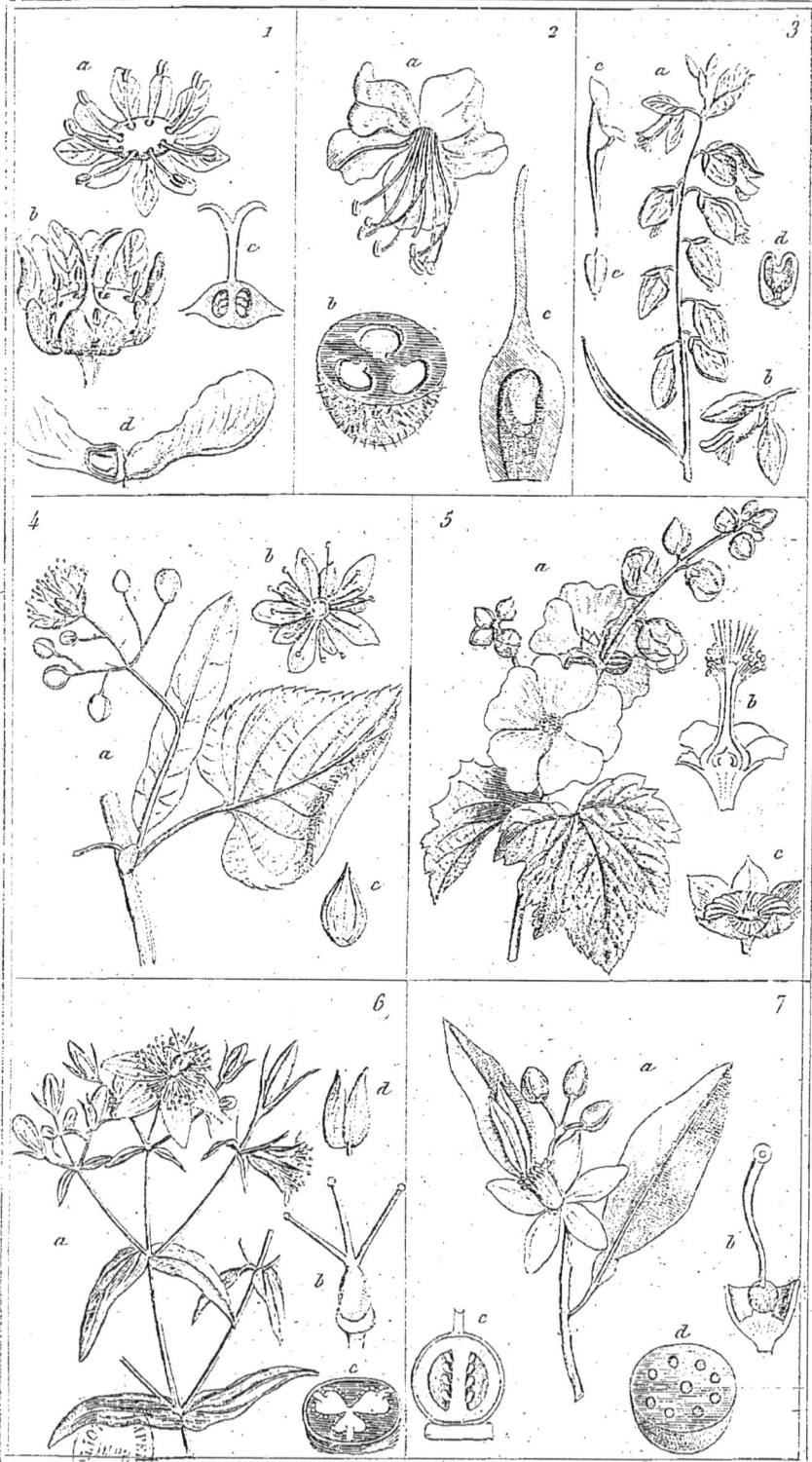

1. Acéracées   2. Æsculacées   3. Polygalacées   4. Tiliacées
5. Malvacées   6. Hypéricacées   7. Citracées

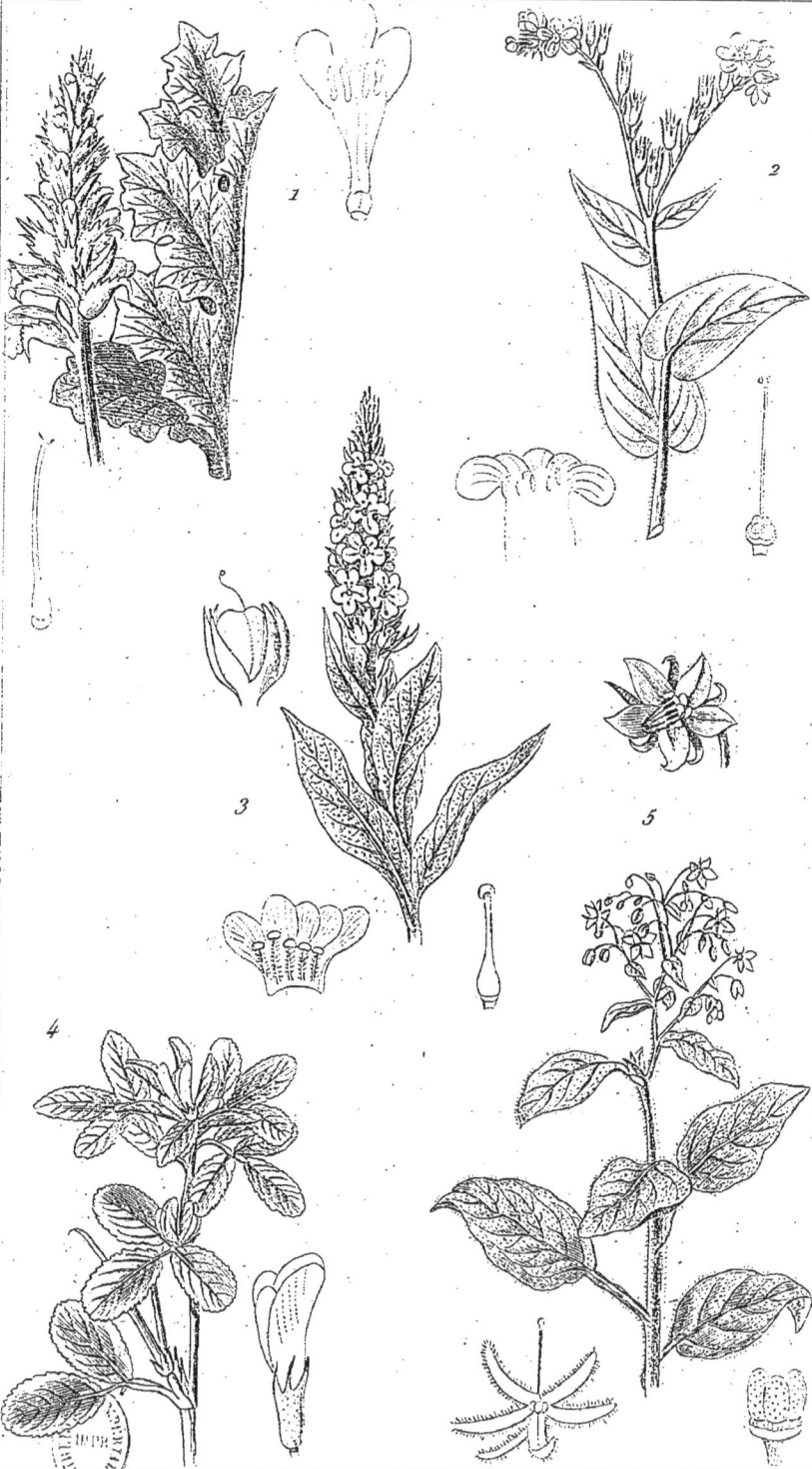

Ricoulaud del.

Clergi se.

1. Acanthe   2. Buglosse   3. Bouillon blanc

4. Fenu grec   5. Bourrache

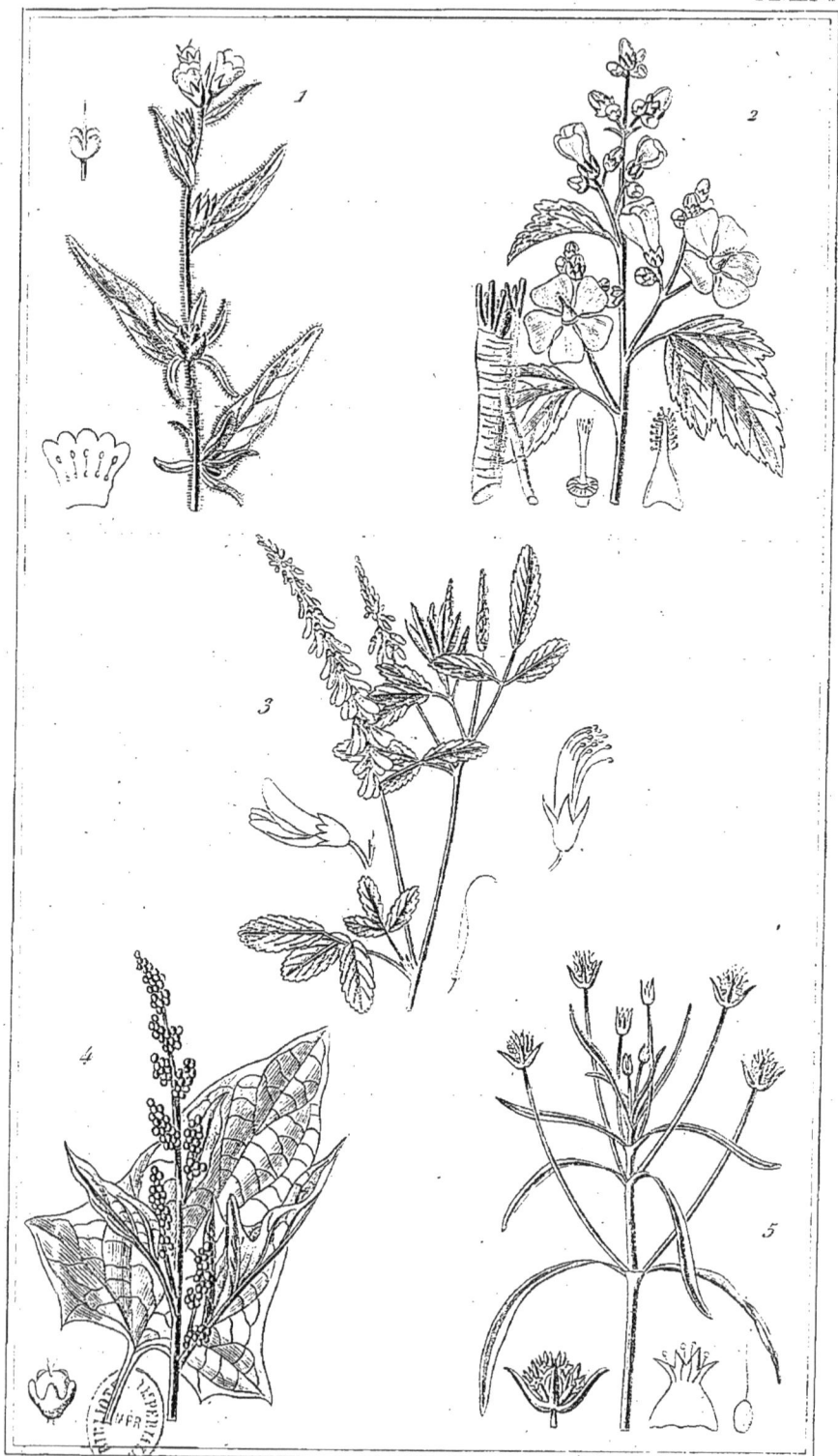

1. Grémil   2. Guimauve   3. Mélilot   4. Bon Henri
5. Plantain psyllium

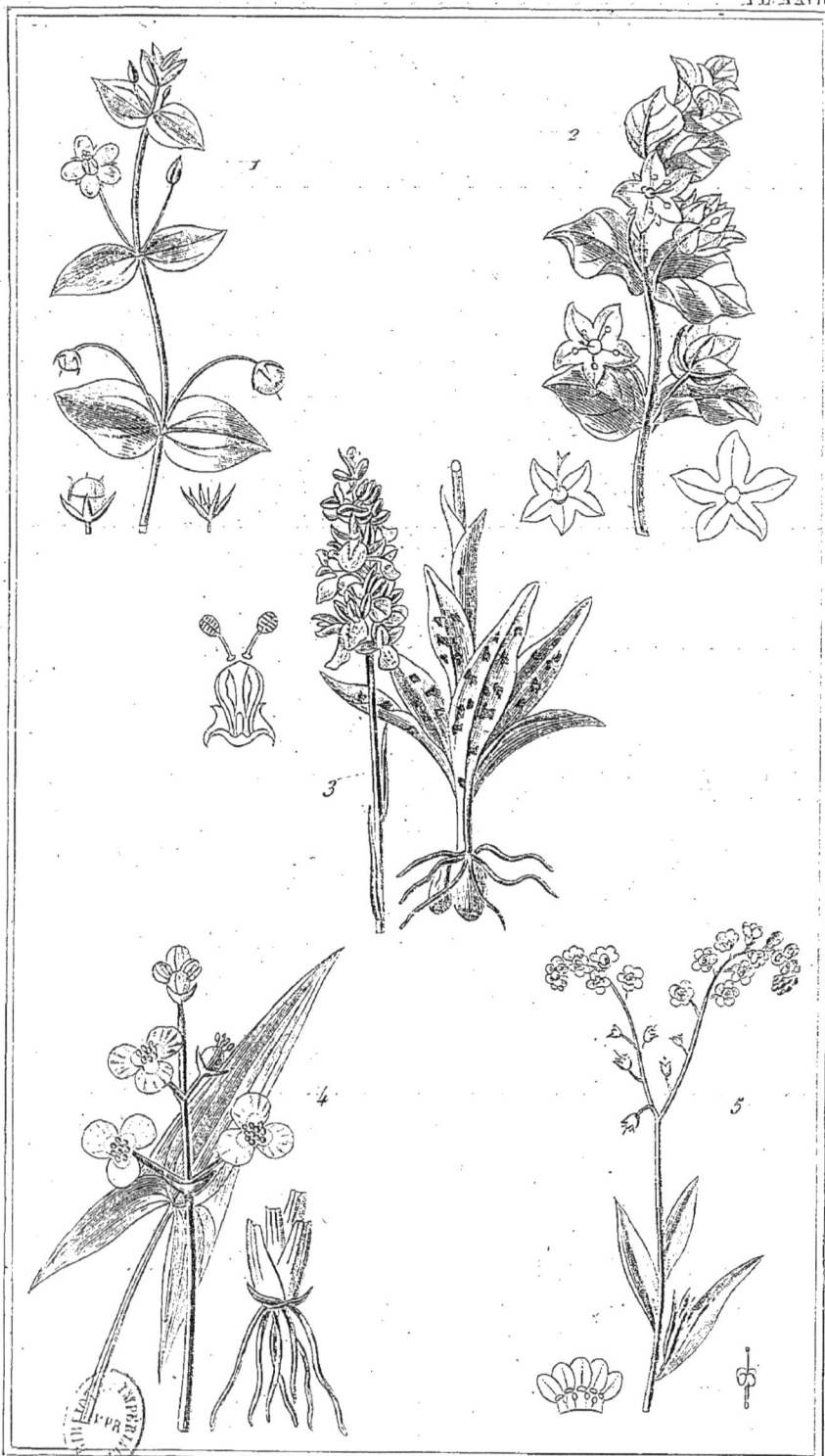

1. *Mouron*   2. *Nummulaire*   3. *Orchis mâle*
       4. *Sagittaire*   5. *Scorpione*

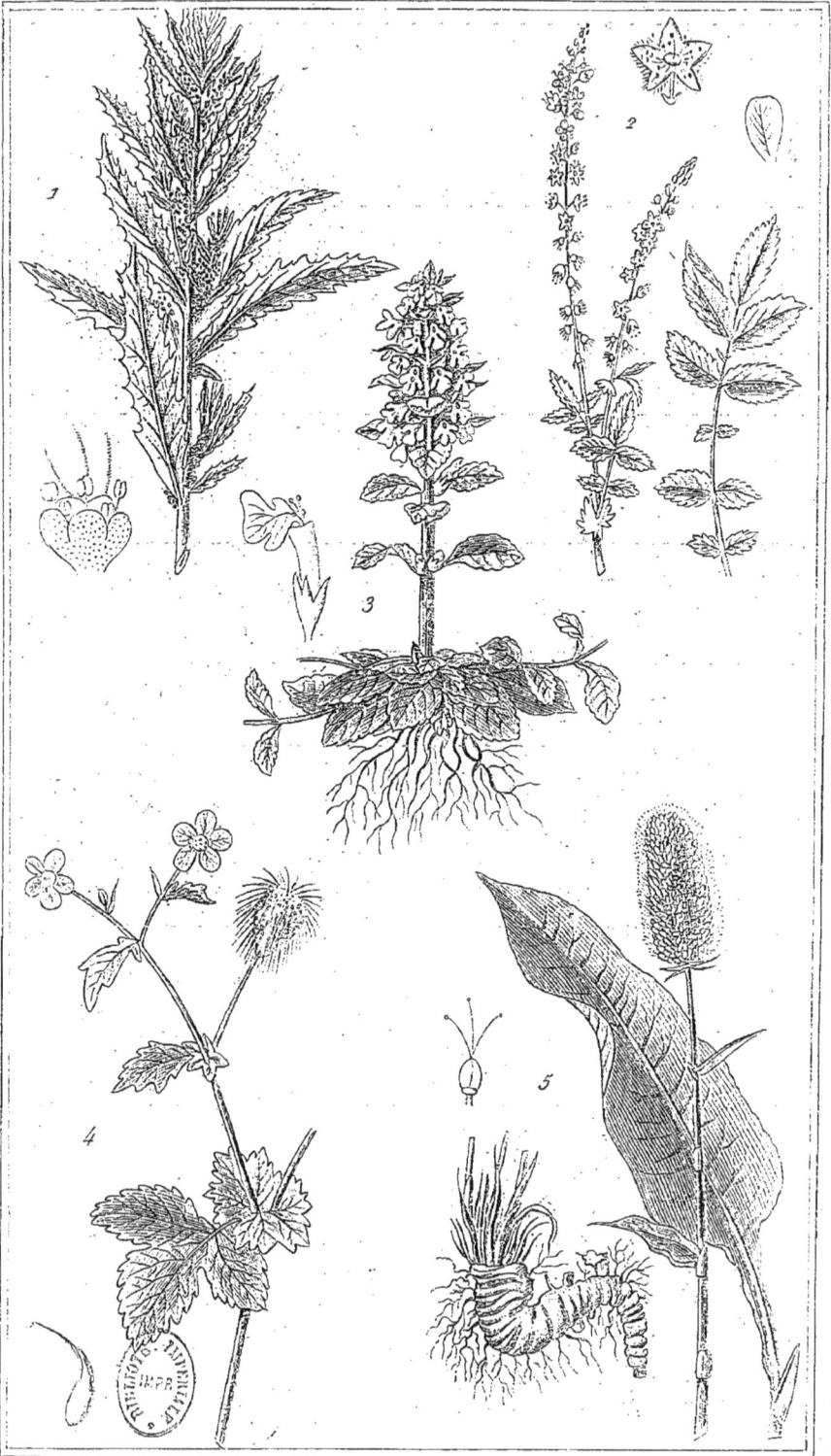

1. Ansérine anthelmintique   2. Aigremoine   3. Bugle
4. Benoite   5. Bistorte

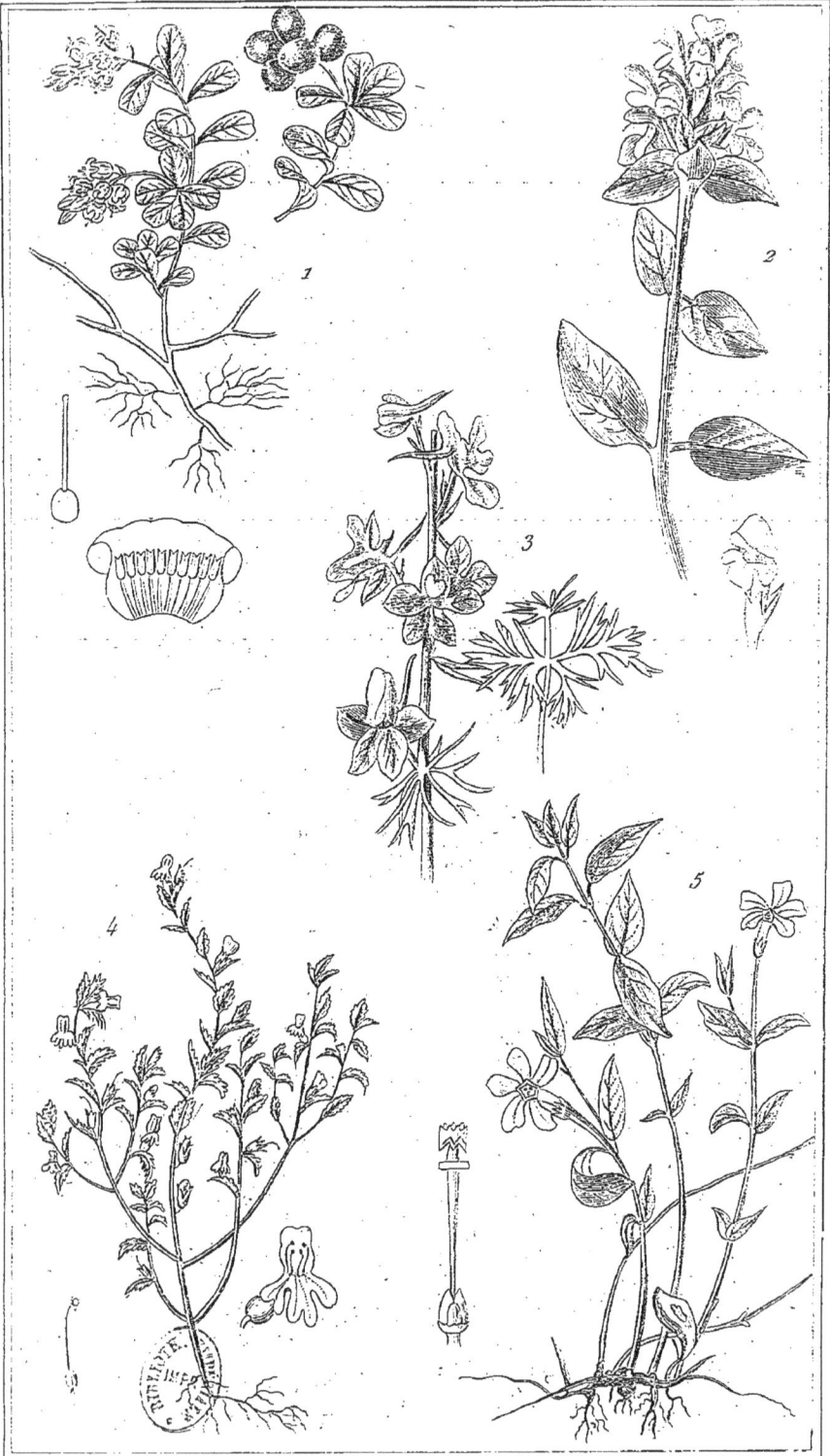

1. *Busserole*   2. *Brunelle*   3. *Pied d'Alouette*

4. *Euphraise*   5. *Pervenche*

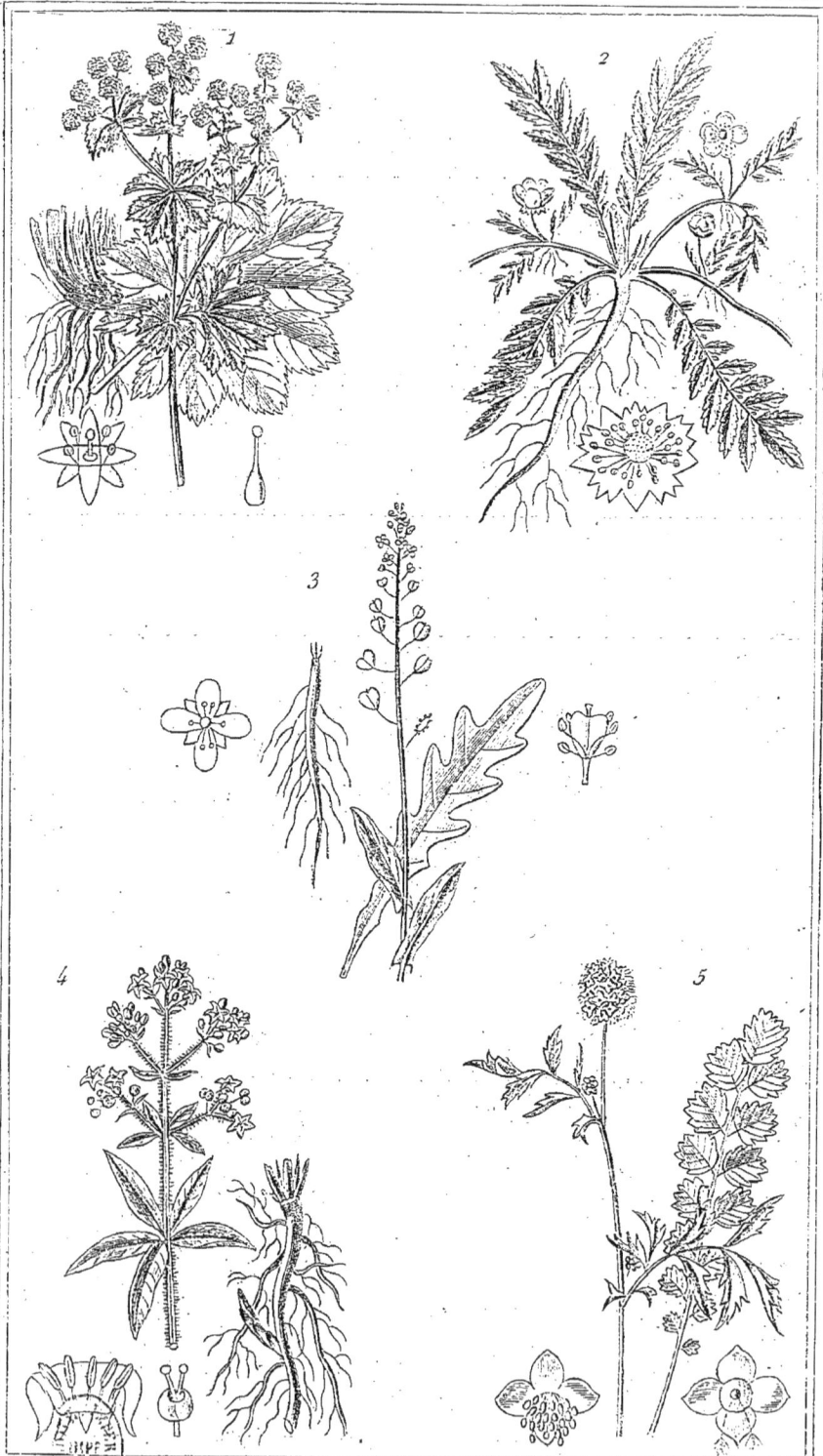

1. Alchimille . 2. Argentine 3. Bourse à Pasteur
4. Garance 5. Pimprenelle

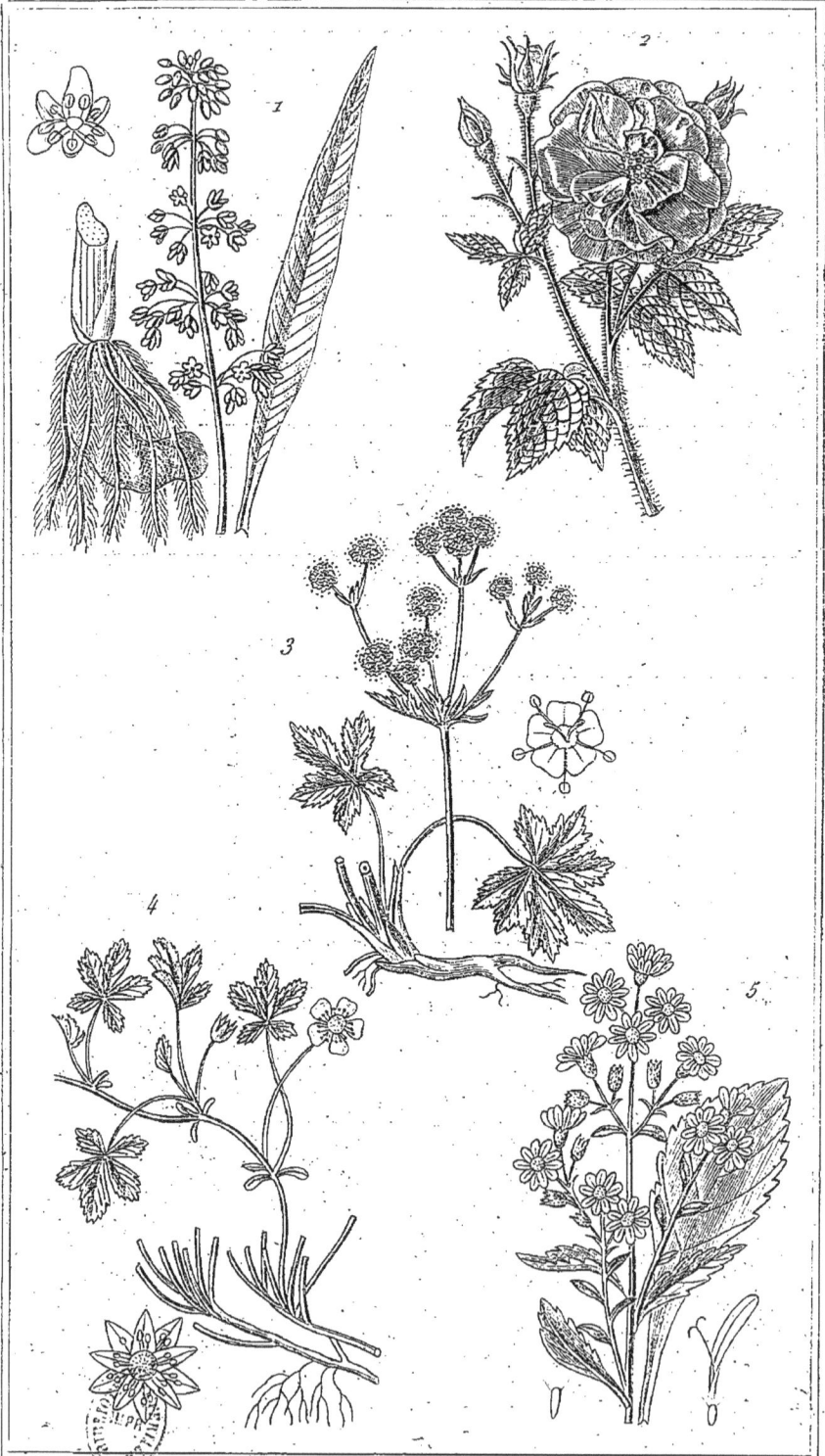

1. Patience aquatique   2. Rose de Provins   3. Sanicle
4. Quintefeuille   5. Verge d'Or

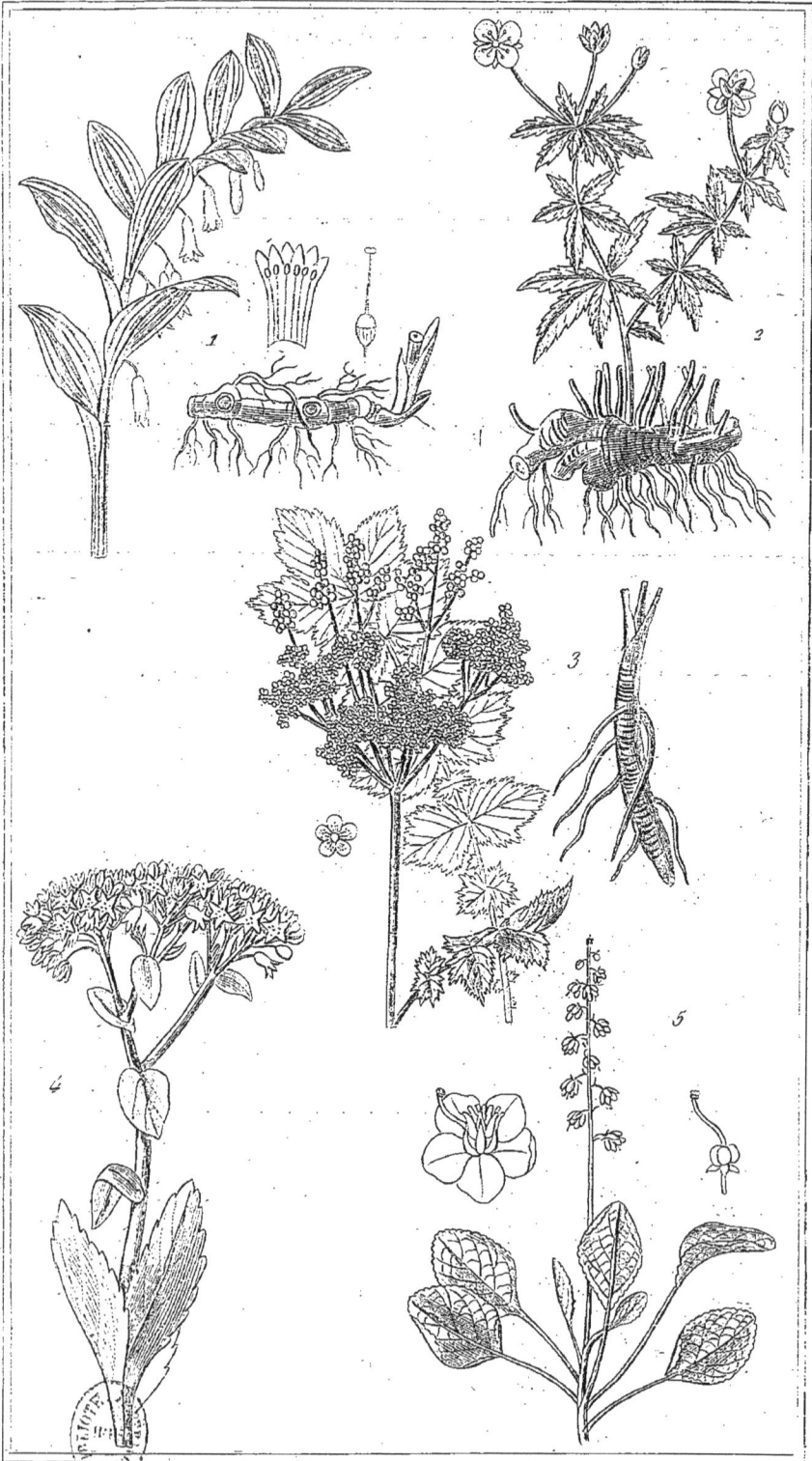

1. *Sceau de Salomon*   2. *Tormentille*   3. *Ulmaire*
            4. *Orpin*   5. *Pyrole*

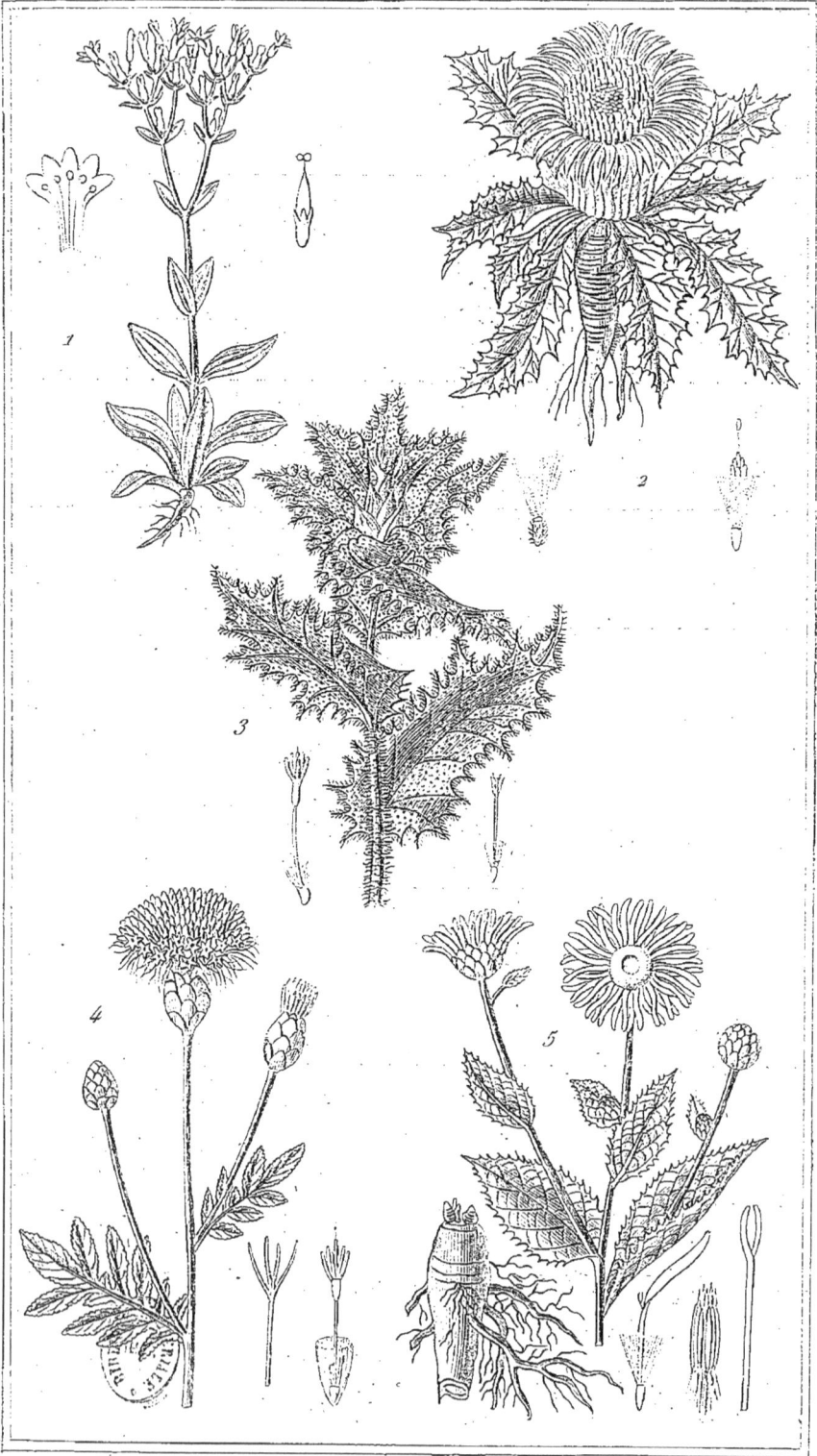

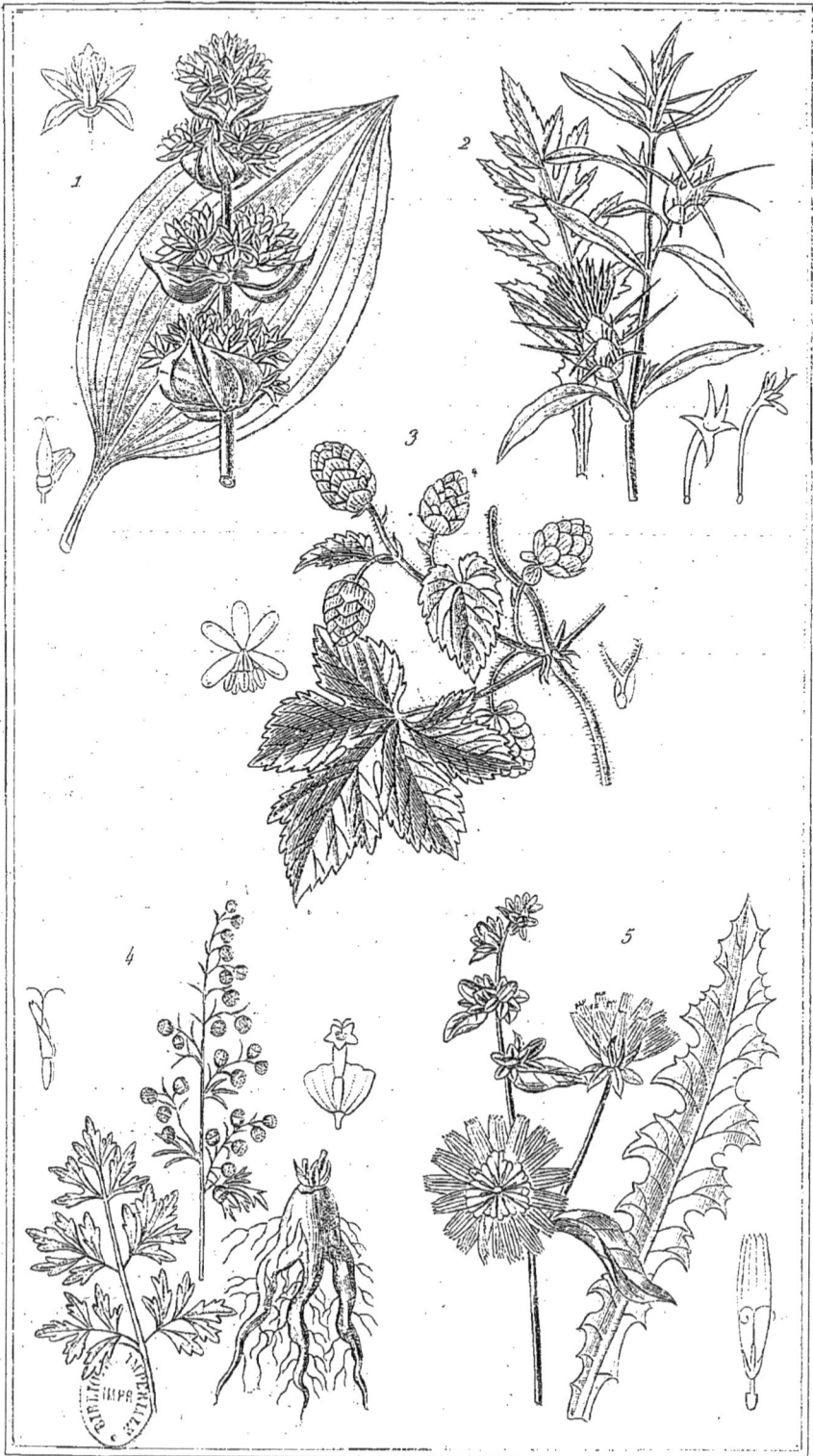

1. *Gentiane*   2. *Chausse-trappe*   3. *Houblon*
4. *Absinthe*   5. *Chicorée sauvage*

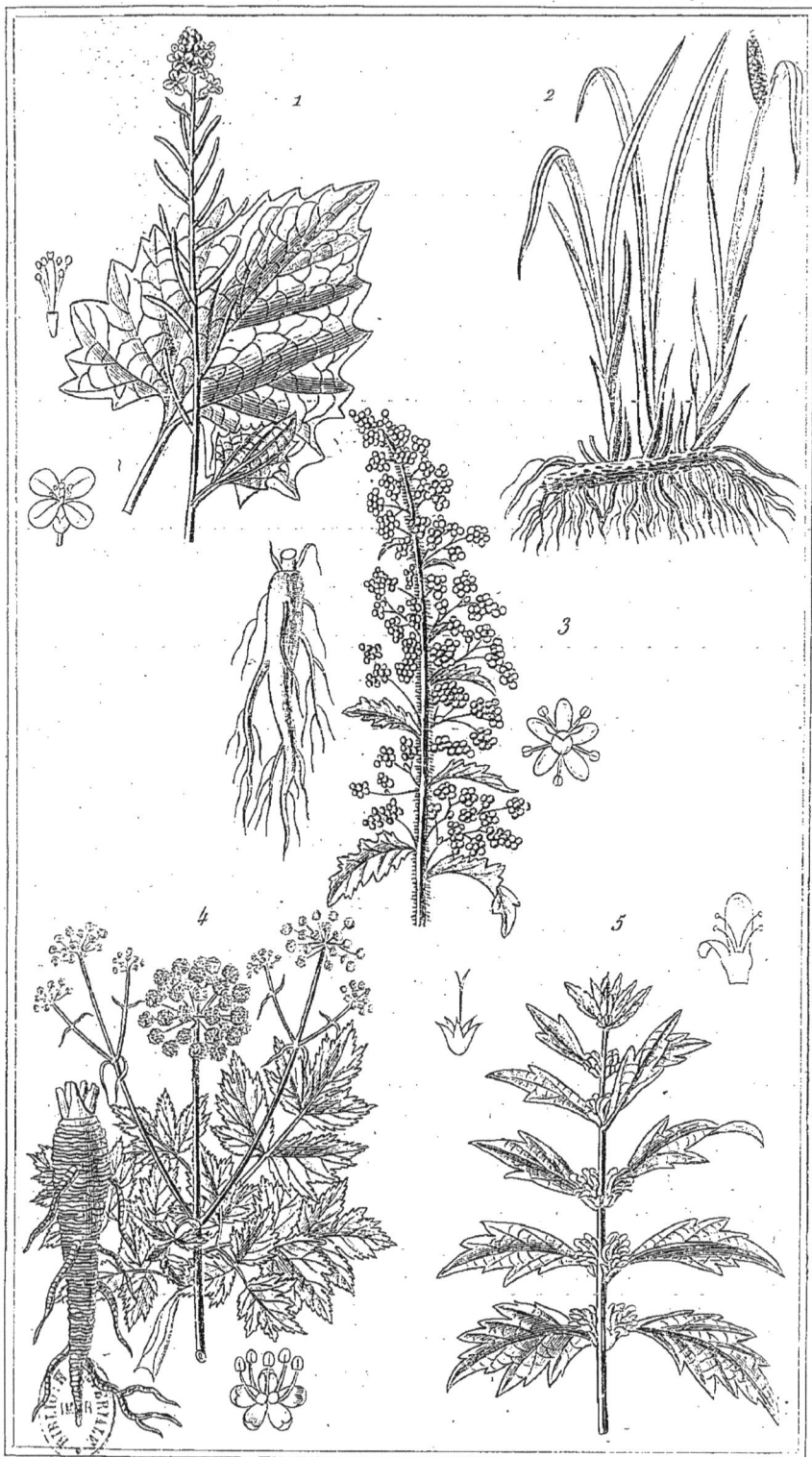

PL. XXXV.

1. *Alliaire*   2. *Acore aromatique*   3. *Ansérine botrys*
4. *Angélique*   5. *Agripaume*

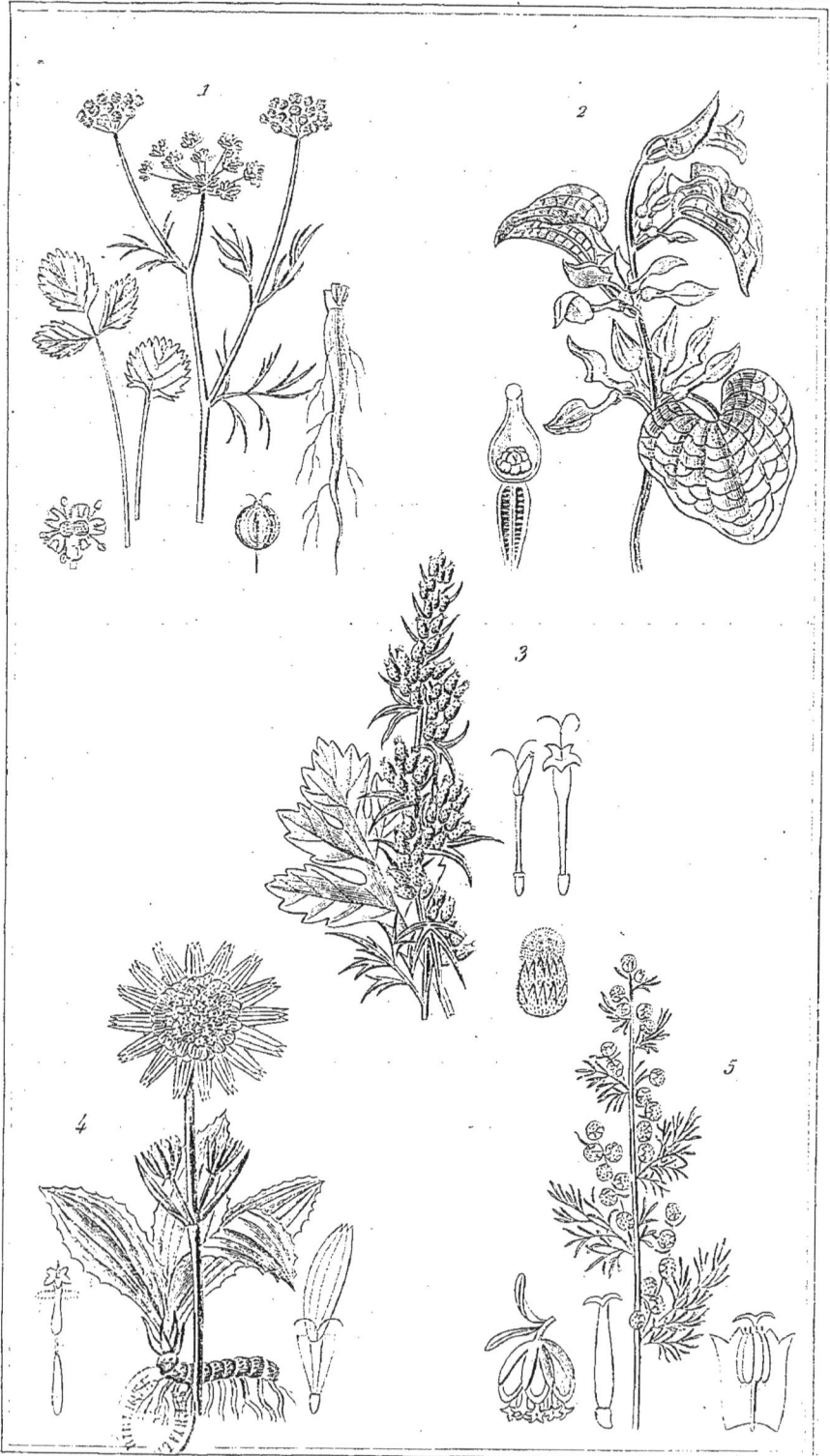

1. *Anis boucage.*   2. *Aristoloche Clématite.*   3. *Armoise.*
4. *Arnique.*   5. *Aurone Citronnelle.*

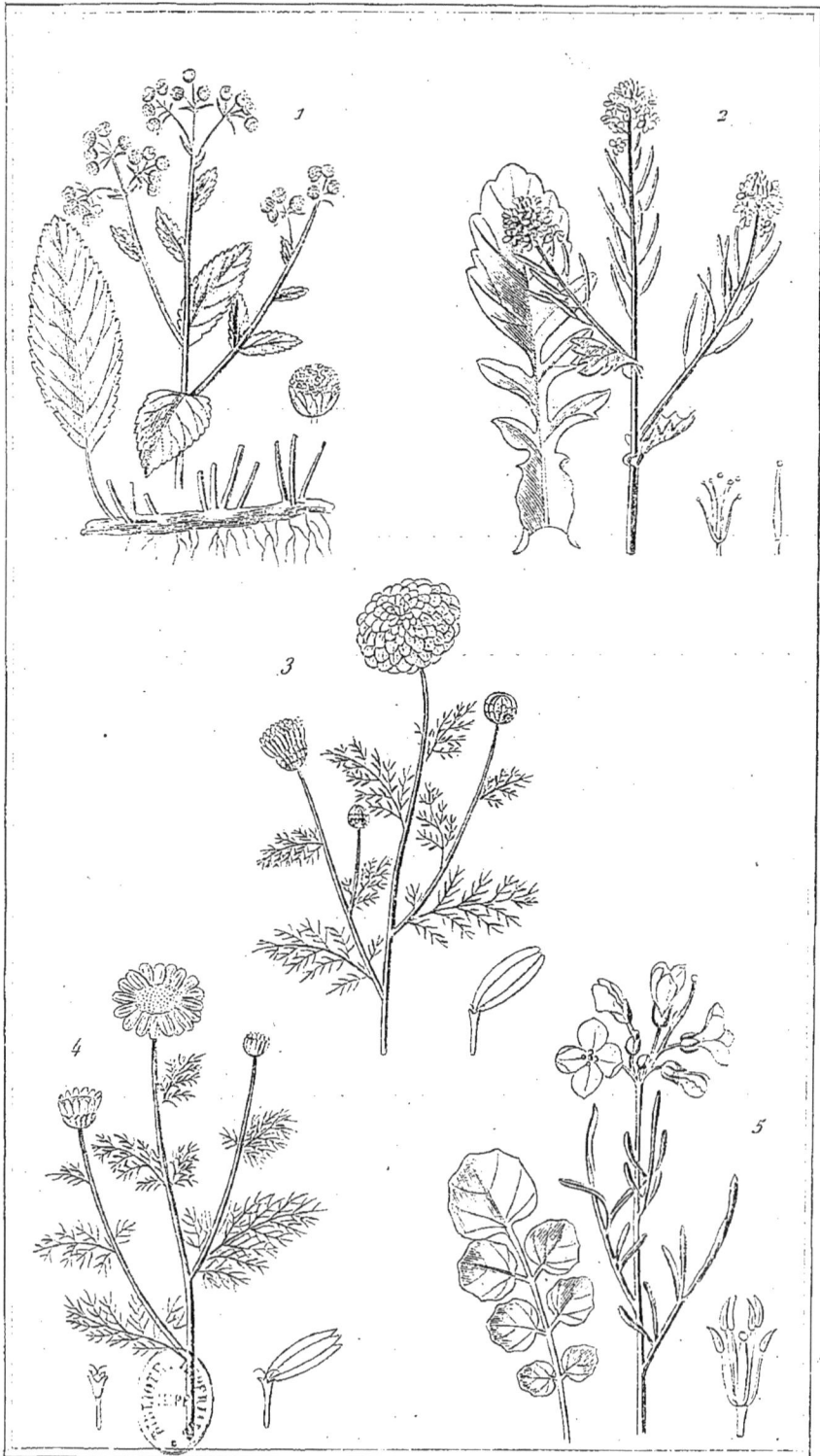

PL. XXXVII.

1. Balsamite   2. Barbarée   3. Camomille romaine
4. Camomille puante   5. Cardamine des prés

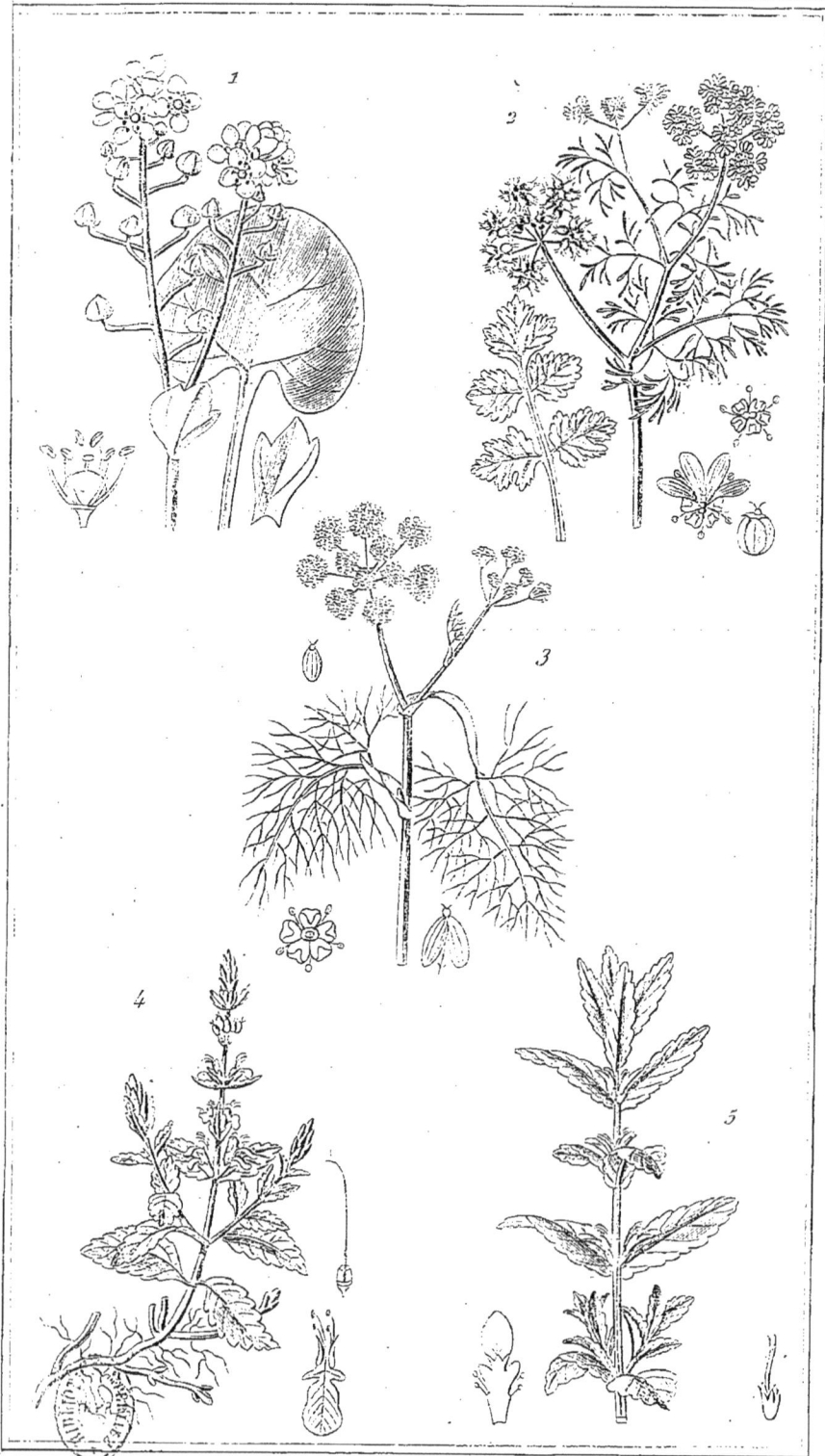

PL. XXXVIII.

1. *Cochléaria*   2. *Coriandre*   3. *Fenouil*   4. *Germandrée petit chêne*
5. *Germandrée aquatique*

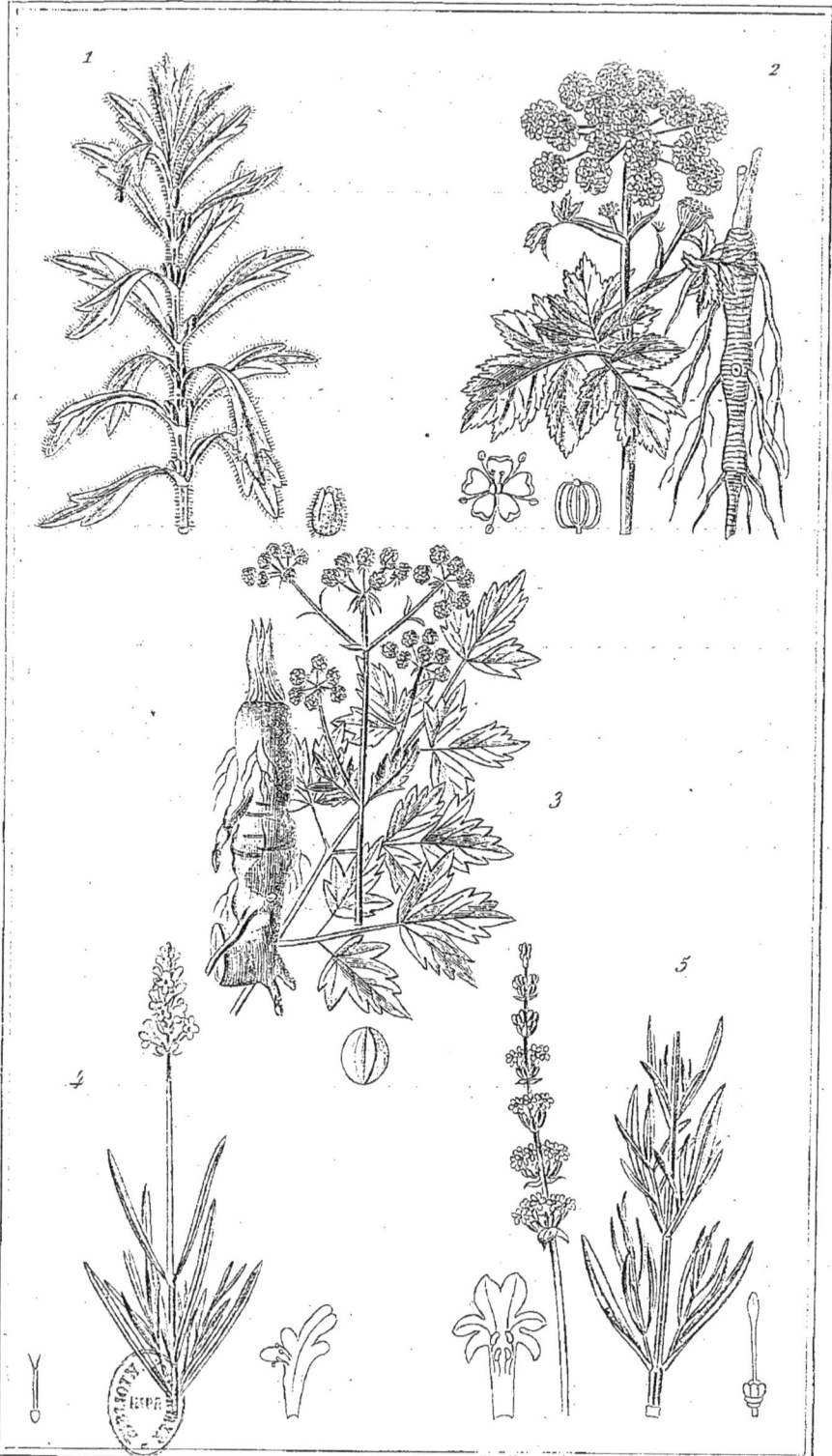

PL. XXXIX.

1. Germandrée-Ivette. 2. Impératoire. 3. Livèche.
4. Lavande officinale. 5. Lavande spic.

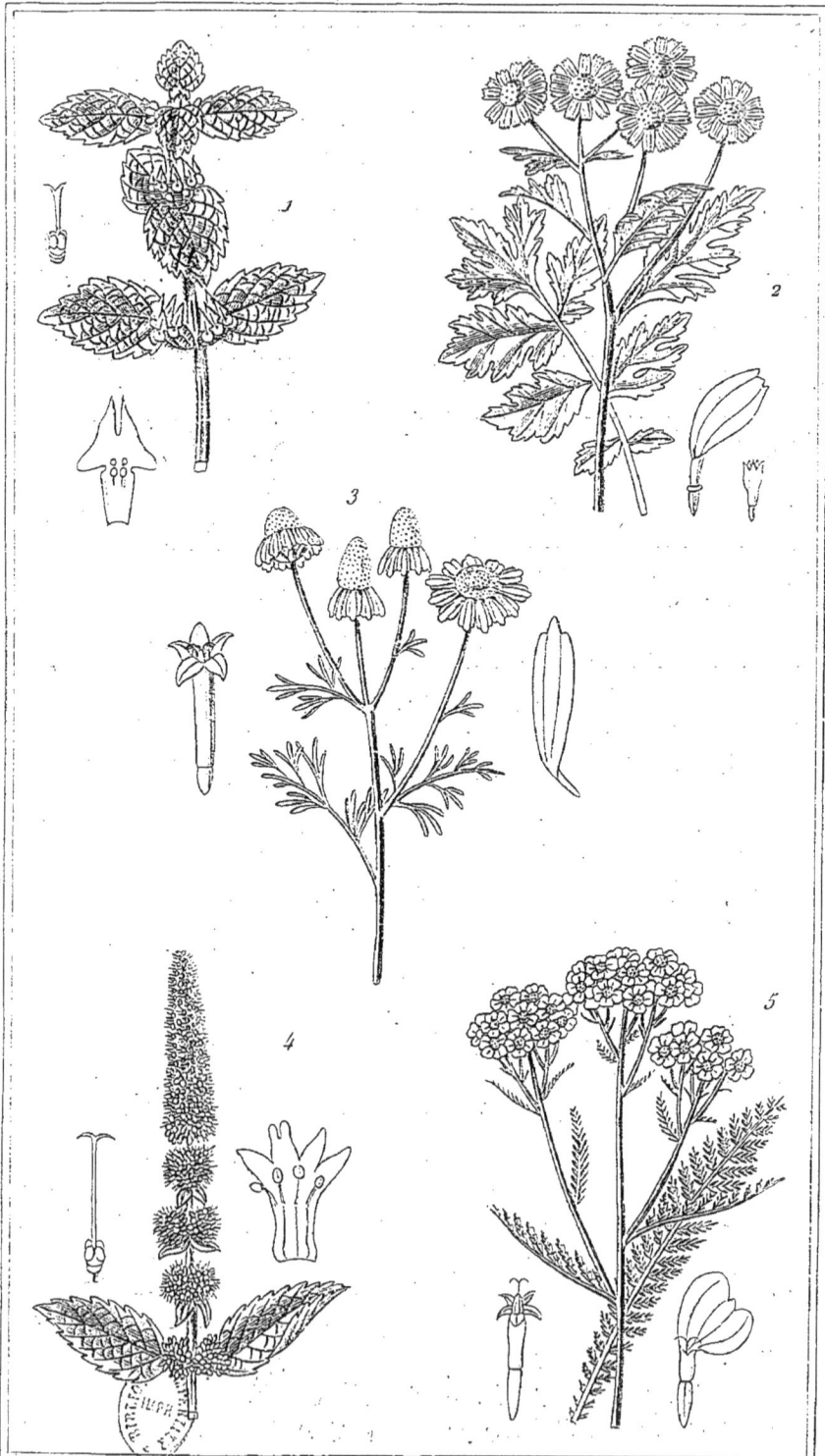

Noubert del. Clergé sc

1. *Marrube.*   2. *Matricaire.*   3. *Matricaire-Camomille.*
4. *Menthe poivrée.*   5. *Millefeuille.*

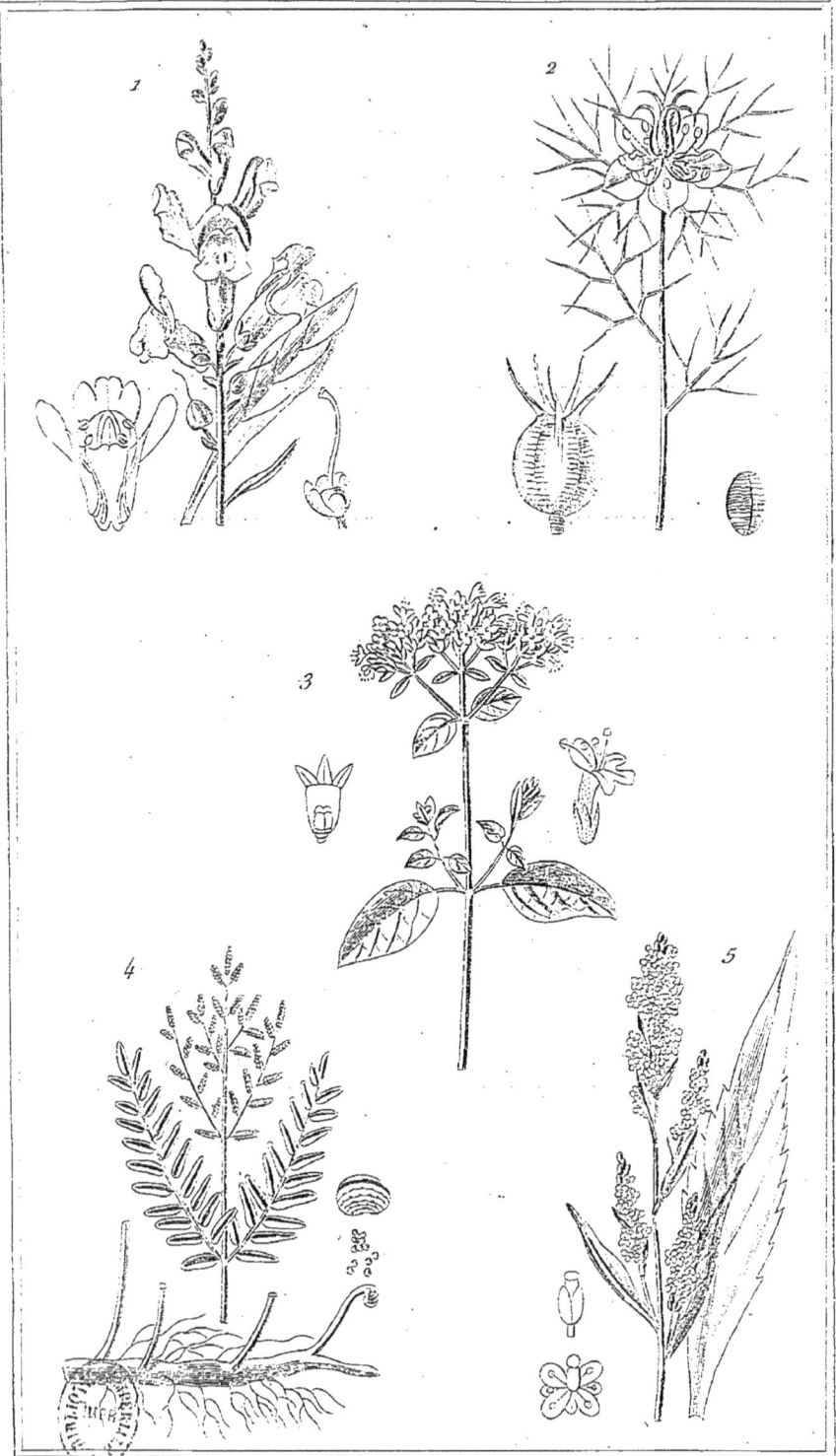

BIBLIOTH.

1. Muflier   *2. Nigelle de Damas*   *3. Origan.*

4. Osmonde   *5. Grande Passerage*

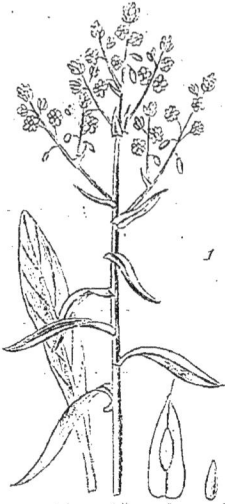

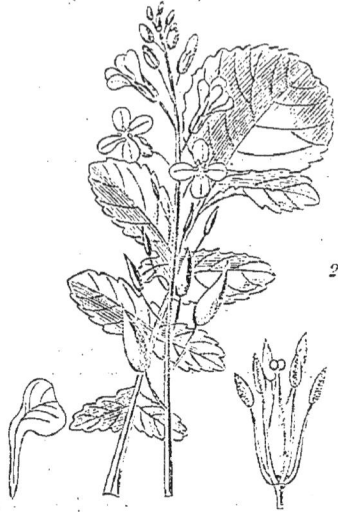

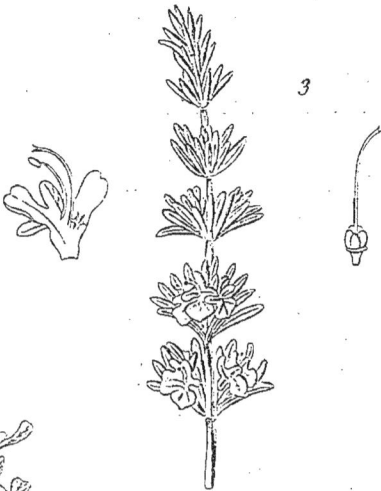

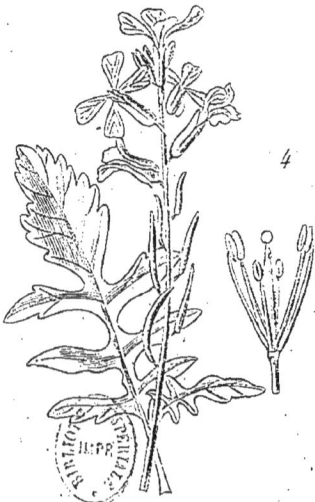

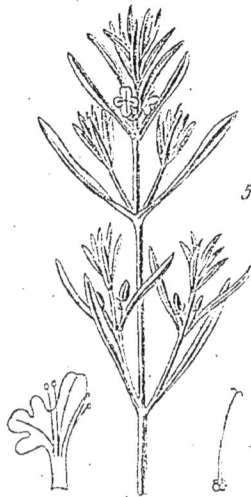

1. *Pastel des Teinturiers*   2. *Raifort sauvage*   3. *Romarin*
4. *Roquette*   5. *Sarriette*

Paris, Imp. Cosson-Cuve, r. St Jacques 33.

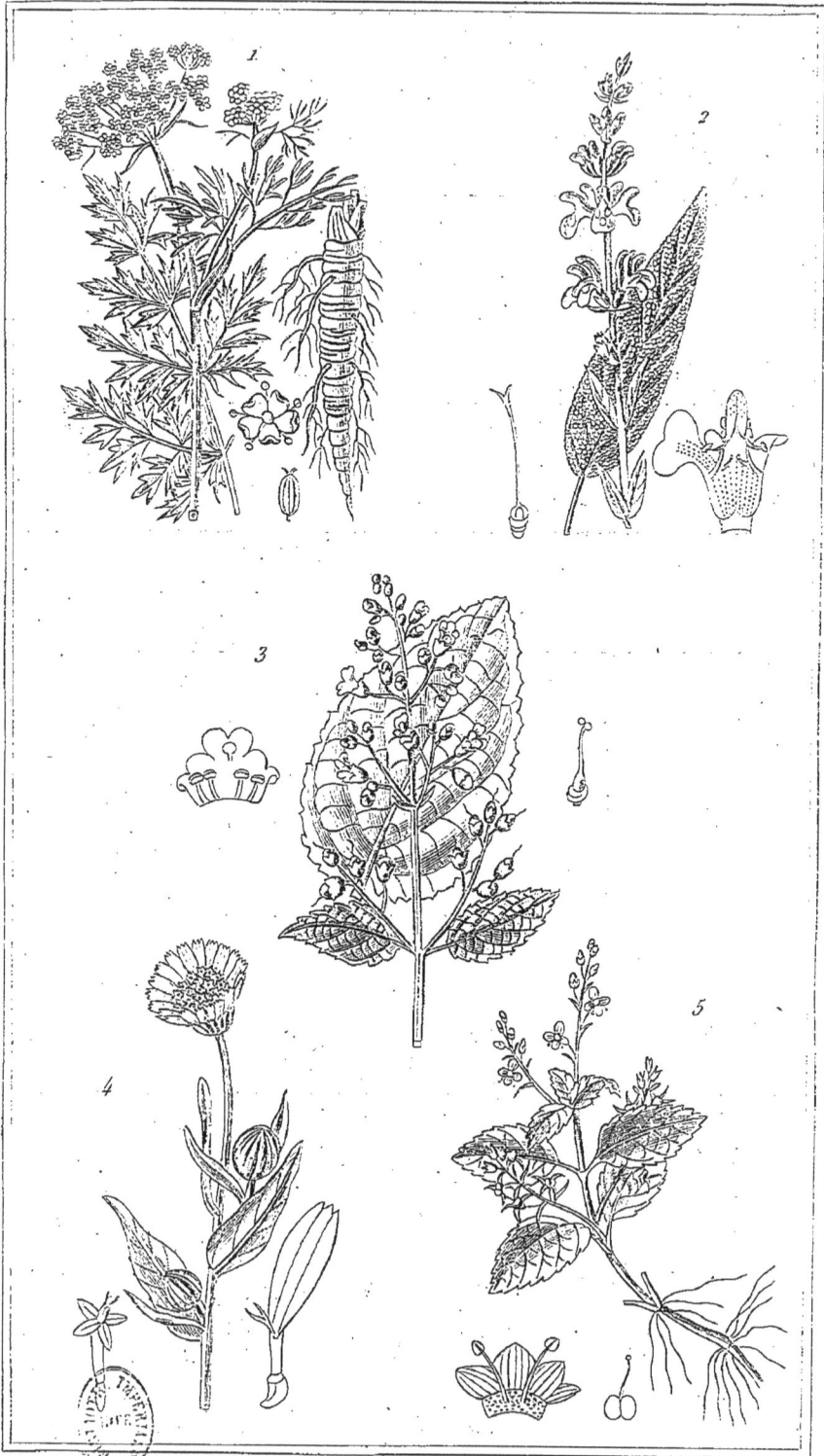

1. Carvi   2. Sauge off.le   3. Scrophulaire
4. Souci des champs   5. Véronique Beccabunga

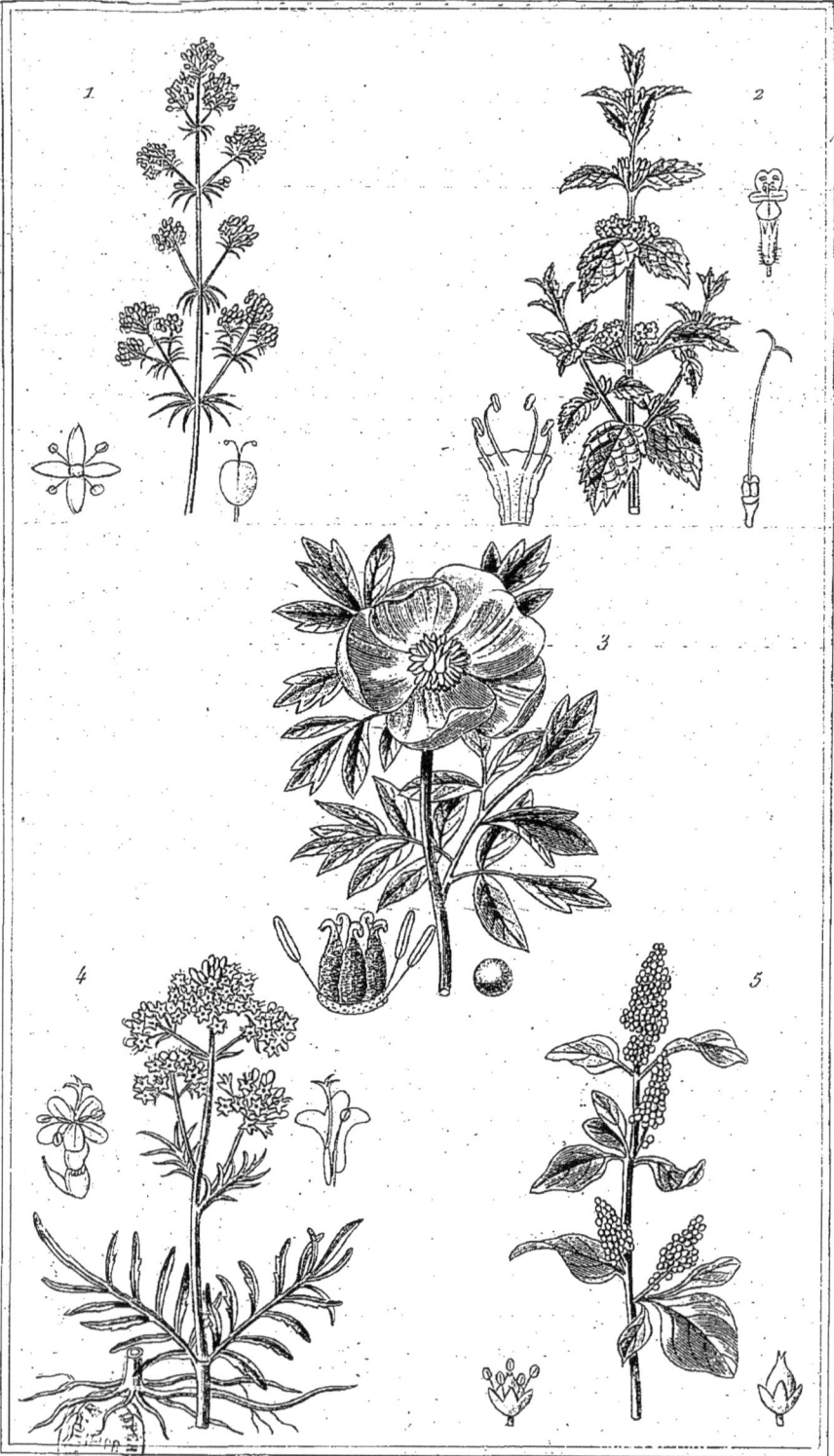

PL. XLIV.

1. Caille-lait   2. Mélisse   3. Pivoine
4. Valériane   5. Vulvaire

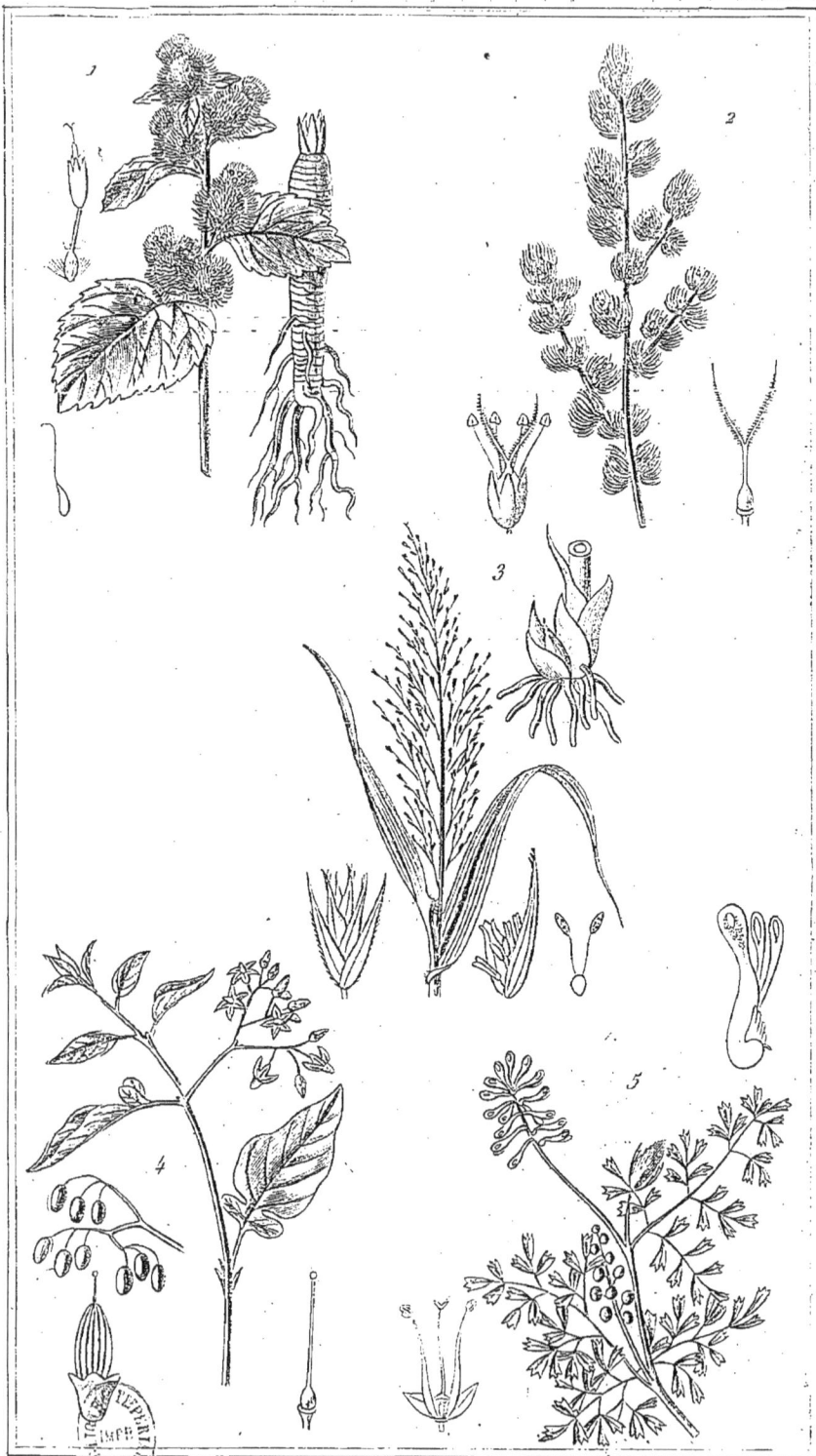

1. Bardane   2. Camphrée   3. Canne de Provence
4. Douce-amère   5. Fumeterre

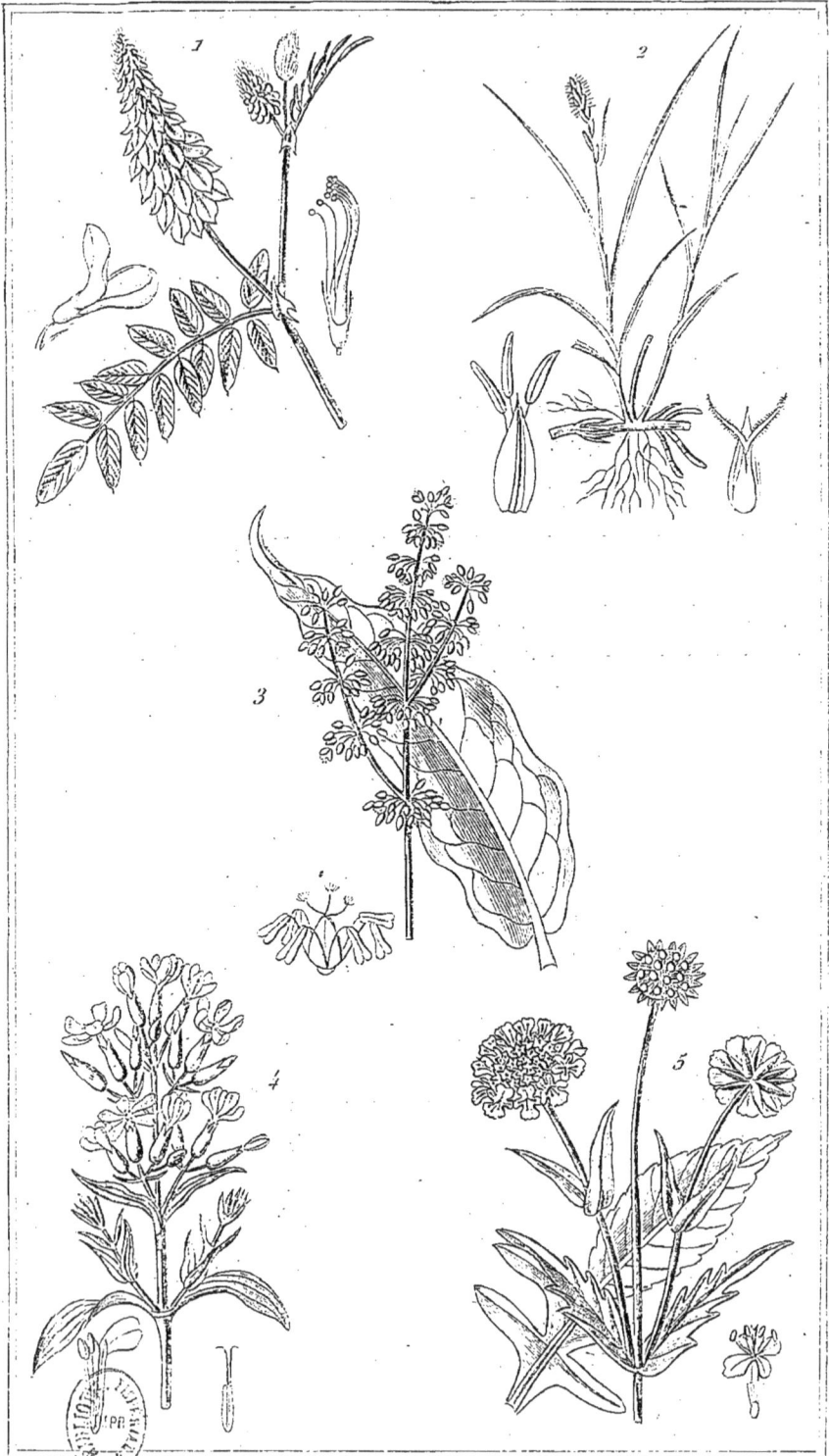

1. Galéga.   2. Laiche des sables   3. Patience

4. Saponaire   5. Scabieuse

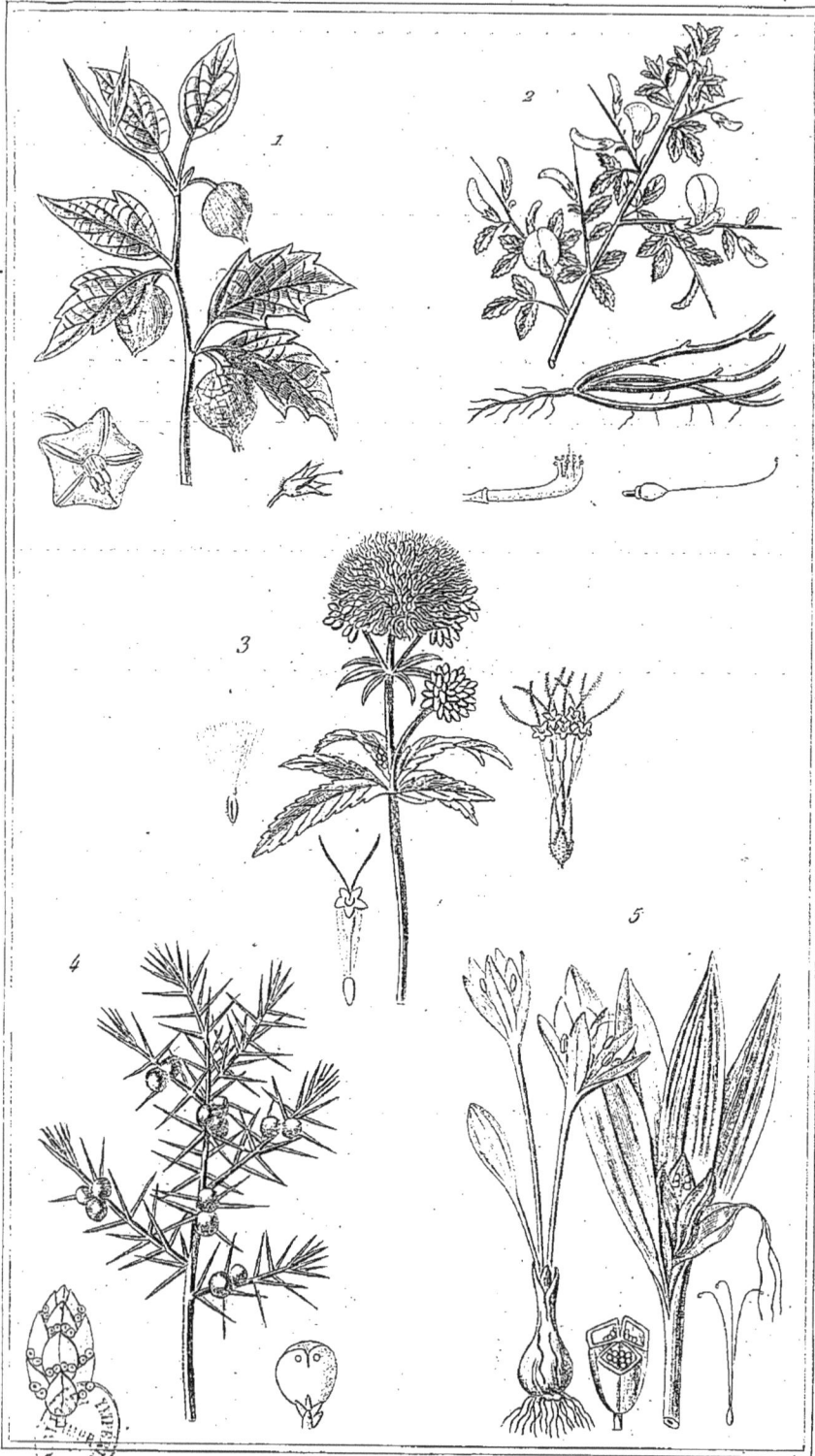

1. Alkékenge   2. Arrête-Bœuf   3. Eupatoire
4. Genévrier   5. Colchique

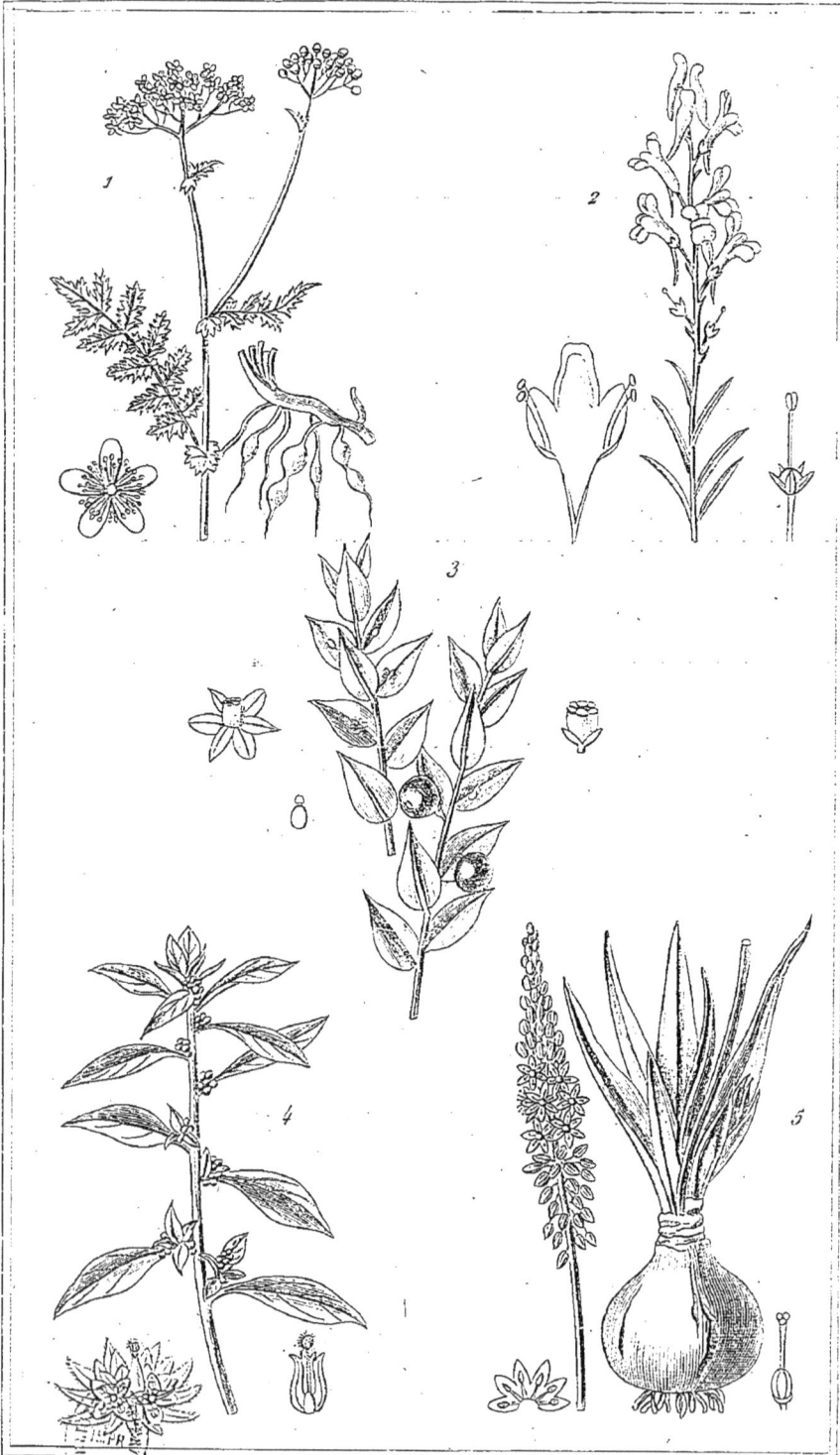

1. *Filipendule*   2. *Linaire*   3. *Petit Houx*

4. *Pariétaire*   5. *Scille*

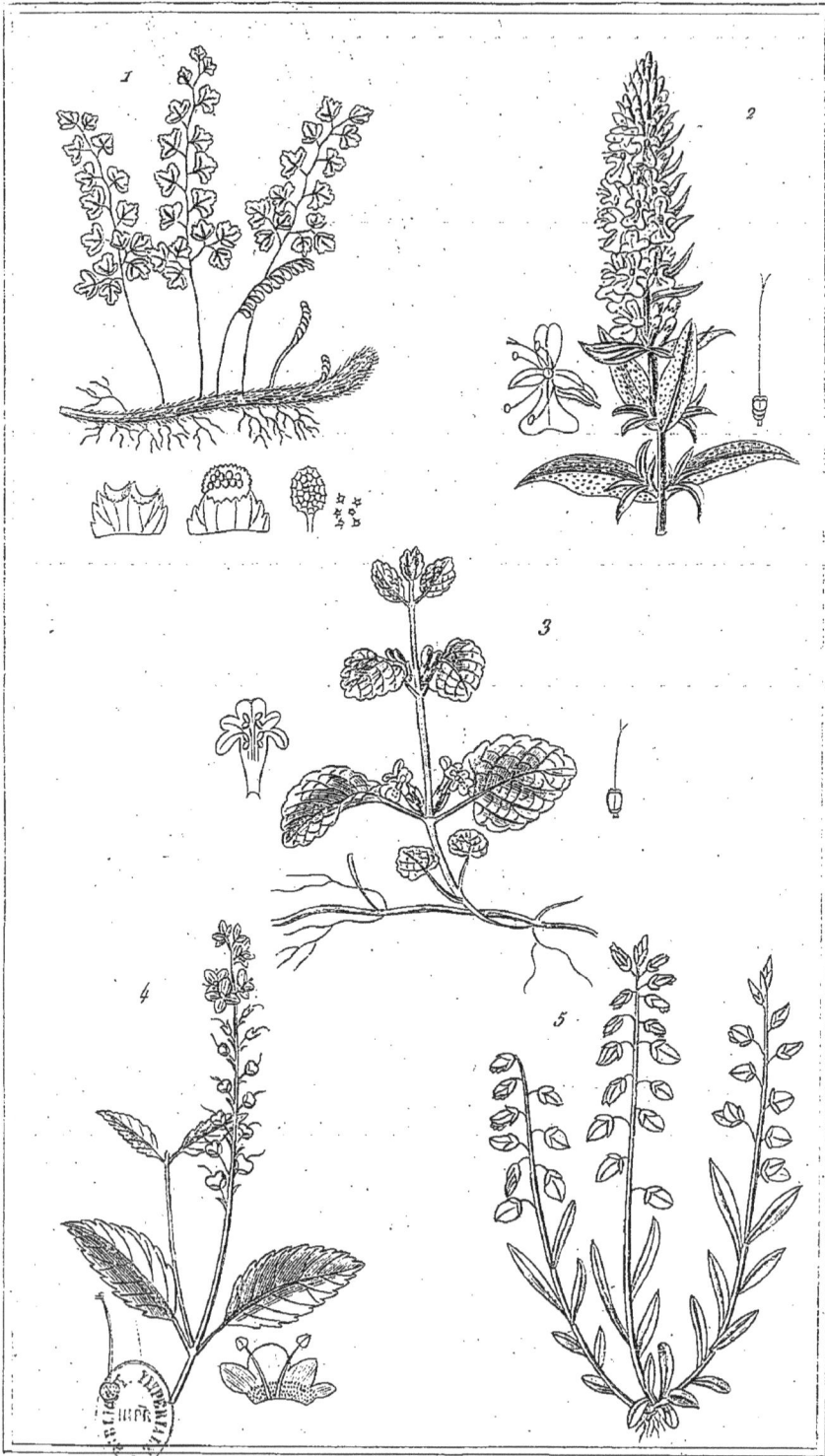

1. Capillaire   2. Hyssope   3. Lierre Terrestre
4. Véronique officinale   5. Polygala amer

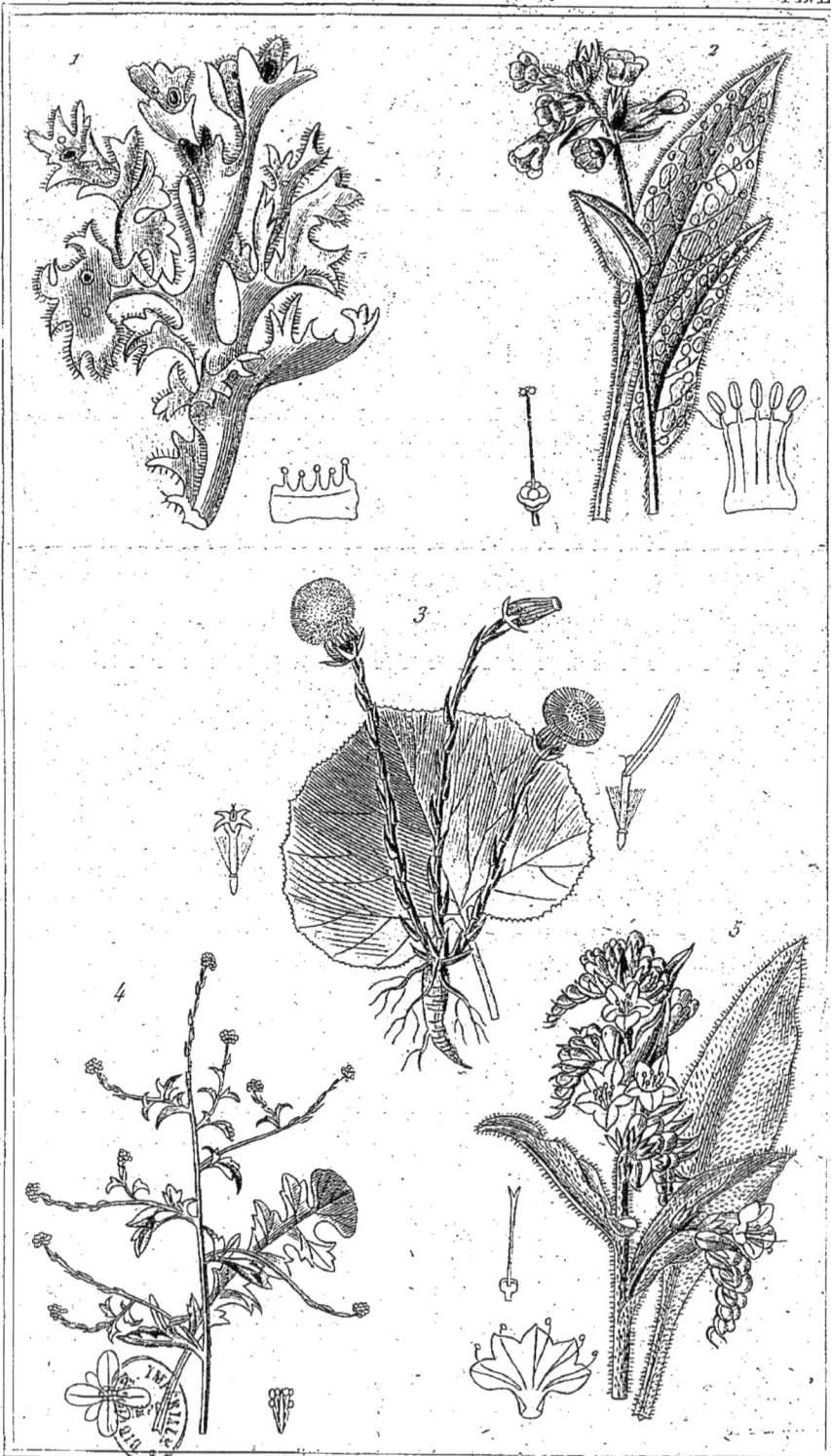

PL. L.

1. *Lichen d'Islande* 2. *Pulmonaire* 3. *Tussilage*
4. *Vélar* 5. *Vipérine*

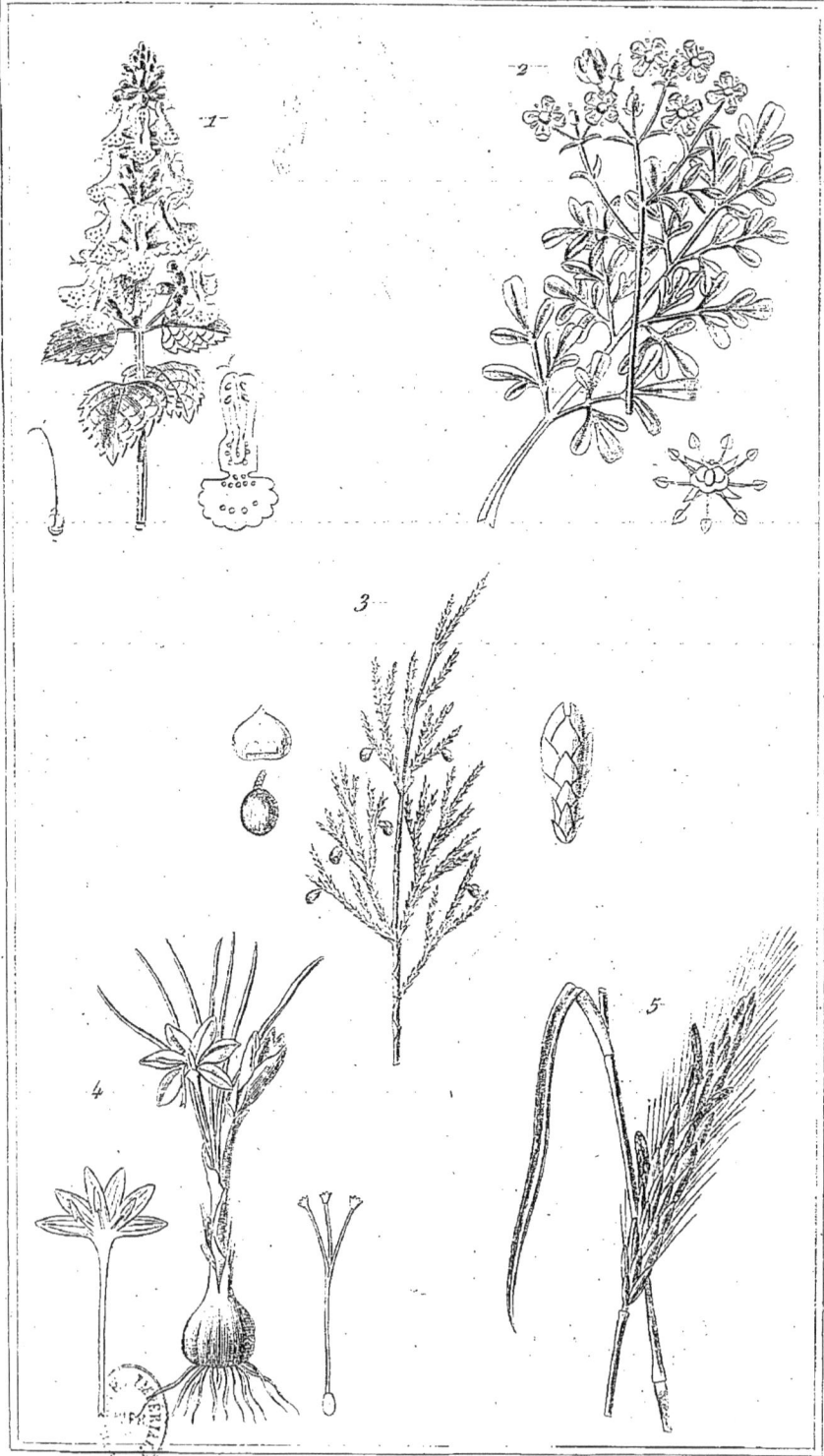

1. Cataire   2. Rue   3. Sabine
4. Safran   5. Seigle ergoté

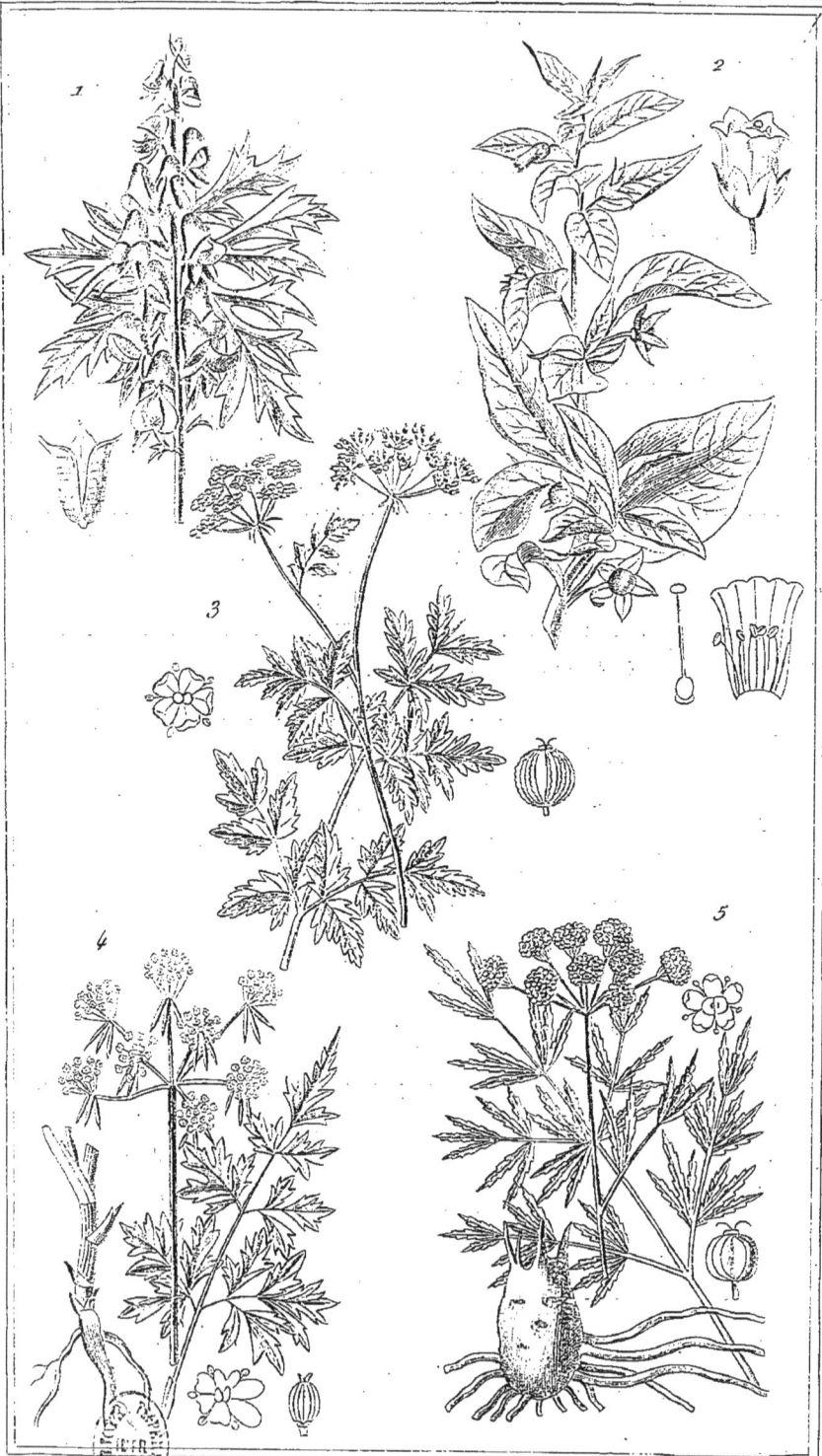

1. Aconit   2. Belladone   3. Grande Ciguë
    4. Petite Ciguë   5. Ciguë Vireuse

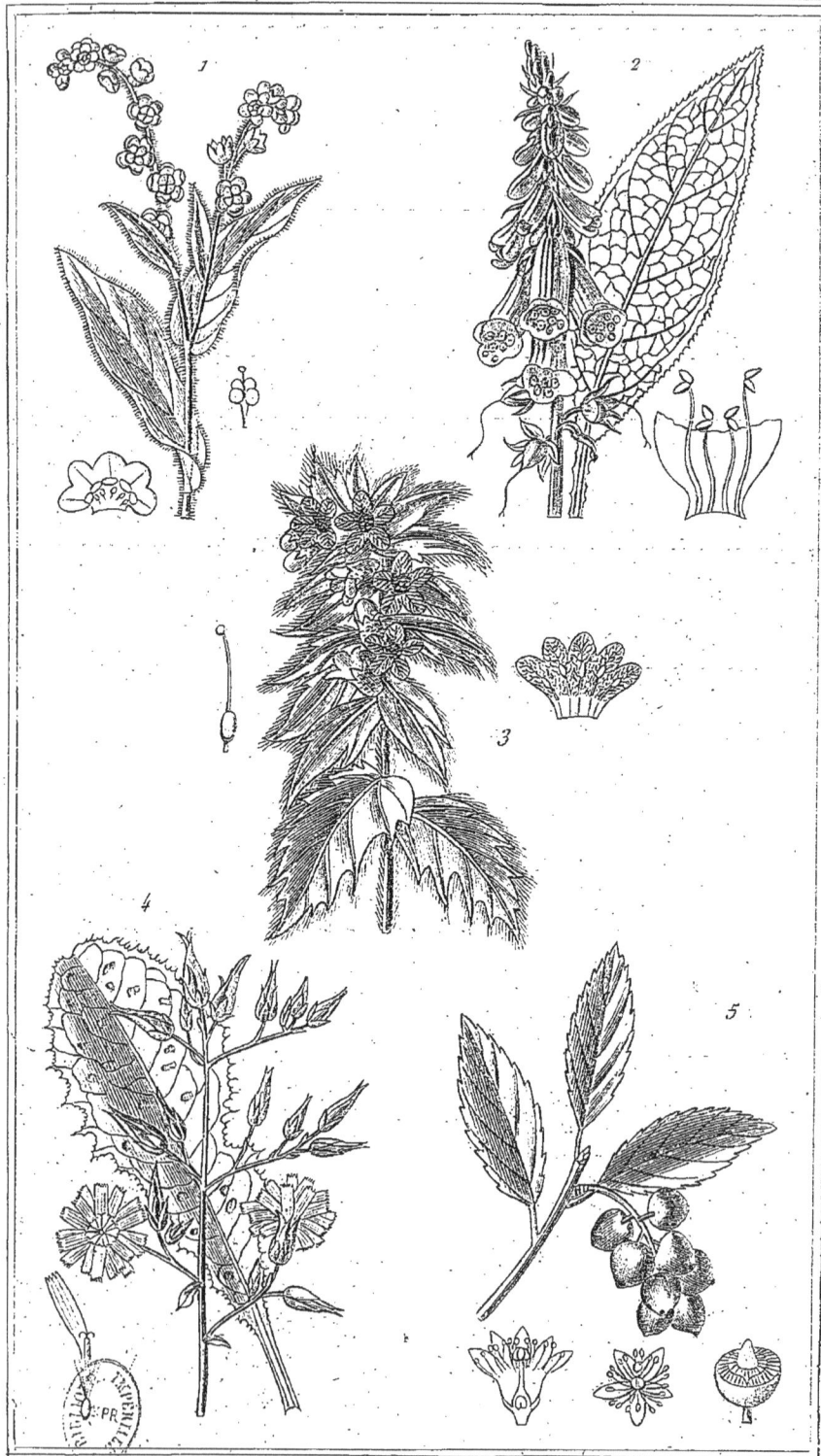

1. Cynoglosse   2. Digitale   3. Jusquiame noire
4. Laitue Vireuse   5. Laurier Cerise

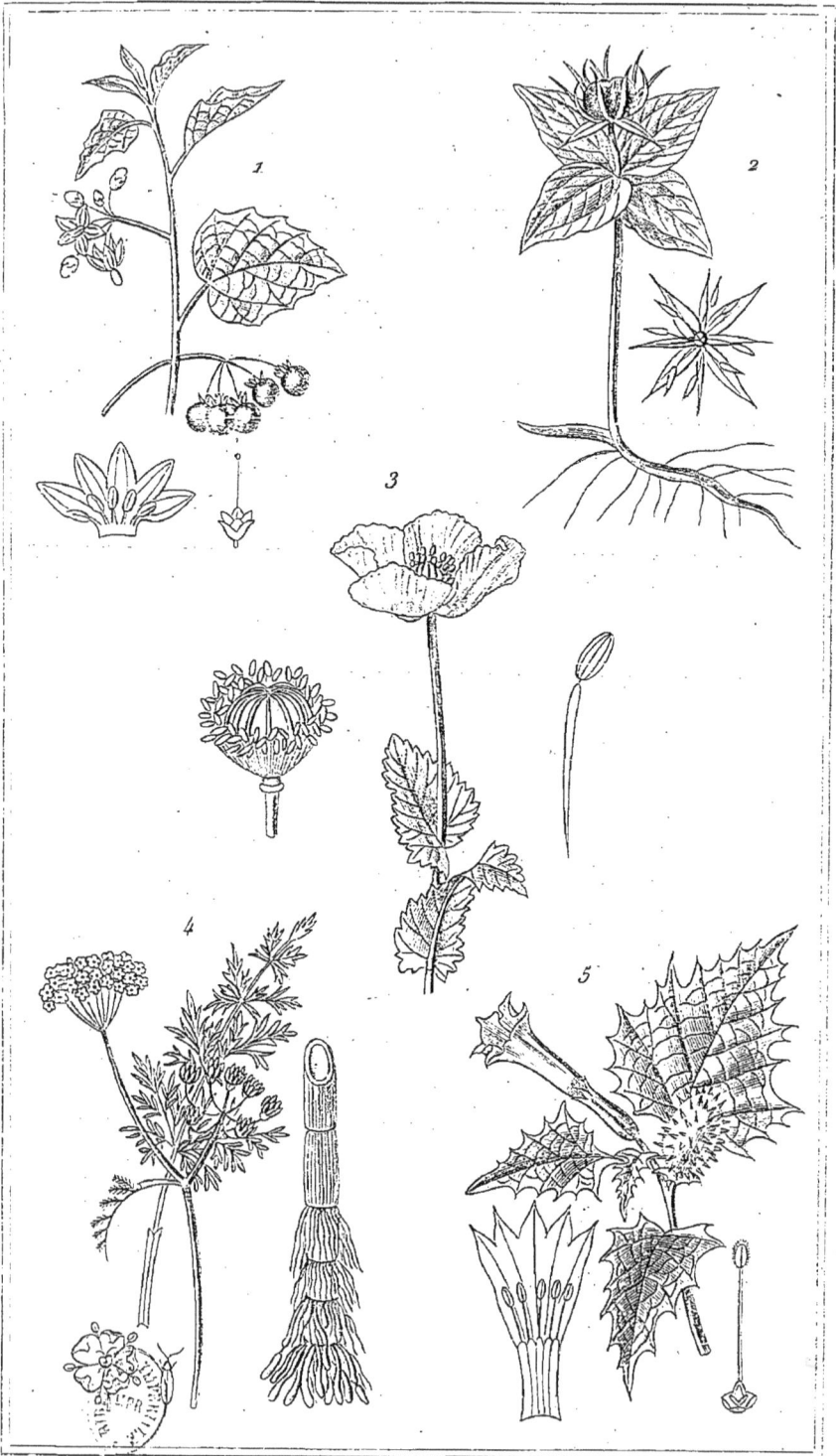

1. *Morelle*   2. *Parisette*   3. *Pavot*
4. *Phellandre*   5. *Stramoine*

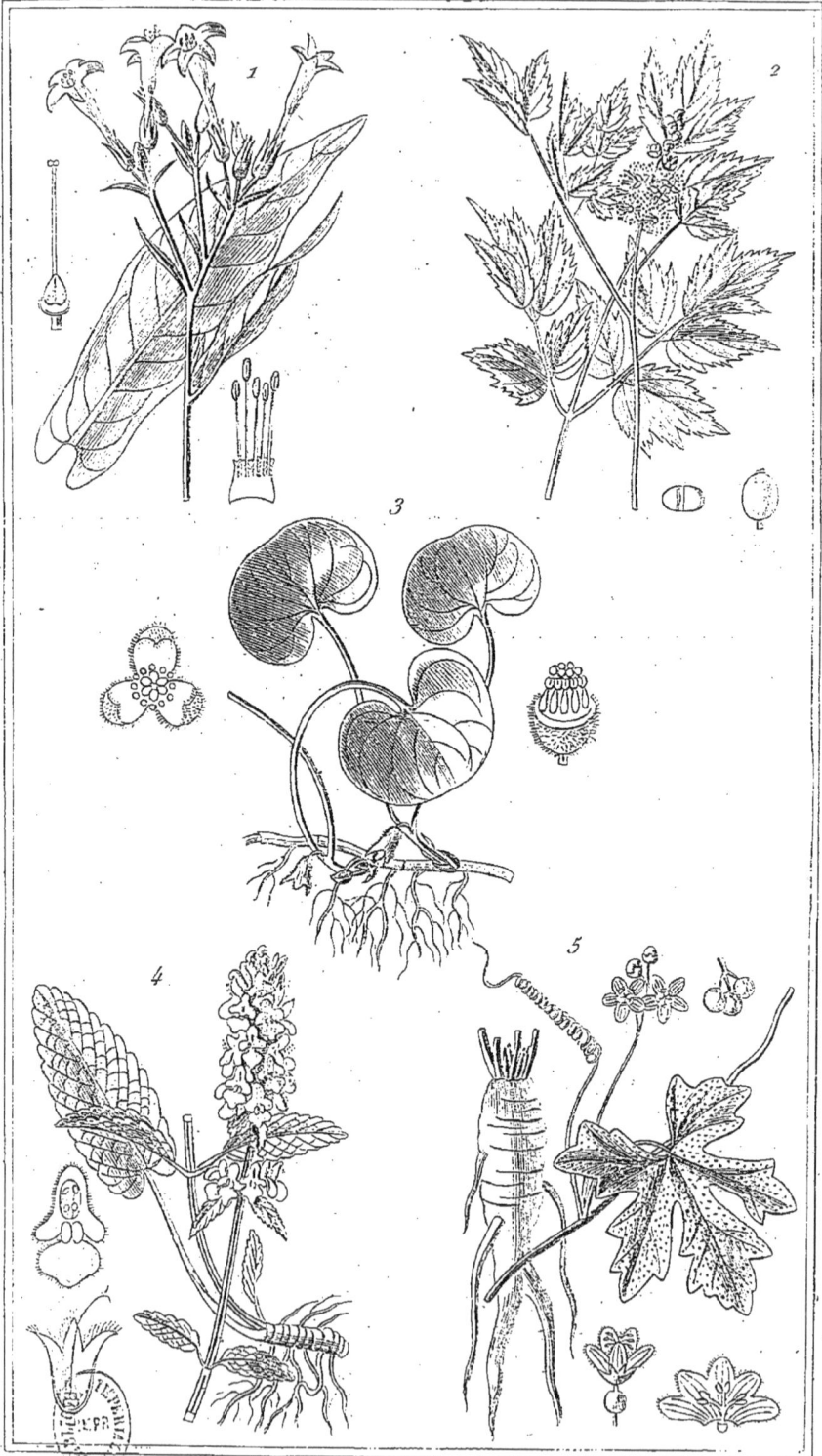

1. Tabac   2. Actée   3. Asaret   4. Bétoine
5. Bryone

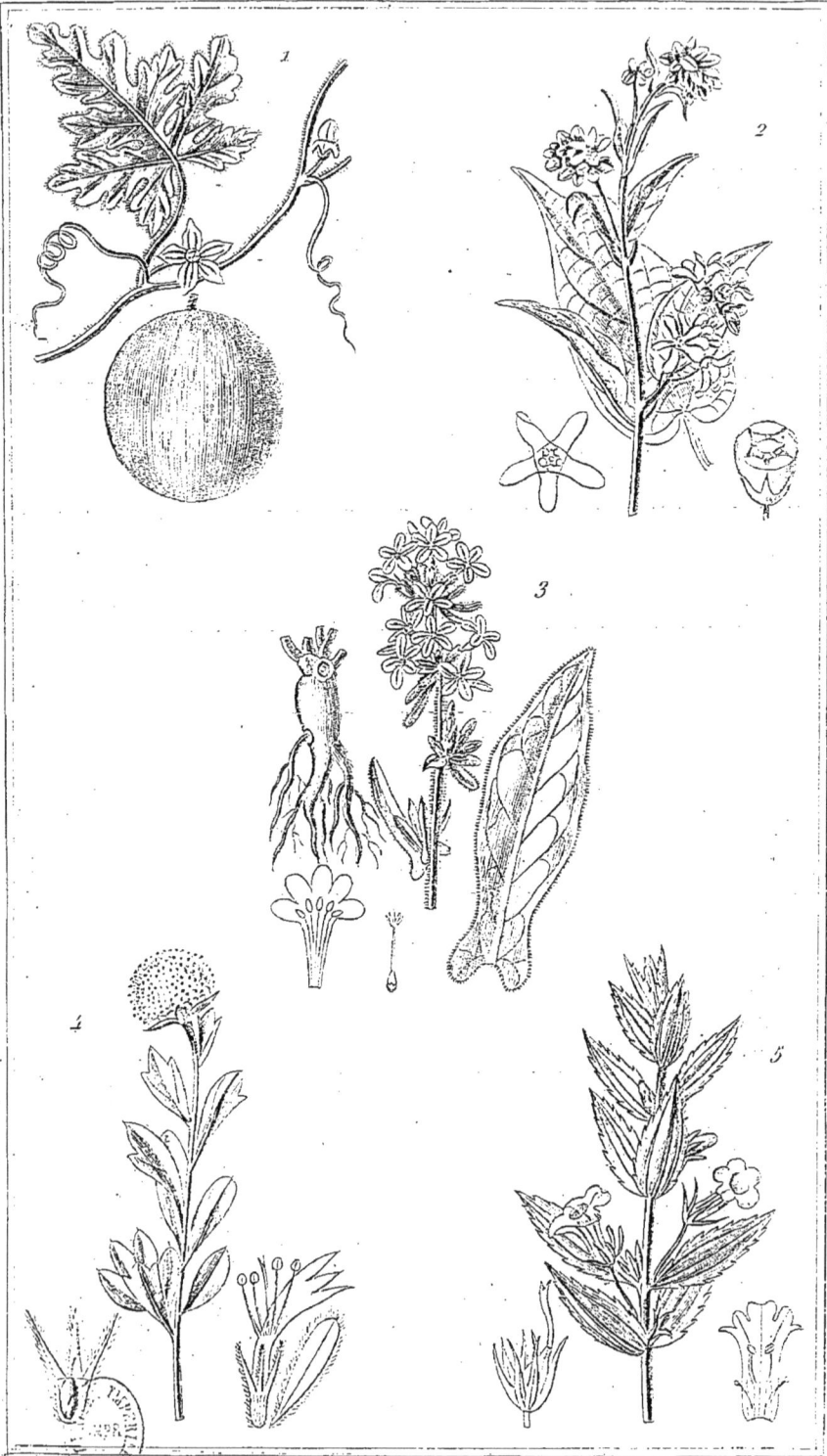

1. Coloquinte   2. Dompte - venin   3. Dentelaire
4. Globulaire   5. Gratiole

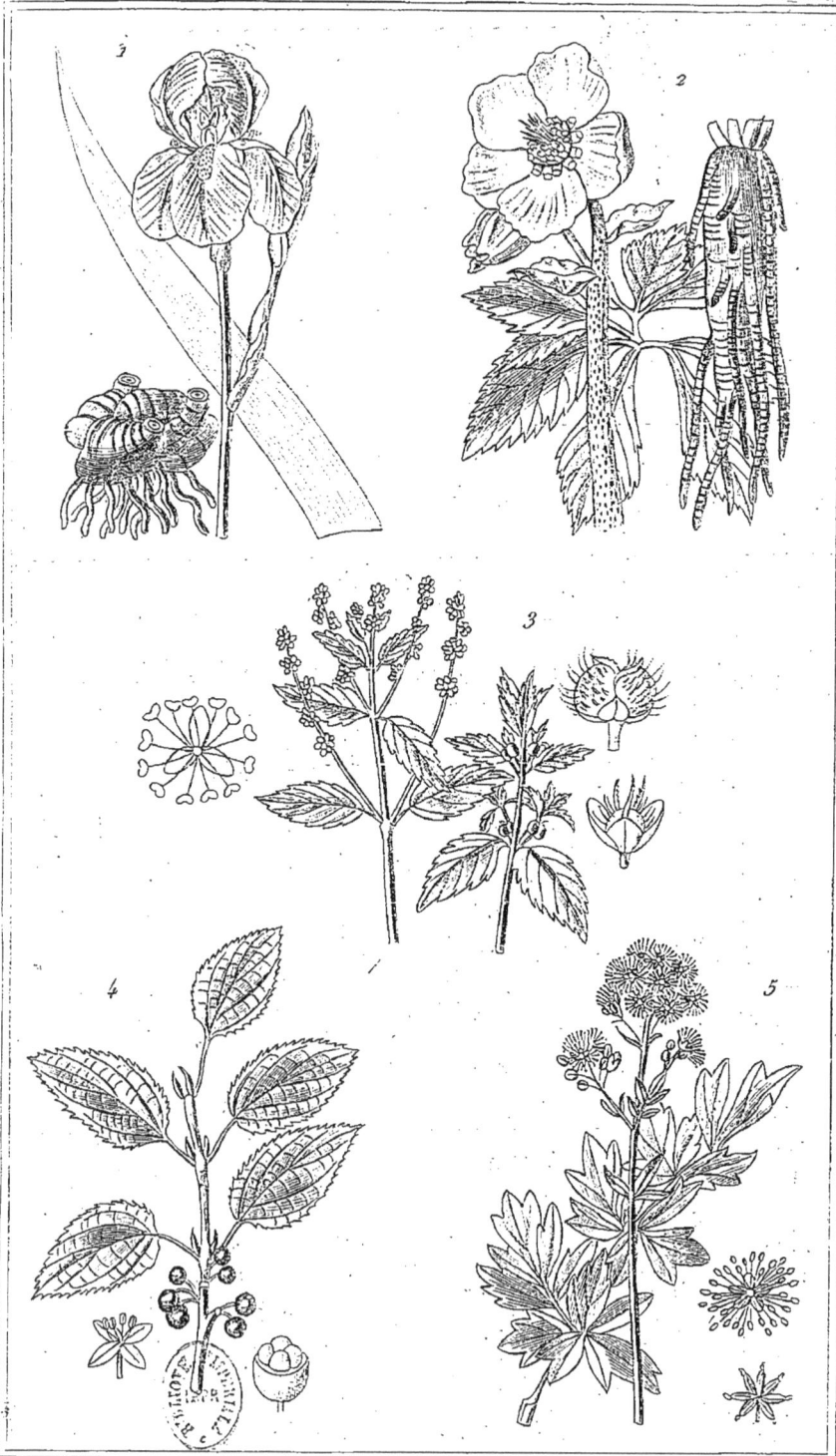

1. Iris Germanique   2. Ellébore noir   3. Mercuriale
4. Nerprun   5. Pigamon

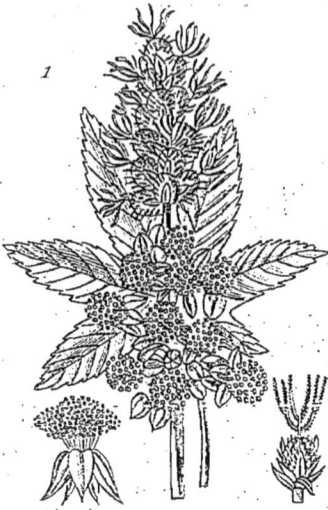

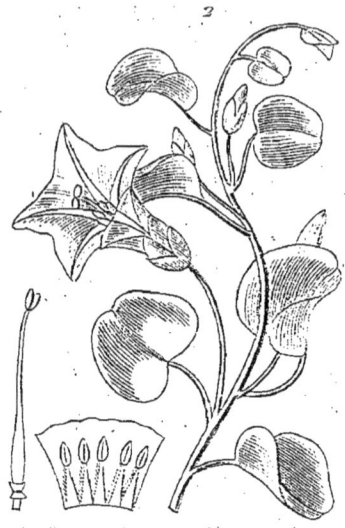

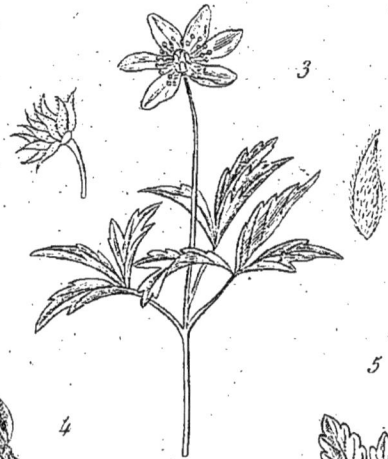

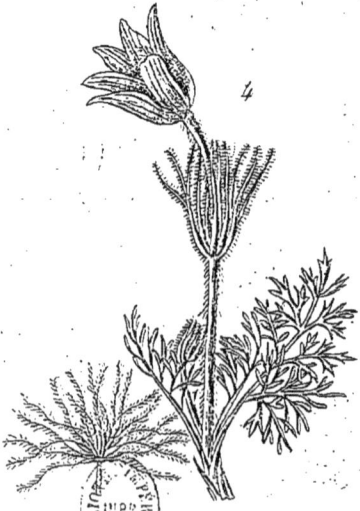

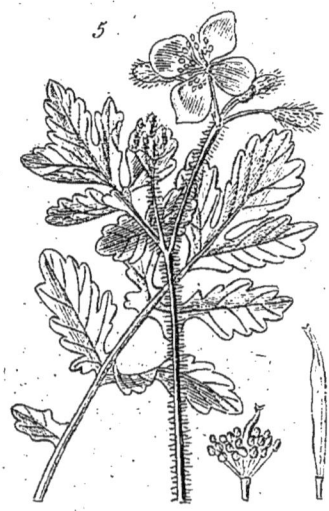

1. *Ricin*   2. *Soldanelle*   3. *Anémone Sylvie*

4. *Anémone Pulsatille*   5. *Grande Chélidoine*

Paris, Imp. Gerny-Gros, r. S.t Jacques, 55.

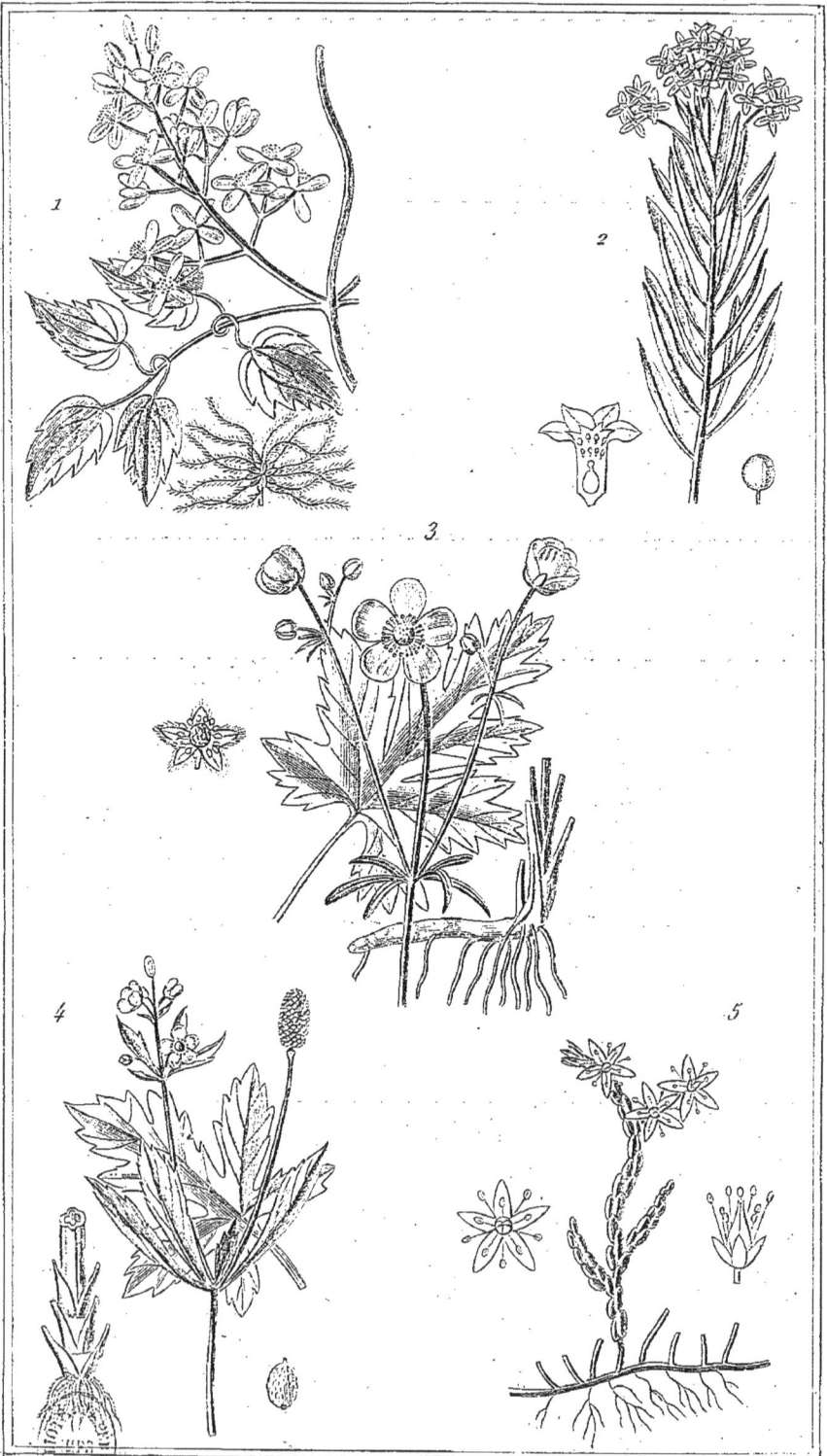

1. Clématite blanche   2. Garou   3. Renoncule âcre
4. Renoncule scélerate   5. Sedum âcre

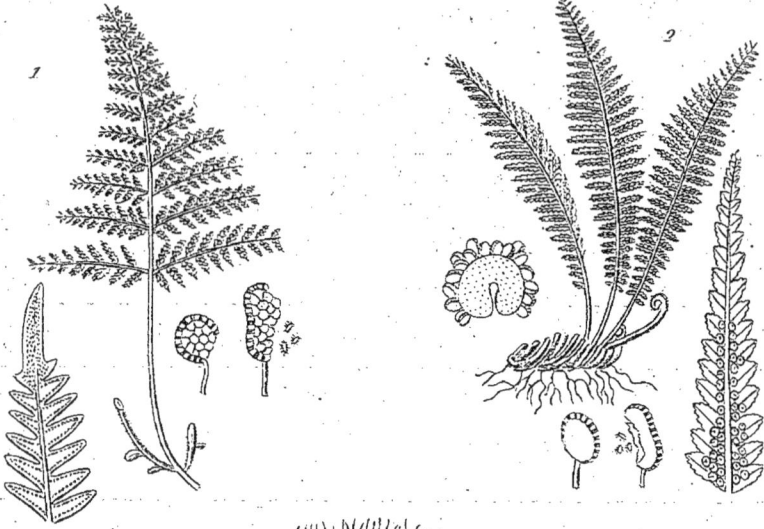

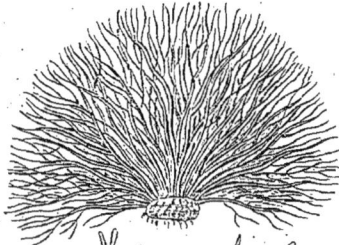

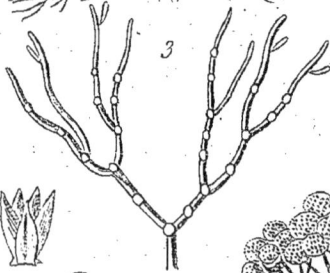

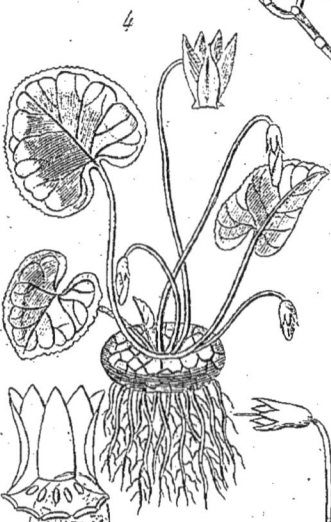

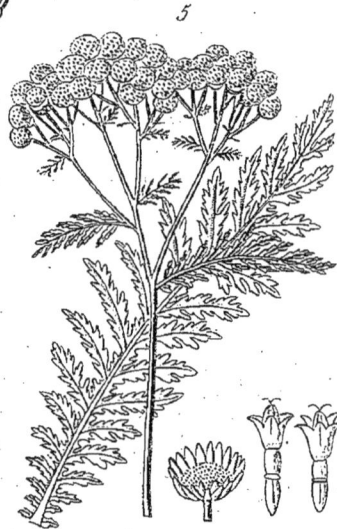

1-Fougère femelle   2. Fougère mâle   3. Mousse de Corse
4. Cyclame   5. Tanaisie

www.ingramcontent.com/pod-product-compliance
Lightning Source LLC
Chambersburg PA
CBHW060711220326

41598CB00020B/2050

* 9 7 8 2 0 1 2 7 7 4 0 5 6 *